普通高等教育"十二五"规划教材
中国科学院教材建设专家委员会规划教材

肿瘤放射治疗学

主　编　李少林　吴永忠
副主编　周　琦　王　颖　张　涛　李　兵

U0350849

科学出版社
北京

内 容 简 介

　　肿瘤已成为常见病、多发病,已由不治之症变为可治之症,有不少肿瘤患者可达到几年乃至数十年的健康生存。早诊断、及时正确的治疗,多数肿瘤是可以治愈的。但肿瘤仍是难治之症。

　　放射治疗是治疗肿瘤的重要手段,约70%以上的肿瘤需单独或与手术、化疗合用进行放射治疗。本书内容简明扼要,易学易懂,与临床结合紧密,突出以疾病为中心,使学了能用。

　　本书编入了医学生和肿瘤医生应当掌握的肿瘤的病因、流行病学、诊断、筛查标准、治疗原则,预后判断;学习新理论、新进展,掌握肿瘤分子生物学、肿瘤侵袭和转移、病理与免疫;熟悉肿瘤的实验室检查、影像学诊断、内镜、超声检查、PET/CT诊断、放射性核素骨显像等。

　　本书不仅作为学生学习之用,还可作为肿瘤学专业工作人员参考或患者了解病情必读。本书的出版将解决我国高等医药教育对肿瘤学相关教材的急需,也不失为一本全面的临床参考书。

图书在版编目(CIP)数据

肿瘤放射治疗学 / 李少林,吴永忠主编 . —北京:科学出版社,2013

普通高等教育"十二五"规划教材·中国科学院教材建设专家委员会规划教材

ISBN 978-7-03-037145-4

Ⅰ. 肿… Ⅱ. ①李… ②吴… Ⅲ. 肿瘤–放射治疗学–高等学校–教材
Ⅳ. R730.55

中国版本图书馆 CIP 数据核字(2013)第 049735 号

责任编辑:邹梦娜　李国红 / 责任校对:宋玲玲　郭瑞芝
责任印制:徐晓晨 / 封面设计:范璧合

科学出版社 出版
北京东黄城根北街 16 号
邮政编码:100717
http://www.sciencep.com

北京京华虎彩印刷有限公司 印刷
科学出版社发行　各地新华书店经销

*

2013 年 6 月第　一　版　　开本:787×1092　1/16
2016 年 8 月第三次印刷　印张:44　彩页:8
字数:1070 000

定价:**118.00 元**

(如有印装质量问题,我社负责调换)

《肿瘤放射治疗学》编委会名单

主　编　李少林　吴永忠
副主编　周琦　王颖　张涛　李兵
编　委　（按姓氏笔画排序）

于金明(山东省肿瘤医院)

马红莲(中山大学肿瘤医院)

万　跃(重庆市肿瘤医院)

王小虎(甘肃省肿瘤医院)

王　平(天津医科大学肿瘤医院)

王　冬(重庆市肿瘤医院)

王　军(河北医科大学第四医院)

王　轩(空军总医院)

王若峥(新疆医科大学肿瘤医院)

王奇峰(四川省肿瘤医院)

王　珊(重庆医科大学儿童医院)

王济东(空军总医院)

王　颖(重庆市肿瘤医院)

王颖杰(空军总医院)

文　明(重庆医科大学第一医院)

尹　勇(山东省肿瘤医院)

尹晓玲(重庆钢铁公司总医院)

朱小东(广西医科大学肿瘤医院)

乔　俏(中国医科大学第一医院)

任洪波(重庆市巴南区第二医院)

许建华(江苏省肿瘤医院)

孙　浩(重庆市肿瘤医院)

邢力刚(山东省肿瘤医院)

李少林(重庆医科大学)

李　平(空军总医院)

李　宁(中国医学科学院肿瘤医院)

李　光(中国医科大学第一医院)

李　兵(重庆医科大学第一医院)

李宏奇(空军总医院)

李贤富(川北医学院附属医院)

李　盼(重庆市第九人民医院)

李晔雄(中国医学科学院肿瘤医院)

李　蓉(重庆市肿瘤医院)

吴令英(中国医学科学院肿瘤医院)

吴永忠(重庆市肿瘤医院)

张红志(中国医学科学院肿瘤医院)

张宜勤(江苏省肿瘤医院)

张　涛(重庆医科大学第一医院)

陈晓品(重庆医科大学第一医院)

陈　明(浙江省肿瘤医院)

欧　涛(海南省第三人民医院)

罗　弋(重庆医科大学第一医院)

季　平(重庆医科大学口腔医院)

周　宏(重庆市肿瘤医院)

周　琦(重庆市肿瘤医院)

郎锦义(四川省肿瘤医院)

胡国华(重庆医科大学第一医院)

项　颖(重庆市肿瘤医院)

夏廷毅(空军总医院)

徐向英(哈尔滨医科大学肿瘤医院)

唐　郢(重庆市肿瘤医院)

常冬姝(空军总医院)

彭志平(重庆医科大学)

蒋明东(重庆市第九人民医院)

韩　春(河北医科大学第四医院)

傅小龙(复旦大学肿瘤医院)

谢　悦(重庆市肿瘤医院)

靳　富(重庆市肿瘤医院)

綦　俊(重庆市肿瘤医院)

潘建基(福建省肿瘤医院)

全书英文摘要　王　颖　靳　富
主编助理　戴　羽　史燕龙

序

本书的编写全面贯彻落实以"5+3"为主体的临床医学教育综合改革方案,进一步适应我国医学教育改革、医疗卫生体制改革要求,进一步推动临床医学教育综合改革,更好地服务教学、指导教学、规范教学,为临床医学本科教育的改革和发展、增加学生临床实践技能锻炼、培养高素质的医疗卫生人才和推动医药卫生事业发展服务。

近几十年来,肿瘤发病率不断上升,近年来肿瘤诊断、治疗得到飞速发展,治疗效果也在不断提高。很多高等医药院校也在新增肿瘤学课程或增加教学时数,因而本书的出版将解决我国高等医药教育急需肿瘤学相关教材的问题。

肿瘤已成为常见病、多发病,已由不治之症变为可治之症,有不少肿瘤可达到几年乃至数十年的健康生存。但肿瘤仍是难治之症。

医学生应当了解和掌握肿瘤学的重要性,掌握肿瘤的病因、诊断、筛查标准及治疗原则;学习肿瘤诊断、治疗的新理论、新进展,掌握肿瘤分子生物学、肿瘤侵袭性及其转移、病理与免疫;熟悉肿瘤的实验室检查、影像学诊断、内镜检查、超声检查、PET/CT诊断、放射性核素骨显像等。

本书注重临床诊断和处理,也注重实用性,注入新概念、新技术,以保证实用性为原则,以综合治疗为主线。内容简明扼要,易学易懂,与临床结合紧密,以疾病为中心,以期让学生达到学以致用。

本书可作为教学用书,也可供肿瘤学相关医疗工作者阅读参考。

参加本书编写的作者均是长期工作在肿瘤学教学、临床和肿瘤科研第一线的专家,编写过程中,参考了国内外肿瘤学相关书籍并结合了临床应用。本书既能适合广大医学生学习,又能有效地解决肿瘤学临床工作者的实际问题。

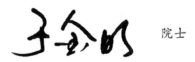 院士

目　　录

第五篇　临床放射治疗学

第一篇　肿瘤放射治疗学总论

第一章　绪　　论

第一节　放射治疗的概念

放射治疗(放疗)是通过电离辐射作用对良性肿瘤、恶性肿瘤和其他一些疾病进行治疗,70%以上的肿瘤患者需要接受放射治疗,以达到治愈肿瘤或缓解症状、改善生活质量的目的。

一、放射治疗的物理学基础

临床放射治疗的射线主要是高能射线(γ射线和X射线)及带电粒子(电子和质子)。γ射线由放射源直接产生;X射线和电子束由直线加速器产生,多用于远距离照射。在直线加速器内,电子束被加速至接近光速后受到钨靶阻挡发生轫致辐射而产生不同能量的X射线;电子束不打到钨靶上,而是经过一系列过滤器过滤后形成不同宽度及不同形状的电子束。

γ射线和X射线与物质间的相互作用包括光电效应、康普顿效应和电子对效应。康普顿效应是射线发挥治疗作用的主要效应,能量在50kV以下的射线主要靠光电效应发挥作用;电子对效应则是25MV以上射线的主要作用。与射线束不同,带电粒子在组织中穿过的距离有限,并与其能量成正比。带电粒子与物质间的相互作用主要有以下三种过程:"软碰撞"(与外层电子的库仑力作用)、"硬碰撞"(与电子直接作用)和"核场作用"。

其他治疗肿瘤的射线还有中子、质子和重离子等。用加速的高能质子轰击铍靶可产生高速中子。质子束也由回旋加速器产生。和中子不同,质子射线在能量释放过程中会出现博拉格峰(Bragg峰),Bragg峰是一个高剂量区,通过调整Bragg峰的位置,可使肿瘤位于高剂量区内受到大剂量照射,正常组织因位于高剂量区外而受量较低。

放射治疗的作用就是通过射线与细胞间能量的传递,引起细胞结构和细胞活性的改变,甚至杀死细胞,因此组织内能量吸收的多少,即吸收剂量,与疗效密切相关。吸收剂量的单位为Gy,其含义为每千克组织吸收1J的能量。1Gy=100cGy或100rad(拉德)。

二、放射治疗在肿瘤治疗中的地位

在手术治疗、放射治疗、化学治疗(化疗)三种治疗肿瘤的传统方法中,手术治疗、放射治疗都是局部治疗手段。手术治疗的优点是可彻底切除病灶,对正常器官组织可在肉眼、显微镜、内镜等直视下通过灵巧的手术器械和技能充分保护。缺点是切除范围受视力判断的限制,加之出血、创伤、种植转移等,容易将无包膜或包膜外的亚临床灶及散在癌细胞遗留在体内,对明显扩散、有淋巴和血行转移者更加难以奏效。化学治疗的作用范围广,但对

$1cm^3$(约 10^9 个瘤细胞)以上的实体瘤,瘤块愈大功效愈差,加之对正常细胞、恶性细胞的特异性识别不够,全身不良反应较大。

(一)肿瘤局部控制的重要性

肿瘤患者在初次诊断时,有65%~72%属于局限性肿瘤,当对局限性肿瘤实施放射治疗时,治疗目标应是根治性的。在接受了根治性放射治疗的病例中,30%~50%的患者将在其后的随诊观察中出现肿瘤未控或者复发,被认为是治疗失败。临床研究发现,提高肿瘤的照射剂量可以提高肿瘤局部控制率,因而可以降低远处转移发生率,提高肿瘤患者的存活率。在大量的临床总结和实验研究基础上,人们已逐步认识到肿瘤照射剂量与肿瘤局部控制率密切相关,在局限性肿瘤的治疗中提高肿瘤局部控制率是肿瘤治疗的关键所在。

大样本临床研究证实,原发肿瘤局部治疗失败的病例中,肿瘤远处转移率上升。Fuks等分析了679例接受组织间近距离放射治疗后的局限性前列腺癌的临床观察结果,发现局部肿瘤控制的病例15年无远处转移存活率是77%,而局部肿瘤未控者15年无远处转移存活率仅为24%。Leibel等分析2648例头颈部肿瘤的放疗效果,口腔癌、喉癌、声带癌病例在放疗后0.5~2.5年,获得肿瘤局部控制病例的远处转移率为7%,而局部治疗失败病例的远处转移率是19%。但鼻咽癌和下咽癌病例没有表现出这一倾向。临床观察发现,乳腺癌、肺癌、直肠癌、前列腺癌、子宫颈癌、子宫内膜腺癌、阴道癌等肿瘤局部治疗失败后远处转移率均上升,特别是对局限性乳腺癌和非小细胞肺癌(NSCLC)患者的观察进一步证实了两者的关系。说明即使在肿瘤早期,局部治疗失败对肿瘤的远处转移率仍有重要的影响。

实验资料也证实,肿瘤治疗后局部复发的动物肿瘤远处转移发生率明显高于肿瘤局部控制的动物。对C3H/He小鼠自发性乳腺癌的实验观察显示,经过手术或者放射治疗获得局部肿瘤控制组的肿瘤远处转移率是8%,未控组为35%,分析认为造成这一差别的原因是局部未控肿瘤再生长的结果。某些人类肿瘤具有发生早期转移的倾向,常以转移性肿瘤为临床首发病变,对此类病例实施局限性治疗当然不能获得肿瘤的根治。研究认为肿瘤细胞具有显性转移性和隐性转移性之分。转移源性克隆是由原发肿瘤内的非转移性肿瘤细胞成熟转变而成,在局部治疗失败的肿瘤中,癌细胞的再生长提供了非转移性细胞向转移性细胞转变的机会。由于复发性癌细胞分裂活动的加速,可以增加这一转变而导致局部肿瘤复发患者的肿瘤远处转移率的上升,这一推论使原发肿瘤的彻底根治显得更加重要。

(二)放射治疗的疗效

自高能射线应用之后,绝大多数肿瘤的放射治疗疗效均有了大幅度的提高。据报道,目前55%的恶性肿瘤可以治愈,其中手术治疗、放射治疗和化学治疗的贡献度分别为49%、40%和11%。同时我们也需要了解,不同肿瘤、同种肿瘤不同期的放射治疗疗效有着很大的差别。研究表明,不同肿瘤的放射敏感性不同,其致死剂量也不同。按照TCD95(达到95%的肿瘤控制率所需要的剂量)可将肿瘤大致分为三大类:①TCD95在35~60Gy范围内的肿瘤,如精原细胞瘤、霍奇金病、非霍奇金淋巴瘤、神经母细胞瘤、Wilms瘤、组织细胞肉瘤、星形细胞瘤、视网膜母细胞瘤、T_1期喉癌等,用放射治疗可以达到很高的治愈率。②TCD95在60~75Gy范围的肿瘤,如T_2、T_3期的口腔癌、喉癌、鼻咽癌、膀胱癌、子宫颈癌、卵巢癌以及T_1期肺癌等,需要冒一定的风险,即在允许产生一定的放射损伤的情况下,用放射治疗可以治愈。③TCD95在80Gy或80Gy以上的肿瘤,如T_3期、T_4期的头颈部肿瘤、乳腺癌等肿瘤体积很大的鳞状细胞癌(鳞癌)或腺癌,由于处于增殖期和非增殖期细胞比例的改变,乏氧细胞的增多等因素,致使这些肿瘤很难单纯用放射线治愈。

三、放射治疗的目的

根据患者的具体情况,放射治疗的目的具体如下。

(一)恶性肿瘤的根治性放射治疗

根治性放射治疗的目的是将恶性肿瘤细胞的数目减少至可获得永久局部肿瘤控制的水平。照射体积应该包括已经被证实的肿瘤、可能存在肿瘤病变的亚临床播散范围。如果肿瘤已被切除,对残余组织内可能存在或根据临床检查不能确定的肿瘤应该有充分的认识,对不同的体积应予以不同的照射剂量。

(二)恶性肿瘤的姑息性放射治疗

对病期已晚,一般状况较差或已有全身或局部转移,根治希望较小的病例,只能给予较低剂量,使肿瘤生长受到暂时的抑制或使肿瘤缩小,症状减轻。也有些病例,原来预期结果不好,给予姑息性治疗,经一段时间治疗后,疗效较好,可改为根治性放射治疗。有时放射治疗是为了单纯减轻症状如骨转移的止痛治疗,这种姑息性治疗的目的是改善患者的生存质量,达到目的即可停止治疗。

(三)预防性放射治疗

预防性放射治疗主要指亚临床病灶的预防照射,如白血病、小细胞肺癌(SCLC)的预防性全脑照射,鼻咽癌的颈部淋巴引流区预防照射,精原细胞瘤腹部淋巴引流区预防照射等。

(四)非恶性肿瘤的放射治疗

非恶性肿瘤的放射治疗照射野范围仅包括病变组织即可,但是根据具体情况,也可以不包括所有受累组织(如皮肤病的放射治疗)。非恶性肿瘤的放射治疗有时也是预防性的,如预防血管再狭窄、瘢痕形成等。

四、放射治疗的适应证和禁忌证

放射治疗是肿瘤治疗的一种主要治疗手段,约70%的肿瘤患者在治疗过程中需要放射治疗。按照各系统不同种类的肿瘤,放射治疗的适应证包括以下类别。

(一)消化系统

口腔癌早期手术和放射治疗疗效相同,有的部位更适合于放射治疗,如舌根部癌和扁桃体癌;中期综合治疗以手术前放射治疗较好;晚期可行姑息性放射治疗。早期食管癌以手术为主,中晚期以放射治疗为主。中上段早期食管癌放射治疗可以达到根治。肝癌、胰腺癌、胃癌、小肠癌、结肠癌、直肠癌以手术治疗为主。直肠癌术前放射治疗可能获益,术后放射治疗可以降低复发率。早期直肠癌腔内放射治疗的疗效与手术治疗相同。肝癌、胰腺癌的放射治疗有一定姑息作用。

(二)呼吸系统

鼻咽癌以放射治疗为主。上颌窦癌以术前放射治疗为宜,不能手术者行单纯放射治疗,一部分患者可以治愈。早期喉癌首选放射治疗,手术可作为挽救性治疗;中晚期应行放射治疗、手术综合治疗。肺癌以手术为主,不适合手术又无远处转移者可行放射治疗,少数可以治愈。

(三)泌尿生殖系统

肾透明细胞癌以手术为主,术后放射治疗有一定意义。膀胱癌早期以手术为主,中期术前放射治疗有一定价值,晚期可做姑息性放射治疗。肾母细胞瘤以手术、术后放射治疗、化学治疗三者综合治疗为宜。睾丸肿瘤应先行手术,然后行术后放射治疗。子宫颈癌早期手术与放射治疗疗效相同,Ⅱ期以上行单纯放射治疗,可以取得较好疗效。子宫体癌以术前放射治疗为宜,不能手术者也可放射治疗。

(四) 乳腺癌

乳腺癌以手术治疗为主:Ⅰ期或Ⅱ期乳腺癌,肿瘤位于外侧象限,腋窝淋巴结阴性者手术后可不做放疗。Ⅰ期肿瘤位于内侧象限或Ⅱ期、Ⅲ期乳腺癌一般需要术后放射治疗。早期乳腺癌采用保乳术后须行全乳房照射加或不加乳腺淋巴引流区放射治疗。

(五) 神经系统肿瘤

神经系统肿瘤大部分需要术后放射治疗。髓母细胞瘤应以放射治疗为主。神经母细胞瘤术后应行放射治疗或化学治疗。垂体瘤可单纯放射治疗或术后放射治疗。对不能手术的神经系统肿瘤采用现代放射治疗技术也能取得长期生存。

(六) 皮肤及软组织恶性肿瘤

早期皮肤黏膜恶性肿瘤手术或放射治疗均可,晚期也可放射治疗。恶性黑色素瘤及其他肉瘤,应以手术治疗为主,一般应辅以术后放射治疗。

(七) 骨恶性肿瘤

骨肉瘤以手术为主,也可行术前和术后放射治疗。骨网织细胞肉瘤、尤文肉瘤可行放射治疗辅以化学治疗。

(八) 恶性淋巴瘤

Ⅰ期、Ⅱ期以放射治疗为主。Ⅲ期、Ⅳ期以化学治疗为主,加用局部放射治疗。

放射治疗的绝对禁忌证很少,主要包括晚期肿瘤患者发生恶病质、食管癌穿孔、肺癌大量胸腔积液等。其他相对禁忌证包括放射不敏感肿瘤、器官功能不全等。

第二节　放射肿瘤学发展简史

1895 年,物理学家 Röntgen 在实验中偶然发现了具有穿透力的 X 射线。1898 年,Curie 夫妇从含镭沥青矿中首次提炼出天然放射性元素镭。

1902 年,即在已知 X 射线能致癌之后第三年,X 射线被用于治疗皮肤癌。1920 年,研制出庞大的 200kV 级 X 射线治疗机,开始了"深部 X 射线治疗"时代。Failla 于 1924 年首倡用含有氡气的金粒永久性植入肿瘤区照射,开始了近距离治疗。

1934 年,Joliot Curie 发现人工放射性物质。其后 1950 年开始用重水型核反应堆获得大量的人工放射性钴-60(^{60}Co)源,促成了远距离^{60}Co 治疗机问世,使各种肿瘤患者的存活率有了根本性的改观,从而奠定了现代放射肿瘤学的地位。

1951 年,电子感应加速器投入使用。1953 年,英国 Hammersmith 医院最早安装了 8MV 行波加速器。随后,直线加速器逐步替代^{60}Co 治疗机而成为放射治疗的主流机型。20 世纪 70 年代末,瑞典 Scanditronix 公司推出了医用电子回旋加速器,并在欧美的治疗中心安装使用,有人称之为医用高能加速器的发展方向。随着^{60}Co 治疗机及直线加速器的推广使用,放射治疗的疗效有了质的突破,放射治疗也成为肿瘤的主要治疗手段之一。

1946 年,Wilson 提出质子束的医学应用。1954 年,Tobias 等人在美国加州大学 Lawrence Berkeley 实验室进行了世界上第一例质子线治疗。1967 年,英国 Hammersmith 医院、美国 M. D. Anderson 医院研究使用快中子进行肿瘤临床治疗。同年 O'Connell 首倡使用高剂量率后装机 Cathetron,用高放射性的小体积^{60}Co 为照射源。1978 年,法国 Pierquin 和 Dutreix 提出关于间质镭疗的一整套全新的"巴黎体系",促使近距离放射治疗剂量分布更加合理化,也使更加灵活的照射源大有用武之地。

1970 年初,Hounsfield 发明了计算机体层摄影(CT),大大促进了医学影像学的发展。1972 年,P. C. Lauterber 提出磁共振成像(MRI)。20 世纪 70 年代以来,单光子计算机断层成像系统(single photon emission computed tomography,SPECT)和正电子发射计算机断层显像(positron emission tomography,PET)在临床逐步得到推广应用。这些影像学技术的不断发展,不但使肿瘤的诊断进入了更高的层次,也大大推动了放射治疗学的发展。

20 世纪 60 年代以来,放射治疗计划从开始的手工计算发展到单片机计算,而后到程控计划治疗系统的问世。1973 年,Sterling 等将三维剂量计算和显示方法引入治疗计划系统。1978 年,Brown 大学的研究小组研制出真正具有临床意义的三维放射治疗计划系统,放射治疗进入三维计划时代。

1951 年,瑞典神经外科医师 Leksell 提出了立体定向放射外科(stereotactic radiosurgery,SRS)。1968 年,他和 Larsson 等研制成功世界首台颅脑 γ 刀。1985 年,Colombo 等将改造的直线加速器引入立体定向放射外科,即颅脑 X 刀。1996 年,瑞典 Karolinska 医院研制成功首台体部 X 刀。立体定向放射外科的技术逐步引入了放射治疗的概念,创建了立体定向放射治疗(stereotactic radiatiation therapy,SRT)技术,几乎在同期,我国引入了这些技术,并开发出国产的 γ 刀和 X 刀系统。这些技术使肿瘤的定位和治疗达到了相当精确的水平。

20 世纪 50 年代初期,日本的 Takahashi 就提出了适形放射治疗(conformal radiation therapy)的概念,并在 1965 年提出用多叶准直器的方法实现适形放射治疗,即所谓的"原体照射"。1959 年,美国的 Wright 用同步挡块法进行适形放射治疗。1959 年,英国的 Green 也首次提出了循迹扫描法实施适形放射治疗。20 世纪 70 年代,瑞典学者 Brahme 提出了调强适形放射治疗(intensity modulation radiation therapy,IMRT)。20 世纪 90 年代 3DCRT 和 IMRT 技术在国外得到大幅度的推广并逐步取代了 SRT。这些技术也在逐步引入国内。立体定向技术、三维计划和适形治疗系统的结合,使放射治疗进入精确治疗的时代。

在放射物理研究和放射治疗技术不断发展的同时,放射线对人体作用的机制、肿瘤放射敏感性及临床放射生物学的研究也在不断取得突破。

1906 年,Tribondeau 根据照射大鼠睾丸的效应的实验提出基本的放射生物学法则,即有丝分裂活动旺盛的、形态上分化级别低的细胞对放射线更为敏感,而且有正比的敏感性关系。

1932 年,Coutard 奠定了每天 1 次每周 5 天分割照射的方法学基础,迄今仍然一直被人们所遵循。1955 年,Thomlison 和 Sray 报告了对肺癌组织学的研究,阐明了供血、供氧条件对肿瘤的生物学行为的影响。他们认为在实体瘤内部可能含有一定数量的乏氧细胞,推断这就是放射治疗失败原因。1956 年,Puck 和 Marcus 利用单个哺乳类细胞增殖为集落的能力,发展了与检测细菌存活率相似的接种技术,绘制出历史上第一条离体的细胞存活率曲线,即增高剂量就能使细胞损伤的百分比增加,存活率下降。1982 年分离出第一个癌基因 *Ras*,1986 年,美国三个实验室分别独立克隆了 *Rb* 基因,自此肿瘤分子生物学研究进入一个新的分子时代。

1964 年,Tubiana 提出肿瘤细胞在细胞动力学周期中可处于静止状态或增殖状态,简易的鉴别方法就是将^{3}H 标记胸腺嘧啶与瘤细胞放一起培养,观测^{3}H-胸腺嘧啶被结合到细胞核中的数量,即标记指数"LI"来确定。1965 年,Ellis 提出名义标准剂量(nominal standard dose,NSD)概念。1973 年,Orton 提出简便可行的 TDF 体系,把"部分耐受量"概念引入 NSD 体系,使之更加具体切实可行。

1973～1974 年,Adams 等先后报道 metronidazole(甲硝唑)和 misonidazole(米索硝唑,MISO)作为放射增敏剂,以提高放射治疗临床疗效。1977 年,美国肿瘤放射治疗协作组(RTOG)已将 MISO 用于成千的临床病例。1979 年,在 Key-Biscayne 召开了首届国际放射增敏会议。从 20 世纪 80 年代起直到现在,放射增敏成为研究热点。但是仍然没有一个能完全满足临床需要的理想放射增敏剂。

20 世纪 80 年代以来,在放射治疗迅速发展的同时,化学治疗、免疫治疗等也均有长足的进步。因而,如何把手术、放射治疗、化学治疗及生物治疗更有效地结合起来,使整个方案适合于各种肿瘤千差万别的生物学行为愈显重要。肿瘤放射治疗也逐步进入循证医学和个体化医学的时代。放射治疗在恶性肿瘤综合治疗中发挥着重要作用。

第三节 放射治疗在恶性肿瘤综合治疗中的地位

在放射治疗发展的初期,传统的观念还是手术或放射治疗的单一治疗模式。而随着对肿瘤本质认识的逐步深入,由单一治疗模式转变为多种治疗模式的有机综合模式(表 1-1-3-1)。

表 1-1-3-1 常见肿瘤治疗模式的变迁

肿瘤	1960 年的常规治疗	20 世纪末的常规治疗	21 世纪的新趋向
乳腺癌	根治术(Ⅰ期,Ⅱ期)	保乳手术+放疗+抗雌激素(Ⅰ期)	化疗+手术+放疗(Ⅲ期),内分泌治疗
		根治术+化疗+放疗(Ⅱ期)	放疗+化疗±基因治疗,内分泌治疗
睾丸肿瘤	手术	手术+放疗或化疗	
		化疗+手术+化疗	
小细胞肺癌	手术或放疗	化疗+放疗+手术	
非小细胞肺癌	手术	手术+放疗+化疗	放疗+化疗(ⅢB 期)
骨肉瘤	手术	手术+化疗±BRM*	
软组织肉瘤	手术	手术+放疗+化疗	
尤文肉瘤	手术或放疗	放疗+化疗	
肾母细胞瘤	手术+放疗	手术+放疗+化疗	
恶性淋巴瘤	放疗或化疗	放疗+化疗	放疗+化疗+BRM*
神经系统肿瘤	手术	手术+放疗	手术+放疗+化疗
头颈部肿瘤	手术	手术+放疗+化疗	手术+放疗+化疗
绒毛膜癌	手术+化疗	化疗+BRM	
卵巢癌	手术	手术+化疗	化疗+手术+化疗
黑色素瘤	手术	手术+化疗	手术+BRM
肾癌	手术	手术+放疗+化疗+BRM	
膀胱癌	手术	手术+放疗+化疗+BRM	手术+放疗+化疗
食管癌	手术	手术+放疗	手术+放疗+化疗
大肠癌	手术	手术+化疗	手术+化疗+BRM
胃癌	手术	手术+化疗	化疗+手术+化疗+BRM

* BRM 为生物免疫调节剂

孙燕院士曾经给综合治疗下了如下的定义："根据患者的机体状况、肿瘤的病理类型、侵犯范围(病期)和发展趋势,有计划地、合理地应用现有的治疗手段,以期较大幅度地提高治愈率,改善生活质量"。近年来很多肿瘤疗效的提高均得益于综合治疗模式的应用。当然,对于目前多数肿瘤,何种治疗模式为最佳,仍在不断地探索中。

半个多世纪来肿瘤放射治疗不断发展的同时,作为肿瘤治疗的其他两种主要治疗方法—— 手术和化学治疗,也在不断的进步,并在提高肿瘤整体疗效方面作出了重要贡献。如何发挥各种治疗的优势,达到治疗的增益和互补,也是每个放射肿瘤科医师需要认真考虑的问题。当然并不是每种肿瘤都需要综合治疗,如某些早期皮肤癌,单纯手术就可治愈。如何确定放射治疗在综合治疗中的应用,关键看对肿瘤本质的认识,以及对肿瘤控制和对保护正常组织之间关系。

一、放射治疗和手术联合应用

(一) 术前放疗

术前放疗可以杀灭肿瘤周围亚临床病灶,缩小肿瘤,提高手术切除率,降低分期,减少手术时肿瘤播散的可能。其疗效已在局部晚期食管癌、肺癌、直肠癌等研究中表现出来,术前放疗的意义也得到了证实。术前放疗的缺点:①影响组织学诊断。②部分存在亚临床远处转移的患者不能从术前放疗中获益。③手术时间推迟。④放疗范围不确切。

(二) 术后放疗

术后放疗应根据手术和组织学检查(如手术残端、淋巴结转移情况等),有选择地进行。在多种肿瘤的研究中证实术后放疗可以降低局部复发率,如直肠癌、软组织肉瘤、乳腺癌等。术后放疗的缺点是并不减少术中肿瘤种植,而且手术打乱了正常血供,照射区域组织的放射敏感性或化疗药物敏感性可能降低。

(三) 术中放疗

术中放疗指手术切除肿瘤后,对瘤床或残留病灶直接进行电子线一次照射。目前在胃癌、胰腺癌等肿瘤中都有应用报道,国内也已开展,但是术中照射是单次大剂量,其放射生物学效应对晚反应组织不利,常需与术后外照射结合。

二、放疗和化疗联合应用

在恶性淋巴瘤、肾母细胞瘤、胃癌等肿瘤治疗中,放疗与化疗联合应用的疗效得到了公认。目前两者结合的常用方式有以下几种。

(一) 诱导化疗

其目的是使肿瘤缩小,从而可能使照射野缩小,更好地保护正常组织,提高局部剂量。

(二) 同步放化疗

局部晚期不能手术切除的非小细胞肺癌,目前研究表明同步放化疗可以提高疗效。目前也在研究同步放化疗治疗局部进展的头颈部肿瘤,但是同步治疗的不良反应较大,适应证应严格掌握。

(三) 序贯放化疗

序贯放化疗即先放疗后化疗,也可先化疗后放疗而后再结合化疗,患者耐受性好,但总治疗时间延长。

目前上述方案在单个病种应用的最佳组合仍在研究中。

三、制订综合治疗方案的原则

不同肿瘤有着不同的生物学行为,表现为各自不同的发展趋势,应据此制订不同治疗方案。

(一) 既容易发生局部淋巴结转移又常发生全身转移的肿瘤

乳腺癌、肺癌(包括小细胞肺癌和非小细胞肺癌)均属于这一类型。对这类肿瘤,既要以局部治疗方法,如手术或放疗控制其原发灶、邻近组织中的亚临床灶及局部转移的淋巴结,还必须用化疗控制已经或可能存在的远处转移灶。对这类病灶,大的手术特别是扩大根治术往往不能提高长期生存,以乳腺癌为例,目前在国外,早期乳腺癌行保乳手术加术后放疗、化疗已成为规范,疗效并不比根治术差,而美容和功能状态远优于后者。

(二) 主要以局部侵犯和淋巴结转移为主而较少全身广泛转移的肿瘤

大多数上呼吸道肿瘤、上消化道肿瘤属于此类,对这类肿瘤重点是局部治疗即手术或放疗,近年来对化疗在提高疗效方面的作用也进行了一些探索。治疗的方式有术前放疗、术中放疗和术后放疗。选择治疗方式时应兼顾生存和功能,当能以单纯放疗治愈而又能保存器官功能时,应选择放疗,可将手术作为挽救性治疗手段,如早期喉癌。

(三) 以早期远处转移为主,而不侵犯淋巴结的肿瘤

骨肉瘤和软组织肉瘤,常伴有早期肺转移。此类肿瘤一般放射敏感性差,应以手术为主。又因为局部复发率高,术后放疗有积极意义。同时因为远处转移发生率高,全身化疗往往是不可缺少的。

(四) 极少发生淋巴结转移和远处转移的肿瘤

颅内肿瘤以胶质瘤为代表。主要为局部治疗,即手术加放疗,仅在预防或局部复发时加用化疗。多种神经系统肿瘤有放疗指征,一方面手术很难全部切除肿瘤;另一方面有些神经系统肿瘤生长部位特殊无法切除,因此放疗是神经系统肿瘤治疗的重要方式。近年来,随着立体定向放疗的进展,神经系统肿瘤的放疗疗效有了很大的提高。

无论是单一治疗方式,还是综合治疗方案,均应考虑对肿瘤的治疗和对正常组织的损伤两方面的内容,对于放疗更是如此,即如何提高治疗增益比,可以说是放疗研究的焦点。

第四节　放射肿瘤科与放射肿瘤医师

肿瘤放射治疗学以放射物理、放射生物学为基础,同时临床放射治疗医师还需对患者的诊断及分期有全面的了解,作出正确的判断并决定最优的治疗策略。

放射肿瘤医师必须掌握放射物理、放射生物的基础理论,并对当代放射治疗新技术的发展趋势有充分的了解和掌握。同样,放射肿瘤科也离不开放射物理师、放射治疗技师、临床和基础放射生物学家等对临床工作的保障和支持。

放射治疗方案设计原则是:选择适宜的剂量,达到在控制肿瘤的同时,将治疗并发症尽可能降至最低的目的。如图 1-1-4-1 所示,治疗比率取决于正常组织耐受性和肿瘤致死剂量之间的关系。常用治疗增益系数(therapeutic gain factor,TGF)表示,TGF 等于某治疗手段对肿瘤的影响与同一治疗手段对正常组织影响的比值或治疗比(TR),用来表达某治疗方案的临床可行性。如图 1-1-4-1 中所示,肿瘤控制概率(TCP)代表肿瘤控制的剂量-效应曲线,正

常组织并发症概率(NTCP)代表正常组织的剂量-效应曲线,TR 即两者之间的差异。在改善和提高放疗技术和设备方面,如何吸取手术和化疗的优点,避其不足,最大程度地将剂量集中在靶区,彻底杀灭全部肿瘤细胞,而使周围的正常组织器官少受或免受照射,努力提高放疗增益比,一直是肿瘤放疗追求的目标。

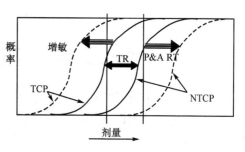

图 1-1-4-1　治疗比

提高治疗增益比的方法主要有:①物理学方法(physical),精确放疗技术。②选用生物学特性好(高 LET 射线)、在组织内能量能主要集中分布与肿瘤组织(Bragg 峰)的射线,质子、重离子射线。③生物学方法(biological),增敏剂包括基因增敏、改变放疗分割模式和加温治疗等。

第五节　展　　望

恶性肿瘤患者最佳的治疗需要多学科共同的努力,包括外科治疗、放射治疗和化学治疗等传统的治疗方式。近年来,生物免疫治疗得到了长足的发展,成为肿瘤治疗的第四种模式。放射治疗可单独或与其他治疗方式联合应用,同时也需要许多其他学科如外科、内科、影像科等专业人员的密切合作。

肿瘤放射治疗学本身的发展离不开其他学科的发展,如影像学、放射生物学、分子生物学和计算机科学等。放射治疗技术将会进一步完善,适形调强放疗计划系统将利用综合性(解剖学与生物学影像融合)影像使计划功能及优化过程更全面;新型的调强放疗设备将能利用多种放射线达到多维适形照射;新型离线和在线图像引导为基础的靶区检测与计划调整体系将进一步保证治疗的精确性;新型放射增敏剂及保护剂的临床推广将进一步提高肿瘤放射敏感性并降低正常组织损伤;各种治疗方案将按照循证医学的方法进行论证和分析。肿瘤放射治疗学是一门年轻而又充满活力的学科,将为提高广大肿瘤患者的生存率和生存质量作出更大的贡献。

(于金明　邢力刚)

第二章　放射治疗新技术

近 20 年来,随着计算机技术和医学影像学的发展,肿瘤放射治疗技术经历了很大的变革。正如著名的美国医学物理学家 J. Purdy 所描述的,放射治疗进入了一个崭新的令人振奋的时代,即三维放射治疗时代。其标志是三维适形放射治疗(three-dimensional conformal radiotherapy,3DCRT)及其更高级形式调强放射治疗(intensity modulated radiotherapy,IMRT)等技术,逐渐成为放射治疗的常规方法,图像引导放射治疗(image-guided radiation therapy,IGRT)、立体定向放射治疗(stereotactic radiotherapy,SRT)和立体定向体部放射治疗(stereotactic body radiotherapy,SBRT)、计算机控制放射治疗等技术近年来快速发展,已在临床广泛应用。本章将简要介绍这些技术的要点和发展。

第一节　三维适形调强放射治疗

三维适形放射治疗是一种先进的外照射技术,可以使高剂量区域很好地包罗三维靶体积(癌组织),同时使周围的敏感组织和器官受照剂量尽量最小。这一技术一般由三维治疗计划设计的一组固定的共面或非共面照射野实现,每一照射野的形状都与靶体积的投影一致,通常其强度分布是均匀的。而调强放射治疗是一种更为先进的三维适形照射技术,它应用多种计算机优化技术,即逆向设计技术使外照射治疗机根据肿瘤的形状、大小产生强度非均匀分布的照射野,对患者实施治疗。

与传统的放射治疗技术比较,三维适形调强放射治疗是一更为复杂的过程。它的开展依赖于三维影像装置——CT 模拟技术(CT simulation,CT-SIM);三维治疗计划系统(3-dimensional radiation treatment planning,3DRTP)及计算机控制的放射治疗设备(computer controlled radiation therapy,CCRT)。通常通过计算机网络系统将这些装置联结起来,快速、准确、安全地处理和传输大量的影像学和数据信息,使三维适形放射治疗得到有效实施。

一、三维适形放射治疗

(一)三维适形放射治疗的基本概念

三维适形放射治疗的基本前提是通过运用特殊的技术在不增加正常组织损伤的情况下提高肿瘤靶区的照射剂量,使之与常规放射治疗技术相比可以有效提高肿瘤的局部控制率。三维适形放射治疗在使处方剂量体积与靶区的形状相适形的同时,亦使周围敏感器官接受低于耐受剂量的照射。适形放射治疗的过程包括三维靶区定位、三维治疗计划设计以及三维照射技术等重要环节。

靶区定位主要借助于各种解剖或功能影像,如 CT、MRI、PET 和超声。治疗计划设计可以采用常规的正向设计方法,即使用与靶区形状适形的均匀强度分布的照射野进行照射;也可使用更先进的逆向计划设计技术,除照射野形状外,通过调制射线强度提高靶区剂量分布的均匀性并保护周围的正常器官。

照射技术有从标准均匀强度分布的共面照射野到多叶准直器(MLC)生成强度调制的非共面照射野的多种方式。

（二）多叶准直器

三维适形放射治疗的实施，早期一般使用个体化低熔点铅挡块技术，目前普遍使用 MLC 技术。放射治疗现代加速器多配置 20~60 对 MLC，这些紧密相邻的钨制窄叶片在加速器等中心平面投影宽度一般为 10mm 或更小。其中，叶片在等中心平面投影宽度<5mm 的 MLC 又被称为微型多叶准直器（micro MLCs），可以用来形成 10 cm 以下的不规则照射野，如头颈部治疗；也可以形成 3 cm 以下的不规则照射野，如放射手术治疗。

MLC 可以通过取代上位或下位次级准直器被整合到加速器机头内；也可以附加在加速器机头上，与上位、下位次级准直器一起使用。图 1-2-1-1 显示了一个 MLC 附加在加速器机头上，与上位、下位次级准直器一起使用的例子。

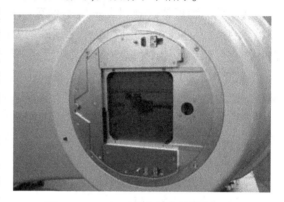

图 1-2-1-1　60 对紧密相邻的钨制 MLC

每个 MLC 叶片都由计算机控制，可以独立运动。叶片的定位误差<1mm，可以形成不规则射野，与野视图（BEV）显示的靶区截面相适形。叶片均由独立的微型直流电机单独驱动。对叶片位置的控制和验证需使用复杂的伺服系统，通过电子或光学/视频技术探测叶片的位置。

临床使用 MLC 之前，用户需要首先对其进行精细的测试，包括测试 MLC 运行的机械、辐射和软件等各个方面。

1. 机械　主要测试叶片运动及其最大运动距离、在射野中心轴和离轴处相对叶片的衔接、MLC 旋转中心轴是否与二级准直器中心轴对准、叶片位置的重复性以及叶片与二级准直器位置误差安全连锁。

2. 辐射　主要测试叶片的穿射、相邻叶片间的漏射、分别处于射野中心轴和离轴处时相对叶片端-端衔接处的漏射及叶片端面和侧面形成的半影区。

3. 软件　验证射野生成软件、TPS 与 MLC 之间的连接、MLC 射野形成的准确性及 MLC 控制器是否正常运行。

临床应用 MLC 时必须要有严格的质量保证程序，以确保 MLC 控制软件和各机械部件安全、可靠的运行。质量保证程序应当涵盖 MLC 位置的准确性、叶片运动的可靠性、叶片漏射、连锁、网络连接及数据传输等方面。

二、调强放射治疗

MLC 除了可以形成三维适形放射治疗不规则的均匀强度的照射野外，还可以用于三维适形放射治疗照射野强度的调制。IMRT 已经成为放射治疗技术发展的主流治疗方式，广泛应用于全世界大多数主要的放射治疗中心。

IMRT 是目前最先进的适形放射治疗技术，可以在提高肿瘤局部控制率的同时减小放射性损伤的发生概率（即减小 NTCP），有助于提高放射治疗的整体水平。IMRT 通过逆向计划设计（ITP）确定所需要的照射野剂量分布曲线，并借助多种三维影像定义靶体积。

除了 CT、MRI 和 PET 外，超声诊断设备由于易于安置在治疗室之内，因此在 IMRT 治疗中也逐渐得到了更多的应用。通过使用超声技术，可以在日常治疗中验证肿瘤靶区的定位准确性。

在进行 IMRT 治疗计划设计时,逆向计算技术较传统的正向计划设计方法有以下优点。①提高靶区内剂量分布的均匀性,有助于减小周围敏感器官的受照剂量。②加快计划设计的速度,降低剂量优化设计的复杂性。③在计划设计中量化引入了价值函数(cost function),常与剂量体积限制和生物学函数合并在一起使用。④调整最佳治疗计划使之符合实际剂量照射技术的要求,满足各种硬件条件的限制。

从简单的物理补偿器到光子线笔形束扫描技术,目前发展了各种不同的方法以实现 IMRT 治疗。其中常用的是以 MLC 为基础的 IMRT 治疗技术,主要可以分为两类,即子野式多叶准直器调强治疗(又称静态调强治疗)和动态多叶准直器调强治疗技术。

自 20 世纪 60 年代开始,使用楔形板和物理补偿器的初步的调强治疗模式就已经应用于临床。但是直到 20 世纪 90 年代后半期,随着以下相关技术的发展和完善,现代的 IMRT 治疗方式才得以在临床中广泛应用,包括:①三维医学影像技术,如 CT、MRI 和 PET。②逆向优化技术。③剂量验证的质量保证技术。④计算机控制的治疗实施技术。

IMRT 技术实施的方式,可以根据 MLC 运行模式的不同分为三种基本类型:①子野式调强技术(SMLC),又称分步照射技术(step and shoot)。②动态调强技术(DMLC),又称滑窗技术。③旋转调强技术(IMAT)。

静态调强技术是将照射野要求的强度分布,分成多个均匀强度的子野。这种技术又称分步照射,即只有当 MLC 叶片运动到每个指定的子野位置后,才会出束照射。出束照射的过程中,MLC 叶片保持静止不动。

动态调强技术利用 MLC 叶片的相对运动实现对射野强度的调节,即在出束照射的过程中 MLC 叶片仍在运动。当加速器机架转到某个固定的角度开始照射后,由 MLC 相对应的叶片形成的子野在计算机控制下照射靶区,从而形成所期望的强度分布。

旋转调强技术是 IMRT 治疗的一种新的实施方式。这种技术主要是在加速器机架旋转的过程中利用滑窗技术来实现的。IMAT 技术可以获得目前加速器硬件条件下最适形的剂量分布。

由于不同调强技术对 MLC 和加速器的性能要求亦不相同,因此每种调强技术都需要分别进行系统临床测试。与 MLC 仅静态应用的治疗相比,调强放射治疗对 MLC 性能的要求更加严格。因此,需要发展与前述 MLC 单独使用时不同的临床测试方法。通过这些测试,可以对各种临床使用的调强技术的 MLC 位置和运动的准确性及重复性进行精确的验证。

对逆向治疗几何系统的剂量计算算法的准确度进行验证可以使用标准的剂量仪器(如在不同模体中使用剂量胶片或放射铬合物胶片、热释光或电离室进行测量)。大部分商用的调强治疗计划系统允许将优化的通量图转输到典型的模体上重新进行计算。将所用模体连同相应剂量仪器一起摆位,对生成的模体验证计划进行测量可以评估调强治疗计划剂量计算的准确性。

目前临床上已经应用了多种调强剂量验证的专用模体。这些专用模体内镶嵌入各种不均匀组织等效材料,因此不但可以验证调强治疗计划的剂量分布,而且可以验证组织不均匀校正算法的准确性。临床上还有一些由合成树脂、聚苯乙烯或其他等效水材料制成的简单模体,这些模体可以配合剂量仪器对调强计划进行剂量验证,但是无法对组织不均匀校正的准确性加以评估。

为了保证调强治疗照射的准确性,必须要开发适合于调强放射治疗的严格的质量保证规范。调强治疗的质量保证应当包括对加速器输出量的常规验证以及对动态 MLC 叶片位置和运动的测试。一个好的方法是将调强治疗系统临床测试项目分成不同组别,定期分别进行检测。需要对所有的调强治疗计划进行独立的验证,特别在开展调强治疗的初期。进行调强剂量验证时,首先要将每个患者的调强治疗计划参数复制到指定模体的 CT 图像上重新进行剂量计算,然后将所用模体连同相应剂量仪器一起摆位,按患者治疗计划实施照射,测得的结果与验证计划进行对比,可以评估调强治疗计划剂量计算的准确性。

第二节　图像引导放射治疗

三维适形调强放射治疗的剂量特点主要有:①即使复杂形状的靶体积,也可以获得较高的剂量和适形指数。②显著降低正常组织及敏感器官的剂量。③实施照射时间相对较长。④靶体积和敏感器官间陡峭的剂量分布,要求比常规照射技术更小的几何位置误差。⑤实施特定照射技术时,分次剂量高(SRT、SBRT),输出剂量高(IMRT)。

正是 IMRT 技术对几何位置准确性的要求,促进了具有平面和(或)体积图像功能治疗机的发展。治疗机图像技术的优势,推动 IMRT 技术发展为一新领域——图像引导 3DCRT 技术,简称图像引导放射治疗(IGRT)。IGRT 技术可以减小摆位误差和解剖结构变化的影响(每一分次治疗间),改善器官运动对剂量影响(同一分次治疗中),提供图像信息,以提高治疗准确性。

在靶区定位技术发展的同时,放射治疗照射的效能也随着调强治疗和断层治疗等新技术的引进而有显著提高。这些新技术照射的准确性受治疗过程中靶区定位不确定度的影响。而每次治疗间及治疗过程中靶区相对于参考标记点的位移,以及摆位误差和其他一些定位偏差都会增大靶区定位的不确定度。传统照射方法是在靶区体积的外面增加边界,这种做法通常会导致精确照射技术失去大部分潜在的优越性。

理想的图像引导系统在放射治疗每次治疗前均应允许拍摄患者的软组织影像。该系统必须具有快速、简便的优点,从而不会明显影响加速器治疗的患者数量。同时,该系统还需要具有较好的定位精度(误差保持在允许范围内),并且具备实施适形放射治疗的能力。

目前临床上已经有几种图像引导的放射治疗系统在应用。所有的治疗系统都允许在患者摆位后于放射治疗前采集患者的解剖图像。这些治疗系统主要基于如下几种组合:①等中心加速器配备 kV 级或 MV 级影像系统,即锥形束 CT(CBCT)。②等中心加速器配备 CT 扫描机。③可以提供 MV 级 CT 影像(MVCT)的螺旋断层治疗方式,该系统由 TomoTherapy 公司生产,将一个微型加速器波导管安装在 CT 扫描机的滑环架上。④等中心加速器配备 2D 或 3D 超声影像设备。⑤安装在机械臂上的微型加速器配合一对互相垂直的在线平面影像设备,如 Accuray 公司提供的射波刀系统。

一、锥形束 CT

加速器出束治疗之前,利用 CBCT 成像可以获取确切的肿瘤定位信息。CBCT 技术将 CT 成像原理与加速器整合在一起,通过使用 kV 级或 MV 级锥形束绕患者治疗体位旋转 360°,采集到多个角度的平面图像。采用类似 CT 技术的滤波反投影算法,可以重建肿瘤靶区、敏感组织以及患者体内标志结构的体积影像。将获取的体积影像数据与相应的计划 CT 资料及优化剂量分布结果进行对比,可以准确地判定是否需要对患者的治疗体位进行调

整,以代偿肿瘤靶区的位移或治疗摆位的误差。

CBCT 技术既可以使用 kV 级射线,也可以使用 MV 级射线。

kV 级 CBCT 系统由一个传统的 X 射线球管和一个平板 X 射线探测器组成,球管安放在可以伸缩的支架上,与高能加速器出束方向相互垂直,平板探测器安装在与 X 射线球管相对位置的可伸缩的支架上。kV 级 CBCT 系统不但可以提供锥形束体积影像,还可以提供常规的 X 射线平面图像和荧光透视影像。

MV 级 CBCT 技术的优点主要在于可以直接使用加速器的高能 X 射线,从而无需装备附加的锥形束射线发生设备。但是一般认为 kV 级 CBCT 可以提供更好的软组织图像,因而较 MV 级 CBCT 更有应用价值。MV 级 CBCT 可以使用目前已有的平板型电子射野影像装置(EPID)进行图像的采集。

图 1-2-2-1 和图 1-2-2-2 分别为配备了 CBCT 影像技术的 Elekta 加速器和 Varian 加速器。

IGRT 技术的另一种模式是 CT-on Rail 系统。即由一台等中心加速器及位于治疗床另一端的一台 CT 扫描机组成。使用该系统可以在治疗前对患者解剖图像进行精确采集。不但可以通过调整患者治疗体位代偿靶区运动和摆位误差的影响,而且原则上还可以允许放射肿瘤医师在放射治疗的各分次中,对靶区大小和形状的变化及剂量的影响进行在线评估。

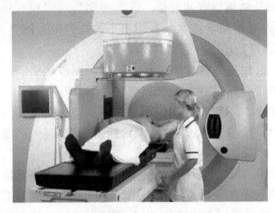

图 1-2-2-1　Elekta 加速器及随机配备的用于 CBCT 技术的影像系统

二、断层放射治疗

断层放射治疗的概念最初是在 20 世纪 90 年代初期由威斯康星大学提出的。自此,诸多的研究结果证实了断层放射治疗技术的潜在剂量优越性。TomoTherapy 公司的 HI ART 治疗系统,已经投入临床使用。该治疗系统将治疗计划设计、患者定位和放射治疗三个部分整合在了一起。

断层放射治疗系统将一个 6MV 加速器安装在类似 CT 机的环状机架内,允许加速器绕患者旋转。射线的准直由同样位于旋转环内的计算机控制的 MLC 完成。这些互相交错的 MLC 叶片分为两组,在加速器绕患者旋转的过程中,MLC 叶片快速的开合,持续的对射线的强度进行调节。与此同时,治疗床载着患者缓慢通过机架旋转环,从而实现对靶区体积的螺旋断层照射。

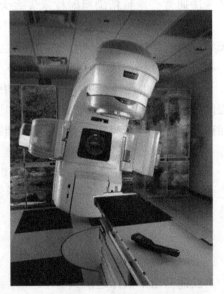

图 1-2-2-2　Varian 加速器及随机配备的用于 CBCT 技术的影像系统

断层放射治疗系统可以在治疗前、治疗中或治疗后扫描获取患者的 MV 级高能 CT

（MVCT）影像。这些MVCT影像是由738个氙气电离室构成的探测器阵列采集的。探测器阵列安装在与加速器相对的位置,并随机架一起旋转。通过图像引导,断层放射治疗技术可以在每次治疗时实现对患者体位的精细调节,从而保证辐射剂量准确地照射到计划指定的靶区体积内。同时,断层治疗技术还可以在治疗结束后立即获取患者治疗体位的CT影像,评估患者体内实际接受的照射剂量。

三、射 波 刀

射波刀是由Accuray公司在20世纪90年代中期发展的一种用于颅内立体定位放射手术治疗的技术。射波刀主要利用安装在工业机械手臂上的微型加速器(104 MHz)来实施治疗。既在三维方向提高了照射的准确性;同时与等中心加速器和断层治疗设备相比,也为靶区提供了更加自如的设计照射野的方式。

由于射波刀装备有实时靶区影像定位系统,并且可以自动调节射野的入射方向以代偿靶区的运动,因此射波刀可以为传统放射手术治疗提供一种无框架立体定位方式。刚性、侵入性立体定位框架是常规放射手术治疗的必备部件,主要用于靶区定位、治疗摆位及患者治疗过程中的体位固定。而采用射波刀技术治疗时则无需使用立体定位框架。

病灶的位置可以由预先采集的一组轴向CT图像确定,这些CT图像也是生成数字化重建影像(DRR)的基础。一对互成直角的X射线图像采集器负责确定病灶在治疗室坐标系内的位置,并将这些坐标信息传递到机械臂,进而调整射线的入射方向使其与靶区对准。射波刀放射手术系统为图像引导的放射治疗提供了一种创新的方法,该系统基于一对互成直角的实时数字化X射线图像采集器、一套与MRI或PET图像融合的患者CT数据集以及一个安装在工业机械手臂上的微型加速器。这种采用小照射野对颅内及颅外病灶进行高精度大剂量照射的方法不仅在基础放射物理学上,而且在临床肿瘤研究方面为放射手术治疗的发展提供了一个新的研究方向。

与传统放射手术技术相比,射波刀除了可以免除立体定位框架而不会影响治疗精度的优越性外,还具有以下优点:①提供一种真正的实时图像引导的照射方式。②为颅内恶性肿瘤提供分次治疗方式。③利用人体骨性结构作为参照系,可以对颅外脊髓病灶进行治疗。④利用手术种植的金属标志点作为参照系,可以对其他器官,如肺和前列腺的病灶进行治疗。⑤可以实时跟踪治疗期间由患者位移或内部器官运动导致的靶区位置变化。

第三节 立体定向放射治疗

立体定向放射治疗技术从20世纪60~70年代只有少数医疗机构使用的萌芽阶段,迅速发展成为放射治疗的一种主流治疗技术,在世界范围内得到了广泛的应用。立体定向放射治疗主要使用多弧非共面聚焦技术,将设计的处方剂量照射到空间立体定位的靶区。立体定向放射治疗开始主要应用于治疗脑部肿瘤,目前研究将其使用于其他部位肿瘤,如肺癌、肝癌、胰腺癌等肿瘤的治疗。

立体定向放射治疗的主要特点有:①照射剂量一般为10~50 Gy,治疗的靶体积直径<5cm,典型照射体积为$1~3.5cm^3$。②立体定位偏差应<±1mm,剂量偏差需<±5%。③立体定向治疗可以通过体内立体插植放射源来实现(立体定向近距离体放射治疗),更多的时候是使用一个或多个体外放射源来完成(立体定向外照射治疗)。④立体定向体外照射治疗根据治疗分次可以分为

两类:治疗一次完成;总治疗剂量分多次实施,和标准放射治疗类似。⑤通常任何用于体外放射治疗的放射源都可以用于立体定向放射治疗(如⁶⁰Co γ 射线、高能 X 射线、质子或重带电离子束)。

第四节　计算机控制的放射治疗

三维放射治疗,特别是调强放射治疗的具体实施,既需要特殊的装置,又涉及患者的影像学资料和诸多治疗参数。目前大多是利用配置有多叶准直器的直线加速器,并将其同 CT 模拟设备,三维治疗计划系统等组成一局域网络系统,真正实现了自动化治疗,即计算机控制的放射治疗。

一、网　络　系　统

三维放射治疗的网络系统(图 1-2-4-1),将多台配置有多叶准直器、治疗验证的 CBCT 及电子射野影像设备(EPID)的直线加速器,与 CT 模拟机和多台三维治疗计划系统连接起来,实现各种不同类型信息的记录、传输和管理,以完成患者影像学资料的获取,三维治疗计划设计,直至三维适形调强放射治疗的实施这一全过程。一般包括有一中心数据库和分布式客户应用程序。

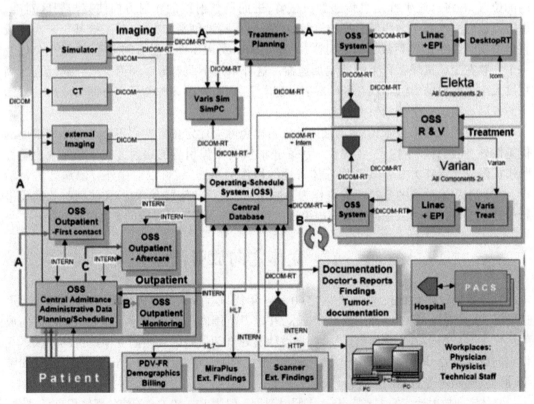

图 1-2-4-1　Elekta 网络系统示意框图

系统生成时可配置诸多可选择的功能模块,这些功能主要包括:①患者信息的管理,登记患者的各种临床资料及诊断表格。②直线加速器接口,根据不同类型的加速器,完成自动摆位及记录和验证各项参数。③RTP 连接,和治疗计划系统之间完成数据的传输和连接。④DICOM 接口,按照国际标准完成不同影像设备之间的电子图像和相关信息的通讯。⑤MLC 生成器,用户可用数字化仪生成多叶准直器照射野。⑥图像 RT,可配置数据库以存贮多种影像设备的电子医学影像。⑦EPID 接口,可使图像 RT 在整个网络中自动接收和储存 EPID 影像。

从以上描述的网络功能可以看出,连结在网络上的各种设备,可通过网络系统获取和传输必要的影像和数据信息。从而保证了治疗的全过程数据处理和表述的一致性,去除了运行时人工干预,降低了出现差错的概率,同时减少了数据的重复输入和输出,提高了工作效率。

二、治疗的实施

三维放射治疗在医用加速器上的具体实施,涉及诸多治疗参数的设置、验证和执行,是一个复杂的过程。完全依靠操作人员的手工操作,不仅效率低,且容易出现差错。特别在调强治疗时,加速器多叶准直器的动态运动控制,手工操作几乎是不可能的。通常包括患者治疗时照射野的数目,每个照射野的几何(机械)和剂量学参数是三维治疗计划系统产生的,治疗时需将这些参数输入至加速器控制计算机,以便执行。因此,三维治疗计划系统与直线加速器之间的数据通讯非常重要。

网络系统中的证实和记录模块,它的主要功能是在患者清单中选择予以治疗的患者信息;显示该患者的临床资料,治疗照射野的各项参数和摆位要点;验证治疗时的各项参数与预置参数是否一致;记录所有照射野实施治疗时的各项参数。特别是在适形和调强治疗时,它像一台外部控制计算机,能将一特定患者由计划系统生成的所有适形照射野或调强子野,包括其所有控制、几何和剂量参数按顺序编辑成组,并直接控制加速器完成治疗参数的自动设置和实施治疗。在照射过程中,实时显示治疗过程和当前照射野的形状及强度图。

具体做法是操作人员根据治疗单的医嘱,在治疗室内完成患者的摆位,并对患者的体位应用特制的固定器予以固定。然后模拟治疗过程中机架和治疗床的运动,防止自动照射时可能发生的意外碰撞,确认无误后,设置第一个照射野的几何参数,并在控制室内操作加速器控制计算机开始治疗。此时系统实时验证治疗过程中的治疗机参数是否与计划系统生成并加载的信息一致。一旦发现偏差超过限值,治疗中断。这时操作人员应予以纠正,然后治疗可从断点继续执行。这一过程如无意外事件发生,完全是自动运行,无需操作人员的干预。

值得注意的是,计算机控制的放射治疗实施可以减少操作人员发生差错的概率。然而这一技术得以实现所依赖的大量的复杂的软件系统本身,可能就是差错的来源,而且这种差错可能会引发严重的后果。因此系统的安全性是至关重要的。这应包括两方面内容,系统的提供者同时设计和发展完善的检验系统,而用户应在使用前进行严格、全面的验收测试。

综上所述,三维放射治疗现阶段已经有了很大的发展,但仍存在进一步发展的空间,如图像引导三维放射治疗(IGRT)、自适应放射治疗(ART)等的临床实践,将证明三维放射治疗会逐步替代常规照射方法,成为放射治疗的主流技术,造福于肿瘤患者。

(李晔雄　张红志)

第三章　影响放射治疗疗效的因素

第一节　亚临床病灶

一、亚临床病灶的概念

亚临床病灶是指用一般临床检查方法不能发现,肉眼也无法辨认,且在显微镜下也呈阴性的病灶,多位于肿瘤主体的周围,亦可在远隔部位,常是多发病灶。事实上,大部分的癌症患者最终死于肿瘤的转移,而这些转移灶在首次确诊时大部分就已经存在。

因此,加强对亚临床病灶的认识和治疗是提高实体瘤患者预后的重要途径。各种不同类型的肿瘤均有不同的亚临床病灶。例如,乳腺癌约 20.2% 为多发病灶,亚临床病灶若不加消灭,势必造成相当大数目患者治疗失败。例如,乳腺癌根治术后照射患者患侧胸壁及淋巴引流区治疗亚临床病灶以降低局部复发。

二、常见肿瘤亚临床病灶

(一) 非小细胞肺癌

刘兵等共收集 2003 年 2 月至 2003 年 9 月于河北医科大学第四医院行手术治疗的非小细胞肺癌患者的手术标本 79 例,结果发现在非小细胞肺癌、腺癌和鳞癌亚临床病灶的浸润范围的差异具有统计学意义。其中腺癌的镜下浸润(microscopic extension,ME)明显大于鳞癌,要包括 95% 的亚临床病灶,放射治疗时腺癌至少要外放 4.21mm,鳞癌外放 3.32mm 构成临床靶区(CTV)。

本研究中,同一病理类型的肿瘤中,脉管侵犯、肿瘤的大小、T 分期等因素对肿瘤亚临床病灶的浸润范围的影响具有统计学意义,N 分期对 ME 的影响在鳞癌中有统计学意义,在腺癌中未发现有统计学意义;解剖位置及肿瘤组织分化程度的不同对亚临床病灶浸润范围的影响无统计学意义。

(二) 食管癌

王军等研究 1162 例食管癌手术标本纵轴方向亚临床病灶侵犯的范围为:①癌上界切除范围=1.7cm 时,上缘残端阳性率为 16.4%,>1.7cm 时上缘残端阳性率在 5% 以内。②癌下界切除范围=3.0cm 时,下缘残端阳性率为 8.1%;>3.0cm 时,下缘残端阳性率仅为 0.4%,所以切缘阳性率随食管上切长度增加而降低。

因此,放射治疗时在可见肿瘤外放>3.0cm 时,就有 97% 的患者是有足够的安全界限。

(三) 肝癌

李升平等采用病理大切片技术检测 55 例肝癌手术切除标本瘤外肝实质内亚临床病灶;免疫组织化学染色检测肝癌微血管密度。结果发现:全组 36 例(65.5%)瘤外肝组织内存在亚临床病灶。肝癌亚临床病灶与年龄、性别、甲胎蛋白(AFP)浓度、Edmondson 分级、HBsAg 等无关($P>0.05$)。

而肿瘤无包膜或包膜不完整、肿瘤>3.0cm、微血管密度高者亚临床病灶多见。亚临床病灶距原发肿瘤边缘的最大距离>1.0cm 者为 42.0%（15/36），>1.8cm 者为 8.0%（3/36），最远者达 3.5cm。

有亚临床病灶者术后复发率（69.4%），较无亚临床病灶者（29.4%）高（$P<0.05$）。有亚临床病灶者术后 1 年、2 年生存率分别为 72.2% 和 50%，无亚临床病灶者分别为 84.2% 和 57.9%，但两者之间的差别无统计学意义（$P>0.05$）。有亚临床病灶者术后 1 年、2 年无瘤生存率（52.8%，33.3%）较无亚临床病灶者（9.7%，63.2%）低（$P<0.01$）。

所以一般认为肝癌亚临床病灶的发生率较高，肿瘤内丰富的新生微血管是肿瘤发生肝内亚临床转移的重要途径之一。病理大切片检测肝癌手术标本内亚临床病灶的结果可以作为预测肝癌预后的重要病理学指标。

简言之，不同肿瘤的亚临床病灶与肿瘤病理类型、肿瘤生长位置、肿瘤分化程度等因素相关，随着对其重要性认识的不断提高，人们对肿瘤亚临床病灶的研究将更加深入。

第二节　肿瘤放射敏感性

一、影响放射敏感性的因素

肿瘤的放射敏感性是决定放疗疗效的关键，它取决于肿瘤的组织来源、分化程度、瘤床及患者是否合并贫血与局部感染等综合因素。因此，在治疗前应改善患者一般情况，包括纠正贫血状态、控制感染等。敏感性是一个十分复杂的问题，影响因素是多方面的，目前缺乏准确、快速、简便的预测敏感性的方法。

（一）组织来源

不同肿瘤及正常组织的放射敏感性不同，敏感的肿瘤包括淋巴类肿瘤、白血病、精原细胞瘤。敏感的组织包括骨髓、睾丸、卵巢、肠上皮。中度敏感的肿瘤包括口腔癌、鼻咽癌、食管癌、皮肤癌、子宫颈癌等鳞癌，人们对肿瘤分化程度与放射敏感性的关系研究较多，分化越差对放射线越敏感。

（二）肿瘤乏氧

1. 乏氧成因　影响肿瘤放射敏感性重要因素之一就是肿瘤乏氧，大多数肿瘤细胞生长迅速，但血管的生长速度不能完全满足其对生长的需求，以至内部肿瘤细胞出现供血不足，从而导致乏氧。乏氧现象在实体肿瘤中非常普遍，乏氧细胞占 10%～50%，在新陈代谢、分子遗传及病理生理方面发生一定的改变，而这些改变在肿瘤的演化进展中起着非常重要的作用，并对放疗、化疗抗拒，导致肿瘤局部复发、远处转移，造成不良影响。根据 Fowler 等的计算，直径为 75mm 的肿瘤，如全部是有氧细胞，杀死 90% 所需的照射剂量为 3Gy；如全部为乏氧细胞，则需要 120Gy。可见肿瘤内的乏氧细胞与放射治疗的效果密切相关。在头颈部肿瘤及转移淋巴结和前列腺癌对放疗的效应中也显示了相似的肿瘤乏氧效应。

2. 肿瘤氧合状态检测　目前已有一些方法用于测定肿瘤内乏氧状况。肿瘤内 PO_2 微电极测定，是目前唯一能直接测定肿瘤乏氧状态的方法。Gatenby 等应用微电极检测了头颈部肿瘤鳞状细胞癌颈部转移性淋巴结内的 PO_2，$PO_2 = 4.97kPa$（37.4mmHg）时，肿瘤退缩良好；而 $PO_2<1.12kPa$（8.4mmHg）时，肿瘤退缩较差。应用极谱法测定肿瘤内 PO_2 可预测肿瘤治疗反应。在子宫颈癌治疗时，测定肿瘤内 PO_2，结果 $PO_2 \leq 1.33kPa$（10mmHg）对治疗反应差，而 $PO_2 \geq 1.33kPa$（10mmHg）时治疗反应好。

3. 利用现代影像手段判断肿瘤乏氧 随着影像技术的迅速发展,SPECT、PET 等功能影像已经逐渐应用于靶区勾画,为更全面地了解肿瘤和正常组织的功能状态提供了更好的手段。

乏氧显像指采用放射性核素标记的能选择性聚集于乏氧组织内的物质,通过 SPECT 或 PET 进行显像,从而在体内对组织乏氧程度进行检测。目前已开发出一系列乏氧显像剂,如^{18}F MISO、^{131}I-AZA、^{99m}Tc-HL91、^{64}Cu-ATSM 等。Rasey 等利用^{18}F MISO 检查了 37 例肿瘤患者,在 36 例中观察到了乏氧情况,其中 21 例非小细胞肺癌乏氧比例平均为 47%。

功能影像能够确定靶区内癌细胞分布及靶区内不同区域放疗敏感性的差异,从而对靶区的确定有了新的认识。肿瘤乏氧一直是放射生物学领域研究的热点,利用简便、准确的方法确定活体肿瘤的乏氧状态,既能有效地解决乏氧抵抗问题,又能根据肿瘤乏氧状态勾画 BTV,从而进一步提高放疗疗效。如果能在放疗前确定肿瘤的乏氧区域和乏氧状态,可以有针对性地采取以下措施:给予乏氧区高剂量照射,即乏氧影像引导的生物调强放疗;通过了解再氧合情况和规律调整治疗分割方式,即乏氧适应性适形调强放疗;结合乏氧增敏剂。

(三) 贫血

同非贫血肿瘤患者相比,贫血肿瘤患者因血红蛋白水平低,可降低肿瘤组织内细胞氧含量,从而降低放疗疗效。纠正贫血就成为改变肿瘤预后的一个重要因素。

(四) 表皮生长因子受体与肿瘤细胞的放射敏感性

表皮生长因子受体(epidermal growth factor receptor,EGFR)在多种上皮来源的恶性肿瘤中有过度表达和变异,其表达水平与肿瘤的放射敏感性呈负相关。

因此可以将 EGFR 作为提高肿瘤放射敏感性的治疗靶点。目前,已经有两大类抗 EGFR 的药物进入临床试验,其中少部分已经在一些国家上市,一类是以 IMC-C225(Cetuximab,Erbitux)为代表的单克隆抗体(monoclonal antibody,mAB),能阻止配体与 EGFR 的胞外段结合;第二类是以 ZD1839(Gefitinib,Iressa)和 Tarceva(Erlotinib)为代表的小分子酪氨酸特异性抑制剂(tyrosine kinase inhibitor,TKI),能抑制 EGFR 胞内段的磷酸化,抗 EGFR 药物可以明显地增强多种肿瘤的放射敏感性,提高疗效。一项国际多中心临床 III 期实验表明,对于头颈部肿瘤,IMC-C255 联合放疗与单独放疗相比,能够显著提高局部控制率和延长生存期,中位生存期从 28 个月延长到 54 个月。抗 EGFR 与化疗联合也有明显的协同作用。但是在临床实验中发现抗 EGFR 药物常常引起痤疮状皮疹、恶心、呕吐、腹泻等不良反应,可能与皮肤毛囊和消化道上皮有 EGFR 表达有关,IMC-C255 作为生物制品,还能引起过敏反应、输液反应、间质性肺病等严重的不良反应。EGFR 信号通路与肿瘤细胞放射敏感性的关系主要和以下几点有关:①EGFR 的下游信号通路。②EGFR 与细胞凋亡。③EGFR 与细胞周期阻滞。④EGFR 与辐射后 DNA 损伤的修复。

综上所述,在 EGFR 过度表达的各种肿瘤细胞中,EGFR 信号通路的激活可以明显降低放射敏感性。实验表明这与 EGFR 激活后促进增殖、抑制凋亡、调控细胞周期、DNA 损伤修复等生物效应有关,运用 EGFR 抑制剂可以明显增强肿瘤细胞的放射敏感性。但目前,EGFR 通路如何促进肿瘤细胞在辐射后存活的机制还不清楚,而且 EGFR 抑制剂的辐射增敏作用还需要进一步研究,充分了解两者的机制可以为临床放疗增敏提供可靠的依据。

二、个体放射敏感性的预测

目前,放射治疗仍然是肿瘤治疗的重要手段之一,但如何根据每个患者的辐射敏感性(包括肿瘤和正常组织)确定治疗方案,避免辐射剂量过高或过低,即实现肿瘤放射治疗的个体化,是放射肿瘤学研究工作者面临的一个重要难题。

肿瘤细胞内在的放射敏感性测定包括以下几个方面。

(一)克隆源性测定

单细胞贴壁技术分析得到的克隆源性细胞的活性(包括克隆形成实验),一直被认为是判断细胞对放射线反应的"金指标",然而直接取自人体肿瘤的活检材料不容易在离体状态生长,不容易得到细胞存活分数。因此,目前主要是研究离体培养的人肿瘤细胞系的放射敏感性与临床相应组织学类型肿瘤放射敏感性之间的相关性。

(二)2Gy 照射后肿瘤细胞的存活分数

统计分析表明,2Gy 照射后肿瘤细胞的存活分数(SF_2)是一独立变量,其高低与疾病分期、肿瘤分级、患者年龄、细胞成灶效率及肿瘤体积等无关。Bjork-Eriksson 等报道,156 例头颈部肿瘤患者经组织活检,离体培养,用软琼脂克隆形成实验测量 SF_2 作为肿瘤内在辐射敏感性指标,结果表明,SF_2 可作为观察头颈部肿瘤局部疗效的一个重要的预测因素。

(三)微核

微核(micronucleus,MN)是由细胞有丝分裂时未进入主核的染色体断片或整条染色体所形成。利用松胞素 B 在一定浓度下可以阻止细胞质分裂而不阻止细胞核分裂的特点,通过双核特征容易分辨出一次有丝分裂细胞,通过双核细胞中形成的微核数检测辐射敏感性。Widel 等用该指标检测了 64 例中晚期子宫颈癌(ⅡB～ⅣB)放疗患者,结果表明放疗后微核率明显增加,为个体放射反应提供了有价值的依据,同时也有助于晚期子宫颈癌个体化治疗策略的制订。

(四)细胞凋亡

随着对凋亡与辐射敏感性的研究,人们希望以肿瘤组织自发凋亡和凋亡指数的改变作为临床预测及评估指标。据 Levine 等报道,子宫颈癌照射前的自发凋亡是预测放疗敏感性的有用指标。肿瘤细胞凋亡的机制是公认的,然而这种死亡形式不总是有效。Olive 等也认为,放射治疗后产生速发型凋亡的组织,辐射敏感性相对较高,而迟发型凋亡与辐射敏感性的关系有待进一步研究。

(五)染色体与 DNA 分子水平的生物标志

近年来,众多的资料揭示了细胞的 DNA 损伤修复能力及周期调控状况是细胞辐射敏感性的主要决定因子。以往研究认为,非整倍体肿瘤更倾向于辐射抗拒,Schwartz 等研究了 8 种人类肿瘤细胞系 DNA 倍体对辐射敏感性的影响,观察到倍体与平均致死畸变频率有直接关系。Coco Martin 等用染色体畸变作为人肿瘤细胞辐射敏感性的测量标志,发现所有细胞株存在剂量依赖的染色体畸变增加,辐射诱导的染色体畸变可以作为一个内在辐射敏感性的潜在指标,有助于每个患者放疗方案的制订。DNA 是辐射致死效应中细胞内最重要的靶,Dikomey 等发现哺乳动物受照后 24h 所测的未修复 DNA 双链断裂数可用于反映细胞的辐射敏感性。

(六)辐射敏感性相关基因

许多实验证明,*p53* 与细胞辐射敏感性有关,如表达内源性 *mtp53*(突变型 *p53*)的细胞和 *wtp53*(野生型 *p53*)敲除(knockout)细胞的辐射敏感性下降;转染外源 *mtp53* 基因细胞和转染无效 *p53* 基因(null *p53* transgenic)细胞辐射敏感性下降。但也有人报道,表达 *mtp53* 的细胞辐射敏感性增高,转染 *mtp53* 的纤维母细胞辐射敏感性增高。多数临床研究证明,*p53* 基因与肿瘤辐射敏感性有关,但也有相反的报道,辐射敏感的淋巴瘤和小细胞肺癌 *p53*

基因突变相当常见，而辐射抗拒的恶性黑色素瘤又缺乏 *p53* 突变。许多研究证实，电离辐射可调控 *bcl-2* 家族基因表达，其依赖于野生型 *p53* 的 *bcl-2* 与 *bcl-XL* 的表达下调及 *bax* 表达上调，可能与肿瘤的辐射敏感性有关。但是，在一些人类肿瘤细胞，如卵巢癌，并未发现 *bcl-2* 家族蛋白与辐射敏感性的相关。随着分子生物学的发展，除了对一个和多个基因的研究外，人们还试图同时分析数千个基因表达，明确辐射敏感性相关的分子事件和调节通路。M. P. Achary 等报道，不同辐射敏感性的子宫颈癌细胞系显示出不同的基因表达芯片模式。

（七）细胞增殖状态

目前，细胞增殖状态的主要指标包括标记指数（labeling index，LI）、DNA 合成持续时间（Ts）和潜在倍增时间（potential doubling time，Tpot）。Tpot 即在没有细胞丢失的条件下，肿瘤细胞倍增 1 倍所需的时间。Tpot 可采用流式细胞仪测定静脉注射溴脱氧尿核苷（bromodeoxyuridine）4～6h 后活检标本的 LI 和 Ts 得到（$Tpot = \lambda Ts / LI$，λ 为细胞通过周期时非线性分布的校正系数，在 0.67～1.0）。Begg 等报道了 476 例头颈肿瘤患者在常规放射治疗前测定细胞增殖参数与放射反应性之间的相关性分析，局部控制单因素分析，LI 与局部控制相关（$P = 0.02$），值越高局部控制越差；Ts 较长的患者局部控制也较差，但无显著差异（$P = 0.06$）；而 Tpot 则无明显相关性（$P = 0.8$）。生存率单因素分析，LI 和 Tpot 均与生存率无关（$P = 0.4$）；而 Ts 与生存率相关，Ts 越长生存率越低（$P = 0.02$）。在多因素分析中，Ts 与局部控制率相关，而 LI 则没有相关性（$P = 0.16$）。EORTC 进行了比较常规方案（70Gy，7 周，每天 1 次）与加速分割方案（70Gy，5 周，每天 3 次）治疗头部肿瘤的临床试验，所有患者均测定了 Tpot，结果发现加速分割方案对生长慢的肿瘤（Tpot>4 天）没有益处，而对生长快的肿瘤（Tpot<4 天）可改善局部控制率。因此，简便的细胞动力学参数测定有助于个体化地制订治疗方案。

三、对放射抗拒肿瘤的认识

肿瘤放射抗拒，意味着在正常组织可耐受的剂量照射后，不能达到局部控制目的。这可以由不同的生物学和治疗技术等原因造成。放射抗拒和放射敏感是两个简明词汇，在不同地方使用，它们就具有不同含义。长期以来人们认为，如肿瘤经适当剂量射线照射后，效应明显，为放射敏感；反之，经正常组织可耐受的最大剂量照射后，效应很小，或者根本无改变，为放射抗拒。在两者之间，又把不同肿瘤的放射敏感性分成不同级别。这种概念，在大多数非放疗学中十分流行。例如，Paterson 分类法把肿瘤分成：①放射敏感的，如淋巴瘤和精原细胞瘤。②放射中度敏感的，如鳞癌和腺癌。③放射抗拒的，如肉瘤和恶性黑色素瘤。

然而，进一步研究放射和肿瘤生物学后，发现肿瘤对照射剂量的效应率，与该瘤细胞放射敏感程度并非平行。这是因为肿瘤"效应"，或者照射后瘤体变化，不仅仅取决于杀灭的细胞数目，还与肿瘤增殖动力学、肿瘤结构、细胞死亡形式及死亡细胞清除率相关。为此，不可能只以疗后瘤体改变为标准，估计一种疗法是否比另一种更有效。以"部分缩小"为指标计算化疗药物的疗效，还值得商榷。

（郎锦义 王奇峰）

第四章　肿瘤的综合治疗

目前,恶性肿瘤已超越心脑血管疾病成为世界范围内人类第一死因,严重威胁着人类健康。据世界卫生组织(WHO)统计,恶性肿瘤治疗的 5 年生存率约为 45% ,分析原因,一是早期病例数量增加,二是综合治疗的积极开展。

综合治疗是指根据患者的机体状况、肿瘤的病理类型、侵犯范围(病期)和发展趋向,合理地、有计划地综合应用现有治疗手段,以期大幅度地提高治愈率和改善患者的生活质量。当前肿瘤的治疗手段主要包括手术、放疗、化疗、生物免疫治疗、介入治疗、中医药治疗和加热治疗等。

合理、规范的个体化肿瘤综合治疗是关键。要做到肿瘤个体化综合治疗,我们迫切需要一个肿瘤治疗的全球共识或标准,这是一个不断优化的过程。由于医师在诊疗中往往因专业限制而不能面面俱到,因此"肿瘤多学科协作综合治疗模式"是非常必要的,也是目前肿瘤治疗标准的发展方向。其基本组成是:肿瘤外科医师、肿瘤放疗科医师、肿瘤内科医师、病理科医师、放射科医师、肿瘤基础研究人员,甚至更多可能相关的专业,如心理科医师、物理治疗和语言治疗专家等。在施行多学科协作治疗时,各科医师根据自身及本专业优缺点探讨,共同制订最佳治疗模式。

第一节　肿瘤的外科治疗

一、肿瘤的外科手术治疗的重要性和发展

外科手术在恶性肿瘤治疗中起着重要的作用,其治疗效果直接而显著,是目前大部分恶性肿瘤的最佳治疗选择。恶性肿瘤治疗的 5 年生存率约为 45% ,外科手术贡献率即达22% ,意义显著,如早期病例,通过外科手术治疗往往能完全切除,达到治愈目的。

外科手术治疗恶性肿瘤历史悠久,地位重要。1894 年 Halsted 通过乳腺癌根治术使乳腺癌复发率由 58% ~85% 下降至 6% ,从此形成外科手术治疗恶性肿瘤的基本原则,主要内容为:必须广泛地整体切除肿瘤,包括其周围软组织、筋膜及肌肉,同时完整切除引流淋巴结,从而达到治疗目的。根据这一原则,其后相继出现各种恶性肿瘤的外科术式:1905 年Wertheim 的子宫颈癌根治术;1906 年 Grile 的颈淋巴结根治性切除术;1908 年 Miles 的直肠癌经腹会阴联合根治术;1933 年 Graham 的支气管肺癌全肺切除术;1935 年 Whipple 的胰腺癌根治术等。根治术的发明使恶性肿瘤的生存率得到了很大提升。

但是在人们一味追求提高生存率时,患病器官常被完全切除或失去大部分功能,患者的生存质量被严重忽略,20 世纪 60 年代甚至出现扩大根治术。鉴于此,人们开始重新审视手术在恶性肿瘤治疗中存在的严重问题,如越来越多的学者对根治术式进行了优化、改良;越来越多的新的肿瘤治疗方法的进步;综合治疗的重视等使患者疗效与生存质量得到一定提高。

随着医学发展,人类对肿瘤生物学行为的认识有了深入了解,并且对外科手术的治疗范围也进行了进一步拓展,各种外科治疗技术取得长足进步与完善,肿瘤外科的基本观念

也以解剖学为基础的传统肿瘤外科学向以解剖学、分子生物学、免疫学、药物学和社会心理学为基础的现代肿瘤外科学发生改变。

但是恶性肿瘤的高侵袭性特点,使得它和周围组织器官分界不清,无法完全剥离,仍然难以完全切除。并且恶性肿瘤治疗手段多样,手术已不能作为肿瘤唯一的治疗方法,外科医师除具有良好的外科技术外,还需掌握放射治疗、化学药物治疗及细胞免疫治疗等各种肿瘤治疗方法,并能根据病情判断如何综合使用这些方法为患者进行最佳的综合治疗。

二、手术治疗恶性肿瘤的意义

(1) 通过手术全面了解疾病特点,明确疾病性质及分期。手术能直接观察到体内肿瘤的生长状态及其与周围组织、器官间的关系,还能进一步了解肿瘤的生物学行为及淋巴结转移的状况,结合病理诊断及化验检查做到疾病的全面认识和判断,为制订最佳治疗方案提供最全面临床资料。

(2) 建立肿瘤细胞和淋巴细胞体外药敏检测。由于肿瘤的不同病理、生理特点,其对放疗或化疗药物也有不同的治疗反应,通过体外药敏实验能更好地选择敏感化疗药物及剂量,从而制订最佳化疗方案。

(3) 在肿块无法完全切除情况下,手术也为其他相关治疗方法提供了最大帮助,如术后的放疗、化疗。因大部分肿块被切除,放疗靶区得以缩小,受照射正常组织器官体积减小,从而不良反应会相应降低;另外,肿瘤缩小也可以一定程度上提高化疗疗效,减小化疗不良反应。

(4) 肿瘤对外科治疗没有生物抵抗性,不像肿瘤对放疗、化疗存在敏感性、抵抗性的问题。

三、肿瘤外科治疗与其他治疗方法的配合

如果肿瘤较小,无转移,并且周围无重要血管或危及器官,我们可以单纯考虑手术治疗。如果肿块较大,预计手术无法完全切除,那么我们可以考虑先手术切除大部分肿块,再行术后放疗、化疗或其他治疗,或者先放疗或化疗后再手术。根据患者病情及各种治疗方法特点制订综合治疗模式是最佳选择。

1. 术前放疗或术前化疗

(1) 术前放疗或术前化疗的优点为:①减少手术中肿瘤的种植,使肿瘤缩小,使淋巴结转移数目减少以降低分期。②术前放疗或化疗可以增加手术保留器官的可能性,从而提高生活质量。③由于术前器官位置未改变,且未粘连固定,部分危及器官的放疗或化疗反应比较低。④由于未行手术,局部无血液循环障碍,肿瘤细胞氧合好,对放疗或化疗更加敏感。但术前分期由于没有准确的术后病理分期,可能使一部分早期患者接受了不必要的治疗。目前已确定有多种肿瘤能从该治疗模式获益,如头颈部肿瘤、肺尖癌、结直肠癌等;另外,还包括中晚期恶性肿瘤的综合治疗。

(2) 术前放疗或术前化疗的发展:随着医学发展,术前放疗或化疗的应用原则也相应发生了变化,越来越完善的联合应用方案不断推陈出新。如肺上沟癌的治疗方案演变,20世纪60年代统计显示术前放疗提高了手术切除率及生存率,但仅获得50%的完全切除率及30%的5年生存率。研究小组对经纵隔镜检查未发现纵隔淋巴结转移的$T_{3\sim4}$期肺上沟瘤患者,采用术前同期放化疗+手术的治疗方案:所有患者接受两个疗程的顺铂联合依托泊苷化疗,同步接受剂量为45Gy的放疗,随后对达到疾病稳定(SD)和部分缓解(PR)者进行手术,术后

再追加两个疗程的化疗。结果94%的患者进行了根治性手术;患者的中位总生存(OS)期达33个月,其中根治性切除者为94个月;达病理完全缓解者(pCR)的5年生存率为60%,有肿瘤残留者则为45%。长期随访结果证明:同步放化疗+手术的治疗方案治疗肺上沟瘤,无论在T3期和T4期的患者都可以取得较高的完全切除率及病理完全缓解率,同以前的放疗+手术的治疗方式相比,这种联合方式明显地改善了局部控制率和总生存率。

2. 术中放疗　术中放疗是指术中在医师直视下进行放疗。术中放疗根据照射方式及照射源不同分为术中电子线放疗和术中高剂量率后装放疗。术中放疗最早运用于胃癌,现在已在乳腺癌、结直肠癌、胰腺肿瘤、软组织肿瘤等逐步开展。其优点是病灶在医师直视下进行治疗,靶区清楚,能最大程度地保护周围正常组织。如胰腺癌、胃癌的术中放疗。但由于术中放疗要求条件较高,开展受限。

3. 术后放疗或化疗　术后放疗、化疗或其他治疗应用最为普遍,尤其是术后的放疗、化疗开展最多,也取得了很好的疗效。由于大部分肿瘤无法完全切除,尤其是微小浸润灶或浸润灶深入组织器官无法完全切除,临床可先切除大部分肿块,术后再辅以放疗或化疗等治疗,手术因切除大部分肿块,减小了放化疗的量,保护了组织器官,提高生存质量,因此治疗效果会比任一单独治疗方法好。最显著的就是乳腺癌的保乳手术后放疗。

第二节　放射治疗

一、放射治疗的重要作用

放射治疗是指利用放射线如放射性同位素产生的α射线、β射线、γ射线和各类加速器治疗机产生的X射线、电子线、质子、重离子或其他粒子束等治疗恶性肿瘤的一种方法,其分子机制是放射线直接或间接造成细胞损伤。

放射治疗是一门区别于其他治疗手段的技术,是恶性肿瘤治疗的主要手段之一,在临床可治愈的约45%的恶性肿瘤患者中,放射治疗贡献率为18%,仅次于手术的22%,充分体现放射治疗在恶性肿瘤治疗中的地位。随着科学技术的进步,肿瘤放射治疗学得到长足进步,发挥出更加重要的作用。

由于计算机、应用软件系统的高速发展,放射治疗已进入精确放疗时代,在恶性肿瘤治疗上也取得飞跃发展。有研究报告Ⅰ期非小细胞肺癌通过精确放射治疗取得了和手术一样的治疗效果;有纵隔淋巴结转移的非小细胞肺癌经诱导化疗后手术和同步放化疗患者的生存率无明显差异,说明精确放疗一定程度上达到甚至超过手术治疗效果。

放射治疗是一种安全的、有效的、重要的肿瘤治疗手段。据统计,约70%以上的肿瘤患者需要放射治疗,鼻咽癌、子宫颈癌、精原细胞瘤等肿瘤通过放射治疗可得到根治;另外,部分肿瘤通过放射治疗可减轻疼痛,提高生存质量,如脑瘤、骨转移瘤、上腔静脉压迫综合征等。由于其独立性和重要性,放射肿瘤医师必须掌握放射物理学、临床放射生物学和放射肿瘤学的临床知识,而整个治疗过程是在放射物理师、放射技师等共同参与下完成的,这是一个复杂而精细的过程。

二、放射治疗与其他治疗方法结合

肿瘤放射治疗仍是局部治疗,还有肿瘤乏氧细胞的放射抵抗、周围正常组织耐受剂量的限制等。因此,放射治疗与其他治疗手段结合越发迫切而重要,并需要不断优化各种综合治疗模式。

(一) 放射治疗与手术结合

放射治疗在临床上与手术结合较为广泛,围绕以手术为主的治疗在临床上占较大比例。与手术结合包括三个部分:术前放疗、术中放疗和术后放疗。术前放疗具有重要意义,通过放疗缩小肿瘤体积,有助于缩小手术范围、提高手术的切除率;杀灭亚临床病灶,减少局部复发率;降低肿瘤细胞的活力,降低术中污染风险及远处转移。常用于头颈部肿瘤及部分手术预计切除困难的肿瘤,如直肠癌、食管癌、子宫颈癌等。

术后放疗是手术以后进行的放射治疗,其主要目的是减少局部复发,改善生存。目前大部分的根治性手术采取切除肉眼所见肿瘤加部分周围高危组织切除的手术方式,但很多患者就诊时病灶较大,周围组织有限,切除大血管、神经干等重要组织后会对人体造成较大损害,因此手术常不彻底,瘤床周围也可能残留肉眼不可见肿瘤。放射治疗则可以与手术互补,通过对瘤床及周围高危区域进行照射治疗,可以减少复发,进而可能改善远期生存,因疗效肯定,临床应用极为广泛,如头颈部肿瘤、肺癌、乳腺癌、胃癌、直肠癌等。

(二) 放射治疗与化学药物治疗结合

化学药物或中药与放疗的联合具有重要而肯定的意义,尤其是没有进行手术治疗的患者,放疗辅以化疗在临床应用广泛。通过放疗能够有效的控制局部和区域病变,而化疗能够有效地控制亚临床病灶。

临床研究发现,同期放化疗在多种肿瘤的临床治疗中显示出局部控制率和生存率的提高,是综合治疗临床研究的热点。其优点在于:①化疗药物增加肿瘤对放疗的敏感性,如顺铂能提高多种肿瘤的放疗敏感性。②化疗对远地亚临床病灶的杀灭作用。③放化疗的同时应用,治疗强度提高。④两种治疗形式在治疗的开始同时介入,对局部病变和远地亚临床病灶均不存在治疗延迟。另外,针灸、活血化瘀的中药也可增加细胞的放射敏感性,提高放疗疗效,而现代科学与中医药结合后,疗效得到进一步发掘,相信将来会有更好的发展。

放化疗相互作用的可能生物学机制主要包括以下内容。

(1) 空间协同作用(spatial cooperation):空间协同作用认为放射治疗和化疗分别作用于不同的解剖部位和身体的不同空间位置。放疗作用于局部和区域病变,化疗的作用是预防远地转移。然而,化疗在预防远地转移的同时对局部病变与放疗也应具有相互作用,放疗对血-脑屏障的影响有助于化疗药物的通透。

(2) 时相协同作用(temporal cooperation):当两种治疗手段同时给予或在一个短的时间间隔后给予时,对所治疗的病变将起到联合作用,主要见于同期放化疗。

(3) 作用于不同周期时相细胞(selecting toxicity depending on cell cycle phase):细胞对放射线的敏感性与所处的细胞周期时相有关,G_2/M 期最敏感,S 期对放射抗拒。而一些化疗药物对 S 期细胞具有细胞周期特异性细胞毒作用,如两者同时应用对肿瘤细胞的杀伤具有互补作用。

(4) 缩小肿瘤体积增加肿瘤细胞再氧合(decrease in tumor mass and re-oxygenation):诱导化疗能够使肿瘤体积缩小,肿瘤内组织压降低,有利于改善局部血液循环,改善细胞的乏氧状态,增加放射敏感性。

(5) 某些药物可选择性作用于乏氧细胞(selecting toxicity for hypoxic cells):多种类型的肿瘤中存在乏氧细胞,而乏氧细胞对低 LET 射线具有抗拒性,肿瘤中乏氧细胞的存在被认为是放射治疗失败的主要原因。这也是肿瘤与正常组织之间的一个重要区别,研究发现一些药物对乏氧细胞具有选择性杀伤作用,在达到与有氧条件下同样细胞杀伤作用时,对乏氧细胞所需要的药物浓度仅是对有氧细胞的 $1/6 \sim 1$。例如,丝裂霉素 C(MMC)对乏氧细胞有选择性细胞毒作用。应用 MMC+放疗治疗头颈部肿瘤的临床研究结果显示,MMC+放疗组和单纯放疗组比较提高了 5 年局部控制率和生存率。

(6)细胞动力学协同作用(cytokinetic cooperation):基于细胞周期的不同时相对放射线的敏感性的不同,G_2/M 期细胞对放射敏感而化疗药物具有细胞周期阻断作用,选择性将细胞阻断在 G_2/M 期,将能够提高对放射治疗的敏感性。如紫杉类药物能够将肿瘤细胞阻断于 G_2/M 期,体外研究显示其放射增敏作用。放射治疗同时合并紫杉类药物(紫杉醇、多西他赛)。化疗已用于非小细胞肺癌等肿瘤的临床治疗。

(7)对 DNA 损伤和修复的影响(action on DNA repair):DNA 是放射线和化疗药物对细胞杀伤的靶部位,化疗药物对 DNA 损伤的形式为,形成 DNA 链间的铰链(bridge)、DNA 复合物(adducts)、DNA 链的断裂和碱基损伤。射线对细胞的杀伤决定于 DNA 损伤的量和细胞对损伤的修复能力。放射损伤的修复形式表现为亚致死损伤修复和潜在致死损伤修复。一些化疗药物能够抑制细胞对放射损伤的修复。从而增强放射线对细胞的杀伤作用。如顺铂、氟尿嘧啶(5-FU)等药物能够增加 DNA 的损伤,拓扑酶抑制剂对放射损伤的修复具有抑制作用。

(8)增加细胞凋亡:细胞凋亡,又称细胞的程序性死亡。

加热治疗(热疗)也对放疗具有增敏作用,其原理在于:①热疗可杀灭对放射线不敏感的 S 期肿瘤细胞。②热疗可抑制肿瘤细胞照射后亚致死损伤的修复。③乏氧细胞对热疗敏感。④热疗可使肿瘤病灶温度升高,增加血液循环及氧合细胞数量。

第三节　化学治疗

肿瘤化学治疗(简称化疗)在恶性肿瘤治疗中占有重要地位,在临床可治愈的 45% 的恶性肿瘤中贡献率约为 5%,而且化疗是一部分肿瘤唯一的治疗方法。化疗广泛应用于造血系统肿瘤,而且大部分实体肿瘤治疗也离不开化疗,如已有广泛转移而不能手术或放疗的患者。另外,化疗联合手术或放疗被证实明显优于其中任一单一治疗方法。

化学药物治疗肿瘤历史深远,如我国北宋年间即有利用砒霜(主要成分为三氧化二砷)治疗"恶疾"的记录,而直到 1865 年西方学者才利用 1% 亚砷酸钾溶液治疗白血病,这被认为是现代肿瘤化疗的萌芽。1946 年,Gilman 等利用氮芥治疗恶性淋巴瘤标志着近代肿瘤化疗的开端,此后大量肿瘤化疗药物被相继发现并被广泛应用于各种肿瘤的治疗当中,如 20 世纪 50 年代初甲氨蝶呤用于急性白血病和绒毛膜癌;氟尿嘧啶用于乳腺癌、消化道肿瘤,环磷酰胺用于淋巴瘤及实体瘤等。越来越多肿瘤化疗药物受到人们重视并应用于临床,相关基础研究、药物研究成果也备受瞩目,其后相继出现顺铂、阿霉素等化疗药物,传统药物也不断更新换代出不良反应更小、治疗效果更好的药物,肿瘤化疗也逐渐从姑息性治疗走向根治性治疗手段。伴随医学科学发展,化疗药物研究取得长足进步,进入 20 世纪 90 年代后,出现各种新的作用原理药物,如抑制微管蛋白解聚的紫杉醇类药物;抑制拓扑异构酶 I 的喜树碱类药物;分子靶点药物及单克隆抗体药物等。进入 21 世纪,随着基因工程的深入解密,当前肿瘤内科逐步将传统化疗药物治疗、研究方向投向生物和基因治疗方向,尤其是多药耐药基因、分子靶向药物、肿瘤基因疫苗等高新技术药物的研究。目前,这方面已取得较为瞩目的研究成果并逐步应用于临床,相信不久的将来,必定会取得巨大成功,从而为肿瘤治疗带来新的希望。

目前恶性肿瘤化疗药物有上百种,大致分类如下。

按作用机制分类:①细胞毒类,此类药物通过作用于细胞 DNA、RNA、酶和蛋白质杀灭肿瘤细胞,包括烷化剂类药物,如氮芥、环磷酰胺等。②抗代谢药物类,此类药物主要影响核酸的合成而起作用,包括氟尿嘧啶、甲氨蝶呤等药物。③抗生素类,此类药物主要作用机制为直接杀灭肿瘤细胞,包括放线菌素 D、阿霉素等。④生物碱类,此类药物主要通过干扰细胞内的纺锤体形成,使细胞周期阻滞在有丝分裂期,如长春新碱、羟喜树碱等。⑤激素类,此类药物通过改变内环境影响肿瘤生长,如三苯氧胺、地塞米松等。⑥其他,此类药物作用机制不属于以上各种,但其抗肿瘤效果显著而重要,如顺铂、羟基脲等。

按对生物大分子的作用分类:①干扰核酸(DNA 和 RNA)合成的药物。干扰嘧啶类核苷酸合成的药物,如氟尿嘧啶;干扰嘌呤类核苷酸合成的药物,如巯嘌呤等;干扰二氢叶酸还原酶的药物,如甲氨蝶呤等;抑制 DNA 多聚酶的药物,如阿糖胞苷等;抑制核苷酸还原酶的药物,如羟基脲等。②干扰蛋白质合成的药物,影响纺锤体形成(即作用于微管蛋白)的药物,如长春新碱类、鬼臼毒素类药物;干扰核蛋白体功能的药物,如三尖杉酯碱;干扰氨基酸供应的药物,如左旋门冬酰胺酸等。③直接破坏 DNA 并影响其复制的药物,包括烷化剂、丝裂霉素、博来霉素等。④干扰转录过程影响 RNA 合成的药物,包括肿瘤抗生素,如放线菌素 D、柔红霉素和阿霉素等。⑤激素类,包括雄激素、雌激素等。

按对细胞增殖周期影响分类:①细胞周期非特异性药物,指对增殖或非增殖细胞都起作用的药物,包括氮芥类、环磷酰胺、抗生素类药物等。②细胞周期特异性药物,指作用于细胞整个增殖周期或大部分周期的药物,如氟尿嘧啶等。③细胞周期时相特异药物,该类药物选择性地作用于细胞周期某一时相,如阿糖胞苷、羟基脲作用于 S 期,长春新碱作用于 M 期等。

传统药物在肿瘤治疗上发挥了重要作用,但由于其杀伤效应无特异靶点,无法分辨肿瘤细胞与正常细胞,因此临床应用中常常因较严重不良反应而受到一定限制。20 世纪末,随着医学科学不断发展,人们对肿瘤发病机制的认识不断清晰,基于癌基因的理论不断得到人们认可,从而出现新的治疗方法,即分子靶向治疗。其原理是利用肿瘤细胞特有的分子表型为治疗靶点设计药物,当药物进入人体后即可通过识别位点有的放矢地杀伤肿瘤细胞,而对人体正常细胞不识别。据此原理,分子靶向药物可以大大地减少正常细胞的毒性反应,并发挥更强、更精准的肿瘤治疗效果,因此分子靶向药物越来越受到人们重视。

进入 21 世纪,肿瘤靶向研究取得进一步发展,为肿瘤治疗带来希望。曲妥珠单抗(赫赛汀)的使用使约 1/4 的乳腺癌患者得到有效治疗;伊马替尼使对放疗、化疗高度抗拒的胃肠间质肉瘤获得 60% 的缓解率等。而且随着人类基因组学的深入探究,我们对靶向治疗原理及肿瘤分子生物学行为有了更进一步的认识,尤其是不同种族、不同性别、不同治疗条件下的药物异质性的研究,因此越来越多的更精准的分子靶向药物应用于临床,并取得了明显的效果,如吉非替尼(易瑞沙)对于不吸烟的东方女性肺部腺癌。而且各种药物还在不断更新换代及推陈出新,发挥着越来越重要的作用,将肿瘤治疗带进新的时代。

合理、规范应用各种化疗药物的优势来设计个体化的化疗方案越来越受到重视。临床上常常根据肿瘤的不同生物学特性,充分利用各种药物的治疗特点,选择一到两种或更多种药物联合使用,进而发挥最大效用,如针对处于不同生长状态的肿瘤,可以选择作用于不同周期时相的药物组合,这样既杀灭增殖期肿瘤细胞,也杀灭非增殖期的细胞,从而使治疗效果达到最大程度。但联合化疗须遵循一定原则:①只有当单药治疗仅能获得部分疗效时才能用联合化疗。②当几种药物疗效相同时,应选择其毒性不会与联合化疗中其他药物毒性产生叠加效应。③联合化疗定期实施,在机体承受前提下,尽可能缩短化疗周期间隔时间。④所选择化疗方案药物组合、剂量及用法须经临床试验证明其确有价值。

抗癌药物杀灭肿瘤细胞遵循一级动力学规律,即一定量的药物杀灭一定比例,而不是固定数量的细胞。意思是每次化疗仅能杀灭一定比例的而不是相同数量的细胞,因此化疗需要多个疗程才能达到效果,根据该理论,在没有细胞耐药情况下,至少需要五个疗程化疗才能杀灭最后一个细胞。

不同病情给予不同化疗方式及不同药物剂量。对于化疗可能治愈的肿瘤,如绒毛膜上皮癌、急性淋巴细胞白血病等疾病,需要给予积极的全身根治性化疗。另外,不适宜手术或放疗的肿瘤常也需要行根治性化疗。需要注意,即使化疗效果很好,也要严格遵循药物一级动力学理论,坚持做完化疗疗程。

化疗是与其他治疗联合使用得最多的治疗方法。原发灶经手术或放疗控制后的全身辅助化疗,由于局部控制后,肿瘤负荷减小,化疗能起到提高治愈率的效果,起着非常重要而必须的作用,如肺癌、乳腺癌等肿瘤的术后化疗。另一种是新辅助化疗,又称初始化疗,指在手术或放疗前先通过化疗使局部肿瘤灶缩小,从而减小手术或放疗的损伤,或使部分局部晚期患者能够手术切除,提高治愈率,改善预后。例如,术前化疗可使大部分原发性乳腺癌病灶缩小,这样既提高手术切除率,又增加保乳机会,进而改善生活质量。

临床上常有已经失去手术或放疗机会的晚期肿瘤患者,针对此类患者,治疗主要目的为减轻痛苦、提高生存质量、延长寿命,因此需要进行姑息性化疗。针对某些特殊情况,还可选择相应给药方式以达到最佳效应,如恶性胸腔积液的胸腔给药,恶性腹水患者的腹腔内给药等方式,这样不仅可以避免静脉给药带来的全身不良反应,又对局部症状有一定的控制效果。姑息性化疗是晚期患者有效的治疗方式,发挥重要作用。

虽然化疗在肿瘤治疗中起着非常重要的作用,但是其明显的不良反应仍不容忽视。化疗常能引起患者身体衰弱、机体免疫功能降低及骨髓抑制等,这些不良反应会影响患者的精神状态以及对治疗的信心及身体储备;另外,化疗药物还常引起恶心、呕吐等胃肠道反应,有些药物还会产生心、肾、肝、肺等全身各部位器官的损伤,部分甚至不可逆。因此我们在进行化疗时需要综合考虑患者各种情况,合理应用以达到最佳效用,而不应只是想着如何杀灭肿瘤不考虑如何保护患者身体。

第四节 生物免疫治疗

肿瘤生物免疫治疗是继手术、放疗及化疗后的一种具有显著疗效的肿瘤治疗模式。其基本原理是应用生物技术及生物制品激发、增强机体自身免疫功能,从而抑制或阻止肿瘤细胞生长、转移和复发的治疗方法。目前肿瘤生物治疗的主要研究方向集中在:肿瘤过继性免疫细胞治疗;单克隆抗体的导向治疗;肿瘤特异性主动免疫治疗——肿瘤疫苗;肿瘤基因治疗、病毒治疗;基因工程细胞因子的应用等。其中,以肿瘤基因工程的瞩目发展最为鼓舞人心。虽然其治疗历史短暂,但前景开阔。美国临床肿瘤学会及中国抗癌协会一致指出生物免疫治疗将成为21世纪肿瘤治疗的希望。目前临床上以肿瘤过继性免疫细胞治疗开展较为广泛而成熟。

生物免疫治疗具有明显的优点,如清除微小病灶,尤其是手术、放化疗后的残余病灶;调节机体免疫功能并促进细胞修复,增强患者抵抗力,尤其是手术或放化疗对机体的损伤;增强放化疗的耐受性、敏感性,降低其毒性反应;为失去手术或放化疗机会的患者提供最佳的治疗手段等。

临床应用的肿瘤过继性免疫细胞治疗主要是自身免疫细胞治疗技术,其主要细胞为树突状细胞和细胞因子诱导杀伤细胞(cytokine induced killer,CIK)。这两种细胞都能特异性地识别各种肿瘤细胞且无明显的肿瘤病种区别。树突状细胞是体内功能最强大的、唯一能激活幼稚T淋巴细胞的抗原递呈细胞,其作用在于提取肿瘤细胞抗原,并递呈给T淋巴细胞,进而诱导、激活免疫细胞而发挥特异性肿瘤杀伤;细胞因子诱导杀伤细胞是患者外周血淋巴细胞在多种细胞因子共培养下所得的异质细胞,具有增殖快、杀伤强、抗癌谱广等特点,而且可刺激骨髓造血、调整人体免疫功能,是目前已知活性程度最高的非特异性杀伤细胞。

机体免疫系统和肿瘤细胞的相互作用决定肿瘤的最终发展结果。生物免疫治疗即是通过人为增强机体免疫功能清除微小残留病灶并抑制肿瘤细胞增殖来治疗肿瘤;同时,免疫功能恢复后,机体也更能够耐受手术、放疗或化疗对人体的损伤,进而进行后续疗程治疗。因此生物免疫治疗不仅仅是单纯增强免疫力来杀灭肿瘤细胞,也在很大程度上增强各种治疗后的恢复力,间接增加了肿瘤治疗的效果。

目前,生物免疫治疗已广泛用于临床上多种肿瘤,包括实体瘤的肺癌、乳腺癌、结直肠癌、肝癌等,也可用于血液系统肿瘤,如多发性骨髓瘤、淋巴瘤及白血病等。虽然目前它主要作为一种辅助手段用于手术、放疗或化疗后的巩固治疗,但生物免疫治疗也可作为单独治疗手段,如失去手术或放疗机会的晚期身体衰弱患者,具有明显延长生存期、提高生活质量及达到抑制肿瘤恶化的目的。

第五节 加热治疗

热疗学是一门利用热的生物学效应治疗肿瘤的学科,即通过各种加热技术和方法使肿瘤病灶温度升高,最终将其杀灭的一种治疗方法。

热疗具有上百年历史,在早期,人们通过细菌感染或注射细菌毒素的方法使患者高热,并借此杀灭肿瘤,虽然该法确实治愈部分晚期恶性肿瘤患者,但其危险性确是非常之大。1884年有报道称,恶性黑色素瘤患者罹患丹毒后高热达40℃,但数月后病灶即完全消退,并存活8年。1918年有报道称一子宫颈癌患者,通过局部加热子宫颈病灶至45℃,效果佳,患者存活了7年。大量成功的案例使得人们对热疗愈发重视。1985年热疗被美国食品药品监督管理局(FDA)批准为继手术、放疗、化疗及生物免疫治疗后的第五大肿瘤治疗手段。

随着科技发展,人们对热疗进行了越来越多的研究,其原理及作用机制也逐渐明确,并形成系统的、正规的治疗路径。通过高热,癌细胞胞膜将受到破坏,其DNA、RNA及蛋白的合成均将受到抑制,进而癌细胞的增殖受到抑制并走向死亡;高热使癌细胞溶酶体活性增高,加速癌细胞死亡;高热能抑制癌细胞呼吸,从而增加其乳酸堆积并最终杀灭癌细胞;高热还能提高机体免疫功能;热疗可以明显增加常规治疗手段对肿瘤的局部控制率,具有独特而重要的作用。

由于正常组织具有良好的血液循环,当局部温度增高时,可以将热量及时带走,从而避免因局部高热导致的损伤,而肿瘤病灶由于畸形生长不具备正常的血液微循环,因此在遭受局部高热时无法及时散热。正是由于正常组织与肿瘤组织的这种温度差别,最终导致肿瘤局部高热坏死。

目前热疗技术主要分为三种:①局部热疗是指增加局部肿瘤内的温度,包括浅表肿块,如浅表淋巴结、乳腺胸壁病灶等;也可腔内加热,如食管癌、直肠癌等。②区域加热主要指利用加热的液体循环于肢体肿瘤的灌注,包括胸腔、腹腔的灌注热疗技术,常常和化疗联合,被证明明显增加了肿瘤治疗效果。③全身热疗主要用于晚期患者,由于病情较重而广,往往无法耐受放化疗或手术,而热疗往往能收到较好的效果。临床上全身热疗主要用于配合全身化疗,其主要目的是增加化疗敏感性,但该疗法具有一定的并发症,因此临床上应用受到一定限制。

根据治疗目的及部位不一,治疗温度也不一,有常规高温热疗(41～45℃)、固化热疗(50～100℃)、气化热疗(>200℃)、亚高温热疗(39.5～41.5℃)。在临床使用上以达到灭活肿瘤细胞而不损伤正常组织为标准,其检测指标主要有透热温度(肿瘤表面及其邻近正常组织温度控制在42.5～43.5℃)和透热时间(60～120min)。透热温度主要通过局部麻醉(局麻)下热敏或光纤测温元等设备在肿瘤内单点或多点测量,也可应用无损测温法,临床常常参考T90(全部测量温度数据中,90%以上测量点温度达到临床要求温度的值)值。

临床上影响热疗效果的因素较多,包括热疗的次数、热疗与其他治疗的配合及间隔时间、肿瘤的部位、大小、组织学类型等。如临床上对于表浅的病灶,因易于加热且具有较好温度分布,效果比较理想,而对于不规则部位肿瘤则往往难以达到较好疗效,如头颈部肿瘤和胸部肿瘤。如果肿瘤内能获得有效治疗温度则与部位无关。肿瘤大小影响着热疗效果,如果体积较大,因热蓄积效果明显,能获得较小肿瘤更好的效果。临床上热疗与放疗联合较多,因其能在不增加放疗不良反应甚至降低情况下增加放疗效果,但两者间隔时间尽量小,不要超过1h,另外,两次热疗最好间隔48～72h。

虽然热疗相对较安全,但仍需注意其禁忌证,如热疗不能单独用于治疗肿瘤、心肺功能不全、心肌梗死、心绞痛患者,出血患者以及肿瘤侵及重要脏器时,患者过于衰老也不建议行热疗;另外,联合放化疗时,视情况,放化疗量需要减量等。随着人类的不断探索,在临床上热疗也使用地越来越多,但仍需要继续研究其功能及机制,尤其是与手术、放疗、化疗及生物免疫治疗的综合治疗模式。

第六节　肿瘤介入治疗

肿瘤介入治疗属于介入放射学的一个重要部分,指在影像技术引导下,将特制的导管或穿刺针送抵病灶部位,并经此对肿瘤进行药物灌注、局部栓塞、减压引流或结构功能重建等操作的一种治疗手段。具有创伤小、安全、易行,定位准确、疗效明显,不良反应少,并发症少等特点。

肿瘤介入治疗最早开始于20世纪50年代,1967年由美国放射学家Margulis首次提出,其后得到快速发展;直到1976年Wallace正式系统地对其进行了阐述,并于1979年葡萄牙欧洲放射学会上做专题报告后才被国际学术界认可。其后越来越多的人投身其中并对其进行了深入研究。目前,介入放射学已成为一门重要的学科,发出众多分支,其中肿瘤介入治疗学就是其中一支。

肿瘤介入治疗包括肿瘤的血管性介入治疗、非血管性介入治疗和内架置入术。肿瘤的血管性介入治疗主要包括动脉灌注法、动脉栓塞疗法。动脉灌注疗法指通过动脉导管直接到肿瘤供血动脉,并在此直接灌注化疗药物进行治疗。理论上讲,本疗法可明显提高肿瘤细胞的药物浓度,这样局部高浓度药物可获得显著效果,同时减少全身不良反应。本疗法主要用于各种实质性脏器、骨及软组织肿瘤,也可用于术后、放疗后复发、转移病灶,如肝癌、肺癌、乳腺癌、胰腺癌等。根据化疗药物特点及肿瘤类型多联合2~3种药物用药。但治疗实施须严格掌握适应证和并发症,如白细胞过低、有严重出血倾向者、肝肾功能不全者、高血压、造影剂药物过敏等;常见并发症包括穿刺部位出血、血管创伤、血管痉挛及化疗药物本身不良反应等。

动脉栓塞疗法指通过导管将栓塞剂注入肿瘤供血动脉,使其栓塞进而达到治疗肿瘤目的。临床上常与化疗结合,即将化疗药物与栓塞剂混合在一起进行栓塞治疗,又称动脉栓塞化疗。常用的栓塞剂有碘油、明胶海绵、不锈钢圈等,主要用于原发性或转移性肝癌、肾癌和肺癌等。临床上选择栓塞剂时需要注意各自特点,同时需要注意栓塞剂反流,以防误栓。

经皮药盒导管系统植入术指通过介入方法选择性将导管留置于靶动脉内,并将导管与埋置左锁骨下窝皮下的药盒连接,这样可经药盒长期进行序贯化疗和注入碘化油或其他抗癌药物,以提高动脉化疗灌注和栓塞的疗效。本疗法适用于各种实体瘤动脉序贯化疗和碘油栓塞化疗及其他经动脉化疗的患者。避免了多次介入操作带来的损伤与风险,具有明显的效果。

肿瘤非血管性介入治疗包括影像引导下的肿瘤消融术,即在影像设备引导下,通过穿刺肿瘤组织,向瘤内直接注入破坏性物质(如乙醇、热盐水等)或利用射频、微波、激光等方法使肿瘤组织凝固坏死,引起局部治疗肿瘤的作用,如射频消融、高能聚焦超声、微波消融等。本疗法主要用于原发性肝癌动脉栓塞不全或肺癌等肿瘤。

第七节　中医药治疗

中医是我国特有的治疗手段,其治病理论强调辨证施治,随着医学发展,尤其是现代诊疗技术的发展,中医治疗已改变过去的单纯辨证施治,而是通过将望、闻、问、切的方法,将所得症状、体征、脉象等加以整理、分析,并结合现代医学各种诊断手段对恶性肿瘤性质的诊断,选择相应的中草药进行治疗。而在肿瘤治疗方面,也改变过去的单一治疗,进入了与现代西医结合的综合治疗。

中医治疗强调整体观念,认为肿瘤只是全身性疾病的一个局部表现,它与人体间是一个对立统一的辨证关系,在治疗肿瘤的同时,需要重视全身的情况。肿瘤缩小可影响机体全身,而全身状态的良好又能增强免疫抵抗力,进而控制肿瘤。因此,在治疗肿瘤时要具体分析患者阴阳气血、经络脏腑,还要了解肿瘤病理类型、期别等,这样在施治过程可做到攻补相辅相成以及治疗的长久性,不能一味注重肿瘤的退缩情况,下重药、猛药,而忽视患者的承受能力,要真正做到标本兼顾,治病救人。

中药由于其特殊性,临床上往往将其用于改善患者的一般状况,如手术治疗后功能障碍或出现一些并发症,可以通过中医中药治疗进行调理,往往能获得很好的效果。放疗后患者也伴随出现较多相关不良反应及后遗症,化疗药物对消化道、造血系统也有明显影响,西药往往无法很好改善患者病症,即使控制住病情,但患者从全身状况讲并未完全康复,但中医中药却能得到较好改善。这不仅仅是因为其深厚的辨证施治理论指导,也和中药毒性反应较小相关。

中药种类繁多,功能也未完全探明,虽然现代医药技术水平已达到一个相当的高度,但许多中药的功效却并未明了,或只是弄清其主要成分而已,而涉及多种中药配伍则更加复杂,这不仅是中医的精髓,也是中医的魅力所在。

中医药治疗是肿瘤治疗的重要手段,主要体现在以下几个方面:以人为本,非瘤为本;对放化疗的增敏、减毒作用;术后调理,促进修复;控制肿瘤,防止复发、转移等。尤其是在联合现代西医治疗技术上,主张在尽量接受手术、放化疗治疗同时,辅以中医药治疗,通过中医药调理,可以驱邪扶正、健脾理气,提高患者对手术、放化疗的耐受能力,促进恢复,调节免疫功能,增敏、减毒等,为后续治疗打好基础。另外,通过中医药治疗可以减低肿瘤进展、转移的风险,延长生存期,提高生活质量。

（吴永忠）

Summary

Systemic therapies, such as chemotherapy, immunotherapy, and hormonal therapy are treatments that can kill tumor cells that have already metastasized to distant sites. They have a greater chance of cure in patients with minimal (or even sub-clinical) tumor burden, as compared to those patients with clinically evident disease, while surgery and radiation therapy may be useful in decreasing a given patient's tumor burden, thereby maximizing the impact of subsequent systemic approaches. If the cancer is localized without evidence of spread, it may be possible to eradicate the cancer and cure the patient. When the cancer has spread beyond the possibility of cure, the goal is to control symptoms and maintain maximum activity and quality of life as long as possible The selection of therapeutic modalities depends not only on the type and extent of cancer, but also on the patient's general condition and the presence of any coexisting disease.

第二篇 临床放射物理学

第一章 常用的放射治疗设备

在放射治疗中,用于肿瘤患者治疗的常用设备,主要包括中低能 X 射线治疗机(又称为 kV 级治疗机,现已被其他治疗机代替,已基本不用)、高能治疗机(MV 级治疗机,有 ^{60}Co 治疗机和医用电子直线加速器)、近距离后装治疗机、模拟定位机以及立体定向放射治疗设备等。以下将分别介绍这些设备的基本结构、工作原理和临床应用特点。

第一节 X 射线治疗机

X 射线治疗机曾经在放射治疗中广泛使用,但在 20 世纪五六十年代以后,逐渐被高能治疗机所替代。尽管如此,X 射线治疗机由于其固有的一些特点,如与高能治疗机比较,设计和操作简单,价格比较低,适合治疗表浅部位的肿瘤等,在中小型的放射治疗中心仍有使用价值。

第二节 ^{60}Co 治疗机

^{60}Co 治疗机于 1951 年在加拿大首次应用于放射治疗,曾经在世界范围内得到广泛应用。对于提高肿瘤治疗的临床效果起过很大的作用。尽管随着 MV 级医用电子直线加速器的发展和推广, ^{60}Co 治疗机的一些应用领域被其替代,但是, ^{60}Co 治疗机仍不失为一种结构相对简单、射线能量稳定、安全有效的放射治疗机。目前,国内约有数百台 ^{60}Co 治疗机仍在正常运行。

一、^{60}Co 治疗机的基本结构

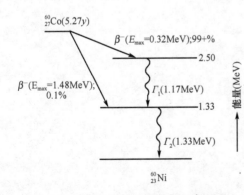

图 2-1-2-1 ^{60}Co 放射性核素衰变的能级图

^{60}Co 放射性核素,是其稳定的同位素钴-59(^{59}Co)在核反应堆中经中子轰击后而生成的,半衰期为 5.27 年。 ^{60}Co 核衰变的能级图显示(图 2-1-2-1),其受激原子核首先辐射能量为 0.32MeV 的 β 射线,然后在两次连续核跃迁中辐射能量分别为 1.17 和 1.33MeV 的 γ 射线。

^{60}Co 放射治疗机所用的 ^{60}Co 放射源,放置在直径 10 ~ 20mm、高 20 ~ 25mm 的不锈钢容器中。并将其嵌入治疗机的储源器中。

二、临床应用特点

^{60}Co 治疗机在临床中应用,有以下特点:

(1) ^{60}Coγ 射线的平均能量为 1.25MeV,在组织中具有较强的穿透能力。如在水模体中测量,10cm 深度处的深度剂量约为 50%,适合治疗较深部的肿瘤。另外^{60}Co 的放射性比度较高,可达到 200Ci/g 以上,便于制造高强度放射源。

(2) ^{60}Coγ 射线在组织中有明显的剂量建成效应,即表面剂量较低,最大剂量点位于表面下约 5mm 深度处。^{60}Coγ 射线的这一剂量学特性,在临床中可使深部靶组织获得足够高剂量的同时,皮肤免于过量照射,起到保护皮肤的作用。

(3) ^{60}Coγ 射线与物质相互作用,主要是发生康普顿效应,作用截面几乎不依赖于物质的原子序数。即是说,应用^{60}Coγ 射线,人体中的骨组织和软组织具有相同的反用截面,不像中低能 X 射线骨吸收较大,可避免对骨组织的损伤。

(4) ^{60}Co 治疗机与后面将介绍的医用电子直线加速器相比较,结构简单,制作和运行费用较低,便于维护,工作安全可靠,是放射治疗中的一种重要设备。

(5) 尽管可采用消半影装置,以减少^{60}Co 治疗机的半影区宽度。但相对而言,仍然要比加速器的大,这一点在临床应用时,一定要慎重。

第三节　医用电子直线加速器

医用电子直线加速器于 20 世纪 50 年代初,先后在英美等国家用于放射治疗,并逐渐得到很大发展。直线加速器产生的高能 X 射线,具有比^{60}Coγ 射线更强的穿透能力,更低的表面剂量,以及更小的半影区。同时还可以产生高能电子束,用于治疗表浅和偏离体中心的病变。目前成为放射治疗最主要的设备。

一、医用电子直线加速器的基本结构

加速器是使带电粒子在高真空场中受磁场力控制,电场力加速而获得高能量的特种电磁、高真空装置,是人工产生各种高能粒子束或辐射线的设备。按加速粒子的种类或粒子加速运动轨道形状区分,加速器可分为许多类型,并有不同的结构特点。目前放射治疗中应用的主要是电子直线加速器。

基本原理是电子在电场中受电场力的作用而运动并获得能量。电子直线加速器就是根据这一原理,使用频率在微波段的高频电磁波(约 300MHz)在加速管中加速电子。根据加速管中微波的不同工作形式,电子直线加速器可分为行波型和驻波型两类。

二、高能 X 射线和电子束临床应用的基本特点

医用电子直线加速器是目前放射治疗的主要设备。这主要是由直线加速器产生的高能 X 射线和电子束的临床剂量学特性所决定的。

1. 高能 X 射线的基本特点　首先,高能 X 射线与中低能 X 射线和^{60}Coγ 射线相比较,在组织中有更高的穿透能力,表现为较高的深度剂量。图 2-1-3-1 给出不同能量的射线束在水模体中(水为组织替代材料),吸收剂量随深度变化的深度剂量曲线。从图中可以看出,

随射线能量的增加,模体表面剂量下降,最大剂量点深度增加,深度剂量(最大剂量点后)增加。中低能 X 射线,最大剂量点基本位于或接近模体表面,随着深度的增加,深度剂量逐渐减少,而高能 X 射线,表面剂量比较低,随着深度的增加,深度剂量逐渐增加,直至达到最大剂量点。过最大剂量点以后,深度剂量才逐渐下降,其速率依赖于射线能量,能量越高,下降速率越慢,表现出较高的穿透能力。从表面到最大剂量点深度称为剂量建成区。

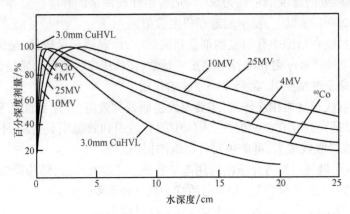

图 2-1-3-1　不同能量的 X(γ)射线深度剂量曲线示意图

高能 X(γ) 射线的剂量建成效应,要优于中低能 X 射线,在临床应用中可起到保护皮肤的作用。即使在较深部的肿瘤得到较高剂量的同时,使皮肤免于高剂量的损伤。剂量建成效应主要源于高能光子与物质相互作用的物理机制。高能光子进入模体或人体后,与物质相互作用产生高速次级电子,次级电子在其运动径迹上损失能量,显示吸收剂量随深度增加而增加,并逐渐达到最大值,深度继续增加,光子注量减少,产生的次级电子也会减少,其结果是吸收剂量随深度增加而逐步减少。

为了解射线束在模体中剂量分布的特点,除了中心轴深度剂量分布以外,对于特定的治疗机,还需要测量并绘制等剂量分布,即用连线将模体内剂量相同点连接,形成等剂量曲线(图 2-1-3-2)。

首先,不同能量射线束的特定等剂量曲线的深度,随能量的增加而增加,表示高能射线束在模体中有较强的穿透能力。其次,低能射线束的等剂量曲线较为弯曲,而能量增加时,等剂量曲线逐渐变得平直,这是源于高能射线的散射线方向更趋于向前(沿入射方向)。第三,低能射线束的等剂量曲线在边缘中断,形成断续的分布,而对于高能射线束,其穿透力比较强,准直器不能完全吸收,等剂量曲线基本是连续分布。第四,在照射野边缘,低能射线束的旁向散射份额较大,使低值等剂量曲线向外膨胀。第五,对于 ^{60}Coγ 射线,由于放射源具有一定的尺寸,一般约 2cm 直径,而加速器产生的高能 X 射线,靶的焦点尺寸一般要 <2mm,结合源到准直器的距离、源皮距离的影响,使得 ^{60}Co 治疗机比高能 X 射线具有较大的半影区。

2. 高能电子束的基本特点　高能电子束不同于 X 射线,不同能量的电子束在介质中具有确定的有限射程,这可以有效地避免对治疗部位后面深部组织的照射,这是高能电子束最重要的剂量学特点。

同时高能电子束易于散射,等剂量分布也不同于高能 X(γ)射线。图 2-1-3-3 给出不同能量电子束的深度剂量分布。图 2-1-3-4 给出典型的电子束等剂量分布示意图,其他有关高能电子束临床应用特点见第三章中的相关内容。

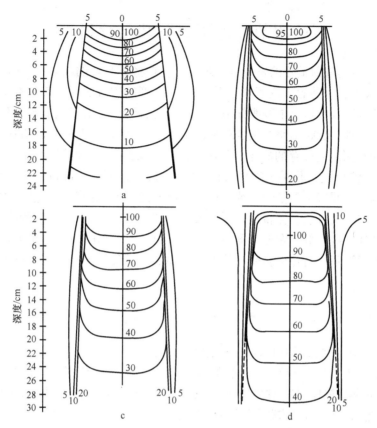

图 2-1-3-2　不同能量的 X(γ) 射线等剂量曲线图

a. 220kV, 半价层为 1mmCu 的 X 射线; b. ⁶⁰Co γ 射线; c. 4MVX 射线; d. IOMV X 射线

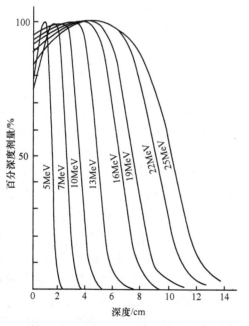

图 2-1-3-3　不同能量电子束的深度剂量分布

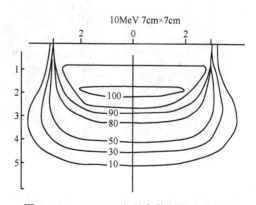

图 2-1-3-4　10MeV 电子束等剂量分布曲线

第四节　近距离后装治疗机

近距离治疗也是放射治疗的重要方法之一。它是将封装好的放射源,通过施源器和输源导管直接植入患者的肿瘤部位或肿瘤所在的体腔、管内进行照射。其基本特征是放射源贴近肿瘤组织,可以有效地灭杀肿瘤细胞,而邻近的正常组织,由于辐射剂量随距离增加而迅速跌落,受量较低。近距离照射很少单独使用,一般作为外照射的辅助治疗手段,可以给予特定部位(如外照射后残存的瘤体)以较高的剂量进而提高肿瘤的局部控制率。

早期近距离治疗基本是手工操作,首先由主管医师根据治疗部位的形状和体积,以及解剖结构的特点,按照特定剂量学系统的规则设计放射源的几何分布。然后主管医师在护理人员协助下,用手工方法直接将放射源植入治疗部位,即可实施治疗。待治疗结束后,医护人员再将放射源取出,放置在贮源器中。不难看出,这一操作方法,医护人员一般只能采取简单的防护手段,不可避免地会受到放射源的辐照。后装技术正是为克服上述方法的不足而发展起来的。

一、基本结构

后装技术随着计算机的应用而发展。顾名思义,它是主管医师首先通过手术方法或直接将施源器导管植入患者的治疗部位,使用"假源"通过 X 射线影像技术,检验施源器位置准确无误后,再由医护人员隔室操作,在计算机控制下将放射源输送到施源器导管内实施治疗,照射剂量的大小是设置放射源在预置的施源器导管内停留点的位置、数量、停留时间来改变。

早期的后装治疗机较为简单,基本包括贮源器、机械驱动装置和控制系统。贮源器一般存储 3 ~ 5 枚 ^{60}Co 或铯-137(^{137}Cs)放射源,或者放射源串列(真假放射源的组合),各个放射源有其独立的传输通道,可同时将其植入患者的治疗部位实施治疗。机械驱动装置用来实现放射源的植入和退出。控制系统用来完成对上述操作的控制。

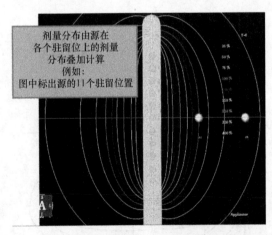

图 2-1-4-1　步进源形成的剂量分布示意图

20 世纪 80 年代中期,荷兰核通公司(Nucletron)率先研制了计算机控制的高剂量率遥控后装治疗机。这种后装治疗机只配置一枚微型放射源,由步进马达驱动放射源的运动,可称为步进源。通过计算机控制步进源在不同驻留位置的驻留时间,实现适应临床治疗要求的各种剂量分布(图 2-1-4-1)。根据这一设计思想,目前国内外有多家公司开发了这种类型的后装治疗机。

图 2-1-4-2 给出目前典型的计算机控制高剂量率后装治疗机结构示意图。它包括一枚微型铱-192(^{192}Ir)放射源,以及与之相连接的 100 ~ 150cm 长钢丝,非工作状态放射源在铅制贮源器中存放。另有一同样几何结构的非活性假源。真假放射源的运动由相互独立的两组步进马达驱动。为防止治疗中可能发生意外情况,有一组后备电池提供在电源故障时做临时电源,同时还有手动退源装置。后装治疗机一般有可切换的 10 ~ 20 个输源通道。

目前高剂量后装治疗机使用的放射源多为^{192}Ir。^{192}Ir半衰期74.2天,能谱较为复杂,γ射线的平均能量为380keV(最高670keV),γ常数为4.8Rcm^2/(Ci·h)(裸源),使用的放射性活度10~12Ci。金属铱的物理机械性能较好,可制成多种形状,如籽粒、丝状等,便于临床使用。^{192}Ir放射源外包有铂或不锈钢壳(0.1~0.2mm厚),焊接在钢丝一端。图2-1-4-3为荷兰核通公司^{192}Ir放射源的结构示意图,活性尺寸为ϕ0.5mm×5.5mm。

非活性假源可模拟真源运动。它的作用是实施治疗之前,自动检验每一输源通道是否通畅,特别是在输源导管弯曲度较大的情况下。只有假源检验完成后,系统才允许真源输出实施治疗。

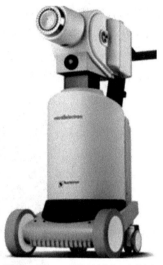

图2-1-4-2 后装治疗机示意图

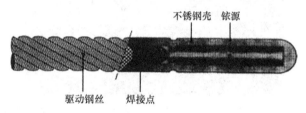

不锈钢壳　铱源

驱动钢丝　焊接点

图2-1-4-3 荷兰核通公司^{192}Ir放射源结构示意图

二、临床应用

如前所述,高剂量率后装治疗机对不同体积和形状的靶体积实施治疗,首先要确定步进源在不同驻留位置的驻留时间。完成这一操作的是近距离后装治疗机的计划系统。图2-1-4-4给出这一过程的示意图。

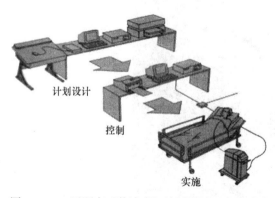

计划设计

控制

实施

图2-1-4-4 近距离后装治疗机计划设计至实施治疗过程示意图

近距离后装治疗机的计划系统,实际是一套计算机系统,它主要有三部分功能:首先是获取患者的解剖图像和放射源信息;其次是剂量计算和优化处理剂量分布的显示和治疗计划的评估;最后生成步进源的驱动文件。

在临床应用中,主管医师首先将施源器和假源标志物植入患者的治疗部位,通过正侧位或立体变角等X射线影像技术,拍摄放射源定位片,确认无误后,输入计算机系统(图2-1-4-5),并建立放射源分布的坐标系统(或相对于患者解剖结构的坐标系统),计划系统接受患者的影像学资料及放射源信息后,根据主管医师事先设立的限制条件,如距施源器特定距离,剂量参考点或剂量节制点的剂量率要求,进行剂量计算及剂量优化。近距离治疗剂量优化是对布源方式,包括施源器的使用数目和排列,放射源的位置和强度等,做个体化处理,以使得近距离照射形成的等剂量分布在三维方向能更好地覆盖患者的靶体积,同时周边的正常组织中剂量跌落更快。所谓优化是利用一些数学算法,根据临床对靶体积剂量分布的要求,设计和调整放射源配量[位置和(或)强度]使得照射形成的剂量分布最大限度符合临床剂量学原则要求。图 2-1-4-6 给出子宫颈近距离治疗的剂量分布图。

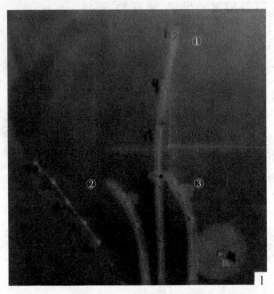

图 2-1-4-5　带有假源标记的放射源定位片数字化仪输入至计算机系统
①宫腔施源管;②、③宫颈穹隆管

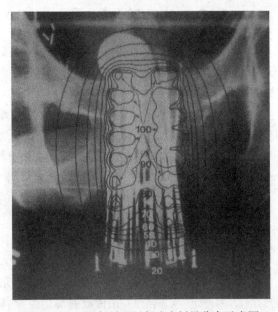

图 2-1-4-6　子宫颈近距离治疗剂量分布示意图

根据计划系统显示的剂量分布图以及一些计划评估工具,如剂量-体积直方图等,由主管医师确定治疗计划是否可以接受,并可适当调整剂量限制条件,重新计算和优化处理。待计划通过后,计划系统生成相应的后装治疗机步进源驱动文件。这一文件包括治疗所使用的放射源通道数、每一通道内放射源不同的驻留位置及相对驻留时间、总治疗时间及参考总剂量。将驱动文件输入后装治疗机后即可实施治疗。

第五节　模拟定位机

模拟定位机简称模拟机,是放射治疗中心必不可少的一种专用设备。模拟机可以分别以 X 射线摄像模式或透视模式工作,可以在 X 射线电视监视器或 X 射线胶片上,提供具有诊断品质的,并带有照射野模拟标记的影像学资料。另外模拟机的射线束准直器、机架和治疗床等部分是模拟外照射治疗机设计的,使得患者在模拟机定位时的体位与实际治疗时一样,可重复"摆位"。

一、基 本 结 构

模拟机由 X 射线系统和机械系统两部分构成。X 射线系统包括 X 射线管、X 射线发生器和 X 射线影像增强器系统。机械系统包括有机座和机架、准直器、治疗床和控制系统。

影像增强器系统包括有影像增强器、电视摄像管和电视监视器。影像增强器(图 2-1-5-1)是一个以图像转换为背景的光电转换器,它与 X 射线电视配套使用,与传统的荧光屏相比,可得到更清晰的影像,并可降低 X 射线剂量,减小 X 射线管的负载。图 2-1-5-2 显示模拟机 X 射线影像产生过程的示意图。

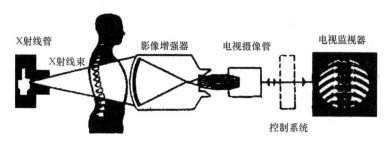

图 2-1-5-1　影像增强器的结构示意图

图 2-1-5-3 给出模拟机的主要机械部件和运动方向示意图,它的运动功能和精度与治疗机基本相同。模拟机的机架上部装有 X 射线管和照射野准直器系统,与之相对应的下部装有影像增强器。X 射线管焦点模拟治疗机放射源的位置,该点到等中心的距离一般为 80 ~ 140cm,可连续调整。图 2-1-5-4 给出模拟机准直器系统的结构示意图,它包括有 4 个铅叶片,可分别独立运动,从 0×0 到 50cm×50cm,它的作用是确定

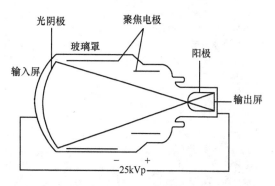

图 2-1-5-2　模拟机 X 射线影像产生过程示意图

影像的尺寸。照射野由两对很细的金属丝(一般直径 0.5mm)确定,可对称及非对称运动,一般最大可开至 45cm×45cm。

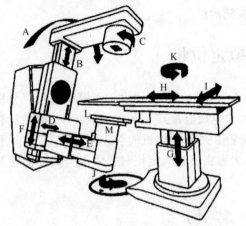

图 2-1-5-3　模拟机的主要机械部件和运动方向
示意图

A. 机架旋转；B. 源到等中心距离（SAD）；C. 准直器旋转；
D. 影像增强器横向运动；E. 影像增强器纵向运动；F. 影像
增强器径向运动；G. 治疗床垂直运动；H. 治疗床纵向运动；
I. 治疗床横向运动；J. 治疗床沿等中心旋转；K. 治疗床
沿机座旋转；L. 胶皮盒；M. 影像增强器

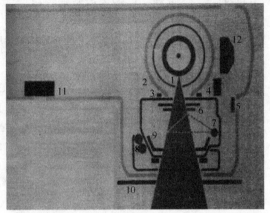

图 2-1-5-4　准直器系统的结构示意图

1. X 射线管；2. 管套；3. 准直器旋转架；4. 准直器旋转
电极；5. 准直器旋转刻度器；6. X 射线准直器组合部件；
7. 卤素灯；8. 电机；9. 两对射野指示器；10. 防碰环；
11. 光学距离指示器；12. 风扇

　　影像增强器可多方向运动，以利于医师获取尽量多的影像信息。一般影像增强器具有
自动对中功能，并有防撞装置。影像增强器的顶部装有胶片盒插口，方便拍摄 X 射线胶片。

　　另外，模拟机一般还配置有一些附属部件（如挡铅托架、电子束限光筒插件等）以及激
光定位系统，以方便患者的模拟定位。

二、临床应用

　　模拟机能够以 X 射线透视和照相两种模式工作，并能考虑它所特有的一些功能，如机
架、准直器系统可以像治疗机那样运动，使得模拟机在放射治疗的计划设计和治疗过程的
不同阶段有着不可替代的作用。归纳起来有以下方面：

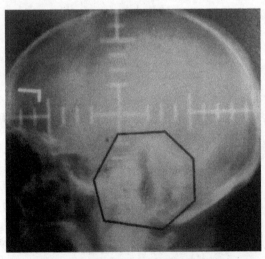

图 2-1-5-5　脑部侧位照射野的模拟胶片

　　（1）肿瘤和敏感器官的定位，结合其他
影像学方面的资料，临床医师利用模拟机首
先完成的是对患者肿瘤的定位，以及了解周
围邻近的正常组织特别是敏感器官与肿瘤组
织几何位置的关系。必要时要应用 X 射线
造影剂以增强对比度，获得高品质的影像学
资料，这是设计治疗计划必不可少的前提。

　　（2）治疗模拟，一旦确定了治疗靶体
积的形状和位置以及相应正常组织与之的
几何关系，可利用模拟机选择照射技术，确
定照射野的数目，入射角度和方向以及照
射野的大小。可以使用模拟机透视和照射
功能，模拟照射野并给出皮肤（或体位固
定器）标记，如图 2-1-5-5 所示。

（3）治疗计划验证，利用治疗计划系统设计的治疗计划，在实施以前必须对其予以验证，以确认所设计的计划可使照射野能很好地包罗整个靶体积，并很好地保护正常组织。用模拟机验证治疗计划，既包括影像方面的，同时还包括一些物理参数的验证，如治疗深度、角度、等中心位置等。

（4）治疗计划修改，放射治疗是一个复杂而又较长的治疗过程，患者要经过多次治疗，这一过程需要模拟机对修改的计划重验证，如治疗重复性的验证；患者经过一段治疗，由于体重减轻或肿瘤缩小引起解剖位置的改变；以及补量或修改照射野等。

三、CT 模 拟

CT 模拟是 20 世纪 90 年代前后发展的一种新的肿瘤定位技术，一经问世就迅速发展成实施三维适形、调强放射治疗必不可少的工具。图 2-1-5-6 显示了 CT 模拟系统的主要组成部分和实施 CT 模拟定位的过程。可以看出，它主要包括三部分，即一台 CT 扫描机、一台 CT 模拟工作站及其软件和一套激光照射野定位仪。

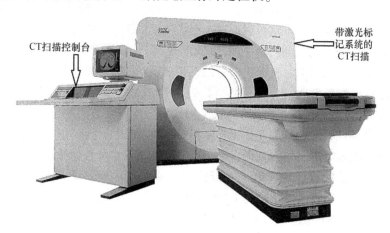

图 2-1-5-6　CT 模拟系统主要组成部分

（一）CT 模拟的临床实施过程

以下通过简单描述临床中 CT 模拟的过程，说明各部分的主要功能。

第一步，肿瘤患者按照治疗体位，仰卧或俯卧于 CT 扫描床上，戴好体位固定装置，用可在 CT 影像上显像的介质做好标记，并作为定位参考点，行 CT 扫描。这一步骤是为下一阶段 CT 模拟提供患者的影像学资料。为使这些资料很好地适合放射治疗之用，要求 CT 扫描床面为平板型，同时扫描孔径至少>70cm，以使患者在一些特殊治疗体位即带有固定架的情况下，可正常扫描。同时要求配置的 CT 为高速螺旋 CT，这样可以在很短的时间（通常<1min），获得患者的影像学资料，以减小患者因呼吸等正常生理活动，对某些器官解剖位置变化的影响。

第二步，将行 CT 扫描所获得的影像学资料，通过网络或光盘等介质输入 CT 模拟工作站，并以这一工作站作操作平台，完成对肿瘤患者的模拟和定位。应该指出，不像应用常规模拟机那样，这时的操作，不是在实际患者身上完成的。而是 CT 模拟软件用患者的影像学资料，转换成各种剖面，如冠状面、矢状面、斜剖面的数字化重建影像（DRR），生成一"虚拟患者"然后运用各种软件工具，完成必要的定位操作。因此，CT 模拟定位应该具有常规模拟机的主要功能,如患者肿瘤靶体积的定位,照射野设计等。显然,这是一种"虚拟模拟"方式。另一点,由于在放射治疗的治疗计划过程中,治疗计划系统也是一套计算机系统,它的软件功能同样需要患者的 CT 等影像学资料,作照射野设计、剂量计算等(另节论述)。故目前通常的做法,是将 CT 模拟软件整合在治疗计划系统中,将模拟定位和计划设计一并完成。

第三步,将模拟定位的结果,主要是各照射野的等中心点,相对于 CT 扫描时定位参考点的位移,传输给激光照射野定位仪。它共有三个激光灯,其激光束可分别在患者的横向和左右两侧前后方向移动。这时,应先使患者在 CT 扫描床上,按定位参考点复位。然后根据模拟定位所计算的位移值,驱动激光束移动至照射野入射等中心点,其中患者的长轴方向位移是靠扫描床的进或出实现的。将照射野等中心点投影在患者皮肤或固定网罩上做好标记,再次行 CT 扫描,以检验等中心点是否准确。确认无误后,完成模拟定位工作。

(二) CT 模拟软件的功能

CT 模拟主要是靠 CT 模拟软件完成的。无论是独立的,还是整合在治疗计划系统中的 CT 模拟软件,基本包括定位和虚拟透视功能、虚拟模拟功能以及验证功能。

定位和虚拟透视功能的主要作用,是在三维空间确定患者的靶体积以及和邻近的正常组织和敏感器官的相应解剖位置。这可以通过在患者的 CT 影像上划出临床靶体积和计划靶体积实现,也可以利用虚拟透视功能,像使用常规模拟机那样,在透视影像上实现。

虚拟模拟功能是在 DRR 上确定照射野的入射方向,包括治疗机机架、准直器和治疗床角度;照射野的各项物理参数,包括照射野尺寸(对称或非对称准直器位置)、挡铅形状、多叶准直器设置以及等中心位置相对于初始 CT 扫描参考点三维方向的位移。

验证功能包括两部分内容,都使用 CT 模拟映射在 DRR 上的照射野形状,一是在治疗前,与治疗计划系统确定的照射野几何参数进行比较验证;二是在治疗中,特别是首次治疗时,与治疗机摄取的治疗验证片或电子射野验证影像进行比较验证。为了更好地实施 CT 模拟的验证操作,目前通常的做法是将 CT 模拟与治疗计划系统和治疗机通过网络连接,将治疗参数及影像在网络上传输,以便验证。

第六节　立体定向放射治疗设备

立体定向放射治疗是一种照射技术,它是利用类似神经外科立体定向定位的方法,对

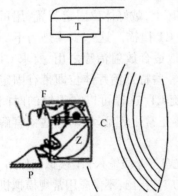

图 2-1-6-1　立体定向照射示意图
F. 定位框架;P. 框架支撑系统;Z. 显像标记;C. 诊断设备;T. 治疗设备

欲治疗的病变精确定位,然后利用放射线,目前主要是 γ 射线或 X 射线,予以多个窄束射线束三维聚束照射。按照照射时采用的不同分次模式,又可分为立体定向放射外科,单次大剂量照射和立体定向放射治疗,分次照射。目前立体定向照射的设备主要是利用 γ 射线照射的 Lekselly γ 刀装置和直线加速器实施照射的 X 射线立体定向照射系统。

立体定向照射的实施过程,是获取患者的影像学资料、治疗计划设计和实施治疗的一个复杂过程。图 2-1-6-1 给出其示意图。首先患者带有可在诊断装置,如 CT、MRI 等,显像的 Z 型(或 V 型)定位框架,行扫描获取影像学资料。将这些资料经网络(或磁盘、光盘等)传输给治疗计划系统。计划系统完成治疗方案的设计,靶体积的

定位等,然后在立体定向照射装置(如 Leksellγ 刀装置或直线加速器立体定向照射系统)实施治疗。

从上面的分析可以看出,立体定向照射装置主要有三部分组成,即治疗实施系统、立体定向系统和计划系统。Leksellγ 刀装置和直线加速器立体定向照射系统的主要区别是治疗实施的方式不同,而立体定向系统和计划系统基本相同或相近。

一、治疗实施系统

(一) Leksellγ 刀装置

Leksellγ 刀装置主要部件是辐射单元、4 个盔形准直器系统、治疗床、液压系统和控制部分。如图 2-1-6-2 所示,辐射单元包括有 201 颗 ^{60}Co 放射源,按半球形排列。中心源射线束中心轴与水平线呈 55°,其余放射源沿治疗床长轴方向±48°,和沿治疗床横向±80°分布。所有放射源射线束中心轴聚焦于一点(精度为±0.3mm),源到焦点的距离为 403mm。焦点的剂量率可达到 300～400cGy/min。

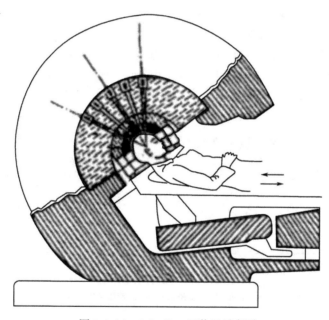

图 2-1-6-2　Leksell γ 刀装置示意图

Leksellγ 刀装置有 4 个盔形次级准直器系统,分别由 201 个通道对放射源准直,可在焦点处形成 4mm、8mm、14mm 和 18mm 直径的照射野。如果需要,可以对任意通道即放射源屏蔽,以满足剂量学方面的要求。在治疗时,患者戴有定位框架,进入盔形准直器系统,并使靶体积与焦点同位,由液压系统驱动治疗床进入 γ 刀的辐射单元,盔形准直器与初级准直器重合,位置精度小于±0.1mm,即可实施治疗。由于 201 个放射源是沿着 92°×160° 一个弧形面分布,并聚焦于一点,可保证对靶体积的多方向聚焦照射,并具有很高的治疗精度。这是 Leksellγ

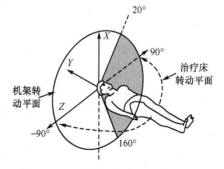

图 2-1-6-3　动态立体定向照射示意图

刀装置最主要的优点。

(二) X 射线立体定向照射系统

X 射线立体定向照射系统是以直线加速器为基础实现的。在标准的直线加速器治疗头上增加第三级准直器系统。通常为一组圆形准直器,可在等中心处形成 5~50mm 的照射野。根据临床治疗的要求,可替换不同大小的准直器。实施治疗时,通过变换治疗床的旋转角度,即治疗时治疗床和机架按照计划设计的要求,同时旋转,并出束照射(图 2-1-6-3)。按照这一方式,可以同样实现类似 γ 刀装置那样的多方向窄束射线聚束照射的效果。

以直线加速器为基础的 X 射线立体定向照射系统,基本可以达到 Leksellγ 刀装置的剂量学特性,并且直线加速器还可以实现常规分次放射治疗,相对成本也较 γ 刀装置低很多,这是 X 射线立体定向照射系统更为优越之处。

二、立体定向系统

立体定向系统是在实施立体定向照射过程中,为患者建立一个三维坐标系,以保证立体定向照射的精确。它包括有影像定位框架和治疗摆位框架(图 2-1-6-4)。影像定位框架和治疗摆位框架使用时都与一基准环相连接。基准环分为有创固定型和无创固定型两种。有创固定型通过局部麻醉后,固定在患者的头骨上,一般在单次照射时使用。无创固定型和患者的体位固定器相连接(图 2-1-6-5),一般分次照射时使用。

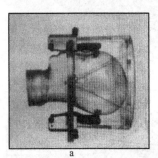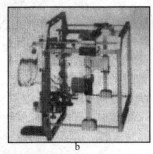

图 2-1-6-4　立体定向系统

a. Fischer 影像定位框架;b. 治疗摆位框架

影像定位框架带有可在 X 射线影像上显像的 V 型(或 Z 型)标记。患者戴着定位框架实施 CT(或 MRI)扫描,所获得的每一帧 CT 图像都带有标记。而且这些标记在不同位置的 CT 影像上有不同的几何位置,这是立体定向照射计划系统建立患者三维坐标系的基础(图 2-1-6-6)。

治疗摆位框架实际是一三维定位框架。它一般有 X 轴、Y 轴和 Z 轴三个方向的标尺和坐标指示器。当计划系统设计的治疗计划方案确定后,由计划系统计算出靶中心相对患者三维坐标系各个方向的坐标值。在实施治疗时,患者戴有治疗摆位框架。首先根据治疗计划系统的计算结果,通过治疗摆位框架 X 轴、Y 轴和 Z 轴三个方向的标尺,确定患者靶中心在三维空间的位置,并将治疗机的等中心(或 γ 刀装置的焦点)与之重合,即可实施治疗。

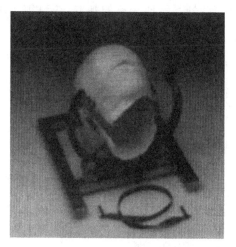

图 2-1-6-5　头部固定器与基准环相连接示意图

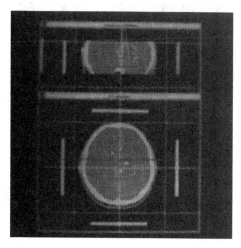

图 2-1-6-6　带有定位标记的 CT 影像

三、治疗计划系统

治疗计划系统实际是一套计算机系统,它具有的软件功能是和特定的立体定向照射设备所匹配的。

首先,治疗计划系统应具有很强的图像处理能力。通过输入带有定位标记的 CT 等影像学资料,完成三维图像的重建,包括矢状面和冠状面的显示等。必要时,可根据不同来源的影像学资料,完成图像的融化,以方便主管医师更准确地确定治疗的靶体积形状、体积以及与周围正常组织特别是敏感器官的几何关系。

其次,治疗计划系统应具有很强的剂量计算和评估功能,这包括确定照射技术、照射野入射方向、准直器大小、剂量权重、旋转弧起始与终止角度、剂量分布计算和显示。同时在设计时能提供野视图(BEV)(第七节介绍)等工具,可直观地避开正常组织和敏感器官。对于最终的剂量分布,可提供剂量评估工具,如剂量-体积直方图(DVH,第七节介绍)等评价剂量分布的优劣以及靶剂量的剂量参数。在多靶点治疗和再程治疗等计划设计时,要有能处理多计划的叠加和评估处理功能。

最后,能完成特定患者三维坐标系的建立,在各种治疗参数输出清单中给出靶中心的三维坐标、照射野几何设置条件、剂量值、治疗时间(或机器单位)等。

随着计算机技术的迅速发展,立体定向照射设备中的计划系统相对于其他部分,有着更大的发展空间,会使计算更准确、应用更灵活、界面更友好、操作更简便。

第七节　三维治疗计划系统

在放射治疗中,治疗计划设计是一个复杂的过程。它是为了使肿瘤患者得到安全、有效治疗,确定各种与之相关治疗参数的全过程(图 2-1-7-1)。

随着计算机技术的发展和计算机在放射治疗中的应用,目前逐渐形成了以计算机为操作平台的三维治疗计划系统。它不仅改进和充实了早期计划系统剂量计算和显示功能,并可与影像定位设备,如模拟机、CT 等,以及各种治疗机连成网络系统,完成治疗计划设计的大部分工作(图 2-1-7-2)。以下简要介绍三维治疗计划系统所具有的基本功能和临床应用特点。

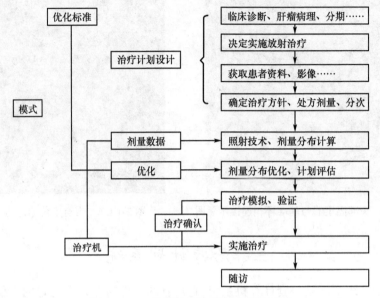

图 2-1-7-1 放射治疗过程和流程示意图

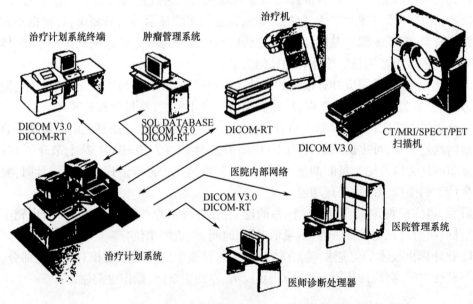

图 2-1-7-2 治疗计划系统与影像设备及治疗机等形成的网络系统

一、图像处理功能

目前,三维治疗计划系统基本都是以患者的 CT 影像为基础的,这主要是由于:①CT 扫描产生的横断面影像,为主管医师准确地确定靶体积的位置、形状以及和周围正常组织特别是敏感器官的几何关系提供了解剖学基础。②CT 影像所提供的不同解剖结构的

CT 值,可转换成不同组织的电子密度值,后者是进行不均匀组织剂量分布计算不可缺少的因素。

尽管 CT 影像为计划系统提供了很好的影像学基础,但 CT 影像中的软组织分辨率较差,而这正是 MRI 影像的优势,医师在确定肿瘤靶体积时,常要借助于诸如 MRI 等其他影像学资料。因此,三维治疗计划系统应有影像融合功能。即将源于不同类型影像设备的影像学资料,以 CT 影像为基础,融合为一体,以便使临床医师扬长避短,更好地确定靶体积及和正常组织的位置关系。

在前面介绍的 CT 模拟技术中曾提到,CT 模拟软件往往被整合在治疗计划系统之中,可将二维的横断面 CT 影像,重建成任一剖面的 DDR 及三维影像,并可以多种模式予以显示。

治疗计划系统的图像处理功能,还表现在照射野设计中,包括入射方向、照射野形状、挡块及 MLC 设置等。其中应用最为普通的是野视图(BEV)技术。如图 2-1-7-3 所示,野视图是以放射源位置为观测点,沿治疗射线束扩散方向所获得的图像。这一图像处理功能可通过软件模拟改变入射方向,即变换放射源位置(旋转机架)、射线束扩散方向(旋转准直器)或变换患者位置(旋转治疗床),迅速显示肿瘤靶体积和正常组织的几何关系,以设计最佳照射野参数,以及非共面照射等多种照射技术。

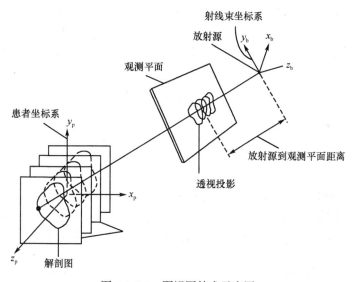

图 2-1-7-3　野视图技术示意图

二、剂量计算功能

剂量计算是治疗计划系统的核心内容之一,它基本包括两方面内容,一是剂量计算法;二是剂量优化,即逆向计划设计。为了避免冗长的数学推导,以下仅定性的给予介绍。

由于人体组织不规则形状和不均匀密度的存在,会影响体内的剂量分布。在剂量计算中,对其不同的处理方式,采用不同的剂量算法,基本可分为一维方式、二维方式和三维方式。表 2-1-7-1 列出在不均匀组织中剂量计算的算法分类。目前三维组织计划系统基本采用 3 类和 4 类方法,但并不单独使用蒙特卡罗法,主要是由于该算法所用时间过长,一般是采用其产生卷积法的卷积核。而一维方式主要是用于手工计算。

表 2-1-7-1 不均匀组织剂量计算的算法分类

类型	算法	注解
1	一维方式: 有效深度法 TAR 法	有效深度
2	二维方式: TAR 指数法	计算点与不均匀组织之间距离
3	三维方式: 等效 TAR 法 散射修正法 微分散射空气比体积分法	不均匀组织位置和形状
4	三维方式: 卷积法 蒙特卡罗法	同3,但包括界面电子平衡处理

剂量优化是由治疗计划系统调节射线束相关物理学和(或)几何学参数,如射线束的能量、入射方向、权重、照射野尺寸、形状以及强度等,以获得理想的剂量分布。判断理想剂量分布的标准,对于不同的放射治疗中心可能有所不同,但基本包括:①肿瘤范围内剂量变化梯度应该最小。②相对于入射剂量,肿瘤剂量应该最大过体积分剂量最小。③高剂量区应与计划靶体积有很好的适形度。④对特殊易损伤区域,如敏感器官的剂量应最小。

剂量优化与治疗计划系统常规工作方式不同。常规工作方式是由操作人员,如物理师、剂量师等,首先设置射线束的参数,经计算显示其剂量分布,然后判断结果是否可以接受。如果需要,则改变或调整相关参数,重新计算。重复上述步骤,直至得到最后结果。这一方式常称为正向治疗计划设计。正向设计依赖于操作人员的经验和判断,对于一些较为复杂的技术,如非共面照射技术等,设计时会有一定难度。而剂量优化恰恰与之相反,是一种逆向方式。它首先由操作人员根据剂量学原则,设置目标函数,如某些器官的剂量限制值等,然后治疗计划系统利用数学优化算法,计算出射线束的相关系数。这一方式往往又被称为逆向治疗计划设计。它是当前开展三维适形调强放射治疗必不可少的治疗计划设计方法。

三、治疗计划评估功能

治疗计划的评估主要分为品质评估和定量评估。目前,品质评估的基本方式是等剂量曲线的显示,要求等剂量能在二维图像,包括 CT 平面、冠状面、矢状面上显示,同时重要的一点,是在任何一重建的斜平面上显示。另一点是逐渐采用的彩色涂饰(color wash)和表面透视(surface rendering)技术,可清楚地在三维空间显示等剂量曲线与解剖结构的关系。

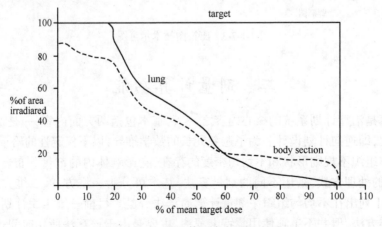

图 2-1-7-4 剂量-体积直方图示意图

  治疗计划的定量评估,主要是使用剂量-体积直方图(dose volume histograms,DVH)。DVH 表示的是多大体积的肿瘤或正常组织所接受的特定剂量值(图 2-1-7-4),它不仅是评估单一治疗计划,也是比较多个治疗计划的有力工具。DVH 在使用时也有些局限,主要是多个计划和组织剂量比较时,会使 DVH 过于复杂,同时它并未考虑肿瘤控制率与正常组织损伤的剂量相关性。

  近年来,在计划评估时引入 NTCP 和 TCP 模式。NTCP 和 TCP 是从生物学角度考虑,基础是某些正常组织和肿瘤的剂量相应特性,与 DVH 结合评估治疗计划,展现了很好的前景。但应该指出的是,这一模式目前尚缺少足够的临床经验,应用时要慎重。

(李晔雄 张红志)

第二章 电离辐射的剂量测量

第一节 辐射量和单位

在对电离辐射效应进行研究和应用时,离不开对电离辐射的计量。辐射剂量(radiation dose)是用于描述辐射场的性质、辐射与物质相互作用时的能量传递关系,预测受照物质发生真实效应或潜在影响程度的物理指标。

一、照射量和照射量率

照射量(exposure dose)是度量辐射场的一种物理量。它是以直接度量 X 射线或 γ 射线对空气电离能力来表示射线空间分布的物理量,反映光子辐射本身的性质。即 X 射线或 γ 射线在单位质量的空气中完全被阻止时,在空气中产生的同种符号离子的总电荷绝对值与空气质量之比。用符号 X 表示,$X = dQ/dm$。

照射量是根据次级电子对空气的电离能力来表征 X 射线或 γ 射线辐射场。照射量仅适用于描述能量在几千电子伏至几兆电子伏范围内的光子(X 射线、γ 射线)和空气介质。

照射量的国际制单位以库仑/千克(C/kg)表示。1 C/kg 表示 X 线或 γ 线照射 1kg 空气后产生的同一种符号的离子的总电荷量为 1C 的照射量。1C = 6.25×10^{18} 个电子所带的电荷量。

旧的专用单位是伦琴(R),1R = 2.58×10^{-4} C/kg,1 C/kg = 3.877×10^{3} R。

单位时间内照射量的增量称为照射量率(exposure rate)。用符号 $\dot{X}$ 表示,$\dot{X} = dX/dt$。照射量率的国际制单位 C/(kg·s)[库仑/(千克·秒)]。

旧的专用单位有 R/s(伦/秒)、mR/s 或 μR/s。

二、比释动能和比释动能率

比释动能(kerma)是不带电电离粒子在质量为 dm 的某种物质内释放出来的全部带电电离粒子的初始动能的总和。用符号 K 表示,$K = dE/dm$。比释动能适用于 X 射线和 γ 射线以及中子等不带电致电离粒子。当定义的物质为空气时,即为空气比释动能。

比释动能适用于非带电粒子和任何介质。比释动能的国际制单位为戈瑞(gray,Gy),非法定计量单位还有拉德(rad)。

在使用中,由于比释动能 K 可以采用能注量、注量与相互作用系数的乘积求得,所以比释动能 K 还可写成如下关系式:

$$K = FAI[E(\mu tr/\rho)]\qquad(2-1)$$

式中 μtr/ρ 为质能转移系数,而[E(μtr/ρ)]称作比释动能因子,可以从有关专业书中查到。

空气比释动能是当确定空气为测量介质时的比释动能。与照射量测量一样,为了测量空气比释动能,质量元也必须足够小。在达到带电粒子平衡状态,且韧致辐射可以忽略时,吸收剂量与比释动能大致相等。

比释动能率(kerma rate)是在时间间隔(dt)内的比释动能增量(dK)。用符号 $\dot{K}$ 表示,$\dot{K}$ =dK/dt,单位 Gy/s。

空气比释动能强度(air kerma strength)指在自由空气中,在垂直于源的长轴并距源长轴中点 d 处的空气比释动能率与 d 的平方的乘积,单位 Gy·m²/h。

三、吸收剂量和吸收剂量率

吸收剂量(absorbed dose)是度量被照射物质吸收电离辐射能量大小的物理量。其含义是:电离辐射授予单位质量受照物质的平均辐射能量与该单位物质的质量之比。用符号 D 表示,$D=d\varepsilon/dm$。其大小反映射线与物质的相互作用的程度,取决于射线的性质(能量、射线种类)以及吸收介质的性质,不同种类的物质吸收辐射的能力不同,用相同的照射量照射不同的物质,其吸收剂量不同。

吸收剂量和比释动能虽然有相同的量纲及单位,但概念完全不同。非带电粒子与物质相互作用可分为两个步骤,首先非带电粒子在物质中产生带电粒子和另外的次级非带电粒子而损失能量;然后带电粒子将能量授予物质。这两个步骤一般并不发生在同一地点。比释动能表示第一步骤的结果,而吸收剂量表示第二步骤的结果。直接电离粒子在物质中能引起电离、激发,其能量最后被物质所吸收,吸收的能量由"吸收剂量"来表达。间接电离粒子首先将能量传递给直接电离粒子,传递的能量用"比释动能"来表达。

吸收剂量的国际制单位为戈瑞(gray,Gy),1Gy=1 J/kg。1Gy 表示 1kg 介质接收射线辐射能量为 1J。

吸收剂量适用于任何电离辐射和任何介质。

吸收剂量的旧单位是 rad(拉德),现已废弃不用,1rad=0.01 Gy=1cGy。在实际应用时,往往用其千分之一或百万分之一作单位,即 mGy、µGy,甚至更小 nGy。

吸收剂量率(absorbed dose rate)等于时间间隔(dt)内的吸收剂量增量(dD)除以 dt 的商。用符号 $\dot{D}$ 表示,$\dot{D}=dD/dt$,单位 Gy/s(戈瑞/秒)。

吸收剂量率与离辐射源的距离及辐射野面积有关,通常须加注明,如 Gy/(min·m)代表距源 1m 处每分钟的吸收剂量。

四、辐 射 能 量

辐射能量(radiation energy)表示一个光子或其他粒子所携带的能量(静止能量除外)的量。

对于不同类型的辐射,直接用辐射能量或用与能量有关的辐射质等参数和单位表示。

单能辐射可以直接用辐射能量表示它们所携带的能量,单位可用焦尔(J)或电子伏特(eV)、兆电子伏特(MeV)表示。放射性核素产生的光子或其他粒子都是单能的,粒子加速器当产生的带电粒子具有很窄的能谱时,基本可视为单能辐射。

具有一定能谱的辐射常用辐射质(radiation quality)来表示其能量。辐射质是由辐射量相对于辐射能量的分布谱形所决定的电离辐射特性。

辐射质的单位有不同表示方法:

在 X 射线机能量范围,常用管电压值表示,单位为千伏(kV);在医用电子加速器中,产生的高能 X 辐射的能谱中最大能量与打靶的电子最大能量相同,因此常用名义加速电压,即等效加速电压的标称值来表示 X 辐射的辐射质,单位为兆伏(MV)。但单一用管电压说明线质并不全面,通常是用半价层(half-value layer,HVL)来表示平均能量。

半价层是指在特定辐射能量或特定辐射能谱的 X 辐射或 γ 辐射的宽射束条件下,放置一层指定材料的物质,能将辐射的比释动能率、照射量率或吸收剂量率减小到射束中无此物质时测量值一半的厚度,一般用 mmAl 或 mmCu 表示。

五、放射强度

放射强度(radioactivity)又称为放射性活度(activity,A),是某一时刻处于特定能级上,在时间间隔(dt)内原子核衰变数目的期望值(dN)的商,$A = dN/dt$。放射性活度的国际单位为贝克勒尔(Becquerel),符号 Bq,1Bq 表示放射性核素在 1s 内发生 1 次核衰变。曾用单位居里(Ci)表示,$1Bq = 2.703 \times 10^{-11} Ci$,$1 Ci = 3.7 \times 10^{10} Bq$。

第二节　辐射量的测量

一、照射量的测定

照射量实际上是以光子线在空气中产生的电离电荷数量来反映射线强度的物理量,因此对其测量就涉及如何收集、测量光子线所产生的微量电离电荷的问题,实际工作中,电离电荷的收集测量是通过空气电离室来实现的。

空气电离室隔离已知质量的空气,通过收集密闭在电离室中的空气被光子线电离出的同一符号的离子数,经公式 $X = \dfrac{Q}{m} = \dfrac{Q}{\rho \cdot V}$ 计算得出。式中 X 为照射量,Q 为被收集的离子总电荷量(库仑),m 为测量体积内空气的质量,ρ 为标准状况下(0℃,760mmHg[①])的空气密度,V 为测量体积内空气的有效体积。

测量体积是光子线通过的正对收集电极的那部分空气体积(图 2-2-2-1)。严格按照定义测量照射量必须满足电子平衡条件,即进入与离开所考察体积元的次级电子的总能量及能谱分布均等同。为了使次级电子在电离室内达到电子平衡,则收集体积周围空气厚度必须大于次级电子的最大射程。

二、射线质的测定

射线质指的是射线的能量,对于放射治疗来讲,临床上不但要关心射线的吸收剂量,也要关心射线的能量。不同种类的射线和不同能量的射线,其穿透能力不同。

(一)低能 X 射线能量的测定

低能光子线一般用半价层来表示其射线能量。所谓半价层是使原射线量减弱一半所需要的某种吸收材料的厚度。值越大,射线的穿透本领越强。

测量方法为:将不同厚度的吸收片(铝片或铜片)一片一片的叠加,同时测出射线穿透不同厚度的吸收片后的射线量,作出厚度对射线量的坐标曲线,从曲线上查出使原射线量

---

① 1mmHg=133.322Pa。

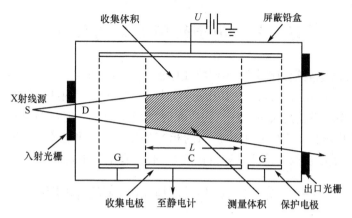

图 2-2-2-1 空气电离室结构示意图

减少一半的吸收片厚度,即半价层。

(二)高能 X 射线能量的测定

高能 X 射线能量通常采用半值水深法测定,即用水模体中射线中心轴上 50% 剂量深度来确定 X 射线的质,这个剂量一半的水深度称为半值深度(HVD),高能 X 射线能量与水 HVD 的关系见表 2-2-2-1。

表 2-2-2-1 高能 X 射线能量与水 HVD 的关系

射线能量/MV	最大剂量深度/cm	50% 剂量深度/cm	射线能量/MV	最大剂量深度/cm	50% 剂量深度/cm
4	1	13.8	15	3	20.0
6	1.5	15.5	18	3	21.3
8	2	17.1	20	3	21.8
10	2.5	18.1	22	4	22.7
12	2.5	18.8	24	4	23.5

日常射线能量的监测常采用一个简易监测能量的体模进行。校正时如超过 5% 变化应调整机器。

(三)高能电子束能量的测定

一般采用电子射程法确定(图 2-2-2-2),具体方法为:先用电离室测出射线中心轴上百分深度剂量(PDD)曲线,再从曲线上估算出电子在水中的实际射程(R_p),R_p 即为曲线上最大斜率点切线的延长线与曲线尾部切线的交点所对应的深度,然后由公式 $E_0(\mathrm{MeV}) = (R_p + 0.376)/0.521$ 计算出入射的电子线束能量。

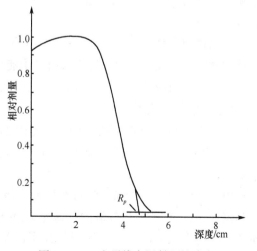

图 2-2-2-2 电子线实际射程的确定

第三节 电离辐射能量的吸收

对于放射治疗,电离辐射能量在受照物质中的吸收至关重要。电离辐射引起受照组织的辐射生物效应(biological effect of radiation)取决于受照组织对射线的吸收剂量。

辐射能量被物质吸收是通过射线与物质相互作用实现的。射线通过物质时,受物质原子、分子电场力的影响,与物质发生一系列的相互作用。这种相互作用是人们进行疾病放射治疗的基础,也是进行放射性测量和校正的基础,具有十分重要的意义。

一、光子线与物质的相互作用

光子线通过物质时,一部分透射,还有一部分则被吸收(散射与真吸收),其强度发生衰减(图2-2-3-1)。

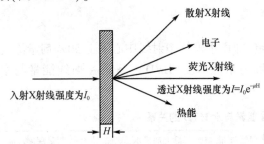

图 2-2-3-1　X 射线与物质的相互作用

物质对光子线,包括 X 射线、γ 射线的吸收,是指射线能量在经过物质时转变为其他能量形式的过程。归结为三个能量转换过程:散射能量、吸收能量(包括真吸收转化部分和光电效应、俄歇效应、正电子吸收等)、透过物质继续沿原入射方向传播的能量(包括波长改变和不改变部分)。

光子线通过物质时产生的光电效应、康普顿效应和电子对生成效应,使入射线的能量变成光电子、俄歇电子和荧光 X 射线的能量,使射线强度衰减,是物质对射线的真吸收过程。

(一)光电效应

入射光子与介质原子内层电子碰撞时,把光子的全部能量交给轨道电子,用于击出电子和转化为电子的动能,使之脱离原子而射出,光子消失,这一作用过程称为光电效应(photoelectric effect)。

光电效应产生的光电子继而将发生电子与物质的相互作用,因此光电效应就代表着光子被物质完全吸收。主要发生于入射光子能量较低的情况。

发生光电效应的概率与介质原子的 Z^4 成正比,与入射光子的能量 E_γ^3 成反比。

(二)康普顿效应

入射光子与原子的外层电子或介质中的自由电子相碰撞,光子把能量的一部分交给电子,使之脱离原子而射出称为康普顿电子。光子本身改变了运动方向,同时能量降低,称为散射光子。

康普顿效应(Compton effect)产生的次级电子,又称反冲电子,继而再发生电子与物质的相互作用;产生的能量较低的散射光子,它还可以与其他电子再次发生康普顿散射,因此康普顿散射提供了以连续碰撞降低光子能量的方法,直至光子能量完全以光电效应被吸收。主要发生于入射光子能量为 200 KeV 至 3 MeV。

康普顿散射的概率和介质的电子密度成正比。实际上,除氢外几乎所有 1g 的物质都含有大致相同的电子数($\approx 3 \times 10^{23}$ 电子数/克),因此与物质的原子序数 Z 几乎无关。

(三) 电子对生成效应

当入射光子能量大于 1.022 MeV 时,其中 1.022 MeV 的能量在物质原子核电场作用下转化为一个正电子和一个负电子,称为电子对生成效应(electron pair production)。光子多余的能量就变成电子对的动能。

电子对生成效应产生的次级电子继而发生电子与物质的相互作用;湮没辐射的光子又可继续与物质发生作用,直到能量被完全吸收。电子对生成效应主要发生在入射光子能量较高的情况。

发生电子对效应与介质的 Z^2 成正比,与光子能量 E,甚至 $\ln E$ 成正比。

(四) 光子线的衰减规律与吸收系数

因散射引起的衰减远远小于因吸收导致的衰减量。因此,实际工作中,可以近似地认为,射线通过物质后其强度的衰减完全是由于物质对它的吸收所造成的。这种衰减可以用公式 $I_x = I_0 e^{-\mu x}$ 来表示,式中 I_0 和 I_x 分别是入射射线和透过厚度为 x cm 物质后射线的强度。

μ 为物质的线吸收系数,其意义是当射线通过物质时,在射线传播方向上,单位长度上射线强度的衰减程度(cm^{-1})。它与物质的种类、密度和射线波长有关。当射线透过单位长度(1cm)物质时强度衰减的程度,μ 值愈大,则强度衰减愈快。

由于线吸收系数与物质的质量有关,计算起来不方便。因此,实际中最常用的是物质的质量吸收系数 μ_m。$\mu_m = \mu / \rho$。于是有

$$I_x = I_0 e^{-\mu_m \rho x} \tag{2-2}$$

质量吸收系数的意义是单位重量物质对射线的衰减程度。

质量吸收系数与物质的密度和状态无关,而与物质的原子序数(即原子的种类)和入射 X 射线的波长有关。它们的关系为

$$\mu_m \approx K \lambda^3 Z^3 \tag{2-3}$$

单位质量物质(单位截面的 1g 物质)对射线的衰减程度,其值的大小与温度、压力等物质状态参数无关,但与射线波长及被照射物质的原子序数有关。

可见吸收系数反映了不同物质对射线的吸收程度。

二、带电粒子与物质的相互作用

当一定能量的带电粒子通过物质时,与该物质原子或原子核相互作用,由于能量损失,强度会逐渐减弱,即在物质中被吸收。带电粒子与物质相互作用的机制主要有三种:

(一) 弹性散射

入射带电粒子受到核电场的弱作用,使入射带电粒子改变运动方向,入射带电粒子和介质原子的总动能在相互作用前后保持不变。弹性散射(elastic scattering)使带电粒子与介质的原子、分子进行动能的交换,增加了分子不规则运动的动能使物质发热,因而使电子的一部分能量转化为热能($E_{热}$)。

(二) 非弹性散射

入射带电粒子与核外电子发生碰撞,使一部分动能转变为其他形式的能量,如产生轫致辐射(bremsstrahlung)或标识辐射。在碰撞前后入射带电粒子与原子的总动能发生了改变,这种碰撞称为非弹性散射(inelastic scattering)。

电子与物质原子的核外电子发生非弹性碰撞,使原子激发或电离,电子以此种方式损

失能量称为电离损失。电离损失的能量损失可由下式给出：

$$\left(-\frac{\mathrm{d}E}{\mathrm{d}x}\right)_{ion} = \frac{4\pi e^4}{mv^2} \cdot NZ\left[\ln\frac{2mv^2}{I}-1.2329\right] \tag{2-4}$$

式中 v 为电子速度，N、Z、I 分别为靶物质单位体积内的原子数、原子序数、平均激发能。由此看出，电离损失的能量与入射电子的速度、物质的原子序数、原子的平均激发能等因素有关。

当带电粒子通过物质时，与物质原子的核外电子发生静电作用，使核外电子脱离原子轨道而发生电离效应（ionization effect）。如果核外电子获得的能量不足以形成自由电子，只能由能量较低的轨道跃迁到能量较高的轨道，使整个原子处于能量较高的激发态，称为激发（excitation）。激发的原子不稳定，退激时可释放出光子或热量。

带电粒子受到物质原子核电场的作用，运动方向和速度都发生变化，能量减低，多余的能量以 X 射线的形式辐射出来，称为韧致辐射。

韧致辐射使电子的部分能量以 X 射线的形式放出，称为辐射损失。这主要在能量较高的电子与物质相互作用时发生。辐射损失 $\left(-\frac{\mathrm{d}E}{\mathrm{d}x}\right)_{rad} \propto \frac{Z^2}{m^2}NE$，式中 m、E 分别为入射电子的质量、能量，Z、N 分别为靶物质的原子序数和单位体积中的原子数。可以看出，射线在物质中的辐射损失与物质的 Z^2 成正比，与入射电子的能量成正比。

除电离损失和辐射损失两种能量损失外，射线在物质中与原子核的库仑场发生弹性散射，使粒子改变运动方向，因电子质量小，可能发生比较大角度的散射，还可能发生多次散射，因而偏离原射束方向，使入射方向上的射线强度减弱，这种机制成为多次散射。如果散射角超过 90°，这种散射称为反散射。

考虑一束初始强度为 I_0 的单能电子束，当穿过厚度为 x 的物质时，强度减弱为 I，其示意图见图 2-2-3-2。强度 I 随厚度 x 的增加而减小且服从指数规律，可表示为 $I=I_0\,\mathrm{e}^{-\mu x}$，式中 μ 是该物质的线性吸收系数。

不同物质的线性吸收系数有很大的差别，但随原子序数 Z 的增加，质量吸收系数 $\mu_m=\mu/\rho$（ρ 是该物质的密度）却只是缓慢地变化，因而常用质量厚度 $d=\rho\cdot x$ 来代替线性厚度 x，于是 $I=I_0\,\mathrm{e}^{-\mu_m d}$。

原子核 β 衰变放出高速电子的同时，还放出中微子，因此放出的电子并不是单一能量的，而是具有各种能量分布的连续能谱，因此 β 射线的吸收曲线并不精确地服从指数规律，图 2-2-3-3 是典型的 β 衰变的能谱图。从图中可以看出，有一最大能量 E_{max}，不同的核发生 β 衰变时，放出的电子能谱的 E_{max} 值不同，常以 E_{max} 代表 β 射线的特征能量。某些放射性核素会同时发射几种最大能量不同的 β 射线，这就会使实验得到的吸收曲线更为复杂，一般如图 2-2-3-4 所示。放射性核素 β 衰变还可能伴随 γ 射线，加之韧致辐射的影响，伴有 X 射线，使吸收曲线的尾部偏离指数规律，如图 2-2-3-4 所示。

具有一定最大能量的 β 射线，在具有一定吸收系数的物质中所能穿过的最大厚度，称为该射线在该物质中的最大射程。通常定义通过吸收物质后，射线强度降低到 $I/I_0=10^{-4}$ 时，所对应的吸收物质厚度 d 即为 β 射线的射程 R。在实际测量中吸收曲线的尾部由于 γ 射线和韧致辐射的存在而变平，因此只能根据曲线变平之前的下降趋势按直线外推至 $I/I_0=10^{-4}$ 处，从而得到 β 射线的射程 R。

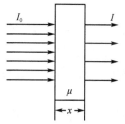
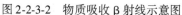

图 2-2-3-2　物质吸收 β 射线示意图

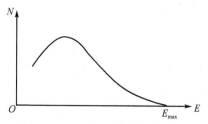

图 2-2-3-3　β 射线衰变的能谱图

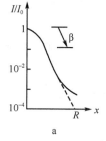
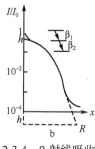
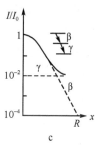

a　　　　　　　　b　　　　　　　　c

图 2-2-3-4　β 射线吸收曲线

如吸收物质是铝,则当射程 $R>0.3\text{g}/\text{cm}^2$ 时,β 射线的射程与 β 射线的最大能量之间,有经验公式相联系,$E=1.85R+0.245$,式中 E 为 β 射线的最大能量,单位为 MeV。当用质量厚度表示射程 R 时,对于原子序数相近的物质,射程也近似相同。公式不仅对铝适用,对那些原子序数与铝相近的物质也是适用的。图 2-2-3-5 给出 β 射线的射程 R 与其能量 E 之间的关系曲线,通过该曲线也可由射程求出对应的能量,也可由 β 射线的能量找出对应的射程。

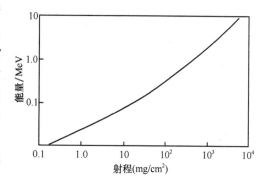

图 2-2-3-5　β 射线的射程与能量的关系

第四节　吸收剂量的测量

放射治疗的效果与肿瘤所吸收的辐射能量即吸收剂量直接相关,因此吸收剂量的测算和对放射治疗设备的校准是放射治疗的质量控制和质量保证的一项重要内容,也是放射治疗剂量学的一项重要内容,它将直接影响到肿瘤的受照剂量和治疗效果,因此需要定期测量。

一、剂量计探测射线的原理

剂量计测量电离辐射的原理是基于电离辐射与受照物质的相互作用所产生的效应。剂量测量方法分物理方法和化学方法两类,常用量热计法、空腔电离室法,其次是热释光、半导体和胶片等测量方法。

物理方法是通过测定受照物质吸收的能量在物质中产生的温度变化和电离效应等物理变化,以及测定已知能量的带电粒子束载带的电荷来确定吸收剂量。物理方法虽然是剂量测量的绝对方法,但设备昂贵,技术要求苛刻,其广泛应用受到限制,常用于一级标准刻度来校正其他剂量计。

化学方法是利用测量射线与物质作用所产生的化学效应,在一定的剂量范围内与吸收剂量成正比确定吸收剂量。化学剂量计制作简单,并可制成各种形状,不需要特殊的技术和设备,因此更适于日常工作使用。但化学剂量计必须用物理剂量方法校正。

(一)量热计法

任何一种物质,当其受到辐射照射后,其吸收的射线能量将以热的形式表现出来,吸收的能量越多,产生的热量亦越高。将介质吸收的能量与其释放的热量进行已知的吸收能量与热量的刻度,就可以定量给出吸收剂量的大小。量热计就是根据这一原理设计出的射线吸收剂量探测仪器。

在量热计内,放置一小体积的热敏感材料吸收体,并与周围介质达到热隔绝。吸收体吸收射线能量后,温度升高,借助于微型测温器件测出吸收体的温升,计算出吸收体吸收的能量。吸收剂量 $D=\dfrac{d\varepsilon}{dm}\approx\dfrac{dE}{dm}$,$dm$ 为吸收体质量,$d\varepsilon$ 为射线授予该吸收体的平均能量,dE 为以热量形式出现的能量。

热量的刻度是根据量热计内的导热系统计算出现的,即把已知的电能 dEc,通过导线引入电加热丝对吸收体加热,观察其相应的温升 dTc,这样 dEc/dTc 便表示每单位温升相应的能量吸收。

(二)电离室法

电离室(ionization chamber)是由处于不同电位的电极和限定在电极之间的气体组成,通过收集因辐射在气体中产生的电子或离子运动而产生的电讯号来定量测量电离辐射的探测器。

电离室法的测量原理为:通过测量电离辐射在与物质相互作用过程中产生的次级粒子的电离电荷量,由计算得出吸收剂量。可进行绝对剂量测量。

电离室剂量计(dosemeter with ionization chambers)是以电离室为探测器的测量吸收剂量的仪器,常见的有标准自由空气电离室和空腔电离室,通常由一个或几个电离室及平衡帽、测量单元和稳定性检验源组成。

电离室体积<1cm³,外径<1cm,电离室能量响应在 60～250kV。

(三)热释光法

热释光(thermoluminescence)法的测量原理为:根据晶体的能带理论,掺杂无机晶体被电离照射时,引起电离,部分获得足够能量的电子由价带跃迁到导带并在价带中形成空穴。俘获了电子的陷阱形成 F 中心;俘获了空穴的陷阱形成 H 中心。加热时 F 中心的电子和 H 中心的空穴获得足够能量时可以被释放出来,或者电子与空穴迅速复合,或者电子到导带后再与 H 中心的空穴或者空穴回到价带与电子复合。在复合过程中发出光来,称为热释光。加热放出的总光子数与发光中心释放出来的总电子数成正比,即正比于所吸收的辐射能量,所以测量在一定温度范围内释放出来的总发光量便可确定吸收剂量。

热释光剂量计是利用热致发光原理记录累积辐射剂量的一种仪器。将接收照射的这种剂量计加热,并用光电倍增管测量热释光输出,即可读出辐射剂量值。优点是即使搁置很长时间后,其读数衰减很少。热释光法是测量吸收剂量的绝对方法,适于测量各种类型射线的辐射剂量,其测量剂量率的范围为 10^{-4}～10^{4}Gy/s。

(四)半导体法

辐射在半导体(semiconductor)中产生的载流子(电子和空穴),在反向偏压电场下被收集,由产生的电脉冲信号来测量核辐射。

常用硅、锗做半导体材料,主要有三种类型:①在 n 型单晶上喷涂一层金膜的面垒型;②在电阻率较高的 p 型硅片上扩散进一层能提供电子的杂质的扩散结型;③在 p 型锗(或硅)的表面喷涂一薄层金属锂并进行漂移的锂漂移型。

高纯锗探测器有较高的能量分辨率,对 γ 辐射探测效率高,可在室温下保存,应用广泛。砷化镓、碲化镉、碘化汞等材料也有应用。

半导体法主要用于测量高能光子和电子束的相对剂量。

半导体剂量仪的缺陷有:①"暗"电流现象;②高能辐射轰击硅晶体,会使其晶格发生畸变,导致探头受损,灵敏度下降;③半导体剂量仪的灵敏度受环境温度、照射野大小以及脉冲式电离辐射场中剂量率的影响。

(五) 胶片法

受到照射的胶片经显影和定影,得到具有一定光密度的底片,其光密度与受到的剂量有一定的关系,可用黑度计数字化仪(digitizer)读取光密度(optical density)值,经校准,由测出的光密度和剂量校准曲线就可得到受照的剂量,并可转换成绝对剂量。

胶片剂量计(film dosimeter)是一种二维剂量仪,主要用于相对剂量测量,在剂量学中的应用主要有三个方面:①射野的平坦度和对称性。②获取临床常用的剂量学数据,如高能光子的离轴比、电子束的百分深度量和离轴比等。③验证剂量分布。

胶片剂量计可同时测量一个平面内所有的点剂量,快速获取辐射场的二维剂量分布,空间分辨率高。因此,对于肿瘤放射物理学中的常规剂量测量和放射治疗计划验证具有较好的实用价值。

二、吸收剂量的电离室测量法

电离室法是临床上监测组织内吸收剂最常用的方法。

临床上不便于直接测量人体肿瘤部位的吸收剂量,因此常选用水作为替代物进行测量,于是水箱便成为定期检测放疗设备性能指标的有效模型。利用指形电离室传感器测量水箱内部指定点的吸收剂量值,称为水吸收剂量。

水吸收剂量常用三维水箱系统测量。三维水箱系统包括三维水箱及升降平台(图 2-2-4-1)、剂量计、控制软件和计算机等。

剂量计是探测射线的元件,是能够指示、记录和测量辐射的材料或装置。常采用指形电离室剂量计(图 2-2-4-2)。

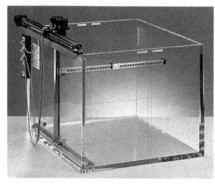

图 2-2-4-1　三维水箱和升降平台

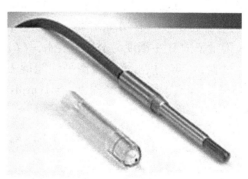

图 2-2-4-2　指形电离室剂量计

　　三维水箱的控制软件和计算机用来控制电离室剂量计在三维水箱中的运动方向,使电离室可以在 x 轴、y 轴、z 轴,甚至任意方向运动,从而得出一系列的吸收剂量曲线。

(一) 光子线水模体中的吸收剂量计算

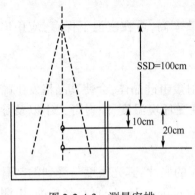

图 2-2-4-3　测量安排

　　首先确定被测量的光子线的辐射质,用剂量比 D_{20}/D_{10} 表示。测量时,三维水箱仪器安排如图 2-2-4-3。一般情况下,源至模体表面距离 SSD = 100cm,模体表面的光野为 10cm×10cm,射线束轴穿经光野中心,且与模体表面垂直。电离室有效测量点沿射线束轴移动,分别测出在 10cm 和 20cm 处的吸收剂量为 D_{10} 和 D_{20},求出剂量比 D_{20}/D_{10},从而确定校准深度 d 的值,一般 D_{20}/D_{10} ≤0.6 时,水中校准深度为 5cm,D_{20}/D_{10} >0.6 时,水中校准深度为 10cm。将电离室有效测量占放在校准深度上进行测量。水对空气的阻止本领比($S_{w,air}$)和扰动因子(P_u)可查表 2-2-4-1 获得。

　　然后根据公式 $D_w = M \cdot N_D \cdot S_{w,air} \cdot P_u \cdot P_{cel}$ 计算出在有效测量点处的水的吸收剂量。式中:M 为标准剂量计的读数,P_{cel} 为对电离室中心电极的修正。

表 2-2-4-1　$S_{w,air}$、P_u 与 D_{20}/D_{10} 的关系

D_{20}/D_{10}	$S_{w,air}$	P_u	D_{20}/D_{10}	$S_{w,air}$	P_u
0.44	1.135	0.997	0.61	1.111	0.995
0.47	1.134	0.995	0.63	1.105	0.995
0.49	1.132	0.994	0.65	1.099	0.996
0.52	1.130	0.993	0.66	1.090	0.997
0.54	1.127	0.993	0.68	1.080	0.998
0.56	1.123	0.993	0.69	1.069	0.999
0.58	1.119	0.993	0.71	1.059	1.000
0.60	1.116	0.995			

(二) 电子束在水模体中的吸收剂量计算

　　首先确定被测量的电子束的辐射质,即电子束在水模体表面的平均能量 E_0。

　　当 $SSD = 100cm$,根据标称能量 ≤15MeV;射野面积不小于 12cm×12cm,标称能量 >15MeV;射野面积不小于 20cm×20cm,电离室有效测量点沿电子束轴移动,测出吸收剂量率为最大剂量率的 50% 深度为剂量半值水深(R_{50}^D)。

　　通过表 2-2-4-2 找出水模表面平均能量 E_0,根据水模表面平均能量 E_0 确定其校准深度,当 $5 \leqslant E_0(MeV) < 10$,校准深度 $d = 1cm$;$10 \leqslant E_0(MeV) < 20$,校准深度 $d = 2cm$;$20 \leqslant E_0(MeV)$,校准深度 $d = 3cm$。

表 2-2-4-2　E_0 与 R_p 的关系

$E_0(MeV)$	6	8	10	12	14
$R_{50}^D(cm)$	2.5	3.4	4.3	5.1	6.0

通过查表根据 E_0 和 d 可确定电子射程 R_p 与 $S_{w,air}$ 的值。而电子束 P_u 的确定,首先要计算出校准深度处的平均能量(E_z):$E_z = E_0(1-d/R_p)$,然后查 E_z–P_u 表确定 P_u 值。

最后根据公式 $D_w(P_{eff}) = M \cdot N_D \cdot S_{w,air} \cdot P_u \cdot P_{cel}$ 计算出有效测量点处水中吸收剂量 $D_w(P_{eff})$。式中:M 为标准剂量计的读数,P_{cel} 为对电离室中心电极的修正。

(三)电离室空腔的空气吸收剂量校准因子的确定

电离室空腔的空气吸收剂量校准(N_D)的计算公式为:

$$N_D = N_X \cdot W/e \cdot K_{att} \cdot K_m \cdot 2.58 \times 10^{-4} \tag{2-5}$$

式中:N_X 由国家级初级标准剂量实验室(primary standard dosage laboratory,PSDL)或次级标准剂量实验室(secondary standard dosage laboratory,SSDL)对送检的剂量计同电离室进行测量后给出;W/e 为在空气中形成的离子对平均能耗,其值为 33.97 J/C;K_{att} 是校准电离室时,电离室壁及平衡帽对校准辐射的吸收和散射的修正;K_m 是电离室壁及平衡帽的材料对校准辐射空气等效不充分而引起的修正。

三、吸收剂量测量的应用

X 辐射、γ 辐射及电子线的吸收剂量测量是对放射治疗设备给出剂量的安全性、准确性进行检测的关键,还可用于放射治疗设备输出剂量的校准,剂量率、输出因子、楔形因子的测定,射线野的均整度、仪器稳定性的评价。

(彭志平)

第三章　X(γ)射线照射野剂量学

第一节　照射野及有关名词定义

射线束(beam):定义为 X(γ)射线自发射源沿放射轨迹辐射,某横截面中空间范围内总和。

射野中心轴(beam axis):定义为射线束的对称轴。临床上一般用放射源穿过照射野中心的连线表示射野中心轴。

照射野(field):定义为射线束经准直器准直后垂直通过模体,用模体表面的截面大小表示照射野的面积。在临床剂量学中规定模体内某一平面相当于中心轴剂量 50% 的等剂量曲线的延长线交于模体表面的区域定义为照射野的大小。

参考点(reference point):定义为模体表面下射野中心轴上某一点作为剂量计算或测量参考的点,由模体表面到参考点的深度记为 d_0。400kV 以下 X 射线,参考点取在模体表面($d_0=0$),对高能 X 射线或 γ 射线参考点取在模体表面下射野中心轴上最大剂量点位置($d_0=d_m$),该位置随能量变化而变化,并由能量决定。

校准点(calibration point):定义为在射野中心轴上指定的用于剂量校准的测量点。模体表面到校准点深度记为 d_c。

源皮距(source surface distance,SSD):定义为射野中心轴上放射源前表面到模体表面的距离。

源瘤距(source tumor distance,STD):定义为射野中心轴上放射源前表面到肿瘤内所考虑点的距离。

源轴距(source axis distance,SAD):定义为射野中心轴上放射源前表面到机架旋转轴或机器等中心的距离。

第二节　X(γ)射线照射野剂量分布的特点

一、百分深度剂量

(一) 百分深度剂量的定义

如图 2-3-1 所示,百分深度剂量(PDD)为射野中心轴上某一深度 d 处的吸收剂量率 $\dot{D}_d$ 与参考点深度 d_0 处剂量率 $\dot{D}_{d_0}$ 的百分比:

$$PDD = \frac{\dot{D}_d}{\dot{D}_{d_0}} \times 100\% \tag{3-1}$$

当 X 射线能量≤400kV 时,因参考点取在模体表面($d_0=0$),上式变为:

$$PDD = \frac{\dot{D}_d}{\dot{D}_s} \times 100\% \tag{3-2}$$

式中 $\dot{D}_s$ 为射野中心轴上皮肤表面剂量率。对高能 X(γ)射线,因参考深度取在射野中心轴上最大剂量点深度 d_m 处,上式变为:

$$PDD=\frac{\dot{D}_d}{\dot{D}_m}\times100\% \qquad (3-3)$$

式中 $\dot{D}_m$ 为射野中心轴上最大剂量点处剂量率。最大剂量点深度 d_m 随射线能量增加而增加,原则上说,应该按最大剂量点作为参考点,但实际上并非如此,射线能量<400kV X 射线时,参考点仍然放在表面上。

(二)百分深度剂量随射线能量变化

图 2-3-2-1 为各种能量 X(γ)射线的百分深度剂量

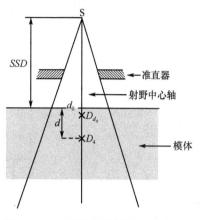

图 2-3-2-1　百分深度剂量定义示意图

曲线。随射线能量的增加,模体表面剂量下降,最大剂量点深度增加,百分深度剂量(最大剂量点后)增加。从表面到最大剂量深度区域称为剂量建成区域,此区域内剂量随深度增加而增加。

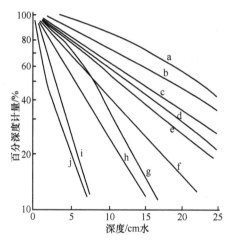

图 2-3-2-2　百分深度剂量随能量的变化

a. 22MV X 射线;b. 8MV X 射线;c. 4MV X 射线;d. ^{60}Co γ 射线;e. 2MV X 射线;f. ^{137}Cs γ 射线(SSD 35cm);g. 220kV(1.5mm Gu HVL)X 射线(SSD 50cm);h. ^{137}Cs γ 射线(SSD 15cm);i. 100kV(2.0mm Al HVL)X 射线(SSD 15cm);j. ^{226}Ra(lg)(SSD 5cm)

图 2-3-2-2 概括了临床放射治疗中常用的各种能量 X(γ)射线百分深度剂量曲线。从百分深度剂量曲线的角度看,22MV X 射线具有较大的优点。我国目前临床上常使用的为 ^{60}Co γ 射线和 6~18MV X 射线。普通 220kV X 射线使用则已不多,当个别需要小的百分深度剂量时,可以使用 ^{137}Cs γ 射线短距离治疗机。表层治疗时,100kV X 射线仍然使用,但它完全可以用 4~20MeV 高能电子束代替。

(三)射野面积和形状对百分深度剂量的影响

当射野面积很小时,由于达到某一点的散射线较少,因此模体表面下某一点的剂量 D_d 基本上是由原射线构成的;随着照射野面积增大,散射线逐渐增多,D_d 随之增加。开始时,随面积增加快,以后变慢。百分深度剂量随射野面积改变的程度受射线能量的影响。低能时(如 220kVX 射线),由于向各方向的散射线几乎同等,所以百分深度剂量随射野面积改变较大。高能时,由于散射线主要沿射线束方向,所以百分深度剂量随射野面积改变较小。对于 22MV、32MV 高能 X 射线,百分深度剂量几乎不随射野面积而变化。图 2-3-2-3 给出了三种不同能量射线的比较,可见高能射线比低能射线具有优越性,尤其当照射野较小时。

射野等效的物理意义是指如果使用的矩形或不规则形射野在其射野中心轴上的百分深度剂量与某一方形野相同时,该方形野称为所使用的矩形或不规则形射野的等效射野。临床上经常使用简便的面积/周长比法。如果使用的矩形野和某一方形野的面积/周长比值相同,则认为这两种射野等效,即射野中心轴上百分深度剂量相同。设矩形野的长、宽边

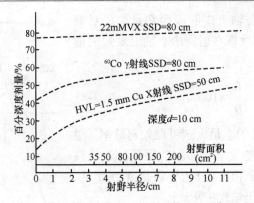

图 2-3-2-3　三种不同能量射线射野面积对百分深度剂量的影响

分别为 a 和 b；方形野的边长为 s，根据面积/周长比相同的方法有

$$A/p = \left[\frac{a \times b}{2(a+b)}\right]_{矩形} = \left[\frac{s}{4}\right]_{方形} \tag{3-4}$$

所以 $s = 2ab/(a+b)$

对半径为 r 的圆形野，只要其面积与某一方形野的近似相同，可认为等效，即

$$s = 1.8r$$

表 2-3-2-1　矩形野的等效方野边长

边长/cm	1	2	4	6	8	10	12	14	16	18	20	22	24	26	28	30
2	1.4	2.0														
4	1.7	2.7	4.0													
6	1.9	3.1	4.8	6.0												
8	2.1	3.4	5.4	6.9	8.0											
10	2.2	3.6	5.8	7.5	8.9	10.0										
12	2.2	3.7	6.1	8.0	9.6	10.9	12.0									
14	2.3	3.8	6.3	8.4	10.1	11.6	12.9	14.0								
16	2.3	3.9	6.4	8.6	10.5	12.2	13.7	14.9	16.0							
18	2.3	3.9	6.6	8.9	10.8	12.7	14.3	15.7	16.9	18.0						
20	2.3	4.0	6.7	9.0	11.1	13.0	14.7	16.3	17.7	18.9	20.0					
22	2.4	4.0	6.8	9.1	11.3	13.3	15.1	16.8	18.3	19.7	20.9	22.0				
24	2.4	4.1	6.8	9.2	11.5	13.5	15.4	17.2	18.8	20.3	21.7	22.9	24.0			
26	2.4	4.1	6.9	9.3	11.6	13.7	15.7	17.5	19.2	20.9	22.4	23.7	24.9	26.0		
28	2.4	4.1	6.9	9.4	11.7	13.9	15.9	17.8	19.6	21.3	22.9	24.4	25.7	27.0	28.0	
30	2.4	4.1	6.9	9.4	11.7	13.9	16.0	18.0	19.9	21.7	23.3	24.9	26.4	27.7	29.0	30.0

（四）源皮距对百分深度剂量的影响

在实际治疗时，我们需要根据照射的要求改变 SSD，我们需要将一种 SSD 条件下的 PDD 转换成另一种 SSD 条件下的 PDD。

考虑（图 2-3-2-4）源 S_1，S_2 照射皮肤上的 P_1 和 P_2 点，在最大剂量深度 d_m 处的面积均为 A_0，皮肤下某一深度 d 处，面积为 A_1，A_2。根据百分深度剂量特性和距离平方反比定律，

Q_1点百分深度剂量为：

$$PDD(d_1,f_1,A_0) = 100\% \cdot \left(\frac{A_0}{A_1}\right) \cdot e^{-\mu(d-d_m)}$$

$$= 100\% \times \left(\frac{f_1+d_m}{f_1+d}\right)^2 \cdot e^{-\mu(d-d_m)} \cdot K_s \quad (3\text{-}5)$$

式中 $e^{-\mu(d-d_m)}$ 为指数衰减定律引起的原射线的衰减；K_s 为射野面积即散射线的影响。对相同面积的射野，若 $f_2 > f_1$，则 $d/f_1 > d/f_2$，说明 f 变短时，d/f 值变大，根据上式计算的百分深度剂量随深度变化较快，所以近距离治疗机的百分深度剂量较小，远距离治疗机的百分深度剂量较高。

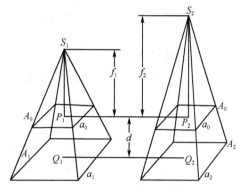

图 2-3-2-4 源皮距对百分深度剂量的影响

同样，Q_2点的百分深度剂量为

$$PDD(d_1,f_2,A_0) = 100\% \times \left(\frac{f_2+d_m}{f_2+d}\right)^2 \cdot e^{-\mu(d-d_m)} \cdot K_s \quad (3\text{-}6)$$

两式相比，测的源皮距从 f_1 增加到 f_2 时，两种源皮距下的 PDD 比值为

$$\frac{PDD(d_1,f_2,A_0)}{PDD(d_1,f_1,A_0)} = \left(\frac{f_2+d_m}{f_2+d}\right)^2 \times \left(\frac{f_1+d}{f_1+d_m}\right)^2 = F \quad (3\text{-}7)$$

两百分深度剂量之比，称为 F 因子。在 d_m 处射野面积相同，但由于源皮距不同，较短源皮距的深度 d 处的射野比较长源皮距的深度 d 处的射野要大，散射条件不同，因此百分深度剂量随源皮距增加的程度始终小于 F。对低能 X 射线，一般用 $(F+1)/2$ 因子代替 F，可近似将一种源皮距的百分深度剂量换算为另一种源皮距的百分深度剂量。

二、组织空气比

（一）组织空气比定义及其影响因素

1. 组织空气比的定义

$$PDD = \frac{\dot{D}_t}{\dot{D}_{ta}} \times 100\% \quad (3\text{-}8)$$

式中 $\dot{D}_t$ 为射野中心轴上肿瘤中心（旋转中心）处小体积软组织中的吸收剂量率；$\dot{D}_{ta}$ 为同一空间位置空气中一小体积软组织内的吸收剂量率。上式定义的组织空气比，在实际测量中会比较困难。^{60}Co γ 射线能量以下的低能 X 射线，因电子平衡可以建立，$\dot{D}_{ta}$ 可以测量；^{60}Co γ 射线能量以上的高能 X 射线因电子平衡不能建立，D_{ta} 无法测量，上式不能用，可用组织最大剂量比（TMR）代替。

2. 源皮距对组织空气比的影响 组织空气比是比较两种不同散射条件下空间同一点的吸收剂量率之比。组织空气比的一个重要物理性质是其值的大小与源皮距无关。因此，组织空气比可以理解为无限源皮距处的百分深度剂量。对临床上常用的源皮距，由百分深度剂量换算到组织空气比时引起的误差不超过 2%。

3. 射线能量、组织深度和射野大小对组织空气比的影响

组织空气比随射线能量、组织深度和射野大小的变化类似于百分深度剂量。对高能 X(γ)射线，组织空气比从表面开始先随组织深度增加而增加，达到最大值后，随深度增加而减少。窄束或零野照射时,由于没有散射线,在最大剂量深度以后,组织空气比近似随深度增加呈指数衰减。

(二) 反散因子

反散因子(BSF)定义为射野中心轴上最大剂量深度处的组织空气比:

$$BSF = TAR(d_m, FSZ_{d_m}) \text{ 或 } BSF = \frac{\dot{D}_m}{\dot{D}_{ma}} \qquad (3-9)$$

式中 FSZ_{d_m} 为深度 d_m 处的射野大小;$\dot{D}_m$、$\dot{D}_{ma}$ 分别为射野中心轴上最大剂量深度处模体内和空气中的吸收剂量率。反向散射决定于患者身体的厚度、射线的能量及射野面积和形状,而与源皮距无关。

(三) 不同源皮距百分深度剂量的计算

F 因子法只考虑了源皮距的影响,没有考虑到计算深度处射野面积随源皮距变化的影响,误差较大。用组织空气比与百分深度剂量的关系,进行不同源皮距百分深度剂量的换算,精度较高。

设 $SSD = f_1$ 时的百分深度剂量为 PDD_1,求 $SSD = f_2$ 时的百分深度剂量为 PDD_2,深度和射野大小相同。利用组织空气比和 F 因子进行不同源皮距的百分深度剂量换算时,当没有组织空气比表可查时,可用下式进行换算:

$$PDD_2(d, FSZ, f_2) = PDD_1\left(d, \frac{FSZ}{\sqrt{F}}, f_1\right) \cdot \frac{BSF(FSZ/\sqrt{F})}{BSF(FSZ)} \cdot F \qquad (3-10)$$

(四) 散射空气比

散射空气比(SAR)定义为模体内某一点的散射剂量率与该点空气中吸收剂量率之比。与组织空气比的性质类似,散射空气比与源皮距无关,只受射线能量、组织深度和射野大小的影响。

因为模体内某一点的散射剂量等于该点的总吸收剂量与原射线剂量之差,因此某射野 FSZ,在深度 d 处的散射空气比在数值上等于该野在同一深度处的组织空气比减去零野的组织空气比:

$$SAR(d, FSZ_d) = TAR(d, FSZ_d) - TAR(d, 0) \qquad (3-11)$$

式中 $TAR(d, 0)$ 为零野的组织空气比。零野的物理意义是没有散射线,$TAR(d, 0)$ 表示射野的原射线的剂量。

三、组织最大剂量比

(一) 原射线和散射线

模体中任意一点的剂量为原射线和散射线剂量贡献之和。

原射线是指从放射源(或 X 射线靶)射出的原始 X(γ)光子,它在空间或模体中任意一点的注量遵从平方反比定律和指数吸收定律。

散射线包括:①线与准直器系统相互作用产生的散射线光子,准直器系统包括一级准直器、均整器、治疗准直器、射线挡块等;②线以及穿过治疗准直器和射野挡块后的漏射线光子与模体相互作用后产生的散射线。区别上述两种散射线是很重要的,如加射野挡块时,对射野输出剂量虽有影响,但影响很小,一般不到1%,但减少了模体内的散射剂量。源于一级准直器、均整器、治疗准直器(包括射野挡块)的散射线的射线质比较硬,穿透力比较强,对输出剂量的影响类似于原射线,故一般将这种散射线归属于始发于放射源(或 X 射线靶)原射线的范围,称为有效原射线,由它们产生的剂量之和称为有效原射线剂量,而将模体散射线产生的剂量单称为散射线剂量。这样规定以后,模体中射野内任意一点的原射线剂量可理解为模体散射为零时的该射野的百分深度剂量。

(二)射野输出因子和模体散射因子

受有效原射线中的原射线和准直器系统的散射线影响,射野输出剂量(照射量率或吸收剂量率)随射野面积增大而增加,描述这种变化关系的称为射野输出因子(OUF)。它定义为射野在空气中的输出剂量率与参考射野(一般为 10cm×10cm)在空气中的输出剂量率之比。此处定义的射野输出因子(OUF)就是准直器散射因子 S_c:

$$P_{有效}(FSZ) = P_{源}(FSZ) + (FSZ) \cdot f_c P_{源}(FSZ) \tag{3-12}$$

根据射野输出因子或准直器散射因子 S_c 的定义,则有

$$S_c(FSZ) = \frac{P_{有效}(FSZ)}{P_{有效}(FSZ_0)} \tag{3-13}$$

$$S_c(FSZ) = \frac{1 + f_c(FSZ)}{1 + f_c(FSZ_0)} \tag{3-14}$$

式中 FSZ 和 FSZ_0 分别为使用射野和参考射野(10cm×10cm)的大小。

由上式可知,准直器系统所产生的散射线对剂量贡献主要来自于一级准直器和均整器所产生的散射线,治疗(或二级)准直器所产生的散射线对 $S_c(FSZ)$ 的影响很小(<1%)。因此,治疗准直器(包括射野挡块)只作为有效原射线的开口影响 S_c 的大小,它本身产生的散射线对 S_c 的影响可以忽略。

如图 2-3-2-5 所示,射野输出因子一般用带有剂量建成套的电离室在空气中直接测量不同大小射野的剂量率,与 10cm×10cm 参考射野的剂量率相除后获得 OUF 或 S_c 随射野大小的变化。

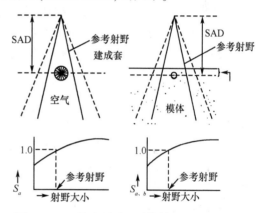

图 2-3-2-5 输出因子和总散射因子定义示意图

模体散射校正因子 (S_p) 定义为射野在模体内参考点(一般在最大剂量点)深度处的剂量率与准直器开口不变时参考射野(10cm×10cm)在同一深度处剂量率之比(图 2-3-2-6)。根据定义,S_p 原则上可按图示方法测量,即保持准直器开口相同时,改变模体的散射范围,但实际操作中尚有许多困难,需要根据下式进行计算:

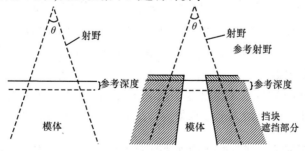

图 2-3-2-6 模体散射校正因子定义示意图

$$S_p(FSZ) = S_{c,p}/\mathrm{OUF} = S_{c,p}/S_c \tag{3-15}$$

式中 $S_{c,p}$ 为准直器和模体的散射线造成的总散射校正因子,定义为射野在模体中的输出剂量率与参考射野($10\mathrm{cm} \times 10\mathrm{cm}$)在模体中的输出剂量率之比。上述 $\mathrm{OUF}(S_c)$ 和 S_p(通过 $S_{c,p}$)的测量只适用于方形野。矩形野测量时需使用通过转换的边长为 s 的相应方形野的 S_c 和 S_p 值。

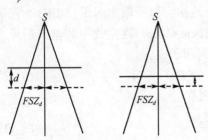

图 2-3-2-7　组织模体比和组织最大剂量比
定义示意图

(三) 组织模体比和组织最大剂量比

组织模体比(TPR)定义为模体中射野中心轴上任意一点的剂量率与空间同一点在模体中射野中心轴上参考深度(t_0)处同一射野的剂量率之比(图 2-3-2-7):

$$TPR(d, FSZ_d) = \frac{\dot{D}_d}{\dot{D}_{t_0}} \tag{3-16}$$

式中 $\dot{D}_d$ 为模体中射野中心轴上深度 d 处的剂量率;$\dot{D}_{t_0}$ 为空间同一位置参考深度处的剂量率;参考深度 t_0 通常取 5cm 或 10cm。

相应的散射线部分定义为散射模体剂量比(SPR)。由于 TPR、SPR 的定义形式与前述 TAR、SAR 的类似,所以性质也相似。TPR 中深度 t_0 原则上取最大剂量点深度 d_m 及 d_m 以后任何深度都可以,但最好要与临床剂量学中常用的参考深度 d_0 相同,便于各种量之间的换算。当 $t_0 = d_m$ 时,TPR 变为 TMR:

$$TMR(d, FSZ_d) = TPR(d, FSZ_d)_{t_0 = d_m} = \frac{\dot{D}_d}{\dot{D}_{d_m}} = \frac{\dot{D}_d}{\dot{D}_m} \tag{3-17}$$

$\dot{D}_m$ 为空间同一位置最大剂量点深度处的剂量率。TMR 是 TPR 的一个特殊情况。对相同 X(γ)射线的能量,因为 d_m 常随射野增大而减小,随源皮距增加而加大,故 d_m 应取最小射野和最长源皮距时的值。

定义的 TMR 称为组织最大剂量比,从它的定义可以看出,构成 TMR 的散射线剂量虽然随射野增大而增加,但这种效应与模体的散射有关,而与准直器的散射无关,因此零野的 $TMR(d,0)$ 代表有效原射线剂量。

TMR 与百分深度剂量的关系可用下式表示:

$$TMR(d, FSZ_d) = PDD(d, FSZ, f) \times \left(\frac{f+d}{f+d_m}\right)^2 \times \left[\frac{S_p(FSZ_m)}{S_p(FSZ_d)}\right] \tag{3-18}$$

其中,

$$f = PDD, FSZ_d = FSZ \times \left(\frac{f+d}{f}\right), FSZ_m = FSZ \times \left(\frac{f+d_m}{f}\right) \tag{3-19}$$

对 ${}^{60}\mathrm{Co}$ γ 射线,因组织空气比已有标准表,可用下式将 TAR 转换成 TMR 值:

$$TMR(d, FSZ_d) = TAR(d, FSZ_d)/BSF(FSZ_d) \tag{3-20}$$

(四) 散射最大剂量比

散射最大剂量比(SMR)定义为模体中射野中心轴上任意一点的散射线剂量率与空间同一点模体中射野中心轴上最大剂量点处有效原射线剂量率之比,可用下式计算:

$$SMR(d, FSZ_d) = TMR(d, FSZ_d) \cdot \frac{S_p(FSZ_d)}{S_p(0)} - TMR(d,0) \tag{3-21}$$

根据散射最大剂量比和散射空气比的定义,对 ${}^{60}\mathrm{Co}$ γ 射线,SMR 值与 SAR 值相等。但

对高能 X 射线,SMR 值必须按上式计算。因在最大剂量点处 TMR 值等于1,SMR 在该点的值为

$$SMR(d_m, FSZ_m) = \frac{S_p(FSZ_m)}{S_p(0)} - 1 \qquad (3\text{-}22)$$

四、等剂量分布与射野离轴比

(一)等剂量分布

实际治疗中,需要了解模体中射野中心轴以外诸点的剂量。将模体中百分深度剂量相同的点连起来,即构成等剂量曲线。

图 2-3-2-8 示出了 ^{60}Co γ 射线固定源皮距（SSD）和等中心（SAD）照射时平野的等剂量曲线。从图可看出 X(γ)射线等剂量曲线的下述特点:①深度处,射野中心轴上的剂量最高,向射野边缘剂量逐渐减少。基于这种特点,为了在模体中较大深度处得到较平坦剂量分布,直线加速器的均整器经过设计使其剂量分布在靠近模体表面处,中心轴两侧的剂量分布偏高一些。②野边缘附近（半影区）,剂量随离轴距离增加逐渐减少。这种减少,一方面由于几何半影、准直器漏射引起;另一方面由于侧向散射的减弱引起。由几何半影、准直器漏射和侧向散射引起的射野边缘的剂量渐变区称为物理半影,通常用80%与20%等剂量线间的侧向距离表示物理半影的大小。③边缘以外的半影区的剂量主要由模体的侧向散射、准直器的漏射线和散射线造成。④其范围外较远处的剂量由机头漏射线引起。

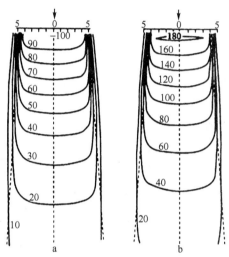

图 2-3-2-8　^{60}Co γ 射线固定源皮距和等中心
照射时等剂量分布

a. ^{60}Co $SSD = 80$cm,$FSZ = 10$cm×10cm;b. ^{60}Co,
$SAD = 100$cm,$FSZ = 10$cm×10cm,$SSD = 90$cm

图 2-3-2-9 中表示模体中 10cm 深度处 ^{60}Co γ 射线 10cm×10cm 射野的离轴剂量分布。虚线是以 50% 等剂量线标定的灯光（几何）野的边缘。

射线能量不仅影响百分深度剂量的大小,而且影响等剂量分布的形状和物理半影的宽度。半影越大,线束边缘等剂量曲线的弯曲越明显。高能射线,由于靶体积很小,几何半影几乎为零,但因准直器的漏射和少量的侧向散射,仍然有物理半影。

射野平坦度和射野对称性是描述射野剂量分布特性的一个重要指标。射野平坦度通常定义为在等中心处（位于 10cm 模体深度下）或标称源皮

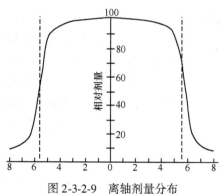

图 2-3-2-9　离轴剂量分布

^{60}Co,$SSD = 80$cm,$d = 10$cm,$FSZ = 10$cm×10cm,
虚线指示 10cm 深度处几何边缘

距下 10cm 模体深度处,最大射野 L 上的 80% 宽度内（图 2-3-2-10）最大、最小剂量偏离中心轴剂量的相对百分数 m。按国际电子委员会（IEC）标准,射野平坦度应在 ±3% 之内。为得

到 10cm 深度处好的射野平坦度,在均整器设计和调整时,允许在近模体表面($d<10cm$)深度处射野中心轴两侧剂量有"隆起"现象,但最大偏离不能超过 7% 。上述条件在 80% 射野宽范围内,取偏离中心轴任一对称的两点的剂量率的差值与中心轴上剂量率的比值的百分数称为射野对称性(图 2-3-2-11),其大小亦应不超过±3% 。

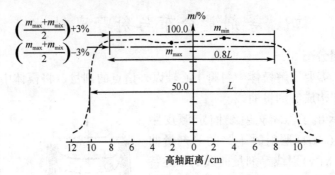

图 2-3-2-10　射野平坦度定义示意图

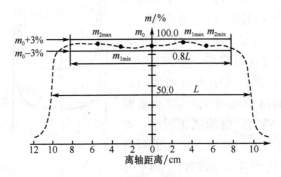

图 2-3-2-11　射野对称性定义示意图

　　射野平坦度和射野对称性也可在空气中测量,测量电离室必须附加剂量建成套,结果即为模体最大剂量深度处的原射线离轴比(排除了模体散射的影响)。

(二) 加速器 X 射线束射线质变化规律

　　加速器机头中均安装了 X 射线均整器,使得在治疗距离处可以得到边长 35 ~ 40cm 大小,满足一定平坦度和对称性要求的治疗用射野。均整器的锥形结构对沿准直器轴线的射线吸收最多,对偏离准直器轴线的射线吸收逐渐减少,造成射线质在准直器轴线上最硬,随离轴距离增大逐渐变软。这种变化可以用射线在水介质中的窄束线性衰减、线性吸收系数 $\mu(x,y)$ 或半价层离轴变化函数 $HVL(x,y)$ 来表示。其中 (x,y) 表示离轴点在等中心平面内的相应坐标位置。对于平野,射线质是径向对称的 $\mu(x,y)$ 转换为 $\mu(r)$,$HVL(x,y)$ 转换为 $HVL(r)$。射线质随深度的变化很小,一般可忽略不计。

(三) 射野离轴比

　　射野离轴比(OAR)是射野等剂量曲线分布的另一种表示方法。如图 2-3-2-12 所示坐标系,通过射野中心轴 $y=0$ 平面(x,z)内任意一点的剂量率 $\dot{D}_d(x,d)$ 可表示为同深度处射野中心轴上剂量率 $\dot{D}(0,d)$ 与偏离中心轴剂量率偏离值 $R(x,d)$ 的乘积:

$$\dot{D}_d(x,d)=\dot{D}(0,d)\cdot R(x,d) \tag{3-23}$$

式中 $\dot{D}(0,d)$ 为某一平面内射野中心轴上的剂量率，$R(x,d)$ 即为 OAR。OAR 定义为射野中任一点 (x,y,d) 的剂量率 $\dot{D}(x,y,d)$ 与同一深度平面内射野中心轴上的剂量率 $\dot{D}(0,0,d)$ 之比：

$$OAR(x,y,d)=R(x,y,d)=\frac{\dot{D}(x,y,d)}{\dot{D}(0,0,d)} \qquad (3\text{-}24)$$

OAR 的大小反映了与射野中心轴垂直的射野截面内的剂量分布的情况(图2-3-2-13)。影响射野中心轴百分深度剂量的因素有射线的能量、组织深度、射野大小和源皮距;而对离轴比值影响较大的因素有源到准直器距离、准直器设计、加速器束流均整器的设计、放射源的大小等。特别是对 ^{60}Co 治疗机，由于放射源有一定的体积，造成的 ^{60}Co 半影随机器不同而异，因半影大小的不同，造成射野截面的剂量分布也有较大差别。^{60}Co γ 射线束的离轴比值和加速器 X 射线束在较大深度处的离轴比值均小于或等于1，并随离轴距离增加而减小。加速器中因有束流均整器，造成射野中心处射线质较硬，边缘处射线质较软。

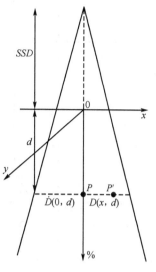

图 2-3-2-12　射野坐标系

五、楔形照射野

为适应临床治疗的需要，通常在射线经过的路径上加特殊滤过器或吸收挡块，对线束进行修整，获得特定形状的剂量分布。楔形滤过板(简称楔形板)是最常用的一种滤过器。楔形板通常是用高密度材料如铜或铅做成的楔形挡块(图2-3-2-14)。σ 为楔形板的楔角，它和下述的楔形角 α 有一定的比例关系，但不等于楔形角 α。$W(AB)$ 为楔形板的板宽，$L(BC)$ 为楔形板的板长。楔形板连同固定托架通常放在准直器上侧近源位置(如 Philips SL 系列加速器)或准直器下侧远源位置(如 Varian 或 Siemens 加速器及 ^{60}Co 治疗机)，但当放在后者位置时，必须保证楔形板离开模体表面或皮肤至少 15cm，避免增加高能 X(γ) 射线的皮肤剂量。

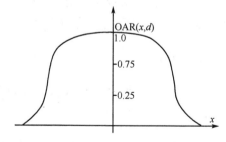

图 2-3-2-13　z 轴方向离轴比值随离轴距离的变化

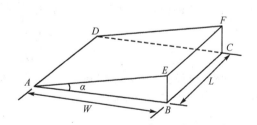

图 2-3-2-14　楔形板示意图

(一)楔形野等剂量分布与楔形角

按国际辐射单位与测量委员会(ICRU)统一规定，楔形板对平野剂量分布的修正作用，用楔形角 α 表示(图2-3-2-15)，并且楔形角应定义在某一参考深度处。当具有一定能量的 X(γ) 射线入射人体后，随深度的增加，射线的能量因散射线愈来愈多而逐渐减低，因此楔形野的等剂量曲线(如90%,80%,60%,50%,……)不可能彼此平行。亦即是说，楔形角 α 随深度

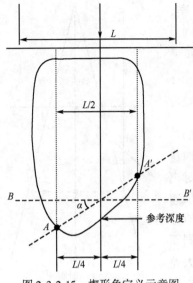

图 2-3-2-15　楔形角定义示意图

增加愈来愈小。入射线能量愈低,如深部 X 射线,α 随深度变化愈大;入射线能量愈高,α 随深度变化愈小。

因为楔形板多数用来治疗其深度不大于 10cm 的肿瘤,因此 ICRU 第 24 号报告中建议用 10cm 作为楔形角的定义深度。按照 IEC 976 标准,如图 2-3-2-15,在 10cm 参考深度处的某一条等剂量曲线与 1/2 射野宽的交点连线 AA',与通过射野中心轴垂直线 BB' 的夹角定义为楔形角 α。传统用的楔形角为 15°、30°、45°、60°。随着楔形板用途的拓展,楔形角可变的楔形板成为广大放疗工作者所关心的一个重点,一楔多用楔形板和动态楔形野就是为此而设计的。

(二) 楔形因子

楔形板不仅改变了平野的剂量分布,也使射野的输出剂量率减少。楔形因子(F_w)定义为加楔形板和不加楔形板时射野中心轴上某一点剂量率之比:

$$F_w = \frac{\dot{D}_{dw}}{\dot{D}_d} \tag{3-25}$$

楔形因子一般用测量方法求得,测量深度随使用的射线能量不同而不同,但建议取楔形角 α 定义的深度,即 $d=10$cm。楔形板的存在对射线束的能量的影响的程度依入射线能量的不同而不同;低能 X 射线,加入楔形板后使其射线质变硬;^{60}Co γ 射线因是单能,不受影响;高能 X 射线影响较小。因楔形板大多用在 ^{60}Co 治疗机和加速器上,因此可以近似认为,加入楔形板之后,射野的有关参数如反散因子、百分深度剂量、组织空气比、组织最大剂量比等仍与平野的相同;同时楔形因子也不随射野中心轴上的深度变化而改变。

楔形因子必须对所使用的射野及其相应的楔形系统进行测量。加上楔形板以后,虽然对射野的百分深度剂量、组织空气比和组织最大剂量比的影响较小,但为了便于剂量计算,有必要定义一个楔形野的百分深度剂量。它定义为模体中楔形野中心轴上某一深度处的吸收剂量率 D_{dw} 与某一固定参考点处吸收剂量率之比。固定参考点仍选为无楔形板时,同样大小照射野,在最大剂量深度处,吸收剂量率为 D_m,根据定义,楔形板的百分深度剂量 PDD_w 为

$$PDD_w = \frac{\dot{D}_{dw}}{\dot{D}_m} = \frac{\dot{D}_d \cdot F_w}{\dot{D}_m} = \frac{\dot{D}_d}{\dot{D}_m} \cdot F_w = PDD_{\text{平}} \cdot F_w \tag{3-26}$$

即楔形野的百分深度剂量等于相同大小射野的不加楔形板时平野的百分深度剂量 $PDD_{\text{平}}$ 与楔形因子 F_w 的乘积。

(三) 一楔合成

如前所述,由于楔形板用途的拓展,传统的四种规格楔形板已不能满足要求。现代新型直线加速器上均装有一楔合成楔形板。所谓一楔合成,就是将一个楔形角较大如取楔形角等于 60°的楔形板作为主楔形板,按一定的剂量比例与平野轮流照射,合成 0~60°间任意楔形角的楔形板。设主楔形板的楔形角为 $\alpha_n(\alpha_n = 60°)$,合成后的楔形野的楔形角为 α,两者的关系为

$$\text{tg}\alpha = K \cdot \text{tg}\alpha_n \tag{3-27}$$

式中 K 为平野和 α_n 主楔形野的肿瘤剂量配比,即

$$K = \frac{D_{\alpha_n}}{D_{\alpha_n} + D_{平}}$$

式中 D_{α_n} 为主楔形野给予肿瘤的剂量;$D_{平}$ 为平野给予肿瘤的剂量。设主楔形野的楔形因子为 $F_{W_{an}}$(由测量得到),合成后的楔形角为 α 的楔形野的楔形因子为 $F_{W\alpha}$,根据楔形因子的定义可得到

$$F_{W\alpha} = \frac{F_{W_{an}}}{(1-K)F_{W_{an}} + K} \tag{3-28}$$

平野和主楔形野在处方剂量中所占的剂量份额配比为

$$D_{m平} = \frac{(1-K)F_{W_{an}}}{(1-K)F_{W_{an}} + K} \tag{3-29}$$

$$D_{ma_n} = \frac{K}{(1-K)F_{W_{an}} + K} \tag{3-30}$$

(四) 动态楔形野

固定角度的楔形板及一楔合成用的主楔形板均称为物理楔形板。虽然一楔合成可以生成0°~60°任意角度的楔形野,但它们的楔形角一旦确定,整个射野内的剂量分布几乎不变。物理楔形板是一种特殊射线滤过器,对射线质还是有些影响,特别是沿楔形方向;加物理楔形板后射野输出剂量率减低,照射时间加长。采用动态楔形板可以克服上述物理楔形板存在的问题,动态楔形野是利用独立准直器的运动实现的。如图 2-3-2-16 所示,开始时,左右准直器叶片各处于射野边缘位置;照射开始后,假设左叶片不动,右叶片运动到"1"位置,照射一段时间,再移动到"2"位置,照射一段时间……如此前进,直到与左叶片重合。因 P_1 点照射时间最长,P_n 点时间最短,形成图示的时间分布,经刻度后,变为剂量分布。如果右叶片在每个位置上停留时间相等,则形成类似固定角度的物理楔形板形成的楔形照射野。如果右叶片每步停留时间不等或左右叶片同时分步运动,可造成任意要求的剂量分布(图 2-3-2-17)。动态楔形野不仅可以替代物理楔形板,而且是实现一维调强的理想方式。如果两对独立准直器都可以运动的话,可实现二维调强。

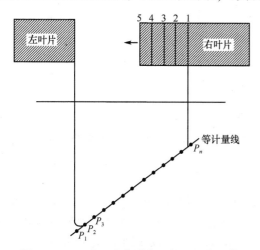

图 2-3-2-16 独立准直器产生的一维线性等
剂量分布

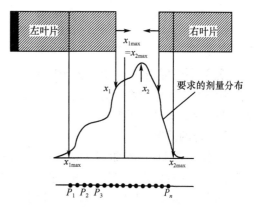

图 2-3-2-17 独立准直器产生任意要求的一
维非线性剂量分布

六、人体曲面和组织不均匀性的修正

（一）均匀模体和人体之间的差别

均匀模体和标准水模体与实际病体存在下面两个差别：①大小与实际病体有差别。将在模体中测量的数据或计算的数据应用到具体人体时，应该进行校正工作。②组织替代材料的成分、密度与实际病体存在差别。人体主要由肌肉、脂肪、骨（海绵状骨和实质性骨）、气腔（如气管、喉、上颌窦腔等）以及肺组织等组成，均匀模体只模拟人体的肌肉软组织。因此，将模体中获得的剂量分布应用到实际人体时，对不同的组织要进行不同的校正。

（二）人体曲面的校正

目前有三种方法进行人体曲面的校正：

1. 空气比或组织最大剂量比方法

校正因子 C_F 为

$$C_F = \frac{TAR(d-h, FSZ_d)}{TAR(d, FSZ_d)} \tag{3-31}$$

式中 FSZ_d 为深度 d 处的射野宽度。

2. 源皮距方法

$$PDD'_B = PDD_B \cdot \left(\frac{f+d_m}{f+h+d}\right)^2 \tag{3-32}$$

式中 PDD_B 为假设源皮距 $f=80$cm 取在 $S''S''$ 平面时的百分深度剂量。同样，PDD'_B 为取在 $S'S'$ 平面时的百分深度剂量。

3. 剂量曲线移动法

由于深度 h 处的空气代替了组织，致使 B 点剂量升高，即同等剂量曲线下移，下移距离 t 等于

$$t = K \cdot h \tag{3-33}$$

式中 K 为移动系数，具体数值见表 2-3-2-2。

表 2-3-2-2　不同能量射线的移动系数

射线能量	K 值	射线能量	K 值
150kV 至 1MV X 射线	0.8	15~30MV X 射线	0.5
1~5MV X 射线	0.7	>30MV X 射线	0.4
5~15MV X 射线	0.6		

（三）不均匀组织对剂量分布影响的校正方法

组织不均匀性对剂量分布的影响可以归结为两类，即改变了原射线的吸收和散射线的分布和改变了次级电子的注量分布。它们对剂量影响的相对重要性取决于吸收剂量计算点所在位置的情况。

1. 组织空气比或组织最大剂量比法

骨、肺组织对剂量分布的影响，在康普顿效应占主要的能量段，主要由密度引起，而骨、肺组织密度的具体数值因人而异，一般人的肺密度在 $0.26 \sim 0.4$g/cm³，个别人可达 1.10g/cm³。通常我们取 $\rho = 0.3$g/cm³。校正因子 C_F 定义为

$$C_F = \frac{TAR(d', FSZ_d)}{TAR(d, FSZ_d)} \tag{3-34}$$

式中 FSZ_d 为深度 d 处的射野宽度。d' 为等效的软组织厚度。

2. 有效衰减系数法　此法与组织空气比法相似,将肺组织厚度用等效软组织代替,C_F 为

$$C_F = e^{\bar{\mu}(d-d')} \tag{3-35}$$

式中 $\bar{\mu}$ 为使用射线的平均线性衰减系数,其数值大小列于表 2-3-2-3。

表 2-3-2-3　$\bar{\mu}$ 值

射线能量	$\bar{\mu}$ 值/cm^{-1}	射线能量	$\bar{\mu}$ 值/cm^{-1}
^{137}Cs γ 射线	0.060	4MV X 射线	0.050
^{60}Co γ 射线	0.050	22MV X 射线	0.025

因为 C_F 值的大小与 P 点的位置有关,为增加计算的精确性,应对 P 点位置进行修正,校正系数为 C_P(位置校正系数),即 $C'_F = C_F \times C_P$,C_P 值由表 2-3-2-4 所示。对高能 X 射线,C_P 值的大小实际上与位置无关。

表 2-3-2-4　不同位置的 C_P 值

D_3/cm	0	2	5	>10
C_P 值	0.92	0.95	0.97	1.0

3. 等剂量曲线移动法　由于不均匀组织的存在,致使剂量曲线下移或上移,其移动距离为 $t = N \times$ 不均匀组织厚度。对不同组织,N 值列表见表 2-3-2-5,负号表示曲线下移,正号表示曲线上移。

表 2-3-2-5　不均匀组织的 N 值

不均匀组织	N 值	不均匀组织	N 值
气腔	-0.6	硬组织	0.5
肺	-0.4	海绵状骨	0.25

4. 组织空气比指数校正法(电子密度法)

$$C_F = \left(\frac{TAR(d_2 + d_3, FSZ_d)}{TAR(d_3, FSZ_d)} \right)^{\rho_0 - 1} \tag{3-36}$$

式中 ρ_0 为不均匀组织相对于水的电子密度,称为相对电子密度。它等于单位体积中不均匀组织中的电子数与水中电子数之比。对于肺组织,$\rho_0 = 0.3$;对于脂肪组织,$\rho_0 = 0.92$;对于骨 $\rho_0 = 1.2 \sim 1.8$。将前例条件代入上式得:

$$C_F = (0.817/0.992)^{-0.7} = 1.145$$

上述四种校正方法比较精确,但对临床医师来说,做这些计算不免有困难。因此,有电子计算机时,建议使用这些校正公式;如果没有计算机,推荐使用表 2-3-2-6 所列的校正因子。

表 2-3-2-6　不同射线能量的肺组织校正因子

射线能量	校正因子/cm 肺	射线能量	校正因子/cm 肺
深部 X 射线	+10%	10MV X 射线	+3%
^{60}Co γ 射线	+5%	20MV X 射线	+2%
4MV X 射线	+4%		

注:$d_1 = 6$cm,$d_2 = 8$cm,$d_3 = 3$cm,$\rho_{0\text{肺}} = 0.25$,射野大小 10cm×10cm

(四) 组织补偿

实际工作中,除作校正外,还应该进行组织补偿,以得到比较好的剂量分布。

1. 组织填充物 对 200~400kV 的 X 射线,因最大剂量点就在皮肤上,因此可以直接将组织填充物放在患者皮肤表面上。其填充物材料可以是薄膜塑料水袋、小米袋、石蜡等组织替代材料。但对 ^{60}Co γ 射线、高能 X 射线等,填充物必须远离皮肤,以保护射线的建成效应。但如果组织填充物用于修正剂量建成目的时,如锁骨上淋巴结照射,使用高能 X 射线时,填充物必须放在皮肤表面,而不能离开皮肤。

2. 组织补偿器 为使用方便,通常组织补偿器的材料不用组织替代材料,而使用金属,如铜、铝、铅等来代替,其形状和大小对射线的作用应与被替代的组织填充物等效。补偿器有以下几个作用:①可修正射线束的倾斜。②修正身体表面的弯曲。③修正组织不均匀性的影响。④对不规则野,通过补偿器改善剂量分等。补偿器的设计可以适合上述几个功能的任意一个或全部。从某种意义上讲,楔形滤过板是一种特殊用途的一维补偿滤过板,即可以用楔形滤过板当作补偿器使用。因此,设计制作楔形滤过板的原理、步骤同样适用于制作补偿器。

综上所述,X(γ)射线是现代放射治疗中应用最广泛的射线之一,本章介绍了 X(γ)射线照射野及有关名词定义,通过对百分深度剂量、组织空气比、组织最大剂量比、等剂量分布与射野离轴比、楔形照射野、人体曲面和组织不均匀性的修正的阐释,描述了 X(γ)射线照射野剂量分布的特点。X(γ)射线的物理特性相同,但当能量及发生方式不同时又各有特点。临床应用中需要对这些物理参数进行测量和校准。掌握好 X(γ)射线照射剂量学的各种特性,将能更好地利用他们的特性为肿瘤患者制订完善合理的治疗计划。

(尹　勇)

第四章　高能电子束剂量学

第一节　电子束射野剂量学

一、中心轴百分深度剂量曲线

（一）基本特性

如图 2-4-1-1 所示模体内电子束中心轴百分深度剂量的基本特性及有关参数。入射或表面剂量 D_s，以表面下 0.5mm 处的剂量表示；D_m 最大剂量点剂量；R_{100} 最大剂量点深度；D_x 电子束中 X 射线剂量；R_t（R_{85}）有效治疗深度，即治疗剂量规定值（如 85% D_m）处的深度；R_{50}（50% D_m）或半峰值深度（HVD）；R_p 电子束的射程；R_q 百分深度剂量曲线上，过剂量跌落最陡点的切线与 D_m 水平线交点的深度。

高能电子束的百分深度剂量分布，大致可分为四部分：剂量建成区、高剂量坪区、剂量跌落区和 X 射线污染区。与高能 X(γ) 射线相比，高能电子束的剂量建成效应不明显，表现为：表面剂量高，一般都在 75% ~ 80% 或以上，并随能量增加而增加；随着深度的增加，百分深度剂量很快达到最大点；然后形成高剂量"坪区"。剂量跌落是临床使用高能电子束极为重要的一个概念，用剂量梯度 G 作为对剂量跌落的度量。记为 $G = R_p/(R_p - R_q)$，该值一般在 2.0 ~ 2.5。

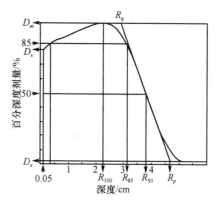

图 2-4-1-1　电子束百分深度剂量曲线

任何医用加速器产生的电子束都包含有一定量的 X 射线，表现为百分深度剂量分布曲线后部有一长长的"拖尾"。电子束在经过散射箔、监测电离室、X 射线准直器和电子限光筒装置时，与这些物质相互作用，产生了 X 射线。对采用散射箔系统的医用直线加速器 X 射线污染水平，6 ~ 12MeV 电子束，为 0.5% ~ 2.0%；12 ~ 20MeV 电子束，为 2.0% ~ 5.0%。

（二）能量对电子束百分深度剂量的影响

从图 2-4-1-2 可以看出，电子束百分深度剂量分布随电子束能量的改变有很大变化。其基本特点是：随着射线能量的增加，表面剂量增加，高剂量坪区变宽，剂量梯度减小，X 射线污染增加，电子束的临床剂量学优点逐渐消失。由于电子束易于散射，造成电子束的表面剂量 D_s 随电子束能量增加而增加。表现为：4 ~ 6MeV 电子束，表面剂量约为 75%；而 20 ~ 25MeV 电子束，表面剂量会高于 90%（图 2-4-1-3），并且高剂量坪区变宽。电子束能量愈低，电子束愈易于散射，散射角愈大，剂量建成更迅速，距离更短。表面剂量相对于最大剂量点剂量的比值，低能电子束要小于高能电子束。对于相同入射的电子注量（cm^{-2}），低能电子束的剂量跌落要比高能电子束的更陡。

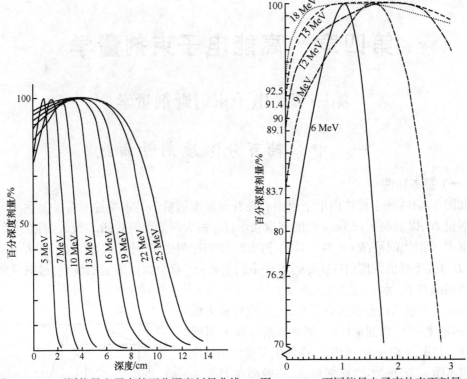

图 2-4-1-2　不同能量电子束的百分深度剂量曲线　图 2-4-1-3　不同能量电子束的表面剂量

为了充分发挥高能电子束的上述特点,临床中应用的高能电子束能量基本在 4 ~ 25MeV。

(三) 照射野对百分深度剂量的影响

照射野较小时,因相当数量的电子被散射出照射野,中心轴百分深度剂量随深度增加而迅速减少。当照射野增大时,较浅部位中心轴上电子的散射损失被照射野边缘的散射电子补偿逐渐达到平衡,百分深度剂量不再随射野的增加而变化。图 2-4-1-4 分别给出 8MeV和 32MeV 电子束百分深度剂量随照射野大小变化的情况。一般条件下,当照射野的直径大于电子束射程的 1/2 时,百分深度剂量随照射野增大变化极微。因此,低能时,因射程较短,射野对百分深度剂量的影响较小;但对较高能量的电子束,因射程较长,使用较小的照射野时,百分深度剂量随射野的变化较大。

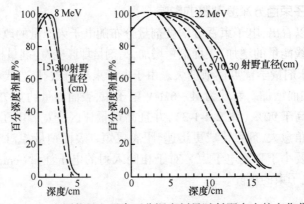

图 2-4-1-4　不同能量电子束百分深度剂量随射野大小的变化曲线

（四）源皮距对百分深度剂量的影响

　　为保持电子束的剂量分布特点，医用直线加速器的电子束限光筒被设计成紧贴皮肤表面或仅留有5cm左右的空隙。对一些特殊的照射技术，如全身皮肤照射，因患者照射部位体表的弯曲使摆位条件受到限制或因使用大照射野，都必然会改变限光筒到皮肤之间的距离，从而造成源皮距的变化，这种变化会直接影响到百分深度剂量及剂量分布。主要表现为：当限光筒至皮肤表面的距离增加时，表面剂量降低，最大剂量深度变深，剂量梯度变陡，X射线污染略有增加，而且高能电子束较低能电子束变化显著。造成这一现象的主要原因是由于电子束有效源皮距的影响和电子束的散射特性。由于电子束百分深度剂量随源皮距变化的这一特点，要求临床应用中，除非特殊需要，应保持源皮距不变，否则要根据实际的临床使用条件，具体测量百分深度剂量有关参数的变化。

二、电子束的等剂量分布

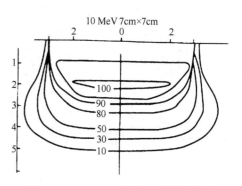

　　高能电子束等剂量分布的显著特点为：随深度的增加，低值等剂量线向外侧扩张，高值等剂量线内侧收缩，并随电子束能量而变化。特别是能量>7MeV时后一种情况更为突出。如图2-4-1-5所示，10MeV电子束，表面射野为7cm×7cm，模体下3cm深度处，90%等剂量曲线的宽度仅有4cm左右。除能量的影响外，照射野大小也对高值等剂量线的形状有所影响。如图2-4-1-6所示，13MeV电子束，照射野从（3cm×3cm）～（20cm×20cm），其90%等剂量线的底部形状，由弧形逐渐变得平直。

图2-4-1-5　10MeV电子束等剂量曲线

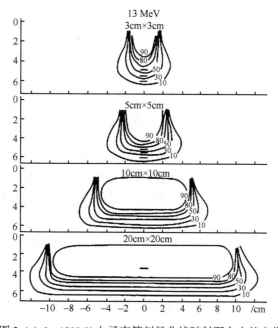

图2-4-1-6　13MeV电子束等剂量曲线随射野大小的变化

造成电子束等剂量分布曲线这些特点的主要原因是电子束易于散射的特性。限光筒的下端面与患者皮肤之间的距离,患者体表的弯曲程度,电子束的入射方向等,都会影响电子束等剂量分布曲线的形状。

三、电子束射野均匀性及半影

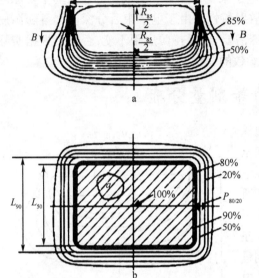

图 2-4-1-7 电子束射野均匀性和半影定义示意图
a. 电子束等剂量曲线和1/2 R_{85} 深度定义方法图示;b. a 中B-B 位置,垂直于射野中心轴特定平面的剂量分布和射野均匀性指数及半影定义方法图示

垂直于电子束射野中心轴平面的剂量分布可以用射野的均匀性、平坦度及半影等参数来描述。如图 2-4-1-7 所示,通过 $1/2 R_{85}$ 深度与射野中心轴垂直的平面(图 2-4-1-7a 中的 B-B 截面) 为用于定义和描述电子束照射野均匀性、平坦度和半影的特定平面。ICRU 建议电子束射野的均匀性用均匀性指数表示,即 $U_{90/50}$,其数值等于特定平面内 90% 与 50% 等剂量分布曲线所包括的面积之比,对 100cm² 以上的照射野,此比值应>0. 70,即沿射野边和对角线方向上,90% ,50% 等剂量线的边长之比 $L_{90}/L_{50} \geqslant 0. 85$,同时必须避免在该平面内出现峰值剂量超过中心剂量的3% 的剂量"热点",它所包括的面积(即图 2-4-1-7b 中的面积 a) 的直径应<2cm。

电子束的物理半影 $P_{80/20}$ 由特定平面内 80% 与 20% 等剂量曲线之间的距离确定。一般条件下,当限光筒到表面距离在 5cm 以内,能量<10MeV 电子束,半影为 10 ~12mm;能量为 10 ~20MeV 电子束,半影为 8 ~10mm 而当限光筒到表面距离超过 10cm 时,半影可能会超过 15mm。

四、电子束的"虚源"及有效源皮距

各类加速器产生的电子束源的位置,不同于 X 射线以靶位置表示,也不能用散射箔或出射窗口位置代替。电子束并非是由加速器治疗头中的一个实在的放射源辐射产生的,而是加速管中的一窄束加速的电子束,经偏转穿过出射窗、散射箔、监测电离室、限束系统等而扩展成一宽束电子束,好像从某一位置(或点) 发射出来,此位置(或点) 称为电子束的"虚源"(virtual source) 位置。如图 2-4-1-8 所示,"虚源"代表入射电子束的最大几何方向反向投影后的交点位置。

影响虚源位置的因素很多,对同一能量的电子束,射野大小也会影响它的位置。校正电子束限光筒与患者皮肤之间空气间隙的改变对输出剂量的影响,用电子束有效源皮距的概念,更符合临床实际。

五、电子束的输出剂量

X射线准直器大小的设定,不仅影响电子束射野的平坦度和对称性,同时也会影响其输出剂量率,是电子束剂量学中的一个重要参数。现代医用电子直线加速器中,电子束治疗模式下,均采用X射线准直器射野跟随系统,即随电子限光筒的插入,自动选定相应的X射线治疗准直器的开口大小,以获得最好的电子束射野的平坦度、对称性和使对射野输出剂量率的影响减小。

对采用散射箔展宽束流的加速器,随机配置有射野大小不同的电子限光筒。电子束输出剂量随射野大小(限光筒尺寸)的变化,不同厂家的加速器也会表现出不同的特点。电子束输出剂量不仅变化幅度要大于X射线输出量的变化(此处最大变化超过20%),同时变化的规律性也不像X射线那样明确,呈现单调增加或单调下降,也可呈现先增加然后再下降。在临床应用时,应对所配置的电子束限光筒,进行实际测量。

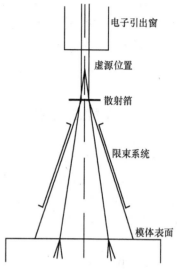

图 2-4-1-8　电子束虚源位置确定
方法示意图

限光筒与患者皮肤表面(或测量模体表面)的空气间隙(源皮距的改变)也影响电子束输出剂量。电子束有效源皮距与电子束的能量和限光筒的大小有关。相同的空气间隙所引起的输出剂量的改变,视能量和限光筒的不同而有所不同。空气间隙对电子束输出剂量的影响在低能量、小照射野时较大,高能量、大照射野时则较小。

六、组织不均匀性校正

在不均匀性组织如骨、肺和气腔中,电子束的剂量分布会发生显著变化,应对其校正。通常采用校正的方法为等效厚度系数法(coefficient of equivalent thickness,CET)。假设某种不均匀组织的厚度为Z,它对电子束的吸收的等效水的厚度为$Z \times$CET,其中CET由不均匀性组织对水的相对电子密度求得。如果计算位于厚度为Z的不均匀性组织后的某一点深度d处的剂量,应先计算该点的等效深度d_{eff},然后经平方反比定律$\left(\dfrac{f+d}{f+d_{\mathrm{eff}}}\right)^2$校正($f$为有效源皮距),可得到该点剂量。$d_{\mathrm{eff}}$的计算公式为:

$$d_{\mathrm{eff}} = d - Z(1 - \mathrm{CET}) \tag{4-1}$$

人体骨组织的CET值的范围为1.1(疏松骨)~1.65(致密骨)。对肺组织,实验表明,其值平均约为0.5,并依赖于在肺组织中的深度。

肺组织对水的相对电子密度,也可认为近似等于其对水的相对密度。CT扫描结果显示肺相对于水的电子密度为0.2~0.25。如果假设CET值等于其对水的相对电子密度,上式中的CET值可用肺对水的相对密度代替来进行肺剂量的校正。

七、电子束的补偿技术

电子束的补偿技术用于:补偿人体不规则的外轮廓、减弱电子束的穿透能力、提高皮肤剂量。临床常用的补偿材料有石蜡、聚苯乙烯和有机玻璃,其密度分别约为$0.987\mathrm{g \cdot cm^{-3}}$,

$1.026g \cdot cm^{-3}$ 和 $1.11g \cdot cm^{-3}$。前两种材料,因密度接近于软组织,使用较多。石蜡易于成形,能很紧密地敷贴于人体表面,避免或减少补偿材料与皮肤间的空气间隙,常被用作类似胸壁照射时的补偿材料。聚苯乙烯和有机玻璃可制成不同厚度的平板,在一些特殊照射技术中,如电子束全身皮肤照射,用它作电子束能量的衰减材料时,因其有效原子序数较低,不会增加因轫致辐射产生的 X 射线成分。

八、电子束照射野的衔接技术

对一些特殊部位病变的照射,如全脑全脊髓照射中的脊髓野,乳腺癌术后的胸壁照射野等,因单一电子束射野不可能包括整个靶区,需要采用多个相邻野衔接构成大野进行照射。

电子束照射野衔接的基本原则是根据射线束宽度随深度变化的特点,在皮肤表面相邻野之间或留有一定的间隙,也可使两野共线,最终使其 50% 等剂量曲线在所需深度相交,形成较好的剂量分布。具体采取何种方式衔接,要依据所使用的电子能量的电子射野的等剂量分布情况。由于患者曲面及体内组织的影响,剂量分布会因人而有所变化,建议在整个治疗过程中,经常变换其衔接位置,以避免固定位置衔接造成过高或过低的剂量。

临床中,特别是在头颈部肿瘤的治疗时,会遇到电子束和 X(γ) 射线照射野的衔接问题。采用的方法往往是使两照射野在皮肤表面共线相交。这会使得 X(γ) 射线照射野一侧出现剂量热点,电子束一侧出现剂量冷点。其原因是由于电子束照射野产生的侧向散射。空气间隙的增加,使得电子束等剂量曲线变得较标称条件下的更加弯曲,冷点、热点剂量区域变宽。

当靶区范围较大,且治疗深度不同时,在两个照射野相邻的边缘,放置用聚苯乙烯等组织替代材料制成的楔形板,改变射野边缘的剂量分布,使包括衔接部位的整个靶区的剂量分布均匀。

决定相邻照射野是否共线或留有间隙,是以靶区剂量分布均匀为前提的。由于电子束治疗的肿瘤大多位于表浅部位,治疗的深度较浅,同时在治疗区域内往往没有重要的敏感器官存在。因此,在注意可能会出现的剂量热点的位置、范围后,如若临床可以接受,则电子束的相邻照射野[包括与 X(γ) 射线照射野相邻]就可在皮肤表面共线衔接。

九、电子束照射野的挡铅技术

(一) 挡铅厚度的确定

图 2-4-1-9 表示电子束在铅介质中的衰减情况。铅厚度的微小变化,都会对电子束的剂量有很大的影响。如果挡铅厚度过薄,剂量不仅不会减少,反而会有所增加。一般情况下,挡铅厚度应略大于所需要的最小铅厚度值。但在有些情况下,特别在射野内遮挡时,如照射眼睑部位的肿瘤,为保护晶体,挡铅过厚使用起来不方便,而接近临界值,特别是在大照射野情况下,$1 \sim 2mm$ 微小的变化,都可能起不到对正常组织的保护作用。

挡铅厚度的正确选择,要依据不同电子束能量的挡铅材料的穿射曲线。穿射曲线的测量,一般采用平行板电离室,在固体模体内进行。由于穿射剂量的最大贡献主要发生在表浅部位,因此测量深度不应超过 5mm。另外,测量应在宽束条件下,以适应临床使用的所有照射野。内遮挡时,因需要最小的遮挡厚度,应对使用的电子束能量、对特定的照射野和深度,进行特殊的测量。

(二) 电子束的内遮挡

如图 2-4-1-10 所示,用电子束治疗某些部位的病变,如唇、耳翼等,常需要用内遮挡以保护正常组织。这会在铅挡和组织接触的界面处产生电子束的反向散射,使其界面处的剂量增加30%~70%(在4~20MeV的能量范围内)。

电子束反向散射的强弱用电子反向散射因子(electron back scatter factor,EBF)表示,定义为组织-遮挡界面处的剂量与均匀组织中同一位置剂量之比,由下述经验公式给出

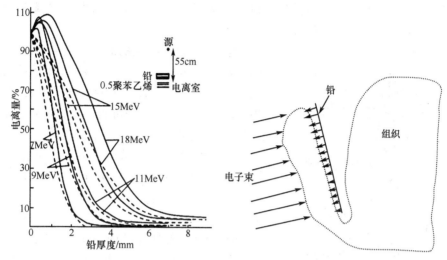

图2-4-1-9　不同能量电子束在铅介质中的　　图2-4-1-10　内遮挡引起电子束反向
　　　　　　衰减曲线　　　　　　　　　　　　　　　　　散射示意图

$$EBF = 1 + 0.735\exp(-0.05\bar{E}_z) \tag{4-2}$$

临床上为减弱这一效应的影响,内遮挡时在铅挡与组织之间加入一定厚度的低原子序数材料,如有机玻璃等。

(三)铅挡对剂量参数影响

铅挡会影响电子束标准限光筒的射野的剂量学参数,其程度依赖于铅挡所形成的照射野大小和电子束的能量。特点为:①标准电子束限光筒足够大(如6cm×6cm以上)时,不同能量电子束的百分深度剂量不受限光筒大小的影响;铅挡所形成的照射野,在较高能量(12~14MeV)条件下,照射野<8cm×8cm时,治疗深度变浅,剂量梯度变小;较低能量(≤10MeV)时没有显著变化。②标准电子束限光筒的输出因子,在不同能量条件下,都有很大变化,但没有规律性。铅挡所形成的照射野,射野输出因子变化的规律性明显,即照射野越小,输出因子越大[与高能X(γ)射线恰恰相反],较低能量时变化小(约1.0%),较高能量时变化大(约6.0%)。③对较高能量的电子束,铅挡确定的照射野,即使和标准限光筒大小一致,在小野(如6cm×6cm)条件下,输出因子的差别为16.8%,90%剂量深度R_{90}相差约6mm,剂量梯度也由固定限光筒的2.2变为1.9。

第二节　电子线特殊照射技术

一、电子束旋转照射技术

电子束旋转治疗是一复杂的照射技术,它主要用来治疗面积较大、体表面弯曲的浅表病变,如乳腺癌术后的胸壁及内乳淋巴引流区的照射。如采用前述的单野或多个相邻野照射,会因电子束的多级散射、斜入射(特别是当斜入射角>30°时)剂量分布曲线发生畸变,并

可能造成剂量出现热点/冷点。采用电子束旋转照射,可以很好地解决这些问题,可在有限深度治疗区域内得到均匀的剂量分布,又能避免敏感组织如肺受到过量照射。

（一）电子束旋转照射的实现方法

电子束旋转照射,与 X(γ) 射线的旋转照射相类似的是治疗区内某一点的剂量为电子束旋转过程中剂量分布的叠加;而相区别的是旋转等中心不位于靶区内,而在靶区的后方,因此电子束旋转照射的实现,有其特有的方式。

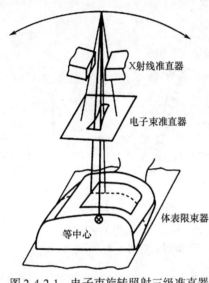

图 2-4-2-1　电子束旋转照射三级准直器系统示意图

电子束旋转照射用的射野一般由三级准直器系统形成,如图 2-4-2-1 所示,一级准直器仍是 X 射线治疗准直器;次级准直器为专为电子旋转照射设计的电子束准直器;第三级准直器由铅或铅合金制成,直接放置于患者体表,为体表限束器。

电子束准直器是形成电子束旋转照射照射野的主要限束装置。为实施旋转,电子束准直器的端面距离患者体表应保持一定的自由空间,以避免与患者或治疗床相碰,一般应为 20cm。对胸部、腹部表浅病变的照射,其体表的曲率半径约为 15cm,所以电子束准直器的端面距等中心的距离至少为 35cm。电子束准直器的几何尺寸,沿机架旋转轴方向,要大于靶区的长度,以使得半影区在靶区以外。在旋转平面内的射野宽度取决于下列因素的折中选择:射野宽,输出剂量大,等中心在射野内时间相对较短,则 X 射线污染较少,但体表限束器相对较大;相反,射野窄,输出剂量小,增加照射时间,等中心处 X 射线污染会增加。因此,电子束旋转时使用的射野宽度在等中心处一般取 5~6cm。

（二）剂量分布特点与能量选择

在旋转过程中,电子束总是会聚于旋转中心,靶区深层组织在射野内的时间要比皮肤和表层组织长。其结果造成相同能量的电子束的穿透能力,旋转照射时要比固定野照射时大,即百分深度剂量提高;最大剂量深度后的剂量梯度变得陡峭;同时皮肤剂量减少(图 2-4-2-2)。

因此,在治疗表浅病变时,应根据实际情况决定是否加组织补偿以提高皮肤的剂量。同样,由于较深的正常组织在线束中的时间较长,与固定野照射相比,电子束旋转照射时 X 射线剂量相对增加,射线能量越高,X 射线剂量增加越多。旋转照射时,电子能量的选择仍遵从固定野照射时的

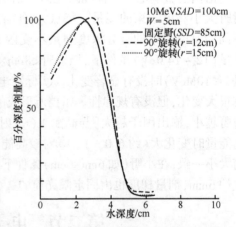

图 2-4-2-2　电子束旋转和固定野治疗时百分深度剂量曲线比较

规则,即根据靶区后缘深度作为治疗深度选择能量。在用组织填充提高皮肤剂量时,应考虑填充物的厚度。

（三）电子束旋转照射的剂量计算与校准

电子束旋转照射的剂量计算方法不同于固定野照射,目前基本有两种方法用于电子束旋

转的剂量计算:固定野的剂量分布叠加法和直接测量法。第一种方法对旋转使用的照射野,在固定照射方式下,测出其等剂量分布和剂量率。直接测量法需利用一特制的圆柱形固体模体,电离室置放于治疗深度 d 处,在所使用的旋转条件下,进行实际的积分剂量的测量。

二、电子束全身皮肤照射

电子束全身皮肤照射(total skin electron irradiation,TSEI)主要用来治疗蕈样肉芽肿(旧称蕈样霉菌病),皮下的 T 细胞淋巴瘤等全身范围的浅表病变。

在常规照射条件下,加速器产生的电子束,单一照射野不可能覆盖患者全身。所以临床中通常采用以下两种方式:①延长治疗距离,利用电子束的扩散和散射特性,以获得足够大的照射野;②采用电子束旋转照射技术或扫描照射技术,适当延长治疗距离,以满足患者横轴方向剂量分布的需要,而长轴方向则利用机架的旋转或患者的水平运动来实现。

(一) 照射技术

1. 双机架角多野技术　该技术的基本要点和剂量学参数如下。

(1) 如图 2-4-2-3 所示,治疗距离为 3～4m。机架角在水平方向上下转动±20°左右,以获得在沿患者纵轴方向(头脚方向)足够大的均匀照射野。

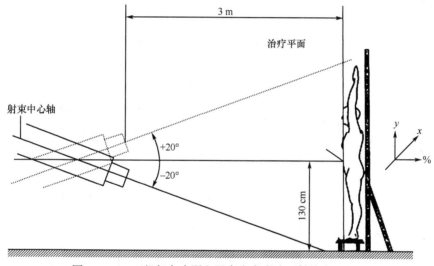

图 2-4-2-3　双机架角多野电子束全身皮肤照射技术示意图

(2) 患者采用站立位(图 2-4-2-4),每一机架角度分别接受 2 个前后野及 4 个斜野的照射,每野间隔60°。全身共 12 个照射野。4 天为一个治疗周期,每天采用 3 个照射野照射。

(3) 剂量学特点为患者体表处电子束平均能量为 2.3MeV,合成照射野的几何尺寸为60cm×200cm,均匀性±5%,X 射线污染小于1%。患者全身各个部位实际接受剂量的差别小于±11%。

以上述方法为基础,实施时有些放疗中心稍有改进。将每一机架角分为 4 个或 8 个照射野,照射野间隔为90°或40°,目的是减少照射时间或提高剂量的均匀性。或者在每一机架角照射时,患者站立在一特制的旋转盘上,呈均匀慢速旋转状态,照射与患者旋转同步,可获得更为均匀的剂量分布。

2. 双对称旋转技术　如图 2-4-2-5 所示,采用这一照射方式的基本考虑是部分受治患者的身体较弱,不能较长时间站立,应改站立位为平躺位,以机架旋转实施照射。该技术的

要点及剂量学参数为:

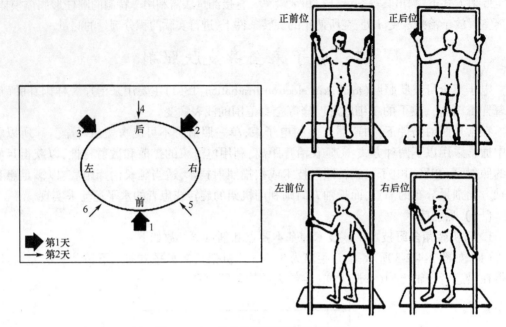

图 2-4-2-4　患者体位及照射模式示意图

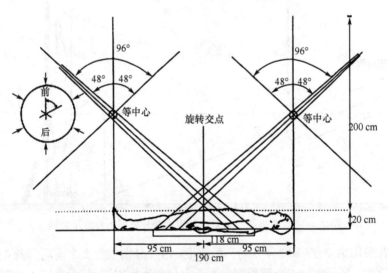

图 2-4-2-5　双对称旋转电子束全身皮肤照射技术示意图

(1) 电子束能量为 6MeV,源皮距 200cm,照射野为 9.5cm×40cm(等中心位置)。患者采用水平仰卧位,头、脚两端分别为两个弧形野的旋转中心,旋转角度为±48°。两弧形野的交点在患者体中心点的上方,射野重合后的最大范围为 118cm。

(2) 每一弧形野分成 6 个射野,即前后 2 个和 4 个斜野,间隔 60°,一个治疗周期仍为 4 天。治疗部位的电子束平均能量为 4.4MeV,皮肤剂量的变化范围为 85% ~ 100%,X 射线污染 2% 左右。45cm×200cm 照射野内,均匀性变化±2% ~ ±5%。

另一种改进形式为机架垂直照射,患者水平平卧在一特制的马达驱动平台上。开始照射时,患者在照射野以外,然后以马达驱动平台,患者一侧平稳进入照射野,按所需累计剂量匀速、缓慢平动前进,形成扫描式照射。

(二)剂量学参数

从临床角度考虑,电子束全身皮肤照射(TSEI)技术在剂量学方面应满足:①适宜的电子束能量;②足够大的照射野。③照射野内较为均匀的剂量分布。④足够低的 X 射线污染。⑤较高的剂量率。⑥正确的剂量校准方法。

TSEI 技术的适应证,主要是浅表病变,治疗深度一般为皮下 1~2cm,电子束能量应为 3~7MeV。由于延长源皮距以后,电子束能量在空气中的衰减,适合作电子束全身皮肤照射的标称电子束能量应为 4~9MeV。实施 TSEI 技术时,根据所选择的电子束能量,在受照射患者前应安置一厚 3~10mm 的散射屏,以提高患者的表面剂量。加速器产生的电子束,单一照射野不可能包括患者全身。延长源皮距以后,由于电子束的扩散作用,可获得较大的照射野。确定双机架角度时,应以实际测量数据为依据。具体做法可利用多探头仪器(如半导体或热释光)实际测量其剂量分布。并根据剂量分布不断调整机架角度,直至满意。由于电子束的散射和扩散作用较 X 射线显著,不能以灯光野的衔接来调整及确定机架角度。

X 射线污染是制约 TSEI 技术应用的一个重要因素。减小 X 射线污染的有效方法是尽力减少电子通过电子束限束系统时与其发生碰撞与散射的机会,如改变常规电子束限光筒壁的长度,使用特制的 TSEI 限束装置等。另一方面,水平电子束照射,X 射线主要沿射束中心轴分布。当照射呈一特定角度时,X 射线对患者的剂量会有所减少。

常规的 TSEI 技术,总治疗时间会持续 8~9 周。为缩短治疗时间,可改变标准治疗模式为每天双机架角同时治疗,即第 1 天双机架角分别治疗 1 前中野和 2 后斜野,共 6 个照射野,第 2 天为双机架角 2 前斜野和 1 后中野。则一个周期 12 个野 2 天完成,可将总治疗时间缩短为 4~4.5 周。

与常规电子束照射不同,TSEI 患者所接受的剂量,实际是多野照射的累积剂量。以双机架角多野技术为例,受治患者全身皮肤剂量,为多个照射野的贡献。因此,TSEI 技术的剂量校准应分为两个步骤。首先如图 2-4-2-6 所示,按照 TSEI 技术的几何条件,电子束水平照射,使用薄窗型($\leq 0.058 \text{g/cm}^2$)平行板电离室,在一椭圆形固体模体中,校准其表面输出剂量(深度为 0.2~0.5mm)$(D_P)_{ploy}$。第二步,同样几何条件,模拟双机架角多野照射技术,旋转模体改变它相对于入射束的方位,每 60°一个间隔,测定剂量累积因子(multiplication factor,MF)。实验显示,MF 的数值为 2.5~3.0。则每一治疗周期,患者皮肤接受的平均皮肤剂量$(\overline{D}_s)_{ploy}$,应为

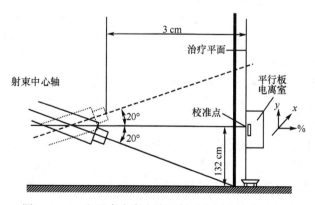

图 2-4-2-6　电子束全身皮肤照射吸收剂量校准示意图

$$(\overline{D}_s)_{ploy} = (D_p)_{ploy} \cdot MF \tag{4-3}$$

根据上式,对 TSEI 照射,可计算出每一照射野的单次剂量。

三、电子束术中照射技术

术中照射(IORT)是指对经手术切除肿瘤病灶后的瘤床、残存灶,也可借助手术暴露不能切除的病灶、淋巴引流区或肿瘤原发病灶,在直视下进行 15～50Gy 的单次大剂量照射。术中照射的主要目的是减少正常组织的放射并发症和提高肿瘤的局部控制率。因为术中照射是在精确直视下进行照射,进一步减少了体外缩野加量照射(boost irradiation)的照射范围,通过手术固定或加适当遮挡和使用恰当的电子能量或选择使用布置放射源,可在照射的同时有效地保护病灶周围的正常敏感组织(或器官),并因此可有效提高靶区的剂量。术中照射技术已有近80多年的历史,根据使用的放射源的不同,术中照射目前主要分两大类:第一类主要是使用 6～20MeV 能量的高能电子束,充分利用电子束的有限射程保护靶区后方组织的物理特点;第二类主要是使用放射性核素进行术中组织间插植。

电子束术中照射大多利用现有的医用电子直线加速器产生的 6～20MeV 高能电子术,在治疗头即 X 射线治疗准直器下端,通过相应的适配器联接电子束术中照射限光筒。与常规体外照射相比,术中照射需要消毒、防护和患者的特殊固定。多数治疗中心均为患者麻醉后从手术室推进加速器治疗室,照射完毕后再推回手术室,进行手术缝合。

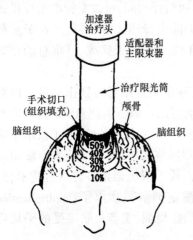

图 2-4-2-7　术中照射脑瘤电子束限光筒及等剂量分布

不论使用何种治疗机,电子束术中照射都必须配备一套专用限光筒,限光筒通过适配器联结于加速器治疗头上,限制一个大小均匀的治疗用射野,将射线束准确地照射到靶体积上,有效地保护肿瘤以外的正常组织和敏感器官。典型的电子束术中照射限光筒主要由适配器、主限束器和治疗限光筒三部分组成,如图 2-4-2-7 所示。根据肿瘤形状与人体解剖的关系,治疗限光筒要有不同形状并要有足够的长度,能插入体腔内。进入体腔的筒,不管用什么材料制成,都应能便于消毒和清洁,便于更换和选择。由于加速器治疗头(特别是利用现有的通用型的加速器时)与患者治疗体位相对关系的限制,电子束治疗限光筒的端面一般都有一定的倾斜度,以更好贴合病变位置,形成治疗筒端面对电子束等剂量分布的影响。在选择电子束能量时,应考虑靶区的最大治疗深度,处方剂量所在的深度(如 d_{max}、d_{90}、d_{80} 等)位置和照射所使用的治疗限光筒的端面等因素的影响。

综上所述,高能电子束有限的射程可以有效地避免对靶区后深部组织的照射,这是高能电子束最重要的剂量学特点。但是高能电子束存在易于散射,皮肤剂量相对较高,随电子能量的增加而增加;随着电子束限光筒到患者皮肤距离的增加,射野的剂量均匀性迅速变差、半影增宽;百分深度剂量随射野大小特别是在射野较小时变化明显;不均匀组织对百分深度剂量影响显著;拉长源皮距照射时,输出剂量不能准确按平方反比定律计算;不规则射野输出剂量的计算等问题。基于高能电子束的上述特点,它主要用于治疗表浅或偏心的肿瘤和浸润的淋巴结。

(尹　勇)

第五章　近距离放射治疗剂量学

第一节　近距离照射物理学特性

一、近距离照射剂量学基本特点

（一）平方反比定律

近距离照射剂量学最基本最重要的特点是平方反比定律,即放射源周围的剂量分布,是按照与放射源之间距离的平方而衰减。在近距离照射条件下,平方反比定律是影响放射源周围剂量分布的主要因素,基本不受辐射能量的影响(图 2-5-1-1)。正是基于这一特点,近距离照射剂量学与外照射剂量学相比,有很大的不同。首先,因单一点源或线源的照射范围有限,如选择放射源外某一点为剂量参考点,那么与该点相比近源点的剂量要比该点剂量高,会形成一超剂量区,并且参考点距源越远,这种差异就越大。其次,近距离照射中,一般不使用剂量均匀性的概念。外照射时,计划靶区内剂量变化一般不超过±5%,而在近距离照射时,放射源直接插入或贴近肿瘤组织给予照射,剂量基本按平方反比规律变化,在治疗范围内,剂量不可能均匀。临床应用时应该明确,无论按照哪种规则布源,按照哪种"优化"方式作剂量学方面的处理,近距离照射都不可能达到外照射那样均匀的剂量分布。历史上,随近距离照射技术的发展,相继建立和发展了被广泛采用的一些剂量学系统,如曼彻斯特系统(Manchester system)、巴黎系统(Paris system)等。

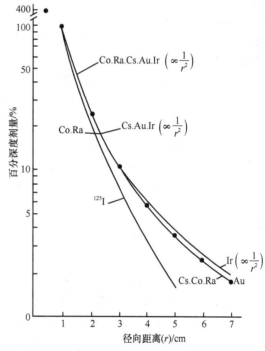

图 2-5-1-1　点源^{60}Co,^{226}Ra,^{198}Au,^{192}Ir 和^{125}I 在水中随径向距离的百分深度剂量变化

（二）剂量率效应

目前国内随着后装治疗机的广泛使用,传统的低剂量率治疗已基本被高剂量率治疗所取代(国外情况不完全如此)。经典的近距离照射,参考点的剂量率为每小时 0.4~2Gy,这种剂量模式称为低剂量率照射。当前近距离照射参考点的剂量率往往大于每小时 12Gy,称为高剂量率照射,介于两者之间的为中剂量率照射。高剂量率后装治疗有其显而易见的优点,如治疗时间短,往往几分钟至十几分钟即可完成一次治疗,这可减轻患者行动上的不便,甚至不住院亦可接受治疗;施源器在短时间内固定方便,在治疗过程中易于防止其几何

位置的改变;医护人员对患者的护理更加方便,并可有效地减少医护人员可能受到的照射;相同的投入,可治疗更多的患者,特别适合于国内有些单位投入不足,而又面对众多患者急需治疗的实际情况,正是由于这些特点,使得这一技术备受推崇,并迅速得以推广。

为防止高剂量率治疗可能引起的治疗增益比下降,当前主要有两种方式,改变治疗模式,如利用脉冲式剂量率治疗(pulsed dose rate,PDR)和采用分次大剂量治疗。两种治疗方式的作用都是使其生物效应能等效于经典低剂量率连续照射的生物效应。

脉冲式剂量率治疗方式特点是在与低剂量率连续照射总时间基本相同的时间内,以 1h 为一时段,每时段患者只持续治疗很短时间,如几分钟,其余大部分时间处于无照射状态,下一时段仍然如此,这种治疗方式欲产生与低剂量率治疗相同的生物效应,需具备:①治疗总剂量相同。②剂量率相同,即按照经典低剂量率方式,每小时治疗剂量为 0.5Gy。③每次治疗的持续时间为 10min 或更长(治疗时剂量率不超过 3Gy/h)。这些要求是根据肿瘤组织和晚反应正常组织的修复能力和修复动力学的不同特点提出的。当前 PDR 治疗方式在国外有所发展。

高剂量率照射不同于经典低剂量率连续照射,一般采用类似外照射方法,即分次照射方式,分次剂量多为 5Gy 左右。当前高剂率照射在妇科子宫颈癌腔内照射方面已有较为成功的经验。这主要是子宫颈癌低剂量率腔内照射已积累了丰富的临床经验和资料,便于比较;再就是其解剖部位的独有特点,即子宫颈部位的辐射耐受剂量高并且正常组织如直肠和膀胱距放射源相对较远。而对其他部位肿瘤的治疗,尤其是高剂量率照射可能引起的远期损伤,仍有许多问题需进一步研究和探讨。

近距离照射临床实践中应用高剂量率方法,应该特别注意两点:①利用所谓几何因素,充分拉开放射源与正常组织之间的距离,也可附加屏蔽物以降低正常组织的受量。②如果临床治疗中可能,应增加分次数即降低分次剂量。

二、放射源的校准

(一)放射源强度的表示方法

表示近距离照射放射源强度的常用方法,都是与照射量率相关的一些物理量。毫克镭当量(m_{eq})是最早用于表示近距离照射放射源强度的物理量,该值通过比较给定放射性核素和 ^{226}Ra 在同一特定点位置造成的照射量率而得出,即

$$m_{eq} = m_{Ra} \times \dot{X}_{dN} / \dot{X}_{dRa} \tag{5-1a}$$

式中 m_{eq} 为某种放射性核素的毫克镭当量值(mgRa),m_{Ra} 为 ^{226}Ra 源的毫克数;$\dot{X}_{dN}/\dot{X}_{dRa}$ 为某种放射性核素与镭源在距源 d(cm)处的照射量率之比值。

若用 $\Gamma_{\delta,Ra}$ 表示镭源的照射量率常数,它定义为铂金壁套厚度为 t(mm)的每毫克镭源在距源 1cm 处每小时的照射量,单位为 $R \cdot cm^2/(mg \cdot h)$,则(5-1a)式可写成

$$m_{eq} = \dot{X}_{dN} \times d^2 / \Gamma_{\delta,Ra} \tag{5-1b}$$

近距离照射中,随着镭已逐渐被一些新的放射性核素所取代,以及考虑临床应用的方便,直接测量空气中距离放射源 1m 处的照射量率,并用它来表示近距离照射的放射源强度或距源 1m 处的输出剂量率。参考照射量率(R_x)定义为距源 1m 处的输出剂量率,数值上等于距源 d(cm)处的输出剂量率 $\dot{X}_{dN}$ 与距离 d 的平方的乘积:

$$R_x = \dot{X}_{dN} \times d^2 \tag{5-2}$$

显活度(apparent activity, A_{app})，又称有效活度，定义为某种密封放射源产生的照射量率 $\dot{X}_{dN}$ 与同种核素的裸源产生的照射量率相同，则裸源的活度为该种核素密封源的显活度 A_{app}。该值可直接用电离室法确定，其值为

$$A_{app} = \dot{X}_{dN} \times d^2 / \Gamma_{\delta,N} \tag{5-3a}$$

式中 $\Gamma_{\delta,N}$ 为照射量率常数。

比较(5-2)式和(5-3a)式，显活度 A_{app} 与参考照射量率 R_x 的关系为

$$A_{app} = R_x / \Gamma_{\delta,N} \tag{5-3b}$$

ICRU 第 38 号报告中(1985 年)建议用参考空气比释动能率 R_K 或美国医学物理学家协会(AAPM)定义的空气比释动能强度 S_K 来表示近距离照射中放射源强度。空气比释动能强度 S_K 定义为自由空间中放射源中垂轴上的距源距离 d 处的空气比释动能率 $\dot{K}(d)$ 与距离 d 的平方的乘积：

$$S_K = \dot{K}(d) \times d^2 \tag{5-4}$$

式中 $\dot{K}(d)$ 为在距离 d 处空气中测量的比释动能率经空气衰减和空气源壁散射校正后的自由空间中的比释动能率，单位为 $\mu Gy/h$；空气比释动能强度 S_K 的单位为 $\mu Gy \cdot m^2/h$ 或 $\mu Gy \cdot cm^2/h$。

空气比释动能强度 S_K 与上述的毫克镭当量 m_{eq}，参考照射量率 R_x，显活度 A_{app} 的关系分别为

$$S_K = m_{eq} \times \Gamma_{\delta,Ra} \times (W/e) \tag{5-5a}$$

$$S_K = R_x \times (W/e) \tag{5-5b}$$

$$S_K = A_{app} \times \Gamma_{\delta,N} \times (W/e) \tag{5-5c}$$

式中 W/e 为在干燥空气中产生一离子对所需要的平均电离能。核素的空气比释动能强度 S_K 与它的显活度 A_{app} 的比值(S_K/A_{app})称为空气比释动能率常数，单位为 $\mu Gy \cdot m^2/(GBq \cdot h)$。

(二) 放射源的校准

放射源的校准是近距离照射剂量学的基础。基本方法是在空气中用电离室方法对放射源进行校准。在空气中对高剂量率放射源进行校准，往往需要考虑：①确定现场用电离室及静电计对放射源的空气比释动能校准因子 N_K。②选择较为适宜的测量距离。③所用电离室的能响及室壁厚度。④计算公式中相关校正因子的选择。

为保证空气中校准放射源的几何精度，测量时需使用特定的测量装置。图 2-5-1-2 给出使用的测量支架，其材料全部是低原子序数的有机玻璃，以避免散射线对测量精度的影响，同时也可用于固定测量电离室和输源导管。测量时电离室位于支架中心，放射源在各个方向通过输源导管与之平行。测量距离必须远大于被测源和电离室的直径，一般取 5 ~ 15cm。

空气中用指形电离室校准放射源，测量距离既不要过近，以免电离室灵敏体积内存在大的剂量梯度变化，也不要过远，导致测量时间延长，使得仪表漏电流增加。对高剂量率放射源，测量距离一般为 10 ~ 20cm，测量时间 3 ~ 5min。

空气中测定放射源的空气比释动能强度 S_K 的数学表达式及相关因子为

$$S_K = M \times N_K \times R_G \times R_S \times d^2 \times t \tag{5-6}$$

式中 M 为经温度和气压校准的静电计读数，一般取 3 ~ 5 次测量的平均值；N_K 为电离室对放射源的空气比释动能校准因子；R_G 为电离室的剂量梯度修正因子；R_S 为测量环境的

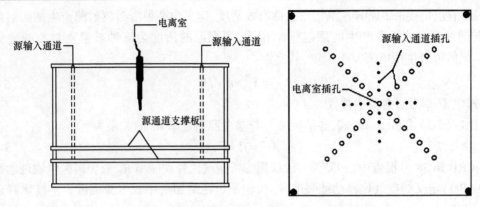

图 2-5-1-2　测量支架的侧视和俯视图

散射修正因子；d 为电离室有效测量点到放射源距离；t 为每次测量的时间因子（剂量计数时间的倒数）。

三、放射源周围的剂量分布

(一) 放射源周围剂量分布计算的传统方法

近距离照射放射源周围剂量分布计算的传统方法是基于以显活度 A_{app} 表示放射源的强度、利用照射量率常数 $\Gamma_{\delta,N}$ 等相关参数和 Sievert 积分公式，进行计算。如图 2-5-1-3 所示，介质中放射源外任一点的吸收剂量率 $\dot{D}(r,\theta)$ 为

$$\dot{D}(r,\theta) = A_{app} \times \Gamma_{\delta,N} \times f_{med} \times T(r) \times G(r,\theta) \times \alpha(r,\theta) \tag{5-7}$$

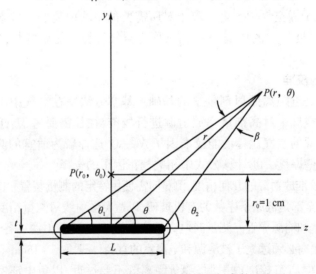

图 2-5-1-3　线源周围剂量计算的几何参数示意图

式中 $G(r,\theta)$ 为几何因子；f_{med} 为照射量-吸收剂量转换因子；$T(r)$ 为组织衰减因子；$\alpha(r,\theta)$ 为放射源和源壁材料的滤过校正因子：

$$\alpha(r,\theta) = e^{-\mu t} \qquad\qquad 点源$$

$$= \frac{1}{\theta_2 - \theta_1} \int_{\theta_1}^{\theta_2} e^{-\mu t \sec\theta} d\theta \qquad\qquad 线源$$

式中 μ 为放射源密封材料的线性衰减系数，t 为密封材料的厚度。若使用 SI 单位制，可将照射量转换为吸收剂量，上式仍然成立，并在众多计划系统中，作为近距离照射中吸收剂量计算的标准方法。

$P(r,\theta)$ 为剂量计算点，$P(r_0,\theta_0)$ 为剂量参考点，源活性长度为 L，源壁厚度为 t，计算点 $P(r,\theta)$ 距源端点和源中心的极角分别为 θ_1、θ_2 及 θ，$\beta=\theta_2-\theta_1$。

（二）放射源周围剂量分布计算的推荐方法

美国医学物理学家协会（AAPM）近年来推荐以新的方法确定放射源周围的剂量分布。其特点之一是，在计算放射源周围剂量分布公式中，所引用的每一参数，是以直接测量的实验数据为基础，针对特定型号的放射源，并考虑其几何结构计算得来。如图 2-5-1-3 所示，对于均匀圆柱形线源，其源外任一点 $P(r,\theta)$ 的剂量率可表示为

$$\dot{D}(r,\theta)=S_K\times\wedge\times\left[G(r,\theta)/G(r_0,\theta_0)\right]\times g(r)\times F(r,\theta) \tag{5-8}$$

式中 S_K 为空气比释动能强度或参考空气比释动能率；$\wedge$ 为剂量率常数；$G(r,\theta)$ 为几何因子；$g(r)$ 为径向剂量函数；$F(r,\theta)$ 为各向异性函数。

四、放射源的定位技术

在近距离照射中，肿瘤及正常组织的受量直接取决于放射源在组织中的几何分布。因此，准确地测定每个放射源的位置，是计算剂量分布的前提。放射源的定位，通常采用 X 射线照相技术。其步骤是根据临床要求，按照特定的剂量学系统的布源规则，确定放射源的几何排列，并按规则将施源器或源导管插植入靶区。然后放入假源（dummy source），经 X 射线照相后，得到模拟实际照射时源在靶区内的几何排列。根据源的几何位置，计算剂量分布，选择最佳方案后换以真源实施照射。因此，放射源的定位是近距离照射计划设计中很重要的步骤。

（一）正交技术

正交影像定位技术，即正位和侧位成像技术，也称为等中心照相技术。通常是在模拟机条件下，采用等中心方法，拍摄两张互相垂直的影像片，其中心一般选择在放射源分布的几何中心。图 2-5-1-4 为几何关系的示意图。

（二）立体平移技术

该技术的要点是，摄取的两个影像片为同一方向，只是中心之间相距一定距离如 20cm 或更多，它可通过平移患者或 X 射线管实现。如图 2-5-1-5 所示，X 射线管焦点到胶片的距离为 F，假定患者相对 X 射线管沿 y 轴移动距离为 S，标记 O（置于患者体表或床面）为原点，其相对胶

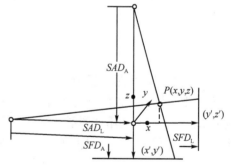

图 2-5-1-4　正交影像技术几何关系示意
SAD 和 SFD 分别表示源到等中心和胶片的距离，
角标 A 和 L 分别表示正位和侧位方向

片的高度为 z_0。P 代表一点源或线源的某一端点。该点的高度 z 可通过胶片上相对原点 O 的位移 y_1 和 y_2 来计算。

（三）立体变角技术

另一种更为方便的方法是采用立体变角照相技术，如图 2-5-1-6 利用等中心方式，机架左右旋转 20°~40°，拍摄两张影像片。这样 P 点相对于原点 O 的 y 坐标，可以通过 P 点在两张胶片上的平均位移计算：

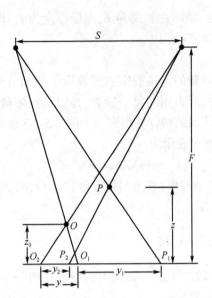

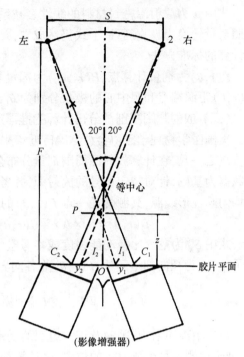

图 2-5-1-5　立体平移技术几何关系示意图　　　图 2-5-1-6　立体变角技术几何关系示意图

$$y = \frac{S(y_1+y_2)/2}{(y_1+y_2)-SF/(F-z_0)} \tag{5-9}$$

同理也可以计算 x 坐标。

第二节　近距离照射剂量学体系

一、腔内照射剂量学

腔内照射应用最广泛的是对妇科子宫颈癌的治疗,且疗效显著。根据妇科肿瘤放射治疗学原则及妇科骨盆的解剖特点,腔内照射子宫颈癌的范围应包括子宫颈、子宫体及子宫旁组织,而盆壁两侧用外照射。子宫颈癌腔内照射方法,通常采用两组放射源施源器:一组是直接植入子宫腔内,称为子宫腔管;另一组是植入阴道内,紧贴在子宫颈部,称为阴道容器。

(一) 腔内照射的经典方法

从治疗方式和施源器的不同物理特点(包括源的强度、几何分布和剂量计算方法等)来分,腔内照射的经典方法基本分为三大剂量学系统,即斯德哥尔摩系统(Stockholm system)、巴黎系统和曼彻斯特系统。图 2-5-2-1 分别给出三个系统所用放射源相对于解剖位置、子宫腔管和阴道容器的分布示意图。

斯德哥尔摩系统的特点是使用较高强度的放射源,分次照射。子宫颈管内为串接的镭-226 放射源,强度为 53 ~ 88mgRa。阴道容器为平的或弯曲的源盒,总强度为 60 ~ 80mgRa。典型的治疗模式是,共照射 2 ~ 3 次,间隔约 3 周,每次治疗时间 27 ~ 30h。后经改进,使用更高强度的放射源,每次治疗时间缩短为 10 ~ 18h。

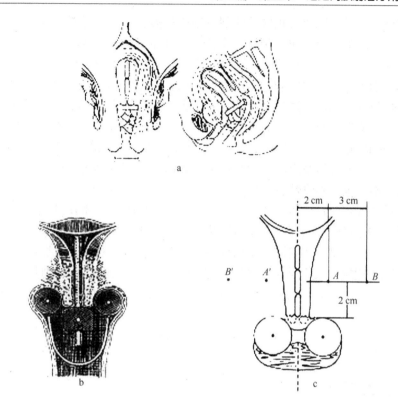

图 2-5-2-1　a. 斯德哥尔摩系统与巴黎系统;b. 曼彻斯特系统;c. 放射源子宫腔管和
阴道容器相对于解剖位置的关系的示意图

巴黎系统的特点是用低强度放射源连续照射。子宫腔管内同样为串接的^{226}Ra 放射源,阴道源为三个独立的容器,其中两侧阴道源紧贴在两侧的穹隆,中间的正对着子宫颈口。通常所用的镭源活性长度为 1. 6cm,强度为 6～10mgRa/cm。所有源的总强度为 40～70mgRa,且子宫腔与阴道源的强度之比平均为 1(变化范围 0. 66～1. 5),总治疗时间延续 6～8 天。后经改进,治疗持续时间约为 3 天。

以上两个系统的剂量计算方法,基本以 mgRa·h 为单位,即放射源的总强度(毫克镭当量)与治疗的总时间(h)的乘积。

曼彻斯特系统是基于巴黎系统发展起来的。根据子宫腔的不同深度和阴道的大小,分为长、中、短三种子宫腔管和大、中、小三种尺寸的阴道卵形容器。典型的应用方式为:子宫腔管的强度为 20～35mg Ra,每个阴道卵形容器的强度为 15～25mg Ra。该系统强调:①阴道源的分布要尽量宽。②子宫腔及阴道源强度为不同的比例。③对某些特定点的剂量要准确,特定点为 A 点和 B 点。按解剖位置确定,A 点为子宫颈口上 2cm,子宫腔轴线旁 2cm 的位置,B 点为过 A 点横截面并距子宫腔轴线旁 5cm 的位置(A、B 点也有按相对施源器位置来确定的)。其治疗方式为分两次照射,每次约 72h,间隔一个星期,总的照射时间约 140h,A 点"剂量"(照射量)为 8000R。至今,A 点、B 点的概念,仍然为世界各国的许多治疗中心所广泛应用。

(二) 腔内照射的 ICRU 方法

ICRU 第 38 号报告发布了对妇科腔内照射剂量学的有关概念,详细的论述和介绍如下:

1. 腔内照射的剂量模式　腔内照射的吸收剂量模式不同于外照射。外照射要求整个靶区内的剂量变化不超过±5%,靶区外的剂量迅速跌落。腔内照射邻近放射源附近的剂量最大,而随离放射源距离的增加剂量迅速下降。典型的腔内照射剂量梯度变化较大,治疗区域的大小不能简单地由某一条等剂量曲线来规定。比较这两种剂量模式,吸收剂量都以子宫旁2cm处剂量归一化。虽然对于在治疗区边缘的剂量梯度,可认为两种方式相似,但在治疗区以内以及正常组织所接受的剂量,两种剂量模式有很大不同。

ICRU 建议根据临床治疗要求定义参考区(reference volume)。参考区是指由参考等剂量线面所包括的范围。参考等剂量线面定义为处方剂量所在的等剂量线面。根据经典低剂量率的治疗经验,子宫颈癌治疗参考剂量值为60Gy。在内外照射合并治疗时,腔内照射的参考剂量值,不应包括外照射的贡献。

腔内照射子宫颈癌的参考区(图2-5-2-2)应包括子宫体的大部分、整个子宫颈、子宫旁组织和阴道上1/3部分。由于具体病例局部解剖和肿瘤期别的差别,参考区的大小应根据具体患者确定。与经典腔内照射系统的剂量表示方法相比较,参考区的提出和定义是现代腔内照射剂量学的进展。曼彻斯特系统的"点"剂量计算方法和参考等剂量面剂量模式的比较见图2-5-2-3。图中虚线部分为参考区。不难看出,如按照"点"剂量模式的A点确定治疗剂量,图2-5-2-3a中较大体积的子宫体,剂量不足;相反图2-5-2-3b中较小体积的子宫体,剂量过高。这说明仅仅以个别点的剂量来描述子宫颈癌的腔内照射,是一种机械的且显粗糙的方法,不能实施个体化治疗。

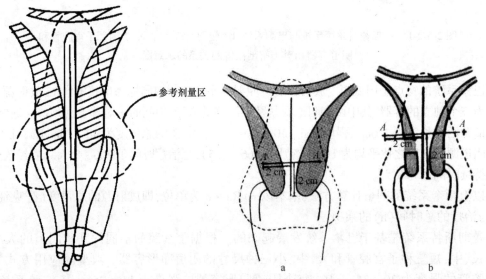

图 2-5-2-2　子宫颈癌腔内治疗的参考剂量区的设置示意图　　　图 2-5-2-3　"点"剂量模式与参考剂量区模式比较

2. 腔内照射的剂量学描述

(1) 治疗技术的描述:治疗技术的描述包括放射源的各项技术参数,如放射源的强度参考空气比释动能率、形状及滤过材料和厚度。如使用步进源,需说明源的运动类型、间距、驻留时间、总长度等。施源器的类型,如子宫腔源的曲率(或无)、与阴道源的联结方式(固定或分离)、阴道源的排列方式、源的形状以及屏蔽材料(或无)。

(2) 总参考空气比释动能:腔内照射中,它为所有放射源(包括子宫腔和阴道源)的参考空气比释动能率与照射时间的乘积之和。该值正比于患者所接受的积分剂量。同时也可以作为工作人员的辐射防护指数,特别是对接受低剂量率长时间照射患者的护理人员,尤为重要。

（3）参考区的描述:子宫颈癌患者的腔内照射,在子宫腔源和阴道源合并使用或子宫腔源在子宫颈处有较大的剂量份额时,子宫颈的剂量一般约为2倍的参考剂量（CRD）（图2-5-2-4）,参考区是一沿子宫腔源长轴分布的梨形体,对其描述如图2-5-2-5,往往从三个方向考虑。

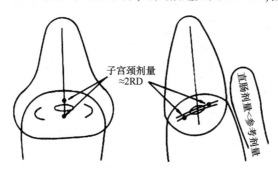

图2-5-2-4　子宫颈、直肠剂量与参考剂量的关系

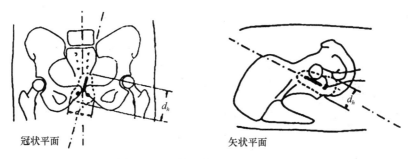

图2-5-2-5　描述参考区大小示意图

1）高度（d_h）:过子宫腔源纵轴线的冠状平面、沿其长轴方向的最大长度。其大小基本取决于子宫腔源的长度。

2）宽度（d_w）:与d_h相同平面,垂直于子宫腔源方向的最大长度。其大小取决于阴道源之间的距离,而子宫腔源与阴道源之间的夹角基本没有什么影响。

3）厚度（d_t）:过子宫腔纵轴线的矢状平面、垂直于子宫腔源方向的最大长度。它基本不随放射源的几何排列而变化,而取决于阴道源的长度。

在对具体患者的治疗过程中,除应详细描述参考体积外,有条件的情况下,还应至少绘出冠状和矢状两个平面内完整的剂量分布。

（4）参考点剂量:子宫颈癌腔内照射,参考点是指相关的重要器官和盆腔淋巴引流区。相对重要器官的参考点剂量主要为膀胱和直肠的剂量。如图2-5-2-6,沿膀胱中心与阴道容器连线、过膀胱后表面一点为膀胱受量的参考点。子宫腔源后端点（或阴道源中心）与阴道后壁的垂直线、距阴道后壁5mm的位置为直肠受量参考点。

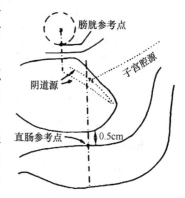

图2-5-2-6　膀胱、直肠剂量参考点示意图

相对淋巴引流区和盆壁剂量参考点,如图 2-5-2-7,图 2-5-2-8 所示。其中的符号分别表示左右腹主动脉旁(L. PR, R. PR),骶髂联合旁(L. COM, R. COM),骶骨外(L. EXT, R. EXT)的淋巴引流区和左右盆壁(R. PW, L. PW)的剂量参考点。

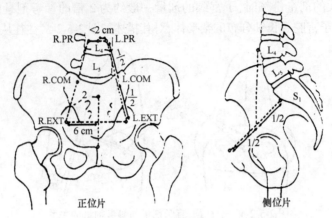

正位片   侧位片

图 2-5-2-7 确定淋巴引流区参考点示意图

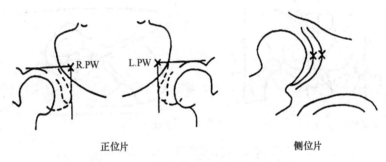

正位片   侧位片

图 2-5-2-8 确定盆壁剂量参考点示意图

二、组织间照射剂量学

组织间照射又称插植照射,是近距离照射中应用较为广泛和灵活的一种治疗方式。它的基本做法是根据靶区的形状和范围,将一定规格的多个放射源直接插植入人体组织,对肿瘤组织(或瘤床部位)进行高剂量照射。为使治疗部位获得满意的剂量,必须根据放射源周围剂量分布特点,按一定的规则排列这些放射源。

(一)组织间照射的术语和概念

组织间照射涉及插植技术、剂量模式等相关名词,不同单位往往采用不同的方式给予描述。ICRU 第 58 号报告,对此给予了概括和归纳。

1. 技术和治疗区的描述 组织间照射可分为暂时性插植(temporary implants)和永久性插植(permanent implants)。根据放射源的排列方式,又可将其分作单平面插植、双平面或多平面插植,以及直接用插植的几何形状描述,如圆柱形插植。一般不使用所谓体积插植(volume implant)来描述特定的插植方式。组织间照射使用的放射源长度通常相等,且相互平行排列。

组织间照射对治疗体积的描述,如肿瘤区、临床靶区等,与外照射的定义类似,也是基于一般肿瘤学原则。但由于近距离照射的特殊性,具体做法及侧重上又有所区别。首先,组织间照射主要需要明确肿瘤区、临床靶区和治疗区。而对于计划靶区则少有重视。其次,在确定插植方式之前,需定义临床靶区。如图 2-5-2-9 所示,具体方法是在三维方向上,以其最大径描述临床靶区的长度、宽度和高度。

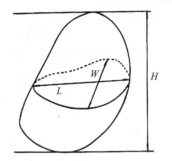

图 2-5-2-9　临床靶区的描述
方法示意图
图中 W 代表宽度;L 代表长度;
H 代表高度

2. 剂量模式　如前所述,近距离照射剂量学的基本特点之一是剂量分布不均匀,即剂量梯度大及每一放射源周围存在有高剂量区。但在组织间照射的插植平面内,也有剂量梯度近似平缓的区域,即坪剂量区(plateau dose),如图 2-5-2-10所示。坪剂量区一般与相邻放射源的距离相等,坪剂量区内的剂量变化可以用来描述插植平面的剂量均匀性。

由于组织间照射剂量学的上述特点,其剂量模式不同于其他近距离照射方式,对其描述需确定相关的剂量学参数。

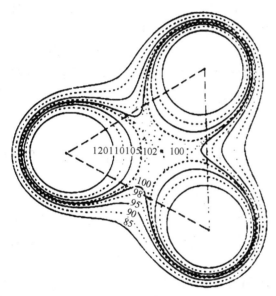

图 2-5-2-10　放射源之间的坪剂量区示意图

最小靶剂量(minimum target dose, MTD)是临床靶区内所接受的最小剂量。一般位于临床靶区的周边范围。在巴黎系统中,MTD 即为参考剂量(RD);曼彻斯特系统中,MTD≈90% 的处方剂量。

平均中心剂量(mean central dose, MCD)是中心平面内相邻放射源之间最小剂量的算术平均值。

高剂量区(high dose volumes)是中心平面内或平行于中心平面的任何平面内150% 的平均中心剂量曲线所包括的最大体积。为了讨论晚期反应与剂量的相关性,在近距离照射设计中,应该确切了解高剂量区的范围。

低剂量区(low dose volumes)是在临床靶区内,由90% 处方剂量曲线所包括的任一平面中的最大体积。应该注意的是,在组织间照射中,使用不同的剂量学系统,定义处方剂量的方法是有所区别的。因此应用低剂量区的概念,要根据不同剂量学系统和临床实际给予特别说明。

组织间照射剂量模式中另一方面内容,是对剂量分布的描述和评价。由于近距离照射剂量学基本特点之一是在临床靶区内剂量的高梯度分布,需对其量化分析。ICRU 建议用最小剂量离散度(spread in individual minimum doses)或剂量均匀性指数(dose homogeneity index)来表示组织间照射临床靶区的剂量分布。最小剂量离散度定义为,在中心平面与放射源之间每一最小剂量相对于平均中心剂量的变化范围。剂量均匀性指数,定义为最小靶剂量与平均中心剂量的比值。

为全面叙述组织间照射时的剂量分布特点,可使用剂量-体积直方图。其基本方法是将临床靶区及其扩展部分,分为若干体积单元,并计算每一体积单元中心所接受的剂量,分别对接受某一特定剂量的所有体积单元求和,则可绘出剂量-体积直方图。

3. 时间-剂量模式相关概念 在组织间照射中,暂时性插植照射可分为以下几类方式:连续照射(continuous irradiation)、间断照射(non-continuous irradiation)、分次照射(fractionated irradiation)、超分割照射(hyperfractionated irradiation)和脉冲式照射(pulsed irradiation)。

照射时间(irradiation time)是指放射源对患者直接照射的持续时间。

总治疗时间(overall treatment time)是指从第一次照射开始,到最后一次照射结束的总时间。

瞬时剂量率(instantaneous dose rate)指的是在分次照射或脉冲式照射时,剂量与照射时间的比值。

治疗平均剂量率(average overall treatment dose rate)是总剂量与总治疗时间的比值,这一概念主要应用于没有或仅有短暂中断的连续低剂量率照射和一些脉冲式照射中。

连续照射时,总治疗时间与照射时间相同。后装治疗多为间断照射,总治疗时间长于照射时间,瞬时剂量率也高于平均剂量率。低剂量率照射时,若间断时间超过总治疗时间的10%时,则间断照射被认为是分次照射。分次照射时,照射时间被分为若干次,总治疗时间远大于总照射时间。分次照射的瞬时剂量率定义为单次照射的剂量与单次照射的时间之比,不使用平均总照射剂量率。若分次照射的分割时间少于一天,变成一天两次或两次以上时,并且间隔≥4h时,称为超分割照射。当间隔<4h,以多次高剂量率照射模拟连续低剂量率照射的方式称为脉冲式照射。

(二) 剂量学系统

组织间照射的剂量学系统,当前在世界范围内有较大影响的是曼彻斯特系统和巴黎系统。

1. 曼彻斯特系统 曼彻斯特系统是20世纪30年代以^{226}Ra直线源设计的平面插植剂量计算系统。单平面插植,距辐射平面0.5cm为参考剂量平面,该平面的最高剂量比"规定剂量"高10%;最低剂量较之低10%。治疗的组织厚度为1cm。如治疗厚度大于2.5cm,需要用双平面插植。曼彻斯特系统的插植规则如下:

(1)典型的单平面插植,放射源必须互相平行,且之间的距离不能大于1cm。在互相平行的放射源的端点,有与其相垂直的直线源与之交叉,交叉点距放射源活性区不大于1cm,形成封闭的平面。

(2)如受临床条件限制,放射源不能形成封闭的辐射平面,则治疗面积会有所减少,一般单侧无交叉,面积减少10%;双侧无交叉,减少20%左右。

(3)平面插植,周边源与中心源的强度之比由辐射平面的面积而定:面积小于25cm^2,周边源为总量的2/3;25~100 cm^2,为1/2;大于100cm^{2}为1/3。

(4)双平面插植,而平面应该互相平行,且都应该按规则(1)~(3)进行插植。

2. 巴黎系统 组织间照射的巴黎剂量学系统始于20世纪60年代,是依据^{192}Ir线状放射源的物理特性所建立的。巴黎系统的插植基本规则是:

(1)所有放射源的线比释动能率相等,为4.2~6.4μGy·m^2/(cm·h)。

(2)放射源是相互平行的直线源,插植时其强度、长度及各放射源之间的距离相等,且各源的中心在同一平面,即中心平面。

（3）多平面插植，放射源排列为等边三角形或正方形。

依据上述基本规则，根据临床靶区的大小，决定插植方式和放射源的长度及间距。放射源的活性长度与临床靶区长度之比为 0.7~0.8，放射源的间距 S 与所使用放射源的长度有关。

临床靶区的厚度 $T \leqslant 1.2cm$，应采用单平面插植，且放射源的间距 $S \approx T/0.6$，$m_s \approx 0.35S$。临床靶区的厚度 $T > 1.2cm$，应采用双平面插植。按照三角形方式插植放射源间距 $S \approx T/1.3$，$m_s \approx 0.27S$。按照正方形方式插植，$S \approx T/1.57$，$m_s \approx 0.27S$。

巴黎系统使用的是等强度放射源，为保证参考等剂量曲线面包括整个临床靶区，要求各点基准剂量率（定义后叙）之间的差别不能超过其平均值的 ±10%，这一条件实际限制了使用放射源的数量。单平面插植最多使用 9 根放射源，三角形双平面插植最多也使用 9 根放射源，正方形排列为 10 根放射源。

巴黎系统的剂量计算方法是，以中心平面各放射源之间的中点剂量率之和的平均值，即前面所定义的平均中心剂量为基准剂量（basal dose，BD）；根据临床经验和理论计算，定义 85% 的基准剂量为参考剂量（reference dose，RD）；治疗时间为 T，应为 $T = D_G/RD$，D_G 为处方剂量。

上述组织间照射的两个剂量学系统，剂量规定点的定义和位置是不相同的。因此即使采用相同的放射源排列，它们所依据的临床靶区也不尽相同。

3. 步进源剂量学系统　近年来，随着后装技术的发展和应用，在国内近距离照射中直线源用得越来越少，取而代之的是用一个微型放射源，由计算机控制，以源步进方式模拟线源使用。其剂量计算方法，基本使用的是一种对步进源在每一驻留位的驻留时间、经优化算法处理的步进源剂量学系统（stepping source dosimetry system）。以步进源代替线源行组织间插植时，基本设想是相对增加源在插植区边缘驻留位的驻留时间、减少中心部位的驻留时间，以使得步进源的驻留点保持在临床靶区以内。需要注意的是，步进源剂量学系统是以巴黎系统为基础发展和建立起来的。首先，采用步进源剂量学系统作插植照射，仍然要严格按照巴黎系统的布源规则，根据临床靶区的几何形状确定放射源的排列方式和间距，仅仅在选择放射源的长度方面有所不同。步进源系统放射源的长度要略短于计划靶区的长度，即 $AL = L - 1.0cm$。其次，巴黎系统的参考剂量等于 85% 插植中心平面基准剂量的平均值，而步进源系统的参考剂量等于 85% 整个计划靶区内所有剂量规定点剂量的平均值。由于采用了步进源在不同驻留位驻留时间的优化处理，使得沿相邻治疗管之间所有剂量规定点剂量基本相等。步进源剂量学系统的"优化处理"，是在巴黎系统的基础上，运用其规则，使之剂量分布更为完善合理。不能认为"优化处理"的结果可以消除高剂量区的存在，更不能将优化处理理解为是对插植不规则性的补偿方法，这样做势必会延长某些驻留的驻留时间，从而加大高剂量区的范围，并增加组织坏死的可能性。

三、管内照射剂量学

管内照射是指将放射源直接放入人体天然管道如食管、直肠等部位进行治疗。采用后装技术，具体操作是，首先将一特制的施源器插入治疗部位，位置确定无误并经剂量计算后，再将放射源植入特定位置，实施照射。管内照射的剂量学方法与妇科子宫颈癌腔内照射和组织间照射的不同，有其独特的地方，在临床应用时应给予注意。

管内照射施源器外剂量分布特点，如图 2-5-2-11 所示。根据巴黎系统的定义，RD 为参

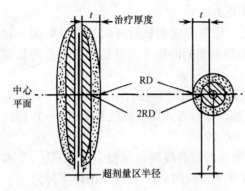

图 2-5-2-11　管内照射相关参数定义示意图

考剂量率,即中心平面参考点的剂量率。治疗厚度 t 为施源器表面至参考点的距离;超剂量区 HD(hyperdose sleeve)为接受剂量≥2 倍 RD 的范围。可以看出,由于近距离照射本身的剂量学特点,近源处总有一个大于 2 倍 RD 的超剂量区。其剂量值的大小和包括的范围,将直接影响治疗的效果,尤其影响对正常组织的损伤。对^{192}Ir 放射源,等效活性长度 3~20cm,参考点距放射源的距离 0.3~4cm,超剂量区的半径基本不随参考点的位置而变化,也不完全依赖于放射源的长度,其比值基本为 0.5~0.7。在临床实际应用中,可近似取值 0.6,由此而引起的误差<±1mm。

　　管内照射选用施源器,用于固定放射源并撑起照射部位的管壁。从剂量学角度考虑,施源的大小(即其半径)将直接影响剂量参考点的选择。管内照射剂量参考点的选择,应根据所用施源器的半径确定。如临床中使用的施源器半径为 0.5~1cm,剂量参考点则应选择在距放射源 0.8~1.6cm,这样可使黏膜剂量低于 2RD。因此管内照射,如食管、直肠等部位的治疗,不应机械地确定黏膜下某一点或距放射源某一位置为剂量参考点,应该因具体情况而异,做到个别对待。具体步骤是:首先根据患者的治疗部位、病情及解剖特点,选择合适的施源器;再根据施源器的半径去确定剂量参考点的位置。这对于使用非刚性施源器,像食管癌管内照射时所用的气囊,应给予特别注意。如果气囊的半径不能很好的确定,而实际又未撑开时,机械地选择参考点位置为黏膜下某一点,就有可能造成黏膜剂量过高。

　　管内照射另一突出问题是如何根据其剂量分布特点,选择合适的适应证。管内照射的临床靶区的厚度 t,应在超剂量区 HD 和参考剂量区 RD 即最小靶剂量之间,这样可以使整个靶区所接受的剂量,不低于临床所要达到的处方剂量。

四、近距离照射的剂量优化

　　随着计算机技术和医学影像技术的发展,特别是步进源的引入,近距离照射的计划设计方式、剂量分布计算方法有了很大改进。传统的、经典剂量学系统,如曼彻斯特系统、巴黎系统等,基本上是采用活性分布均匀的线源或等强度的点源,按照相对标准化的布源规则插植,以适应特定的治疗靶区。而在临床中,由于靶区的几何形状是多样化的,解剖位置也各有特点。为使近距离照射剂量学适应这一情况,引入优化(optimization)概念,对布源方式,包括施源器的使用数目和排列、放射源的位置和强度等,进行个体化处理,以使得近距离照射形成的等剂量分布线面在三维方向上能更好地覆盖患者的靶区,同时周边的正常组织中剂量跌落更快。所谓优化是指利用一些数学算法,根据临床对靶区剂量分布的要求,设计和调整放射源配置,如位置和(或)强度,使得照射形成的剂量分布最大程度符合规定要求的剂量分布。剂量优化可大致分为下述两种方式:

(一) 相对于施源器的剂量优化

　　首先根据选定的布源规则(如巴黎系统),确定施源器的排列方式,然后根据相对于施源器的规定点或靶区内特定点的剂量要求,结合施源器的相对排列,在施源器中的不同位置布以强度不等的放射源或控制步进源在施源器不同驻留位置停留不同的时间,作剂量优化处理。目前国内使用后装治疗机作近距离照射,计划设计基本都采用这种优化方式。

(二) 立体定向插植照射的剂量优化

它是以要求的靶区剂量分布为目标的剂量优化方法。首先对患者行影像学检查(如CT、MRI 扫描等),扫描时患者要戴立体定位框架。主管医师在影像片上确定靶区及邻近的重要器官,并给出有关剂量学的要求。然后,根据这些资料进行剂量优化处理,以确定施源器的排列方式、放射源的位置以及强度。这一做法类似外照射的逆向计划设计,有的学者称为适形插植或立体定向插植照射,如脑瘤的立体定向插植照射和前列腺癌的会阴部经模板插植照射等。

综上所述,近距离照射是将封装好的放射源,通过施源器或输源导管直接植入患者的肿瘤部位进行照射。其基本特征是放射源贴近肿瘤组织,肿瘤组织可以得到有效的杀伤剂量,而邻近的正常组织,由于辐射剂量随距离增加而迅速跌落,受量较低。近距离照射很少单独使用,一般作为外照射的辅助治疗手段。从照射方式上讲,近距离照射大致可分为腔内照射、组织间插植照射、管内照射和表面施源器照射。20 世纪 70 年代,随着后装技术的应用,这种照射方法得到长足发展。与外照射相比较,近距离照射有其独特的剂量学特点,在临床应用中要给予特别的考虑。

(尹　勇)

第六章 治疗计划的设计与执行

放射治疗由患者体位固定、解剖结构数据的获取和输入、肿瘤靶区和周围危及器官的定义、放射治疗计划的设计与执行以及相应的各个环节的质量控制构成。本章将重点讨论在整个放射治疗过程中极其重要的一个环节——计划设计。在治疗方针确定之后,主管医师按照治疗方针确定治疗体位,并采集计划设计所需的患者解剖结构数据,输入到治疗计划系统(TPS)进行计划设计。目前,在医疗机构中被广泛应用的 TPS 主要有 Eclipse,Pinnacle,Xio,MasterPlan 等,虽然每种计划系统有着不同的操作界面,但都遵循共同的临床剂量学原则。

第一节 治疗计划设计的基本概念

传统意义上的计划设计是指根据各种影像装置采集的患者解剖结构数据,安排合适的射野(体外照射)或合理布源(近距离照射)来获得恰当的剂量分布。由此衍生出的计划系统 TPS 实际上就是一种采用人机对话界面(GUI)的剂量计算器。

患者解剖数据的获取和显示是放射治疗计划设计的前提和基础,在治疗计划系统中,影像信息的获取主要来源于 X 射线、CT、MRI、核医学图像(SPECT、PET)、超声、数字减影等现代影像学。它们分别提供了病变组织或器官的解剖或功能信息,但这些设备成像原理不同,图像也各有特点。如 CT 图像具有较强的空间分辨率,对骨组织成像清晰,但对软组织的对比度较低;MRI 可清晰反映软组织、器官、血管等,但对钙化点不敏感,且易受磁干扰发生失真;SPECT、PET 能得到代谢等功能图像,但它们对解剖结构的图像分辨率差,很难得到精确的解剖结构,不易分辨组织和器官的边界,定位精度较低。目前的计划系统中,还是主要以 CT 图像作为计划设计的基本图像。同时,为了得到精确的肿瘤和周围淋巴结、亚临床病灶的范围,仍需 MRI、PET 等影像的辅助。

图像信息的完整性直接影响到计划设计的准确性。在 3D 治疗计划系统中,必须有足够数量的 CT 层片,才能保障数字重建后的图像(DRR)的质量。CT 层片数的多少,很大程度上依赖于肿瘤的部位和治疗计划系统的容量。扫描范围必须远大于肿瘤的体积,一方面为了与其他设备的图像如 MRI 等融合时有较大的灵活性;另一方面为布置射野提供足够的组织范围。

在设计和评估治疗计划时,除了需要考虑肿瘤靶区的剂量分布,还需了解周围正常器官的受量。因而对肿瘤靶区和周围器官体积的定义是设计治疗计划的先决条件。ICRU 第 50 号和 62 号报告定义了几种体积,为我们提供了相应的依据。

(一) 肿瘤区

肿瘤区(gross tumor volume,GTV)是指通过各种影像学、病理学等诊断形式可以明确确诊或肉眼可分辨断定的恶性病变区域。它对应着肿瘤细胞最集中的部位,包括原发病灶和转移的淋巴结等。

(二) 临床靶区

临床靶区(clinical target volume,CTV)是一种包含 GTV、亚临床病灶和肿瘤可能侵犯区域在内的临床解剖学体积。通常在 GTV 的基础上外扩一定的边界区域来实现。

（三）内靶区

内靶区（internal target volume,ITV）是指在考虑了患者自身器官运动,如:呼吸过程、膀胱或直肠的充盈等带来的影响,由 CTV 加上一个边界区域而构成的体积。

（四）计划靶区

计划靶区（planning target volume,PTV）是指除了 ITV 外,还包含了由日常摆位、机器容许的误差等因素引起的扩大照射区域。通常设置为 CTV/ITV 外加一定的边界,以保障 CTV 的吸收剂量达到处方剂量。

（五）危及器官

危及器官（organs at risk,OAR）是指某些正常组织或器官,它们的放射敏感性或耐受剂量可能对治疗计划的射野设置或处方剂量有着直接的影响。

在放射治疗计划设计时,还应遵循临床剂量学四原则:①靶区剂量要准确。②靶区剂量要均匀,剂量梯度变化不能超过 5% 。③提高靶区剂量,降低周围正常组织受量。④保护周围重要器官免受照射。

依据上述的四原则,结合肿瘤的空间分布信息,选择恰当的射线种类和能量。临床上应用的射线主要有 30 ~ 80keV 的浅层 X 射线,100 ~ 300keV 的深层 X 射线,平均能量为 $1.25MV$ ^{60}Co-γ 射线,4 ~ 25MV X 射线和 4 ~ 25MeV 电子线。

高能 X 射线存在有限的剂量建成区,一般会将肿瘤放在最大剂量点之后。在单野照射时,靶区前的正常组织剂量较小,靶区剂量分布不均匀,而靶区之后的正常组织受到较高的剂量照射。高能 X 射线的最大剂量建成深度随着射线能量的增加而增加。因此,对于较深部的肿瘤,应选择较高能量的 X 射线或结合多个方向的射野照射。

高能电子束从表面到一点深度剂量分布均匀,肿瘤前和肿瘤区的剂量较高,而肿瘤后的正常组织剂量很小,因此它常以单野的方式用来治疗表浅部位的肿瘤。电子束能量的选取则依赖于患者肿瘤的深度。

第二节　治疗体位的选择和固定技术

治疗体位的选择及相应的固定技术在放疗计划设计和执行的过程中起着决定性的作用。在肿瘤精确治疗的时代,从肿瘤定位到计划设计、模拟、执行的整个过程中,患者体位都需保持高度的一致性。

一、治疗体位的选择

治疗体位的确定,应该在治疗计划设计的最初阶段（即体膜阶段）进行。合适的体位既要考虑到布野要求,又要考虑到患者的一般健康条件和每次摆位时体位的可重复性。前野或侧野照射时,一般采取仰卧位;后野照射时,根据治疗床面是否对射线有阻挡作用而决定是否采取俯卧位,如果治疗床面的遮挡部分可以拆去,尽量采用仰卧位。有些部位的治疗,则需要采取侧卧位、坐位或斜卧位。患者感到最舒适的体位往往是最易重复或最容易摆位的体位,而这种体位往往又不能满足最佳布野的要求。因此,在确定患者治疗体位时,要首先根据治疗技术的要求,借助治疗体位固定器让患者得到一个较舒适的、重复性好的体位。

前野照射双侧颈部淋巴结时,下颌尽量抬高,使其射野上缘包括上颈淋巴结而不照射到口腔;治疗喉癌时,则要求上颌稍微放松一些,用一对水平小野进行照射;治疗下声门癌时,则要求患者的双肩尽量外下拉,让下颈部留出较多的空间方便照射;治疗垂体瘤时,上颌应尽量压低,头前倾一定角度,使顶前野避开双眼,两侧用水平对穿野;对单侧头颈部病变,一般主张侧卧位,治疗髓母细胞瘤、空管膜母细胞瘤,应取俯卧位,垫头,并尽量使脊柱伸直。

二、体位固定技术

放疗体位的要求,一方面要按上述方法借助体位辅助装置,使患者得到正确的治疗体位;另一方面还要求在照射过程中体位保持不变或每次摆位使体位得到重复。因此,在体位辅助装置之上,应加上体位固定器,以防止患者因下意识运动而使治疗体位发生变化。制作体位固定器的技术目前主要有:高分子低温水解塑料热压成型技术、真空袋成型技术、液体混合发泡成型技术以及材料 A 成型技术等。

(一) 高分子低温水解塑料热压成型技术

将水解塑料投入 75 ~ 80℃温热水中,很快透明软化后取出放在治疗部位,约 5min 后变硬成型。它在成型时就可直接与体位辅助装置连接,缩短了制作时间。水解塑料成型技术主要用于头颈部体位的固定,用于胸腹部较差。即使对于前者,只能保证患者体位的垂直和前后的位置,却不能保证左右体位的准确性,特别对肥胖者,反而增加了侧位的误差。

(二) 真空袋成型技术

真空袋由一个真空阀门和一个装入塑料或橡胶袋中的塑料微粒球组成。躺在真空袋上的患者得到所要求的体位后,抽真空,塑料微粒球彼此挤压成型。成型后的形状一般可以保持 2 个月左右。真空袋体位固定器常用于胸腹部位和儿童患者,以得到某一要求的治疗体位。

(三) 液体混合发泡成型技术

患者在特别的体位盒内躺好,处于要求的治疗体位后,倒入两种液体的混合物,很快发泡变硬成型。液体混合发泡成型能够改进真空袋技术的体型适合度和能够保持更好的治疗体位。此方法的缺点是由于液体混合时化学作用产生较高的热量和体积的急剧变化,需要训练有素的工作人员进行操作,以防烫伤患者。

(四) 材料 A 成型技术

材料 A 由无数能发泡的聚乙烯微粒,置入由氨基甲酸酯预聚物编织成的网状结构空内,整体套入聚丙烯袋内。使用时放入水中约 10s,取出后稍加摇动,排除多余水后放在治疗床上,让患者摆好所需要的体位。聚乙烯微粒因吸水后互相粘在一起,并与氨基脂预聚物的聚合作用而逐渐变硬,约 5min 后成型。材料 A 由碳、氢、氧、氮组成,不会与聚丙烯起化学作用,成型后不会变形。变硬成型过程中最高温度为 33℃,释放出二氧化碳气体,对患者和工作人员没有损伤。这种成型技术具有安全,易于操作,且患者感觉舒适等优点。

三、体位参考标记

体位固定之后,患者的治疗部位和体位固定器形成一个类似刚性的结构。通过模拟机及 CT 等影像设备,利用治疗计划系统确定患者的靶区中心和治疗部位的坐标系。患者坐标系一旦确定,靶区的相对范围、靶区与周围重要组织和器官的关系、靶区与体位固定器的关系等都被确定。由于呼吸、器官运动等引起的靶区、器官和组织的相对位移扩大,患者坐标系中确定的上述关系会随时间变化。

为了评估上述因素引起的相对位移量,必须在患者坐标系中设置参考标记点。参考标记点的位置选择遵循下述原则:

(1) 参考标记点可以是某一解剖位置,如斗篷野照射时的胸骨切迹、食管癌照射时某一胸椎体前缘等。它们不会因呼吸和器官及组织的运动而变化太大,而且在模拟机、CT 机图像上能显像,并希望他们能在使用的射野之内,以使射野模拟和射野证实片时,可以显示它们与射野的相互关系。位于体表位置的标记,称为皮肤标记;位于体内的标记称为内标记。

(2) 对皮下脂肪层较薄的部位,体位固定器与身体形成的刚性较好,皮肤标记可设在体位固定器上。

(3) 对皮下脂肪层较厚的部位,如腹部肿瘤的照射,设立皮肤标记时,一定要选择好体罩固定方法。使患者每次摆位时,皮肤标记的位移最小。

(4) 标记点离靶区中心位置越近越好,且内标记点比体表标记的误差小很多。

设置内外标记点的另一目的,就是将患者坐标系和治疗机的射野坐标系联系起来。当患者连同体位固定器躺在治疗机或模拟机床上后,利用其两侧墙和天顶激光灯,将治疗机或模拟机的机械等中心通过体表标记置于射野中心位置。上述过程称为体位设定或治疗摆位。摆位偏差即摆位的不确定度,主要来自于等中心的位置精度和激光灯的指示精度,统称为摆位误差。它的大小不仅决定于治疗机的性能,而且也与肿瘤的位置、患者的健康条件以及摆位技术员的经验等有关,其值在 3～5mm。总的不确定度应为计划设计时确定计划靶区范围的依据。

综上所述,整个治疗计划设计与执行过程中,由于随机误差或系统误差所引起的靶区不确定度,可以用扩大临床靶区即计划靶区得以补偿,其先决条件是整个过程中必须采取较好的体位固定器和选择恰当的内标记和外标记。

第三节　模拟定位系统

在决定为患者进行放射治疗之后,首先需要精确地确定肿瘤病变的位置、范围、与周围组织及重要器官的相互关系。并据此确定治疗所需的照射野参数。模拟定位机在治疗计划设计过程中,一方面为医师和计划设计者提供有关肿瘤和重要器官的影像信息,另一方面用于治疗方案的验证与模拟。

模拟定位的方式可以采用常规的 X 线模拟机或 CT 模拟机进行。常规 X 线模拟定位机是一种几何结构和治疗机相同的诊断级 X 射线机,具有透视和照相的功能。现代的治疗模拟设备是基于 CT 或者 MRI 成像仪发展起来的,称为 CT 模拟机或 MRI 模拟机,与常规 X 线模拟机相比,其区别和优点如表 2-6-3-1 所示。

表 2-6-3-1　CT 模拟机与常规 X 线模拟机比较

属性	常规的 X 线模拟机	CT 模拟机
透视方式	直接 X 线透视	将患者在治疗体位下 CT 扫描,并把得到的 CT 层片传到工作站。通过数字重建得到患者感兴趣图像的"三维假体",然后在工作站中虚拟透视

续表

属性	常规的 X 线模拟机	CT 模拟机
照射野设计功能	能调整机架、光栅、床的角度、射野大小和形状、组织补偿器等	在以 DRR 为背景的 BEV 窗口设计照射野具有与传统模拟机很相似的功能,而对于靶区和危及器官的可视性是传统模拟机无法比拟的
图像显示方式	单一的 DR 图像	包括 CT 图横断面、冠状面、矢状面及任意切面显示;DRR、DCR、三维显示
图像调节功能	可调节透视图的亮度和对比度	可调节 CT 图,DRR、DCR 及三维图像的窗宽、窗位
等中心确定依据	骨性结构、气腔(如咽喉、气管分叉);靠经验	既可利用创痛经验,又可利用图像处理功能显示靶区轮廓;还可勾画靶区后系统自动确定靶体积中心为等中心
模拟过程	模拟定位过程必须全过程保持治疗体位	患者可在 CT 扫描及体表标记完成后离场(只需保持体位 5~10min)
靶体积和危险器官的可视性	在其图像上所有信息都叠加在一个平面上,很难精确定义靶区和危及器官	在BEV 窗口可以以多种形式显示在 CT 图上定义的靶区和危及器官;还能从不同方向观察靶区和危及器官的重叠情况,通过优化布野方案,保证肿瘤区剂量的覆盖,并尽量减少周围重要组织的受量
射野间关系显示	不能显示	图像视角可任意调整
计划设计能力	不能设计复杂的计划	可以设计复杂计划,如非共面照射
图像融合能力	没有	可将常规 CT 与增强 CT、MRI、PET 图像融合,从而为临床医师勾画靶区提供更多的参考信息
组织不均匀计算	不能显示	CT 模拟机重建影像的 CT 值反映了 X 射线在人体组织中的线性衰减关系,由此就可以得到组织横断面的电子密度分布情况。可以根据系统内建的校正公式,进行组织密度不均匀性计算

第四节　治疗计划设计

在整个放射治疗计划设计和执行的过程中,计划设计占据着极其重要的地位。在患者的治疗方针确定之后,主管医师确定好治疗体位并制作好体位固定器,然后进行 CT/MRI 模拟定位,获得为进行治疗计划设计所需的患者治疗部位的解剖数据,包括肿瘤的位置和范围、周围重要组织及器官的位置及结构等,将这些信息送入治疗计划系统进行治疗方案的设计和评估,治疗前经过验证后进行治疗。

治疗计划的剂量处方包括了总计量、分次剂量和总治疗天数等详尽的信息,以帮助正确比较治疗结果。ICRU 第 23 号和 50 号报告对此都有专门的定义,如靶区最小剂量、靶区最大剂量、靶区平均剂量等。剂量参考点的设置应为能够代表计划靶区照射剂量的临床相关位置,并遵循以下原则。

(1)应位于能够准确计算剂量的区域内。

(2)应选在计划靶区的中心部分。

(3)建议设在等中心点或射野交叉点。

(4)特定射野组合的剂量参考点应遵循以下原则:

1)单野照射时应位于靶区中心的射野中心轴上。

2)相同权重的两野平行对穿照射位于射野中心轴上两野入射点的中间。

3）相同权重的两野平行对穿照射位于射野中心轴上靶体积的中心处。

4）其他的多野交角照射位于射野中心轴的交点处。

在计划设计的过程中,有些射野设计和计划评估工具,可以辅助我们更有效地对计划进行优化选择。现将其分述如下。

1. 射野设计工具　射野设计包括确定射野的方向、形状以及计算射野在体内的剂量分布。设计者根据肿瘤部位和自己的经验来设定射野的方向和形状,也可通过逆向设计软件自行设定射野属性。剂量计算则通过设定 TPS 中的算法让软件自动完成计算。

2. 医师方向观　医师方向观(REV)相当于医师在检查室和治疗室由任意方向和位置观察射野与患者治疗部位间的相对空间关系以及射野间的相对关系。特别对非共面照射,REV 特别方便。

3. 射野方向观　射野方向观(BEV)是指设想医师或计划设计者站在放射源位置,沿射野中心轴方向观看射野与患者治疗部位间的相互关系。BEV 已成为三维计划设计系统中必不可少的工具,它不仅可以帮助设计者选择最佳的入射方向,而且从该方向上,根据照射部位在与射野中心轴垂直的通过等中心的平面上的投影影像布置射野、设置射野挡块或调整 MLC 叶片的位置。

4. 剂量-体积直方图　在三维计划系统中,剂量计算都是在三维网格矩阵中进行,显示的剂量分布实际上是三维网格单元等剂量分布。因而,由此就可计算出在某一感兴趣区域如靶区、危及器官的体积内有多少体积受到多高剂量水平的照射。这种表示方法称为剂量-体积直方图(DVH)。

DVH 最简单的形式是表示所定义的体积内的不同剂量水平的频率分布(微分 DVH);DVH 不仅可以显示频率,还可以在纵坐标显示体积百分比,横坐标显示剂量(积分 DVH)。微分 DVH 为单位剂量的体积数,用于了解同一器官内受照体积与剂量间的相对关系,理想的微分 DVH 应该是一条竖线,代表 100% 的靶区体积吸收了处方剂量。积分 DVH 是指各器官结构中接受了某一剂量水平以上的体积数,用于同一治疗计划中不同器官间剂量分布的评估。

第五节　射野影像系统

射野影像系统是指当射线束照射靶区时,采用电子或非电子技术在射线出射方向获取图像的工具,获得的图像称为射野图像。射野照相是一种传统的射野影像工具,最新的技术是电子射野影像系统(electronic portal imaging device,EPID),它们在治疗计划执行阶段起着重要的质量保证功能。

(一)射野照相

按照美国医学物理学家协会(AAPM)的定义,射野照相有定位照相、验证照相和双曝光照相三种类型。定位照相是指在正式照相之前预照数个机器跳数的照相过程;验证照相是指在治疗开始前将慢感光胶片放好,直至照射结束才将其取出冲洗的照相过程。双曝光照相是指在正式照射之前将准直器分别开到一个比实际射野大的位置和实际射野的位置分别预照数个机器跳数的照相过程。

(二)电子射野影像系统

电子射野影像系统是安装在加速器机架上的射线探测器件,由射线探测和信号处理两部分组成。不同系统的差异主要体现在射线探测元件的不同,有固体、液体和荧光之分。EPID 的主要性能参数有空间分辨率、对比分辨率、信噪比、扫描时间和显示矩阵大小等。

在治疗计划的执行阶段,射野位置和患者摆位都会存在误差,甚至会出现一些严重的错误,因此位置验证是非常必要的。利用射野影像系统可以测量误差,当发现误差超过预定的范围时,便可以采取相应的校正措施。射野影像系统在位置验证方面的应用目前只要有治疗前校正射野、离线评价患者摆位、治疗间校正患者摆位、治疗前校正患者摆位四种形式。当前,实施放疗计划系统正尝试实时地调整射野参数,确保射线时刻对准靶区。

剂量验证是确认患者实际受到的照射剂量是否等于计划给予的剂量的过程。经过适当刻度的 EPID 也可用来进行剂量验证,测量的结果是探测器所在的平面的剂量分布,这种计量分布被称为透射剂量分布,通过与参考透射剂量比较或由透射剂量的测量值反推出射剂量或中平面剂量,甚至重建三维剂量分布,EPID 都可以验证患者的实际受照情况。

(靳　富)

第七章　适形调强放射治疗

放射治疗的目标在于最大程度地将放射线的剂量集中在靶区,杀灭肿瘤细胞,而使周围的正常组织和器官少受或免受不必要的照射,这势必要求治疗区的形状与靶区不论是在三维空间坐标还是在时间维度上保持一致。为达到剂量分布的三维适形,需满足下述的条件:①在照射方向上,照射野的形状必须与靶区一致。②靶区内及表面的剂量处处相等,因而要求每一个射野内诸点的输出剂量率按要求的方式进行调整。满足第一个条件的称为常规三维适形放疗(3DCRT);同时满足两个条件的称为调强适形放疗(IMRT)。

第一节　三维适形放射治疗

三维适形放射治疗能够使高剂量分布的形状与靶区的形状在三维方向上一致,同时避免了对周围重要器官的照射,它是一种高精度的放射治疗。因此,三维适形放射治疗的实施,必须满足两个前提条件:①靶区及周围重要器官的三维定位。②从定位到每天重复摆位时体位的精确重复。

一、三维适形的实现

如果靶区的形状规则时,常使用对穿野、交角野等得到较好的适形度。而靶区适形度的定义是参考剂量与计划靶区相交曲面所谓体积分别与参考剂量和计划靶区比值的乘积。对于圆形、椭圆形靶区,一对对穿野的靶区适形度最差;对矩形靶区,沿长、短边布置的两对对穿野较好。当靶区表面沿射野方向到皮肤表面的有效深度不相等,但呈一线性变化时,两野垂直交角加楔形板,也能得到较好的剂量分布。

当靶区形状不规则,采用上述的布野技术,参考剂量的分布与靶区形状的适形度变坏,并随靶区体积的扩大而加剧。如果在靶区的周围又存在重要器官,要想得到较好的靶区适形度,常规照射无能为力,经典适形技术虽有改进,但是重要器官仍会受到较高剂量照射。

总而言之,对于小体积、形状规则的凸形靶区,用适形射野,配合多野照射、楔形板、组织补偿技术等,又可能使高剂量分布的形状与靶区的形状一致。但当靶区很大、形状不规则,一般多为凹形时,使用传统的楔形板或补偿技术,很难获得满意的剂量分布。必须采用二维调强适形技术。

三维适形放射治疗通常需在多个方向上以适形射野对靶区进行照射,而具体到采用多少个野进行照射并没有严格的定义,以达到临床要求的剂量分布为原则。多野照射虽然分散减少了周围组织的受照剂量,但也必然增加受到低剂量照射的组织的体积。因而在设计治疗计划时应以整体观点去评价各部分受照组织的体积剂量效应。

目前,在临床上应用的三维适形治疗技术主要有以下几种情况:

(1) 采用自制的适形挡块多野静态照射。

(2) 采用多叶准直器形成的适形野进行多叶静态照射。

(3) 采用固定形状的立体定向准直器行多弧旋转照射。

(4) 以计算机控制多叶准直器,使其形成跟随靶区形状、厚度与密度的射野,行多野或动态旋转照。

二、三维适形的质量控制

(一) 影像设备的质量保证检验

3DCRT 计划的精度对用于进行计划设计的患者影像的几何精度高度相关。CT 模拟定位的准确性依赖于 CT 图像重建的精度、定位激光的 CT 机诊断床的水平度,位移精度误差等因素。对用于 3DCRT 计划设计的 CT 设备的图像质量需要进行全面评估和定期的检验,定位激光至少需要每周一次进行质量保证检验和调整。

(二) 加速器射线输出的物理性能检验

加速器的能量精度、输出剂量的稳定性、剂量线性、射野的对称性、均整度以及射野与灯光野的重合度都会因为环境温度、湿度、电源波动和工作漂移等产生偏差,必须定期校正。加速器的射野和位置刻度、等中心精度、运动精度等也是必须经常校准的内容。

各种适形挡块的精度、多叶准直器到位精度、运动速度、射野通量、半影和泄露剂量等均应严格保证符合剂量精度的要求。

(三) 计划可行性和剂量精度验证

三维适形放射治疗为多野多角度治疗、多弧共面或非共面旋转照射,实施治疗前必须进行模拟治疗运行,验证机架、治疗床和准直器是否会发生碰撞或者发生照射野正好落在治疗床的支撑框架上等情况。

由于三维适形治疗的剂量分布梯度很大,剂量适形的几何要求极高,实际治疗时的各种误差的叠加可能失去三维计划的计算剂量精度,因此必须对实际治疗的剂量精度进行验证。目前剂量验证通常应用电离室、剂量胶片、热释光等方法。应用 EPID 系统进行剂量验证,具有实时性并且可以验证剂量分布。

第二节 调强适形放射治疗

肿瘤内部组织并不均匀,外照射的射线到达肿瘤之前穿过的组织密度也不是均匀的;在生物学方面,病变组织内各部分的肿瘤细胞密度、增殖能力不同,含氧程度和放射敏感性也不相同,从而也应该相应的要求给予不同的放射治疗剂量。常规照射方式不可能给出合理的剂量分布。这就很自然地引出了剂量适形的要求,在治疗的照射区从三维方向按临床治疗的要求给予不均匀的剂量分布,称为调强适形放射治疗(IMRT)。

一、调强适形的实现

由于调强适形计划设计和实施过程的复杂性和精确性很高,不同的调强技术对多叶准直器和加速器的性能要求也不相同,因此每种调强技术都需要分别进行系统临床测试。进行调强适形治疗的基本设备必须包括三维影像设备、逆向治疗计划系统、由计算机控制的精确剂量照射系统和照射剂量验证设备等。

实现三维调强适形放射治疗的主要方式有以下几种。

(一) 两维物理补偿器

这种技术类似于常规放射治疗中人体曲面和不均匀组织的补偿,通过改变补偿单元的厚度,来调整照射野内照射速度,主要用于静态调强。特点是调强效果确切、可靠,但制作麻烦。

(二) MLC 静态调强

先将照射野按强度分级,然后利用 MLC 形成多个子野,以子野为单元进行分步照射。照射野选定后,先照射高强度子野,后照射低强度子野。特点是简单方便,不需要模拟制作补偿器,但子野和子野的相邻部分易出现剂量冷点或热点。

(三) MLC 动态调强

在多叶光栅叶片运动的过程中,射线束保持输出开启状态,MLC 中相对应的一对叶片可以各自独立运动,控制叶片的运动方向和速度,即可控制某一区域的照射强度,实现调强适形治疗。

(四) 断层治疗

利用特殊设计的多叶准直器形成扇形束围绕患者沿纵轴旋转照射,完成一个层面的适形调强治疗,然后利用床的前进,完成下一个层面的治疗,它也有步进和螺旋两种模式。

(五) 束流调制式调强

通过控制加速器电子束击靶方向和束流强度,产生所需要的笔形束式 X 射线强度。这种技术的突出特点是治疗速度快。

调强适形计划通过逆向治疗计划系统实现,在图像处理、剂量分布显示等方面与正向计划并无太大的区别,不同的是逆向计划系统能够根据设定的剂量 DVH 目标函数,采用迭代优化算法,找出最接近目标函数的解,就是所需射线束的参数。在迭代优化算法中,为提高优化的速度,剂量计算通常采用相对简单的算法和较大的计算步长。在完成射野参数的优化计算之后,最后计划的剂量计算则必须采用精确的算法进行计划剂量分布的计算。常用的剂量计算模型有基于修正模型、剂量核模型和蒙特卡罗模型等。

二、调强适形的质量控制

治疗前的质量控制包括 IMRT 设备的质控检验和治疗计划的质量控制。在设备的质控方面,包括 CT 模拟定位的图像和 CT 值的准确性,治疗加速器和 MLC 的稳定性等。IMRT 的剂量分布极易受设备稳定性的影像,用于 IMRT 设备相比常规的治疗设备必须增加检查的频率和更高精度的要求。治疗计划的质控首先需保证靶勾画的准确性。由于调强计划的复杂性和特殊的精度要求,每个计划在执行前都需进行验证测试,测试的内容包括计划可行性和剂量计算的准确性。剂量验证的方法一般是将患者的实际治疗计划移植在专门的验证体模上,进行实际照射并进行剂量测量验证。

治疗中的质量控制主要是验证体位固定重复性误差、摆位误差及治疗靶区的移动,保证这些误差不超过设定的允许范围。常用的方法是在治疗机拍摄射野照片。对高剂量区很靠近危及器官、剂量梯度很大的 IMRT 计划,还需要在患者以预埋金属显影标记的在线影像对治疗靶区的位置精度进行实时检验和引导治疗,这就是图像引导放射治疗(IGRT)技术。

(靳　富)

第八章　X(γ)射线立体定向放射治疗

从 1951 年 Lars Leksell 提出立体定向放射手术(SRS)的概念,采用多个小野三维集束、单次大剂量照射颅内不能手术的良性病变后,随着其在肿瘤治疗中的推广应用,和适形放射治疗对定、摆位精度的要求,出现了它们的结合,称为立体定向放射治疗(SRT)。

根据单次剂量的大小和射野集束的程度,SRT 目前又分为两类:第一类的特征是使用小野三维集束分次大剂量照射,此类 SRT 均采用多弧非共面旋转聚焦技术,附加的三维准直器一般为圆形,治疗较小病变;第二类是利用立体定向技术进行常规分次的照射。由于第一类 SRT 使用圆形小野多弧非共面照射,靶区边缘剂量下降梯度较大。随着靶区体积的增大,多弧非共面照射的聚焦能力随射野增大而逐渐减弱,同时还要减少非共面旋转数,乃至采用共面、非共面固定野照射。从几何意义上理解,任何一个空间形状怪异的三维实体,当其体积变得越来越小时,形状不规则的影响也越来越小。

X(γ)射线立体放射治疗一般要经过病变定位、计划设计和治疗三个过程。利用立体定向装置、CT、核磁共振和 X 射线数字减影等先进影像设备及三维重建技术,确定病变和邻近重要器官的准确位置和范围,这个过程称为三维空间定位,又称立体定向。然后利用三维治疗计划系统,确定 X(γ)射线的线束方向,精确计算出一个优化分割病变和邻近重要器官的剂量分布计划。

第一节　立体定向放射治疗的剂量学特点

由于 SRS 或 SRT 的分次剂量很高,通常即使是靶区内最高剂量的 50% 水平也能达到肿瘤细胞的致死剂量,因此它在计划与治疗的剂量分布要求上与常规放射治疗有很大的不同,其剂量分布的主要特点为:

(1) 高剂量区集中分布在靶区。

(2) 靶区周边剂量梯度变化较大,即从高剂量线到低剂量线的距离很短。

(3) 靶区内及靶区周围的剂量分布不均匀。

(4) 靶周边的正常组织剂量很少。

立体定向治疗剂量分布的这些特点反应在临床计划和执行的质量控制上,表现为靶区位置与体积确定的准确性比计划剂量的计算精度更加重要。临床实践证明,立体定向治疗靶区定位的误差仅 1mm 即可导致周边的剂量改变超过 10% 的数量级。因此治疗靶区的界定与定位是立体定向治疗成功的关键。

第二节　立体定向放射治疗计划系统

三维治疗计划系统是立体定向放射治疗系统中不可缺少的极其重要的组成部分。

1. X(γ)射线立体定向治疗计划系统的重要任务

(1) 根据输入的带有定位标记的 CT/MRI/DSA 图像,重建出包括体表轮廓在内的有病变、重要器官和组织结构的治疗部位的三维立体图像。

（2）规划射野入射方向、大小、剂量权重和等中心位置,制定出优化分割病变和正常组织特别是重要器官的剂量分布的治疗方案。

（3）打印输出治疗方案的细节及治疗摆位的详细数据。

2. 一个好的 X(γ)射线立体定向治疗计划系统应具备的基本功能

（1）系统必须是三维的,包括三维图像重建及显示功能。

（2）剂量计算必须是三维的,剂量归一的方式及参考剂量线的选取必须遵循 ICRU 第50 号报告的相关规定。

（3）系统具有评估治疗方案的软件工具。

1）通过靶区和重要器官的横断、冠状、矢状面内以及 CT/MRI 图像为背景的等剂量曲线分布及截面剂量分布。

2）提供射野方向观功能。

3）实现 CT/MRI 图像与 X 射线血管造影片之间等中心位置及等剂量-曲线显示的映射。

4）靶区和周围危及器官剂量-体积直方图。

5）靶区和等剂量面的三维显示。

立体定向治疗的处方剂量和治疗次数取决于病变的种类、靶区的体积和位置。良性病变多用单次治疗,恶性肿瘤则采用分次治疗的方式。

（一）单次治疗

（1）单次治疗多用于功能失调、血管畸形、一些良性肿瘤和远处转移病灶的治疗。

（2）偶尔用于恶性颅内肿瘤常规放射治疗后的剂量推量。

（3）处方剂量 DT12 ~ 25Gy;病灶越大,处方剂量越小。

（4）需要刚性的方法进行准确的固定。

（二）分次治疗

（1）分次治疗主要用于靶体积在 $1 \sim 35 cm^3$ 范围的较小原发恶性病变的治疗。

（2）使用较大的分次剂量,常见的分割方法有 6×7Gy(总剂量 DT42Gy),1F/2d;或 10×4Gy(总剂量 DT40Gy),1F/1d。

（3）可选择使用均匀射野或调强射野以提高靶区剂量适形度。

（4）使用可以重复使用的定位框架,也可使用影像引导技术保证每次治疗的重复性和准确性。

第三节　立体定向放射治疗的实现

目前应用于临床的立体定向治疗方式主要有三种:第一种是 γ 射线源聚焦照射(γ 刀治疗);第二种是常规直线加速器多弧旋转照射(X 刀治疗);第三种是智能机器人加速器追踪聚焦照射。前两种方式需要有专门的靶区定位装置和一系列不同大小的准直器,分别以多点聚焦或多弧聚焦模式照射,治疗时靶区准确定位于聚焦中心。第三种是目前最先进的 SRT 方法,无需定位框架而改为由影像引导实时跟踪靶区,可以得到比框架定位更好的治疗精度。

（一）γ 射线立体定向放射治疗系统

γ 射线立体定向放射治疗系统,又称 γ 刀,是 1967 年由瑞典神经外科医师 Leksell 首先发明。历经多次改良最早的原形机的基本结构和原理,现代的 γ 刀在治疗机体中心装备有

201 个^{60}Co 放射源,其产生的 201 个线束经准直后聚焦到焦点并形成一个球形剂量分布,放射源到焦点的距离约为 40cm,γ 刀圆形照射野大小最终由 4 种不同规格的准直器头盔决定,在焦点平面处提供的射野直径通常为 4 ~ 18mm。1998 年,我国自主研发了中国式的 γ 刀,采用旋转式聚焦,将放射源由 201 个减少为 30 个,降低了表皮吸收剂量与中心剂量之比,可以有效降低正常组织的受损程度。

γ 刀的主要部件有:①治疗机,包括上半球形防护罩和中央部的机体。②治疗床和移床装置。③不同规格的准直器头盔,可提供焦点平面处直径为 4 ~ 18mm 的圆形照射野。④控制装置。

(二)常规直线加速器立体定向放射治疗

常规直线加速器 SRT 设备,又称 X 刀,可以使用目前的标准等中心型直线加速器,对其部分装置进行改进使其机械和电子性能达到 SRT 要求的精度,并增加一些相对简单的附件来进行。这些改进和附件主要有:①一套附加的准直器,包括放射手术用的小圆形准直器或窄叶片的小多叶准直器。②能够遥控操作的自动治疗床或旋转治疗椅。③可以固定立体定位框架的床、托架或地面支架。④治疗床角度和高度的显示及连锁。⑤特殊的制动装置,用以固定治疗床的升降和移动。

X 刀治疗技术目前主要分为三类:多弧非共面聚焦技术、动态立体放射手术以及锥形旋转聚焦技术。这些技术的划分主要依据加速器机架和患者治疗床从起始角度到中止角度的旋转运动方式来决定的。

(三)智能机械臂直线加速器立体定向放射治疗系统

该系统又称机器人加速器 SRT 系统,是近年来发展起来的新技术。系统主要由两套安装在治疗室内的数字式 X 线摄影设备和一套安装在由计算机控制的智能机械臂上的小型 X 波段直线加速器组成。治疗时由 X 线机影像实时引导智能机械臂和加速器移动到在 201 个不同的方位,对治疗靶区做跟踪式的聚焦照射。其聚焦照射的原理与 γ 刀类似,只是将 γ 刀的 201 个源同时照射改成了单个放射源在 201 个方位依次照射。由于该系统引入了实时影像引导技术,不再需要借助定位框架和执行复杂严格的靶区定位,改由计算机根据实时影像信息自动调整加速器输出射线对准靶区,具有非常高的精度。其缺点是设备昂贵而且采用单源多点照射的效率比多个放射源同时照射所需的治疗时间要延长很多。

第四节　立体定向放射治疗的质量保证

由于 SRT/SRS 剂量分布梯度陡峭、治疗分次量大等原因,治疗要求的几何定位必须十分准确。因此要求在每次治疗前,均必须验证系统设备的机械等中心和辐射野的中心是否重合。治疗过程中的每一个环节,从靶区定位,计划设计到计划实施,都必须经过实际验证,保证用于放射治疗的各种软件、硬件设备的可靠性和精确性。

建立严格的质量保证规范,需要参与人员密切合作。SRS/SRT 的质量保证应包含以下三类内容:①日常基本质量保证规范,用于维护立体定向放射治疗的靶区定位、三维计划设计、计划实施的各种设备的正常性能。②术前质量保证规范,用以执行立体定向放疗前相关设备的校准和准备。③治疗中的质量保证检查。

(靳　富)

第九章　放射治疗的质量保证

目前,随着影像学和计算机技术的发展,放射治疗已经进入了一个新的令人振奋的时代——三维放射治疗时代。从物理和技术角度分析,这一时代的显著特点是:CT模拟技术、三维放射治疗计划系统的发展,以及三维适形调强照射技术正逐步成为放射治疗的常规方法。

照射技术的这一发展,在一定程度上也促进了治疗模式的改变。与常规方法比较,人们在逐渐探讨和实践:①增加肿瘤的总剂量和分次剂量。②尽量减少正常组织特别是敏感器官的总剂量和分次剂量。③缩短总治疗时间和减少分次治疗次数。

放射治疗的上述发展,从技术上讲,运用现代复杂的治疗设备,可以实现高剂量分布在三维空间精确而完善地包罗任意形状的靶体积,同时最大程度地减少周围正常组织的剂量,从而进一步提高肿瘤的局部控制和改善患者的生存质量。这正是放射肿瘤学家们一个世纪以来所追求的目标。同时,随着放射治疗事业的迅速发展,人们也越来越重视放射治疗的质量保证。因为唯有建立完整的质量保证体系,严格执行质量保证规程所确定的多项质量控制措施,以及明确质量标准,加强质量监督,才有可能使放射治疗事业更健康的发展。

20世纪80年代以来,一些国际组织如世界卫生组织(WHO)、国际原子能机构(IAEA)、欧洲放射肿瘤学会(ESTRO)以及众多放射肿瘤学专家,以放射治疗的质量保证为课题作了深入研究和实践工作,发表了大量文章。本章对此将给予简要论述。

第一节　放射治疗质量保证的基本概念

根据国际标准化组织(ISO)所发布的ISO9001标准,质量保证定义为:为提供对于符合质量要求的产品或服务的足够信任,所必须进行的全部有计划和系统的活动。按照世界卫生组织的定义,放射治疗的质量保证指的是以肿瘤患者获得有效治疗为目标,使患者的靶体积获得足够的辐射剂量,同时正常组织所受剂量最小,正常人群所受辐射最小,为确保安全实现这一医疗目的而制订和采取的所有规程和方法。

放射治疗是对肿瘤患者提供的一种医疗服务,是一个复杂的医疗过程。肿瘤患者在这一过程中能否获得安全有效的治疗,取决于各类技术人员的素质、专业水平、相互之间的配合和协调,也取决于相关资源,主要是放射治疗设备的合理配置、完好状态及正确操作和使用。同时,在这一过程中,为避免发生可能对患者产生伤害的随机或系统偏差,完善和规范各个环节的各种医疗活动和操作,必须制定一系列的质量规程和质量控制措施。图2-9-1-1给出基于ISO9001标准,放射治疗质量保证体系的模式。

图2-9-1-1规范了放射治疗质量保证体系以下五个方面:

(1)方针和组织按照国家颁布的相关标准,制定放射治疗中心质量保证的方针建立和完善质量保证体系。同时确认放疗中心各方面工作人员的组成、权限、职责、相互工作关系。

(2)设备放射治疗中心制定设备购置(包括各类材料)、验收、维护、检验、使用和操作

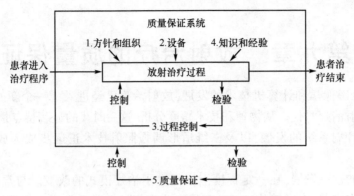

图 2-9-1-1 放射治疗质量保证体系的模式

的相关规程。

(3)过程控制放射治疗中心必须明确和规范,肿瘤患者从进入放射治疗程序直至治疗结束离开,所涉及的所有医疗活动。必要时,参照国家和国际发展水平,制定各类病种的治疗规程。

(4)知识和技能放射治疗中心应负责按系统方法,培养和提高所有工作人员的知识和技能。

(5)质量控制监督质量保证体系的有效性,使其不断完善,并发展相关质量控制的方法。

第二节　放射治疗质量保证的必要性

放射治疗的基本原则,无论是根治性还是姑息性放射治疗,都是在给予肿瘤患者准确、足够的辐射剂量的同时,使周围的正常组织特别是敏感器官所受的辐射剂量最小,以提高肿瘤的局部控制率,减少正常组织的辐射并发症。而影响肿瘤的局部控制率和正常组织的辐射并发症的因素,除了一些尚待确定因素外,辐射剂量是最重要的因素之一。

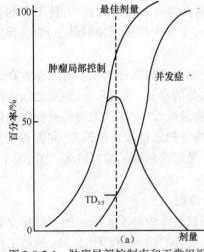

图 2-9-2-1　肿瘤局部控制率和正常组织并发症发生率的剂量影响曲线示意图

对于某些类型的肿瘤和正常组织,它们的剂量响应曲线表现得极为陡峭(图 2-9-2-1)。临床数据表明,靶体积所接受的剂量变化7%~10%,会使肿瘤的局部控制有显著的改变。同样,剂量的这一变化,也会引起正常组织损伤发生率的变化。例如,早期喉癌和头颈部鳞癌,局部控制率从50%增加到75%,剂量响应梯度变化5%~13%。而一些正常组织的并发症,如喉的严重慢性并发症,皮肤、小肠的晚期反应,放射性肺炎等,剂量变化2%~5%,并发症发生概率可从25%增加到50%。

从以上的分析可以看出,对于不同类型的肿瘤,应该有一较为适宜的最佳靶体积控制剂量。即是说,在这一控制剂量水平,可在不增加正常组织并发症的前提下,保持一定的肿瘤局部控制率。而偏离这一剂量,就会影响放射治疗的疗效,要么降低肿瘤的局部控制率(剂量不足),要么影响患者的生存质量(剂量过高)。显然这是对肿瘤控制剂量精确性的要求。ICRU 第 24 号报告指出,已有的证据表明,对于一些类型的肿瘤,靶体积控制剂量的精度应好于±5% 。这一结论已被众多学者的研究所证实。

　　放射肿瘤学是一门涉及多学科内容的综合科学,放射治疗需要多学科专业人员的参与和配合,这包括放射肿瘤学医师、医学物理师、放射治疗技师和机械、电子工程师。放射治疗中要使用复杂、精密的医疗设备,包括治疗和影像设备、辐射测量仪、计算机系统、光学和患者体位固定装置。同时放射治疗又是一个复杂的医疗过程,肿瘤患者接受放射治疗一般要经历不同的阶段(图 2-9-2-2),包括患者资料的获取,治疗计划的设计和验证,治疗计划的实施和检测,以及治疗结果的评价。仅常规分次治疗,也要持续 6～7 周时间。在这样一个复杂过程中,任何环节、不同专业人员操作中以及资料获取和传输中的偏差,都可能会最终影响放射治疗最佳控制剂量的精度。

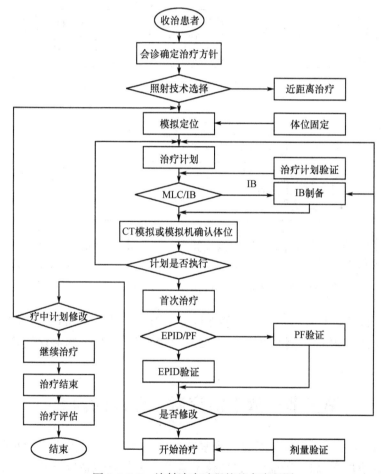

图 2-9-2-2　放射治疗过程的基本流程图

　　以下分析放射治疗的不同阶段,可能发生影响剂量精度的偏差因素:

　　(1)患者解剖结构的确定,患者体位,描绘外轮廓,定义敏感器官,估计组织不均匀性的影响。

　　(2)靶体积的定义,靶体积的形状和位置,由于器官和组织的生理活动,如呼吸对其的影响。

（3）治疗计划设计,临床射线束数据,计算机软件和硬件等发生的偏差。

（4）治疗实施,机器校准,患者摆位,不规范的操作和设置产生的偏差。

（5）患者数据资料登记,诊断,治疗处方及描述,过去治疗记录等出现的偏差。

上述这些偏差,可能是随机误差或系统误差;也可能是由于工作人员的错误操作,未给予重视,不理解或判断错误;以及机械和电器故障所造成的。图 2-9-2-3 和图 2-9-2-4 给出放射治疗剂量不确定度及其误差分配和治疗位置精度及其误差分配框图。

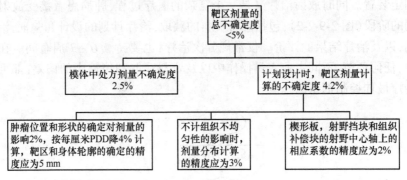

图 2-9-2-3　放射治疗剂量不确定度及其误差分布(95% 可信度)

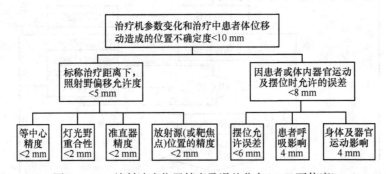

图 2-9-2-4　放射治疗位置精度及误差分布(95% 可信度)

以上分析可以看出,放射治疗中可能在许多方面和环节产生偏差,而这直接影患者接受安全有效的治疗。从另一侧面也说明,并必须强调,要获得最好的治疗效果,质量保证是最基本的前提。

第三节　放射治疗质量保证的内容

建立放射治疗的质量保证体系是一项复杂的系统工程,它涉及众多学科的专门知识,如管理学、临床治疗学、放射肿瘤学、物理技术学等。它基本包括以下几个方面:目标和方针、质量保证组织结构、设备的质量控制、临床治疗过程控制、教育和培训、质量保证系统的本身控制。以下对这些方面作一概括性介绍。

一、目标和方针

放射治疗中心的主要目的是对肿瘤患者提供医疗服务,即实施放射治疗。因此应根据自身的人力、设备资源、肿瘤流行病学特点,确定符合自身可利用资源的发展方略。不同中心由于其学术地位、人员构成和技能、设备配置之间的差别,在发展中可能会处于不同水平,但都应该明确自身的特点,拓展自己在一些特定领域中的优势。同时也应该注意,发展是一个动态过程,制订的目标和方针,会随着时间的推移、技术的进步,人员专业素质和技能的提高,得到充实和完善。

二、质量保证的组织结构

前面提到,由于放射治疗涉及多学科专业人员的配合和协作,建立质量保证组织是必要的,包括负责人、多学科合格称职的专业人员、准确通畅的信息传递。

首先,建立以中心主任为领导的质量管理委员会(小组),根据本地区域和国家(以及国际)的相关质量标准,确定中心质量方针和规程,并实施质量监督。

其次,应制订和完成开展放射治疗临床实践所需专业人员的配置(表2-9-3-1),制订和明确这些专业人员应具备的知识水平(表2-9-3-2)和业务职责(表2-9-3-3)。对于每一个专业人员都应该:①很好理解自己在放射治疗质量保证中的权限。②明确自己以及其他专业人员的职责和相互关系。

表2-9-3-1　放射治疗临床实践所需要的最少人员配置

专业类别	人员
主管放射肿瘤医师	每中心或亚中心1人
放射肿瘤学医师	年治疗200~250患者增加1人;每一医师同时收治患者25~30人或以下
放射治疗物理师	年治疗400名患者配备1人,并按1:400比例增加
剂量师	年每治疗300名患者配备1人
模室技师	年每治疗300名患者配备1人
放射治疗技师	
主管技师	每中心1名
治疗技师	每台高能治疗及每天治疗患者数25人以下配备2人;至50人时配备4人
模拟机技师	年治疗500名患者配备2人
维修/电器工程师	每2台高能治疗机配备1人

表2-9-3-2　从事放射治疗专业人员应具备的知识

专业类型	知识要求
放射肿瘤学医师	良好的医学、肿瘤学、放射肿瘤学教育,还应具备普通物理学、放射物理学、剂量学、放射生物学、辐射防护、临床剂量学的一般知识
放射肿瘤学物理师	良好的物理学教育,必须掌握放射治疗物理学、机械工程学、临床剂量学、放射生物学、辐射防护以及具备解剖学、生理学和放射肿瘤学的一般知识
放射肿瘤学技师	良好的放射治疗技术学教育和接受放射物理学培训,还需具备剂量学、放射生物学、辐射防护一般知识以及基本的解剖学、放射肿瘤学知识

表 2-9-3-3　从事放射治疗专业人员的职责

专业人员	职责
放射肿瘤学医师	患者诊治、治疗计划设计、治疗实施、疗中评价、治疗总结、随访、QA 规程培训
放射肿瘤学物理师	放射治疗设备校准,验收,剂量数据测量、制备,剂量计算规程,治疗计划设计,QA 规程,辐射防护,设备维护指导、培训
放射肿瘤学技师	治疗实施(记录、验证、患者监护),治疗设备(操作、功能验证、安全),治疗计划(掌握治疗方法、规程),参与 QA 规程、教育

　　按照放射治疗服务过程的工作流程,不同专业人员之间,即便同组别人员之间,诸如患者资料、记录、文件等信息材料的传输,应有明确制度确保其传输通畅、准确,以利于各专业人员之间的协调。

三、设备的质量控制

　　任何类型医疗设备实施质量保证的目的,都是确保它在使用过程中对于患者、工作人员和公众是安全的。如前面章节介绍的,放射治疗中所使用的设备,包括外照射治疗设备、模拟机及其他影像设备、治疗计划系统、近距离治疗设备、计算机系统、挡块和补偿器等制作设备、剂量监测和验证等仪器及一些自制设备,建立这些设备的质量保证规程和质量控制的标准和方法,根据已发布的国家技术监督部门和相关国际组织,如国际原子能机构(IAEA)、国际辐射单位和测量委员会(ICEU)和国际电工委员会(IFC)等的标准和规程,确定检查的项目、检测的方法、检查的频率、精确度要求和其他安全标准。表 2-9-3-4 和表 2-9-3-5 列举出一些放射治疗设备的机械和几何特性,也列出了剂量学特性的质量控制要求。

表 2-9-3-4　放射治疗机、模拟机的机械、几何特性及检测要求

检测内容	允许精度	备注
机架(等中心型)	±0.5°	每年
机架等中心	±1mm	每年
源距离标尺	±2mm	每周
束流中心轴	±2mm	每月
射野大小数字指示	±2mm	每月
灯光野指示	±2mm	每周
准值器旋转	±0.5°	每年
治疗床		
横向、纵向运动标尺	±2mm	每年
旋转中心	2mm	每年
垂直标尺	2mm	每月
垂直下垂	±5mm	每年
激光定位等(两侧及天花板)	±2mm	每周

表 2-9-3-5　放射治疗剂量学特性检测要求

检测内容	允许精度	检查频数
加速器 X 射线		
射野平坦度	±3%	每月 2 次或修理后
射野对称性	±3%	每月 2 次或修理后
$^{60}Co\gamma$ 射线		
射野对称性	±3%	每月
深部 X 射线		
射野对称性	±3%	每月或修理后
加速器电子束		
射野平坦度	±5%	每月 2 次或修理后
射野对称性	±3%	每月 2 次或修理后
灯光野与射野的符合性		
灯光野指示		每周
照射野的符合性	±2mm	每月
辐射能量		
加速器 X 射线	±2%	每半年
加速器电子束	±2mm	每半年
X 射线治疗机		每半年或更换球管后
吸收剂量校准		
^{60}Co 治疗机	±2%	每月
深部 X 射线机	±2%	每周
加速器	±2%	每天或至少每周 2 次

　　为确保放射治疗设备在临床中安全有效的运行,作为质量保证的要求内容之一,我们必须建立设备的运行档案,明确无误的故障处理流程。设备发生故障时,经诊断、维修后,在最终重新投入临床使用之前,必须进行功能和运行状况检验,如治疗设备还应进行剂量学检验,经确认无误后,方可使用。完成这一流程应有一定称职的工程技术人员和物理人员共同承担,以免发生伤及患者或工作人员的机械和剂量事故。

四、临床治疗过程的控制

　　治疗过程控制的根本目的是保证每个肿瘤患者都将得到相同的高质量标准的治疗。为此,每个患者在进入直至离开放射治疗中心,所有接受的医疗操作(活动),都应按照中心的治疗规程和方针进行,并给予清晰的描述和记录。

　　放射治疗是一个复杂的过程,从获得患者的信息资料、治疗处方和计划、治疗实施、治疗确认直至治疗总结和随访,在每一个环节都应有质量控制措施和独立的质量监督。例如,在确定治疗计划时,住院医师是根据放射治疗中心制定的治疗规程,结合患者诊断检查,病理学报告等数据,定义临床靶体积,敏感器官以及总剂量、分次模式、总治疗时间等参数。经主管医师签字后,将这些参数传输给物理师或剂量师进行计划设计。设计的计划在递交主管医师之前,必须经过"双检查"措施,即一人计算、设计,另一人(往往高年物理师)检验、签发。在患者首次治疗时,主管医师、物理师和治疗技师根据治疗计划,对可能发生的不一致性,应立即给予修正。

　　在实施治疗阶段,按照质量保证规程制作的质量控制措施,放疗技师应考虑:
　　(1) 检查患者是否无误,摆位、体位和固定装置是否与模拟定位和计划参数一致。
　　(2) 检查射线束设置,确定所有治疗参数符合医嘱,包括照射野大小、射线束改造装置、入射角度等。
　　(3) 照射前或治疗中检查,确保辐射参数包括能量和 MU 数等正确,治疗机功能和运行状态正确。
　　显然治疗过程控制是用质量控制的措施和规程,规范各类人员的操作,使这一过程安全、有效、有序地进展。

五、教育和培训

　　教育和培训是质量保证体系中的一项重要内容。放射治疗中心作为一个整体,在特殊意义上讲,质量管理的好坏取决于不同类型专业人员的知识和技能。应该给所有人员一适当的机会,接受继续教育。

　　同时教育和培训还包括应用新技术和新设备使用前的特殊培训,学术资料、文献的积累和交流,并鼓励参与科室、区域、国家及国际的学术交流。

六、质量保证体系本身的控制

　　质量保证系统的控制是通过质量监督实现的。质量监督是一种系统的和独立的评价和检查。它的目的是:①确定质量活动和有关结果是否符合放射治疗质量保证体系的计划安排,以及是否有效安全地实施。②确定已经制定的和执行的质量保证规程是否符合所制定的目标。因此,对质量保证体系的质量监督,不仅着眼于符合性,还着眼于质量保证体系的改进,并评价是否需要采用改进和纠正措施。例如,如果发现的问题可能对患者的治疗有潜在的影响,就必须完善质量控制措施,予以改进。

　　综上所述,建立放射治疗的质量保证体系是一项复杂的系统工程。它涉及多学科专门人才的组织和协调,制度的建立和完善,观念的改革和更新,技术的探索和进展。而也只有建立完善的质量保证体系,才能更好发挥放射治疗的作用,适应放射治疗目前的发展,使肿瘤患者得到更安全有效的治疗。

（李晔雄　张红志）

Summary

　　Radiation measurements and investigations of radiation effects require various specifications of the radiation field at the point of interest. Radiation dosimetry deals with methods for a quantitative determination of energy deposited in a given medium by directly or indirectly ionizing radiations. A number of quantities and units have been defined for describing the radiation beam, and measurement of a dosimetric quantity is the process of finding the value of the quantity experimentally using dosimetry systems. Radiotherapy is a rapidly evolving modality, relying heavily on both hardware and software. Thus it is necessary for related professionals to develop a workable quality assurance programme that reflects the use of the beam in the clinic and that is sufficiently broad in scope to ensure proper treatment delivery.

第三篇　临床放射生物学

对于大部分实体瘤,放射治疗是手术之外最有效的治疗手段,绝大部分肿瘤在治疗的不同阶段都需要放疗。在某些肿瘤如鼻咽癌,放射治疗是最有效的治疗手段。临床放射治疗学、临床放射物理学、临床放射生物学是肿瘤放射治疗学三大支柱。其中临床放射生物学是研究和探讨人类肿瘤及正常组织在放射治疗中的生物学问题,根据临床放射生物学理论阐述放射治疗原理,研究影响肿瘤及正常组织对放射线反应性的生物学因素,寻找减少放射治疗不良反应的办法和措施,最终为放射治疗医生设计和改进治疗方案提供思路和研究依据,进而达到提高肿瘤放射治疗疗效、减少正常组织损伤、延长患者生命和改善生活质量的目的。因此,临床放射生物学是肿瘤放射治疗的有机组成部分,是放射肿瘤学必不可少的专业基础之一。作为肿瘤放射治疗工作者,了解和掌握临床放射生物学原理,有利于解释放射治疗过程中所观察到的现象,为临床放疗中治疗方案的选择提供指导,还有助于对放疗新技术的探索和研发。

第一章　电离辐射的生物学效应基础

第一节　电离辐射生物学效应的时间顺序

电离辐射对任何生物体的照射都将启动一系列的变化过程,大致可分为物理阶段、化学阶段和生物阶段三个阶段(图 3-1-1-1)。

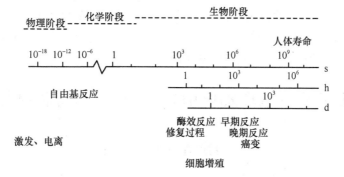

图 3-1-1-1　电离辐射所致生物学效应的时间

一、物 理 阶 段

物理阶段主要指带电粒子和构成组织细胞的原子之间的相互作用。当电子通过物质时,主要作用于外周电子,将一些电子击出原子(即电离)或将低能电子激发到原子或分子内能量较高的轨道上(即激发)。如果能量足够,次级电子在通过其邻近的原子时可再使此原子激发或电离,从而导致一系列的电离事件。

二、化 学 阶 段

化学阶段指受损伤的原子和分子与其他细胞成分发生快速化学反应的时期。被电离的分子形成具有高度活性的自由基,经过一系列快速的化学变化后,导致化学键的断裂,破坏 DNA 等大分子的结构。

三、生 物 阶 段

生物阶段指上述两个阶段以外的所有继发过程,从化学损伤的酶链反应开始,促发或激活一系列 DNA 损伤及损伤修复的酶链反应。当 DNA 损伤不能修复或错误修复,将导致细胞死亡甚至组织器官损伤,从而产生相应的临床表现。

第二节　电离辐射的直接作用和间接作用

电离辐射的生物效应主要是通过直接作用或间接作用造成 DNA 的损伤。

电离辐射的直接作用是指任何射线被生物物质吸收时,直接和细胞关键的靶起作用,靶原子被电离或激发从而启动一系列的事件导致生物改变。在高线性能量传递(Liner energy transfer, LET)射线,如快中子和碳离子,直接作用占显著地位。

电离辐射的间接作用是指射线在细胞内并不直接与关键靶起作用,而是和另一个原子或分子相互作用产生自由基,自由基扩散一定距离到达关键的靶并造成损伤。由于细胞中约80% 为水分,低 LET 射线的生物效应在很大程度上是通过水电离产生的间接作用而形成。

$$H_2O \rightarrow H_2O^+ + e^-$$
$$H_2O^+ + H_2O \rightarrow H_3O + OH \cdot$$

$OH \cdot$ 是一个高度活跃的自由基,也是一种具有高化学活性的氧化剂。这种自由基可以从直径为 DNA 双螺旋 2 倍的圆柱范围扩散到 DNA 中去。据研究统计,X 射线对哺乳动物细胞 DNA 的损伤,约2/3 是由氢氧自由基所致。

第三节　电离辐射引起的 DNA 损伤和修复

一、DNA 损伤反应

射线通过在细胞核中产生次级带电离子和自由基对 DNA 产生不同类型的损伤,包括:①DNA 单链断裂。②DNA 双链断裂。③碱基损伤。④糖的破坏。⑤ DNA 链间及 DNA-核蛋白之间的交联。这些损伤将促发一个十分复杂、高度关联的 DNA 损伤反应(DNA damage response,DDR)过程。这个过程包括 DNA 损伤感受器和 DNA 损伤效应器两个部分。感受器由一组蛋白组成。当电离的分子经过一系列快速的化学变化后导致 DNA 双链断裂(double-strand DNA breaks,DSBs),组成 DNA 损伤感受器的蛋白发生磷酸化,进而导致了其他细胞内蛋白的磷酸化。这些其他蛋白的磷酸化是作为"信号传递"来激活不同 DDR 下游效应器的。经过三个主要的效应器途径,决定了该细胞损伤的结果:DNA 被修复细胞存活或 DNA 修复失败细胞死亡。这些效应器途径包括:凋亡(程序性细胞死亡途径);损伤细胞周期关卡点[可以引起细胞周期过程短暂性(或永久性)中止的途径];DNA 修复(生理上可以修复 DNA 断裂的途径)。

二、DNA 损伤的修复

如前所述,当 DNA 发生损伤同时也就启动了对损伤的修复。对 DSBs 有同源重组(homologous recombination,HR)和非同源末端连接(non-homologous end joining,NHEJ)两种主要的修复途径。HR 是用同源性未受损的 DNA(有相同序列的)作为模板来修复 DSBs 的 DNA。由于使用了相同的序列的 DNA 作为修复模板,因而不会出现错误的修复。NHEJ 不需要同源性的 DNA 就可以把两个 DNA 的 DSB 末端连接起来,这个过程较 HR 快但不如它准确,常常导致在修复断裂部位出现小的丢失或插入(错误修复),因此它可以导致突变。虽然 NHEJ 是"快速、不规范"的,但它对细胞争取最大的生存机会是一个很好的修复途径。

由于 DNA 的重要性,细胞和组织已形成了一系列复杂的程序和途径以确保 DNA 在受到持续细胞内和细胞外袭击时仍能保持 DNA 的完整和不变,包括应对不同诱导产生的不同 DNA 损伤以及不同的修复途径。这些特殊的修复途径还包括:监测和修复碱基的损伤、单链序列的修复、双链断裂的修复等。

第四节 电离辐射的细胞死亡效应

一、细胞死亡的概念

由于任何有增殖能力的细胞都能引起局部肿瘤控制的失败,因此在放射生物以及肿瘤治疗的范畴定义细胞死亡是很重要的。放射生物学范畴内的细胞死亡是指任何能够引起细胞永久性无限增殖能力丢失的过程。

照射后,在同一个细胞内同时可以激活多种细胞死亡途径。但是由于一个细胞只能死亡一次,因此所观察到的细胞死亡类型将是那些发生最快的死亡类型而不一定是最容易被激活的死亡途径。从这方面来说,研究照射后细胞如何死亡并不重要,重要的是研究照射后细胞为什么死亡。出于这种考虑,可以将细胞死亡机制粗略地分为两类:一类是发生较快、细胞分裂之前的死亡(早期细胞死亡);另一类是发生相对较晚或细胞分裂之后的死亡(晚期细胞死亡)(图 3-1-4-1)。

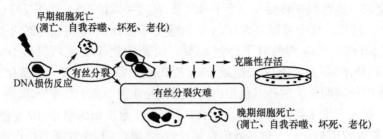

图 3-1-4-1　电离辐射后的细胞死亡

二、电离辐射后细胞死亡的方式

目前已知,电离辐射后细胞可通过许多不同的方式死亡:

凋亡:凋亡是一种被高度调控的程序化细胞死亡形式,很大程度上依赖于促凋亡蛋白与抑凋亡蛋白的平衡。电离辐射后,肿瘤抑制基因 *p53* 和促凋亡蛋白如 BAX 和 PUNA 被激活,诱导细胞凋亡。

自我吞噬:自我吞噬描述的是细胞分解自身细胞质产生少量大分子和能量的过程。经放疗或其他抗癌治疗后,细胞的自我吞噬可能是这些治疗手段致细胞死亡的另一重要机制。

坏死:坏死是在极端不利的情况下发生的特殊的或偶尔的死亡。坏死一般可在人体肿瘤中观察到,能被一些 DNA 损伤剂包括放疗诱导。但目前还不清楚放疗后细胞是如何控制坏死的。

老化:细胞老化是指随着时间的流逝,正常细胞永久性地失去分裂能力的现象。细胞经过电离辐射后,可诱发有关老化的 β-半乳糖苷酶的表达增加,导致细胞加速老化,永久性地停止增殖。

有丝分裂灾难:有丝分裂灾难是近几年才出现的名词,由于细胞进入没有修复的或误修复的有丝分裂期,导致细胞融合、多倍体或不能使细胞分裂引起的细胞死亡类型。这种情况在受照射的细胞中常可见到,当它们进入有丝分裂时,往往呈现出许多不同类型的染色体异常。有丝分裂灾难除了是一种细胞死亡机制外,它还可以激活上述其他的细胞死亡途径。

三、辐射致细胞损伤的分类

电离辐射造成的细胞损伤主要有三种类型:①亚致死损伤(sublethal damage,SLD),细胞受照射后,在一定时间内能完全修复的损伤。②致死损伤(lethal damage,LD),细胞所受损伤在任何情况下都不能修复,细胞完全丧失分裂增殖的能力。③潜在致死损伤(potential lethal damage,PLD),细胞受照射后,如在适宜的环境或条件下,这种损伤可以修复,如果无适宜的环境或条件,这种损伤将转化为不可逆的损伤。PLD 对剂量有一定的依赖性。

近 20 年来,肿瘤放射治疗学的进步主要基于新的影像学工具和放疗技术的发展。放射治疗肿瘤的下一个突破将有赖于放射生物学的研究进展。随着分子生物学开始被广泛应用于放射生物学的研究,我们能够更多地从分子水平了解细胞对辐射的反应,进而从生物学的角度更好地改进放射治疗和放射防护。放射生物学已从细胞水平进入到大分子水平,从纯实验室过渡到临床应用阶段。分子放射生物学与高精度放疗技术联合应用将对放疗产生重大的作用。

(陈　明　马红莲)

第二章　正常组织及器官的放射反应

近年来,随着放射治疗设备和技术的进步,许多肿瘤的局部控制率明显增加,患者生存期延长,但放疗仍不可避免地涉及一些与放疗有关的在正常组织耐受范围内的早期和晚期的毒副反应。放疗其实是一种肿瘤杀伤与正常组织损伤之间的平衡行为,因此保护后者永远是放射肿瘤学一个重要内容。正常情况下,在机体调节机制的精确调节下,细胞的生与死保持着一种动态的精确平衡。当组织受到射线的损伤,细胞的死亡会带来组织的连锁反应。本章将讨论正常组织的结构和增殖动力学、组织放射损伤的早期效应和晚期效应以及器官组织的放射性损伤。

第一节　正常组织增殖动力学

人体正常组织受自动稳定系统的控制,相对于肿瘤组织而言,正常组织细胞的增殖是高度有规律的,当组织处于稳定状态时,新生和死亡的细胞相等。但当某一细胞群发生细胞丢失时,这种自动控制作用将加快增殖,迅速补充缺损以达到平衡。

正常组织是由具有不同增殖能力和功能分化的细胞组成,这些细胞主要有以下三种:①干细胞(stem cells),具有无限自我繁殖能力,正常情况下大部分干细胞都处于 G_0 期,但受到刺激以后可进入细胞周期。②分化或功能细胞(differentiated or functional cells),这些细胞通常没有分裂能力最后因衰老而死亡;是与干细胞完全不同的另一层次的细胞(如血液循环中的粒细胞和小肠黏膜绒毛细胞)。③扩增细胞(maturing cells),是处于干细胞和分化的功能细胞之间的一个由正在成熟的细胞组成的中间层次,可快速增殖,但只具有有限的分裂次数(如骨髓中的幼红细胞和成粒细胞)。

根据组织中不同增殖能力和功能分化细胞的组成状态可将正常组织分为两类:第一类是结构等级制约组织(hierarchical tissue),在这种组织中,干细胞、扩增细胞群与功能细胞层之间具有清楚的可识别的界限。第二类称为灵活组织(flexible tissue),在这种组织中,细胞层次间没有明显的界限,功能和增殖细胞可来源于相同的细胞。

放射损伤的最终表现取决于干细胞的耗竭程度,而损伤发展的过程、程度及严重性取决于干细胞中前体细胞的分化速度、方式以及干细胞增殖速度。一般而言,人体组织对放射线敏感性与其增殖能力成正比,与其分化程度成反比。根据增殖动力学规律和细胞存活公式的推算将正常组织分为早反应组织(early response tissue)和晚反应组织(late response tissue)。两者在放射损伤的表现方面有着明显的区别。

早反应组织的特点是细胞更新很快,α/β 比值通常较高,照射以后损伤很快便会表现出来。这类组织损伤之后通过活跃增殖来维持组织中细胞数量的稳定,进而使组织损伤得到恢复。

晚反应组织中细胞群体的更新很慢,α/β 比值通常较低,细胞更新周期达数周甚至1年,或更长时间也不进行自我更新(如神经组织),因此损伤很晚才表现出来。

放射生物学实验及临床研究结果显示,在临床放射治疗中,早反应组织和晚反应组织对分次剂量和总治疗时间的效应也是不同的。

(一) 早反应组织、晚反应组织与分次剂量

1978 年 Withers 用等效总剂量和分次剂量作图显示出早反应组织晚反应组织在分次效应上的差别,晚反应组织的曲线明显比早反应组织陡,这说明对分次剂量的变化,晚反应组织比早反应组织更敏感。即加大分次剂量,晚反应组织损伤加重,而早反应组织损伤加重并不明显。在二维放疗的年代,当分次剂量>2Gy 时,晚期并发症明显增加。因此,在临床放射治疗中,改变分割剂量时应充分注意晚反应组织的耐受性。

(二) 早反应组织、晚反应组织与总治疗时间

晚反应组织更新很慢,在放射治疗期间一般不发生代偿性增殖,因此总疗程时间的变化对其影响不大。缩短总治疗时间会增加对肿瘤的杀灭,一般不会加重晚反应组织的损伤。与此相反,早反应组织更新周期短,当总治疗时间缩短,早反应组织来不及代偿增殖以修复损伤,早反应组织损伤加重。因此,早反应组织对总治疗的变化是很敏感的。一般来说,肿瘤组织的 α/β 比值通常较高,对射线的反应与早反应组织类似,在用 LQ 公式进行生物剂量等效换算时把肿瘤类似于早反应组织看待,因此在不致引起严重急性反应的情况下,为保证肿瘤控制应尽量缩短总治疗时间。

第二节　早期和晚期放射反应发生的机制

正常组织器官受到一定剂量的射线照射后,在一定的时间内会出现一定的放射反应,即放射治疗的毒副反应。RTOG/EORTC 将放疗开始第 1 天至放疗结束后 90 天内所发生的放射性损伤定义为早期放射反应,而放疗结束后 90 天以后发生的放射性损伤称为晚期放射反应。

早期放射反应多发生于更新快的组织,是由细胞增殖等级制约系统 (hierarchical system) 产生的。等级制约系统是由干细胞以及正在分化的子代细胞组成的。射线照射损伤的是具有分裂能力的干细胞和新生细胞,总的更新时间 (所有细胞更新一遍的时间) 决定了早期放射反应的时间进程,故在不同的组织器官由于细胞更新周期的不同,出现早期放射反应的时间也是不一样的。

目前对正常组织晚期损伤形成机制的基本认识是:受照射后由细胞因子和生长因子所介导的各种细胞群之间的相互作用,最终导致了晚期放射性损伤的形成。照射后即刻,细胞成分 (如膜、胞质体和 DNA 等) 的损伤便启动了细胞间的对话,从而使基因表达发生了改变。这种反应通常是立即释放 mRNA 并立即到达各自相邻细胞的受体,通过信号传导激活受体细胞,导致少量或一系列细胞因子的表达,并最终导致细胞增殖或细胞外基质蛋白的产生。成纤维细胞是常见的受体细胞之一,可以在受损伤后 24h 之内看到胶原基因的活化,时间跨度能持续数天、数周,甚至数月直至病理或临床损伤的出现。

与经典的靶细胞理论不同,分子生物学理论认为晚期放射反应没有潜伏期的存在,细胞初始损伤以后所激发的促炎性和促纤维化细胞因子级联效应是立即发生的,并通过细胞信号传导引发一系列的继发事件,而且不论是在早期还是晚期效应都是如此。

第三节　正常组织器官的体积效应

1988 年 Withers 等首次引进了基于功能性亚单位 (functional subunit, FSU) 的组织放射

耐受性概念。FSU 是由单一的存活克隆源性细胞再增殖而来的最大的组织体积或原细胞单位。射线照射的临床结果取决于受照器官 FSUs 的排列。与电路中的成分排列一样,FSU 也可以分为并联结构和串联结构。在并联结构中,FSU 单独行使其功能,某一 FSU 的损伤不会引起周围功能单位的功能障碍,只有当存活的 FSU 数目太少不能维持该脏器的生理功能时,才表现出放射损伤的临床症状。因此,该类器官的损伤程度与某个平均剂量水平的受照体积大小有关,在治疗计划中必须设一个阈体积,在此体积范围内可给高剂量。主要以并联结构存在的器官有肺、肾、肝、腮腺等。相反,在串联结构的器官中,器官的功能取决于 FSU 的功能,只要其中一个 FSU 损伤便可因连锁反应导致其他功能单位的功能障碍,从而引起临床症状。在这些器官中,并发症的危险性高度依赖于全结构中最大剂量(即"热点"),与整个器官中的剂量分布关系不大。主要以串联结构存在的器官有脊髓、小肠、食管等。但在现实中没有一个器官仅仅是由一连串 FSU 构成,所以并不存在纯粹的并联器官和串联器官。另外,简单的串联和并联组织结构分类方法也不能充分说明来自照射区域以外的细胞迁徙和再生的影响。然而,基于这些并联或串联结构组织的体积效应模式是很有用的,可解释临床上一些矛盾的现象,如在相对放射敏感的器官如肾和肺中,即使有一半以上的组织丢失,也没有明显的功能性丧失;但在相对不敏感的器官如脊髓中,仅仅因为很小一部分体积受照就能使器官的整个功能丧失。

许多脏器如大脑,既不是并联结构也不是串联结构,可用中间型器官来描述。它特定的部位从事着特定的功能,因此临床上大脑的放射耐受性更多地依赖于受照部位而不是受照体积。即便是很小区域的照射也会导致其控制区域特定功能的永久性丧失,未受损脑组织并不能代替这些功能。类似的,眼是具有许多不同组织和结构组成的器官,因此展现了与大脑类似的体积学特征。

第四节 剂量-体积模式的临床应用

临床上常用照射区内的组织器官所接受的放疗剂量来判断各器官将来出现正常组织并发症的概率。随着三维适形放疗的快速发展,一种联系整体(整个器官)和局部(部分体积)损伤的剂量-体积直方图(DVH)被证实是进行评估和比较治疗计划的很有用的工具。但是 DVH 中没有空间剂量分布信息,不能用来说明局部组织损伤与总的发病率之间的关系。在直方图中的高剂量区有可能代表靶体积中一个热点或邻近不同区域的许多较小的热点。另外,DVH 也不能区分一个器官中功能性和解剖性结构的不同。因此,在临床上应用 DVH 评估和选择治疗计划时应对其局限性有充分的认识。人体正常组织、器官体积与放射耐受量关系见表 3-2-4-1。

表 3-2-4-1　体积与正常组织耐受量　　　　　　　　　　　　　单位:cGy

器官	TD5/5 体积			TD50/5 体积			损伤
	1/3	2/3	3/3	1/3	2/3	3/3	
肾	5000	3000*	2300	–	4000*	2800	肾炎
膀胱	N/A	8000	6500	N/A	8500	8000	挛缩
股骨头	–	–	5200	–	–	6500	坏死

续表

器官	TD5/5 体积			TD50/5 体积			损伤
	1/3	2/3	3/3	1/3	2/3	3/3	
颞颌关节下颌骨	6500	6000	6000	7700	7200	7200	关节功能显著受限
肋骨	5000	–	–	6500	–	–	病理性骨折
皮肤	10cm²	30cm²	100cm²	10cm²	30cm²	100cm²	毛细血管扩张,坏死
	7000	6000	5500	–	–	7000	溃疡
脑	6000	5000	4500	7500	6500	4500	坏死、梗死
脑干	6000	5300	5000	–	–	6500	坏死、梗死
视神经	不考虑部分体积		5000			6500	失明
视交叉	不考虑部分体积		5000	不考虑部分体积		6500	失明
脊髓	5cm	10cm	20cm	5cm	10cm	20cm	脊髓坏死
	5000	5000	4700	7000	7000		
马尾神经根	不考虑部分体积		6000	不考虑部分体积		7500	显著神经功能损伤
骶丛神经根	6200	6100	6000	7700	7600	7500	显著神经功能损伤
晶状体	不考虑部分体积		1000	–	–	1800	白内障
视网膜	不考虑部分体积		4500			6500	失明
外耳/中耳	3000	3000	3000 *	4000	4000	4000 *	急性浆液性炎
外耳/中耳	5500	5500	5500 *	6500	6500	6500 *	慢性浆液性炎
腮腺△	–	3200 *	3200 *	–	4600 *	4600 *	口干
喉	7900 *	7000 *	7000 *	9000 *	8000 *	8000 *	软骨坏死
喉	–	4500	4500 *	–	–	8000 *	喉水肿
肺	4500	3000	1750	6500	4000	2450	肺炎
心	6000	4500	4000	7000	5500	5000	心包炎
食管	6000	5800	5500	7200	6700	6500	狭窄/穿孔
胃	6000	5500	5000	7000	6700	6500	溃疡穿孔
小肠	5000	—	4000 *	6000	—	5500	梗阻穿孔/瘘道
结肠	5500	—	4500	6500	—	5500	梗阻穿孔/溃疡瘘道
直肠	100cm³	6000	100cm³			8000	严重直肠炎/坏死/瘘道/僵硬
	不考虑部分体积			不考虑部分体积			
肝	5000	3500	3000	5500	4500	4000	肝衰竭

* 小于50% 体积不会有显著改变
△ TD100/5 = 5000

第五节 正常组织和器官的放射损伤

一、皮　　肤

　　皮肤的再生能力很强,属于快速更新组织,容易在照射后早期发生损伤。外照射的射线均要经过皮肤进入体内,因此皮肤放射反应是最常见到也是最早见到的损伤。典型的急性皮肤损害可有红斑、充血、干性脱皮和湿性脱皮四种表现。晚期皮肤反应起源于真皮,是基于胶原纤维的增加和脂肪组织的减少发生的慢性皮下纤维化,临床表现为硬化。高能量X线最大的剂量沉积在皮下,有时没有早期反应就可能发生晚期反应。

二、唾　液　腺

唾液腺对射线很敏感。受到照射后,腺泡发生退行性变性,治疗第1周后(累积剂量10~15Gy)即已出现唾液分泌的下降,剂量超过40Gy以后唾液的产生基本停止。而总剂量超过60Gy将不能恢复。腮腺受照后的体积效应是非常明显的,部分体积受到照射后,腮腺的功能可以恢复。腮腺是头颈部肿瘤常规放射治疗剂量限制性器官,晚期永久性的口腔干燥是涎腺功能丧失的最终表现,对患者的生存质量影响很大。

三、甲　状　腺

甲状腺细胞的增殖很慢,在受照射的初期甲状腺功能细胞是放射耐受的。受过照射的甲状腺,尽管已遭受损伤仍能合成激素,但甲状腺对碘的摄取能力此时已经到了极限,促甲状腺激素(thyroid stimulating hormone,TSH)的刺激不能增加碘的摄取。随照射剂量增加,有增殖能力的细胞数量减少,使甲状腺的增生能力下降,严重者出现甲状腺功能减低的表现。

四、肺

肺是中到晚反应组织,放射以后至少可观察到两个独立的并发症:急性放射性肺炎和晚期放射性肺纤维化。早期急性放射性肺炎出现在放疗期间和放疗后2~4个月,如果同时使用肺毒性化疗药物如博来霉素(bleomycin)、环磷酰胺(cyclophosphamide)等可使潜伏期缩短至若干天。常先表现为胸部X线平片上呈现与照射野一致的模糊不透明影,也可以同时伴有功能性体征,如咳嗽、呼吸困难。从病理解剖学角度看损伤起于肺炎伴有水肿,肺泡细胞肿胀,充血并常继发感染,继发感染时影像学改变常超出照射野。纤维化是最普遍的晚期效应之一,发展缓慢,时间跨度为数月至数年。临床和实验研究一致认为,于照射后约6个月开始出现病理和临床上的肺纤维化。虽在时间上出现在急性放射性肺炎之后,但与急性炎症表现没有相关性,甚至在没有早期放射损伤的迹象时,纤维化已开始潜隐发展。CT表现为边缘清楚、密度均匀的剂量-效应相关高密度区,临床症状可有阵发性或持续性咳嗽,进行性呼吸功能改变,包括肺活量下降,肺适应性减弱,血管灌注量和动脉氧含量降低。一般来说,这些损伤是不可逆的,最严重时可使患者致残或致死。肺纤维化的严重性和发生率取决于三个因素:肺受照体积大小、总剂量和分次剂量。

五、心

辐射诱发的心脏损害包括心包病变、心肌病变、冠状动脉病变、瓣膜病变以及传导异常等。最常见的损伤类型是心包炎,约50%发生在最初的6个月内,其余发生在2年内。浆液性心包炎通常开始是一个良性的过程,但可能转化成致密的弥漫性纤维化导致心包增厚、缩窄性心包炎,有时需要手术治疗,一般于照射后1年左右或者更晚出现。辐射诱导的心肌病有一个10~20年的缓慢发展过程,表现为弥漫性间质和血管的纤维化以及心肌细胞的丢失,通常没有临床症状,但后期可以导致致命性心力衰竭。这些并发症取决于照射剂量和受照射心脏体积的大小。多柔比星(阿霉素)可增加这些并发症的严重性,并可使放疗后潜伏多年的损伤表现出来。

六、消化道黏膜

黏膜急性损伤的机制是黏膜细胞(如小肠隐窝细胞)的耗减以及功能绒毛细胞更新的缺乏。黏膜上皮和隐窝细胞的缺失使黏膜屏障崩溃,肥大细胞产生大量的炎性和纤维生成细胞因子,这些因子在消化道黏膜晚期纤维化的发展中起重要作用。在消化系统中,放射敏感性依次为小肠、食管、胃、结肠、直肠、口腔。小肠的晚期反应通常在放疗结束后 12~24 个月出现,有时可在数年后出现。晚期反应包括慢性溃疡、纤维化。患者可有腹绞痛、脂肪消化不良、腹泻和便秘交替等症状,可出现肠管粘连而形成的腹腔包块。并发症有急性、亚急性肠梗阻、穿孔、瘘管。食管的放射效应亦出现较早,照射 20Gy 后就可有损伤现象;照射后数月可见黏膜下和部分肌层纤维化,严重者导致食管狭窄,甚至闭锁。

七、肝

肝是放射敏感性器官,当分次剂量为 2Gy/次进行全肝照射时,耐受剂量大约为 30Gy。部分肝受到照射对肝功能的影响是有限的,这主要得益于未照射部位肝的代偿性肥大。放射性肝病有两个阶段,急性期在照射后的 2~6 周,主要表现为肝大和腹水。急性肝炎通常存在静脉闭塞、中央静脉血栓形成以及小叶中心静脉闭塞引起的萎缩及周围肝细胞的丢失。慢性肝病(只发生在部分肝照射后)潜伏期从照射后 6 个月至 1 年以上不等。表现为渐进性小叶中心及其周围的纤维性变。这些改变同时伴有新生静脉的形成或再通、血流的再分布以及肝细胞和胆管细胞的再增殖。

八、肾

肾属于放射敏感器官,但因其受照后放射性损伤呈渐进性发展,潜伏期很长,可以在照射数年后才表现出来。放射性肾病通常表现为蛋白尿、高血压和贫血。放射性肾病的病理机制很复杂。最近的研究提示,肾小球上皮细胞的损伤启动了细胞因子的级联效应,最终导致肾小球硬化和肾小管的间质性纤维化。由于照射后肾的隐匿性损伤一直会持续发展,其放射耐受性不随疗程的增加而增加,甚至反而下降。因此,如果必须保留肾功能,对任何剂量的初次照射后再进行的二次放疗都必须高度注意。

九、膀　胱

膀胱表皮细胞的更新率很低,有几个月或更长的寿命。在临床研究中,膀胱损伤可分为三个阶段,第一阶段发生在开始分次照射的 4~6 周,与射线对前列腺素代谢(它调节膀胱壁的状况)的直接诱导有关,特征是黏膜充血和水肿。第二阶段与泌尿道屏障功能的改变有关,但是没有上皮细胞的丢失。感染可使这种损伤演变成上皮剥脱和溃疡形成。第三阶段(慢性阶段)发展过程大约从 6 周到 2 年或更长,主要表现为血管缺血及渐进性黏膜崩解(从表皮脱皮到溃疡直至瘘管形成)。这些过程将发展成继发性的膀胱壁纤维化和膀胱容量下降。放疗与化疗联合应用会加速膀胱损伤的出现,但不加速晚期效应的出现。

十、睾　丸

很低的剂量便可影响精子的生成。在人类,0.08Gy 的照射就可造成暂时性的精子量下降,0.2Gy 的照射可引起持续几个月的精子数量明显减少,0.5Gy 剂量的照射使精子数下降到 2% 以下,2Gy 照射以后可发生持续 1～2 年的精子缺乏,6Gy 照射以后,尽管在 10～14 年以后可见到再生,但通常会发生永久性的精子缺乏。另外,即使是用数十 Gy 的大剂量照射,对成人的 Leydig 细胞的影响很小,因此睾丸受照射可引起不育但不影响第二性征或性欲。

十一、卵　巢

卵母细胞是极端放射敏感的。在绝经前放射最先损害卵巢卵泡的卵母细胞和颗粒细胞。放疗结束后因还有少量存活并处于发育后期、相对抗拒放射的囊状卵泡存在,尚可有短期的生育能力;继而出现一个不育阶段,随后又由于存活的始基卵泡渐次成熟而恢复生育能力。大剂量照射后因卵巢始基卵泡已完全或基本消失,可致永久性不育。对卵巢的照射可造成与卵巢的切除同样的后果,能引起这种变化的照射剂量因年龄而异,还取决于分次数,20 岁的妇女为 12～15Gy,而 45 岁的妇女为 5～7Gy。

十二、神　经　系　统

神经系统对放射损伤的敏感性低于其他晚反应组织,如肺和肾。但后果非常严重,如截瘫。因此耐受剂量一般定义在 5% 并发症水平(TD5/5)。神经系统包括脊髓、脑和外周神经。

(一) 脊髓

在相对早期的并发症中,触电感症状(Lhermitte's 征)比较常见,通常是可逆的脱髓鞘反应,可发生在治疗结束后的几个月、持续数月到 1 年以上。受照射脊髓长度越长,发生永久性放射性脊髓病的概率越高,且无法预测到永久性脊髓病以后的发展。在 2Gy 分次照射时,低至 35Gy 即可能发生永久性放射性脊髓病。脊髓病的晚期病变包括两个综合征。第一个发生于放疗后 6～18 个月,主要是白质脱髓鞘和坏死。第二个发生在 1～4 年,主要是血管病变。脊髓的耐受剂量主要取决于分次剂量的大小,在常规分割时总疗程的变化对效应影响不大。如总疗程较长或两次照射的间隔时间增大,有利于脊髓放射性损伤的充分恢复。

(二) 脑

放射性脑坏死的潜伏期一般为 1～2 年,在病理学上的表现常常是多种多样的,较典型的放射性坏死可发生在放疗后 6 个月,甚至 2～3 年。常用的区分早期和晚期放射性损伤的概念在这里作用不大,因为它们发生的时间相互交叉。全脑照射 5 周 50Gy,5% 的患者会出现明显脑损伤;部分体积的脑受到照射的耐受性比较大。脑损伤危险度的可接受性取决于病变的严重情况。随着 X 刀、γ 刀和高剂量率近距离治疗等,剂量率和(或)放射剂量都相对较高,与此有关的周边相应组织的放射生物效应的观察也正在增多。

(三) 周围神经

外周神经的放射反应主要是神经丛和神经根,可能比脊髓的放射性损伤更常见,但很少有报道。一般认为，外周神经比脑和脊髓对放射更为耐受，但这种观点尚未得到临床资料的支持。对于所有神经组织，总放疗量 60Gy，每次 2Gy，发生放射性损伤的可能性小于5%，但随着总剂量的增加，放射性损伤的发生率会迅速增高。在临床上，神经丛病损的主要表现是混合性的感觉和运动缺失。潜伏期从 6 个月到数年。病因包括渐进性的血管再生障碍和纤维化。

十三、血管系统

　　放射线所致的血管损伤与其他病因所造成的血管损害相比较，除立即出现的血管通透性改变之外，其他一系列改变都是在一定时间之后才会出现。在受照 40Gy 时可见到毛细血管的损伤，50~70Gy 照射可见到动脉的损伤。放射对血管的损伤分两种方式：一种是对血管内皮的直接损伤，可使内皮细胞死亡或损伤；另一种是对细胞、内皮细胞、间质及基底膜的损伤，从而引起一系列的后果，出现早期、中期及晚期许多变化。放射对血管的作用是特别重要的，可以说所有器官组织的放射反应都包含有血管的放射反应。晚期损伤很大程度上就是由于血管系统的结构紊乱所致。

　　随着分子生物学技术的不断引入，我们对辐射所致正常组织器官损伤的临床病理过程认识从靶细胞学说扩展到靶细胞间的"通讯"，即细胞间细胞因子的对话（cytokine conersation）。对靶器官辐射损伤的认识不再只是局限于单个器官，它是全身性的细胞因子级联效应（cascades of cytokine）导致的损伤表现。放射生物学正在探索、了解细胞如何对损伤作出反应的分子学途径，寻找治疗失败或严重的正常组织反应的不同潜在原因，这将对开展个体化放疗有着十分重要的意义。

（陈　明　马红莲）

第三章 肿瘤的放射反应

第一节 肿瘤细胞的增殖动力学

肿瘤形成是细胞生长与增殖的调节和控制发生严重紊乱的结果,是机体细胞异常增殖形成的新生物,这种异常增殖一般是克隆性的(clonal)。研究显示,一个肿瘤中的肿瘤细胞群,由单个发生了肿瘤性转化的亲代细胞经过反复分裂繁殖产生的子代细胞组成,这个现象称为肿瘤的"克隆性"(clonality)。

肿瘤细胞与正常细胞增殖最主要的区别在于,肿瘤细胞的增殖不受机体的调控,而正常细胞增殖要受到机体调控,不能无限生长。如正常大鼠部分肝组织切除后,当肝细胞分裂增生至原来大小时,细胞就不再生长。这说明正常细胞保持的分裂增殖能力,当其增殖到一定程度时则受到机体的调控而停止生长。一旦正常细胞变为肿瘤细胞,则其增殖将失控,而导致无限分裂增生,直至机体死亡。

肿瘤增殖动力学是研究肿瘤细胞群体在增殖周期中动态变化规律的科学,它能反映肿瘤细胞群体的生物学特性,客观评价不同因素对肿瘤细胞增殖活性的影响,判断肿瘤患者的预后,为肿瘤放射治疗方案的研究和设计提供依据,因此在肿瘤基础和临床研究中越来越受到肿瘤研究工作者的重视。

一、肿瘤细胞类别

肿瘤组织可以分为实质(parenchyma)和间质(mesenchyma)两个部分。肿瘤的实质主要指其肿瘤细胞。根据肿瘤实质细胞的增殖动力学特性可大体将其分为分裂增殖细胞群和非增殖细胞群,其中非增殖细胞群主要包括静止期(G_0)细胞、无增殖能力或终末分化细胞、衰亡细胞三部分。

(一)分裂增殖细胞群

分裂增殖细胞群又称集落形成细胞或 "P"细胞,处于肿瘤内恶性细胞动力学层次的第一层,由分裂增殖活跃的细胞组成,所有新生的肿瘤细胞都是从这一层次产生的,是肿瘤体积增长的主要来源。通常应用细胞标记技术可以将第一层次细胞与其他层次细胞较好地区分开来。

(二)静止期细胞

静止期细胞又称"Q"细胞,处于肿瘤内恶性细胞动力学层次的第二层,由静止细胞或G_0细胞组成,通常情况下静止细胞在较为稳定的内环境中处于细胞周期的静止期,但在某些因素刺激下,静止期细胞可再进入细胞周期;而有些静止期细胞是潜在克隆源性的,因此静止期细胞也是放射治疗中要必须消灭的。

(三)无增殖能力或终末分化细胞

无增殖能力或终末分化细胞由不再具有分裂能力细胞组成,所以该细胞群已经失去了分裂增生的能力。通常应用细胞标记技术是不容易将静止期细胞与无增殖能力或终末分化细胞区分开来,但在分化较好的肿瘤中可用形态学的方法区别出终末分化的细胞。虽然终末分化细胞已失去分裂增生的能力,但当已分化的细胞在肿瘤中所占比例较大时,可能因其庞大的体积而引起较严重的症状,如压迫血管、阻塞管腔等。

(四) 衰亡细胞

衰亡细胞群由已死亡及正在死亡的细胞组成,造成该群细胞死亡的主要原因是肿瘤细胞的血供不足;在实体肿瘤由于血供不足而造成肿瘤坏死是普遍存在的,但不同肿瘤中坏死部分占的比例则相差悬殊。

以上肿瘤实质细胞类别各群并非一成不变的,各类型细胞间的转化是持续发生的。肿瘤内不断有细胞从一个类型向另一个转移。在放射治疗期间或其后会出现静止期细胞向分裂增殖细胞层转移的现象,称为再补充(recruitment)。分裂增殖细胞群向静止期细胞转移也同时存在。有的细胞会由于营养不良和乏氧而不能继续分裂,有的细胞也可能由于自然分化进程而进入到分化层次。有的细胞可作为有活性的细胞离开原发肿瘤导致转移,或由于死亡而被吸收,这两种现象称为细胞丢失(cell loss)。然而,四个动力学类型细胞之间的转化亦是有规律的。例如,分裂增殖细胞和静止期细胞分别可以转化为终末分化细胞或衰亡细胞,但是终末分化细胞和衰亡细胞却不能向分裂增殖细胞或静止细胞逆向转化。

肿瘤中除了肿瘤细胞,还有一些非肿瘤性的间质成分。间质成分一般由结缔组织和血管组成,起着支持和营养肿瘤实质的作用。血管是肿瘤间质的重要组成部分,对于维持肿瘤的生长起重要作用,肿瘤常常表现为持续的、失控的血管生成。近年来,抗血管生成已经成为肿瘤治疗中的一大研究热点。

二、肿瘤的生长速度

不同肿瘤的生长速度(rate of growth)差别很大。一般来讲,成熟程度高、分化好的良性肿瘤生长较缓慢,肿瘤生长的时间可为数年甚至数十年。如果其生长速度突然加快,就要考虑发生恶性转变的可能。恶性肿瘤生长较快,特别是成熟程度低、分化差的恶性肿瘤,可在短期内形成明显肿块,并容易发生坏死、出血等继发改变。这些继发改变可能与肿瘤血管形成相对不足而营养供应不足有关。肿瘤患者整个疾病的进程很大程度依赖于原发和转移肿瘤的生长速度,当然生长速度并不是决定肿瘤时间进程的唯一因素,肿瘤的病理类型、部位、浸润程度及范围等也起一定的作用。影响肿瘤细胞生长的速度的因素很多,如肿瘤细胞的生长分数(growth fraction, GF)、肿瘤细胞的体积倍增时间(tumor volume doubling time, Td)、肿瘤细胞的生成和丢失的比例等。

(一) 肿瘤细胞的生长分数

肿瘤细胞的生长分数是指分裂增殖层细胞在整个肿瘤细胞群中所占的比例。生长分数是分裂增殖活跃细胞的量化指标。恶性肿瘤形成的初期,细胞分裂增殖活跃,生长分数高。随着肿瘤的持续生长,不断有肿瘤细胞发生分化,大多数肿瘤细胞进入静止期(G_0期),也就是我们前面提到的分裂增殖细胞层("P"层)到静止细胞层("Q"层)的转移,停止分裂增殖。

许多抗肿瘤的化学治疗药物是通过干扰细胞增殖起作用的。因此,生长分数高的肿瘤(如过度恶性的淋巴瘤)对化学治疗敏感。如果一个肿瘤中非增殖期细胞数量较多,即生长分数低(常见于实体瘤,如结肠癌),则它对化疗药物的敏感性可能就比较低。对于这种肿瘤,临床上可以先进行放射治疗或手术治疗,缩小或去除大部分瘤体,这时,残余的静止期肿瘤细胞再进入增殖期,即发生再补充,从而增加肿瘤对化学治疗的敏感性。

（二）肿瘤细胞的体积倍增时间

肿瘤细胞的体积倍增时间是指从一个细胞分裂增殖为两个子代细胞所需的时间。它是描述肿瘤生长速度的重要参数，由三个主要的因素决定：细胞周期时间（the cell cycle time，T_c）、生长分数和细胞丢失比例（the rate of cell loss）。如果细胞周期时间短、生长比高、细胞丢失低，则肿瘤的生长就较快。有多种方法测量实体肿瘤的体积倍增时间（T_d），体表肿瘤可以用卡尺直接测量；体内肿瘤可通过 X 线平片、CT、MRI 等方法获得。

然而也有研究资料显示，多数恶性肿瘤细胞的体积倍增时间并不比正常细胞更短，而是与正常细胞相似或比正常细胞更长；所以，肿瘤细胞体积倍增时间可能不是引起恶性肿瘤生长迅速的主要原因。

研究发现，在放疗和化疗开始后，大量肿瘤细胞被杀灭，肿瘤营养状况改善，肿瘤细胞呈加速再群体化（accelerated repopulation），细胞丢失因素变得很小，几乎趋近于 0，基于这个理论基础，Steel 首先提出了肿瘤细胞的潜在倍增时间（potential doubling time，T_{pot}）的概念。

肿瘤细胞的潜在倍增时间是指假设肿瘤在没有细胞丢失的情况下细胞数增加 1 倍所需的时间。肿瘤细胞的潜在倍增时间是评估肿瘤增殖能力的重要理论参数，其计算公式为

$$T_{pot} = \lambda \times T_s / LI$$

式中 T_s 代表 DNA 合成时间；LI 代表标记指数，通常为细胞群体中被 BrdUrd/IrdUrd 等标记细胞所占百分数；λ 代表肿瘤细胞在细胞周期中不均一或非线性分布的修正因素，通常在 0.7 ~ 0.8。目前，国外已对人类不同组织的肿瘤测定了 T_{pot} 值见表 3-3-1-1。

瘤细胞的丢失可通过计算细胞丢失因子（cell loss factor）表达，这样由潜在倍增时间的表达公式我们可以得出细胞丢失因子表达式

$$\varphi = 1 - T_{pot} / T_d$$

实验表明：当肿瘤体积增大时，细胞丢失因子逐渐增加，生长比例下降，平均细胞周期时间延长，导致生长速度下降。

表 3-3-1-1　常见肿瘤的潜在倍增时间

肿瘤	倍增时间/天
乳腺癌	8.2
子宫颈癌	45.0（2.9 ~ 16）
结直肠癌	5.9（2 ~ 25）
恶性黑色素瘤	6.4（2.5 ~ 41）
食管癌	6.8（2.7 ~ 9）
肺癌	7.0（4.2 ~ 30）
肺燕麦细胞癌	3.2
胃癌	9.8（6.8 ~ 14）
脑胶质瘤	13.4（4.6 ~ 63）
淋巴瘤	2.5 ~ 3
前列腺癌	60.0
头颈部鳞癌	5.5（1.8 ~ 30）

肿瘤细胞的潜在倍增时间可能较好反映治疗前肿瘤细胞增殖状况，一般认为放疗前 T_{pot} 与治疗中实际倍增时间在总体范围内基本一致，提示有必要把 T_{pot} 作为独立的生物指标进一步研究，尤其应探讨 T_{pot} 在临床放射治疗方案设计和预后的关系。

（三）肿瘤细胞的生成和丢失的比例

肿瘤细胞的生成和丢失是影响肿瘤生长速度的一个重要因素。肿瘤细胞的生成和丢失的程度共同影响着肿瘤的生长。在肿瘤的生长过程中，由于营养供应和机体抗肿瘤反应等因素的影响，有一些肿瘤细胞会死亡，并且常常以凋亡的形式发生。肿瘤细胞的生成与丢失的比例，可能很大程度上决定肿瘤是否能持续生长、以多快的速度生长。生长分数相

对高的肿瘤(如急性白血病和小细胞肺癌),瘤细胞的生成远大于丢失,其生长速度要比那些细胞生成稍超过丢失的肿瘤(如结肠癌)生长快。因此,促进肿瘤细胞死亡和抑制肿瘤细胞的增殖是肿瘤治疗的两个重要方面。

根据对人体肿瘤测量的结果,人体肿瘤细胞周期时间为 15～100h,平均为 2.3 天。这个值与离体培养的人体肿瘤细胞的细胞群体倍增时间相近。但人体肿瘤的倍增时间则差别很大,从 4 天到 1 年以上,中位时间为 3 个月。细胞丢失因子在多数肿瘤中都很高,通常为 0.7～0.9,因为很多肿瘤的潜在倍增时间仅为几个小时而体积倍增时间却为几个月。表3-3-1-2、表 3-3-1-3 是通过实验总结的人肿瘤的典型动力学参数。

表 3-3-1-2　人肿瘤细胞丢失因子和体积倍增时间

肿瘤	φ/%		T_d/天
结直肠癌	15.0	10.0～22.0	96.0
头颈部鳞癌	6.9	5.0～17.0	85.0
非小细胞肺癌	19.0	8.0～23.0	97.0
黑色素瘤	3.3	—	73.0
肉瘤	20.0	0.3～6.0	40.0
淋巴瘤	3.0	0.4～13.0	29.0
儿童肾母细胞瘤	13.0	10.0～25.0	82.0

表 3-3-1-3　人肿瘤的典型动力学参数

细胞周期时间(～2 天)	
生长分数(～40%)	潜在倍增时间(～5 天)
细胞丢失(～90%)	体积倍增时间(～60 天)

研究还发现,就任何一个肿瘤类型而言,都有很宽范围的体积倍增时间。例如,肺转移腺癌的体积倍增时间,有些肿瘤体积在 1 周内就增加 1 倍,而有些则需要 1 年或更长时间,其中位数则是 90 天左右。这一中位数在其他人体肿瘤类型中也是有代表性的。淋巴瘤、畸胎瘤和乳腺癌表浅转移灶比肿瘤平均值长得快;原发肺腺癌和结肠癌则生长得较慢。

三、肿瘤干细胞与肿瘤生长

干细胞(stem cell)是机体终生生存的细胞,干细胞通过自我更新,分化产生特定的组织成熟细胞。在大多数组织中,干细胞稀少,因此需经过有效分离和严格鉴定才能研究干细胞的特性。干细胞最主要的特征是自我更新,具有分裂的不对称性、可塑性,能够被诱导分化,如在造血干细胞/骨髓细胞的移植中,发现还可分化产生非造血细胞,这些特征可用于组织器官的重建。

在肿瘤的研究中,同样发现了在肿瘤细胞群体中有少量细胞具有分化产生肿瘤细胞的能力,即肿瘤干细胞(cancer stem cell,CSC)。肿瘤干细胞具有无限的增殖分化潜能,具有产生新生组织能力,只不过肿瘤干细胞的是肿瘤组织,正常干细胞增殖分化使器官发育成熟并修复损伤组织。

肿瘤干细胞是一种异常的干细胞,具有无限增值能力,它与肿瘤的发生、治疗、预后、复发和转移关系极为密切。随着白血病干细胞的确认,已发现一系列实体瘤干细胞,如乳腺癌、肺癌、前列腺癌、恶性黑色素瘤、大肠癌、肝癌及脑肿瘤干细胞等,现今人体器官发生的各种恶性肿瘤,基本上已分离与鉴定出肿瘤干细胞。

有学者推测肿瘤干细胞来源于正常干细胞,因为正常细胞在致癌因素的作用下,子代细胞与干细胞突变的频率是一致,而只有继承干细胞特性的肿瘤细胞才能持续增生,子代细胞增生分化后,分裂能力逐渐减弱直至丧失,最终消亡;在正常干细胞与祖细胞水平通过肿瘤干细胞相关基因转化后,可出现肿瘤干细胞特性,因此可以推测正常干细胞是肿瘤干细胞的主要靶细胞。

肿瘤细胞团是一个异质性的群体,就如骨髓中的造血细胞一样,也具有肿瘤细胞的层次结构,肿瘤干细胞在肿瘤细胞的最顶端,其次是肿瘤祖细胞,最终分化为终末阶段的肿瘤细胞(成熟肿瘤细胞)。肿瘤干细胞形成肿瘤分裂增生的储备细胞池,肿瘤祖细胞具有分裂增生和分化能力,可分化为肿瘤前体细胞,但最终均分化为终末阶段肿瘤细胞,终末阶段肿瘤细胞具有分裂增生能力,不再分化,最后凋亡。只要肿瘤干细胞存在,肿瘤就不能消除或可以重新增长、增大。肿瘤治疗途径的理论是彻底杀灭肿瘤干细胞,从根源上铲除肿瘤增殖细胞池。现阶段的肿瘤治疗药物(如化疗),均针对杀灭处于增殖活跃阶段的肿瘤子代细胞,这种方式只能使肿瘤暂时缩小,肿瘤细胞减少,不能根除肿瘤干细胞,是肿瘤复发与转移的主要原因。也可以认为当今肿瘤治疗策略,由于忽视了杀灭肿瘤干细胞,造成肿瘤治疗方面的误导。肿瘤干细胞分化的储备性、耐药性、抵抗放疗,在当今肿瘤治疗过程中难以被清除,导致肿瘤复发与转移。肿瘤组织中肿瘤干细胞的含量与肿瘤预后有关,肿瘤组织中的肿瘤干细胞表达量增高,患者预后差,肿瘤出现高侵袭性,易出现器官转移。

肿瘤中除了肿瘤细胞,还有一些非肿瘤性的间质成分。间质成分一般由结缔组织和血管等组成,构成了肿瘤细胞的周围环境,起着支持和营养肿瘤实质的作用。肿瘤细胞团的持续增长与增大,需要有稳定的干细胞池来提供足够的后备增殖。肿瘤干细胞需与周围环境中的其他细胞和细胞因子相互影响,适应后才能获得自我更新与增殖分化能力,这一环境称为微环境(niche)。肿瘤微环境中微小血管和淋巴管为其主要结构,不同肿瘤微血管状态不同,微血管和淋巴管密度与肿瘤患者的预后有关。改变肿瘤干细胞微环境的细胞成分、微小血管、淋巴管、细胞外基质、旁分泌因子等,将是构建新的抗肿瘤干细胞治疗的方案的基础。例如,抗肿瘤血管生成药物是近年来肿瘤研究中受到广泛重视的一个领域,一系列抗血管内皮生长因子和血小板源性生长因子的药物相继开发并进入临床研究应用。抗肿瘤血管生成药物破坏肿瘤干细胞赖以生存的微环境,从而抑制肿瘤干细胞增殖,增加肿瘤对放化疗的敏感性。

四、肿瘤的生长曲线指数性和非指数性生长

理论上,肿瘤的指数性生长是肿瘤体积在相等的时间间隔内以一个恒定的比例增加。一个细胞通过分裂会产生 2 个细胞,在下一个周期后又会生成 4 个,然后是 8 个、16 个,如此等,这就是指数生长。指数性生长的公式是

$$V = \exp(0.693 \times T/T_d)$$

式中 0.693 是 $\log_e 2$,T 是时间,肿瘤体积的对数随时间呈线性增长。肿瘤的指数

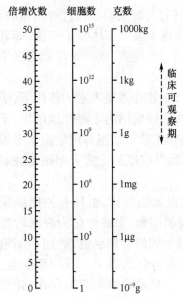

图 3-3-1-1　肿瘤的重量、所含的细胞数
以及从一个单细胞起始的倍增次数

性生长是临床和科研中应用的最简单的生长模式，由于作图的一般常规是，肿瘤生长曲线的肿瘤体积是对数坐标轴上。因此，一旦出现指数性生长的偏离是很容易被观察到的。

如果允许细胞增殖，且没有细胞丢失，则细胞数量的增加将是指数性的。但实际上在肿瘤的生长过程中会出现细胞周期时间的延长，细胞丢失率的增加和细胞的去周期化(即正在繁殖的细胞移向非繁殖状态)。这三个因素中的任何组合都会导致肿瘤的非指数性生长。图 3-3-1-1 表示肿瘤从一个细胞开始的细胞倍增次数和肿瘤体积以及细胞数之间指数生长的关系(假设一个细胞的重量为 10^{-9}g)。

图 3-3-1-2 是 Steel 根据 Schwartz 的资料绘制的人体肺肿瘤生长曲线，这些曲线都基本是直的或接近直的，因此它们是代表指数性生长的很好例子。

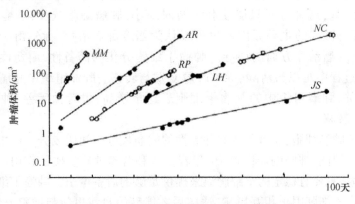

图 3-3-1-2　人原发性肺肿瘤的生长曲线

第二节　肿瘤对放射线的反应

一、肿瘤对放射线的反应的分子生物学基础

(一)诱导相关基因的过表达

细胞受放射线照射后可诱导大量基因表达,其中某些 DNA 位点(如转录位点)更容易遭受放射性损伤,这些基因参与诱导细胞周期停滞、DNA 损伤修复反应、诱导凋亡、抗凋亡、终末分化及炎症反应。辐射可诱导的基因包括 *Egr-1*、*C-Jun*、*C-fos*、*Protein kinase C*、*GADD45*、*β-actin*、*interleukin*-1、碱性成纤维细胞生长因子。其中 *Egr-1* 为主要的有转录因子作用的上游基因,抑制 *Egr-1* 蛋白能抑制辐射诱导的细胞保护反应,干扰细胞周期停滞、降低细胞存活。由于 *Egr-1* 的辐射可诱导性,利用其启动子的基因放射治疗是正在研究的重要靶向基因治疗策略。

（二）细胞周期停滞

肿瘤是一类细胞周期相关性疾病，许多癌基因、抑癌基因直接参与 DNA 损伤后细胞周期的调控，或者本身就是细胞周期进程的主要组成部分，它们的突变导致了细胞周期启动、运行和终止的异常，使细胞获得以无限增殖为特征的失控性生长。

细胞受到射线照射后，损伤会启动复杂的信号传递级联反应，导致应激基因表达、细胞周期停滞、DNA 损伤修复、凋亡。其中关键的损伤监视和信号传递分子是 ATM 和 ATR。这两种蛋白能识别辐射引起的 DNA 损伤，并磷酸化信号通路下游分子活化或诱导基因表达，其中最主要的关键分子是 P53 蛋白，P53 磷酸化启动细胞周期停滞，有利于损伤的修复（如 G_2 期停滞更有利于同源重组修复）或启动细胞凋亡程序。

G_2 期停滞是肿瘤细胞对放射性损伤的普遍反应，放射线是导致肿瘤细胞 DNA 损伤的重要手段，除共济失调毛细血管扩张症（A-T）细胞外，绝大多数人肿瘤细胞在放射后均能观察到明显的 G_2 期停滞，因此认为去除 G_2 期停滞，强制性启动细胞周期进程，使细胞在 DNA 修复之前进入 M 期并把 DNA 损伤带入子代细胞，降低肿瘤细胞的存活率，这是去除放射引起的细胞 G_2 期停滞进行放射增敏的主要理论基础。目前去除 G_2 期停滞的药物主要有以下几种：①甲基黄嘌呤类（methylxanthines），如咖啡因（caffeine）和己酮可可碱（pentoxifylline，PTX）等。②磷酸酶抑制剂、磷曲星、抗生素类药物和 calyculin A 等。③蛋白激酶抑制剂如 staurosporine，7-hydroxystaurosporine（UCN-01）、维生素 B_4 等。

（三）诱导产生神经酰胺

放射线对细胞的损伤反应除了 DNA 损伤诱导的级联反应外，还可活化膜鞘磷脂酶水解膜鞘磷脂产生神经酰胺，神经酰胺作为凋亡诱导信号分子进一步诱导细胞凋亡。鞘磷脂酶缺陷的细胞，对辐射抗拒。鞘磷脂酶也可在 DNA 损伤诱导下合成增加。经神经酰胺诱导凋亡是辐射导致细胞死亡的另一重要途径。

（四）激活信号转导

辐射可激活一些生长因子信号转导通路，促使细胞存活。这些信号转导通路均起始于细胞膜上的生长因子受体，包括丝裂原活化的蛋白激酶、磷脂酰肌醇激酶、K-/H-Ras、JAK/STAT 和 c-Jun N 端激酶通路。例如，表皮生长因子受体（EGFR）是有酪氨酸激酶活性的跨膜蛋白，调节细胞的生长、增殖和分化。正常细胞的 EGFR 信号系统受到严格的调控，但在肿瘤细胞中 EGFR 或其家族蛋白常常过度表达或发生变异，使肿瘤更具有侵袭性并对常规治疗抗拒，辐射诱导 EGFR 通路活化，应用 EGFR 单克隆抗体可抑制 EGFR 对细胞的存活作用，该抗体还可用于增加肿瘤细胞的放射敏感性，已得到临床试验证实。研究发现 EGFR 通路促进受照射细胞的生存作用于 DNA 损伤的重组修复有关。

辐射还可激活一些细胞因子信号转导通路，拮抗辐射诱导的凋亡，包括肿瘤坏死因子 α、白细胞介素、转化生长因子 β、尿激酶型纤维蛋白激酶原激活剂等。

（五）辐射的旁观者效应

辐射的旁观者效应（bystander effects）是指受照射细胞邻近的未受照射细胞也表现出辐射损伤诱导的应激反应，如诱导基因表达、基因突变、微核形成、诱导分化、凋亡、恶性转化等。经典的"旁观者效应"证据来自两个实验：低剂量 α 粒子照射和照射后培养液转移。用极低剂量（0.3～2.5cGy）照射中国仓鼠卵巢细胞，只照射 1% 的细胞，在 30% 的细胞中观察到姐妹染色体交换；将照射过的细胞的培养基转移到另一未照射的培养瓶中继续培养，未照射细胞的克隆形成率降低。旁观效应的产生需要"作用细胞"和"反应细胞"的参与，"作用细胞"受照射后产生信号分子通过细胞间连接结构传递或释放到细胞外微环境中,"反应细胞"接受这些信号产生效应。

(六) 辐射对细胞的其他损伤

细胞受照射后除了前面章节所讲到的辐射诱导的 DNA 损伤及修复外,还包括辐射对细胞其他的损伤:

(1) 辐射使细胞蛋白质氧化、脱氢、造成蛋白质的失活、结构改变、化学链的断裂,或使蛋白质交联和聚合,从而影响蛋白质的正常功能。

(2) 辐射可使糖链断裂和失活,膜表面糖链是信号转导系统的重要组成部分,糖链改变将影响信号转导。

(3) 引起膜结构的破坏,改变膜结合酶、受体和离子通道,细胞膜不能维持正常功能。线粒体膜破坏将影响能量代谢;溶酶体膜破坏、溶酶体膜的稳定性下降,激活和释放其内的磷脂酶,同时产生大量溶血磷脂和游离脂肪酶,形成所谓的"膜损伤的脂质三联体",加重膜损伤,形成恶性循环。脂质过氧化主要由辐射的间接作用所致,可急剧加重细胞损伤,最终导致细胞死亡。

(4) 辐射使膜脂质过氧化,并诱导脂氧化酶和环氧化酶活性增加,使花生四烯酸产生包括前列腺素、血栓烷素、白三烯等炎症介质,他们作用于内皮细胞和白细胞,诱导炎症反应。同时还诱导基因表达,放大炎症反应。

(七) 微环境

研究肿瘤微环境对肿瘤细胞的放射治疗具有重要意义,因为肿瘤细胞的生存离不开其微环境,它包括细胞氧供应、pH、营养、代谢产物、细胞因子、生长因子、自分泌和旁分泌信号分子,它们的改变能够引起相关基因表达和肿瘤细胞对治疗的反应。所以,研究肿瘤微环境的变化对肿瘤细胞放射治疗具有不可忽视的作用。

研究表明,肿瘤组织由于异常血管化和血流,氧化区较正常组织低,利用供氧不足所激活的表达基因可进行靶向治疗,同时可作为部分肿瘤预后指标。肿瘤组织血管形成在肿瘤发生、发展中有着重要作用。有研究报道,肿瘤微血管密度与子宫颈癌、乳腺癌、前列腺癌及其他实体瘤预后有关。利用抗血管药物和联合放射治疗、化学治疗可能会提高肿瘤治疗效果,但应注意低氧带来的基因组不稳定性。

肿瘤微环境中存在细胞因子、生长因子及其受体,利用其在微环境中的变化并结合放疗可增强放射治疗效果。肿瘤放射治疗诱导的炎症反应、自身免疫反应对正常组织的损害,通过加强机体的免疫反应和抗感染治疗具有一定的作用。

细胞外基质(extracellular matrix, ECM)对放射治疗的作用也有报道,ECM 能够调节细胞与细胞之间接触与作用,形成的团状细胞与单层细胞的辐射敏感性有差异, 这可能与细胞黏附分子表达有关。DNA 构型及细胞形状对放射治疗及药物治疗抗性也存在一定的影响。

二、辐射所致的细胞死亡

(一)细胞死亡的定义

细胞死亡是多细胞生物体发育和维持自稳态的重要生理过程和调节方式。对于细胞死亡不同学科根据所研究的内容赋予了不同的定义根据 2009 年细胞死亡命名委员会(nomenclature committee on cell death, NCCD)建议,达到下述任何一条分子学或形态学标准即

可定义为死亡:

(1) 细胞丧失细胞膜完整性,体外活性染料(如碘化啶)能够渗入。

(2) 细胞(包括细胞核)彻底碎裂成为离散的小体(通常称为凋亡小体)。

(3) 在体内,细胞残骸(或其中一部分)被邻近细胞吞噬。

临床放射生物学规定:鉴别细胞存活的唯一标准是,受照射后细胞是否保留无限增殖的能力,即是否具有再繁殖完整性。辐射所致的细胞死亡,一般而言,研究中所提及的均是那些不断增殖的细胞。

细胞死亡是细胞受照射后的主要生物学效应,它以两种形式表达:增殖性细胞死亡和间期细胞死亡(细胞凋亡)。

(二) 增殖性细胞死亡

现代放射生物学始于应用细菌学的技术检测干细胞存活率,也就是单个细胞生长成肉眼能见到的集落的能力。这种形成集落的能力主要取决于细胞增殖的状况。DNA 分子结构是产生放射性损伤的靶,辐射能在 DNA 分子中产生许多损伤,其中最主要的是单键断裂和双键断裂。单键断裂多数情况下是可以修复的,但如果发生染色体畸变也可造成细胞死亡。双键断裂一般导致细胞死亡。增殖性死亡是指细胞受照后一段时间内仍保持形态的完整,甚至在完成几个细胞周期的活动以后才死亡。增殖性细胞死亡是最常见的细胞死亡形式,并且认为与不同的组织受照射后损伤何时表达有关,也与组织的更新速度有关。

(三) 间期性细胞死亡或凋亡

在某些情况下,细胞死亡与细胞周期无关,称为间期性细胞死亡。间期性细胞死亡一般发生于照射后几个小时内,因而易产生一种印象,似乎这种产生间期性死亡的细胞放射敏感性较高,在临床上最典型的间期性死亡是淋巴细胞。与细胞坏死不一样,细胞凋亡是一种主动形式的细胞死亡。它包括一系列生化和形态学上的改变,细胞核的激活,染色体浓缩,细胞的紧缩和分解,最后形成凋亡小体,最终被邻近的细胞或巨噬细胞所吞噬。有统计,大约 1/3 的实体肿瘤的辐射生物效应与细胞凋亡有关。

增殖性细胞死亡和细胞凋亡均依赖于照射剂量。但前者与剂量呈指数性关系,而细胞凋亡在剂量 1.5~5Gy 范围内较敏感,且在照射后数小时内即可发生。在头颈部肿瘤的放射治疗中,唾液腺和泪腺的生物效应主要是由细胞凋亡所造成。在临床上可以看到头颈部肿瘤经几次照射就会出现口干的症状。

电离辐射的最直接作用是损伤细胞的 DNA,现代随着分子生物学的不断发展,放射生物学家们应用分子生物的核心技术:重组 DNA 技术[具体包括凝胶电泳、聚合酶链式反应(PCR)、原位免疫荧光杂交技术(FISH)以及近期发展的基因芯片技术等]可以对肿瘤细胞和各系统之间的相互作用,包括 DNA、RNA、蛋白质合成等之间的关系以及调节机制等作出进一步的研究。

(王 平)

第四章 分次放射治疗的生物学基础

第一节 分次放射治疗的生物学因素

放射治疗的目的就是为了获得较好肿瘤控制概率(TCP)的同时降低正常组织并发症的发生,人们在早期临床实践中发现如果将一次照射的剂量分次给予,那么正常组织的不良反应会有所减轻(图3-4-1-1)。经过多年来的实验研究和临床实践证明,分次放射治疗(fractionated radiotherapy)是行之有效的基本放射治疗方法。

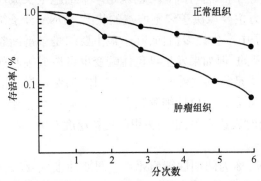

图 3-4-1-1　分次放疗时正常组织与肿瘤组织存活率

治疗方案的制订就是根据照射时间、剂量和分次数进行优化组合,而为了达到最佳治疗效果,必须了解和掌握影响分次放射治疗的生物学基础。

影响分次放射治疗生物学的四个关键因素,也就是分次放射治疗的生物学中的"4R"概念。"4R"是指细胞放射损伤的修复(repair of radiation damage)、细胞周期时相的再分布(redistribution within the cell cycle)、氧效应及乏氧细胞的再氧合(oxygen effect and reoxygenation)和再群体化(repopulation)。

按照细胞照射后损伤表达的时间不同,可把增殖性的组织分成两大类:照射后损伤出现早或增殖快的组织称早反应组织或急性反应组织;若损伤在照射损伤出现晚或增殖慢的组织称晚反应组织。而在用LQ公式进行生物剂量等效转换时把肿瘤类似于早反应组织看待,即其放射生物学特点与早反应组织相似。早反应组织包括皮肤和小肠上皮细胞等,晚反应组织如肌肉、脊髓等组织。

早反应组织和晚反应组织在照射后的对总治疗时间和分次剂量的效应上有着根本差别。可应用线性二次方程(LQ公式)分别考虑早反应组织和晚反应组织对分次剂量和治疗总时间的不同效应,对提高放疗疗效和合理保护晚反应组织起重要作用。

一、细胞放射损伤的修复

(一) 细胞的放射损伤

DNA是放射线对细胞作用最关键的靶,但是照射在DNA水平所致损伤的数量远比最终导致的细胞死亡量大。有研究表明,临床上所用的照射剂量会造成大量的DNA损伤,但其中的大部分被细胞成功地修复了。

修复电离辐射引起的DNA损伤至少有以下两种修补途径:基因重组和碱基切割修复。基因重组分为同源性和非同源性两种,同源性重组发生在少数的真核细胞、细菌;非同源重组则在脊椎动物系统DNA损伤修复中起主要作用。

（二）细胞的放射损伤类型

细胞的放射损伤一般分为三种类型,即亚致死损伤(sublethal damage)、潜在致死损伤(potential lethal damage)和致死损伤(lethal damage)。

亚致死损伤是指受照射以后,细胞的部分靶而不是所有靶内所累积的电离事件,通常指 DNA 的单链断裂。亚致死损伤是一种可修复的放射损伤,对细胞死亡影响不大,但亚致死损伤性修复会增加细胞存活率。

潜在致死损伤是指正常状态下应当在照射后死亡的细胞,若在照射后置于适当条件下由于损伤的修复又可存活的现象。但若得不到适宜的环境和条件则将转化为不可逆性损伤使细胞最终丧失分裂能力。

致死损伤是指受照射后细胞完全丧失了分裂繁殖能力,是一种不可修复、不可逆和不能弥补的损伤。

（三）细胞放射损伤的修复

细胞受到照射后,分子结构(DNA 为主靶结构)的损伤会产生修复,因此对于特定的生物效应,分割照射所需总剂量要大于单次照射所需剂量。正常组织有较强的修复能力,肿瘤细胞因为其基因突变或基因组不稳定性及遗传物质分裂不对称性,参与损伤修复的组分功能不完善,因而修复能力下降。

1. 亚致死损伤修复　由于 DNA 具有双链结构,所以可以有两种方式造成其双链断裂:其一是由于一个电离粒子的通过产生两个同时发生的能量沉积而形成;其二是由于两个电离粒子的通过产生两个位置很靠近的单链断裂而形成。对于第二种情况,当两个电离粒子相隔一定时间间隔时,由于生物体具有的修复作用,所以由第一个粒子造成的 DNA 单链断裂会在第二个电离粒子使之变为双链断裂前被部分修复,即为亚致死损伤修复。在分次放疗中亚致死性损伤的修复是现代放射治疗学主要的生物学基础。

中国仓鼠细胞受 2 分次 X 线照射后的细胞存活实验特异说明了分次照射时细胞所存在的亚致死损伤修复现象。

图 3-4-1-2 显示了用培养的仓鼠细胞得到的分次照射实验资料。单次照射 15.58Gy 的存活分数约为 0.005,如果把这个剂量分成相等的 2 次,其间间隔 30min,细胞的存活分数要比单次照射明显高一些,随着间隔时间的延长细胞存活分数会继续增高在 2h 左右达到平台,这时所对应的细胞存活分数为 0.02,大约为单次照射细胞存活分数的 4 倍。此后如果进一步增加分次剂量的间隔时间其细胞存活分数并不继续增高。实验中为了防止细胞在分次间隔时间内发生细胞周期的移动而干扰实验结果,在两次照射之间将哺乳动物细胞保持在室温(24℃)。

亚致死损伤的修复受许多因素影响,主要影响因素有:

（1）放射线的性质:低 LET 射线照射后

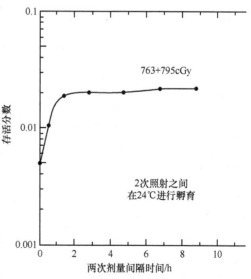

图 3-4-1-2　中国仓鼠细胞受 2 分次 X 线照射后的细胞存活

（引自 Hall E J. Radiobiology for the radiobiologist. JB Lippincott,1994）

细胞有亚致死损伤和亚致死损伤的修复,高 LET 射线照射后细胞没有亚致死损伤因此也没有亚致死损伤的修复。

(2) 细胞的氧合状态:处于慢性乏氧环境的细胞比氧合状态好的细胞对亚致死损伤的修复能力差。

(3) 细胞群的增殖状态:未增殖的细胞几乎没有亚致死损伤的修复等。

细胞的修复与照射后时间长短呈指数性关系。在实际工作中,常应用细胞修复的速度和能力来表达细胞亚致死性损伤的修复过程。分别以参数亚致死损伤半修复时间($T_{1/2}$:50% 细胞损伤修复所需时间)和 α/β 比值代表它们的修复过程中量的变化。通过等效总剂量和分割剂量的相互关系可以说明细胞损伤的修复对辐射生物效应的影响。等效总剂量随着分割剂量的大小而改变,但在早反应组织和后期反应组织之间有不同的特点。早反应组织和晚反应组织在照射后的对总治疗时间和分次剂量的效应上有着根本差别。晚反应组织比早反应组织对分次剂量的变化更敏感。

不同类型的组织修复亚致死性损伤的速度是不一样的。细胞亚致死损伤的修复速率一般为 30min 到数小时。以小肠上皮细胞为例,它属于早反应组织,它的 T1/2 相当于 0.5h 左右,照射后 3h 即能完成损伤的修复。而脊髓却不一样,属于晚反应组织,T1/2 相当于 2.4h 左右,照射开始后大约 24h 才能完成亚致死性损伤的修复。目前尚不完全清楚所有组织亚致死损伤的修复速率。在临床非常规分割照射过程中,两次照射之间间隔时间应>6h,以利于亚致死损伤完全修复。

细胞受照射后产生的损伤可简单的分成两大类:一类细胞的损伤与剂量呈线性关系称为 α 型细胞死亡;另一类细胞的损伤与剂量的平方成比例关系,称为 β 型细胞损伤,一般认为 α 型细胞损伤是非修复性的,而 β 型细胞损伤是能修复的。

这两种类型细胞的损伤就构成单次照射后的细胞存活率,其数量关系可用下列公式表达 $S = e^{-\alpha D - \beta D^2}$。这就是线性-平方模式(LQ 模式)的基本模式。该公式中重要参数为 α/β 比值。α/β 比值即是在所产生的 α 型细胞损伤和 β 型细胞损伤相等的情况下所需要的剂量,其单位为 Gy。晚反应组织损伤修复能力大,则 α/β 比值低。而早反应组织修复能力低,则 α/β 比值高。目前,在动物实验中,已得到许多不同类型正常组织的 α/β 比值。人类组织和肿瘤的 α/β 比值还较少,表 3-4-1-1 列出了主要的人类组织和肿瘤的 α/β 比值。其所得值基本上与动物实验所得到的参数相仿。大部分肿瘤的 α/β 比值较高,相似于早反应组织,而部分肿瘤如黑色素瘤等的 α/β 比值较小,接近晚反应组织的修复能力。在用 LQ 公式进行生物剂量等效转换时把肿瘤类似于早反应组织看待,因此在不引起严重急性反应的情况下,为保证肿瘤控制率应尽量缩短总治疗时间。

表 3-4-1-1　人类组织和肿瘤的 α/β 比值

组织/肿瘤	α/β 比值/Gy
早反应组织	
皮肤红斑	7.5 (5.4 ~ 10.9)
皮肤干性脱皮	11.2 (7.8 ~ 18.6)
急性肺反应	>8.8
晚反应组织	
喉(声门上)	3.8 (0.84 ~ 14.0)
喉软骨坏死	<4.4
口咽部	≈4.5
皮肤毛细血管扩张	3.9 (2.7 ~ 4.8)
皮肤纤维化	1.9 (0.8 ~ 3.0)
肩部活动障碍	3.5 (0.7 ~ 6.2)
乳头收缩	≈2.5
放射性肺炎	<3.8
放射性脊髓炎	<3.3
肠狭窄或穿孔	2.2 ~ 8.0
肿瘤	
声带癌	>9.9
口腔口咽癌	> 6.5 ~ 10.3
肺癌(腺癌、鳞癌等)	50.0 ~ 90.0
子宫颈癌	> 13.9
皮肤癌	8.5 (4.5 ~ 11.3)
黑色素瘤	0.6
脂肪肉瘤	0.4

2. 潜在致死损伤的修复　潜在性致死性损伤是细胞照射后产生的损伤和修复的一种表达，实际上无法把它和亚致死性损伤完全区分开来。α型的潜在性致死性损伤修复与亚致死性损伤修复基本一致。

潜在致死损伤的修复指照射以后改变细胞的环境条件，因潜在致死损伤的修复或表达而影响既定剂量照射后细胞存活比的现象。由于在通常情况下这种损伤是潜在致死的因此可能会引起细胞的死亡。但如果照射后环境改变则会导致细胞存活的增加，这被认为是潜在致死损伤修复的结果。例如照射后把细胞放在平衡盐而不是完全培养基中培养几个小时潜在致死损伤会被修复。

Little 及其同事用密度抑制的平台期细胞培养研究潜在致死损伤，如果照射后在进行克隆形成分析实验前把细胞保持在密度抑制状态 6～12h 细胞存活率同步增

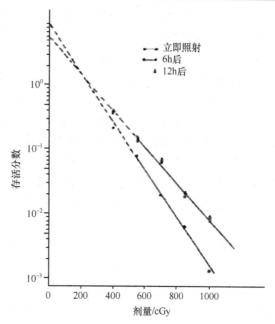

图 3-4-1-3　密度抑制的平台期细胞的 X 射线细胞存活曲线

（引自 Hall E J. Radiobiology for the radiobiologist. JB Lippincott, 1994）

加。当存在潜在致死损伤修复时，潜在致死损伤与放射治疗的关系变得更加明显。这种现象既存在于离体实验也存在于在体实验肿瘤。图 3-4-1-3 说明了这点。

和亚致死损伤修复一样，潜在致死损伤修复也和许多因素有关，如高 LET 射线照射时没有潜在致死损伤的修复。乏氧以及细胞密度接触都是影响潜在致死损伤修复的重要因素，而且潜在致死损伤的修复也与细胞所处的周期时相有关，如果照射后 6h 或更长时间细胞没有分裂则会发生潜在致死损伤的修复，这表现为细胞存活增高。这种修复现象在离体实验可用照射后 6h 的平台期来证实，在体内实验，可用动物肿瘤或正常组织细胞的分析以及移动延缓来证实。

通过研究提示潜在致死损伤，某些放射耐受的肿瘤可能与它们的潜在致死损伤修复能力有关。即放射敏感的肿瘤潜在致死损伤修复不充分而放射耐受肿瘤具有较为充分的潜在致死损伤修复机制。

二、细胞周期时相的再分布

前面"细胞周期时相与放射敏感性"一节中讲过，细胞周期不同时相时细胞的放射敏感性不同，细胞的放射敏感性随它们在周期内所处的时相不同而不同，按照临床放射生物学规定的细胞死亡标准，相同细胞不同时相敏感性从高到低依次为 M 期、G_2 期、G_1 期、S 期，其中 M 期最敏感，G_2 期敏感性与 M 期的敏感性相似，晚 S 期细胞通常具有较大的放射耐受性，G_1 期和早 S 期细胞的放射敏感性居于 M 期和晚 S 期之间。晚 S 期细胞与 G_2 期-M 期细胞之间的放射敏感性差异比乏氧细胞与氧合好的细胞之间的放射敏感性差异还要大。

肿瘤细胞分裂增殖旺盛，特别是倍增时间短的肿瘤细胞分裂增殖活跃，生长分数高。不同肿瘤的生长分数不同，同一肿瘤不同体积生长分数比例也不同。根据肿瘤生长的

Gompertz 模型,肿瘤细胞早期呈指数性生长,当肿瘤达到最大负荷的 37% 时,生长分数达到高峰,也就是说分裂增殖活跃的细胞在整个肿瘤细胞群中所占的比例高,以后随着肿瘤体积的增大,其生长分数不断下降。

分次照射时,由于细胞周期时相的再分布,就会导致增殖快的细胞群的放射敏感性增加,增加这些细胞的损伤。比如,M 期和 G_2 期细胞对放射线较敏感,生长分数越高对放射线敏感的细胞群也就越多,照射后肿瘤细胞损伤丢失就多,肿瘤体积随之缩小。一方面处于不同细胞周期时相的细胞接受射线照射后,处于照射敏感细胞周期时相的细胞失去再增殖的完整性,而照射后不敏感的细胞周期时相逐渐进入敏感时相;另一方面,随着肿瘤体积的不断缩小,生长分数增大,更多放射不敏感的 G_0 细胞进入细胞周期进程中,提高了肿瘤对下一次剂量的敏感性。应该注意的是,如果处于相对放射抗拒时相的细胞向放射敏感时相移动的再分布,这有助于提高放射线对肿瘤细胞的杀伤效果;但如果未能进行有效地细胞周期内时相的再分布,则也可能成为放射耐受的机制之一。

分次照射后,会引起增殖快的细胞群(早反应组织和大部分恶性肿瘤)发生细胞周期时相的再分布,产生"自我增敏"现象,增加这些细胞的损伤;而对于增殖很慢的晚反应组织或不增殖的细胞群一般不存在放疗后细胞周期时相的再分布的"自我增敏"现象。

三、氧效应及乏氧细胞的再氧合

(一) 肿瘤细胞乏氧现象

1955 年 Thomlinson 和 Gray 根据他们对人支气管癌组织切片的观察首先指出实体肿瘤内含有不同比例的乏氧细胞。1963 年,Powers 和 Jolmach 等首次用放射生物学方法证明移植性小鼠淋巴肉瘤中存在乏氧细胞,后来经过几十年的临床和实验研究发现,肿瘤乏氧在实体瘤中是常见现象。

可以认为,实体瘤中乏氧细胞的产生主要是由于在其生长过程中血液供应障碍所致。肿瘤血管在细胞组成、组织结构及功能特点上均与正常组织不同。肿瘤血管结构紊乱,管腔高度无序、迂曲、膨胀、粗细不均、分支过多,可以导致血流的紊乱、肿瘤细胞的乏氧及酸性物质堆积区的形成。肿瘤血管周围虽然有平滑肌细胞包绕,但与正常血管相比其收缩功能受损或缺失,难以调控肿瘤内部的血流分布。肿瘤组织由于生长迅速而肿瘤新生血管发育不良,血供不足,瘤体超过一定体积时肿瘤细胞逐渐处于乏氧状态,出现乏氧细胞。

肿瘤乏氧在实体瘤中是常见现象,且通过动物实验推测人体肿瘤乏氧细胞比例较高,估计占 30% ~ 40% ,但在一定条件下这些乏氧细胞仍是有活力的是可育的。1968 年,Gulnino 等用含氧量极低的培养液浸泡 W258 肉瘤组织碎片 56h 后使之成为乏氧状态,然后移植到其他动物,结果这些乏氧的肿瘤移植物仍和充分氧合的肿瘤移植物一样生长。更为引人注目的是,Goldacre 和 Sylven 将小鼠乳腺癌和肉瘤中"坏死"组织移植到其他动物的存活率仍高达 50% 。另外,还有资料证明,大剂量照射动物肿瘤,杀灭大量氧合细胞以后残存的乏氧细胞不仅仍可造成肿瘤的原位复发,而且如将这种肿瘤移植到其他动物同样能产生肿瘤。临床上已经有许多证据表明肿瘤内乏氧细胞的存在不仅使肿瘤对放射治疗的抗拒性增加,而且使肿瘤更具有侵袭性,容易发生远地转移。

肿瘤乏氧细胞按其产生的原因可分为两类:即慢性乏氧和急性乏氧。由于从毛细血管弥散的氧不足而产生的乏氧称为慢性乏氧(又称扩散局限性乏氧)。血管周围的氧和其他营养物质浓度梯度的变化将对细胞增殖产生明显影响。另外,由于肿瘤内正常血流的短暂减慢或阻断所产生的另一类型的乏氧,称为急性乏氧(又称灌注限制性乏氧)。这是一过性的乏氧状态,因为持续的血管闭塞终将导致该血管供应区域全部细胞的死亡。

过去的临床研究,由于在治疗前难于测定肿瘤内的乏氧情况,没有能选择到可能增敏获益的患者,影响了临床研究结果。近年来,人们日益认识到准确测定肿瘤内乏氧情况的重要性,它不仅能为肿瘤乏氧的基础研究创造条件,而且为临床判断肿瘤预后和采用干预措施提供依据。

目前测定肿瘤内乏氧情况的技术方法可以概括为直接测量法和间接测量法。目前应用最广泛的方法是用氧电极测定,因为它是唯一能直接测定肿瘤乏氧的方法,其测定结果能直观地反映肿瘤内的氧含量,它采用测试到的氧分压值中位数来反映肿瘤的含氧情况,一般认定氧分压中位数 ≤10mmHg (1mmHg=0.133 kPa)为乏氧。动物实验中发现的许多用于直接测定动物肿瘤乏氧水平的方法(如对存活曲线的分析或夹持肿瘤血管等),尚不能应用于人体肿瘤乏氧水平的测量。用于人肿瘤乏氧的临床调查方法主要应用间接测量法,如测量血管间距、血管密度,以及肿瘤细胞到最近的血管的距离;也可用生化的方法测定肿瘤代谢活性;采用 Comet 法研究 DNA 损伤程度对肿瘤内乏氧细胞的含量进行间接评估;也采用特异的放射活性物质或荧光标记的化合物结合到乏氧细胞等。

(二)氧效应及其意义

研究发现细胞在低氧状态下,细胞存活曲线指数部分斜率降低,即低氧状态达到相同细胞存活率水平所需的放射剂量高于正常氧含量环境,辐射的这种生物学效应修饰称为氧效应。其评价指标是氧增强比(oxygen enhancement ratio, OER),定义为乏氧条件下达到某一效应所需的剂量与空气情况下达到同样的效应所需的剂量之比。例如,对于低 LET 射线,肿瘤细胞的 OER 为 2.5～3.0,即要杀灭数量相同但乏氧的肿瘤细胞,需增加 2.5～3 倍的射线剂量;换言之,乏氧细胞仅是氧合细胞放射敏感性的 1/3～1/2.5。

氧效应的机制尚不完全清楚,比较公认的理论是"氧固定假说"(oxygen fixation hypothesis)。如前所述,低 LET 射线对细胞的影响主要依赖间接效应——自由基的作用,由于氧和电子有很强的亲和力,可以俘获靶分子电离的电子而抑制回复过程,"固定"辐射对生物分子的损伤,因此认为氧对放射的损伤起了"固定"作用称为"氧固定假说"。

肿瘤的含氧量与放射敏感性有关。从图中可以看出,随着氧水平的增高放射敏感性有一个梯度性增高,且在氧浓度为 0～20mmHg 的范围内肿瘤的放射敏感性变化较大;当氧浓度进一步增高甚到 100% 氧气时(760mmHg)放射敏感性也只有很小的增加(图3-4-1-4)。

目前,因乏氧引起的肿瘤对放射治疗的抗拒性增加及肿瘤自身侵袭性增强的机制认为主要有以下三个方面:

(1)乏氧能特异抑制肿瘤细胞早 S 期 DNA 复制的启动,当处于 S 期的细胞再氧合时,引起 DNA 过度复制;其结果一方面引起放射抗拒基因的扩增而使肿瘤对放射治疗的抗拒性增加,另一方面引起肿瘤细胞染色体的畸变和重组,导致肿瘤的异质性增加。

(2)肿瘤内乏氧-再氧合的事件发生类似于缺血-再灌注综合征,能产生氧来源的自由基;其中氢氧自由基能增加基因的不稳定性,造成基因突变,使肿瘤细胞的基因变成更具有侵袭性的表型。

(3)乏氧存在能使肿瘤细胞的一些基因和蛋白表达发生改变,如氧调节蛋白(oxygen regulated proteins, ORPs :如血红素加氧酶和糖酵解酶等)、VEGF、促红细胞生成素(EPO)、$p53$ 和血小板衍生生长因子 β(PDGF)等,它们的变化使肿瘤细胞在适应乏氧微环境的同

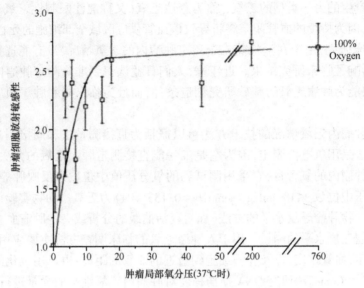

图 3-4-1-4　不同氧分压时艾氏腹水肿瘤细胞放射敏感性的变化

时,引起肿瘤自身的侵袭性增加和对放射治疗的抗拒性增加。但是,乏氧能引起肿瘤对放射治疗的抗拒性,而且能增加肿瘤的侵袭性确切的分子生物学机理仍有待继续探索和研究。

有关临床治疗结果和肿瘤乏氧之间关系的研究也表明乏氧能引起肿瘤对放射治疗的抗拒性,而且能增加肿瘤的侵袭性。如肿瘤患者贫血将导致肿瘤细胞更加缺氧,降低肿瘤细胞的放射敏感性。在子宫颈癌、鼻咽癌已证实贫血患者放射敏感性较差,预后不佳。

(三)肿瘤细胞再氧合

乏氧细胞对放射抗拒,在较小的放射剂量下不被杀灭,但随着多次照射后靠近微血管氧合好的敏感细胞被杀灭而丢失,氧到乏氧细胞的弥散距离缩短,血管与肿瘤细胞的相对比例增加,同时肿瘤内压力减小,肿瘤微血管血流量增加,原来乏氧的细胞变成氧合好的细胞,这种现象称为再氧合(reoxgenation)。

多数在动物实验中,大分割照射后肿瘤细胞再氧合现象很快发生,通常在 6 ~ 24h 内完成。但是,目前尚不能直接检测到人肿瘤的再氧合,2Gy×30 次放射治疗所达到的局部控制率的事实间接地支持有再氧合现象的存在。

再氧合对临床放射治疗具有重要意义。肿瘤乏氧细胞再氧合后放射敏感性增加,而正常组织氧合好,不存在再氧合增敏效应,因而分次放疗的再氧合进一步扩大了肿瘤组织和正常组织辐射效应的差别,提高了肿瘤控制率。目前乏氧细胞再氧合的发生机制还不甚清楚,仍需进一步的探索和研究。

(四)克服肿瘤乏氧的方法

对肿瘤乏氧的纠正采用了许多方法,经动物实验和临床观察,得到了一些有益的结果。目前简单介绍下列几种方法。

致密电离粒子在通过水的径迹中可有辐射化学作用而形成氧,LET 值越高,则靶内能量沉积部位附近产生的氧浓度越高,同时高 LET 射线主要是直接作用,因此氧增强比值低,应用高 LET 射线对乏氧细胞治疗更有效。

除了高 LET 射线,还可以应用吸入高压氧、常压高浓度氧、应用乏氧细胞增敏剂、生物还原性制剂、加热治疗等纠正恶性肿瘤细胞乏氧以提高肿瘤放射敏感性,提高肿瘤控制率。

四、再群体化

对常规分次放疗,克隆源性肿瘤细胞的增殖是放疗失败的主要原因之一。临床一直试图利用早反应组织、晚反应组织及肿瘤的差异来设计不同的放疗方案,最明显的方法是在常规分次放疗中通过缩短总治疗时间来减少存活克隆源性肿瘤细胞的再群体化。

肿瘤在受到照射或使用细胞毒性药物以后,激活基因表达增加并产生大量细胞因子、炎症介质、动员照射野外,甚至远处的干细胞向损伤部位募集,并促进照射野内残存细胞增殖和功能分化,使之比照射或用药以前分裂得更快,称为加速再群体化(accelerated repopulation)。肿瘤组织不但由体液因子参与诱导再群体化,还由于随肿瘤体积缩小、生长分数增加,出现再群体化加速。

Withers 复习了 60 例临床报道,以 TCD50(获得 50% 肿瘤控制所需剂量)来衡量肿瘤细胞的再群体化,认为鳞癌在放疗中存在疗程后期加速再群体化现象,加速在群体化发生在放疗开始第 4 周后。Sanders 在 CHART Ⅱ 期试验中认为,常规分次放疗第 3~4 周再群体化比例很小。Dorr 发现小鼠口腔黏膜存在放疗疗程后期加速再群体化现象,在分次放疗第 2 周在群体化比例比第 1 周高 5 倍。从小鼠口腔黏膜和猪上皮形态定量研究中发现上皮细胞加速在群体化发生在上皮细胞密度较疗前减少 60% 时。Trott 认为放疗疗程后期加速在群体化可能机制是在分次放疗中正常组织直到识别自身功能性损伤时才进行加速再群体化,鳞癌组织尚保存有亲代鳞状上皮的某些特性,因而鳞癌组织再群体化也受到机体某种程度的调控,虽然这种调控是无序的。

放疗疗程后期肿瘤细胞加速再群体化具有重要生物学意义,受照射组织的再群体化反应的启动时间在不同组织之间有所不同。放射治疗期间存活的克隆源性细胞的再群体化是造成早反应组织、晚反应组织及肿瘤之间效应差别的重要因素之一。在常规分次放疗期间,大部分早反应组织有一定程度的快速再群体化。而晚反应组织由于它的生物学特性一般认为疗程中不发生再群体化。分次放疗期间诱导再群体化有利于正常组织修复损伤,但对于肿瘤组织由于再群体化加速,对肿瘤控制不利,临床放疗中应予以考虑,避免疗程不必要的延长。必要时在平衡正常组织耐受量的前提下增加肿瘤剂量,弥补肿瘤控制概率的下降。

对加速再群体化的发生机制以及受照射组织的再群体化反应的启动时间目前尚有待进一步实验及临床研究。

分次放射生物学的"4Rs"概念是影响分次放射治疗生物学的四个关键因素,总结分割照射中的时间-剂量因素,在设计肿瘤放射治疗时,必须协调每次剂量的大小,照射的间隔时间及总的治疗时间。在变更放射治疗计划时,它们是首先要考虑的条件。

(一)照射间隔时间

两次照射之间的间隔多长决定于靶区内晚反应组织需多长时间才能完成亚致死性损伤修复。由于肿瘤细胞亚致死性损伤修复速度较正常组织慢,当分次间隔时间短时,肿瘤细胞放射损伤积累效应将导致更多的肿瘤细胞死于放射线。但在临床非常规分割照射过程中,两次照射间隔时间应大于 6h,以利于亚致死损伤完全修复,保护正常组织。

（二）分次剂量

分次剂量主要影响晚反应组织，即晚反应组织对改变分次剂量所带给总剂量的影响较早反应组织更为敏感。在临床放射治疗中改变分次照射量时，应充分注意晚反应组织的耐受量。因此减少每次照射剂量，增加照射次数，能显著减少晚反应组织的放射损伤，对肿瘤的局部控制率影响小，且一般不会加重早反应组织的损伤。

（三）总疗程

影响肿瘤控制率和急性反应。总疗程时间取决于总剂量和照射速度，一般认为延长总疗程时间对肿瘤的控制率有影响。延长总治疗时间，虽然可以起到减轻急性放射反应的作用，但对减轻晚期损伤并无意义，且局部控制率下降。这一点已在临床上头颈部肿瘤治疗中得到了证实。因而为了克服肿瘤再群体化对治疗的影响，放射治疗必须在尽可能短的时间内完成。缩短总治疗时间会增加肿瘤的局部控制率，一般不会加重晚反应组织的损伤。

（四）总剂量

在分割放疗中，随着其他时间剂量因素的改变，总剂量也需进行相应的调整。主要有两种情况：①照射间隔时间短，照射速度很快，分次剂量较大时，必须相应减少总剂量，否则虽能较好控制肿瘤，但也会造成正常组织严重不可逆的晚期损伤。②分次剂量较小照射速度不快时，晚期反应较轻，欲提高肿瘤控制率，应加大总剂量，这样不会增加并发症的发生率。

总之，通过时间-剂量-分次因子的优化组合，有可能最大程度地保护正常组织的同时，以求更有效地提高肿瘤控制率。

第二节　临床放射治疗中非常规分割治疗研究

随着放射生物学及相关科学研究的发展，形成了目前临床上放射治疗的常规治疗方案：即每次照射 1.8 ~ 2.0Gy，每天 1 次，每周 5 次。多年以来已证实目前所实行的常规放射治疗是较为成熟的治疗方法。随诊放射治疗设备的不断进步和放射生物学领域研究的不断深入，但近年来，放射治疗学家通过剂量 - 时间因素的改变来设计新的治疗方案以提高生存率。从 20 世纪 80 年代开始提出了多种非常规分割的放疗方法，如超分割放疗、加速超分割放疗、大分割放疗等在头颈部肿瘤、肺癌、食管癌等一系列恶性肿瘤的放疗上取得了令人鼓舞的疗效，但其确切疗效有待大样本前瞻性随机试验加以证实。

一、超分割放射治疗

超分割放疗（HRT）减少每次的照射剂量，增加每天的照射次数，在不增加晚反应组织损伤的基础上提高总剂量，一般每天 2 次（每天 2 次并不是超分割的限制，可把剂量分得更多更小），每次 1.15 ~ 1.25Gy，每周 5 天，两次照射间隔时间应大于 6h。例如，欧洲协作组（The European Cooperation Group，EORTC）头颈部肿瘤的超分割临床试验 EORTC22791 方案是：超分割 80.5Gy/（70 次·7 周）（1.15Gy×2/天）。

超分割放射治疗的基本原理是：

（1）晚反应组织对改变分次剂量所带给总剂量的影响较早反应组织更为敏感，超分割照射能减轻晚反应组织如脊髓、脑、肺、肾等重要脏器正常组织的损伤，使其耐受量增加

15%～25%；早反应组织损伤基本不变或略有增加,肿瘤病灶的控制率可提高10%。

（2）两次照射间隔时间应>6h,以利于亚致死损伤完全修复,保护正常组织。

（3）通过细胞周期再分布而提高肿瘤放射敏感度,分割次数增多可获更多增益。

（4）小剂量分割降低细胞杀灭对氧的依赖,从而提高了肿瘤的放射敏感性。

由于早反应组织和肿瘤一样具有较高的 α/β 比值,在肿瘤杀灭效应提高的同时,急性反应可能会不可避免地有所加重。

国外在 20 世纪 80 年代开展 HRT 在头颈部恶性肿瘤治疗中的应用,并取得了较好的疗效。Horiot 等 1992 年报道 HRT 356 例口咽癌Ⅲ期临床随机实验结果,T3 病变超分割组 5 年局部控制率59%,明显高于常规组的40%,且不良反应没有明显增加。

二、加速超分割放疗

加速超分割放疗的基本原理是缩短总疗程时间以克服疗程中肿瘤细胞加速再群体化,从而改善肿瘤局部控制率,同时降低分割剂量以保护晚反应组织。

在分次间隔时间足够长的前提下（两次照射间隔≥6h）,总疗程时间与晚期放射损伤关系不大,但急性反应由于周剂量增加而明显加重,故总剂量与常规放疗相近或减少。

加速超分割放疗有多种形式,以下就目前几种最具代表性的加速超分割放疗方案作简要介绍。

（一）全程加速超分割放疗

从放疗一开始即采用每天 2 次或更多分次的照射,直到疗程结束,所以总疗程明显缩短,总剂量有所减少。其中依据周末是否进行放疗而分为连续加速超分割非连续加速超分割两种。这种治疗方法由英国的 Mount Vernon 医院首创,具体方案是 36 次/12 天（连续照射 12 天,周末不休息）,每天 3 次间隔 6h,1.4～1.5Gy/次,总剂量50.4～54Gy。显然,按常规标准它的总剂量是非常低的,其疗程也很短。使用这一放疗方案治疗的 563 例 NSCLC 患者的 2 年生存率为29%,高于常规放疗组20%（$P=0.006$）,其中大部分患者晚期不良反应是可以接受的,但治疗的急性放射性损伤也明显增加。

（二）同时小野加量加速超分割放疗

此法采用在大野照射的某一时期内加用小野加量照射,大野每次 1.0～2.0Gy,小野每次 1.0～1.5Gy,间隔 6h 以上,总剂量为 69～72Gy/6 周。这种照射对肿瘤的照射强度大,但是通过小野加量减少加速放疗中正常组织的受照体积,故对正常组织的放射损伤小。国内外临床试验认为后期加量缩野的加速超分割方法治疗头颈部肿瘤是非常有效的。

（三）分段加速超分割放疗

这种治疗方法的特点是总疗程短于常规放疗,疗程中插入休息时间以减轻急性反应。具体放疗方案:2～3 次/天,每次间隔>6h,1.6Gy/次,照射 35.2～38.4Gy 后休息 10～14d 再重复上述剂量使总剂量达到（66～70）Gy/（6～6.5）周。

（四）后程加速超分割放疗

放射生物学的研究和临床资料提示放疗中残存肿瘤加速再群体化主要发生在中、后疗程（特别是后期,如放疗开始后 4 周左右）,所以,在放疗疗程后程缩野加速超分割照射可能产生更大的肿瘤抑制效应。复旦大学附属肿瘤医院的具体方案是:先用常规分割放疗41.4Gy/23 次,4.6 周,然后缩小射野仅包括临床肿瘤病灶,用 1.5 Gy 每日 2 次,间隔>6h,再照射 9 个治疗天,计 27 Gy/18 次,1.8 周,整个疗程共计总剂量68.4 Gy/41 次,6.4 周,用该方案治疗食管癌的前瞻性随机临床试验结果显示 5 年局部控制率为 55. 8% ,而常规对照组为 26. 2% ($P < 0.01$);5 年生存率分别为 32. 6% 和 14. 3% ($P < 0.05$)。

　　细胞放射损伤的修复,细胞周期时相的再分布,氧效应及乏氧细胞的再氧合以及细胞再群体化是实现分次照射的基石,熟悉并掌握 4R 的理论对调整放射治疗的分割方法具有重要的指导意义。

(王　平)

第五章　改变放射效应的措施

在临床放射生物学的范畴内,放射效应是指射线引起的人体靶分子(主要是 DNA)损伤,进而导致人体细胞、组织和器官的生理和病理性改变。在射线入射到产生生物效应的过程中,有很多物理化学事件发生,这些事件可以简单地描述为:入射射线→快速电子→离子自由基→自由基→化学键的破坏引起化学变化→生物效应。上述各种事件持续的时间差别很大,自由基的寿命大约是 10^{-5} s,而最后一个阶段即生物效应过程,可持续数天、数月,甚至数年。

在射线用于医学诊断和治疗 100 多年的历史中,人们总是不断地探索放射效应的规律,并试图运用各种措施改变或者影响放射效应,从而达到更好地利用射线有利于医学的一面,最大程度地减少其不利的影响。这些措施可以作用于前述放射效应的各个环节,包括探索重离子射线的应用(针对入射射线的物理学特性),放射增敏剂和其他增敏措施(针对肿瘤组织),放射保护剂(针对正常组织),利用基因技术改变放射效应等。尽管这些措施在临床上取得一定效果,到目前为止,仍然有很多方面需要深入研究。

第一节　增加肿瘤放射敏感性的措施

一、氧是影响放射敏感性的主要因素

(一) 氧效应的发现

1921 年,Holthusen 在照射蛔虫卵的试验中发现,无氧条件下蛔虫卵对射线具有一定拮抗作用。1923 年,Petri 通过研究射线对蔬菜种子的效应,认识到放射敏感性和照射时氧的存在与否有相关性。Gray 和 Reed 的研究更为深入,他们在利用射线研究蚕豆根生长情况的实验中,对氧效应进行了定量分析,其使用的定量方法被许多研究者重复,并发展成为可精确分析氧效应的实验系统,即细胞存活曲线,至今仍然是放射生物学各方面研究广泛使用的方法。

(二) 氧效应的机制

尽管到目前为止,氧效应的真正作用机制仍不完全清楚,但广泛的研究结果表明自由基是氧影响放射效应的主要环节。入射射线在通过生物组织时产生很多离子自由基,离子自由基的寿命很短,约为 10^{-10} s,很快变成自由基,尽管自由基的寿命只有 10^{-5} s,但与离子自由基相比,其寿命明显长得多。自由基打断化学键引起化学变化,由此启动多个事件造成最终的生物损伤,在这个过程中,氧的存在使自由基成为过氧化物,后者是靶物质不可修复的形式。乏氧时,自由基成为过氧化物的比例很小,被电离的靶分子可自行修复,恢复正常,这一现象表明,氧是"固定"放射损伤的重要因素。

(三) 氧作用的时间和浓度

考虑到离子自由基和自由基的寿命,氧对放射效应的影响应该是有精确时间要求的。早期的动物实验发现,照射前 4s 夹住鼠尾,其放射敏感性可下降到具有乏氧特征的水平,这段时间应该是组织耗尽残留的氧所需的时间。照射乏氧细菌和细胞的实验结果表明,照射前乏氧时间不足,或照射后间隔较长时间才充氧,均不能体现出氧效应。因此,要达到利

用氧的作用增敏,必须是照射期间有氧的存在,由于自由基产生的损伤需要氧"固定"才能达到不被修复,而自由基的寿命又很短,故氧作用的时间一定是精确和严格的才有效。

至于究竟需要多大浓度才能达到增加放射敏感性的需要,在实验和临床上仍有许多需要研究的地方。利用细胞存活曲线来研究氧增加放射敏感性作用与浓度之间关系的结果表明,随着氧浓度增加,生物组织对射线越来越敏感,达100%氧浓度时,其放射敏感性是无氧条件下的3倍多,且在最初阶段放射敏感性增加迅速,氧浓度达到一定水平后,放射敏感性的增加不明显。研究表明,大多数正常组织的氧张力类似于静脉血或淋巴液的氧张力,为20~40mmHg,因此一般认为正常组织是足氧的状态。

(四)氧增强比

为了描述氧增加放射敏感性的程度,人们引入了氧增强比(oxygen enhancement ratio,OER)的概念,即达到同一生物效应标准乏氧时所需的射线剂量与有氧时所需的该射线剂量之比。X射线和γ射线的OER值为2.5~3.0,α粒子的OER为1.0,中子约为1.6,氧增强比数值大,表明该射线的效应对氧的依赖性大;反过来说,乏氧的组织对这种射线较为抗拒。氧增强比常常用于乏氧细胞放射增敏剂的研究,以判断该增敏剂是否有增敏效果,以及其增敏程度的大小。氧增强比也是描述某一射线物理特性的一个指标,对于稀疏电离辐射如X射线,其氧增强比大,表明它的放射效应对氧的依赖性大,对α粒子类致密的电离辐射来说,它的氧增强比为1,即没有氧效应的影响,中子的氧效应介于两者之间。

二、乏氧细胞增敏剂

(一)肿瘤的乏氧现象

对于肿瘤血供和氧状态的观察发现,按含氧情况可以把肿瘤细胞分为三种,含氧细胞、乏氧活性细胞和无氧坏死细胞。含氧细胞对射线敏感,乏氧活性细胞对射线抗拒,是放射治疗后复发和转移的原因之一,也是体积较大的肿瘤放射治疗后消退不满意的原因。

Thomlinson和Gray研究人肺癌病理切片后发现,瘤索半径超过200μm时,中心都有坏死,半径<160μm的瘤索无坏死,无论瘤索坏死中心半径有多大,具有生长活性的瘤细胞层厚度不超过180μm。这一现象表明,肿瘤细胞获得氧和营养供应的有效距离最大为180μm,超过这一距离肿瘤细胞即发生变性坏死。后来的研究也证明,肿瘤细胞氧浓度随着和供氧毛细血管之间距离的增加而迅速下降,距离毛细血管160~200μm处氧张力降低至零,这也是氧弥散的最远距离,坏死的肿瘤细胞和毛细血管之间的距离与氧的最大弥散距离互相得到印证。在含氧细胞层和无氧坏死细胞层之间,存在乏氧活性细胞层,它们的氧浓度高得足以使细胞存活,但又低得可以保护其不受照射效应的影响,得以在接受射线照射后存活下来,形成复发和转移,影响放射治愈性。一般来讲,直径<1mm的肿瘤是充分氧合的,超过这个大小就会出现乏氧。实体瘤中乏氧细胞比例为10%~50%,瘤体越大,乏氧细胞的比例越高。肿瘤细胞本身的放射敏感性差异和瘤体大小都是影响其放疗效果的主要因素。淋巴瘤细胞对放射线敏感,但体积很大的淋巴瘤可能会在照射56Gy后仍然有残留。腺癌细胞对射线可能抗拒,但处于亚临床病灶的腺癌可能在56Gy的照射后得以消失,这就是为什么直肠癌、乳腺癌等在手术后进行手术区瘤床照射可以减少其复发的依据。前者代表了瘤体较大时乏氧细胞抗拒射线造成残留复发,后者说明足氧的状态下放射敏感性不高的瘤细胞也可以被控制。

国际上对于放射增敏剂的研究始于20世纪60年代英国ADAMS实验室,研究人员发现硝基咪唑类化合物有亲电子作用,它和放射线引起生物大分子电离后产生的电子结合,使细胞放射损伤"固定"下来不能修复。在这一理论指导下合成了许多化合物,其中最有代表性的是 MISO,它有较好的放射增敏作用,但在临床应用的神经毒性太大,最终还是不能作为药物应用于患者治疗。国内外研究的放射增敏剂有多种,包括 MISO、RSU-1069、RS-2508、SR-4233、AK-2123 等。其中,英美合作研发的 RS-2508、美国研发的 SR-4233、日本研发的 AK-2123 等因其增敏作用明显,而不良反应轻微,已进入临床试验阶段。

(二) 国内临床上使用的放射增敏剂

国内临床上使用的放射增敏剂是甘氨双唑钠。根据英国科学家 Adams 的亲电子理论,硝基咪唑类化合物具有较强的亲电子能力,可使受射线损伤的生物靶分子自由基不能重新获得电子而修复,结果导致生物靶分子损伤固定,从而达到增敏作用。经过不断研究,20 世纪 80 年代,科学家们发现了硝基咪唑类化合物结构中起放射增敏作用的主要结构和导致毒性的主要结构,从而开始了对该化合物进行结构改造的研究。甘氨双唑钠即是在上述理论和研究结果指导下,对硝基咪唑类化合物改造后合成的增敏剂,具有亲肿瘤、低毒、增敏作用较强的特点。甘氨双唑钠的用药方法为每次 $800mg/m^2$,用 $100ml$ 生理盐水溶解后,于 $30min$ 内静脉滴注完,如果无不良反应,在用药后 $60min$ 内接受放射治疗,每周用药 3 次,隔日 1 次,按照常规放射治疗每周照射 5 天的工作日程安排,在星期一、星期三、星期五用药比较恰当。多数主张从放射治疗开始到结束的整个过程中都使用,应用过程中应注意药物对肝肾功能和皮肤黏膜的毒副反应观察。

(三) 其他增敏措施

5-溴脱氧尿嘧啶(BrudR)和 5-碘脱氧尿嘧啶(IudR)非常类似于正常 DNA 的前体物胸腺嘧啶核苷,只是它们的甲基部位由一个卤素取代。这种结构上的相似使它们可以掺入到 DNA 链中胸腺嘧啶的位置上,细胞中含有这种嘧啶的 DNA 对射线更敏感,相同剂量照射后更容易断裂。理论上讲,只有在其足以被细胞利用好几代,并且确实有相当量的这一类化合物真正掺入到 DNA 中时,才能起到增敏作用,因此它们可能最适合于具有高生长率和高标记指数的肿瘤。目前在临床上还不能广泛推广使用,最有可能的方向应该是配合低剂量率腔内放疗使用,因为这种放疗方式通常是在约 1 周的时间内给予较高总量即完成治疗,比常规放疗通常需要 6 周的总疗程要短得多,从而保证在整个照射期间都能应用此类化合物。

还有一些放射增敏的措施在实验室和临床上进行了初步研究和尝试。对照射后潜在致死损伤修复有抑制作用的化合物如阿糖胞苷等。阻断受照射肿瘤细胞 DNA 链断裂修复及钝化 DNA 修复酶的化合物如放线菌素 D 等。巯基耗竭剂如乙基马来曲胺能与细胞内的巯基结合,耗竭细胞内起防护作用的谷胱甘肽,增加放射对细胞的杀灭,达到增敏目的。巯基合成抑制剂如丁胺亚磺酰亚胺从合成的环节减少细胞内谷胱甘肽,达到增敏的作用。硝基苯能抑制细胞呼吸,增加氧在组织内的扩散距离,增加了细胞中可供利用的游离氧,通过提高氧含量达到增敏效果,正如前述,氧是最有效的增敏剂。一些临床上常用的化疗药物如铂类、氟尿嘧啶等于照射同时使用能增加肿瘤细胞的杀灭,其机制可能是增加了 DNA 链对射线的敏感性,也有可能是一种协同或相加作用。吸入碳合氧(carbogen,即 5% CO_2 + 95% O_2)以提高血液氧含量,同时应用烟酰胺扩张肿瘤内闭塞血管,两者结合可改善受照射肿瘤细胞的慢性乏氧和急性乏氧状态,也是一种增敏的方法,已在一些肿瘤放疗过程中尝试使用,显示了较好的近期疗效。也有学者在我国传统中药中寻找有放射增敏效果的药物,并对其提取物或成分的化学结构改造后用于放射增敏实验研究,显示出一些潜在的价值,有进一步探索的必要。

(四) 改善患者贫血状态

无论是肿瘤的原因或其他原因,血红蛋白明显降低(贫血)都会导致血液氧运输能力降低,从而降低肿瘤氧供应,增加乏氧程度。动物实验证明,给贫血的带肿瘤动物反复使用促红细胞生成素可使肿瘤中心的氧张力提高,改善乏氧状态,提高放射敏感性。临床上常见子宫颈癌患者因长期出血在就诊时贫血严重,且常伴有感染,应当在短期内积极纠正贫血,控制感染后再开始放疗,以最大程度减轻因贫血和感染造成的对放射敏感性的影响。也应注意到在输入红细胞纠正贫血后,小的肿瘤的氧合可得到明显改善,而对大的肿瘤内较大的乏氧坏死区,任何纠正贫血的方法都不能明显改善氧合。术后瘢痕区和纤维化明显的区域也会因为血液循环受影响而降低该部位复发肿瘤对射线的敏感性。也有尝试修饰血红蛋白与氧的亲和力、改善肿瘤微循环以及血液黏稠度等方法改善肿瘤乏氧状态的研究,这些措施还需要更多的研究结果支持才能在临床上试用。

三、放射增敏需注意的方面

在使用放射增敏剂以及进行放射增敏措施的研究中,要特别注意正常组织和肿瘤组织对该增敏剂和增敏措施所表现出的差异。如果只观察肿瘤对增敏措施的反应,即便显示出非常明显的增敏效果,而该增敏措施同时对肿瘤所处的正常组织有同样程度的增敏效果。那么,这一增敏措施就没有临床使用价值,因为它同时降低正常组织的耐受量,造成因为正常组织不能耐受照射而不得不减少对肿瘤组织的照射剂量,从而影响疗效。而且,这种情况甚至比不使用增敏措施更糟糕,因为很多增敏剂对正常器官如肝、肾、神经系统等有一定的毒副反应。

在评价放射增敏剂时,增敏比(sensitization enhancement ratio,SER)是一个重要指标,即单纯照射时达到一个特定的生物效应所需的照射剂量和照射合并放射增敏剂后达到同样生物效应所需的照射剂量的比值。这个指标是同样生物效应条件下的剂量之比,也可理解为把正常组织和肿瘤组织之间的放射敏感性差异扩大到多大的程度。如果我们把正常组织发生并发症作为生物效应的标准,把此时正常组织已接受的照射剂量作为耐受量,并规定肿瘤组织的受量不能超过这个剂量,那么增敏比就代表了肿瘤组织实际上已接受了超过正常组织耐受量的倍数值。这表明我们在不增加正常组织并发症的前提下提高了肿瘤组织受照射的剂量,而肿瘤控制的可能性往往与它所接受的照射剂量呈正比。增敏比越接近1,说明该增敏剂的增敏效果越差。

值得特别指出的是,有关放射增敏剂和其他增敏措施的研究结果,大部分都是在培养细胞和实验动物肿瘤上获得的,甚至有很多人为的设定条件,这样的结果不能一概照搬到临床实践中应用。因为实体瘤与细胞株之间的巨大差别、人体肿瘤与动物肿瘤的差别、动物的诱发肿瘤和移植瘤之间的差别、人体正常组织放射耐受量的特殊要求、增敏剂对人体正常器官的影响等,都是探索放射增敏措施过程中必须考虑的问题。

第二节 射线的物理学特性与放射效应

用于临床放射生物学研究的射线种类很多,但目前真正广泛用于放射治疗临床实践的射线只有有限的几种。这一方面是因为某些射线临床放射生物学研究有待深入,另一方面,产生这些射线的设备相当昂贵或治疗费用巨大。因此,在很多国家或地区,本来是用于工业或高能物理的大型加速器,在其使用过程中会产生特定的射线,以副产品的形式用于放射生物学研究或临床治疗,开拓了放射治疗的新领域。

一、传能线密度与相对生物效应

传能线密度(linear energy transfer,LET)是 Zirkle 提出的一个专用术语,是指射线在单位长度径迹上传递的能量,其常用单位是每微米单位密度物质的千电子伏特数(keV/μm)。1962 年国际辐射学单位委员会(ICRU)将其定义为:"电荷粒子在介质中的传能线密度 L 是 $\alpha E/\alpha l$ 的商,其中 αE 是指特定能量的电荷粒子在通过长度为 αl 时,局部地授予介质的平均能量,即 $L=\alpha E/\alpha l$"。

LET 是一种描述不同类型射线辐射性质的简单而朴素的方法,对理解射线的作用特点及生物效应有重要意义。常用射线的 LET 值如下:$^{60}Co\gamma$ 射线为 0.3keV/μm;250kV X 线为 2keV/μm;14MeV 中子为 12keV/μm,带电重离子的 LET 为 100~200keV/μm。高 LET 射线的剂量分布特点是具有 Bragg 峰,峰以外及皮肤入射处剂量很小,峰的位置及体积可以调节,且横向散射小。因此,可以通过调节使之在肿瘤部位达到最大能量吸收,而肿瘤周围正常组织吸收较小。高 LET 射线照射后细胞存活曲线比低 LET 者陡峭,肩区小,说明致死损伤比潜在损伤及亚致死损伤多,损伤修复差。同时对氧依赖小,OER 小,不同的细胞周期对敏感性影响小。以上都是高 LET 射线用于治疗肿瘤的优点,但对于保护正常组织而言,损伤修复小,氧增强比小及细胞周期敏感性差别小等也有可能是不利的方面。

照射剂量相同,如果射线类型不同,产生的生物效应也不同。在比较不同射线的生物效应时,常以 250keV X 射线作为标准,不同射线达到相同生物效应时所需的剂量也不同,体现了射线本质上的差异,于是引入了相对生物效应(relative biological effectiveness,RBE)的概念,定义为与 250keV X 射线相比较,某种射线的 RBE 为 $D_{250}/D_{某射线}$,即产生相等生物效应所需的 250keV X 射线的剂量和某种射线的剂量之比。值得注意的是,射线的 RBE 值也和选择观察的生物效应标准及选择的实验生物体系有关,同一射线的 RBE 会有一些变化。例如,以哺乳动物细胞进行的照射后细胞存活曲线数据来看,若选产生 0.1 存活率所需剂量作为生物效应标准则中子剂量为 660cGy,而 X 射线的相应剂量为 1000cGy,此时,中子的 RBE 为 1000/660,约为 1.52。然而,若选 0.6 存活率所需剂量作为生物效应标准,所需中子剂量为 100cGy,而相应的 X 射线剂量为 300cGy,结果中子的 RBE 为 300/100,即等于 3.0。如果实验所用生物体系有差别,比如植物和动物细胞,使用同样的射线,得到的 RBE 也有差异。因此,在理解某射线的 RBE 时,应该有生物效应标准的意识,以免在实验研究或临床应用过程中出现错误。

除了与选择观察的生物效应标准及实验体系有关外,RBE 还与分割照射的次数有关。目前临床上常用的放射治疗方案已沿用了很多年,基本上都是由多次小剂量照射组成的,很少一次大剂量照射即完成治疗。再次以中子和 X 射线对哺乳动物细胞照射达到某一存活率为例,如果把两种射线的剂量分割成多次给予,我们会发现,尽管达到某一存活率所需的两种射线的总剂量都比单次照射时增加了,但中子增加得很少,X 射线增加程度要比中子大得多。这是因为在细胞存活曲线中存在一个肩区,这个肩区在每次照射时必定重现,肩的宽度相当于无效剂量部分,次数越多,"无效"的范围越大,而中子的存活曲线肩区小,X 射线存活曲线肩区大,这是两种射线的损伤修复有差异造成的。因此,在临床上,为保护正常组织,X 射线多次分割照射比单次或大分割照射获益更多,而中子用这两种方式照射获益程度的差别比 X 射线要小得多。反之,在杀灭肿瘤细胞方面,X 射线似乎更应该单次或大分割给予,中子则差别不大。

二、高 LET 射线临床应用结果

(一) 快中子治疗

Stone 在 1938 ~ 1943 年最先使用快中子治疗多种晚期恶性肿瘤,对治疗结果的总结发现,肿瘤局部效果较好,但出现严重正常组织损伤情况很多,随后停止使用中子治疗。经过临床放射生物学的深入研究,发现快中子的相对生物效应比 X 射线高得多,如果按照 X 射线常规的分割方式和剂量来安排中子治疗,就会产生严重的正常组织并发症。于是,在 1965 年英国 Hammersmith 医院恢复了快中子用于肿瘤治疗,但对其分割方式、剂量、适应证与光子射线的配合应用等进行了完善,此后快中子治疗在北美、欧洲和日本相继开展。在欧洲一般采用单一快中子治疗,在其他一些国家大多数采用快中子光子混合照射。我国也对快中子的生物效应开展研究,并于 20 世纪 90 年代应用临床治疗。

到目前为止,快中子临床治疗肿瘤的主要适应证或已取得显著疗效的疾病包括晚期头颈部肿瘤、涎腺肿瘤、黑色素瘤、软组织肉瘤、骨肉瘤和脑瘤等,均为对普通低 LET 射线抗拒或常规分割放疗疗效欠佳的病变。美国的 RTOG 报道晚期头颈部肿瘤快中子治疗结果,单纯快中子病灶完全消失率为 52% ,光子为 17% ,英国报道晚期鼻窦癌快中子治疗后病灶消失率为 86% ,3 年生存率为 30% 。大多数涎腺的恶性肿瘤由于对低 LET 射线抗拒,快中子即成为较好的治疗手段,总结其治疗结果,5 年局部控制率达 66% ,而光子射线的局部控制率低于 30% 。软组织肉瘤和骨肉瘤中子治疗后局部控制可达到 60% ,光子治疗的结果仅 30% 左右。快中子在黑色素瘤的治疗上也显示了其优势,在不可能手术的、转移的、复发的黑色素瘤患者治疗时推荐使用。总之,快中子治疗在恰当地选择适应证情况下有较好疗效,疗效最好的是腮腺恶性肿瘤,其次是骨和软组织肿瘤、局部晚期头颈癌、黑色素瘤以及鼻窦囊性腺样上皮癌等。

(二) 质子治疗

虽然质子缺乏高 LET 射线的生物学特点,但因其具有剂量分布好、旁向散射少、穿透性强、Bragg 峰的位置和体积可调等物理学优点,仍列于高 LET 射线范畴。在美国、欧洲、日本以及我国均进行了临床治疗的观察,对其适应证、治疗结果的总结表明,在眼色素膜黑色素瘤、脊索瘤、颅底肿瘤、听神经瘤等疾病的治疗中显示了良好效果。眼色素膜黑色素瘤质子治疗后 5 年生存率可达 80% 以上,局部复发低于 5% 。质子治疗由于设备昂贵及技术要求的复杂,其广泛应用仍难实现,但对特殊部位、特殊类型的肿瘤可考虑选择使用。

第三节　放射防护剂的使用

在一定范围内,放射治疗后的肿瘤控制率与肿瘤接受的照射剂量呈正比。在前面的章节中我们讨论了提高肿瘤放射敏感性的措施,即在正常组织耐受剂量不变的前提下,相对地增加了肿瘤的受照射剂量。在本节简单介绍放射防护剂,即如何通过提高正常组织耐受量或减轻正常组织副反应,从而为提高肿瘤受照射剂量创造条件。在应用放射线治疗肿瘤时,我们通常需要考虑肿瘤控制所需的最低剂量与正常组织可耐受的最大剂量之间的比值或差距,如果肿瘤控制所需的最低剂量明显低于正常组织可耐受的最大剂量,则放射治疗容易实施,肿瘤控制目标容易达到,治疗效果好。反之,在正常组织副反应已相当明显或可能会产生严重并发症的时候,肿瘤仍未很好控制,这种情况下采用放射治疗的价值就需认真考虑,放射防护剂就是试图通过提高正常组织耐受剂量来改善这种情况下的治疗效果。遗憾的是,这方面的研究不少,真正用于临床且获得认可的药物不多。

有些药物不影响细胞的放射敏感性,但是对整个动物机体起防护作用,即暂时性造成一些重要器官内氧浓度减少,减轻损伤,只是它们并不是真正的防护剂,难以在临床上使用。目前在临床上可使用的真正的放射防护剂是硫氢化合物,它具有天然氨基酸的硫氢基。实验中发现,在 X 射线照射前注射或大量口服,有防护啮齿类动物全身照射的效应,对哺乳动物细胞和细菌也有效。研究表明,其机制是,X 射线光子能量释放给快速电子,这些电子在其经过的生物组织中产生离子对,在离子对形成和化学键断裂之间的中间阶段形成自由基,硫氢基化合物与氧竞争“自由基”的反应阻断这一过程,大体上可以理解为氧效应过程在正常组织中的反作用。

目前在临床上已试用的放射防护剂主要是氨基丙胺乙基硫代磷酸酯(amifostine,WR2721),该药的临床研究证实可保护肺及头颈部正常组织。已有资料显示在放疗同时使用可降低头颈癌放疗后的食管、口咽、口腔黏膜炎的发生率,且与对照组相比,严重黏膜炎的患者比例明显下降。也观察到了放射性肺炎、放射性膀胱炎发生率下降的情况。

与放射增敏剂一样,在使用放射防护剂的时候,应观察肿瘤组织对射线的敏感性变化,如果一个防护剂在提高正常组织耐受量的同时也提高了肿瘤组织对射线的耐受,那么这个防护剂就没有多大使用价值。同时应注意防护剂对重要器官如肝肾功能的影响,各方面因素进行综合对比后能取得临床治疗获益才可以使用。

临床上试用的其他放射防护剂还有皮肤防护剂,其主要成分也是硫氢基化合物,一般制成乳膏剂,用于乳腺照射、颈部、面部及会阴部表浅病变电子束放疗时,因这些部位的皮肤表面照射剂量分布较高或皮肤耐受量较低,易于糜烂破溃,影响外观美容。使用方法为放疗前均匀涂抹于照射区域,一般主张于放射治疗开始即使用,而不是在出现皮肤放射反应后才使用。

第四节　靶向性放射增敏

放射生物学是多学科交叉的生物学分支学科,是研究电离辐射和非电离辐射生物效应的科学领域,其研究对象包括了细菌、病毒、植物、动物等,而其中研究射线与人体正常组织及人类肿瘤放射生物效应的分支称为临床放射生物学。随着分子生物学的快速发展,临床放射生物学也进入了分子临床放射生物学的时代,许多分子生物学的核心技术已被广泛地应用到临床放射生物学的领域。有关改变放射生物效应的措施研究(增敏或防护)也深入到了从基因水平探索机制、从基因水平进行修饰的程度,称为分子靶向放射增敏或防护。由于这方面的内容进展迅速、有关的基因或分子标志数量巨大,本节就分子靶向增敏的主要内容做简单介绍。

一、有关细胞周期

本书有关章节已介绍了细胞周期不同时相对射线的敏感性有差异,照射后细胞会阻滞于某一时相。因而可以利用细胞周期进程调控的分子机制研究以及如何利用正常细胞和肿瘤细胞在照射后阻滞时相上的差异,通过改变放疗分割方式及最佳照射时机,获得增敏效果;也可在照射同时应用影响细胞周期进程的措施,增加肿瘤细胞杀灭,减少正常组织损伤。

二、有关细胞凋亡

照射后细胞死亡除增殖性死亡外,还有凋亡,后者可由射线刺激启动,是牵涉多个基因参与的复杂的程序化过程,其中最主要的有 $p53$、bcl-2 等。已有许多研究以 $p53$ 信号途径修饰细胞的放射敏感性,在实验室获得了较好的结果,但临床研究结果多为阴性,而且有一定的毒副反应。这样的结果表明仍有许多未知的复杂的规律需要探索。

三、有关 DNA 损伤与修复

增强照射后 DNA 损伤程度和抑制修复也是增加放射生物效应的途径之一。在 DNA 损伤信号传导和修复机制中最受关注的是 ATM 基因。该基因突变的患者易发生恶性肿瘤且对放射线高度敏感,受此启发,选择性抑制肿瘤细胞 ATM 激酶(增加该基因在肿瘤细胞中的突变)将是放射增敏的可能靶点。

四、有 关 乏 氧

乏氧是细胞抗拒放射的主要机制之一,也是造成放射治疗后复发的主要原因。研究发现,细胞适应乏氧环境并存活的关键性调节分子是乏氧诱导因子 1(HIF1),因此探索针对乏氧诱导因子的细胞毒药物与照射结合使用,是增强放射敏感的可能途径。同时,乏氧细胞的定位和定量(通过影像学手段)对放疗计划的设计、剂量分布(增加乏氧细胞区域受照射剂量)也将可能是提高肿瘤控制率的策略之一。

五、有关表皮生长因子受体

表皮生长因子受体(EGFR)在调节细胞的生长、增殖和分化过程中发挥重要作用,肿瘤细胞的 EGFR 或其家族蛋白常常过量表达或发生突变,增加肿瘤的侵袭性及对射线的抗拒性。EGFR 抗体在一些肿瘤的临床治疗中显示出了良好的效果,与射线联合应用于头颈部鳞癌可明显提高局部控制和总生存率。

六、有关肿瘤血管

传统的抗肿瘤治疗针对的靶点是肿瘤细胞,常用的细胞毒药物和射线都关注于其对癌细胞的效应。随着对肿瘤生长环境尤其是血管生成机制研究的深入,已有针对肿瘤血管生成的药物进入临床应用并取得可喜疗效,启发了我们对放射线作用靶点的探索,改变了"只有肿瘤细胞本身才是放射治疗靶点"的认识,试图将针对肿瘤细胞的措施和针对肿瘤生长环境(尤其是供应肿瘤的血管)的措施结合应用,以提高疗效,其结果很值得期待。

(陈晓品)

第六章　电离辐射诱发恶性肿瘤效应

　　放射治疗是临床肿瘤治疗的重要手段,随着医疗设备和治疗技术的不断进展,越来越多的肿瘤患者经过放射治疗可获得长期生存,但同时已有大量的数据表明人类接受电离辐射可以致癌,实际上可将其描述为一把"双刃剑",因其既是恶性肿瘤的主要治疗手段,同时又可以诱发恶性肿瘤(radiation-in-duced carcinogenesis,RIC)。其致病原因包括:①职业性接触放射线。②医源性放射线的应用,主要是放射诊断、放射治疗等。③意外大剂量放射线的照射,如原子弹爆炸、核电站泄漏等。而报道较多的是放射工作者、肿瘤患者放射治疗后发生白血病或第二原发肿瘤。

　　关于电离辐射诱发恶性肿瘤的证据来源于:①第二次世界大战期间日本原子弹爆炸幸存者。②切尔诺贝利核电站泄漏辐射事故。③医疗放射线暴露,包括接受放射治疗后第二恶性肿瘤的患者。

　　继发性恶性肿瘤(second malignant neoplasm,SMN)可以认为是遗传学缺陷表现的易感性倾向和主要是化学药物和电离辐射对原发疾病的临床治疗,或遗传学因素和医源性因素相互关联所导致的结果,放射治疗所诱发的癌症(RIC)则是其中的一部分。由于原发肿瘤及其治疗方式的不同,成人所发生的SMN多为上皮型,而儿童多为胚胎型或骨和软组织肉瘤。除恶性肿瘤外,一些良性疾病的放射治疗,如儿童期头癣、胸腺过度增殖给予的照射;成人结核性关节炎、子宫内膜异位症、强直性脊柱炎、甲状腺增生、产后乳腺炎和乳腺小叶增生,如果采用了放射治疗,也存在RIC的问题。事实上,某些成人SMN的发生是儿童和青少年期非恶性疾患或恶性肿瘤成功治疗后的远期并发病,推测在接受照射后的25年中,SMN的发生概率为2.6% ~ 12.1%。对于因放射治疗诱发第二恶性肿瘤的研究发现:①癌症发生于身体的衬细胞(类似于原子弹爆炸幸存者),并且通常在距离治疗部位较远接受低剂量辐射的组织器官发生。②肉瘤通常发生于放射治疗野或是邻近的组织,而不会在接受数Gy低剂量照射的原子弹爆炸幸存者中发生。

第一节　辐射诱发恶性肿瘤的生物学和物理学基础

一、诱发恶性肿瘤的生物学基础

　　恶性肿瘤发生的机制是一个多因素、多基因、多步骤、多阶段的复杂转化过程,在恶性转化的过程中需要多种相关事件的发生,包括遗传缺陷造成的易感性背景、等位基因杂合性的丧失、染色体畸变或DNA突变等恶性转化的启动因素,以及宿主的生理病理性内在因素,如免疫状态和激素环境的促进因素。然而,无论是恶性肿瘤自然发生或电离辐射诱导发生的过程中,借以表现转化主要变异特征的初始事件则是相似的。

　　从动物致癌实验研究、人类肿瘤流行病学研究以及体外细胞转化体系等多种途径得到了大量证据,尤其是当代分子生物学的发展使人们对辐射诱发肿瘤有更深程度的了解。目前肿瘤发生在理论方面的认识是:①DNA是辐射诱发肿瘤作用的主靶。②肿瘤的发生起源于单细胞突变。③肿瘤发生过程中伴有遗传学变化,包括原癌基因的激活和抑癌基因的失活、细胞增殖失控、基因剂量和显性负效应改变以及染色体缺失与重排等。④肿瘤发生的多阶段性,大体分成启动、促进和发展阶段。⑤病毒介入与辐射致癌过程中某些成分有协同作用。⑥辐射致癌与化学致癌的机制有很多差异,包括诱发 DNA 损伤及其修复、激活和降解过程的差别,如辐射诱发的 DNA 损伤主要是基因缺失和(或)重排,且特异性较差,而化学致癌剂主要诱发靶基因点突变,具有一定的特异性。

(一) p53 的作用

在辐射致癌分子机制研究中,相当一部分集中在 p53。野生型 p53 是一种抑癌基因,而它的突变型则是一种癌基因。野生型 p53 监视细胞基因组的完整性,如 DNA 受到辐射损伤时 P53 蛋白积累,使细胞停滞在 G_1 期,从而有足够时间修复受损的 DNA。如修复失败 p53 诱导细胞凋亡,阻止细胞癌变。突变型 p53 的负显性效应使野生型 p53 的上述功能丧失,促进细胞异常生长而癌变。由射线诱发的小鼠骨肉瘤中,18/31 的肿瘤有 p53 突变。由射线诱发的骨肉瘤患者 12 例中,在用 RT-PCR 检查后发现有 10 例发生 p53 突变。p53 在信号转导过程中的作用实际上是一个转录调节因子,调节一系列其他基因的表达。人类肿瘤中,发生 p53 基因突变、P53 蛋白功能异常的比例很高,这种恶性肿瘤往往复发率高,放疗和化疗的效果也差。Iwadate 等测定了 34 例恶性胶质瘤(患者的 p53 基因),其中 12 例有 p53 突变,突变组对各种抗癌剂作用的敏感性都比非突变组差。Hamada 等分析了 24 例胃癌患者,有 10 例发生突变,突变组化疗或放疗后肿瘤中凋亡细胞的数量明显低于非突变组,而且也测不到 p53 诱导 WAF1/CIPI 蛋白,因此认为肿瘤对化疗的抗药性是与 p53 突变有关的。在多种肿瘤细胞的实验研究中也积累了不少实例,说明具有突变 p53 基因的肿瘤细胞对辐射的抗性大大高于具有野生型 p53 基因的同类细胞。然而也有相反的结果,这些矛盾现象的存在,说明 p53 功能的多重性。

参与 DNA 修复的各种酶和蛋白、基因的缺陷均会引起细胞辐射敏感性升高,也可造成突变增加。有一种罕见的遗传性疾病细胞的 p53 突变,表现对电离辐射所致的损伤修复能力异常,敏感性增高,并具有癌症易感性,特别是软组织肉瘤和乳腺癌。细胞 DNA 双链断裂修复水平是细胞辐射敏感性的一个决定因素,在体外细胞研究中已有大量资料说明 DNA 双链断裂修复水平低下与高敏感性的一致性。通常用两种参数来表示修复:一是修复速率,半修复时间;另一个是照射后经一定时间修复后的残余损伤。临床样品取材量受到一定限制,以采用残余损伤量较为方便。用交变电场电泳法,对 18 例脑肿瘤患者的肿瘤细胞测定其体外照射(20Gy)后的 DNA 双链断裂修复,观察到来自不同患者的肿瘤细胞的 DNA 修复水平确有不同。按修复保温 2h 的残留 DNA 双链断裂量判断,56% 属中等水平,33% 属修复水平较低,11% 修复水平较高。这有可能意味着肿瘤细胞辐射敏感性的差别。美国 Schwartz 用中性洗脱法测定 DNA 双链断裂,观察 100Gy 照射后 1h 的重接情况,同样确定修复水平与辐射敏感性是关联的,主要是与电离辐射导致细胞的平均致死剂量(D0)及外推值(n)相关。在 18 例头颈部鳞状上皮癌患者中,8 例治疗失败或复发者其断裂重接率平均为 87.3%,而另 10 例无明显复发者为 69.8%,支持 DNA 双链断裂修复测定在预测肿瘤放疗反应中有一定价值的观点。错配修复是细胞 DNA 复制后的一种修复机制,起着维持 DNA 复制忠实性、防止基因突变的作用。1993 年以来,在人类遗传性非息肉性结直肠癌(HNPCC)研究中发现 hMSH2、hMLH1、hPMS1、hPMS2 基因,并且发现 35%、30% 和 5% 的 HNPCC 病因分别与 hMSH2、hMLH1、hPMS1 和 hPMS2 突变有关。突变无明显热点,但相当多的突变为缺失或移码突变,形成新的终止密码,产生截短蛋白(truncatedprotein),在基因组内由 1 ~ 6 个碱基构成的大量重复序列,即微卫星序列(microsatellite sequence),这些序列的变异可诱发肿瘤,错配修复对于维持微卫星序列稳定性有重要作用。

(二)蛋白激酶的作用

蛋白质磷酸化是细胞信号转导过程中的重要事件,同时在细胞生长、增殖和分化,特别是在细胞转化和肿瘤的发生发展过程中起重要调节作用。蛋白激酶 C(PKC)属于蛋白质丝氨酸或苏氨酸激酶家族,它包含至少 10 种亚类。实验研究表明,辐射能诱发细胞 PKC 和其他几种早期反应基因如 *c-ros* 和 *c-jun* 的一过性表达。Elousey 等也发现 PKC 的过量表达对6 种大鼠来源的成纤维细胞的正常生长有影响,提示 PKC 在辐射诱导的细胞信号转导途径中起重要调节作用。

在 RIC 机制的研究中,理论上来说,电离辐射可能直接作用于靶细胞,诱发恶性转化,但亦可能仅只是在靶细胞与宿主组织共存相融的关系中,加速了可能自然发生的癌变出现的时间。当利用放射线治疗肿瘤时,所利用的是电离辐射对 DNA 极限的破坏作用,而 RIC 机制中,所阐述的是一种电离辐射诱导一些表现转化特征的 DNA 改变的发生。Gray 认为,放射治疗作为动因,肿瘤的发生可理解为低几率诱导转化效应和高几率细胞杀灭效应复合的结果,当剂量增加时 RIC 诱导效应下降,而当细胞杀灭效应降低时,RIC 诱导转化效应将上升。同样,Hall 和 Miller 亦证实,对一定的照射剂量,分割和延时会使灭活的生物效应下降,而肿瘤诱发效应相反会增强。对于 C3H/10T1/2 细胞,1.5Gy 的照射量,剂量的分割和延时将使细胞发生转化的概率增加,在 1.0Gy 以上时,剂量效应曲线显示为二次指数相关,而剂量<0.3Gy 时,曲线斜率表现为正比相关。

二、诱发恶性肿瘤的物理学基础

(一)总照射剂量

从 RIC 发生机制的生物学理论来判断,对于低 LET(linear energy transfe,线性能量传递)射线照射,当处于低照射剂量水平时,RIC 的诱导效应为明显,亦即随每单位照射剂量的增加,RIC 危险度上升,细胞发生恶性转化的概率与给予剂量的平方成比例。然而,随照射剂量持续的累积,射线的杀灭效应愈趋主导,依然潜在有转化可能的细胞数量明显减少,因此 RIC 的危险度由低水平上升达一定高度后,则会随总剂量的增加而下降。这与动物模型中,小的总照射量却相应于高危的 RIC 是符合的,临床亦有相似的报道,只接受几个 Gy 的照射后即可能诱发甲状腺癌、乳腺癌和白血病,而临床常规治疗中,给予超过 45Gy 更高剂量的照射时,相应 RIC 的概率并未增加。理论上来讲,似乎 RIC 更应多发生于临床照射体积的周围,然而缺乏这方面的证据,临床治疗的总剂量多在中、高量范围,分析结果多随剂量的上升而 RIC 危险度增高。对不同类型的肿瘤,相应于每单位照射量的 RIC 危险度是不同的。Boice 报道 41 109 例乳腺癌,接受包括放射的治疗后 4 年,对侧 RIC 乳腺癌的发生率为 2.7%,对侧乳腺受到非目的性照射的剂量从 2Gy 上升到 4Gy,其相对危险性(RR)相应由 1.54 上升到 2.35。Tinger 报道 152 例女性 HL,MF 照射≤40Gy,RIC 乳腺癌的 RR 为2.6,而>40Gy,RR 为 6.2。Bhatia 分析同样的临床情况,20 ~ 40Gy 相对于<20Gy,RR 为 5.9(95% CI:1.2 ~ 30.3)。

(二)照射的剂量方式

多种不同的剂量方式,均可能诱导恶性肿瘤的发生,如单次照射,典型的例证为原子弹爆炸的受害者;长期不确定性的职业暴露,如辐射工作者;不规则几次照射剂量的累积,如婴儿期甲状腺受到照射;规则的每日照射量的累积,如临床治疗。动物模型的资料提示,低LET射线一定剂量分割方式的照射,降低了RIC的危险概率,但在很低的剂量时,则RIC又会上升。Sheline报道,放射方式抑制垂体腺瘤,当较少分次,较大分割剂量的照射时,几乎所有的RIC都发生在照射体积内。大家知道,LQ模式认为较少次数累积一定剂量的照射方式,要比较小剂量多次累积的方式所造成的正常组织损伤为重,显然RIC发生与剂量方式的相关实质上是与正常组织的损伤程度相关。高LET射线照射,则分割剂量和延长时限将使RIC危险度上升。

(三) 剂量率

剂量率效应因子(dose-rate effectiveness factor, DREF)被定义为相对于单次高剂量率照射,转化为低剂量、低剂量率或分次照射方案诱发癌症危险性降低的比值。用于辐射致癌危险度估计的人群流行病学的数据一般都来自短时间接受较高剂量的照射。美国国家辐射防护委员会(NCRP)认为,低LET射线照射时,低剂量率照射RIC的效应要相对于高剂量率照射弱2~10倍。辐射诱发卵巢肿瘤的动物模型实验证实,当每小时的辐射量由112cGy降到1.75cGy时,剂量率效应表现为下降斜率的线性相关。这表明RIC的发生需要在较短的时限内和相对为小的体积内发生两个或更多,以电离辐射为原因而恶性转化为结果的相关事件。高线性能量传输射线造成穿射介质高密度的电离,因此在相对不大的体积内可能几乎同时导致多个相关事件的发生,所以剂量率的效应不明显。

(四) 剂量体积和剂量分布

从原则上来讲,受照射体积细胞密度越大,RIC的危险度越高,但缺乏具体比对资料的证实。近距离组织间照射时,剂量分布的不均一性是难于避免的,但是证据表明,RIC概率上升。曾认为设备和技术的进步,降低了骨的吸收剂量,可相对降低RIC骨肉瘤的发生率,然而针对性设计的实验研究表明,高低压照射阶段,RIC无相对危险度的差异。

(五) 放射线质

低LET、高LET和快中子束不同质的射线,诱发恶性肿瘤的规律亦不等同,与RIC效应相应的相对生物效应(relative biological effectiveness RBE)尚未建立。中子束诱发白血病的效应与高LET线束相似,重粒子束(>500keV/μm)照射的RIC危险度可能类似于低LET射线。实验表明,哺乳动物细胞恶性转化的发生率,低LET射线,与照射剂量的二次幂相关;高LET射线,与剂量一次线性相关。随剂量的降低,以RIC为效应的特异RBE值将增加,低LET射线将逐渐过渡向高LET线束的线性剂量相关。对于某些类型靶组织的RIC,高LET射线的RBE可达5。

(六) 精确放疗的影响

当3DCRT/IMRT替代普通放疗作为主要治疗手段时,有更多的机器跳数(monitor unit,MU)和照射野被应用,会导致全身接受较大的辐射剂量和更多的正常组织暴露于低剂量辐射。当放疗技术由3DCRT变化为IMRT时进一步加大了辐射诱发第二恶性肿瘤的危险,第一,IMRT应用较3DCRT更多的照射野,相应就会有更大容积的正常组织接受低剂量辐射;第二,IMRT通过调节后的子野以等中心的方式传输特定的剂量,较非调节子野给予同等剂量要求加速器供能的时间更长,因此泄漏到全身的放射剂量将增加,受这种因素影响,据估计将有额外的0.5%的生存患者发生第二恶性肿瘤;在IMRT中机器跳数增加,可导致额外0.25%的生存患者发生第二恶性肿瘤,由此意味着改用IMRT后总计将有0.75%的生存患者发生第二恶性肿瘤,接近由常规放疗所诱发的2倍。

第二节 辐射诱发恶性肿瘤的遗传学背景

尽管人们都接触各种致癌因子,但不是人人都发生肿瘤,这表明还存在个体的易感性,而易感性在很大程度是遗传物质的结构或功能才能使正常细胞转变为癌细胞,但对不同肿瘤,环境因素只有改变遗传因素作用的大小各异。近年来肿瘤的分子遗传学研究表明,一些与细胞的生长和分化有关的基因在癌变过程中起关键作用,这些基因称为癌基因和抑癌基因,它们的结构或功能异常使细胞得以无控制生长,并最终导致肿瘤发生。

因此,有人认为,肿瘤是一种遗传病,可称为体细胞遗传病,因在其发生发展中基因及基因异常起着重要作用。已知一些肿瘤是按照孟德尔方式遗传的,而在另一些肿瘤中遗传的"易感基因"和环境因素共同发挥作用;还有一些肿瘤是由于特定基因发生体细胞突变引起的,这种突变虽然不是遗传得来的,但却发生在遗传物质。

在 SMN 的发病机制中,作为促发因素的电离辐射或化学药物是重要的,然而与遗传学缺陷所导致的肿瘤发生的易感性亦密切相关,某种意义上来说,是更重要的因素。目前对肿瘤发生的遗传机制的研究有着几种不同的假说:①染色体不平衡假说,认为染色体异常是癌变的最初变化,各种因素造成细胞的不对称分裂而使子细胞内遗传物质分布不平衡,从而影响基因的正常功能,是肿瘤发生的原因。②两次突变假说,通过对视网膜母细胞瘤家系的调查和发病情况的研究,A. G. 克努森认为肿瘤可分为两种类型:一类是非遗传型肿瘤,这是由于体细胞连续发生两次突变而形成的;另一类为遗传型肿瘤,其中两次突变的第一次是发生在患者亲代的生殖细胞中,第二次是发生在患者的体细胞中。第一次突变是肿瘤的始动过程,第二次突变是促进过程。两次突变假说已被不少学者接受并不断地予以修改和补充,可用于解释各种遗传型和非遗传型肿瘤形成的机制。③转化基因假说,认为正常细胞转化为恶性细胞是由一种所谓转化基因(Tr)所决定的,转化基因假说可以看做是两次突变假说的补充和发展。④癌基因假说,从 80 年代开始在人和动物细胞中发现与病毒癌基因同源的 DNA 顺序,称为原癌基因。这些基因在正常细胞中转录活性较低或虽有转录但对细胞无害。原癌基因被活化成为癌基因后便大量地转录,也可在发生突变后便转录出异常的产物,这两种情况都会导致细胞癌变。

概括对 20 世纪 70 ~ 80 年代世界免疫缺陷癌症的回顾,携带有原发免疫缺陷综合征(PIDS)的家族成员,在其一生中发生恶性肿瘤的概率高达 15% ~ 25%;获得性免疫抑制状态(如 AIDS)造成同样的易感性倾向。16 000 例肾移植患者,恶性肿瘤的发生率,非霍奇金淋巴瘤上升 32 倍;肝胆癌症上升 30.4 倍;膀胱癌上升 5.5 倍;子宫颈癌上升 4.7 倍;肺癌上升 2.4 倍。Kinlen 报道,肾移植者,非霍奇金淋巴瘤(尤 CNS 部位)发生的 RR 显著上升,为 58.6,而基底细胞癌、恶性黑色素瘤和鳞癌的 RR 分别为 1.2、8 和 23。肿瘤易感性或免疫缺陷的遗传学背景导致高概率罹患癌症的生物学依据主要在于:可能激活原癌基因的病毒感染,控制程序失能,染色体的不稳定性,对生理性基因重组和 DNA 损伤修复失误的固定。例如,外周 T 细胞 DNA 随机性失误的发生率为 1/500 ~ 1/200,然而染色体背景的不稳定性将使概率上升 25 倍,在这些失误中遮蔽有表达恶性转化的畸变或突变。

在受同样的照射条件下,对辐射致癌的感受性个体间和种属间均存在着差别,这主要取决于遗传信息。如人对辐射致癌作用的感受性,从广岛、长崎人群调查的资料看,比实验动物小鼠、大鼠等低得多。不同品系的动物和不同种属的动物,如前所述,均存在有很大差异。有些有家族性遗传病的患者对电离辐射和紫外线的致癌作用很敏感,如 XP 患者极易发生皮肤肿瘤,其他还有共济失调毛细血管扩张症、罗思蒙德-汤姆森综合征以及易患白血病的家族等,这些患者的细胞对辐射耐受性比正常人低。共济失调毛细血管扩张症的患者在成年前约有 1/10 发生肿瘤,肿瘤发生率为正常人的 1200 倍。

多数肿瘤,或者说人类肿瘤的全部,都是以体细胞的突变为动因的,罹病可有两种途径:第一种途径如细胞原癌基因为反转录病毒启动而活化;另一种途径为癌症的遗传易感性基因,又称隐性癌症基因,如乳腺癌 BRCA-1、BRCA-2;结肠癌的 MSH-1、MSH-2、APC、DCC;恶性黑色素瘤的 CDK-2 以及肾细胞癌的 RCC 基因等。BRCA-1 基因定位于染色体 17q21,乳腺癌家族携带突变 BRCA-1 的女性,70 岁时患乳腺癌的累积危险度高达 85%。这样的遗传学背景也会极易导致她们发生 SMN。显然,临床认为携带有隐性染色体断裂和修复障碍或处于先天性免疫缺陷状态遗传背景,如着色性干皮病、运动失调性毛细血管扩张症、Wiskott-Alrich 综合征、Fanconi 贫血症或 Bloon 综合征的患者,潜在有同样的危险。

个体的肿瘤遗传易感性是由特定的基因-染色体组合决定的。虽然对这些"易感基因(predisposing genes)"及其如何发挥作用了解得还不很清楚,但有一些事例表明它们可能通过生化的、免疫的和细胞分裂的机制促进肿瘤发生:①酶活性异常,酶活性的改变可以影响致癌化合物在体内的代谢和灭活,如芳烃羟化酶(arylhydro carbon hydroxylase,AHH)能在体内活化许多致癌的多环芳烃,包括从吸烟获得的各种芳烃,从而促进癌的发生。这种酶的可诱导性在人群中呈多态性,并按常染色体显性遗传;另一方面酶的缺乏也可以导致对肿瘤的易感状态,如着色性干皮病患者易患皮肤癌,这是由于 DNA 修复酶的缺陷导致细胞恶性变。②遗传性免疫缺陷,正常的免疫监视(immune surveillance)系统不仅能抵御外来抗原的侵入,同时也能识别成为"异己"的突变细胞并加以排斥,免疫缺陷能使突变细胞得以逃脱这种监视而发展成为肿瘤。许多免疫缺陷患者都有易患肿瘤的倾向,如无丙球蛋白血症(Bruton 型)患者易患白血病和淋巴系统肿瘤等。③染色体病,先天愚型患者急性白血病的发病率比正常人群高 15~18 倍。这两种疾病可能有共同的发病机制,即细胞分裂机制的紊乱。此外,Klinefelter 综合征患者易患男性乳腺癌;一些两性畸形患者中(主要是表型女性而有 XY 核型者),由发育不全的性腺(睾丸的残留组织)也易发生精原细胞瘤和性母细胞瘤。

所以,电离辐射诱导肿瘤发生的敏感性是与某一恶性肿瘤的自然发生率相关联的,对 RIC 危险度的推测是相对性的,而非绝对。RIC 所导致某种癌症过高发生的危险性相对于其自然发生率,表达为以一个百分率相关,Phillips 和 Sheline 报道,骨 X 线平片正常而受到了治疗性剂量照射的 2300 例患者 5 年 RIC 骨肉瘤的发生率为 0.1%;而在 6000 例放射治疗过的患者中,其发生率为 0.03%。我们再来回顾一下有遗传基因缺陷或突变的病种,在 9170 例儿童肿瘤治疗后成功存活 20 年的病例中,累积骨 SMN 的发生率为 2.8%,然而对于 RB 患者,其危险概率上升,为 14.1%;对于 Ewing 肉瘤,则高达 22.1%,且其中接受过放射治疗的患者,其 RIC 发生的相对危险度为 2.7。

第三节　常见辐射诱发恶性肿瘤

放疗诱发第二恶性肿瘤的定义:依据 Cahan 报道确诊实体肿瘤放疗后诱发第二恶性肿瘤的诊断标准可归纳为:①患者有放射治疗史。②肿瘤病灶必须在既往放疗照射野内。

③放疗与诱发肿瘤之间需要有较长的潜伏期,一般在4年以上。④需要有病理组织学证实诱发恶性肿瘤与原发恶性肿瘤有差异,或有依据可排除转移或复发的可能性。

电离辐射几乎可致所有各种受到照射的组织发生转化,可诱导发生几乎所有各种类型的肿瘤,最常见的是发生于结缔组织的肉瘤;上皮型癌肿中则以乳腺癌和肺癌常见;诱发实体肿瘤的危险性为诱发白血病概率的约5倍。我们并不能从组织形态特征上去区别原发性或继发性癌肿,但似乎RIC的侵袭性和恶性度要高于同型自然发生性病变。动物实验证实,射线照射小鼠,尤其是低剂量率和多分割照射方式时,所诱发Harderian肿瘤的致死性更强。临床Hancock报道,女性HL,30岁以前接受放射治疗的患者,死亡于乳腺癌的相对危险度为23(95% CI:10.0~45.4),绝对危险度为10.8,高于流行病学统计每年每10万人口的死亡危险。在其他一些方面,文献认为RIC亦表现有某些特征性,如自然发生的乳腺癌位于中央区的约占20%,而RIC乳腺癌40%~50%位于中央区,自然发生的乳腺癌同期或先后双侧罹病的概率为0.3%~3.0%和7%~12%,而HL放射治疗后RIC乳腺癌同期或先后双侧诱发癌的概率为21%和29%。在原发肿瘤的治疗方式和SMN类型方面似无明确的相关关系。

一、低剂量电离辐射诱发的恶性肿瘤

(一) 白血病

Preston于1994年报道了日本原子弹爆炸幸存者1950~1987年白血病发病率的分析结果,报道中包括93 696名幸存者,累积观察了2 778 000人·年,观察到290例白血病。分析表明,急性髓性白血病的剂量效应关系为非线性,其他亚型的白血病没有观察到非线性关系的证据,全部白血病的剂量效应关系仍为非线性。虽然线性平方模型和样条模型(spline model)也提供了可比的拟合效果,但不支持0.5Sv的阈值假设。Pierce等人于1996年发表了癌症死亡率(1950~1990)的分析结果,在86572名观察对象中,共观察到249例白血病死亡,剂量效应关系为明显的非线性,1Sv时的单位剂量的超额绝对危险是0.1Sv时的3倍。在0.05~0.10Sv剂量组,白血病的超额绝对危险为负值,但无显著性(P=0.23)。作者认为,不能将其视为支持有阈的证据。Hoel和Li对原子弹爆炸幸存者白血病发病率和死亡率资料采用有阈模型做了重新分析,认为白血病发病率和死亡率资料更符合有阈模型,阈值为50~100mSv。其他几个长期慢性受照射人群的研究结果互相矛盾。Cardis等人进行了美国、英国和加拿大三国核企业工人健康调查死亡率的合并分析,包括95 673人,人员平均累积剂量为40.2mSv,累积观察了2 124 526人年,共有15 825例死亡,其中119例白血病(除外慢性淋巴细胞性白血病),白血病与累积剂量(分为11个剂量组)明显相关,趋势检验P=0.046。当按累积剂量的大小分为7个剂量组(0~,10~,20~,50~,100~,200~,400~mSv)时,各剂量组的标化死亡比,即观察死亡数O与期望死亡数E之比(O/E)分别为:60/62.0,19/17.2,14/17.4,8/9.0,8/6.4,4/4.7,6/2.3,仅在最高剂量组观察到明显的超额,被认为是支持有阈值存在的证据之一。

在宫内胎儿受X射线照射导致白血病的研究中,Doll等人认为,胎儿接受10mGy的照射会导致儿童期癌症(主要是白血病)的增加,幅度约为40%。Boice等人认为,在业已进行的许多流行病学研究中,大体上是病例对照研究报告宫内照射与儿童期白血病的增加有因果关系,而群组研究则未能发现两者间存在因果关系。

1998年,Ivanov等人报道了切尔诺贝利核电站泄漏辐射事故后白俄罗斯婴儿白血病的调查结果,发现白血病虽然有增加,但证据不充分,难于与切尔诺贝利核电站泄漏辐射事故相联系。1994 年,Thompson 等人报道了原子弹爆炸幸存者实体癌发病率(1958 ~ 1987 年)的分析结果,在 79972 名 LSS-E85 群组成员中,诊断了 8613 例原发性实体癌,癌症病例的平均器官剂量在 0.2 ~ 0.3Sv,ERR/Sv 为 0.63(95% CI:0.52 ~ 0.74),符合线性剂量效应关系,即使在 0.2 ~ 0.5Sv 剂量范围内,也观察到了实体癌的显著增加。该结果支持线性无阈假说。1996 年,Pierce 等人报道了死亡率(1950 ~ 1999 年)的分析结果,实体癌的超额危险直到 3Sv 仍符合线性剂量效应关系,在 4Gy(kerma 剂量)以下,没有观察到明显的非线性关系。虽然从不同剂量组的 ERR 来看,低剂量组的斜率较大,但作者认为这不是支持非线性剂量效应关系的证据,因为可能存在与剂量分组有关的诊断偏倚。在 0.005 ~ 0.02Sv 剂量组观察到了实体癌的超额(ERR/Sv=2.6±2.1),但是作者认为这一分析结果不支持有阈假说。Hoel 等人对实体癌死亡率资料的重新分析也不支持有阈模型,但对实体癌发病率资料的重新分析表明,发病率与剂量之间的关系符合有阈或非线性模型,阈值为 50mSv,然而有阈模型并不明显优于通用的线性模型,两者在统计学上是等效的。作者分析了死亡率资料不支持有阈模型的原因,认为死亡率资料存在死亡论断方面的偏倚,对中子剂量的处理也有问题,社会经济和吸烟等混杂因子也可能有作用。

美国、英国和加拿大三国核企业工人健康调查中死亡率合并分析观察到 3830 例实体癌死亡,期望值为 3830.2,没有观察到实体癌的增加,趋势检验 $P = 0.609$,ERR/Sv = −0.07,(90% CI:−0.39 ~ 0.30)。100mSv 剂量组与 0mSv 剂量组(对照组)比较,RR=0.99。

(二) 甲状腺癌

Thompson 等人对原爆幸存者甲状腺癌发病率资料(1958 ~ 1987 年)进行了分析,共观察到 225 例甲状腺癌病例,在甲状腺剂量大于 10mSv 的幸存者中,有 132 例甲状腺癌。甲状腺癌危险与剂量为线性关系,加上平方项不能明显改善拟合效果。剂量为 1Sv 时的 ERR = 1.15(95% CI:0.48 ~ 2.14),在各实体癌的 ERR 中是较高的。受照时年龄对剂量效应关系有很强的影响。

在白俄罗斯,对暴露于切尔诺贝利核事故[131]I 落下灰的儿童和青少年进行了调查,发现大部分人的受照剂量小于 1Gy,甲状腺癌明显增加。1986 ~ 1989 年,每年的甲状腺癌例数为 3 ~ 8 例,1990 年突增为 31 例,1991 年为 66 例,1992 年为 72 例,1993 年为 93 例,1994 年为 96 例,1995 年 90 例,剂量效应关系为线性。如此大的增加,是调查设计缺陷(调查是生态学研究)或癌症监测方面的偏倚所不能解释的。看来以上结果至少不违背线性无阈假说。

(三) 肺癌

日本原爆幸存者肺癌死亡率和发病率资料均表明肺癌危险与剂量之间为线性关系。加拿大结核患者群体研究(1950 ~ 1987 年),包括 64 172 人,其中 39% 的人早年接受了多次胸部 X 射线透视,肺的平均剂量为 1.0Sv。共观察到 1178 例肺癌死亡,没有发现肺癌危险与剂量间存在正相关的证据,剂量为 1Sv 时的相对危险为 1.00(95% CI:0.94 ~ 1.07)。以上结果说明低 LET 辐射慢性长期照射不导致肺癌增加,是认可有阈假说的资料。在氡与肺癌关系研究方面,BEIR Ⅵ 报道认为,即使相当低的剂量(如室内氡),也会导致肺癌的增加。同时,BEIR Ⅵ 报道也强调,现有资料并不能排除氡致肺癌存在阈剂量的可能性。

(四) 乳腺癌

对日本原爆幸存者乳腺癌发病率(1958 ~ 1987 年)的研究表明,乳腺癌发病危险与剂量呈线性关系,剂量为 1Sv 时的 ERR 为 1.59（95% CI = 1.09 ~ 2.19）,在各实体癌中 ERR 最高。开始暴露时年龄对剂量效应有明显的影响,10 岁前接受照射的 ERR 是 40 岁以后接受照射的 5 倍,原爆幸存者乳腺癌死亡率资料分析也说明存在线性剂量效应关系。

加拿大结核病人群体研究中,对 31 917 人进行了乳腺癌死亡率研究,这些人在 1930 ~ 1952 年间因接受多次 X 射线胸透检查,致乳腺总剂量为 0 ~ 18.40Sv,平均值为 0.89Sv。随访期间为 1950 ~ 1987 年,累积了 959 704 人年,其中剂量低于 0.5Sv 者占 76%。共观察到 681 例乳腺癌死亡,发现照射可以明显地增加乳腺癌,ERB/Sv = 0.90（95% CI:0.55 ~ 1.39）,剂量效应关系为线性。

二、放射治疗后诱发的恶性肿瘤

（一）颅脑部肿瘤

放射治疗自 20 世纪以来广泛应用于颅脑部肿瘤的治疗,临床资料和动物实验均已证实,颅脑放疗可以诱发颅内肿瘤。有资料表明,接受颅脑放疗的患者,诱发继发性颅内肿瘤的 10 年和 15 年累积发病率分别达 1.7% 和 2.5%,另一项资料显示,接受颅脑放疗者平均每 10 000 人中每年诱发颅内肿瘤的发病数约 1.8 人。根据 Aydin 等的报道,在所有放疗诱发的颅内肿瘤中,脑膜瘤发生率居首位,其次为胶质瘤,纤维肉瘤居第三,此外交界性肿瘤、未分化肿瘤等其他类型亦偶见报道。Hamson 等认为放疗诱发的颅内肿瘤中,脑膜瘤的发病率至少比胶质瘤或纤维肉瘤多 5 倍,他们总结了以往所有放疗诱发脑膜瘤的病例,其中低剂量诱发的脑膜瘤（<1000rad）占 255 例,中等剂量诱发脑膜瘤（1000 ~ 2000rad）11 例,高剂量诱发脑膜瘤（>2000rad）27 例,这当中大多数病例是对头癣患者的低剂量放疗,其次是对脑部原发肿瘤的高剂量放疗。Amirjamshidi 复习了文献,报道了放疗诱发脑膜瘤总例数约 312 例,其中低剂量和高剂量放疗诱发脑膜瘤的例数分别为 123 和 122 例。ALMefty 等认为放疗诱发的脑膜瘤患者接受放疗的年龄,高剂量组平均在 29.2 ~ 35 岁,而低剂量组平均 45 ~ 58 岁。Salvati 等总结了 2003 年前放疗诱发神经胶质瘤的病例共 116 例,平均年龄 19.2 岁,放射剂量 3 ~ 95Gy 不等,平均 32Gy,通过这些病例 Salvati 认为原发病为急性淋巴细胞白血病（ALL）的患者（27 例）接受放疗时更易诱发神经胶质瘤;但头癣（11 例）与垂体腺瘤（14 例）更应引起注意,因为这些患者相对具有较长的预期寿命。许多作者认为放疗诱发颅内肿瘤的发生率与年龄有关,因为处于生长过程的中枢神经系统更易受到致瘤因素的影响。而且儿童脑膜瘤发生恶性变的机会更大。有作者认为放射介导的颅内肿瘤发生率还与放疗后的生存期呈正相关,致瘤时间和临床表现关于具体的致瘤时间并无定论,但毫无疑问治疗性射线诱发肿瘤是一个漫长的过程。据 ALMefty 等收集的资料表明治疗性射线诱发脑膜瘤的致瘤时间,高放射剂量（>20Gy）从 3.5 ~ 63 年不等,而低剂量（<10Gy）则为 12 ~ 46 年。Shamisa 总结了以往 25 例治疗性射线诱发胶质瘤病例,其剂量为 1.5 ~ 60Gy 而致瘤时间为 4 ~ 20 年。而 Faruk 总结 4 例治疗性射线介导颅内纤维肉瘤,其剂量 2200 ~ 4500cGy,致瘤时间 6 ~ 12 年。另有报道,在高剂量放疗介导的脑膜瘤中,良性占 76%,非典型性占 19%,恶性 4%,而低剂量放疗时,良性占 90%,非典型性 10%。放疗诱发的脑膜瘤通常比非放射性脑膜瘤更具有侵袭性,其复发率在 18.7% ~ 25.6%,远大于非放射性脑膜瘤 3% ~ 11.4% 的复发率。这种复发很大程度上是由于对骨的侵袭造成。此外,有资料表明放疗诱发的脑膜瘤术后复发时间也早于非放射性脑膜瘤。Lonser 等对放疗介导猴的胶质母细胞瘤的研究也有类似结果。对病猴模型的 MRI 扫描提示此类肿瘤有多灶性倾向,而病理提示在

MRI 瘤灶远处仍有发现瘤细胞,而且瘤细胞的分布可呈非连续性,以上均说明放疗介导胶质母细胞瘤同样具较高恶性,且 MRI 表现远不能揭示肿瘤的实际进展。

(二) 霍奇金病

放疗是早期霍奇金病(Hodgkin's disease,HD)最常用的治疗方法之一,与或不与化疗相结合,都可得到较高的治愈率。该疾病的放疗区域不可避免地包括对甲状腺、肺和乳房等部位的照射,治愈后长期生存者第二原发恶性肿瘤有恶性黑色素瘤、肉瘤、肺癌、甲状腺癌和乳腺癌等。在所有放射致癌的实体肿瘤中 HD 治疗后发生第二原发恶性肿瘤具有较长的潜伏期,年轻患者患第二原发恶性肿瘤的危险性更高,而相对于女性患者治疗后最大的危险是发生乳腺癌。英国对此在一项 5519 例患者为期 30 年(1963～1993 年)的研究认为,年轻患者(<25 岁)是放射治疗后第二原发恶性肿瘤的重要危险因子,患女性乳腺癌的标准化影响比率在 25 岁以下接受治疗的患者中为 14.4(95% CI:5.7～29.3),而在 25～44 岁女性患者中则为 1.6(95% CI:0.5～3.7)。美国晚反应研究组对 1955～1986 年间诊断 HD 的 1 380 例儿童研究显示,治疗时年龄<17 岁的患者,随访 17 年中有 30 例患者(女性 29 人,男性 1 人)发生乳腺癌,其中 12 例患者同时或相继出现双侧乳腺癌,前者诊断的中位年龄是 14.2(6.6～15.6)岁,而诊断为乳腺癌的中位年龄是 32(16.3～42.7)岁,发展为乳腺癌的中位年龄是 18.1(4.3～28.3)年。这一结果否认了较早的研究结果,即在诊断 HD 的同龄人群患者 0～5 年后发生甲状腺癌的危险较高。这些研究的结果显示了特定组织对辐射致癌效应的敏感时间可能存在窗口期,对于甲状腺,其窗口期是腺体滤泡细胞处于分化最活跃的童年期;对于乳腺组织,10～16 岁的青春期乳腺导管和乳腺小叶发育,是对放射线最为敏感的时期。

(三) 原发乳腺癌

Zablotska 等对美国国立癌症研究所监视、流行病学、最终结果(National Cancer Institute Surveillance,Epidemiolog,and End Results,NCI SEER)项目中 1973～1998 年 271 120 例接受术后放疗的乳腺癌患者进行分析,同侧肺放疗后 10～14 年发生肺癌的 RR 为 2.06(95% CI:1.53～2.90),超过 15 年的 RR 为 2.09(95% CI:1.50～2.90)。Deutsch 等报道了美国乳腺和肠道外科辅助治疗计划乳腺癌术后放疗的大样本 B-04 和 B-05 随机临床试验,中位随访时间分别为 21.4 年和 19.0 年,发现同侧和对侧肺癌的发生率增加,也印证了 zablotska 等的研究,两项研究均显示暴露于放射线的肺组织容积对于决定性危险是至关重要的因素,并且放射后发生恶性肿瘤存在较长的潜伏期。

(四) 甲状腺癌

虽然甲状腺癌在成年期接受放射治疗后发生第二原发恶性肿瘤的危险性相对较低,但许多研究表明仍存在明显的危险因素。Rubino 等报道了欧洲协作组对于 6841 例以 ^{131}I 治疗甲状腺癌,患者中位年龄为 44 岁,中位随访 13 年后 576 例发生骨和软组织、结直肠、唾液腺癌和白血病,放射致癌 RR 明显升高为 27%(95% CI:15～40),并显示了每千兆 Bq ^{131}I 强度的 ERR 为 3.3%(95% CI:0.2～0.75)的剂量反应关系。

(五) 头颈部鳞癌

放射治疗是头颈部鳞癌治疗的有效手段,在其较高的治愈率之后尚存在第二原发恶性肿瘤发生的危险。Amemiya 等对 1358 例早期(Ⅰ、Ⅱ期)头颈部鳞癌患者放疗后随访并报道了放射诱发癌症风险的结果,早期头颈部鳞癌的 10 年生存率为 71%,8 年潜伏期内既往照射野发生第二原发癌的发生率为 1.8%(25 例/1358 例),10 年概率为 1.6%。Seydel 报道 1464 例原发头颈部癌,放射治疗后 23 例发生了野内/外的 SMN,概率 1.6%,其中放射治疗后生存超过 5 年的 611 例患者,RIC 的概率为 1.5%。Parker 和 Enslon 报道 UCLA 治疗的 2151 例头颈部癌,其发生于头颈部的 SMN 的危险度超过 2.5,这一概率大于单纯外科治疗后同样时期内发生第二个头颈部癌的可能性。Som 和 Peiner 报道 7 例喉癌患者,放射治疗后 17 年,2 例发生了环后癌,Lawson 和 Som 报道喉部在接受照射后,RIC 的概率为 10%。Boysen 和 Loven 报道 714 例头颈部癌疗后存活者中,81 例患者(11.3%)发生了 84 个 SMN 病灶,相当于生存者中每年有 3.5% 发生 SMN,其 RR 为 2.4;疗后存活的时间越长,累积 SMN 的比率就越高,需要临床给予的关注已相似于局部复发的危险。

(六)骨髓损伤

骨髓受到高剂量的照射会导致完全失活和功能丧失,低于失活剂量的照射则可能导致突变的发生。电离辐射所导致的实性肿瘤潜伏期很长,且随时间的延长危险性上升,而放射相关的白血病则多出现在照射后的几年内,10 年后相对危险性下降,15 年后则恢复到正常人群的发病水平。Storm 报道低于失活剂量照射后,诱发急性非淋巴母细胞型白血病(ANLL)的 RR 为 3.5;Curtis 报道,照射后发生 ANLL 或骨髓发育不良综合征的 RR 为 2.4,但 Hutchinson 报道子宫颈癌照射后 5 年,白血病的发生率并无显著的上升。

(七)肉瘤

晚期效应的统计学调查已明确,电离辐射为继发性肉瘤的诱发因素之一。放射诱导间质组织发生恶性转化所形成的肉瘤称为放射诱发肉瘤(RIS),又称放射相关肉瘤(radiation-associated sarcoma,RAS)或放射后肉瘤(postradiation sarcoma,PRS),可发生于多种恶性肿瘤或良性疾病的放射治疗后。

RIS 的诊断标准最初由 Cahan 于 1948 年提出,建议可参考下述要点来进行判断:

(1)RIS 所发生曾接受照射的区域,在照射前组织病理学和(或)临床影像学均无已存在肉瘤的证据,以尽可能排除与放射治疗无关诱因所导致的自发性肉瘤。

(2)RIS 有组织病理学的证实,明确为与原治疗肿瘤不同的病理诊断。组织形态学描述不能提供 RIS 的鉴别。

(3)曾接受照射,RIS 发生于 5% 等剂量线范围以内。

(4)一般有相对较长(10~20 年)的潜伏期,但亦接受<2 年的短暂潜伏期。

放疗诱发肿瘤的发生率为 0.65%~0.83%,其中肉瘤为 0.03%~0.8%。因放射野内有丰富的纤维结缔组织,故放疗后诱发纤维肉瘤较多,其次有骨肉瘤、软骨肉瘤、横纹肌肉瘤、平滑肌肉瘤、血管肉瘤、恶性纤维组织细胞瘤等,放疗诱发的肉瘤常发生于乳腺癌、霍奇金病、生殖细胞恶性肿瘤的放疗后,而子宫颈癌、卵巢癌、前列腺癌放疗后很少诱发肉瘤。血管肉瘤在所有肉瘤中所占比例<2%,但占放疗所致肉瘤的 15%,常见于乳腺癌、子宫颈癌和淋巴瘤放疗后。一些研究者通过回顾性研究统计了乳腺癌放射治疗后肉瘤的发生率,如 Tountas 等统计乳腺癌放射治疗后 5 年肉瘤发生率约为 0.05%,Philips 和 Sheline 统计乳腺癌放射治疗后 5 年肉瘤发生率约为 0.1%,Hatfield 等统计乳腺癌放射治疗后 10 年肉瘤发生率约为 0.2%。另外,Kim 等和 Halperin 等分别统计的霍奇金病放射治疗后 5 年和 8 年的发生率分别为 0.9% 和 1.0%,发生率高于乳腺癌。放射治疗诱发肉瘤常发生于放射治疗后平均 10 年左右,最短有 3.3 年,最长有 50 年的报道。RIS 的诱发与照射剂量相关,动物实验和儿童骨肉瘤治疗后的研究,均获高量高危的结论。后期特效研究组(late effects study group,LESC)报道,9170 例各种类型的癌症患者,在接受放射治疗 2 年后,其中 64 例发生了

骨肉瘤(0.7%),分析认为照射量<1Gy 的 RR 为 0.6,而>60Gy 者 RR 为 38.3,发现了明确的剂量相关性。是否高能射线或高量累积会导致 RIS 的潜伏期相对缩短,目前尚无结论性的认定。Murray 报道发生 RIS 的平均照射量为 48Gy,中值剂量 49Gy。认为受到低剂量的照射,同样可诱导 RIS 的发生,然而原子弹爆炸时受到 6Gy 辐射剂量的存活者,其肉瘤的发生率并无显著性增加。巨细胞瘤受到照射后发生的 RIS,据报道,剂量均在 40Gy 以上。

放疗诱发的肉瘤是高度恶性肿瘤,具有很强的局部侵袭性。治疗依然首选外科根治性切除术,其预后主要取决于切除的范围与肿瘤的恶性程度,一般预后很差。但常会受到限制而难于实施;由于原放射治疗导致的纤维化,化疗没有满意的疗效;仍不排除放射治疗联合手术会成为实际的选择,但再度放射治疗会受到曾照射过正常组织及结构剂量耐受阈的限制。Murray 报道 20 例 RIS,挽救治疗的中位存活期仅为 1 年。尽管如此,RIS 不应成为大量临床常规根治性或姑息性放射治疗,在作出决策时考虑的限制性因素。

(八)小儿恶性肿瘤

目前恶性肿瘤治愈的患儿寿命已接近正常人的寿命水平,这是 30 年前无法想象的。但这种发展也有一定的代价,许多大型研究都证实放疗、化疗,特别是两者联合治疗时都有可能明显地增加患者第二(继发性)肿瘤的危险性。在头 10 年中以白血病为主,以后以实体瘤为主;后者的危险性随着年龄的增加呈直线上升,因此应努力找出决定这些危险性的因素。对化疗,主要是药物的类型;对放疗(如在第一个例子中)主要是照射剂量、剂量分布和照射野的大小。

Neglia 等(2001)调查了一组 13 581 名在美国儿童癌症存活研究注册中心的患儿,他们至少活了 5 年,中位随访时间为 15 年。在中位潜伏期为 12 年后发现有 298 例发生了继发性恶性肿瘤;在 5~9 年后,继发性白血病(24 例)的危险性达到了高峰,继发性实体瘤的危险性,特别是乳腺癌(60 例)、甲状腺癌(43 例)和中枢神经系统肿瘤(CNS,36 例)在整个随访过程中(30 年)呈明显的上升趋势。因此作者总结到,虽然初次治疗后继发性肿瘤很罕见,但是他们是十分严重的后遗症,特别是对存活的小女孩,其发生继发性乳腺癌的危险性明显增加。

1999 年 DeVathaire 等的研究时唯一的一个观察小儿实体肿瘤放疗后对第二肿瘤在中危险性影响的研究,他们分析了在法国和英国 8 个中心治疗过的 4400 个已活了 3 年的幸存儿第二肿瘤的危险性,其中 71%(3109 个)患儿接受的是放疗,91%(2831)的患儿身体中 150 个点的放疗剂量是根据计算机模块的个体治疗计划计算而来的,共有 4%(113 个)患者发生继发性实体瘤(除外非黑色素瘤的皮肤癌)。当患儿进入 30 岁以后,与治疗有关的继发性实体瘤的累积危险性剧增,在原发性恶性肿瘤治疗后 25 年,累计危险性大约为 5%,5 年后趋于 8%,在已经进入 30 岁后的 543 名患者中,发现了 16 个继发性肿瘤,比预期的 3.3 个多了 5 倍。在小儿放疗中最主要的继发性肿瘤的发病率也有影响;在高剂量区易发生软组织肉瘤和脑瘤;在中等剂量和低剂量区易发生癌。

Neglia 等 2006 年报道了一个有对照组的研究,观察了 40 位从儿童癌症存活研究项目中来的发生了继发性神经胶质瘤的患儿,与第一次治疗后的中位间歇期为 9 年;在中位间歇期为 17 年时,有 66 例发生了脑膜瘤。在继发性脑部肿瘤的部位局部照射剂量是最重要的危险因素,在剂量<10Gy 时没有继发性肿瘤的发生;在中位剂量>30Gy 时,RR 最大,>10Gy。在年龄<5 岁时给予放疗,发生继发性神经胶质瘤的危险性很高。使这个年龄段脑瘤发病率很高。在一组对儿童癌症存活者中 14 327 名患者的研究发现,在第一个肿瘤诊断后 11 年

（中间值），有108例位患儿确诊为继发性软组织肉瘤，多变量分析显示继发性软组织肉瘤危险性与放疗（RR=2.3）或烷化剂（RR=2.2）的化疗明显相关。

第四节　辐射诱发恶性肿瘤的对策

RIC危险性的临床对策总则：严格放射线的应用，消除各种协同因素以及对于潜在SMN的长期生存者进行适宜的医疗监视。已发生了一个恶性肿瘤的儿童，生存下去，本身即已存在着高危发生第二个恶性肿瘤的可能性，基因缺陷、各种治疗方式、疗后机体的免疫状态以及环境和生活方式的某些因素均可使上述的可能性被放大和实现。

为了减少放射线对人体远期的损害，应注意：①严格掌握放射治疗的指征，消除不必要的照射，保护正常组织。②严格按照放射治疗剂量学的总原则，选择最佳时间-剂量因子。③体表受照射的部位应避免阳光暴晒，照射野内组织器官应尽量避免化学和物理因素的刺激。④定期复查，对相应的症状及时正确处理。

HL治疗后RIC乳腺癌的监视：我们以HL治疗后RIC乳腺癌为例，各医疗中心的监视计划虽然不同，但倾向于认为：没有足够的证据反对或支持乳腺自我检查的意义，然而积极的影像学检查和发现病灶后的活检，使80%~90%的RIC获得了诊断。因此，无论患者年龄，HL治疗后8年应开始每6个月一次的体检，每年一次的乳腺X线检查；或25岁时拍摄乳腺基线片，开始每6个月一次的体检，每2~3年一次X线检查，40岁以后则改为每年一次。

化学预防的尝试：化疗导致的闭经状态可降低乳腺癌发生的危险，但低雌激素水平导致的症状群和骨代谢以及心血管功能方面的改变有时又会需要外源雌激素的替代治疗（hormone replacement therapy，HRT），则又逆转了闭经状态的预防作用。抗雌激素（tamoxifen和raloxifene）的化学预防研究认为，可能更适于成熟期前诱导闭经状态的患者，而不适于HRT的患者。另一途径则是在HL放射治疗期间给予口服避孕药物或LHRH/Gn-RH，实施卵巢激素阻断，达到化学预防的效果，但需要进一步的证实。

"阴影问题"的普遍存在：当我们讨论放射治疗可能带来RIC问题时，纵观所有的医疗手段，可能不同程度地均存在有阴影的问题。化学药物（尤其是烷化剂）是更强的SMN诱发因素，已如前述，外科也同样存在相似的危险。治疗膀胱外翻症，实施输尿管乙状结肠吻合术，可能导致发生于吻合口位置的结肠腺癌，其发生率为9.9/1000，中值潜伏期为22年，而在普通人群的发生率仅为9.9/100 000。在乳腺癌根治术后，可能发生的后遗症之一是局部结构的淋巴水肿（SLewart-Trevcs综合征），而这是诱导发生血管肉瘤的原因，发生于淋巴水肿区而非术后照射区。外科更大的阴影问题是手术和麻醉意外死亡，尤其是对于普遍年龄为高、体能下降的癌症患者，Ziffren报道根治性颈清扫的手术死亡率，对于60~69岁、70~79岁和80岁以上的患者，死亡率分别为3.1%、3.7%和18.1%，Vacanti报告58 078例患者的麻醉意外死亡率，相应于体能状态Ⅰ、Ⅲ和Ⅴ级，分别为0.07%、1.40%和8.10%。更何况，手术和麻醉意外基本上是即时发生且不可逆转的死亡，而RIC有相当长时间的潜伏期和仍有救治的可能，这使得患者生命受到的威胁趋于缓和。

电离辐射可用于癌症的治疗，也可诱发恶性肿瘤，放射治疗对于临床肿瘤学的意义，在于其相对外科覆盖面更大的肿瘤局部控制方面肯定的疗效，当治疗后长期获得了治愈的患者发生RIC问题时，恰也证明了放射治疗的成功，这就使得我们面对一个原发癌症患者的治疗策划时,虽然了解对于流行病学意义的这一群体存在有预期小概率 RIC 的危险,我们依然会竭尽放射治疗的优势,为具体的一位患者去争取最大程度的,也是最现实地治疗利益。Coleman 进行了一项让放射治疗医师更有信心的推测,假定 7000 个新患者,放射治疗 30% 可获治愈,如果存活 5 年,发生 SMN 的概率为 12%,其中 75% 为 RIC,25% 与其他复杂因素相关,那么我们可以获得 27% 的实际 5 年生存率,挽救 1905 例患者;而如果我们更积极完善地治疗,使治愈率提高 1 倍,同时 SMN 的危险性也上升 1 倍的话,我们最终可以获得 49% 的整体生存率而挽救 3419 例患者。显然,电离辐射诱发恶性肿瘤的效应不应成为临床治疗抉择的限制性因素。

放射线可以诱发肿瘤,但从利益代价分析看,绝大多数的肿瘤患者从放射治疗中获益,放射的治疗作用远大于其致癌的不良反应。随着放射治疗设备的提高,精确设计,精确定位,精确治疗的"三精"治疗的普及,放射治疗诱发的恶性肿瘤亦会有所下降。放射线是致癌因素之一,在积极治疗肿瘤时也应预防发生诱发癌,应做到:①良性疾病尽量不采用放射治疗。②首次放疗时掌握好剂量-效应与时间-效应关系。③考虑年龄因素和复合因素等方面因素决定治疗方案。④合理减少射野数目,以减少受照射的体积。⑤做好放疗质量保证和控制,减少不必要组织、器官特别是放射敏感器官的照射。⑥放疗后减少接触诱发或加重辐射致癌的因素,如避免紫外线照射、不吸烟、不嗜酒、减少合并使用强致癌化疗药物如烷化剂等。⑦对放射治疗后的患者进行长时间跟踪医学观察。⑧早发现、早诊断、早治疗。努力把放射治射的危害减少到最低。

综上所述,放射治疗是临床肿瘤治疗的重要手段,既是恶性肿瘤的主要治疗手段,同时又可以诱发恶性肿瘤,继发性恶性肿瘤是遗传学缺陷表现的易感性倾向和主要是化学药物和电离辐射对原发疾病的临床治疗,或遗传学因素和医源性因素相互关联所导致的结果,放射治疗所诱发的癌症(RIC)则是其中的一部分。诱发第二恶性肿瘤的诊断标准:①患者有放射治疗史。②肿瘤病灶必须在既往放疗照射野内。③放疗与诱发肿瘤之间需要有较长的潜伏期,一般在 4 年以上。④需要有病理组织学证实诱发恶性肿瘤与原发恶性肿瘤有差异,或有依据可排除转移或复发的可能性。

辐射诱发恶性肿瘤的生物学基础为恶性肿瘤发生的机制是一个多因素、多基因、多步骤、多阶段的复杂转化过程,在恶性转化的过程中需要多种相关事件的发生,包括遗传缺陷造成的易感性背景、等位基因杂合性的丧失、染色体畸变或 DNA 突变等恶性转化的启动因素,以及宿主的生理病理性内在因素,与癌基因 $p53$、抑癌基因、DNA 损伤修复和细胞信号传导有关。物理学方面与总照射剂量、照射的剂量、方式,剂量率,剂量体积和剂量分布,放射线质,精确放疗的影响。

在 SMN 的发病机制中,作为促发因素的电离辐射或化学药物是重要的,然而与遗传学缺陷所导致的肿瘤发生的易感性亦密切相关。

低剂量电离辐射主要是辐射敏感部位发生的癌症,如白血病、甲状腺癌、乳腺癌、肺癌等。常见恶性肿瘤如颅脑部肿瘤、霍奇金病、原发乳腺癌、甲状腺癌、头颈部鳞癌、小儿恶性肿瘤放射治疗后诱导第二肿瘤。

RIC 危险性的临床对策总则:严格放射线的应用,消除各种协同因素以及对于潜在 SMN 的长期生存者进行适宜的医疗监视。

(王小虎)

Summary

Radiobiology, a branch of science concerned with the action of ionizing radiation on biological tissues and living organisms, is a combination of two disciplines: radiation physics and biology. All living things are made up of protoplasm, which consists of inorganic and organic compounds dissolved or suspended in water. The smallest unit of protoplasm capable of independent existence is the cell. Cells contain inorganic compounds (water and minerals) as well as organic compounds (proteins, carbohydrates, nucleic acids and lipids). The two main constituents of a cell are the cytoplasm, which supports all metabolic functions within the cell, and the nucleus, which contains the genetic information (DNA). Human cells are either somatic cells or germ cells. Cells propagate through division: division of somatic cells is called mitosis, while division of germ cells is called meiosis. When a somatic cell divides, two cells are produced, each carrying a chromosome complement identical to that of the original cell. The new cells themselves may undergo further division, and the process continues. A group of cells that together perform one or more functions is referred to a tissue. A group of tissues that together perform one or more functions is called an organ. A group of organs that perform one or more functions is a system of organs or an organism.

第四篇　肿瘤放射治疗的影像学基础

第一章　现代医学影像技术简介

第一节　数字化放射摄影

数字化放射摄影包括计算机 X 线摄影(computed radiography,CR)和直接数字平板 X 线摄影(director radiography,DR)两种类型。

普通 X 线检查技术获取的是模拟图像,形成连续灰阶,动态范围小,一经成像无法改变。CR 及 DR 成像系统为数字 X 线成像技术,它获取的图像是离散信号,动态范围大,其优点表现在:灵活性大,可进行图像后处理;精度高,具有较高的密度分辨力;再现性好,图像失真度小。

一、CR 成像系统

1982 年,由日本富士公司最先推出该技术,是一种存储式荧光成像技术,采用影像板(imaging plate,IP)作为成像介质,经 IP 扫描、图像处理等步骤后,即可获得数字影像。CR 的主要特点是 IP 代替普通 X 线胶片,工作流程与普通 X 线摄影相似。随着阅读器的不断改进,IP 板的影像分辨率不断提高,以及 CR 成像系统的价格降低,采用 CR 成像系统不需对原有 X 线发生器和摄影床作任何改动。目前,CR 已经广泛应用于常规 X 线摄影。

(一) CR 影像的形成过程

(1) IP 成像板置于暗盒内,利用传统设备曝光,X 线穿透人体后与 IP 发生作用,形成潜影。

(2) 潜影经过激光扫描进行读取,IP 被激励后,以紫外线形式释放出存储的能量。

(3) 利用光电倍增管,将发射光转换成电信号。

(4) 电信号在计算机屏幕上重建,形成可见的人体解剖影像,并可根据诊断的特性要求进行影像的后处理。

(二) CR 系统的工作流程(图 4-1-1-1)

1. 信息采集　CR 系统实现了用影像板来接受 X 线下的模拟信息,然后经过模/数转换来实现影像的数字化。

2. 信息转换　是指存储在 IP 上的 X 线模拟信息转化为数字化信息的过程。CR 的信息转换部分主要由激光阅读仪、光电倍增管和模/数转换器组成。

3. 信息处理　是指用不同的相关技术、根据诊断的需要实施对影像的调整,从而达到影像质量的最优化。

4. 信息的存储与输出　在 CR 系统中,IP 被扫描后所获得的信息可以同时进行存储和打印。影像信息一般被存储在光盘中,随刻录随读取。CR 系统本身存在着一个小网络,能够实现影像的储存和传输。

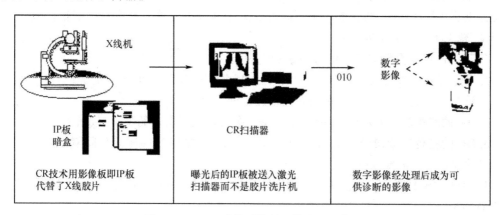

图 4-1-1-1　CR 成像系统的工作流程示意图

(三) CR 摄片的缺点

(1) 操作步骤没有减少(与普通 X 线摄影相似),成像速度较慢。

(2) IP 有曝光次数限制,易损坏、污染等,从而产生伪影。

(3) 空间分辨率较低。

(4) 不能获得动态图像。

(5) 辐射剂量较大。

二、DR 成像系统

DR 成像系统是近几年才发展起来的一种全新数字化成像技术,采用平板数字探测器代替传统 X 线设备的模/数转换,因而避免了成像过程的诸多环节对影像产生的影响,减少了图像的噪音和失真,提高了影像的对比度和分辨率,通过调节窗宽、窗位,并可以进行各种各样的图像后处理,扩展了 X 线影像的诊断范围。

(一) DR 成像系统的主要特点

1. 具有较高的量子检测效率　DR 的量子检测效率(detective quantum efficiency,DQE)可达 74%,而普通 X 线摄片的 DQE 仅为 30%,扩大了组织的密度分辨力。

2. 成像速度快　采集时间在 10ms 以下,成像时间仅为 3s,放射诊断医师可即刻在屏幕上观察图像;再经过数秒,即可将图像传送至后处理工作站,进行阅片并书写诊断报告。例如,常规胸部 DR 摄片从检查到出诊断报告,一般不超过 10min。

3. 具有较高的空间分辨力和低噪声率　由于采用的非晶硅材料,在接受 X 线照射后能直接转换为电信号,可避免其他成像方式如普通 X 线胶片、CR 等 X 线照射后磷物质散射引起的图像锐利度减低,因此可获得高清晰图像。

4. 数字图像后处理　根据诊断需要,并通过软件功能,有针对性地对图像进行处理,以提高诊断率。处理内容包括窗技术、参数测量、特征提取、图像识别、二维或三维重建、灰度变换、数据压缩等。

5. 辐射剂量低　例如,成年人的 DR 胸部正位摄片,采用 125kV、320MA、0.3MAS、距离 180cm 的摄片条件,人体接受的 X 射线剂量为 0.20 伦琴,仅为普通 X 线摄片剂量的 1/53.3,

是 CR 照片剂量的 1/10。

6. 有效解决了图像的存档管理与传输 采用光盘刻录形式保存图像资料,随时能为受检者提供照片打印服务,防止照片丢失而重复摄片,且高清晰的 DR 照片是各医院互认的照片影像,减少了患者的重复检查。

(二) DR 成像系统与 CR 成像系统的比较

1. 图像清晰度优于 CR CR 在读出潜影过程中,激光束大小和采集量化时,产生的散射可导致图像模糊,降低了图像的分辨率。

2. DR 的噪声源比 CR 少 DR 没有 CR 二次激励过程引入的噪声,故信噪比更高。

3. DR 的检查速度快于 CR 摄片间隔小于 10s,直接出片;CR 摄片间隔 1min 以上,摄影到胶片显像大约需要 3min。

4. DR 的 DQE 更高 因为 CR 利用潜影成像,信号随时间而衰减,故 DQE 较低,曝光剂量比 DR 高。

5. DR 图像处理能力更强 DR 图像的动态范围比 CR 宽。

第二节 数字化减影血管造影技术

数字化减影血管造影(digital subtraction angiography, DSA)技术是 20 世经 80 年代继 CT 后出现的一种医学影像新技术,是影像增强技术、电子技术和计算机技术与常规 X 线血管造影技术相结合的一种医学检查方法,属于数字 X 线成像技术范畴。

一、DSA 的成像基本原理

将受检部位没有注入对比剂和注入对比剂后的血管造影 X 线荧光图像,分别经过影像增强器增益后,再用高分辨的电子摄像管扫描,将图像分割成许多的小方格,做成矩阵化,形成由小方格中的像素所组成的视频图像,经对数增幅和模/数转换为不同数值的数字,形成数字图像并分别储存起来,然后输入电子计算机处理,并将两幅数字图像的信息相减,获得的不同数值的差值信号,再经对比度增强和数/模转换成普通的模拟信号,获得了除去骨骼、肌肉和其他软组织,只留下单纯血管影像的减影图像,通过显示器显示出来。这样,通过 DSA 处理的图像,更清晰和直观(图 4-1-2-1)。

二、DSA 的特点

(1) 实时成像,即每个曝光序列终止,立即得到减影图像,可实时指导诊断与治疗。

(2) 图像分辨度提高,可使直径 1mm 的小血管和 3mm 的小肿瘤染色。

(3) 减少了对比剂用量,减少患者的毒性反应。

(4) 具有各种血管处理功能,为介入手术导航提供了可靠的保证。

(5) 有多种图像后处理功能,增加诊断信息。

(6) 减少胶片用量,降低成本,减少环境污染。

三、DSA 的限度

(1) 空间分辨率较低,对微小血管显示能力差。

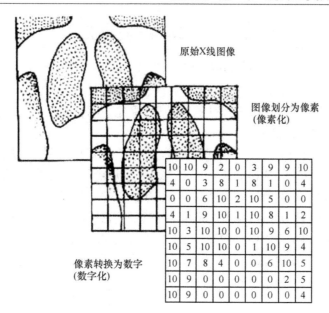

图 4-1-2-1　DSA 成像基本原理示意图

（2）由于成像时间较长,在患者不配合时运动伪影较多。

（3）为创伤性影像学检查,且部分患者会出现对比剂不良反应。

（4）辐射剂量较大。

第三节　电子计算机 X 射线断层扫描技术

电子计算机 X 射线断层扫描（computed tomography，CT）技术,由美国科学家 Hounsfield 在 1969 年设计成功,1972 年应用于临床。CT 的研制成功被誉为自伦琴发现 X 射线以后,放射诊断学上最重要的成就,并在 1979 年获得诺贝尔生理学或医学奖。

一、CT 成像的原理

利用 X 线束对人体某部（如头部）一定厚度的层面进行扫描,由探测器接收透过该层面的 X 线,转变为可见光后,由光电转换变为电信号,再经模拟/数字转换为数字,输入计算机处理。图像形成的处理有如对选定层面分成若干个体积相同的长方体,称为体素（voxel）。扫描所得信息经计算而获得每个体素的 X 线衰减系数或吸收系数,再排列成矩阵,即数字矩阵（digital matrix）,数字矩阵可存贮于磁盘或光盘中。经数字/模拟转换把数字矩阵中的每个数字转为由黑到白不等灰度的小方块,即像素（pixel）,并按矩阵排列,即构成 CT 图像。所以,CT 图像是重建图像（图 4-1-3-1）。

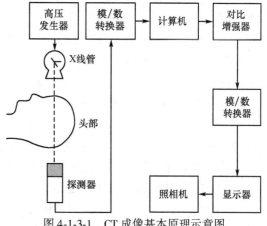

图 4-1-3-1　CT 成像基本原理示意图

二、CT 设备的组成

（1）扫描系统，X 线管、探测器和扫描架。

（2）计算机系统，将扫描收集到的信息数据进行储存运算。

（3）图像显示和存储系统，将经计算机处理、重建的图像显示在电视屏上或用多幅照相机或激光照相机将图像摄下。

探测器从原始的 1 个发展到现在的 4800 个，扫描方式也从平移/旋转、旋转/旋转、旋转/固定，发展到螺旋 CT 扫描（spiral CT scan）。计算机容量大、运算快，可达到立即重建图像。由于扫描时间短，可避免运动产生的伪影。例如，呼吸运动的干扰，可提高图像质量，层面是连续的，所以不至于漏掉病变，而且可行三维重建；注射对比剂作血管造影可得 CT 血管造影（CT angiography，CTA）。超高速 CT 扫描时间可短到 40ms 以下，每秒可获得多帧图像，由于扫描时间很短，可摄得电影图像，能避免运动所造成的伪影。

三、CT 图像的特点

（一）空间分辨力不如 X 线图像高

由于 CT 图像是由一定数目由黑到白不同灰度像素按矩阵排列所构成，这些像素反映的是相应体素的 X 线吸收系数。显然，像素越小，数目越多，构成图像越细致，即空间分辨力（spatial resolution）越高。

（二）CT 图像是数字化模拟图像，以不同的灰度来表示

CT 图像反映了扫描部位器官和组织对 X 线的吸收程度。因此，与 X 线图像所示的黑白影像一样，黑影表示低吸收区，即低密度区，如含气体多的肺部；白影表示高吸收区，即高密度区，如骨骼。但是与 X 线图像相比，CT 的密度分辨力高，即有高的密度分辨力（density resolution）。因此，人体软组织的密度差别虽小，吸收系数虽多接近于水，也能形成对比而成像。这是 CT 的突出优点。可见，CT 可以更好地显示由软组织构成的器官，如脑、脊髓、纵隔、肺、肝、胆、胰以及盆部器官等，并在良好的解剖图像背景上显示出病变的影像。

（三）CT 图像以具体的数值反映组织对 X 线的吸收程度

X 线图像可反映正常与病变组织的密度，如高密度和低密度，但没有量的概念。CT 图像不仅以不同灰度显示其密度的高低，还能利用组织对 X 线的吸收系数说明其密度高低的程度，具有一个量的概念。实际工作中，不用吸收系数，而换算成 CT 值，用 CT 值说明密度，单位为 Hu（hounsfield unit）。例如，水的吸收系数为 10，CT 值定为 0，人体中密度最高的骨皮质吸收系数最高，CT 值定为 1000Hu，而空气密度最低，定为 -1000Hu，这样，就将人体中密度不同和各种组织的 CT 值定位于 -1000Hu ~ 1000Hu 的 2000 个分度之间。

（四）CT 图像是常规横断面图像

CT 图像克服了 X 线平片各组织结构影像重叠这一限度，明显提高了病灶的检出率。然而，断层图像不利于器官结构和病灶的整体显示，需要连续观察多帧图像，经人脑思维整合或运用图像后处理重组技术，才能形成完整的概念。

（五）CT 图像能进行各种后处理

CT 图像是数字化图像，因此能运用计算机软件进行各种后处理。CT 图像后处理技术涵盖了各种二维显示技术、三维显示技术及其他多种分析、处理和显示技术。这些技术包

括电影显示、多平面重组、曲面重组、最大强度投影、表面遮盖显示、容积再现技术、仿真内镜、灌注成像等,极大地拓展了 CT 的应用领域,并显著提高了 CT 的诊断价值。

第四节 磁共振成像

一、简 介

磁共振成像(magnetic resonance imaging,MRI),是继 CT 之后医学影像诊断技术的又一重大进展。它的基本原理来自于 1946 年美国学者 Bloch 和 Purcell 的发现——在外磁场的作用下,某些绕主磁场(外磁场)进动的自旋的质子(包括人体中的氢质子)在短暂的射频电波作用下,进动角增大;当射频电波停止后,那些质子又会逐渐恢复到原来的状态,并同时释放与激励波频率相同的射频信号,这一物理现象被称为磁共振。时隔 27 年后,英国学者 Lauterbur 利用这一原理,通过在主磁场中附加一个梯度磁场,并逐点诱发核磁共振无线电波,然后经过复杂的计算机处理与重建,获得一幅二维的磁共振图像(图 4-1-4-1)。今天,随着计算机技术、电子技术和超导技术的飞速发展,MRI 技术也日臻成熟与完善,从而使我们对许多疑难病变的诊断与鉴别成为可能。

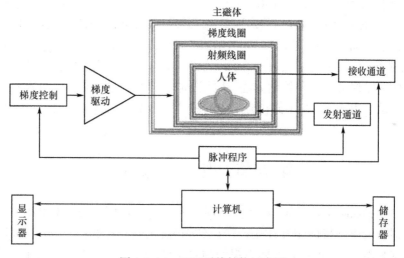

图 4-1-4-1 MRI 系统结构示意图

二、MRI 图像的特点

(一) MRI 图像是数字化模拟灰度图像

如同 CT 图像一样,MRI 图像是重建的模拟灰度图像,当然也具有窗技术显示和能够进行各种图像后处理的特点。但是,与 CT 不同的是,MRI 图像上的灰度并非代表组织或病变的密度,而是代表 MRI 信号强度。

(二) MRI 图像具有多种成像参数

与 CT 的单一密度参数成像不同,MRI 检查有多个成像参数的特点,即有反映 T1 弛豫时间的 T1 值、反映 T2 弛豫时间的 T2 值以及反映质子密度的弛豫时间值等。人体不同组织及病变具有不同的 T1 值、T2 值和质子密度值,可产生不同的信号强度,表现为不同的灰阶。一般而言,组织信号越强,图像上相应部分就越亮;组织信号越弱,图像上相应部分就越暗。

(三) MRI 图像具有多种成像序列

MRI 图像最常用的是经典的自旋回波(spin echo,SE)序列和快速自旋回波序列,其他成像序列包括梯度回波序列、反转恢复序列、平面回波序列等。在这些成像序列中,改变成像的具体参数,还能获得更多的成像序列和更多的成像方法。例如,和 SE 序列相比,梯度回波序列显著提高了成像速度,但降低了图像的信噪比,增加了磁化率伪影。不同的成像序列和成像方法,具有不同的临床价值。

(四) MRI 图像为直接获得的多方位断层图像

与 CT 图像不同,MRI 检查可以根据需要,直接进行横断位、冠状位、矢状位乃至任何方位倾斜面的断层图像,能更加清楚显示组织结构间的解剖关系,也有利于明确病变的起源部位及其范围。

(五) MRI 图像受流动效应的影响

基于 MRI 的成像原理,流动的液体如血液、脑脊液的信号表现复杂,取决于液体的流速、流动类型和成像序列等多种因素。

(六) MRI 能进行功能成像及波谱检查

1. MRI 功能成像(functional MRI,fMRI) 能反映人体功能信息及病变导致的功能变化,内容包括弥散加权成像、灌注加权成像、弥散张量成像和脑功能定位成像,分别显示组织中水分子扩散运动、组织血流灌注功能、脑白质神经纤维束和脑组织的激活区信号强度。

2. 波谱成像(magnetic resonance spectroscopy,MRS) 是利用磁共振化学移位现象来测定组成物质的分子成分的一种检测方法,是目前唯一可测定活体组织代谢物的化学成分和含量的检查方法。由于1H 在不同化合物中的磁共振频率存在差异,它们在 MRS 的谱线中共振峰的位置、面积有所不同,据此可判断化合物的性质和浓度。

第五节 超声波检查

超声波(ultrasonography,USG)检查是利用超声波(振动频率2.5~5.0MHz)的物理特性和人体组织器官的声学特性相互作用而产生的信息,接收、放大并做处理后,以波形、曲线和图像的形式显示记录,从而对人体组织的物理特性、形态结构、功能状态做出判断,进行疾病诊断的一种方法。可见,超声波图像反映了回波信号的不同时空关系。

随着声学理论的深入、计算机技术的发展,超声诊断取得了前所未有的进步。从早期的 A 型、M 型一维超声成像、B 超二维成像,演进到动态实时三维成像;由黑白灰阶超声成像发展到彩色血流显像。谐波成像、组织多普勒成像等新型成像技术和各种新的超声检查技术如腔内超声、器官声学造影检查、介入超声等逐渐应用于临床。目前,超声诊断不仅能观察形态,还能检测人体脏器功能和血流状态,在临床诊断与治疗决策上发挥重要作用,成为医学影像学中的重要组成部分。

一、超声波检查的方法

(一) A 型法

A 型法即幅度调制型。主要从示波屏上的波幅、波数、波的先后次序等来判断有无病变。目前除应用于颅内病变的诊断外,已被 B 型法取代。

(二) B 型法

B 型法即辉度调制型。以不同辉度的光点表示界面反射的强弱,反射强则亮,反射弱则暗。由于采用连续方式进行扫描,能够显示脏器的二维切面图,图形直观而清晰,容易发现较小病变。

(三) M 型法

此法系在 B 型法扫描中加入慢扫描锯齿波,使反射光点从左到右移动扫描,其纵坐标为扫描空间位置线,代表被探测结构所在位置的深度变化,横坐标为光点慢扫描时间,所显示的扫描线称为时间运动曲线。本方法主要用于诊断各类心脏病变。

(四) 扇型法

由于可得到心脏各种切面的图像,并可观察到心脏收缩和舒张时的真实表现,故较 M 型法的观察更为细致和确切。诊断疾病的范围也更扩大了,除心脏外,尚可检查肝、胆、胰、颅脑等疾病。

(五) D 型法

D 型法即多普勒超声法,利用多普勒效应,使用各种方式显示多普勒频移,这是测定血管腔或心腔内血流的新方法,可从体外测出血流的速度和方向。用于诊断多种四肢动脉、静脉疾病和部分先天性心脏病,如大血管转位、动脉导管未闭等,还可用来诊断、确定胎动和胎心。

目前,超声波检查也被用于与其他检查方法的联合应用中,在超声波检查的监视下,为进行组织学检查进行超声波下活检,以及与内镜检查联合进行的超声波内镜检查,在许多方面得以应用。

二、超声图像的特点

超声图像是根据探头所扫查的部位构成的断层图像,改变探头位置可获得任意方位的超声图像。它是以解剖形态学为基础,依据各种组织结构间的声阻抗差得大小以明(白)暗(黑)之间不同的灰度来反映回声的有无和强弱,从而分辨解剖结构的层次,显示脏器和病变的形态、轮廓和大小以及某结构的物理性质。

根据组织内部声阻抗及声阻抗差的大小,将人体组织器官分为四种类型:①无反射型(血液等液形物质),在超声二维图像表现为液形暗区。②少反射型(心肌、肝、脾等实质器官),在超声二维图像表现为低亮度、低回声区。③多反射型(心瓣膜、肝包膜等),在超声二维图像表现为高亮度、高回声区。④全反射型(肺部及肠道气体等),在超声二维图像表现为极高亮度、高回声区,后伴声影。

二维灰阶图像上叠加二维彩色血流图的彩色多普勒血流显像,可形象直观地显示血流的方向、速度及血流性质。多普勒频谱曲线可检测有关血流动力学参数以及反映器官组织的血流灌注,其功能接近于无创性血管造影。

超声图像容易受到气体和皮下脂肪的干扰,造成图像质量下降。此外,超声图像显示范围较小,其展示的范围不像 X 线、CT 或 MRI 图像那样,能同时显示多器官或结构的整体关系。

第六节 核医学技术

一、放射性核素显像

放射性核素显像技术是临床核医学的主要内容,包括心、脑、肺、肝、脾、甲状腺、肾上腺、胰腺、骨和肿瘤显像等。

(一) 基本原理

放射性药物引入体内后,与脏器或组织相互作用,参与体内的代谢过程,被脏器或组织吸收、分布、浓聚和排泄。放射性核素在自发衰变过程中能够发射出射线,被显像仪器定量检测到并形成图像,从而获得核素或核素标志物在脏器和组织的分布代谢规律,达到诊断疾病的目的。

(二) 显像特点

1. 反映脏器代谢和功能状态 放射性核素显像是以脏器内外放射性差别以及脏器内部局部放射性差别为基础的,而脏器和病变内放射性的高低直接与显像剂的聚集有关,聚集量的多少又取决于血流量、细胞功能、细胞数量、代谢率和排泄引流等因素。因此,放射性核素显像不仅能够显示脏器和病变的位置、形态和大小,更重要的是同时提供有关血流、功能、代谢和受体等方面的信息,这些常常是肿瘤性病变的早期变化,可以出现在形态结构改变之前。可见,放射性核素显像有助于肿瘤性病变的早期诊断。

2. 动态显像 放射性核素显像具有多种动态显像方式,使脏器和病变的血流和功能得以动态而定量地显示,与静态显像相配合能对疾病的诊断更加准确。

3. 较高的特异性 一些放射性核素显像因脏器或病变能够特异性聚集某种显像剂而显影。如各种神经受体、不同组织类型的肿瘤及其转移灶显像。

二、正电子发射体层显像

正电子发射体层显像(positron emission tomography,PET)是一种利用向生物体内部注入正电子放射性核素标记的化合物,如^{18}F-脱氧葡萄糖、^{18}F-多巴胺、^{11}C-蛋氨酸,而在体外测量它们的空间分布和时间特异性的三维成像无损检测技术。

可见,通过使用不同的核素标记的化合物,可以测量组织的葡萄糖代谢活性、蛋白质合成速率以及受体的密度和分布等,是一种活体的生化显像。

第二章 现代影像技术在临床中的应用与限度

近年来,医学影像学的检查技术发展十分迅速,已经形成了包括 X 线、超声、CT、MRI 和核医学显像等多种成像技术的检查体系。因此,对某一系统疾病、某一类疾病、某一种疾病,能够运用不同的成像技术进行检查,即使是同一成像技术,还可选用不同的检查方法。然而,这些成像技术和检查方法对于不同系统的不同疾病的发现和诊断,都具有各自的优势和不足。因此,了解不同成像技术的优势和限度,明确适应范围、诊断能力和价值,才能针对疾病进行合理、有序、有效地选用一种或几种成像方法,使疾病在最短时间和最低花费的情况下获得可靠、准确的影像学诊断。

第一节 数字化 X 线检查

X 线检查用于临床疾病的诊断已有百余年历史。尽管现代成像技术对疾病诊断显示出很大的优越性,但并不能完全取代 X 线检查。一些部位如乳腺主要使用 X 线检查;胃肠道的 X 线检查仍具有较高的应用价值;而骨骼系统和胸部也多首选 X 线检查。此外,在介入放射学领域,通过获取病变的组织学、细菌学、生理和生化资料来进行疾病诊断时,最常用的成像技术为 X 线检查。

近年来兴起的数字化 X 线检查,虽然仍具有传统 X 线图像的失真、放大及影像重叠缺点,但通过灰阶处理和窗显示技术,可调整图像的灰度和对比度,从而使不同密度的组织结构及病灶同时得到最佳显示(图 4-2-1-1)。

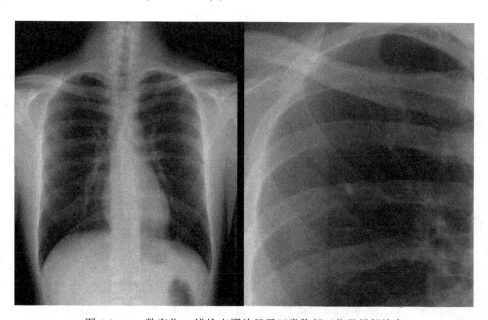

图 4-2-1-1 数字化 X 线检查摄片显示正常胸部正位及局部放大

第二节　DSA

　　与常规的血管造影相比,DSA 的密度分辨率和对比分辨率高,对比剂用量少,具备实时成像和绘制血管路径图的能力,特别有助于介入诊疗操作。

　　DSA 对全身各部位血管性病变的诊断和介入治疗均具有不可替代的重要作用,对肿瘤的经血管化疗栓死也很有帮助(图 4-2-2-1)。

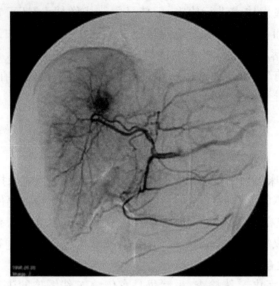

图 4-2-2-1　DSA 显示肝肿瘤血液供应

第三节　CT

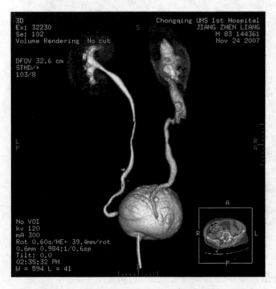

图 4-2-3-1　CT 尿路造影显示右侧输尿管上段癌

　　CT 检查的突出优点是具有很高的密度分辨力,能够较早地发现小病变和较准确地显示病变的范围。近年来,随着 CT 设备的不断改进和完善,16 层、64 层、256 层和 320 层 CT 及双源 CT 的相继应用,以及多种后处理软件的开发,使得 CT 的应用领域不断扩大。

　　目前,CT 检查的应用范围几乎涵盖了全身各个系统,特别对于中枢神经系统、头颈部、呼吸系统、消化系统、泌尿系统和内分泌系统病变的检出和诊断具有突出的优越性。对于心血管系统、生殖系统、骨骼肌肉系统病变,CT 检查仍具有较高的诊断价值。此外,CT 检查还能发现各种先天性发育异常、炎症性疾病、代谢异常疾病、外伤性改变、退行性和变性疾病、良恶性肿瘤以及心血管疾病等(图4-2-3-1,图4-2-3-2,见彩图)。

　　由于CT检查技术的不断更新,使得CT的诊断信息除了来源于病灶形态学表现外,还增添了功能性表现,为获得准确诊断提供了新的依据。例如,CT灌注成像,能反映组织器官和病灶的血流灌注改变,有利于病变的检出和定性诊断;利用快速电影模式进行CT扫描,可实时观察器官的活动,如心脏各房室的收缩和舒张、胃肠道蠕动以及关节运动等(图4-2-3-3,见彩图)。

　　值得一提的是,由于软件的更新,CT检查在现实血管性病变的地位日益突出。例如,CTA能清楚显示肿瘤是否累及血管、是否存在血管栓塞等。

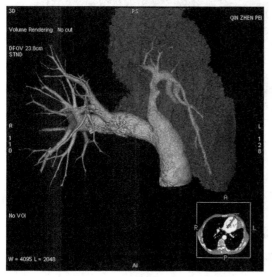

图4-2-3-2　CT重建显示肺癌对血管侵犯

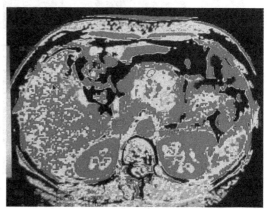

图4-2-3-3　胰腺癌CT灌注成像

　　CT检查的限度主要表现在:首先,CT检查的X线辐射剂量显著高于传统的X线检查,这样就限制了在妇产科、儿科等领域的使用。其次,对某些病变的检出尚有困难,如对中枢神经系统微小转移灶的发现以及对脊髓病变的显示不及MRI检查,对胃肠道黏膜小病灶的识别不及钡餐检查,对软骨、关节盘和韧带病变的显示十分困难。再次,CT检查虽能发现大多数病变并准确定位,定性诊断仍有困难,如有时难以确定肿瘤性与非肿瘤性病变,有时虽然能确定肿瘤性病变,却难以鉴别其良恶性;有时即使能定性,却难以判断病理类型等。

第四节　MRI

　　MRI检查以其多参数、多序列、多方位成像和组织分辨力高、无X线辐射损伤等特点,以及能够进行MRI水成像、血管成像、功能成像和波谱成像的独特优势,目前已经广泛应用于人体各系统和各部位疾病的检查和诊断,其中包括中枢神经系统、头颈部、纵隔、心脏和大血管、消化系统、泌尿生殖系统、肾上腺、腹腔和腹膜后、关节及软组织的先天性疾病、肿瘤和肿瘤样病变、炎症性病变、外伤性病变等的诊断和鉴别诊断。总体而言,MRI检查具有以下优势:对病变的检出更为敏感,且能较早发现病变,如对垂体微腺瘤、脊髓病变、小肝癌以及软骨损伤的检查;其次,对病变的诊断更为准确,尤其是应用各种特定成像序列和成像方法,能进一步显示病变特征,如应用同反相位序列检查肾上腺肿瘤,应用波谱鉴别诊断乳腺病变、前列腺癌与良性前列腺增生,通过灌注参数变化评估星形细胞肿瘤病理级别等。

随着 MRI 设备软件的持续发展、成像序列和成像方法不断开发以及对病变影像表现认识的逐步深化,能进一步拓展应用领域。例如,光纤 MRI 的出现,使图像的传输速度更快、质量更高;磁敏感技术使得脑内小静脉异常得以清楚显示;全身弥散加权成像检查,能准确显示肿瘤性转移病灶,预测和早期监测恶性肿瘤的放化疗效果。MRI 成像见图 4-2-4-1,图 4-2-4-2(见彩图)。

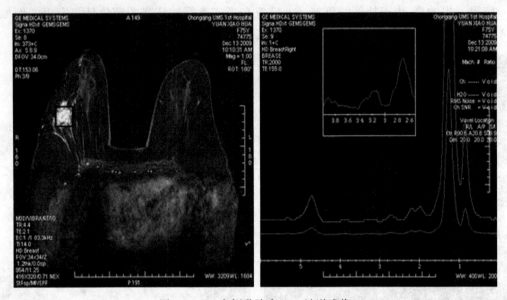

图 4-2-4-1　右侧乳腺癌 MRI 波谱成像

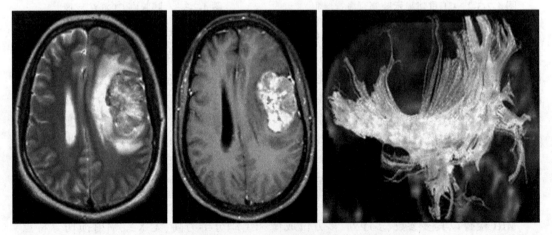

图 4-2-4-2　MRI 弥散张量成像

MRI 临床应用中,也存在一些限度。首先,若患者体内存在铁磁性植入物或心脏起搏器、妊娠早期、幽闭恐惧症,不能进行 MRI 检查。其次,MRI 图像易产生不同类型伪影,如图像处理伪影、运动性伪影、外磁场不均性伪影、磁化率伪影、梯度相关伪影和流动相关伪影等,给图像解释带来困难。再次,对于某些系统疾病的诊断存在困难,如呼吸系统大多数疾病不适合 MRI 检查;对胃肠道黏膜小病变的显示困难。

第五节　超声检查

由于无创伤、无痛苦、无电离辐射影响,一般不使用对比剂,即可获得人体各部位软组织器官和病变及管腔结构的高清晰度断层图像;提供解剖结构形态学信息,并能反映心血管等运动器官的重要生理功能,应用超声多普勒技术可无创地检测有关血流动力学参数以及观察组织器官血流灌注等。超声诊断已经广泛应用于内科、外科、妇产科、儿科和眼科等临床各科室,已经成为许多内脏、软组织器官病变首选的影像学检查方法(图4-2-5-1,见彩图)。

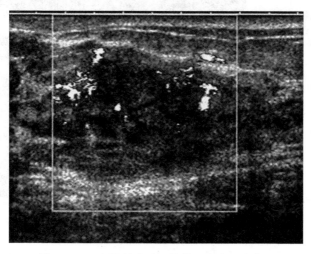

图4-2-5-1　原发性乳腺恶性淋巴瘤彩超声像图

借助于多种腔内探头、术中探头,有助于微小病变的早期发现,肿瘤侵犯范围的精确定位,有无周围淋巴结的转移等,用以进行肿瘤的分期和制订合理的治疗方案。

超声引导定位穿刺技术即介入性超声诊断与治疗,进一步提高了临床诊断与治疗水平。

超声诊断的局限性体现在:由于超声的物理性质,使其对骨骼、肺和肠道的检查受到限制。超声图像表现所反映的器官和组织声阻抗差的改变只有一定的规律性而缺乏病原学上的特异性,需注意结合其他资料综合分析。此外,超声成像中的伪影较多,显示范围较小,图像的整体性不及 CT 和 MRI。超声检查结果的准确性与超声设备的性能以及检查人员的操作技术和经验有很大关系,是一种操作人员依赖性技术。

第六节　核　医　学

核医学显像主要用于心肌梗死、肿瘤诊断、神经系统疾病诊断、受体功能显像以及脑功能定位等方面,其中在肿瘤中的应用是目前临床中的主要部分。

在肿瘤中的应用主要包括:有助于肿块的良恶性鉴别及恶性程度的判断;肿瘤病程分期及患者预后评价;临床治疗效果的评价与肿瘤耐药性探讨;鉴别肿瘤治疗后残存组织的性质,即局部病灶坏死或仍有存活肿瘤;肿瘤复发的早期判断及复发或转移诊断、转移灶定位及组织活检部位的选择等(图4-2-6-1,见彩图)。

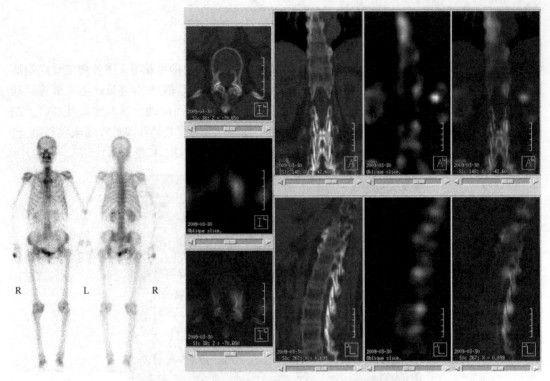

图 4-2-6-1　结肠癌术后 6 年, ECT 骨显像显示腰椎转移

核医学显像空间分辨率较差,图像不够清晰,对细微结构和病变的精确定位差。

第三章　影像学诊断思维

第一节　不同成像的观察与分析

　　各种影像学方法的成像原理不同,其组织学特点在图像上的表现亦不同。X 线和 CT 成像显示出的是组织器官间、正常组织与病理组织间的密度差异;MRI 则体现的是它们之间的信号强度不同;超声成像则是以它们之间因不同的声阻抗和衰减差别产生的不同回波构成图像。它们的共同点都是以不同的灰度构成解剖图像,如同一张黑白照片。但对于不同的成像方法而言,相同的组织和病变则表现为不同的灰度,如骨骼组织在 X 线和 CT 图像上呈白影,而在 MRI 上则呈黑影,这是因为骨骼组织含钙多,而含氢原子少的原因。由此可见,只有在了解各种影像学方法的成像原理后,才能正确解读各种图像。

第二节　影像学诊断的原则

一、全　面　观　察

　　对所有影像学检查资料首先进行分类、排序,按时间先后顺序进行全面系统的观察,不能遗漏任何部分和层面,在认识正常解剖和变异影像的基础上,发现异常影像表现。从解剖部位、形态、大小、密度或信号、伴随表现等方面,对异常影像进行细致的观察及描述。

二、具　体　分　析

　　对于所见异常影像,按照影像表现的特点进行分类和概括,进一步分析异常表现所代表的病理意义。要注意从病变的位置及分布、边缘及形态、数目及大小、密度信号和结构、周围情况、功能变化、动态发展等方面逐一分析。根据异常影像表现的特征,概括推断异常影像所反映的基本病理变化,并结合临床表现进一步推断是何种疾病所致。

三、结　合　临　床

　　由于异常影像只是疾病发展过程中某一阶段某一方面的反映,存在"同病异影,异病同影"的问题,因此在具体分析异常影像代表的病理性质后,必须结合临床症状、体征、实验室检查和其他辅助检查进行分析,分析中还需要注意患者年龄、性别、职业等,以尽量达到准确诊断。

四、综　合　诊　断

　　由于现代影像检查技术多种多样,相互之间具有互补性,在很多情况下需利用不同检查方法提供的信息互相补充、互相参照、互相对比,才能从多方位、多角度反映疾病的本质。因此,应强调综合影像诊断的基本原则,即各种影像资料的综合分析、判断,并按照由影像分析所推断的基本病变的疾病谱和概率分布,在充分结合临床病史的情况下,做出初步诊断、鉴别诊断。

诊断时注意以下线索:

(1) 首先考虑常见病和多发病,再考虑少见病和罕见病,并结合不同地区、不同人群的具体发病概率,能大大提高诊断的准确性。

(2) 尽量用一种疾病来解释影像表现,即"一元论"原则。当然,确实用一种疾病难以解释时,还是应考虑存在其他疾病的可能。

(3) 分清楚器质性病变与功能性病变,应最大可能排除功能性病变、显示器质性病变。在没有把握排除器质性病变时,不能轻易诊断为功能性疾病。

最后得出的影像学诊断结论分为三种类型:①肯定诊断,在各种临床资料齐全、影像表现典型时,可以确诊。②否定诊断,经过综合各种影像表现,排除了该疾病的存在,但一定注意,影像学检查有一定限度。③可能性诊断,通过对获得的影像信息综合分析,不能确定病变的性质,只能提出几种病变存在的可能性。此时可提示临床医师的进一步检查意见,或随访观察、试验治疗等措施。

第三节 影像诊断步骤

一、全面充分了解临床病史及检查资料

分析影像表现之前,了解临床病史及其他相关检查学资料,有利于在阅片时既全面又有重点,能提高诊断的准确性。

二、了解检查方法及技术条件

熟悉不同影像检查的成像原理、图像特点、优点和限度,明确成像的技术条件(如增强 CT 扫描时间、MRI 的不同序列)能否满足影像诊断需要。

三、观察分析图像

熟悉正常解剖和常见变异,全面系统地观察影像学资料,根据检查部位按照一定的顺序进行,防止遗漏病变,并注意患侧与健侧对比观察、不同时间检查影像的对比观察。

四、综 合 分 析

根据影像分析结果,密切结合临床表现和其他检查,得出最后的诊断意见,尽量做到定位、定量、定性和定期。确实不能明确诊断者,应提出进一步检查的意见或建议其他的检查方法。

(文 明)

Summary

A radiation oncologist develops a patient's treatment plan through a process called treatment planning, which begins with simulation. During simulation, detailed imaging scans show the location of a patient's tumor and the normal areas around it. These scans are usually computed tomography (CT) scans, but they can also include magnetic resonance imaging (MRI), positron emission tomography (PET), and ultrasound scans. During simulation and daily treatments, it is necessary to ensure that the patient will be in exactly the same position every day relative to the machine delivering the treatment or doing the imaging. Body molds, head masks, or other devices may be constructed for an individual patient to make it easier for a patient to stay still. Temporary skin marks and even tattoos are used to help with precise patient positioning.

第五篇 临床放射治疗学

第一章 头颈部肿瘤

第一节 鼻 咽 癌

鼻咽癌(nasopharyngeal carcinoma, NPC)是指原发于鼻咽黏膜上皮组织的恶性肿瘤。鼻咽癌是我国常见的恶性肿瘤之一,在头颈部恶性肿瘤中占首位,其发病特点表现为地域聚集性、种族易感性、家族性高发倾向及 EB 病毒感染相关性。早期鼻咽癌的治疗应首选放射治疗,对于局部晚期的鼻咽癌应采用联合化学治疗、分子靶向药物治疗等综合治疗方式。20 世纪 90 年代末三维适形放疗的应用将鼻咽癌的 5 年生存率提高至 67% ~75%,而近年来 IMRT 的应用使得鼻咽癌的放疗效果又有了进一步的提高,5 年生存率已超过 80%。

一、流 行 病 学

鼻咽癌的流行病学具有典型的种族易感性和地域聚集性等特点,发病人群主要集中在中国居民和华裔,以蒙古人种高发。全世界 80% 的鼻咽癌病例发生在我国华南地区的广东、广西、福建、湖南、江西等省份及中国香港地区,其中以广东省的珠江三角洲流域最常见,达 20/10 万以上。鼻咽癌的发病年龄多见于 30 ~59 岁,男女性别之比为(2 ~4):1。全国肿瘤防治办公室根据 2010 年全国第三次死因回顾性抽样调查结果发布的《中国肿瘤死亡报告》,鼻咽癌的死亡率为 1.46/10 万。与前两次的调查报道对比,鼻咽癌在恶性肿瘤死亡分类构成中由 20 世纪 90 年代的第 8 位下降为目前的第 11 位。近 20 年来,新加坡、中国香港和中国台湾等地区的鼻咽癌发病率与病死率也出现了明显下降。

二、病 因 及 发 病 因 素

鼻咽的病因目前尚未完全明确,流行病学调查提示主要与 EB 病毒感染、遗传因素和环境因素有关。

(一) EB 病毒感染

20 世纪 70 年代,Zur Hansen 等证明鼻咽癌组织中存在 EB-DNA。目前已公认 EB 病毒感染与鼻咽癌之间关系密切。证据有:①在各种不同类型的鼻咽癌组织中均存在 EB 病毒的 DNA 和 EB 病毒基因产物的表达。②鼻咽癌患者体内不仅存在 EB 病毒的高滴度抗体,而且其抗体水平随病情发展而变化。③近年来有研究显示,人胚鼻咽黏膜在 EBV、TPA 和正丁酸盐的协同作用下可诱发淋巴瘤和未分化癌。④鼻咽癌起源于单个 EB 病毒潜伏感染的细胞,单克隆细胞增殖发生在 EB 病毒感染之后。近年来台湾林进清等的研究发现:治疗前血浆 EB-DNA 的拷贝数与鼻咽癌的预后密切相关,可作为预后评价指标;监测治疗后血浆 EB-DNA 的水平可早期预测治疗疗效;监测血浆 EB-DNA 的浓度及清除率可作为复发或转移性鼻咽癌治疗预后的评价指标。然而,EB 病毒在人鼻咽癌发生发展中的确切作用机制及其与遗传和环境因素在鼻咽癌发病中的关系如何仍未彻底阐明。

(二) 遗传因素

鼻咽癌的发病具有种族易感性和家族性高发倾向等特点。高发地区人群移居其他地区后仍保持高发病率,并把鼻咽癌易感性传给下一代。在美国,1949～1962 年间在中国出生者,患鼻咽癌的危险性为白人的 34 倍,出生于美国的中国人则为白人的 21 倍。广东省高发区的调查发现鼻咽癌患者一级亲属患鼻咽癌的危险性为配偶一级亲属的 9.31 倍,分离比为 0.0588(0.0182,0.0994),遗传度为 68.08%,属于一种多基因遗传病。由此可见,遗传因素在鼻咽癌的发病中具有非常重要的意义。

(三) 环境因素

中山医学院肿瘤研究所对广东的外环境调查发现,鼻咽癌高发地区的大米、水中微量元素镍较低发地区为高,鼻咽癌患者头发、血清中镍含量比健康人高。在我国南方福建等地进行的病例-对照研究显示,房屋矮、无独立的厨房及烟囱为鼻咽癌的危险因素,OR 值为 1.28。Zheng 等在广西东部进行的 1:2(88:176) 配对的病例对照研究显示,室内木柴燃烧产生的烟雾与鼻咽癌之间存在一定的关系(OR = 5.4)。这些地区居民主要以柴草作为燃料,燃烧后释放出来的主要致癌物质为 3,4-苯并芘。此外,一些调查发现职业环境中一些特殊的化学物质如甲醛、氯酚及硫酸蒸汽等与鼻咽癌的发生有关。

三、应 用 解 剖

(一) 鼻咽的解剖

鼻咽位于鼻腔的后方,蝶骨体的下方,呈不规则的立方形状。前后径为 2～3cm,上下径和横径各为 3～4cm。鼻咽腔共分为六个壁,即顶壁、顶后壁、左右侧壁、前壁和底壁。

1. 鼻咽的各壁结构

(1) 顶壁与顶后壁:鼻咽的顶壁位于蝶窦底部,顶后壁与顶壁无明显的分界,由蝶窦底、枕骨基底部和第 1、2 颈椎构成,成圆拱形的穹隆状。鼻咽的顶壁和顶后壁的黏膜下淋巴组织十分丰富,形成咽扁桃体,是咽淋巴环(Waldeyer's ring,即韦氏环)的一部分。在儿童时期,咽扁桃体常出现增殖,形成腺样增殖体,随着年龄的增长腺样体逐渐萎缩。枕骨基底中心部为凸起的咽结节。

(2) 左右侧壁:鼻咽左右侧壁基本对称,主要由腭帆张肌、腭帆提肌、咽鼓管咽肌和咽鼓管软骨组成。包绕咽鼓管的黏膜组织形成隆突样结构,称咽鼓管隆突。隆突的中央为咽鼓管的咽部开口,后上方为咽隐窝,又称 Rosenmüller 窝,该区是鼻咽癌的好发部位,也是鼻咽癌侵入颅内的重要途径之一。

(3) 前壁:由鼻中隔后缘、下鼻甲后端及双侧后鼻孔组成。上端与顶壁相连,两侧与咽鼓管前区相接。

(4) 底壁:由软腭的背面及其后方的咽峡部构成(图 5-1-1-1,图 5-1-1-2)。

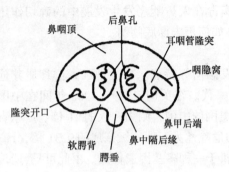

图 5-1-1-1　鼻咽腔后前位观

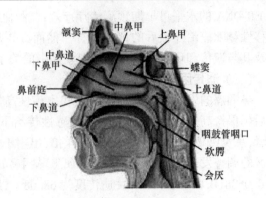

图 5-1-1-2　鼻咽腔矢状面

2. 咽筋膜与咽旁间隙

（1）咽筋膜:咽筋膜左右对称,可分为内侧的咽颅底筋膜和外侧的颊咽筋膜。咽颅底筋膜以枕骨基底颅外面的咽结节为起点,向外走行,经颞骨岩部颈动脉管内侧,折向前内方向,止于翼内外板间的舟状窝,其顶端与破裂孔相连。颊咽筋膜连接咽上缩肌和蝶骨大翼,其走行自蝶骨嵴至舟状窝,与咽颅底筋膜会合,分内外两层:内层包绕咽鼓管组成其底部;外层包绕腭帆张肌后附于颅底。

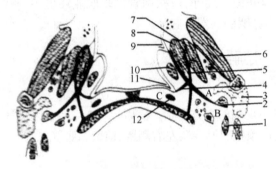

图 5-1-1-3　鼻咽咽旁间隙横断面

1. 二腹肌;2. 茎突;3. 腮腺;4. 咽颅底筋膜;5. 颊咽筋膜;
6. 翼外肌;7. 翼内肌;8. 腭帆张肌;9. 咽鼓管开口;10. 腭帆提肌;11. 咽隐窝;12. 咽后淋巴结
A. 茎突前间隙;B. 茎突后间隙;C. 咽后间隙

（2）咽旁间隙:咽旁间隙(parapharyngeal space)是自颅底至舌骨平面的一个潜在性漏斗状疏松结缔组织区域,由下颌骨、翼肌、腮腺、脊柱及咽侧壁围成,其位置深在、解剖关系复杂,多种类型的良恶性肿瘤常发生于此,鼻咽癌早期即可侵犯咽旁间隙,然后再向周边侵犯。以咽筋膜、茎突及其附着肌肉为界,咽旁间隙可划分为咽腔后方的咽后间隙和咽腔外侧的咽侧间隙,后者又以茎突为界分为茎突前间隙和茎突后间隙。咽后间隙的前壁为颊咽筋膜,后为椎前筋膜,上接颅底,下通后纵隔,内含咽后淋巴结,其中又分为内侧组和外侧组咽

后淋巴结。外侧组咽后淋巴结又称为 Rouviere 淋巴结,是鼻咽癌淋巴结转移的常见部位,可出现于颈淋巴结转移之前。茎突前间隙内有腭帆提肌、腭帆张肌、上颌动脉及其分支、下颌神经及其分支等;茎突后间隙又称颈动脉鞘区,内有颈上深淋巴结、颈内动脉、颈内静脉、第Ⅸ~Ⅻ对脑神经和颈交感神经干等穿行(图 5-1-1-3,图 5-1-1-4)。

3. 颅底与海绵窦

（1）颅底:位于鼻咽顶部和顶侧壁,是鼻咽癌最常见的侵犯部位。其中线结构有蝶骨基底部和斜坡;中线旁结构有破裂孔、蝶骨大翼的卵圆孔和棘孔、岩尖、颈动脉管、颈静脉孔、舌下神经等重要结构。中线旁结构颅底骨的受侵常伴有第Ⅴ、Ⅸ、Ⅹ、Ⅺ、Ⅻ对颅神经的损伤。

（2）海绵窦:位于蝶窦两旁,自上而下有颈内动脉、第Ⅲ、Ⅳ、Ⅴ1、Ⅵ、Ⅴ2 对颅神经穿

行。当鼻咽癌侵犯海绵窦时,临床上可表现为上述前组颅神经损伤的表现。

(二)鼻咽的淋巴引流

鼻咽的淋巴引流十分丰富,在黏膜下有较致密的淋巴管网。经咽后壁引流至咽后内外侧淋巴结,然后再引流至颈部;也可经咽侧壁直接引流至颈内动静脉出入颅底处的淋巴结及乳突尖深部淋巴结,然后再引流至颈部的淋巴结。鼻咽癌通常沿着淋巴管引流的方向依次转移,较少出现跳跃现象(淋巴结巨大、淋巴结侵犯皮肤、既往颈部有放疗或手术史等情况除外)。鼻咽癌的前哨淋巴结一般认为是咽后淋巴结和颈上深淋巴结。鼻咽癌的淋巴结转移途径如图5-1-1-5,图5-1-1-6。UICC2002颈部淋巴结分区见图5-1-1-7及表5-1-1-1。

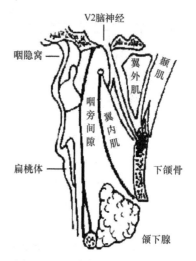

图5-1-1-4　鼻咽咽旁间隙冠状面

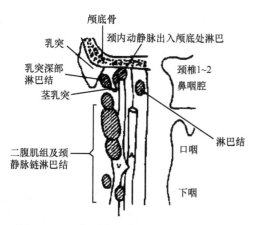

图5-1-1-5　鼻咽癌颈淋巴结转移(冠状面后前位观)

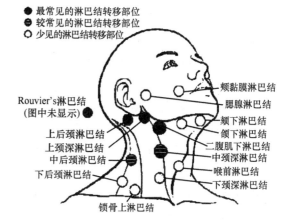

图5-1-1-6　鼻咽癌颈淋巴结转移好发部位

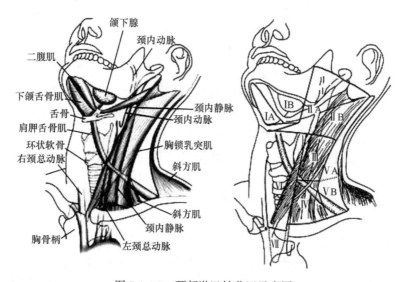

图5-1-1-7　颈部淋巴结分区示意图

表 5-1-1-1 UICC2002 颈部淋巴结分区

I	Ⅰ A:颌下和颏下三角淋巴结包括颏下三角(前正中线至二腹肌前腹与舌骨下缘之间的区域)
	Ⅰ B:颌下三角区(下颌骨上缘、二腹肌前腹与颌下腺后缘间的区域)
Ⅱ	舌骨下缘以上至第1颈椎横突(颈上深淋巴结;后界为胸锁乳突肌后缘)
	Ⅱ A:颈动脉前
	Ⅱ B:颈动脉后
Ⅲ	中颈淋巴结(舌骨下缘至环状软骨下缘;后界为胸锁乳突肌后缘)
Ⅳ	下颈淋巴结(环状软骨下缘至锁骨上缘;后界为胸锁乳突肌后缘)
Ⅴ	颈后三角区淋巴结(后界斜方肌前缘;前界胸锁乳突肌后缘;下界锁骨;上界颅底)
	Ⅴ A:环状软骨下缘以上区域
	Ⅴ B:环状软骨下缘至锁骨上缘区域
Ⅵ	颈前淋巴结(后界:颈动脉鞘前方;上界:舌骨;下界:胸骨切迹)
Ⅶ	上纵隔淋巴结(至主动脉弓上)

四、病　理

鼻咽癌的病理组织分型目前仍没有统一的标准。按照1978年WHO的分类标准,鼻咽癌的病理类型分为三型:

Ⅰ型:鳞状细胞癌,经典型(squamous cell carcinoma,typically)。

Ⅱ型:非角化型癌(non-keratinizing carcinoma)。

Ⅲ型:未分化型癌(undifferentiated carcinoma)。

2003年,WHO将鼻咽癌的病理类型分为三型:非角化型癌(non-keratinizing carcinoma);角化型鳞状细胞癌(keratinizing squamous cell carcinoma);基底细胞样鳞状细胞癌(basaloid squamous cell carcinoma)。其中非角化型癌又分为分化型和未分化型两个亚型,两者的划分并无临床及预后意义。非角化型癌相当于1978年分类中的Ⅱ型和Ⅲ型,角化型鳞状细胞癌即1978年分类中的Ⅰ型。

五、临床表现

(一)鼻咽癌的常见症状和体征

1. 颈淋巴结增大　40%~80%的鼻咽癌患者以颈淋巴结增大为首发症状。多数病例首发为上颈深淋巴结增大,开始为一侧,继而发展为双侧,无痛,质地较硬,活动度差,迅速增大。晚期时其淋巴结转移可达锁骨上,甚至纵隔、腋窝。

2. 鼻出血及回缩性血涕　相当部分鼻咽癌患者以回缩性血涕为早期症状,表现为晨起时发现回吸至口腔中的鼻腔分泌物中带血丝。随着鼻咽肿块增大、溃烂,涕中血量增加。

3. 耳鸣或听力减退　鼻咽癌好发于咽侧壁咽鼓管附近,压迫咽鼓管引起耳闷、耳鸣或听力减退,是鼻咽癌的一个早期症状。

4. 头痛　常表现为枕部或颞部的疼痛,多为钝痛。早期为血管反射性头痛,晚期为肿瘤破坏颅底骨或颅神经、肿瘤感染、颈淋巴结转移压迫血管神经等。

5. 鼻塞　肿瘤堵塞后鼻孔,导致鼻腔通气不畅,开始为一侧,严重时两侧均有鼻塞。

6. 张口困难 为鼻咽癌的晚期症状,提示肿瘤侵犯颞下窝、翼内肌、翼外肌、翼腭窝等。

7. 颅神经受侵所致的症状和体征 鼻咽癌侵犯颅底,可以压迫或破坏颅神经而引起一系列症状和体征,常见的颅神经出颅部位及损伤所致的临床特征见表5-1-1-2。

表 5-1-1-2 颅神经的出颅部位及损伤的临床特征

颅神经	出颅部位	临床特征
I	筛孔	嗅觉减退或消失
II	视神经孔	视力下降或失明
III	眶上裂	眼裂下垂,瞳孔扩大,向外斜视,上下内运动障碍
IV	眶上裂	眼球向下运动障碍
V1	眶上裂	上睑、额部皮肤、前鼻腔、眼球黏膜感觉减退或消失
V2	圆孔	眶下、上唇皮肤、上颌齿龈黏膜感觉减退或消失
V3	卵圆孔	下唇、颏部、耳前皮肤、舌前2/3、下齿龈感觉减退或消失
VI	眶上裂	眼球向内斜视,向外看复视
VII	内耳门	面肌瘫痪,兔眼,鼻唇沟变浅
VIII	内耳门	神经性耳聋
IX	颈内静脉孔	软腭弓下陷,舌后1/3感觉消失,吞咽障碍
X	颈内静脉孔	声带麻痹、耳道、耳屏皮肤感觉障碍
XI	颈内静脉孔	斜方肌、胸锁乳突肌萎缩,耸肩无力
XII	舌下神经孔	单侧舌肌萎缩,伸舌偏向患侧

(二)鼻咽癌的扩散与转移

鼻咽癌有浸润性生长的特点,容易沿黏膜下蔓延,以及通过颈淋巴结转移和远处转移。

1. 直接蔓延 直接蔓延主要表现为:①向下,沿咽后壁或咽侧壁侵犯到口咽,包括软腭、扁桃体和舌根,部分病例甚至侵犯下咽。②向上,直接侵入蝶窦、垂体和视神经,向两侧累及海绵窦;由破裂孔入颅,引起岩蝶综合征,其中前组颅神经最易受累,依次为V、VI、IV、III、II对颅神经,三叉神经又以第二支最易受累;肿瘤也可直接由卵圆孔侵入颅内。③向外,侵犯咽旁间隙、颞下窝、茎突前后区及后组颅神经,并可直接经咽鼓管进中耳、外耳。④向前,侵犯鼻腔后部、筛窦、通过筛板到达前颅窝、上颌窦。⑤向后,穿过鼻咽后壁,侵犯上段颈椎,少部分患者可以侵犯颈段脊髓。

2. 淋巴结转移 鼻咽癌以淋巴结转移率高、转移出现早、颈淋巴结转移范围广为特点。中山大学肿瘤医院孙颖等的研究发现鼻咽癌的淋巴结转移遵循自上而下、循序渐进的规律,咽后间隙及颈部II区为好发部位。据统计:治疗前颈淋巴结转移率为70%~80%,单侧淋巴结转移占43.3%。

3. 血道转移 鼻咽癌容易发生血道转移,其转移率为20%~30%。最常见的转移部位为肝、骨和肺,骨转移中又以脊椎转移、骨盆转移多见,其他转移部位还有肾、胰、腹膜后等。转移多发生在放射治疗后3年内。

六、诊 断

早期发现、早期诊断对提高鼻咽癌的疗效十分重要。然而,迄今为止,到医院就诊的鼻咽癌患者中早期病例仅占1/3,2/3为中晚期。难以提高早期诊断率的主要原因是鼻咽肿瘤生长部位隐蔽,早期症状不明显且无特殊性,容易被疏忽和误诊。因此,在临床工作中必须认真询问病史和仔细体检,关注鼻咽癌患者的主要症状(回缩性血涕或鼻出血、鼻塞、耳鸣、听力减退、头痛、面麻、复视)及三大体征(鼻咽肿物、颈部肿物和颅神经损伤的表现)。目前,EB 病毒血清学检查、间接鼻咽镜或纤维鼻咽镜检查以及鼻咽 MRI 或 CT 等被视为鼻咽癌有效的辅助诊断措施。

七、鉴别诊断

(一)鼻咽部肿块的鉴别

1. 鼻咽增殖体 鼻咽增殖体好发于青少年,表现为鼻咽顶前中央形成几条纵行的脊状隆起,色泽与正常黏膜一样,有时候表明可增生形成结节,一般无头痛及颈淋巴结肿大。

2. 鼻咽结核 鼻咽结核少见,病变常位于顶壁或顶后壁,呈散在肉芽样小结节,部分可合并干酪样溃疡、坏死,常伴有午后低热、乏力、盗汗等全身症状,可同时有其他部位结核灶或结核病的既往史。

3. 鼻咽脊索瘤 脊索瘤是胚胎发育时残存的脊索发生的肿瘤,好发于斜坡和骶尾部,其生物学特点是低度恶性,生长慢,以局部侵袭性生长为主,可伴溶骨性破坏,颈淋巴结转移罕见。

4. 鼻咽纤维血管瘤 鼻咽纤维血管瘤常见于 15~25 岁男性青年,以反复鼻咽出血为特征,肿瘤中富含血管,容易出血,鼻咽镜下呈暗紫红色。CT/MRI 增强扫描可基本确诊。活检应慎重,以免大出血。

5. 鼻咽淋巴瘤或炎性肉芽肿 以外周 T 细胞淋巴瘤多见,常伴有发热、恶臭,检查时可发现多部位黏膜糜烂,表明附有多量白色假膜,很少出现颅底骨质破坏及颈淋巴结肿大。

(二)颈部肿块的鉴别

1. 恶性淋巴瘤 恶性淋巴瘤以无痛性颈淋巴结增大就诊的患者,需与恶性淋巴瘤鉴别,后者以年轻人多见,发病较急,病程较短,部分患者伴有发热和盗汗等症状,颈淋巴结增大常为双侧性,可伴有腋窝、腹股沟等部位的淋巴结增大,质地较软,淋巴结切除病理检查有助于鉴别。

2. 颈淋巴结结核 颈淋巴结结核多同时累及颈深、浅组淋巴结,表现为胸锁乳突肌后缘串珠样淋巴结增大,常伴有午后低热、乏力、盗汗等全身症状,可同时有其他部位结核灶或结核病的既往史,活检病理检查有助于鉴别。

3. 颈淋巴结炎症 颈淋巴结炎症特别是慢性淋巴结炎时可表现为颈部淋巴结增大,急性炎症常伴有红、肿、热、痛等临床表现。

4. 颈部淋巴结其他转移癌 其他头颈部恶性肿瘤或体部恶性肿瘤也可致颈淋巴结增大,需仔细寻找原发灶,方法有:①根据颈部淋巴结转移部位和淋巴引流的解剖关系追查原发肿瘤。②根据颈淋巴结转移的病理组织学类型来判断。

八、分　期

迄今为止,国内外已有多种鼻咽癌的分期方案,但都不尽满意,缺乏统一的国际标准。以 CT 为依据的鼻咽癌 1992 年福州分期发布至今近 20 年。然而,这些年来鼻咽癌的诊断和治疗手段发生了很大改变,且鼻咽影像学的发展提供了更多的预后指标,从而使得该分期已远远不能满足目前临床诊断和治疗的需要。作为全球鼻咽癌的高发地区,中国鼻咽癌临床分期工作委员会于 2008 年制定了鼻咽癌新的分期,该分期的主要特点包括:①确立 MR

分期的方法和规范。②明确了与分期相关的解剖定义和界限。③简化 T 分期的相关因素。④制定影像学颈部淋巴结受侵的诊断标准。⑤采用 RTOG 颈部淋巴结的分区标准。目前鼻咽癌 2008 分期标准已成为国内推荐使用的临床分期。国际抗癌联盟(UICC)也于 2009 年制定了 UICC/AJCC 分期(第七版)的临床分期标准。为了方便比较,现将国内外的这两个分期方案介绍如下。

(一) 我国鼻咽癌 2008 分期

1. 原发病灶(T)

T_1:局限于鼻咽。

T_2:侵犯鼻腔、口咽、咽旁间隙。

T_3:侵犯颅底、翼内肌。

T_4:侵犯脑神经、鼻窦、翼外肌及以外的咀嚼肌间隙、颅内(海绵窦、脑膜等)。

2. 区域淋巴结(N)

N_0:影像学及体检无淋巴结转移证据。

N_{1a}:咽后淋巴结转移。

N_{1b}:单侧Ⅰb、Ⅱ、Ⅲ、Ⅴa 区淋巴结转移且直径≤3cm。

N_2:双侧Ⅰb、Ⅱ、Ⅲ、Ⅴa 区淋巴结转移,或直径>3cm,或淋巴结包膜外侵犯。

N_3:Ⅳ、Ⅴb 区淋巴结转移。

3. 远处转移(M)

M_0:无远处转移。

M_1:有远处转移(包括颈部以下的淋巴结转移)。

4. 临床分期

Ⅰ期:$T_1N_0M_0$。

Ⅱ期:$T_1N_{1a\sim1b}M_0$,$T_2N_{0\sim1b}M_0$。

Ⅲ期:$T_{1\sim2}N_2M_0$,$T_3N_{0\sim2}M_0$。

ⅣA 期:$T_{1\sim3}N_3M_0$,$T_4N_{0\sim3}M_0$。

ⅣB 期:任何 T,任何 N,M_1。

MRI 颈部转移淋巴结诊断标准:①横断面图像上淋巴结最小径≥10mm。②中央坏死或环形强化。③同一高危区域(N_0 者,Ⅱ区:N+者,转移淋巴结所在区的下一区)≥3 个淋巴结,其中一个最大横断面的最小径≥8mm。④淋巴结包膜外侵犯(征象包括淋巴结边缘不规则强化,周围脂肪间隙部分或全部消失,淋巴结相互融合)。⑤咽后淋巴结,最大横断面的最小径≥5mm。

(二) 2009 年国际抗癌联盟(UICC/AJCC)第七版的临床分期

1. 原发病灶(T)

T_1:肿瘤局限于鼻咽,或扩展到口咽和(或)鼻腔,但无咽旁侵犯*。

T_2:肿瘤侵犯咽旁*。

T_3:肿瘤侵犯颅底骨结构和(或)鼻窦。

T_4:肿瘤侵入颅内和(或)脑神经、下咽、眼眶或颞下窝/咀嚼肌间隙。

*咽旁侵犯表示肿瘤向后外侧浸润超过咽颅底筋膜。

2. 区域淋巴结(N)

N_0:无区域淋巴结转移。

N_1：单侧淋巴结转移，最大径≤6cm，转移淋巴结位于锁骨上窝以上；和（或）单侧或双侧咽后淋巴结转移，最大径≤6cm*。

N_2：双侧淋巴结转移，最大径≤6cm，转移淋巴结位于锁骨上窝以上*。

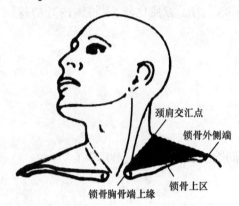

图 5-1-1-8　锁骨上区示意图

N_3：转移淋巴结直径>6cm 和（或）锁骨上窝淋巴结转移。

N_{3a}：转移淋巴结直径>6cm。

N_{3b}：锁骨上窝淋巴结转移。

＊中线淋巴结被认为是同侧淋巴结。

锁骨上区或窝与鼻咽癌分期有关，Ho 最初将其描述为三角区（图 5-1-1-8）。三角区的三个界点为：①锁骨胸骨端上缘；②锁骨外侧端（肩峰端）上缘；③颈肩交汇点。注意此区可能包括Ⅳ区和Ⅴ区尾部，伴有锁骨上窝淋巴结（全部或部分）转移的所有病例均认为是 N_{3b}。

3. 远处转移（M）

M_0：无远处转移。

M_1：有远处转移。

4. 临床分期

Ⅰ期：$T_1N_0M_0$。

ⅡA 期：$T_{2a}N_0M_0$。

ⅡB 期：$T_1N_1M_0$，$T_2N_1M_0$，$T_{2a}N_1M_0$，$T_{2b}N_0M_0$，$T_{2b}N_1M_0$。

Ⅲ期：$T_1N_2M_0$，$T_{2a}N_2M_0$，$T_{2b}N_2M_0$，$T_3N_0M_0$，$T_3N_1M_0$，$T_3N_2M_0$。

ⅣA 期：$T_4N_{0\sim2}M_0$。

ⅣB 期：任何 T，N_3，M_0。

ⅣC 期：任何 T，任何 N，M_1。

九、治　疗　原　则

（一）综合治疗原则

鼻咽癌的治疗应以个体化的分层治疗为原则。Ⅰ期、Ⅱ期鼻咽癌以单纯根治性放射治疗为主，对于鼻咽病灶小的早期患者可采用外照射+鼻咽腔内后装近距离放射治疗。Ⅲ期、Ⅳ期患者应采用放化疗综合治疗。对于已有远处转移的患者应采用以化学治疗为主的姑息性化疗、放疗综合治疗。外照射技术以 IMRT 疗效最好。放射治疗后的残存或复发病例在符合手术治疗条件时，可酌情考虑手术挽救。近年来生物治疗、分子靶向药物等新型治疗模式在鼻咽癌中的应用研究日渐活跃，但这些新型治疗模式对远期生存的影响需要Ⅲ期临床研究的进一步支持。

（二）放射治疗原则

（1）对首程放射治疗患者应以体外照射为主，必要时辅以腔内后装近距离放射治疗，不能单纯行腔内照射。

（2）体外照射以^{60}Co 或 4~6MV 的直线加速器为首选。

（3）体外放射治疗范围不仅要包括肿瘤侵犯范围，而且要包括亚临床区域以及颈部淋巴引流区。

（4）利用多野、缩野、改变入射角度等放疗技术保护正常组织。

（5）因病情而异，因人而异，因放射治疗中肿瘤的退缩及移位情况而异，根据情况制订或改变放疗计划，遵循个体化的分层治疗原则。

（6）尽可能采用 CT 模拟定位技术、调强适形放疗技术，保护周围正常组织器官、改善患者生存质量。

十、常规放射治疗

（一）常用照射野的设计

鼻咽癌常规放射治疗的照射范围包括原发病灶、邻近可能扩展受侵的区域和淋巴引流区域，需要借助 CT 或 MRI 影像显示的侵犯范围进行放射治疗计划的设计。一般来说，鼻咽癌的照射野以面颈联合野、耳前野及颈部切线野为主，依据病变外侵情况可选择配用鼻前野、耳后野、颅底野等。

1. 面颈联合野 面颈联合野的上界以充分包括颅底为原则，对于颅底、颅内受侵者应根据影像学所显示的瘤体位置而决定上界的位置；下界一般位于舌骨下缘水平；前界应包括鼻腔、上颌窦的后 1/3，也可根据病变具体侵犯范围而适当前移；后界一般沿棘突后缘或斜方肌前缘走行，对颈后三角有淋巴结转移者则以完全包括淋巴结为原则。优点：原发灶、咽旁间隙、口咽和上颈转移淋巴结均在同一照射野内，避免剂量重叠或遗漏。缺点：照射野面积大，脑干、颈段脊

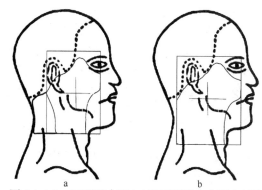

图 5-1-1-9 面颈联合野(a)和面颈联合分野(b)颈后电子束野

髓均在照射野内。面颈联合野的推荐剂量为 36 ~ 40Gy，然后进行分野和（或）缩野加量照射（图 5-1-1-9）。

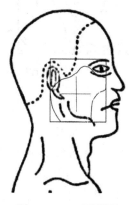

图 5-1-1-10 耳前野

2. 耳前野 耳前野的上界、前界同面颈联合野；后界为椎体前 1/2 ~ 2/3 处或外耳孔后缘，颈动脉鞘区受侵者可放至外耳孔后缘后 0.5 ~ 1.5cm（为减少脑受照射剂量，应向鼻侧打 5° ~ 7°）；下界一般位第 2 颈椎椎体下缘以充分包括鼻咽。耳前野一度为鼻咽癌放射治疗的主野，但因未能全包咽旁间隙和颅底，且照射野的后下角常与全颈切线野的上部重叠，处理不当局部靶区欠量复发或重叠超量，容易产生后组颅神经损伤和（或）放射性下颌骨坏死。因此，目前临床上多数将耳前野作为面颈联合野的后续辅助照射野继续加量照射（图 5-1-1-10）。

3. 鼻前野 鼻前野的上下界与耳前野的上下界平齐，左右界根据影像学显示的咽旁间隙受侵范围确定，铅挡眼球形成"凸"字形照射野。优点：①补充鼻腔及鼻咽部前份剂量，适用于鼻腔、上颌窦、前组筛窦及眶部受侵者。②减少颞颌关节受照射剂量。③摆位方便。缺点：①脑干直接受到照射，通常不应

超过20Gy。②铅挡眼球时部分颅底漏照。

4. 耳后野 耳后野的前界平耳根,上界平耳前野或低1cm,后界以前界向后5cm,下界与耳前野的下界平齐,根据病变范围可双侧设野。耳后野常作为面颈联合野的辅助照射野,适用于茎突后区、破裂孔或枕骨斜坡受侵、后组颅神经损伤者。优点:①茎突后区、上颈深淋巴结可同时受到照射。②能较好地避开脑干、脊髓。缺点:①摆位难度大,重复性、精确性差。②单用此野照射靶区剂量不均匀,不能包括对侧鼻咽颅底,且有少量射线从对侧眼球外分射出,故只能作补充照射。

5. 颅底野 颅底野以外眦与外耳孔连线为颅底线,上下各放2.5cm,耳屏前至耳屏前6cm。适用于前组颅神经损害,蝶窦、海绵窦、筛窦受侵的患者,作为最后阶段的加量照射使用。

6. 全颈切线野 全颈切线野包括全颈前切线野和全颈后切线野。全颈前切线野的上界为下颌骨下缘上1cm与耳垂连线;下界沿锁骨上缘或下缘甚至锁骨下缘下2~3cm;外界在锁骨末端、肱骨头内侧缘,野的中间(体中线部分)以2.5~3.0cm宽铅块全挡或部分脊髓挡铅。全颈后切线野的下界、外界和中间挡铅与全颈前切线野相同,上界在枕骨粗隆与外耳孔下缘连线。全颈切线野可包括颌下及颈上深直至锁骨上区的淋巴结引流区。颈髓、喉、下咽、食管等处于中线部位的组织器官易于保护。但需注意耳前野与全颈切线野相接处的重叠剂量勿超过20Gy,否则易引起颈部皮肤、软组织的纤维化与后组颅神经损伤(图5-1-1-11)。

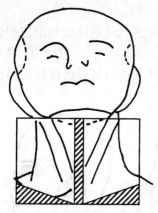

图5-1-1-11 全颈切线野示意图

7. 中下颈、锁骨区切线野

在面颈联合野照射时,中下颈及锁骨区另设一前切线野,上界与面颈联合野的下界共线,下界、外界及中间铅挡与全颈切线野相同(图5-1-1-12)。

(二) 常用照射野的组合方式

(1) 放疗第一阶段使用面颈联合野+中下颈、锁骨区切线野当面颈联合野照射剂量达36~40Gy后,行面颈分野照射,原发灶改为耳前野或面颈前后分野后继续照射,后部选用合适能量的电子束照射,目的是保护脊髓。

(2) 当放疗剂量达50Gy时,如无口咽受侵、明显咽旁受侵、上颈部巨大淋巴结的前提下,改照射野为耳前野继续加量照射到66~70Gy。

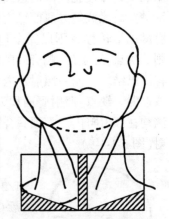

图5-1-1-12 下颈、锁骨区切线野示意图

(3) 对于颅底骨质破坏和(或)颅内受侵者,在双耳前野照射到70Gy时改为双侧颅底野,加量6~10Gy,使局部总照射剂量达到76~80Gy。

(4) 对肿瘤位于鼻咽侧壁,及一侧茎突后间隙受侵者,在双耳前野照射到60Gy时改为患侧耳前野+耳后野两野交角照射技术,加量10Gy,使局部总照射剂量不低于70Gy。

(5) 对鼻腔、上颌窦、前组筛窦及眶部受侵者,可根据具体情况加用鼻前野。

(三) 照射的分割方法和时间剂量

鼻咽癌放疗的总剂量视肿瘤病理类型、分化程度、肿瘤大小、放疗目的及放疗中肿瘤退缩情况不同而定,做到因人而异、个体化处理。主要有以下的分割方法和时间剂量。

（1）常规分割照射：常规分割照射是鼻咽癌放射治疗的标准方法。临床上采用每周连续照射5天,1次/天,每次1.8～2.0Gy。根治剂量DT为66～76Gy/（33～38）次×（7～8）周;预防剂量DT50Gy/25次×5周。

（2）超分割照射：每周连续照射5天,2次/天,每次间隔6～8h,每次1.1～1.2Gy,总剂量在7周内可达76～82Gy。目前建议该方法适用于放射敏感性较差、肿瘤退缩较慢、晚期或复发后再程放疗的患者。

（3）后程加速超分割照射：常规分割照射或超分割照射的后程（4周后）改为每次1.5Gy,2次/天,两次间隔6～8h,每周连续照射5天,予30Gy/2周,总剂量达70～78Gy/6周。该方法主要用于克服肿瘤干细胞在放疗过程中的加速再增殖,其近期疗效较满意,但晚期反应有所增加,长期疗效有待观察。

（4）连续加速分割照射：每周照射6次或7次,1次/天,每次1.8～2.0Gy,总剂量达66Gy左右。该方法主要用于克服肿瘤干细胞在放疗过程中的加速再增殖以缩短总疗程时间,尤其在T晚期病例中更为明显,且已取得良好的效果。然而该方法明显增加了患者的急性反应,晚期反应也有所增加。

十一、调强适形放射治疗

21世纪发展起来的放射治疗新技术——IMRT对鼻咽癌的治疗具有独特的优势,其原因包括以下几个方面:①鼻咽癌以放疗为主,放疗后多数患者可长期生存,对生存质量的要求相对较高。②鼻咽癌的靶区形状极不规则,完整的靶区需包括鼻咽各壁、咽后间隙、咽旁间隙（包括茎突前间隙和茎突后间隙）、颅底、蝶窦、翼腭窝、鼻腔和上颌窦的后部及上颈部淋巴结等。③鼻咽癌毗邻周围重要的结构如脑干、垂体、视神经、唾液腺等需要保护的组织和器官。④靶区内不同部位所需的根治剂量不同,因此要求靶区内的剂量能够按照要求分布。⑤鼻咽为一中线结构、器官无相对运动。⑥照射过程中的体位固定简单可靠、重复性及精确性高。近年来多个中心的临床证据表明IMRT可提高鼻咽癌患者的肿瘤局部控制率（表5-1-1-3）和改善生存质量。然而,目前各个中心在靶区定义、处方剂量要求、放疗计划评估等方面的理解和实施仍存在着差异。为了提高我国鼻咽癌IMRT的整体水平,使鼻咽癌患者得到最合理的治疗,中国鼻咽癌临床分期工作委员会于2010年制定了鼻咽癌IMRT靶区及剂量设计指引（专家共识）,该指引由放疗前准备、靶区命名及设置、处方剂量、危及器官剂量限定四部分组成。

表5-1-1-3　鼻咽癌IMRT的疗效

地区	发表时间	病例数	中位随访（月）	局部控制率/%	无远处转移生存率/%	总生存率/%
广州	2010	419	-	92.7(5y)	85.5(5y)	83.3(5y)
福建	2010	380	31	94.9(3y)	86.2(3y)	89(3y)
广西	2010	128	12	93.8(2y)	88.3(2y)	96.9(2y)
北京	2008	147	15	93.2(3y)	74.4(3y)	93.5(3y)
香港	2004	63	29	92(3y)	79(3y)	90(3y)
台湾	2003	83	17	-	-	83.8(2y)

文献来源:①赵充,中华放射肿瘤学杂志,2010,19(3):191;②潘建基,中华放射肿瘤学杂志,2010,19(4):283;③王仁生,肿瘤防治研究,2010,37(5):250;④易俊林,中华放射肿瘤学杂志,2008 17(5):329;⑤Kam MK,Int J Radiat Oncol Biol Phys,2004,60(5):1440;⑥Liu MT,Jpn J Clin Oncol,2003,33(10):501

（一）放疗前准备

1. 影像学检查 MRI 在确定鼻咽原发肿瘤位置及周边侵犯范围（如肌肉、间隙、筋膜、窦腔、骨结构及颅内）等方面明显优于 CT，且鼻咽癌 2008 分期明确规定了以 MRI 作为鼻咽癌分期的基本手段和依据。因此，在无 MRI 扫描禁忌的条件下，鼻咽癌靶区勾画必须以 MRI 作为基本的影像学依据。PET-CT 是诊断远处转移的较好方法，但在鼻咽癌原发肿瘤侵犯范围的界定以及颈部转移淋巴结的诊断等方面的临床意义及准确性尚未完全明确。因此，没有确定证据显示 PET-CT 能够取代 MRI 作为基本检查（图 5-1-1-13，见彩图）。

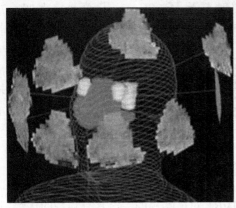
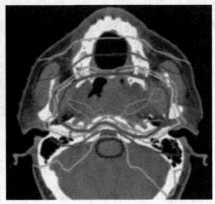

图 5-1-1-13 鼻咽癌 IMRT 示意图

2. 体位固定及定位 CT 扫描要求 建议采用头颈肩热塑型面膜进行体位固定（图 5-1-1-14）。定位 CT 要求以增强方式进行扫描，扫描范围包括头顶至胸骨切迹下 2cm，靶区区域内的层距、层厚≤3mm，靶区外的层距、层厚≤5mm。

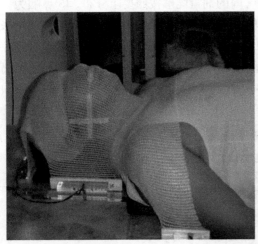
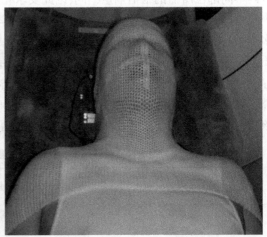

图 5-1-1-14 头颈肩热塑型面膜体位固定

3. 图像处理要求 用于勾画靶区的图像，建议采用 MRI 和定位 CT 图像融合，如 CT 和 MRI 的扫描体位不一致，则按骨性标志匹配原则行原发灶图像融合，颈部靶区可依据 CT 扫描图像勾画。

（二）靶区命名及设置

1. 鼻咽癌的靶区设置 鼻咽癌的靶区设置应结合鼻咽癌的生物学行为,以 ICRU-50 报告及其补充报告 ICRU-62 报告为指南,具体的靶区设置及其定义见表 5-1-1-4。需要说明两点:①CTV1 外放的具体范围根据临床和解剖结构的特殊性可做适当的调整;②CTV2 需涵盖 CTV1,并且根据鼻咽解剖及肿瘤的生物学行为确定相应的 CTV2。CTV2 的具体范围包括:前界为鼻腔后部及上颌窦后壁前 5mm;后界为 1/3 椎体和斜坡;上界包括部分后组筛窦、颅底区(蝶窦底壁、破裂孔和卵圆孔);下界位于第 2 颈椎椎体下缘,包括整个鼻咽腔;外侧界包括翼突区、咽旁间隙,颅底层面包括卵圆孔外侧缘。

表 5-1-1-4 鼻咽癌的靶区设置及其定义

靶区名称	定义
GTVnx	影像学及临床检查可见的原发肿瘤部位及其侵犯范围
GTVrpn	咽后转移淋巴结
GTVnd	颈部转移淋巴结
CTV1	包括(GTVnx+ GTVrpn) + 5 ~ 10mm +整个鼻咽腔黏膜及黏膜下 5mm
CTV2	涵盖 CTV1,同时根据肿瘤侵犯的具体位置和范围适当考虑包括下列结构:鼻腔后部、上颌窦后部、翼腭窝、部分后组筛窦、咽旁间隙、颅底、部分颈椎和斜坡
CTVnd	包括 GTVnd+需预防照射的颈部淋巴结引流区
PTV	上述对应各靶区外放 2 ~ 5mm(外放具体数值按各单位摆位误差确定)

2. 淋巴预防区照射靶区的设置

（1）咽后淋巴结:由于咽后淋巴结紧邻原发灶,当咽后淋巴结转移时,不论是否包膜外侵,局部预防预防照射的靶区(CTV)界定按原发灶 CTV1、CTV2 处理。

（2）双颈部未达到临床诊断标准的转移性淋巴结(N_0)时 CTV_{nd} 的设置:①无任何淋巴结转移,CTV_{nd} 需包括双侧Ⅱ区、Ⅲ区、Ⅴa 区。②影像学检查发现颈部有淋巴结,但尚未达到转移性淋巴结的诊断标准,且临床考虑为高危淋巴结,CTV_{nd} 应包括有高危淋巴结的同侧颈部Ⅱ ~ Ⅴ区,对侧Ⅱ区、Ⅲ区、Ⅴa 区。

（3）单侧颈部有转移淋巴结者,CTV_{nd} 包括同侧Ⅱ ~ Ⅴ区,对侧Ⅱ区、Ⅲ区、Ⅴa 区;双侧颈部有淋巴结转移者,CTV_{nd} 包括双侧Ⅱ ~ Ⅴ区。

（4）Ⅰb 区淋巴结:鼻咽癌颈部 CTV 淋巴结预防照射常规不包括Ⅰb 区淋巴结,但是存在以下情况时,应将其列入 CTV 区域:①Ⅰb 区有转移性淋巴结,或该区阳性淋巴结切除术后。②Ⅱa 区转移性淋巴结包膜外侵或直径≥3cm。③同侧颈部多个区域(≥4 个区域)淋巴结转移。④鼻咽肿瘤侵犯鼻腔≥后 1/3、软硬腭、齿槽等。

3. 靶区设置的注意事项

（1）除淋巴结术后或皮肤受侵犯者外,颈部 CTVnd 外扩的 PTV 不应超出皮肤,一般距皮肤下 2 ~ 3mm。

（2）行计划性新辅助化疗后 MRI 确认肿瘤缩小明显者,应以化疗前的影像勾画 GTVnx,鼻咽腔内肿瘤突出部分可按化疗后实际退缩的影像勾画。GTVrpn、GTVnd 包膜无受侵者,按化疗后实际退缩的影像勾画;包膜受侵者,按化疗后的影像勾画,同时还应包括化疗前影像显示的外侵区域。

（三）处方剂量的规定

临床医师在勾画好靶区及危及器官后,根据肿瘤分期、侵犯的具体部位,给出 GTV、CTV 及各危及器官的剂量和限制条件以及剂量分布的要求,其中处方剂量的定义为 95% 的 PTV 所接受的最低吸收剂量。靶区处方剂量推荐:PGTVnx、PGTVrpn 单次剂量 2.10 ~ 2.25Gy,总剂量 66 ~ 76Gy;PGTVnd 单次剂量 2.00 ~ 2.25Gy,总剂量 66 ~ 70Gy;PCTV1 单次剂量 1.80 ~ 2.05Gy,总剂量 60 ~ 62Gy;PCTV2、PCTVnd 单次剂量 1.70 ~ 1.80Gy,总剂量 50 ~ 56Gy。有条件的单位可实施分段多次计划,并参考一次性计划相应给量。PTV 的计划评估要求:①PTV 接受110% 处方剂量的体积 <20%;②PTV 接受115% 处方剂量的体积<5%;③PTV 接受<93%的处方剂量的体积 <1%。危及器官的剂量限制要求见表5-1-1-5 和表5-1-1-6。

表 5-1-1-5　有计划危及器官体积的危及器官剂量限制要求

危及器官	最高剂量/Gy	外扩边界	限定剂量
脑干	54	≥1 mm	>60 Gy 的体积≤1%
脊髓	45	≥5 mm	>50 Gy 的体积≤1%
视神经	50	≥1 mm	55Gy
视交叉	50	≥1 mm	55Gy

表 5-1-1-6　无计划危及器官体积的危及器官剂量限制要求

危及器官	最高剂量
颞叶	≤60Gy 或>65Gy 的体积≤1%
眼球	≤50Gy
晶状体	≤25Gy
下颌骨	≤70Gy,如不能实现,则 >75Gy 的体积 ≤1cm³
颞颌关节	≤70Gy,如不能实现,则 >75Gy 的体积 ≤1cm³
臂丛神经	≤66Gy
垂体	≤50Gy
腮腺	<20Gy(至少单侧)或双侧<25Gy,靶区复杂时(如靶区占据部分腮腺)腮腺剂量尽可能低
口腔	≤40Gy
声门喉	≤45Gy
环后区咽	≤45Gy
食管	≤45Gy
下颌下腺	<35Gy
单侧耳蜗	≤45Gy
舌下腺	尽可能减少受照射剂量

十二、近距离放射治疗

近距离放射治疗(brachytherapy,BT)的剂量学特点按距离平方反比定律衰减,有效治疗范围≤10mm。作为体外照射的补充方式,鼻咽癌近距离放射治疗在增加肿瘤区照射剂量、提高肿瘤局部控制率的同时,可以有效减少外照射所致的放射治疗后遗症。

（一）鼻咽腔内近距离放射治疗

鼻咽腔内近距离放射治疗的病灶厚度以≤10mm 为佳,其适应证包括:①鼻咽癌体外照射后的鼻咽腔或鼻腔后部的浅表性残留灶。②局部浅表的复发性鼻咽癌。③T$_{1~2}$鼻咽癌患者体外照射的局部推量。在施源器的设置方面,目前国内外使用的鼻咽腔内施源器有三类:橡胶管、气囊导管和鼻咽塑料模型施源器。无论采用哪种施源器,必须注意施源管应该远离软腭,同时与鼻咽黏膜应有一定的距离,以防黏膜表面剂量过高。临床应用时还应注意依据肿瘤部位、大小、病理类型和体外照射的剂量等进行合理安排。腔内照射与体外照射的间隔时间不宜太长,一般间歇时间以 1 周为宜,否则可因肿瘤受照射后放射损伤的修复和潜在倍增时间的改变而影响预后。

(二)组织间插植后装近距离放射治疗

当鼻咽肿瘤侵犯鼻咽旁区、蝶窦、筛窦、颞下窝等超出鼻咽腔内放射治疗的范围时,通常是只能采用体外放射治疗。福建省肿瘤医院于1996年开展了鼻咽癌咽旁区插植+腔内近距离放射治疗技术,剂量分布可以较好地包括鼻咽旁区的靶区,对于咽旁区受累者剂量分布明显优于单纯腔内照射。实践证明鼻咽旁区插植近距离放射治疗是治疗鼻咽癌的一种安全、有效的辅助手段。鼻咽癌插植近距离放射治疗可分为经颌下咽旁区插植术和经鼻腔蝶窦、筛窦插植术两种方法。

经颌下咽旁间隙插植术的适应证包括:①鼻咽癌伴有咽旁区受侵,主要是茎突前间隙受累;②根治性体外放疗后仍有咽旁区明显残留病灶者;③体外放疗后咽旁区复发者。

经鼻腔蝶窦、筛窦插植术的适应证为根治性体外放疗后蝶窦和(或)筛窦局部残留或复发者。组织间插植近距离放疗的禁忌证:①颈动脉鞘区被肿瘤包绕,不适宜咽旁插植治疗(因颈动脉鞘区含有重要的大血管,插植有引起大出血的危险)。②凝血机制障碍。③颅底骨质破坏,海绵窦受累及眼眶受侵。

(三)近距离放射治疗剂量率的选择

近距离放射治疗的剂量效应是从低剂量率(low dose rate,LDR)治疗中获得的。从放射生物学角度来看,LDR无疑优于高剂量率(high dose rate,HDR),因为LDR的剂量是持续给予的,相似于加速超分割体外照射,充分利用了早反应组织和晚反应组织的差异,有利于保护正常组织,同时提高肿瘤的控制率。20世纪80年代后随着HDR放射源的应用逐步取代了LDR放射源,成为目前临床近距离放射治疗常用的辐射源。但必须注意的是LDR与HDR存在着生物学差异,剂量率的改变亦将改变早反应组织及晚反应组织之间的差异,不能将LDR的剂量学模式照搬到HDR治疗中,必须采用分次照射,才能达到一个理想的治疗增益。福建省肿瘤医院对215例首程治疗的鼻咽癌患者行腔内放射治疗推量,其采用超分割方法,每次参考点剂量200cGy/次,每天2次,间隔6h,总量(12~30)Gy/(2~5)d完成,获得了3年、4年的局部无复发生存率分别为97%、93%,且无严重后遗症(图5-1-1-15)。

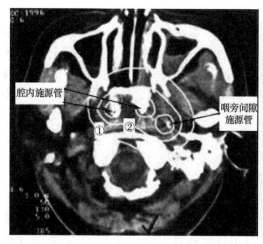
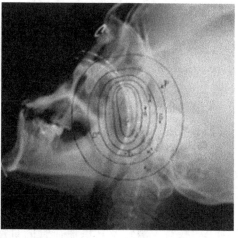

图5-1-1-15　鼻咽癌近距离放疗示意图
①咽旁间隙;②咽后壁

十三、放射治疗的不良反应及处理

(一) 唾液腺急性反应与口干

患者在首次接受放射治疗 1~2 天后即可出现唾液腺(特别是腮腺)肿胀、疼痛、张口困难,这是唾液腺局部充血、水肿、阻塞唾液腺导管,唾液腺排泄不畅所致。临床一般无需特殊处理,待连续放射治疗 3~4 天后症状可自行消失。但随着放射治疗的进行,口干进一步加重。远期口干的恢复程度与唾液腺受照射的剂量和体积有关,常规放射治疗唾液腺所接受的照射剂量较高,口干常常为不可逆性;三维适形放射治疗和调强放射治疗可有效降低唾液腺所接受的照射剂量,放疗后 0.5~1 年口干多数可明显改善。QUANTEC 推荐唾液腺剂量限制为腮腺平均剂量<25Gy,颌下腺平均剂量<35Gy。

(二) 口腔、口咽黏膜急性反应

口咽黏膜的急性反应通常发生在首次放射治疗后 2~3 周,表现为咽痛、吞咽困难及干咳等症状,查体可见口咽、软腭及咽后壁黏膜充血,假膜形成,严重者可出现溃疡、出血。临床处理:急性放射性黏膜炎轻者可使用薄荷润喉片等药物治疗,重者可用药物雾化吸入治疗。

(三) 放射性皮肤及软组织损伤

放射治疗 3~4 周时可出现皮肤红斑、瘙痒、灼热感、色素沉着、毛囊扩张及脱毛等现象,称为放射性干性皮炎(1 度);随着照射剂量的增加,可出现表皮起水疱、血清渗出及脱皮,称为放射性湿性皮炎(2 度);放射性湿性皮炎未愈和皮肤损伤进一步加重可发展为放射性溃疡性皮炎(3 度)。2 度和 3 度放射性皮炎愈合后常常形成皮肤瘢痕,严重者可出现皮肤萎缩,呈红白相间的花斑状。鼻咽癌放疗后 1~2 年常常出现不同程度的颈部软组织纤维化,严重者出现颈部僵直,活动受限。临床处理:放射性皮肤及软组织损伤的预防措施主要靠掌握适当的放射剂量,即时缩野,避免相邻野的重叠,同时建议患者在放疗期间应注意照射野皮肤防护,避免一切理化因素刺激,出现湿性皮炎时可予以局部清洗、喷氧及湿润烧伤膏等处理促进皮损愈合。放疗后嘱患者经常颈部功能锻炼(转颈活动)。

(四) 放射性中耳损伤及听力下降

放射治疗所致的中耳放射性损伤约占 45%,一般在放射治疗后 3~6 个月发生,可引起急性或慢性浆液性中耳炎。放疗还可能损伤耳蜗和(或)听神经,导致感觉神经性耳聋(sensorineural hearing loss,SNHL)。放疗后早期的听力改变是可逆的,但随着时间推移持续性的听力丧失不断增加。放射性中耳损伤及听力下降与照射剂量呈正相关,放疗后的中耳炎与 SNHL 的危险性增加有关。

(五) 放射性颞颌关节损伤

放射性颞颌关节损伤表现为张口时颞颌关节抽搐、疼痛,张口困难,门齿间距缩小。其 TD5/5 的剂量是 DT60Gy,TD50/5 的剂量是 DT72Gy。

(六) 放射性龋齿

鼻咽癌放射治疗后唾液腺分泌的唾液量减少、质变黏稠,口腔酸度增加,便于细菌繁殖,加上射线对牙槽骨及其供血血管的直接损伤可导致放射性龋齿。临床表现为牙质疏松、碎裂、变黑,牙根断裂,形成全口腔牙齿尖利参差不起的黑色残根。临床处理:放疗前常规口腔处理、拔除龋齿,采用多野照射减少口腔的照射剂量,放疗中、放疗后嘱患者保持良好的口腔卫生习惯,用双氟牙膏刷牙,放疗后 3 年内勿轻易拔牙,确需拔除龋齿前常规使用抗生素 3~7 天,拔牙后继续使用抗生素预防感染。

(七) 放射性颌骨骨髓炎、骨坏死

患者在放疗前后有龋齿而没做合理处理,或下颌骨的照射剂量过高,可能导致骨髓炎或骨坏死的发生。其 TD5/5 的剂量是 DT60Gy,TD50/5 的剂量>DT75Gy。临床表现为局部红、肿、热、痛和牙痛。X 线平片可见下颌骨骨质破坏甚至坏死。

(八) 放射性脑、脊髓损伤

放射性脑、脊髓损伤的发生一般较晚,潜伏期在 1.5~6 年,多呈渐进性发展,一旦发生很难逆转,预后不良,表现为局部水肿、梗死或坏死,甚至死亡。发生原因常与下列因素有关:①脑脊髓供血血管放射性损伤,导致脑脊髓缺血性变性坏死。②脑脊髓组织直接受到过量照射。③脑、脊髓对放射损伤产生变态反应,脑脊髓出现过敏性脱髓鞘改变及脑细胞团块状坏死。放射性脊髓病早期可出现一过性低头腰骶部下肢触电感,经适当休息及神经营养药、高压氧、活血化瘀改善局部血液循环 3~6 个月,症状可完全消失。放疗后脊髓病的发生与分次剂量呈强相关性($\alpha/\beta=0.87Gy$);全脊髓横断面每天 2Gy 的常规分割放疗,与总剂量为 50Gy、60Gy 及 69Gy 相关的脊髓病发生概率分别为 0.2%、6% 和 50%。基于目前可利用的数据,采用光子射线常规分割放疗时整个脑干作为严重或永久性神经损伤效应风险的剂量限制为 54Gy;对于分次剂量≤2Gy 的脑干小体积(1~10ml)照射的最大剂量为 59Gy;然而,当剂量>64Gy 时危险性将显著地增加。放射性脑坏死的发生率及严重程度呈剂量-体积依赖性,且可能因化疗、年龄、糖尿病及空间位置等因素而加重。对于分次剂量<2.5Gy 的分割放疗,当生物等效剂量为 120Gy(100~140Gy)[相当于分次剂量为 2Gy 时的照射剂量为 72Gy(60~84Gy)]和 150Gy(140~170Gy)[相当于分次剂量为 2Gy 时的照射剂量为 90Gy(84~102Gy)]时,发生脑坏死的概率分别为 5% 和 10%。对于每日 2 次的分割放疗,当生物等效剂量>80Gy 时,放射性脑坏死的毒性急剧增加。对于大分割放疗(分次剂量≥2.5Gy),毒性的发生率和严重程度不可预见。对于单次照射的放射外科,靶体积的大小与不良反应风险的相关性已被证实,一旦受照射>12Gy 的脑体积为 5~10cm³ 或更大时,毒性迅速增加,脑干、胼胝体等脑功能区域剂量限制应更严格。

(九) 放射性视神经损伤

临床上由于常规放射治疗引起鼻咽癌患者视神经损伤的失明较少见,但个别患者由于视神经对放射性有超敏反应,可以在接受较少的剂量照射后出现失明。目前证据表明,单次剂量为 1.8~2.0Gy 的常规放疗,局部照射剂量 55~60Gy 时发生放射诱发视神经病(radiation-induced optic neuropathy,RION)的危险性增加(3%~7%),局部照射剂量>60Gy 时危险性显著增加(7%~20% 或更高);对于单次照射的立体定向放射外科,研究表明最大剂量 Dmax<8Gy 放射诱发视神经病(RION)很罕见,8~12Gy 毒性增加,12~15Gy 毒性>10%。

(十) 放射性垂体功能低下

放射性垂体功能的损伤可导致垂体功能低下,临床表现为性欲下降、阳痿、月经减少、月经不规则、闭经以及甲状腺功能和肾上腺皮质功能减退等。当整个垂体受照射时,TD5/5 的剂量是 DT45Gy,TD50/5 的剂量很少有报道,有学者认为高达 DT200~300Gy。

十四、根治量放疗后残存癌、复发癌的挽救治疗

(一)鼻咽残留

中国医学科学院统计 1379 例鼻咽癌接受足量放疗的病例中,182 例在放疗结束时鼻咽

仍有肿瘤残留,约占13%。目前对此类病例如何处理仍存在争议,在放疗后3~6个月的随访过程中,1/2~2/3的残留病变可自行消退。因此,目前建议:①肉眼残留区活检,若病理有癌残留和(或)间质放疗反应不明显者,建议加量放疗;若病理无癌残留且间质放疗反应者可观察3个月。②放疗前病理为高分化鳞癌的鼻咽癌病例残留率高,应尽量给予高剂量放疗。鼻咽残留灶较小、局限在鼻咽腔的病例建议行腔内近距离放疗;鼻咽残留灶较大且超出鼻咽腔者需行外照射或外照射+腔内放疗,外照射应尽量给小野、大剂量地分割放疗。此外,外科手术也可作为根治量放疗后鼻咽残留病例的挽救治疗方式,其适应证包括:①根治量放疗后3个月鼻咽残留且病灶较局限者。②分化较高的鼻咽癌,如Ⅰ级、Ⅱ级鳞癌,腺癌等。③总体健康状况良好者。

(二) 颈部淋巴结残留

鼻咽癌颈部淋巴结转移灶接受60~70Gy的足量放疗后,约有1/3的病例在放疗结束时表现为病变残留,放疗前颈部转移灶越大残留率越高。残留灶2~3cm或以下者约有42%的病例可在放疗后2~3周内消退,若不消退可行手术切除。单个活动的淋巴结残留且直径<3cm者可行局部剜除;若残留淋巴结多个、有粘连和(或)直径>3cm者,需行区域颈清扫术,术后根据病理情况判断是否行局部小野补充放疗。

(三) 鼻咽和(或)区域淋巴结复发

以往的临床资料显示,鼻咽癌经根治量放疗后40%~60%患者出现鼻咽和(或)区域淋巴结复发。随着影像学的发展、放疗设备与技术的改进以及综合治疗的应用,原发鼻咽癌的局部控制率已明显提高,复发率明显下降。鼻咽癌放疗后复发一般发生在首程放疗后2~3年内(占70%~85%),其中以鼻咽原发灶复发最常见,其次是颈淋巴结的复发,两者同时复发者罕见。鼻咽和(或)区域淋巴结复发的治疗仍以放疗为主,早期患者经再程放疗后有望长期生存,晚期患者治疗疗效差。IMRT对复发鼻咽癌的治疗提供了一种有效的治疗手段。外科手术对颈淋巴结复发、早期的原发灶复发和处理放疗导致的晚期损伤等情况,是较好的治疗手段。

十五、鼻咽癌的化疗

尽管鼻咽癌的放射治疗疗效较好,但很容易出现远处转移,文献报道鼻咽癌初诊时的远处转移率5%~11%,Ahmad A等报道临床远处转移率为36%,而尸检中发现的转移率更高,可达51%。因此,随着鼻咽癌局部控制率的不断提高,远处转移已成为其治疗失败的主要原因之一。已有资料表明,采用化疗联合放疗治疗晚期鼻咽癌可以提高局部区域控制率,并且降低肿瘤远处转移率,从而提高总生存率和无瘤生存率。根据放化疗的不同时间可分为新辅助化疗(放疗前)、同步放化疗(与放疗同期进行)和辅助化疗(放疗后),这三种综合方式可以相互联合,产生各种不同的治疗策略。

(一) 新辅助化疗

新辅助化疗又称诱导化疗,是指放射治疗前使用的化疗,其优点为:①未受放射治疗影响,肿瘤血供良好,药物易于到达肿瘤部位。②可降低肿瘤负荷、改善血供、提高放射敏感性。③患者身体状况较好,易于耐受正规强烈化疗。④有利于消灭亚临床病灶。提高生存率。然而,新辅助化疗可能增加放疗的毒副反应,导致放疗延后或中断,甚至加速肿瘤细胞的再增殖速度,因此在理论上可能削弱其后放射治疗的疗效,其在鼻咽癌综合治疗的临床价值方面至今仍存在较多的争议。鼻咽癌的新辅助化疗以CDDP+5-FU方案最常见,一般为 2～3 周期,临床缓解率达 60%～80%。国内外多个临床前瞻性随机研究显示鼻咽癌新辅助化疗可以降低远处转移率,有提高局部控制率和无瘤生存率的趋势,但对患者总生存率的受益尚未获得临床研究结果的证实。

(二) 同期放化疗

同期放化疗是指在放射治疗期间同时联合化学治疗,其优点为:①更有利于化疗对乏氧细胞增敏。②有利于放疗后 DNA 损伤修复的抑制。③诱导肿瘤细胞凋亡和消除肿瘤细胞放疗抗拒性等方面产生协同作用,提高肿瘤的杀伤作用,同时亦有助于消灭远处的亚临床转移灶。与单纯放射治疗相比较,同期放化疗可以提高局部晚期鼻咽癌的局部控制率,而且还可以提高远期生存率。目前,对局部晚期鼻咽癌采用以顺铂为基础的化疗方案进行同期放化疗加或不加辅助化疗已获得许多学者的共识,并逐渐成为局部晚期鼻咽癌的标准治疗模式。然而,同期放化疗增加了放射治疗的不良反应(骨髓抑制、黏膜反应及远期放射性损伤等),常需降低放化疗的剂量或改变放疗计划,从而影响治疗效果的进一步提高。

目前常采用的方案包括:①单药小剂量每日给药。②单药/联合用药,每周 1 次给药。③单药/联合用药,每 3 周 1 次给药。CDDP 因具有独特的放射增敏作用是目前最常用的同期化疗药物,且其常规剂量对骨髓抑制较轻,与放疗毒性不相重叠。MACH-NC 的荟萃分析指出单药与多药方案风险率差别不大,铂类药物获得了较其他药物更多的治疗获益。目前对于鼻咽癌同期放化疗治疗模式的进一步优化和化疗药物的选择及其剂量均有待进一步研究。

(三) 辅助化疗

辅助化疗指放射治疗后使用的化疗,其目的是消灭放射区域残留的肿瘤细胞及全身亚临床病灶,减少远处转移的发生率,以提高患者的远期生存率。鼻咽癌放疗后辅助化疗较少单独应用,目前多数采用同期放化疗+辅助化疗的治疗模式,后者在中国台湾和香港等地区已成为鼻咽癌的标准治疗方式。然而,Kwong 等研究认为辅助化疗无论对鼻咽癌的局部控制率还是生存方面均无显著作用,同步放化疗+辅助化疗组对生存的作用主要是同步化疗的作用。其他前瞻性研究的结果也显示辅助化疗对晚期鼻咽癌患者的生存率无显著影响,且辅助化疗的患者依从性较差。因此,对于鼻咽癌放疗后辅助化疗的作用、药物与剂量的选择以及与放疗的时间间隔等方面目前仍没有统一的意见,部分学者甚至认为辅助化疗有可能增加治疗相关性死亡。

(四) 复发和(或)转移鼻咽癌的联合化疗

复发鼻咽癌的化疗可减轻肿瘤负荷,延长再程放疗间隔时间,甚至可能控制远处转移,但疗效尚未明确。有学者认为鼻咽癌复发后给予顺铂(DDP)为基础的联合化疗有一定的疗效。但 Chang 等研究发现以顺铂为基础的化疗并未提高复发鼻咽癌的总生存率。Poon 等的研究发现同期放化疗+辅助化疗仅对一部分鼻咽癌复发病例有效,且严重晚期并发症风险很大。如何寻找更有效的化疗药物及其方案与 IMRT 联合治疗复发鼻咽癌是目前研究的热点和难点。近年一些报道认为,含有 Paclitaxel + Gemcitabine, Carboplatin + Paclitaxel + Gemcitabine 的方案对放疗后复发的鼻咽癌患者有一定的疗效,值得进一步探讨。

化疗是转移性鼻咽癌最主要的治疗手段,其中顺铂、卡铂、博来霉素、多柔比星、甲氨蝶呤等单药的有效率为 20%～30%。顺铂联合 5-FU(PF)方案被认为是目前临床上治疗转移性鼻咽癌最有效的化疗方案,其他两药联合方案未能进一步提高临床有效率;三药联合化疗方案被认为可能提高临床缓解率,但治疗毒性有一定程度的增加;而四药或四药以上的方案并不能带来更高的临床有效率,而治疗毒性显著增加。从目前报道的临床Ⅱ期研究结果看,多数治疗相关性死亡发生于四药或以上的联合化疗,而且几乎所有的四药联合化疗方案均有化疗相关性死亡的病例。

十六、分子靶向药物在鼻咽癌中的应用

近年来,分子靶向药物治疗的相关研究非常活跃,被认为是恶性肿瘤治疗的一种新型模式。黄晓东等报道了一项尼妥珠单抗联合放疗治疗晚期鼻咽癌的多中心Ⅱ期临床研究,137 例晚期鼻咽癌患者进行尼妥珠单抗加根治性放疗或单纯根治性放疗,结果显示联合组的 3 年生存率明显高于单纯根治性放疗组。在此基础上,目前已开展Ⅲ临床研究。2009 年美国国家综合癌症网络(NCCN)指南头颈部肿瘤(中国版)已将尼妥珠单抗(泰欣生)作为中晚期头颈部恶性肿瘤的治疗方法之一。其他靶向药物如小分子酪氨酸激酶抑制剂(吉非替尼、拉帕替尼)和针对血管内皮生长因子(VEGFR)的抑制剂也正在临床研究中。

此外,以 $p53$ 基因为靶点的基因治疗一直是肿瘤生物治疗研究的热点,我国在世界上率先批准的 $p53$ 基因药物——"今又生"已正式应用于临床。北京大学肿瘤医院和福建省肿瘤医院开展的"放疗联合今又生治疗鼻咽癌的Ⅱ期临床研究"发现 $p53$ 基因的治疗是安全有效的,$p53$ 基因联合放疗能明显提高放疗疗效,延长生存时间。

十七、疗效与预后

(一)疗效

鼻咽癌是以放疗为主要治疗手段的肿瘤,随着放射治疗设备的更新,放射治疗技术的不断改进,鼻咽癌放疗后 5 年的生存率不断提高。国内早期报道鼻咽癌 kV 级射线常规放疗的 5 年生存率仅为 15% ~ 25%,后期 MV 级射线常规放疗的 5 年生存率达 47% ~ 55%。20 世纪 90 年代末三维适形放疗的应用将鼻咽癌的 5 年生存率提高至 67% ~ 75%,而近年来 IMRT 的应用使得鼻咽癌的放疗效果又有了进一步的提高,5 年生存率已超过 80%。早期诊断、足量照射、定期随访是提高鼻咽癌疗效的关键。

(二)影响预后的因素

影响鼻咽癌预后的因素很多,大致可分为四个方面:①肿瘤相关因素,包括肿瘤分期、肿瘤容积、颅神经侵犯、咽旁间隙侵犯以及咽后淋巴结转移等方面。②治疗相关因素,鼻咽癌的治疗以放疗为主,放疗新技术如三维适形放疗、调强放疗技术等的运用、放化疗的联合应用、分子靶向药物及免疫治疗的联合应用,有望进一步提高疗效。③分子生物学相关因素,EB 病毒的标志物如 EB-DNA 等的高表达是预后不良的因素,影响肿瘤血管生成的分子如 VEGF、MVD 以及其他因素如 EGFR 等的表达,也会对远处转移和患者生存率等产生不利影响。④患者相关因素,患者的性别、年龄及总体健康状况包括血红蛋白等可能影响放疗的疗效。

(三)鼻咽癌放疗后死亡原因

远处转移是鼻咽癌放疗后死亡的主要原因,占死亡比例 42% ~ 45.5%,其次为鼻咽局部复发和颈淋巴结复发,占 34.3%。

(潘建基)

Summary

The unusual epidemiologic and natural history features of Nasopharyngeal carcinoma (NPC) include a remarkable tendency toward early regional and distant dissemination.

NPC also is extremely sensitive to radiotherapy and cytotoxic chemotherapy. malignant neoplasms of the nasopharynx are primarily epithelial, with the presence of keratin associated with a poorer prognosis. About one-third of patients present with a neck mass without other complaints, and about 70% to 75% of patients have enlarged neck nodes at presentation. Other common complaints are epistaxis, nasal stuffiness, headache, or hearing loss (generally unilateral). The tumor can spread laterally and superiorly to cause bony destruction of the base of the skull. Frequently, there are cranial nerve findings, with the sixth nerve being most commonly involved.

第二节 鼻腔与鼻窦恶性肿瘤

一、发病情况

鼻腔与鼻窦恶性肿瘤在全身肿瘤中较为少见,占比例为 0.2%~1.5%,占头颈部肿瘤的 3%。在鼻腔与鼻窦恶性肿瘤中,上颌窦癌的发生率为 50%~65%,鼻腔癌的发生率为 30%~40%,筛窦癌少见,占鼻腔与鼻窦肿瘤的 10%~25%,蝶窦和额窦癌十分罕见。鼻腔与鼻窦肿瘤的患者的发病年龄一般均大于 40 岁,而 50~60 岁为发病高峰。中位发病年龄为 47 岁。男女发病之比约为 2:1。

二、临床应用解剖

1. 鼻腔 内侧壁,即鼻中隔,由骨和软骨构成,外覆黏膜。鼻中隔骨部主要由筛骨垂直板及犁骨构成。软骨部由鼻中隔软骨、鼻犁状软骨及大翼软骨内侧脚构成。外侧壁:外侧壁有上鼻甲、中鼻甲、下鼻甲,各鼻甲的外下方分别称为上鼻道、中鼻道、下鼻道。上鼻道内有筛窦后组开口,其后上方右蝶窦隐窝,是示蝶窦开口所在;中鼻道有筛窦前组的开口、额窦的鼻额管开口及上颌窦的开口;下鼻道的前上方右鼻泪管的开口。顶壁,由鼻骨、额骨鼻突及筛骨水平板构成。筛板有许多小孔,嗅神经由此通过。底壁,即硬腭的鼻腔面,有上颌窦腭突和颚骨水平部构成。

2. 鼻窦 鼻窦是鼻腔周围颅骨内的含气空腔,腔内覆盖黏膜,并有窦口与鼻腔相通,左右成对,共四对,分别为上颌窦、筛窦、额窦和蝶窦。在上颌骨体内,为鼻窦中最大者,容积 15~30ml,形似横置的锥体,锥体之底即上颌窦内侧壁,锥体尖部在上颌骨颧突处,15 岁时窦的大小几乎与成人相同。顶壁,即眶底,故眶内与窦内疾病可相互影响。顶壁有眶下神经及血管的骨管通过。前壁,中央最薄并略凹陷称"尖牙窝",上颌窦手术多经此进入,尖牙窝上方有眶下孔,为眶下神经及血管通过之处。后外壁,与翼腭窝相隔,上颌窦肿瘤破坏此壁侵入及翼内肌时可致张口困难。内壁,为鼻腔外侧壁的一部分,后上方有上颌窦窦口通入中鼻道,下鼻甲附着处骨质薄,经此行上颌窦穿刺术。底壁,为牙槽突,常低于鼻腔底部,与上颌第二前磨牙及第一、第二磨牙根部以菲薄骨板相隔,有的磨牙的牙根直接埋藏于窦内黏膜下,故牙根感染可引起牙源性上颌窦炎;反之,上颌窦炎症或肿瘤的侵犯亦常引起牙痛、牙松动等症状。

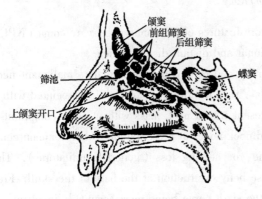

图 5-1-2-1　各鼻窦相互关系

3. 筛窦（ethmoid sinus）　位于鼻腔外上方和眼眶内壁之间的筛骨内，呈蜂房状小气房，每侧 10 个左右，气房大小、排列及伸展范围极不规则，两侧常不对称，有筛迷路（ethmoid labyrinth）之称。筛窦以中鼻甲附着缘为界，位于其前下者为前组筛窦（anterior ethmoid sinus），开口于中鼻道。中鼻甲后上者为后组筛窦（posterior ethmoid sinus），开口于上鼻道，实际上前组、后组筛窦很难截然分开（图 5-1-2-1）。

筛窦顶壁位于筛板的外侧，为颅前窝底部。底壁前部是上颌窦上壁的内侧缘，后部是腭骨的眶突。外壁菲薄如纸，为眶内侧壁的纸样板（lamina papyracea），故筛窦或眼眶炎症可相互感染。

4. 额窦（frontal sinus）　位于额骨内，出生时尚未形成，一般至 3 岁开始出现，成年后才告完成，但其大小、形状极不一致，有时可一侧或两侧未发育。额窦的前壁为额骨外板，较坚厚，内含骨髓，后壁为额骨内板，较薄，与额叶硬脑膜相邻，有导血管穿过此壁入硬脑膜下腔，故额窦感染可经此引起鼻源性颅内并发症。底壁为眶顶及前组筛窦之顶，其内侧相当于眶顶的内上角，骨质甚薄，急性额窦炎时该处有明显压痛，额窦囊肿破坏此壁可使眼球向外、向下方移位。额窦开口于窦底内侧，经鼻额管（nasofrontal duct）通入中鼻道前端。内壁为分隔两侧额窦的额窦中隔，上段常偏曲。

5. 蝶窦（sphenoid sinus）　位于蝶骨体内，一般 3 岁才出现，成年发育完成，形状大小不一。由蝶窦中隔分为左右两侧，两侧常不对称。顶壁与颅前窝及颅中窝相隔，顶壁凹陷形成蝶鞍底部，故可通过蝶窦行垂体肿瘤摘除术。外侧壁有视神经压迹和颈内动脉及三叉神经上颌动脉及三叉神经上颌支压迹。后壁为蝶骨体。前壁与筛骨垂直板及犁骨后缘相接。下壁即后鼻孔与鼻咽顶。蝶窦开口位于前壁的上方，通过蝶筛隐窝。

三、病　　理

鼻腔与鼻窦肿瘤常见组织学类型。

（一）鳞状细胞癌

鼻腔与鼻窦肿瘤中最常见的组织学类型，约占鼻腔与鼻窦癌的 50%，可分为高中低和未分化四个级别。分化差的鳞癌发生淋巴结转移的机会增加，亦可发生远处转移。基底细胞样鳞状细胞癌并不常见，生物学行为与鳞状细胞癌类似。

（二）腺癌

腺癌可分为高度恶性和低度恶性，前者较后者侵袭性更强。

（三）乳头状腺癌

乳头状腺癌为低度恶性肿瘤，预后较好。

（四）腺泡细胞癌，黏液表皮样癌和腺样囊性癌

腺泡细胞癌，黏液表皮样癌和腺样囊性癌是发生于鼻腔、鼻窦小涎腺上皮的恶性肿瘤。其中以腺样囊性癌居多，好发于鼻腔上部，容易向周围组织广泛浸润。

（五）腺鳞癌

腺鳞癌为高度恶性肿瘤，侵袭性强，易发生转移，但发病率很低。

（六）肉瘤

来自软组织的纤维肉瘤多发自鼻甲，横纹肌肉瘤可分为成人型和胚胎型，以后者最为常见。但是，原发于鼻腔、鼻窦者少见。

（七）嗅神经母细胞瘤

嗅神经母细胞瘤以男性多发，发病高峰在20~30岁。肿瘤起源于鼻腔顶部嗅黏膜的神经上皮细胞。属高度恶性肿瘤，已发生淋巴结和血行转移。

（八）恶性黑色素瘤

恶性黑色素瘤高发年龄为40~60岁，在鼻腔与鼻窦肿瘤中并不多见，淋巴结转移率为20%~40%，血行转移亦较为平常。

（九）内翻性乳头状瘤

内翻性乳头状瘤为良性肿瘤，但其生物学行为呈恶性表现，可犯周围组织和破坏骨组织。好发于鼻腔外侧壁和中鼻甲，鼻窦以筛窦多见。术后复发率极高，并进行性发展，有变倾向。

四、临床表现

（一）鼻腔恶性肿瘤

早期为一侧鼻塞，初为间歇性，后为持续性。黏脓鼻涕带血或经常出血。可有头胀、头痛和嗅觉减退或丧失。晚期患者，由于肿瘤侵入鼻窦、眼眶，表现为鼻窦恶性肿瘤的症状。

（二）鼻窦恶性肿瘤

症状随肿瘤原发部位和累及范围而异。

1. 上颌窦恶性肿瘤　Ohngren 自内眦和下颌角之间作一想象的斜面，再于瞳孔处作一想象的垂直平面，从而将上颌窦分为四个象限；前内象限所生长的肿瘤易侵入筛窦；而后外象限的肿瘤，晚期易破坏后壁，侵入翼上颌窝和翼腭窝，可能进而破坏翼腭窝顶，或侵入颞下窝而侵犯颅中窝。Sebileau 自中鼻甲下缘作一想象水平线，将上颌窦分为上下两部分，上部发生的肿瘤，容易通过筛窦或眼眶入侵颅底，故预后不如发生在下部者为佳。

早期肿瘤较小，只限于窦腔内的某一部位，其中以内上角区为多，且多无明显症状。随着肿瘤的发展常有以下症状。

（1）脓血鼻涕：凡一侧鼻腔流脓血性鼻涕，并持续时间较长，应怀疑本病。晚期可有恶臭味。

（2）面颊部疼痛和麻木，位于上颌窦顶部的肿瘤，容易侵犯眶下神经而发生面颊部疼痛和麻木感，此症状对本病的早期诊断甚为重要。

（3）鼻塞：多为一侧进行性鼻塞，系因鼻腔外壁被窦内肿瘤推压内移或被破坏，肿瘤侵入鼻腔所致。

（4）磨牙疼痛和松动：位于窦底部的肿瘤，向下侵及牙槽，影响磨牙，可发生疼痛或松动。常误认为牙病，但于拔牙后症状依旧。

上颌窦恶性肿瘤晚期破坏窦壁，可向邻近器官扩展引起下列症状。

（1）面颊部隆起：肿瘤压迫破坏前壁，可致面颊部隆起。侵犯面颊软组织，可发生瘘管或溃烂。

（2）眼部症状：肿瘤压迫鼻泪管,则有流泪；如向上压迫眶底,使眶缘变钝,眼球向上移位,眼肌麻痹,眼球运动受限,可发生复视。但视力很少受影响。

（3）硬腭下塌,牙槽变形：肿瘤向下发展,可致硬腭下塌,溃烂,牙槽增厚和牙松动脱落。

（4）侵入翼腭窝：肿瘤向后侵犯翼腭窝或翼内肌时,可出现顽固性神经痛和张口困难。此症状多为晚期,预后不佳。

（5）颅底扩展：凡上颌窦癌患者出现内眦处包块,或有张口困难,颞部隆起,头痛,耳痛等症状时,提示肿瘤已侵犯颞下窝而达颅前窝或颅中窝底。

（6）颈淋巴结转移：可在晚期发生,多见于同侧颌下淋巴结。

2. 筛窦恶性肿瘤　在各个鼻窦中,以筛窦体积最小,气房骨壁壁最薄,上壁有筛板的小孔,有时呈先天性骨质缺损。早期肿瘤局限于筛房可无症状,也不易被发现。肿瘤侵入鼻腔则出现单侧鼻塞、血涕、头痛和嗅觉障碍。当肿瘤增长向各方向扩大时,最易侵犯样板进入眼眶,使眼球向外、向前、向下或向上方移位,并有复视。后组筛窦肿瘤可侵入球后、眶尖,常致发生窦眼,动眼神经瘫痪,上睑下垂。此外,内眦处可出现包块,一般无压痛。肿瘤侵犯筛板累及硬脑膜或有颅内转移者,则有剧烈头痛。淋巴结转移常在颌下或同侧颈上部。

3. 额窦恶性肿瘤　额窦的前后骨壁之间距离很小,后壁骨壁较薄,有时呈自然缺损。额窦恶性肿瘤原发者极少见,早期多无症状。肿瘤发展后,可有局部肿痛、麻木感和鼻出血。当临床发现肿瘤向外下发展时,可致前额部及眶上内缘隆起,眼球向上、向外、向前移位,可出现突眼、复视。上述体征应怀疑肿瘤已有颅内扩展。

4. 蝶窦恶性肿瘤　有原发性和转移性癌两种,但皆少见。早期无症状,待出现单侧或双侧眼球移位、运动障碍和视力减退时,多已属晚期。断层 X 线摄片及 CT 扫描有助于明确肿瘤来源和侵及范围。

五、临 床 分 期

临床分期标准采用 AJCC2002 鼻腔与鼻窦肿瘤分期方案。2002 年 AJCC 鼻腔与鼻窦肿瘤分期方案较上一版本进行了较多的修改,主要为：①在分期系统中增列一个新的部位。除上颌窦外,鼻筛窦复合体被作为第二个部位进行描述,在这一部位中包含鼻腔和筛窦两个区域。②鼻腔区域被进一步分为四个亚区：鼻中隔、底壁、侧壁和鼻前庭。筛窦区域分为两个亚区：左侧和右侧。③筛窦病变的 T 分级进行修订,以反映鼻筛窦肿瘤,并且增加了 T 分级的适当描述。④对上颌窦 T_4 病变被分成为 T_{4a}（可切除）和 T_{4b}（不可切除）,导致Ⅳ期分为ⅣA 期、ⅣB 期和ⅣC 期。

（一）TNM 分期

1. 原发肿瘤（T）　T_X,原发肿瘤无法评估；T_0,无原发肿瘤的证据；T_{is},原位癌。

（1）上颌窦肿瘤

T_1：肿瘤局限于上颌窦黏膜,无骨质浸润或破坏。

T_2：肿瘤导致骨浸润或破坏,包括侵入硬腭或中鼻道,除外侵犯上颌窦后壁和翼板。

T_3：肿瘤侵犯下列任何一个部位,上颌窦后壁骨质、皮下组织、眶底或眶内侧壁、翼窝、筛窦。

T_{4a}:肿瘤侵犯前部眼眶内容物、颊部皮肤、翼板、颞下窝、筛板、蝶窦或额窦。

T_{4b}:肿瘤侵犯下列任何一个部位,如眶尖、硬脑膜、脑、颅中窝、除三叉神经上颌支 V2 以外的脑神经、鼻咽部或斜坡。

（2）鼻腔和筛窦肿瘤

T_1:肿瘤限定于一个亚区,伴有或不伴有骨质侵犯。

T_2:肿瘤侵犯单一区域内的两个亚区或扩展至累及鼻筛窦复合体内的一个邻近区域,伴有或不伴有骨质侵犯。

T_3:肿瘤扩展侵犯眼眶的内侧壁或底壁、上颌窦或筛板。

T_{4a}:肿瘤侵犯下列任何一个部位,前部眼眶内容物、鼻部或颊部皮肤、最小限度的延伸至前颅窝、翼板、蝶窦或额窦。

T_{4b}:肿瘤侵犯下列任何一个部位:眶尖、硬脑膜、脑、颅中窝、除 V2 以外的脑神经、鼻咽部或斜坡。

2. 区域淋巴结（N）

（1）N_x:区域淋巴结无法评估。

N_0:无区域淋巴结转移。

N_1:转移于同侧单个淋巴结,最大径$\leq$3cm。

N_2:转移于同侧单个淋巴结,最大径>3cm 且$\leq$6cm;或同侧多个淋巴结转移,最大径$\leq$6cm;或双侧或对侧淋巴结转移,最大径$\leq$6cm。N_{2a},转移于同侧单个淋巴结,最大径>3cm 且$\leq$6cm;N_{2b},同侧多个淋巴结转移,最大径$\leq$6cm。N_{2c},双侧或对侧淋巴结转移,最大径$\leq$6cm。

N_3:淋巴结转移,最大径>6cm。

远处转移（M）。

M_x:远处转移无法评估。

M_0:无远处转移。

M_1:有远处转移。

（2）临床分期

0 期:$T_{is}N_0M_0$

Ⅰ期:$T_1N_0M_0$

Ⅱ期:$T_2N_0M_0$

Ⅲ期:$T_1N_0M_0$

$T_2N_0M_0$

T_3N_0,N_0M_0

ⅣA 期:T_4N_0,N_1M_0

ⅣB 期:任何 TN_2M_0

任何 T:N_3M_0

ⅣC 期:任何 T 任何 NM_1

（二）组织学分级

G_x分级无法评价;G_1高分化型;G_2中分化型;G_3低分化型。

六、辅 助 检 查

鼻腔与鼻窦恶性肿瘤症状出现较晚,且易误诊,早期确诊较难。对有上述症状者应提高警惕,尤其是 40 岁以上患者,症状为一侧性、进行性者更应仔细检查。

(一) 前鼻镜和后鼻镜检查

鼻腔中新生物常呈菜花状,基底广泛,表面常伴有溃疡及坏死组织,易出血。如未见肿瘤则应注意中,下鼻甲有无向内侧推移现象,中鼻道或嗅裂中有无血迹、息肉或新生物。对每一病例必须进行后鼻镜检查,尤其要注意后鼻孔区、鼻咽顶及咽鼓管咽口情况。

(二) 鼻腔和鼻窦内镜检查

如纤维鼻咽喉镜及鼻窦内镜检查,可观察肿瘤原发部位、大小、外形、鼻窦开口情况,对疑有颌窦恶性肿瘤,可利用鼻窦内镜插入窦内直接观察病变;对蝶窦、额窦亦可采用内镜检查;而筛窦却仅能窥见其鼻内中鼻甲、中鼻道及嗅裂等异常情况,均有助于诊断。

(三) CT 或 MRI 检查

以显示肿瘤大小和侵犯范围,并有助于临床 TNM 分期和治疗方案的确定。如无检查条件,鼻窦 X 线摄片,尤其是断层摄片,对诊断也有价值。

(四) 活检及细胞涂片等检查

正确诊断有赖于活检报告,必要时须反复采取标本进行检查。肿瘤已侵入鼻腔者可从鼻腔内取材活检。活检前应去除肿瘤表面的坏死组织,用麻黄碱收缩鼻甲,避免误取正常组织引起不必要的出血。当肿瘤伴有息肉、乳头状瘤时,需要深取或多点、多次活检才能获得阳性结果。鼻窦穿刺肿瘤细胞涂片检查法,亦可应用。对诊断特别困难而临床上确属可疑病例可行鼻窦探查术,术中结合冷冻切片检查有利于确诊。因早期诊断困难,预后多数不良,如上颌窦恶性肿瘤采用综合疗法治疗,5 年生存率仅达到 30% ~ 40% 。

七、治　疗

治疗原则:可分为手术、放射治疗和化学疗法。但应根据肿瘤性质、大小、侵犯范围以及患者承受能力情况决定,当前多主张早期采用综合疗法,疗效较好。综合治疗原则鼻腔恶性肿瘤,未分化癌、低分化癌以根治性放疗为主,肿物残留予以手术救援。高分化癌采用夹心疗法(放疗+手术+术后视切缘有无残留酌加放疗)。黑色素瘤以手术+免疫治疗为主,残留者补加放、化疗。上颌窦之鳞癌先放疗后手术;腺癌先手术后放疗。筛窦癌治疗原则与鼻腔癌同。晚期患者,姑息性放疗/手术后应予以化疗。

(一) 放疗

单纯根治性放疗,只适用于对放射线敏感的鼻腔和鼻窦恶性肿瘤,如肉瘤、未分化癌等,但疗效并不完全满意。对晚期病例无法手术根治者,仅能作为单独姑息性放疗。术后复发者及不能耐受手术者,也可进行放疗,但疗效均差。放疗加手术为目前常用的综合疗效,疗效较好。放疗在手术前或手术后均可使用,目前多倾向于术前采用根治足量放疗,术后不必要用放疗;唯有手术不彻底者,才加用术后放疗。术前放疗可以促进包围肿块的能力,从而使肿瘤缩小,及其周围血管与淋巴管闭塞,阻断局部淋巴引流,减少术中机械性播散机会。但要注意术前放疗切勿过量,以免引起术后愈合不良、放射性骨坏死和咬肌纤维化等不可逆的并发症,致使面部变形,口腔功能废残。术前可采用^{60}Co 或直线加速器进行放射治疗。总量在 4 ~ 8 周内共接受 50 ~ 60Gy(5000 ~ 6000rad)为宜。放疗后 6 周进行手术切除,此时肿瘤的退变已达最大程度,放射反应在正常组织内消退,也不会引起正常组织的继发性变。单独放疗仅作为姑息性疗法。

（二）手术治疗

鼻腔和鼻窦恶性肿瘤应早期力争彻底手术切除,但单独手术则术后易复发,故术前或术后应配合放疗或化疗,借以提高疗效。有淋巴结转移者,应作颈部淋巴结廓清手术。应用 CO_2 激光切割、气化鼻腔和鼻窦恶性肿瘤具有较好的效果,且可预防扩散和转移。

1. 上颌窦恶性肿瘤　视具体情况可施行 Denker 手术,上颌骨全截除术或加眶内容摘除术及其他鼻窦手术,务必彻底清除肿瘤。

2. 筛窦恶性肿瘤　鼻外进路筛窦切除术;或颅面联合进路对筛窦肿瘤并已侵入颅内者可行大块切除,必要时术继以放疗。

3. 额窦恶性肿瘤　应根据肿瘤扩展范围采用鼻外额窦手术(又称额窦根治术),术中应彻底将肿瘤连同窦腔黏膜全部清除,尽可能行额骨骨瓣复位术,保持面容。也可将额窦前后壁、额窦中隔、窦底连同筛窦全部切除,术后行整形修复术。

4. 蝶窦恶性肿瘤　以放射治疗为主,辅以手术切除。手术途径可采用鼻侧切开,经筛窦进入蝶窦,尽量切除肿瘤。

（三）化疗

传统化疗由于对全身损害较大,且达到肿瘤的有效药物浓度不高而少用。近年研究成果变压化学疗法的临床应用克服了以上缺点。其原理是根据癌组织与正常组织微循环不同的特征,用血管紧张素 I (angiotensin I)使血压升高,正常组织血流不变,而癌组织内血流扩增到 2 ~ 3 倍,此时用抗癌药物就会使癌组织内药物浓度增加;之后用血管扩张药物降压,癌组织血流突然停止,使进入肿瘤内的药物不被血流带走,延长了抗癌药物杀伤癌细胞的时间。此法对不愿接受或不适合放疗及手术的头颈恶性肿瘤患者,可提高生存率和存活质量。

八、放　射　治　疗

（一）放疗前检查项目

1. 实验室检查

（1）三大常规:血常规+血型、尿常规、粪常规。

（2）血清学检查;肝功能 8 项、肾功能 3 项、脂糖 5 项。

（3）心电图。

2. 影像学检查　X 线胸部正侧位片;鼻腔上颌窦 CT 平扫或 MRI 检查;腹部 B 型超声波检查。

3. 特殊检查　鼻窥和(或)鼻窦镜检查以及口腔检查:了解病变范围,通过肿瘤组织活检和(或)涂片送病理检查。

4. 参考检查项目

（1）N_2 及以上的患者全身骨骼核素扫描。

（2）有鼻腔鼻窦肿瘤的症状及体征,经上述检查未能明确病理诊断者,应进行以下检查:①鼻腔筛窦肿物活检或穿刺涂片,适合于黏膜下鼻腔筛窦癌;②鼻腔和鼻窦探查,切开肿瘤组织冷冻检查,适宜于鼻腔和鼻窦病灶明显,多次病理检查无法确诊的患者。

5. 其他准备工作

（1）口腔处理:口腔处理包括洁齿、拔出无保留价值的残根、修补龋齿。治疗牙周炎等。口腔处理最好在放疗前 1 周完成,以便使口腔处理引起的组织损失得以修复。牙齿拔出较多或周围组织损伤较重的情况下,应予以抗感染治疗。

(2) 上颌窦开窗:上颌窦癌患者放疗前需要行上颌窦开窗术。其目的有两个,第一取得组织学证实,明确诊断;第二示开窗引流,减轻炎症,减少乏氧细胞,提高放疗敏感性。上颌窦开窗术后,如出血较多,需要进行上颌窦填塞压迫止血,一般情况下24h后取出填塞物,观察无活动性出血,即可置入带有侧孔的塑胶管引流和冲洗。放疗期间每日用生理盐水冲洗上颌窦1~2次,伴有感染时可在冲洗液中加入抗生素。

(二) 放射治疗原则

1. 原发灶照射原则

(1) 根治性放疗:适用于鼻腔癌(筛窦)未分化癌及低分化癌 $T_{1~2}$ 者。

(2) 术前放疗:适用于鼻腔癌(筛窦)高分化癌及上颌鳞癌。

(3) 术后放疗:适用于鼻腔、鼻窦(腺)癌术后残留者。

(4) 姑息性放疗:适用于晚期病例,不能手术及根治性放疗者;也可用于远处转移止痛等。

(5) 放疗前处理原则:上颌窦恶性肿瘤放疗前应予以开窗引流。

2. 颈部照射原则

颈部淋巴结阴性者,不作预防照射。上颈淋巴结阳性者,行上半颈淋巴结清扫术;全颈淋巴结阳性者,行颈清扫术,术后辅以化疗。清扫术后有残留,才予以残留区域术后放疗。

(三) 常规放射治疗

1. 照射体位及固定 患者采取仰卧位,张口含瓶,将舌压在瓶子的下面,目的是使舌在放疗中少受照射。根据患者的具体情况选择合适的头枕,将患者头颈部摆正后进行热塑面罩固定。然后在模拟机拍摄定位片或在CT模拟机连续扫描活动等位图像,并将定位中心及相邻野共同界限标记在面罩上。常规外照射的患者,尽可能使其面部与床面平行,以利于X线与电子线的设计、衔接和治疗的实施。调强适形放疗的患者,在CT模拟机定位时,应将头部尽量摆正,并进行增强扫描,碘过敏患者除外。

2. 靶区设定 根据临床检查和影像学检查等所观察到的肿瘤情况,在普通定位片或者CT定位图像上进行靶区勾画。

(1) 肿瘤位于鼻中隔,局限于一侧鼻腔,但未侵及鼻腔外侧壁,放射野包括双侧鼻腔、筛窦和同侧上颌窦内侧壁。肿瘤穿透鼻中隔,放射野应包括双侧上颌窦内侧壁。

(2) 肿瘤位于同一侧鼻腔,侵及鼻腔外侧壁或上颌窦、筛窦,或上颌窦肿瘤侵及上述部位时,放射野包括双侧鼻腔、筛窦和同侧上颌窦。肿瘤侵及翼板、翼内外肌、鼻腔后1/3或鼻咽时,应将鼻咽腔包括在放射野内。肿瘤局限于一侧上颌窦内,为侵及鼻腔鼻窦,放射野包括患侧上颌窦、鼻腔及筛窦。

(3) 眼眶受侵,单一纸样板受侵时,放射野外界在患侧角膜内侧缘即可,如果眼眶多壁受侵或肿瘤明前侵入眶内,则应包括整个眼眶。根据肿瘤侵犯范围决定是否保护泪腺。

(4) 蝶窦、额窦、口腔、颞下窝、颅内等部位受侵,或双侧鼻腔、筛窦、上颌窦受侵时,需相应扩大照射范围。

(5) 淋巴引流区照射野设计根据前述淋巴结处理原则,早期分化好的鼻腔、鼻窦肿瘤无需行颈部淋巴结预防性照射。无淋巴结转移,肿瘤分化差的 $T_3 ~ T_4$ 病变,应行颈部淋巴结预防性照射,范围只包括Ⅱ区淋巴引流区。病变侵及鼻腔后1/3时,应行咽后淋巴结及双颈Ⅱ、Ⅲ区淋巴结预防照射;鼻咽受侵时,需要行咽后淋巴结及双颈Ⅱ~Ⅴ区淋巴结预防性照射。已发生淋巴结转移的患者,应行相应转移部位的治疗性照射和下颈锁骨上等淋巴结引流区预防性照射。必要时包括Ⅰ区淋巴结引流区。面部皮肤受侵时,应将耳前淋巴结、腮腺淋巴结、颊淋巴结等包括在放射野内。需注意,鼻腔前庭病变容易引发双侧Ⅱ区淋巴结转移;颈部淋巴结分区见图5-1-1-7。

眼是否保留,应根据肿瘤范围和患者意见决定,并依此确定放射范围。在保眼的情况下,应注意在包全肿瘤的前提下尽量保护,角膜和泪腺。具体做法:前野包括角膜时用X线照射令患者睁眼,使建成区落在晶状体后方;电子线照射时用铅柱挡角膜和晶状体。如果不保留眶内容物,在治疗计划设计时尽可能减少角膜剂量,避免发生角膜溃疡或延缓角膜溃疡时间。挡双侧眼眶受侵时,治疗中尽可能保护病变较轻一侧的眼功能。

3. 鼻腔(筛窦)恶性肿瘤设野原则

(1)面前矩形野

上界:眉弓连线。

下界:平硬腭水平。

外侧:鼻翼缘。

内侧:过中线1~2cm。

本设野适于一侧鼻腔、筛窦受侵犯而未波及上颌窦的患者。照射范围包括同侧鼻腔及筛窦。

(2)面前"L"形野

上界:眉弓连线。

下界:平硬腭水平或上腭槽骨。

外侧:内外眦连线中点或外眦水平。

内侧:过中线1~2cm。

本设野适于侵及同侧上颌窦时用。照射范围包括鼻腔及同侧上颌窦受侵部位。照射时注意保护晶状体。

挡眼原则:用直径1cm铅柱挡晶状体或依据病灶侵犯情况制低熔点铅挡块保护眼。

(3)面前"品"字形野(凸形野):参照"L"形野,取消内侧界,双侧均到外侧界。本设野适于肿物侵及双侧上颌窦的患者。照射范围包括鼻腔、筛窦、双侧上颌窦受侵部位(图5-1-2-2,见彩图)。

(4)面前方形野:上界、下界:同前;内界:对侧内眦;外界:上颌窦外缘。

本设野适用于肿物位于筛窦后组,侵及一侧或双侧筛窦(对侧未侵及眼眶),同侧眼眶及球后,有突眼的患者。

(5)加楔形滤过板的双额侧矩形野:适用于病变靠后、侵及眶后、上颌窦后壁下颌关节区以及为提高后组筛窦剂量而用,为使剂量均匀故用楔形滤过板(图5-1-2-3,见彩图)。

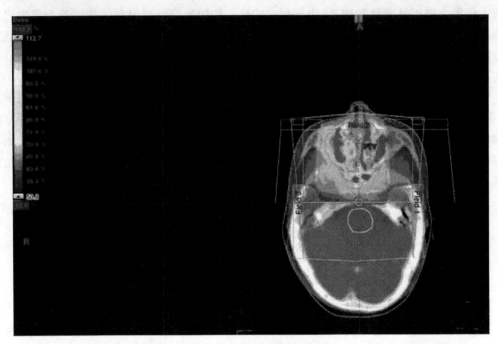

图 5-1-2-2 品字形野剂量分布曲线图

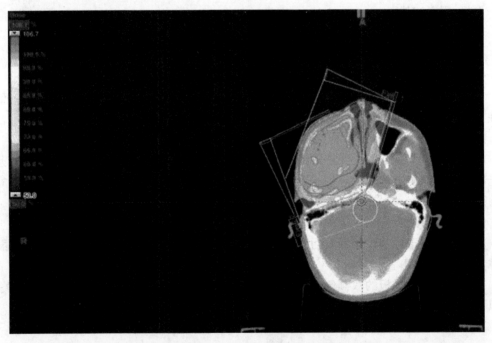

图 5-1-2-3 加楔形滤过板的双额侧矩形野剂量分布曲线

（6）鼻前电子线野：鼻腔肿瘤位置靠近前庭，常规设野照射后补量用。应在 TPS 设计下辅加。垂直或成角交叉照射。

（7）照射方式：以前野为主，先照前野，1 周后改为轮照。

（8）剂量比例：鼻前野：病侧野：健侧野为 4∶1∶1 时病灶居中；3∶2∶1 时病灶

偏心。

4. 上颌窦恶性肿瘤设野原则 原则上应超过肿瘤边缘 1cm,一般采用前野和侧野,但应注意尽量减少晶状体和脊髓的受量。

（1）前野:上界在眼眶下缘上 0.5cm;下界包括上齿槽骨;内界为体正中线;外界在面部正、侧游离缘。

（2）侧野:上界、下界与前野上界、下界相同水平;前界与前野外侧界共缘;后界在下颌关节突前。如病变累及筛窦,则前野需包括筛窦,侧野将上线移到后弓水平;如病变已累及眶下骨板,在争取保留眼球的措施下,前野同前;侧野前界向上延至眉弓水平,后界仍在眶下缘上 0.5cm 水平,前后顶端连线构成斜行的侧野上界。前野照射时,令患者眼球上翻,以避免晶状体照射。眼的保护可参照前述有关挡眼原则。此种设界,使侧野照射包括眼眶内容,但避开晶状体,可免于放疗后产生白内障。前、侧两野均需加 45° 楔形滤过板夹角照射。

5. 能量选择 多选择 6～8MV 直线加速器或 6～12MeVβ 射线,电子线用于筛窦、眼眶区和颈部淋巴结补量照射。

6. 时间剂量分割

（1）根治性放疗:低分化、未分化癌总量 66～70Gy/（33～35）次·（6～7）周;

黑色素瘤 5Gy/次,2 次/周,50Gy/5 周。

（2）术前照射:肿瘤量 40～50Gy/20～25 次·（4～5）周。

（3）术后照射:肿瘤量 60～70Gy/30～35 次·（6～7）周,已行术前放疗者缩野追量至根治量。

（4）姑息性放疗:肿瘤量 50Gy/25 次/5 周,姑息效果好者可照射至根治量。

（四）调强放射治疗

前期准备工作和照射体位及固定与常规放疗方式相仿,适形调强放疗靶区需根据近期的影像学检查、CT 定位图像和临床检查来确定,分别勾画 GTV 或 GTVtb（瘤床）、CTV、CTVnd、PTV 和重要器官,确定不同靶区的靶体积要求达到的处方剂量和重要器官的剂量限制要求。术前放射治疗剂量 GTVp,GTVnd,2.12～2.3 Gy/f,总剂量 59.36～64.4/28F,PTV1.82～2.0 Gy/F, 总剂量 50.96～56/28F。术后放疗剂量 GTVp 或 GTVtb、GTVnd,2.12～2.3 Gy/f,总剂量 63.6～69/30F,PTV1.82～2.0 Gy/F, 总剂量 54.6～60/30F。单纯放疗剂量 GTVp,GTVnd,2.12～2.3 Gy/f,总剂量 60.96～75.39/33F,PTV1 1.82～2.0 Gy/F, 总剂量 60.06～66/33F。PTV2 1.82 Gy/F,总剂量 50.96Gy/25F(图 5-1-2-4,图 5-1-2-5,见彩图）。

九、随 访

（一）时间

治疗结束后 3 个月,每月 1 次,后改为每 3 个月 1 次。1 年后每半年 1 次,3 年后 1 年 1 次。

（二）内容

（1）原发灶和（或）颈淋巴结控制情况:常规体检,鼻窥检查,临床记录要求包括近期疗效、局部控制、远处转移。近期和（或）远期放射性损伤（眼球及视路损伤、鼻甲粘连、皮肤反应、口腔并发症、张口困难,进食困难、放射性骨坏死、脑脊髓损伤）。定期 3～6 个月行鼻腔、鼻窦区 CT 和（或）鼻窦镜检查。但对经济困难患者亦可选择检查鼻-颏位（Water's 瓦氏位）及鼻-额（Caldwell's）片。

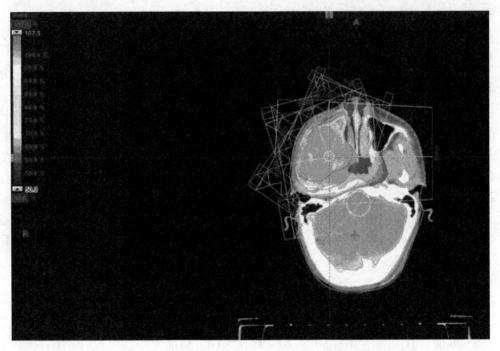

图 5-1-2-4　上颌窦肿瘤适形调强放射治疗剂量分布曲线

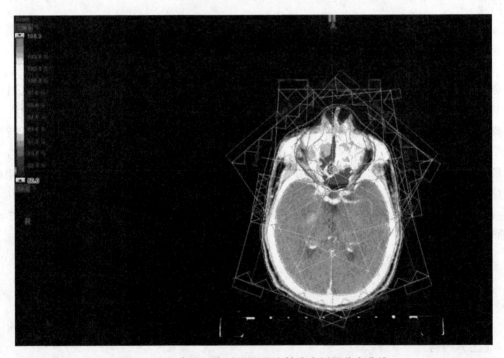

图 5-1-2-5　鼻腔肿瘤适形调强放射治疗剂量分布曲线

（2）远处转移情况：胸片，腹部 B 超，必要时进行全身 ECT 检查。

（3）放疗疗效评定。

（4）KPS 评分。

（5）复发情况：复发时间,复发部位——原发灶,颈淋巴结。

（6）复发后治疗：手术、放疗、化疗、生物治疗、支持治疗、其他治疗。

（7）转移情况：转移时间,转移部位——肺、肝、其他。

（8）转移后治疗：手术、放疗、化疗、其他治疗。

（9）第二原发癌：出现时间,部位（ICD）、病理（M编码）。

（10）生存情况：生存无复发转移、生存有复发转移、失访时无复发转移、失访时已有复发转移。

（11）死亡日期。

（12）死因：死于本病、死于第二肿瘤、死于非肿瘤、死于并发症、死因不明。

十、放射性损伤评价及并发症

（一）放射性损伤评价

按照92 RTOG/EORTC急性放射反应评价标准及后期放射损伤评价标准进行评价（参照鼻咽癌部分）。

（二）鼻腔和鼻窦肿瘤放射治疗并发症

1. 早期并发症

（1）全身反应：包括乏力、头晕、胃纳减退、恶心、呕吐、口中无味或变味、失眠或嗜睡等。个别患者可以发生血象改变,尤其是白细胞减少现象。

（2）局部反应：包括皮肤、黏膜、唾液腺的反应。皮肤反应表现为干性皮炎甚或湿性皮炎。黏膜反应表现为鼻腔和口咽黏膜充血、水肿、渗出及鼻窦分泌物积存等。

2. 晚期并发症
放射治疗后常见的晚期损伤包括：口腔、鼻腔黏膜干燥、放射性龋齿、张口困难、视力损伤、脑坏死、骨坏死、听力下降甚至丧失、垂体内分泌功能不足等。

为尽量减少上述严重放疗并发症的发生,临床医师应准确掌握适应证和制定合理的治疗方案。在治疗计划设计时,需要充分权衡正常组织和靶区的取舍,在尽可能满足靶区需要的前期下,最大程度的保护正常组织和器官。保护涎腺组织功能,不仅缓解口干症状,还可减少放射性龋齿的发生。目前,对放疗后的口腔、鼻腔黏膜干燥尚无有效的治疗方法。缓解口干的药物,人工唾液均不能起到很好的效果,油剂滴鼻、雾化吸入可缓解鼻腔黏膜干燥。多学科的综合治疗,不但有望提高局部控制率和生存率,并且可减少张口困难和骨坏死的发生率。发生放射性脑损伤的患者,可视情况选择内科保守治疗。例如,营养脑细胞、扩张血管活血化瘀及减轻脑水肿的药物,发生脑坏死且症状较重者,可视情况予以手术治疗。角膜穿孔的患者应行眶内容物摘除术,以防带来更严重的后果。放疗前的口腔处理可有效减少放射性骨坏死的发生。发生骨坏死在早期无肿瘤复发的情况下可行高压氧治疗,一旦瘘形成则经久不愈,需要手术治疗。为减轻或防止张口困难的情况发生,在放疗中和放疗后,应指导患者进行功能锻炼,在放疗前、放疗中、放疗后和随诊过程中,检查患者的内分泌功能已成为常规项目,根据检查结果可判断患者的垂体功能和甲状腺功能受损程度,有利于及时进行必要的内分泌治疗。

十一、预 后

鼻腔与鼻窦肿瘤早期症状不明显,就诊时多为晚期,由于周围组织和要害器官与之关系密切,常被肿瘤广泛侵及,手术治疗有一定难度,广泛切除肿瘤对患者的器官功能和生存质量造成严重影响。鼻腔与鼻窦癌治疗失败的主要原因是局部未控或复发,其次是淋巴结转移和远处转移。综合治疗可明显降低局部复发率和淋巴结转移率,提高局部控制率和5年生存率。

影响鼻腔与鼻窦肿瘤预后的主要因素如下。

(一) 性别、年龄与预后

统计学分析证实男女性患者的预后无明显差异,有人认为男性的预后较女性要差,可能与男性晚期病变比例较高有关,其确切原因有待探讨。关于年龄与预后的关系,不同报道常有矛盾之处。因此年龄与上颌窦癌预后尚无定论。

(二) 肿瘤位置与预后

多数学者认为,上颌窦癌发生的解剖位置与预后具有相关性:发生于下部结构的肿瘤,解剖表浅,预后相对较好;而位于上部结构的肿瘤,常有眼眶、翼腭窝或颞下窝等结构受累,预后要差。笔者组单因素分析也显示,发生于不同位置的上颌窦癌,其5年癌症相关生存率和无进展生存率存在显著性差异,只侵犯下部结构预后较好,侵犯上部结构时预后较差,下部、上部结构均受侵时预后最差。

(三) 病理类型与预后

单因素分析显示,鳞癌的5年癌症相关生存率和无进展生存率明显低于腺样囊性癌和其他上皮癌,多因素分析显示,病理类型是影响预后的一个独立指标,鳞癌 $T_{3\sim4}$ 期和 $N_{1\sim2}$ 期的比例高于腺样囊性癌和其他癌,提示鳞癌较其他上皮性癌可能具有更强的局部侵袭性和更高的淋巴转移概率。未分化癌的预后有待进一步研究。

(四) 肿瘤的分期与预后

单因素分析显示,不同T分期和不同临床分期的5年癌症相关生存率和无进展生存率均存在显著性差异;多因素分析显示,T分期和临床分期均是影响预后的独立变量,是较好的预后判断指标。不同于鼻腔癌和其他鼻窦癌没有统一的分期方法,AJCC 的 TNM 分期是目前上颌窦癌公认的分期标准。AJCC2002 年 TNM 分期系统能较好反映上颌窦癌的生存预后。上颌窦癌起病较隐匿,就诊时病期常较晚,病变范围的确定有依赖于 CT、MRI 等影像学检查。CT 可清楚显示骨质破坏情况,而 MRI 在鉴别肿瘤与炎症或潴留分泌物、判断软组织或颅内侵犯等方面具有明显优势,两者的结合可提高分期的准确性,增加其对预后的预测价值。

(五) 颈部淋巴结转移与预后

单因素分析显示,无淋巴结转移者的5年癌症相关生存率和无进展生存率明显高于有淋巴结转移者,差异有显著性。这提示颈部淋巴结转移是预后不良的信号。虽多数学者认同颈部复发往往是远处转移和预后不良的信号,但关于颈部淋巴结阴性是否应行预防性照射的问题,目前争议颇多。但大多数学者认为,对 $T_{3\sim4}$ 期即使淋巴结阴性的上颌窦鳞癌,予以颈部预防性照射是有必要的。

(六) 治疗方式与预后

关于上颌窦癌的治疗,虽综合治疗的优势已被广泛认同,但在具体治疗模式上迄今未有共识。单因素分析显示,综合治疗的5年癌症相关生存率和无进展生存率明显高于单纯手术和单纯放疗,差异有显著性;多因素分析显示治疗方式是影响预后的独立因素。提示手术结合放疗可明显改善上颌窦癌的预后。目前上颌窦癌广为采用的仍是以根治性手术为主,辅以术前和(或)术后放疗的治疗模式,但此治疗模式常不仅造成患者功能、外形的丧失,而且因上颌窦毗邻复杂,切除范围常受到限制。日本一些学者作了较多的功能保全性研究,提出以根治性放疗为主,配合区域性动脉化疗,辅以减量手术的治疗模式,并获得较高生存率。目前调强适形照射技术已广泛应用于鼻窦癌的治疗,显示此技术在提高肿瘤剂量的同时,可较好保护周围正常组织和重要器官。总之,要明确上颌窦癌的最佳治疗模式,在尽可能保全患者功能和外形同时,获得较好生存效果,仍有待于进一步研究。

（万　跃）

Summary

The four most common malignant histologies of the paranasal sinuses are SCC, sinonasal undifferentiated carcinoma (SNUC), neuroendocrine carcinoma, and esthesioneuroblastoma (often referred to as olfactory neuroblastoma). Cancer of the nose and paranasal sinuses is relatively rare. The diagnosis of nasal cavity and paranasal sinus cancer is made with having a high index of suspicion in a patient who presents with nasal airway obstruction and a nasal mass. Key to this is a thorough endoscopic or fiberoptic examination of the entire nasal cavity to rule out benign disease such as nasal polyposis or uncomplicated acute or chronic sinusitis. Biopsy is indicated when a mass is found.

第三节　喉　癌

喉癌(laryngeal cancer, carcinoma of the larynx)是来源于喉黏膜上皮组织的恶性肿瘤,最常见的喉癌为喉鳞状细胞癌,多见于中老年男性。喉癌的发生与吸烟、酗酒、长期吸入有害物质及乳头状瘤病毒感染等因素有关。手术与放疗是喉癌主要治疗手段,放疗在根治肿瘤同时保留喉的发音功能方面具有优势。

一、解　剖

（一）喉的界限

喉位于颈前正中,成年人约在第4、5颈椎至第6颈椎体下缘之间,上接咽腔喉部,下接气管,是发声的器官也是呼吸的管道。喉软骨由不成对的会厌软骨、甲状软骨、环状软骨,以及成对的杓状软骨、小角软骨、楔状软骨构成。喉的肌肉主要包括甲杓肌、环杓侧肌、环杓后肌组成的喉内肌和舌骨上肌群、舌骨下肌群、环甲肌组成的喉外肌。喉上神经感觉支支配喉内感觉,喉上神经运动支支配环甲肌;喉返神经支配喉内肌的运动(图5-1-3-1)。

（二）喉的分区

(1)声门上区包括会厌、杓会厌皱襞(披裂)、杓状软骨、室带、喉室。发生于会厌喉面的病变容易向前侵犯会厌前间隙,进一步向会厌舌面、咽侧壁、舌根生长;披裂的病变容易向声门旁间隙、梨状窝侵犯,向后发展累及环后区;室带的病变容易向会厌喉面和会厌前间隙发展,侵犯声门区的比例可以高达50%。声门上区淋巴引流丰富,常汇入Ⅱ区和Ⅲ区淋巴结,Ⅳ区淋巴结转移通常发生与Ⅱ区、Ⅲ区转移之后。

(2)声门区包括声带、前联合、后联合。绝大多数声门区癌发生于声带游离缘,早期多

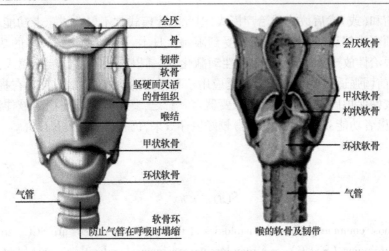

图 5-1-3-1　喉的解剖

为一侧声带,向前发展侵犯前联合并可累及对侧声带,向下侵犯声门下区,病变进一步发展可侵犯甲状软骨和甲状腺。通常认为声带没有淋巴系统,局限于声带的病变极少发生颈部淋巴结转移。

(3) 声门下区指声带下缘至环状软骨下缘之间的区域。此处发生病变少见。淋巴引流较声门上区少,常汇入Ⅳ区和Ⅵ区淋巴结,颈部淋巴结转移率较声门上区癌为低(图 5-1-3-2)。

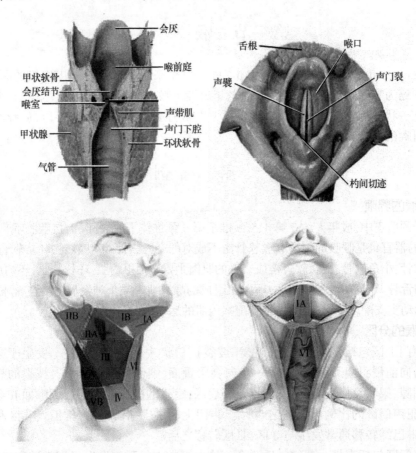

图 5-1-3-2　喉的分区

喉癌远处转移的部位以肺多见,其次可见肝、骨骼、皮肤转移,同样发现远处转移的发生与颈部淋巴结转移密切相关。

二、流 行 病 学

喉癌发病率在我国占全身肿瘤的 1%～5%,在耳鼻喉科领域中仅次于鼻咽癌、鼻腔与鼻窦癌,居第三位,占耳鼻咽喉癌的 11%～12%。好发年龄为 50～70 岁。发病率近年来呈上升趋势,上海市 1972 年喉癌发病率为 1.79/10 万,1986 年升高至 2.0/10 万。国外资料统计,喉癌患者性别发病率差别很大,男女性别之比为(8.4～25.6):1,我国 1986 年上海市喉癌发病率男女性别之比为 6.75:1,1986 年辽宁省喉癌发病率男女性别之比为 1.97:1,我国东北地区的女性喉癌患者的比例较国内外报道要高。此外,城市高于农村,吸烟者发病率明显高于非吸烟者,发病年龄以 50～69 岁多见。我国东北地区是喉癌的高发区,意大利瓦雷泽、巴西圣保罗、印度孟买是世界三大高发区。

三、病　　因

一般认为下列因素可能与喉癌发生相关。

(一) 吸烟、饮酒

吸烟与喉癌发病密切相关,喉癌患者有吸烟史的占 90% 以上,其发病年龄比不吸烟者提前 10 岁左右。烟草燃烧可产生烟草焦油其中苯芘可致癌,且烟草的烟雾可使纤毛运动停止或迟缓也引起黏膜水肿和出血使上皮增生变厚鳞状化生成为致癌基础。饮酒过度长期刺激黏膜可使其变性而致癌。

(二) 性激素

喉是性激素的靶器官,喉癌的发病率有显著性性别差异,并且女性喉癌发病率同样明显受到体内性激素水平的影响,绝经期后与绝经期前发病率者之比为 10:1。故有推测喉癌可能是性激素依赖性肿瘤,ER 也可能是此类肿瘤的生长抑制因子。有关实验表明喉癌患者雌激素受体阳性细胞百分率明显增高。

(三) 病毒感染

喉癌的发生可能与人乳头瘤病毒(human papilloma virus,HPV)感染有关。到目前为止,已发现的 HPV 超过 100 种,根据其与肿瘤发生的相关性,大致分为高度(HPV16、18等)、中度及低度危险相关三类。HPV E6、E7 蛋白通过对 $p53$ 及 Rb 通路产生作用,促进肿瘤发生。HPV 阳性肿瘤患者与 HPV 阴性相比较,有其独特的分子生物学、组织病理学及临床特征。喉癌患者中 HPV 总阳性率为 8%～54%,除 HPV16 和 HPV18,最近发现在早期喉癌患者可以检测到 HPV26。

(四) 癌基因与抑癌基因

当前国内外喉癌和抑癌基因研究很多。癌基因主要有表皮生长因子受体(epithelial growth factor receptor,EGFR)、ras、$c\text{-}mic$、$cyclin\ D1$、$bcl\text{-}2$、$K\text{-}ras$ 等。抑癌基因主要有 $p53$、$p27$、$p21$、Rb、腺瘤性结肠息肉病(adenomatouspolyposis coli,APC)等。这些基因或蛋白的表达可能与肿瘤的发生发展、恶性程度、临床分期、病理分级、预后和转移等相关。

近年来,喉癌细胞耐药基因受到关注。内在性(未接触药物时原已存在)、获得性(接触药物后产生的)和多药耐药(multidrug resistance,MDR)将可能影响化疗或同步放化疗的疗效。

（五）大气污染

有害气体(如二氧化硫)和生产性工业粉尘(如铬、砷)的长期吸入易致喉癌。

（六）癌前期病变

喉部角化症和喉部良性肿瘤(如喉乳头状瘤)反复发作可发生癌变。

（七）放射线

例如,用放射线治疗颈部肿物时可致癌。

四、扩散与转移

喉癌按其分化程度和原发部位可有以下三种方式的扩散转移。

（一）直接扩散

晚期喉癌常向黏膜下浸润扩散。位于会厌之声门上型癌,可向前侵入会厌前隙、厌谷和舌根。杓状会厌襞部癌向外扩散至梨状窝、喉咽侧壁。声门型癌可向前侵及前连合,扩散至对侧声带;也可向前破坏甲状软骨,使喉体膨大,并有颈前软组织浸润。声门下型癌向下蔓延至气管、也可穿破环甲膜至颈前肌层,向两侧发展,侵及甲状腺;向后累及食管前壁。

（二）淋巴转移

转移部位多见于颈深上组的颈总动脉分叉处的淋巴结,然后再沿颈内静脉向上、下部的淋巴结发展。声门下型癌常转移至气管旁淋巴结组。

（三）远处转移

可循血液循环向全身转移至肺、肝、骨、脑等。

五、临床表现

喉癌常因类型不同,症状出现的早晚和病情的轻重也不一样,主要症状如下。

（一）声门上型

声门上型包括原发于声带以上部位的癌肿,如会厌、杓状会厌襞、室带和喉室等。此型癌肿分化较差,发展较快。由于该区淋巴管丰富,常易向颈深上组位于颈总动脉分叉处淋巴结转移,早期症状又觉喉部有异物感,咽部不适。以后癌肿表面溃烂时,则有咽喉疼痛,可反射至耳部,甚至影响吞咽。晚期癌肿侵犯血管后,则痰中带血,常有臭痰咳出;侵及声带时,则有声音嘶哑、呼吸困难等。

（二）声门型

局限于声带的癌肿,以前中1/3处较多,分化较好,属Ⅰ级、Ⅱ级。发展较慢,由于声带淋巴管较少,不易向颈淋巴结转移。主要症状为声音嘶哑,逐渐加重。肿瘤增大时,阻塞声门,可出现喉喘和呼吸困难,晚期有血痰和喉梗阻症。

（三）声门下型

声门下型即位于声带以下,环状软骨下缘以上部位的癌肿。因该区较为隐匿,不易在常规喉镜检查中发现。早期可无症状,以后则发生咳嗽、血痰。晚期由于声门下区被癌肿堵塞,常有呼吸困难。亦有穿破环甲膜,侵入甲状腺、颈前软组织,也可沿食管前壁浸润见(图5-1-3-3)。

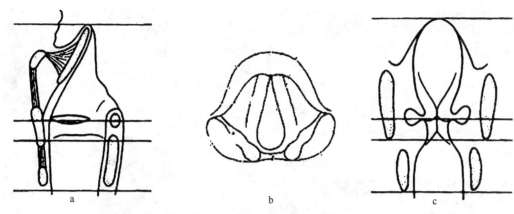

图 5-1-3-3 喉癌的声门上型、声门型、声门下型的分界(a,b,c)

六、诊 断

对于年龄大于 40 岁,有吸烟史,伴有刺激性干咳,痰中带血,喉部疼痛,头痛耳痛,呼吸困难,应高度警惕,需完善相关检查并取得病理诊断。

(一) 体格检查

喉外形改变,晚期病例可有喉部增宽、变形、甲状软骨上切迹消失;颈部肿块。

(二) 内镜检查

内镜检查为喉癌常规检查项目,包括间接喉镜检查和电子纤维喉镜检查,可钳取肿物行病理学确诊(图 5-1-3-4,见彩图)。

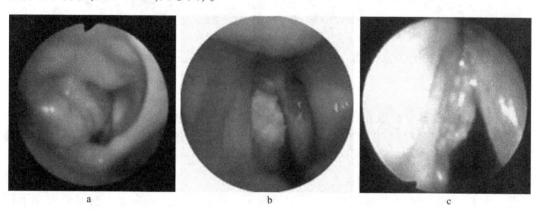

图 5-1-3-4 声门上型、声门型、声门下型喉癌的内镜表现

(三) 食管钡餐

了解下咽部及食管入口处情况,目前喉部正侧位片检查已较少应用。

(四) CT 和 MRI 检查

清楚显示原发病灶及区域淋巴结情况,有助于准确分期,指导制订治疗方案,尤其对于精确放射治疗靶区勾画具有重要意义,MRI 显示软骨破坏不如 CT(图 5-1-3-5)。

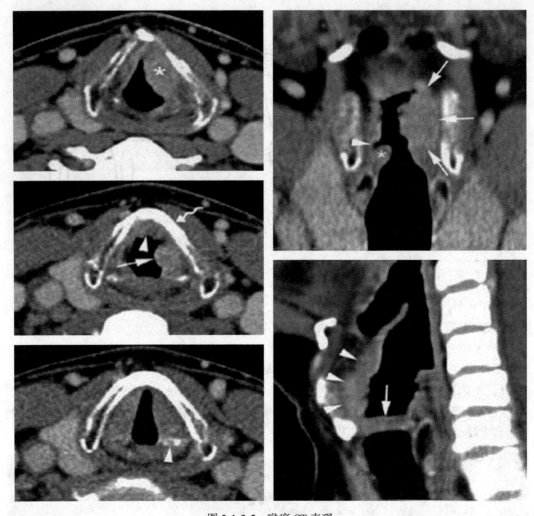

图 5-1-3-5　喉癌 CT 表现

(五) 组织病理学检查

喉癌大体类型可分为菜花型、结节型、溃疡型和包块型,组织学上喉癌以鳞状细胞癌最常见,占 95%～98%,腺癌少见,约占 2%,未分化癌、淋巴肉瘤、纤维肉瘤少见。

喉鳞状细胞癌依其发展程度可分为原位癌、早期浸润癌和浸润癌三种类型。原位癌较少见,经过一段时间可发展成浸润癌;早期浸润癌一般是由原位癌突破上皮基底膜向下浸润,并在固有层内形成癌巢。喉浸润癌绝大多数为高分化鳞癌,癌细胞可见不同程度的角化现象和细胞间桥,在癌巢中心可见角化珠,低分化鳞癌少见。有时肿瘤以梭形细胞为主,称为梭形细胞癌,癌细胞排列紊乱,不形成癌巢,颇似肉瘤。疣状癌属于喉浸润型鳞状细胞癌的一个亚型,较少见,占喉癌的 1%～2%,肿瘤向喉腔呈疣状生长,形成菜花样肿块。镜下多呈乳头状结构,为高分化鳞癌,可见不同程度的局部浸润,生长缓慢,转移少见。

声门型喉癌是喉癌中最多见者,约占 60%,分化较好;多数为 Ⅰ 级、Ⅱ 级,转移较少。声门上癌的发病率约占 30%,癌细胞的分化较差,转移较多见。声门下癌少见,约占 6%。肉眼观肿瘤可呈乳头状、疣状或菜花状隆起,也可在局部形成溃疡(图 5-1-3-6,见彩图)。

七、鉴别诊断

(一)喉结核

患者有不同程度的喉痛,肺部大多有结核病灶共存。病变呈颗粒状,粉红色或苍白水肿,常伴有浅溃疡,覆盖脓性分泌物,后联合为喉结核的好发部位,而喉癌者罕见。进行抗结核治疗有效,活检细胞学检查和分泌物涂片,找抗酸杆菌对确诊有帮助(图5-1-3-7,见彩图)。

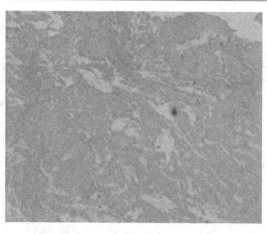

图5-1-3-6 喉鳞癌病理组织学

(二)声带小结或息肉

临床表现为间隙性声音嘶哑,晚间加重,晨间较轻快,喉部干燥感、微痛及喉分泌物增多,好发于声带前中1/3与1/3交界处,游离缘对称性黏膜小结,水肿状,表面光滑,大小如米粒状,基底较宽充血。休息减少发声、雾化吸入、超短波理疗、适量抗生素治疗等有效。较大者须在喉镜下摘除(图5-1-3-8,见彩图)。

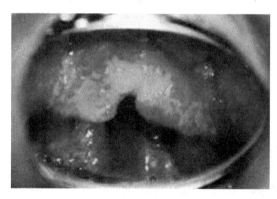

图5-1-3-7 喉结核

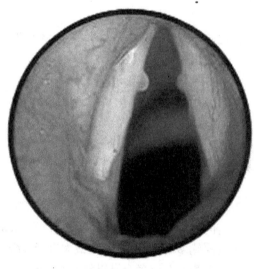

图5-1-3-8 声带息肉

(三)喉乳头状瘤

喉乳头状瘤可见于儿童和成人,目前认为系病毒感染所致,常并发皮肤疣,男女性别无差别。主要表现为声音嘶哑。喉镜见幼儿多在喉内多部位发病,带蒂,基底比较广,呈现菜花状。成人以单个带蒂,常在声带发病,活动不受限,以男性为多,病变局限,病理检查示重度不典型增生时,应彻底切除,以防恶变(图5-1-3-9,见彩图)。

(四)喉角化症及喉白斑

喉角化症及喉白斑表现为声音嘶哑,喉内不适,中年以上男性多发,喉镜见声带增厚,呈粉红色或白色斑块,周围组织常有炎性反应,多为单侧,亦可累及双侧声带,容易复发,有恶变倾向。病理活检可确诊(图5-1-3-10,见彩图)。

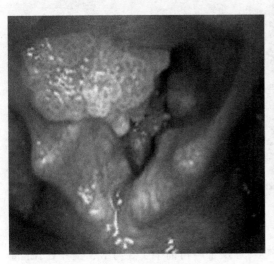

图 5-1-3-9　喉乳头状瘤

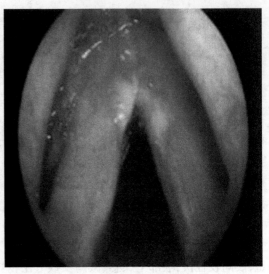

图 5-1-3-10　喉黏膜白斑

八、分　　期

2002 年 UICC/AJCC 修订喉癌 TNM 分期系统如下：

（1）T（原发肿瘤）

T_x：原发肿瘤无法评价。

T_0：无原发肿瘤的证据。

T_{is}：原位癌。

（2）N（区域淋巴结）

N_x：区域淋巴结无法评价。

N_0：无区域淋巴结转移。

N_1：同侧单个淋巴结转移，最大直径≤3cm。

N_{2a}：同侧单个淋巴结转移，最大直径≤6cm。

N_{2b}：同侧多个淋巴结转移，最大直径≤6cm。

N_{2c}：双侧或对侧多个淋巴结转移，最大直径≤6cm。

N_3：转移淋巴结最大直径>6cm。

（3）M（远处转移）

Mx：远处转移无法评价。

M_0：无远处转移。

M_1：有远处转移。

（4）临床分期

0 期：$T_{is}N_0M_0$。

Ⅰ期：$T_1N_0M_0$。

Ⅱ期：$T_2N_0M_0$。

Ⅲ期：$T_{1\sim2}N_1M_0$；$T_3N_{0\sim1}M_0$。

ⅣA 期：$T_{1\sim3}N_2M_0$；$T_{4a}N_{0\sim2}M_0$。

ⅣB 期：$T_{any}N_3M_0$；$T_{4b}N_{any}M_0$。

ⅣC 期：$T_{any}N_{any}M_1$。

(一) 声门上区癌

T_1：病灶局限于声门上区的一个亚区，声带活动正常。

T_2：病灶侵犯一个以上亚区，侵犯声带或声门上区以外区域(如舌根黏膜、会厌谷、梨状隐窝内壁)，无喉固定。

T_3：病灶局限于喉内伴声带固定，和(或)如下部位受侵——环后区、会厌前组织、喉旁间隙、甲状软骨轻微破坏。

T_{4a}：病灶侵及甲状软骨板，和(或)侵犯喉外组织(如气管、食管、甲状腺、颈部软组织、带状肌)。

T_{4b}：病灶侵及椎前间隙，包绕颈总动脉或侵犯纵隔结构。

(二) 声门区癌

T_1：病灶局限于声带，可侵犯前联合或后联合，声带活动正常。

T_{1a}：局限于一侧声带。

T_{1b}：侵及两侧声带。

T_2：病灶侵及声门上区和(或)声门下区，和(或)声带活动受限。

T_3：病灶局限于喉内，声带固定和(或)侵犯声门旁间隙、和(或)甲状软骨轻微破坏。

T_{4a}：病灶侵及甲状软骨板和(或)喉外组织(如气管、食管、甲状腺、颈部软组织、带状肌)。

T_{4b}：病灶侵及椎前间隙，包绕颈总动脉或侵犯纵隔结构。

(三) 声门下区癌

T_1：病灶局限于声门下区。

T_2：病灶侵及声带，声带活动可受限。

T_3：病灶局限于喉内，声带固定。

T_{4a}：病灶侵犯环状软骨或甲状软骨板，和(或)喉外组织(如气管、食管、甲状腺、颈部软组织、带状肌)。

T_{4b}：病灶侵及椎前间隙，包绕颈总动脉或侵犯纵隔结构。

九、治　　疗

手术和放射治疗一直是喉癌的主要治疗手段，从控制肿瘤和提高患者生活质量两个方面出发，喉癌总的治疗原则具体如下。

(一) 声门区癌和声门上区癌

0 期可行声带剥离术、激光治疗、放射治疗，未能明确原位癌是否有浸润时建议行放射治疗。

Ⅰ～Ⅱ期首选根治性放射治疗，即使放疗后病灶残留或复发，仍可行挽救性手术。

Ⅲ期可行术前放射治疗，随后行部分切除术或全喉切除术，部分病例可以考虑先行诱导化疗，根据病灶退缩情况决定下一步治疗方案。

Ⅳ期多行全喉切除术，术后可行辅助放疗。无手术指征的病例可行放疗和(或)化疗。

颈部转移淋巴结处理，通常认为喉癌颈部淋巴结转移病灶对放射治疗敏感性较差，尤

其是 N_2、N_3 病例,首先考虑行颈部淋巴结清扫术。病理类型为腺癌者放射治疗敏感性较差。

(二) 声门下区癌

早期病例很少见,可首选放射治疗,放疗后残留或复发予以挽救性手术治疗。晚期病例以手术治疗为主,不能手术者可行放射治疗和(或)化学治疗。

十、放射治疗

(一) 适应证

早期喉癌患者;病理类型为低分化癌及未分化癌者;术前放射治疗+手术治疗;术后病灶残留或安全边界不足或复发;颈部多个转移淋巴结或淋巴结有包膜外侵犯;晚期病例姑息性放射治疗以达到减轻症状提高生活质量目的;因合并疾病等原因难以耐受手术的患者。

(二) 相对禁忌证

喉组织水肿;病灶广泛坏死或合并严重感染;呼吸困难。

(三) 放射治疗技术

1. 常规放疗 采取仰卧位,头后伸,热塑面模固定,直线加速器能量一般选择 4 ~ 6MVX 线或 ^{60}Co。照射方式及剂量:常规分割为 2Gy/次,每天 1 次,每周 5 天,晚期以及放疗敏感性较差病例可行超分割放疗,分次剂量为 1.2Gy/次,每天 2 次,两次间隔时间 6 ~ 8h,每周 5 天。放疗总剂量为根治性放疗 65 ~ 70Gy,术前放疗为 45 ~ 50Gy,术后放疗剂量 60 ~ 70Gy,姑息性放疗 40 ~ 50Gy。

2. 三维适形或调强放疗技术 随着放疗技术的发展,三维适形放疗(包括 IMRT)越来越多地应用于肿瘤的放疗。

(1) 体位固定:采用仰卧位,头垫合适角度的头枕,采用热塑头颈肩面罩固定技术。

(2) CT 模拟机扫描:扫描范围从眉弓水平到胸锁关节下方 2cm,层厚 2.5 ~ 5mm。扫描图像传输至治疗计划系统(TPS)。

(3) 靶区勾画:在 TPS 上勾画肿瘤靶区(GTV)、临床靶体积(CTV)及周围正常组织。GTV 为临床检查及 CT/MRI 检查所见的肿瘤范围。CTV 分为原发肿瘤的亚临床病灶及颈部淋巴引流区。声门上区病变、$T_{3~4}$ 声门癌及声门下病变的颈部淋巴引流区 CTV 范围包括 Ⅱ ~ Ⅵ区淋巴结,各区淋巴结引流区勾画参考颈部淋巴结分区标准。计划靶体积(PTV)为 CTV 外放 3 ~ 5mm 而成。

(4) 剂量:根据中国医学科学院肿瘤医院的靶区勾画原则,CTV 分为 CTV1 及 CTV2。CTV1 包括 GTV、全部喉结构、梨状窝、舌会厌襞、声门旁间隙、会厌前间隙和整个甲状软骨及环状软骨水平以上 Ⅱ区、Ⅲ区、Ⅴ区及Ⅵ区淋巴引流区。CTV2 为环状软骨水平以下Ⅳ ~ Ⅵ区淋巴引流区。分次剂量按 PTV 给予,PGTV 70Gy/33 次,PTV1 60Gy/33 次,PTV2 50 ~ 55Gy/33 次。

需要指出的是,以上建议只是参考,喉癌颈部淋巴引流区照射范围不是固定不变的,需结合肿瘤的其他相关因素综合考虑,如原发肿瘤的大小、病理分级等。

(四) 声门上区癌设野原则

1. 常规放疗 上界在第 2 颈椎横突水平,如口咽或咽旁间隙受侵则置于颅底水平,下界在环状软骨下缘水平,颈淋巴结阳性病例的设野:双侧上颈部水平对穿照射野加下颈锁骨前野。前界位于颈前缘,如前联合或会厌前间隙受侵则置于颈前缘前 1～2cm,以保证得到足够的照射剂量,后界位于颈椎横突。

因脊髓在双侧对穿照射野内,故照射剂量 40Gy 后应缩野避开脊髓,继续照射喉和上、中颈部,颈后区(脊髓后缘后)可用合适能量的电子线照射(9～12Mev)加量。至剂量 50Gy 时,上中颈部淋巴引流区预防照射结束,继续缩野针对原发病变加量照射至剂量 66～70Gy,此时的照射野仍应包括全部喉部,而且上界应位于喉切迹上 2cm 以包括舌骨上会厌部分,对会厌襞或舌根受侵者,上界还要提高。下颈锁骨前野预防照射的剂量为 50Gy/25 次。

术后放射治疗的剂量一般为 50Gy。但具体照射剂量取决于原发肿瘤的大小、侵犯范围、淋巴结转移情况和手术切除情况而给予剂量 50～60Gy。对术后有肿瘤残留者,还应缩野局部加量至 66～70Gy。N_0 病例,照射野应该包括Ⅱ区、Ⅲ区淋巴引流区。$N_{1～3}$ 病例,照射野应该包括Ⅱ区、Ⅲ区、Ⅳ区、Ⅴ区、Ⅵ区淋巴引流区,下界应达到锁骨下缘水平(图 5-1-3-11,图 5-1-3-12)。

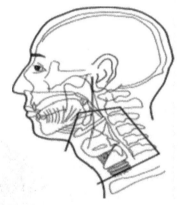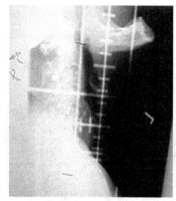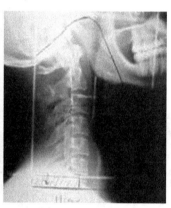

图 5-1-3-11 声门上区喉癌的射野

2. 适形调强放疗 对于有条件的医院,可采用全程 IMRT,GTV 包括内镜检查及 CT/MRI 影像学检查显示的肿瘤范围。CTV1 包括 GTV、全部喉结构、梨状窝、舌会厌襞、声门旁间隙、会厌前间隙和整个甲状软骨及环状软骨水平以上;同时 N_0 病例:照射野应该包括Ⅱ区、Ⅲ区淋巴引流区。$N_{1～3}$ 病例:照射野应该包括Ⅱ区、Ⅲ区、Ⅳ区、Ⅴ区、Ⅵ区淋巴引流区,下界应达到锁骨下缘水平。PTV 为 CTV 外放 0.3～0.5cm。剂量按 PTV 给予,PGTV(CTV+0.3～0.5cm)70Gy/33 次,上颈部 PTV(CTV1+0.3～0.5cm)60Gy/33 次,下颈部 PTV2(CTV2+0.3～0.5cm)50～55Gy/33 次(图 5-1-3-13,见彩图)。

(五)声门区癌设野原则

1. $T_{1～2}$ 病例 声门区癌发生淋巴结转移的比例很小,照射野仅包括原发病灶即可。上界在舌骨或舌骨下缘水平,或喉切迹上缘水平,下界在环状软骨下缘水平,前界位于颈前缘前 1cm 左右,后界根据具体情况位于喉咽后壁前缘或颈椎体前缘或颈椎体的前中 1/3 交界处。可以使用楔形板使高剂量区后移,从而使整个靶区受到较为均匀的照射。

2. $T_{3～4}$ 病例 排除放疗禁忌证后通常行术前大野照射,设野原则基本同声门上区癌。

3. $N_{0～1}$ 病例 建议照射野包括Ⅱ、Ⅲ、Ⅳ区淋巴引流区,病灶侵及声门下区的病例还需包括Ⅵ区淋巴结。

4. N_2 病例 建议照射野包括Ⅱ、Ⅲ、Ⅳ区淋巴结,还需包括Ⅴ区淋巴引流区。

5. 剂量 根治剂量为 66～70Gy,但具体剂量应根据肿瘤的侵犯范围、放射敏感性、肿瘤的消退速度等而有所不同。对于剂量 50Gy 以内肿瘤已完全消退的患者,66～70Gy 的剂量已足够。但对根治剂量放疗结束时仍有局部肿瘤残存有两种处理方法:

(1) 外照射再加量 2～3 次,使总量达 76Gy。

(2) 总量达 70Gy 时终止治疗,观察 1～3 个月。部分患者在随访中原有残存病灶可消失。对 3 个月后局部残存仍存在者可考虑手术切除。

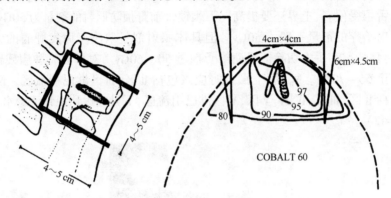

图 5-1-3-12 声门区早期喉癌的常规放疗射野

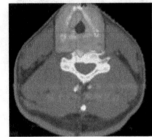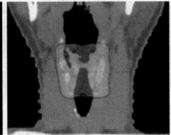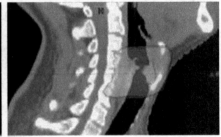

图 5-1-3-13 声门区早期喉癌的调强放疗射野

(六) 声门下区癌和跨声门癌设野原则

声门下区癌的放射治疗应包括肿瘤的原发部位、下颈、锁骨上淋巴结,气管及上纵隔。可采用以下两种照射技术。

1. 小斗篷野照射技术 小斗篷野照射技术主要用于声门下区癌、甲状腺癌、气管癌等需要将原发肿瘤、下颈、锁骨上淋巴结和上纵隔全部包括在一个靶区内的肿瘤。其采用前、后两野对穿的等中心照射技术,等中心点一般选在颈椎椎体前缘水平。也可采用调强放疗技术。

2. 先设单前野或前、后两野对穿 上界根据病变侵犯的范围而定,下界接近隆突水平以包括气管、上纵隔。高能 X 线照至剂量 40Gy 时,脊髓处挡 3cm 铅,继续 X 线照射至 50Gy,而挡铅处用合适能量的电子线补量 10Gy,使其总量也达到 50Gy。然后针对原发灶避开脊髓加量,常采用两前斜野成角照射,必要时加用楔形板改善针对喉和优化剂量分布,使总量达 70Gy/35 次。

也可采用调强放疗技术,包括上述病变范围。照射野上界根据病变范围而定,下界接近隆突水平以包括气管、上纵隔,颈部Ⅱ区、Ⅲ区、Ⅳ区、Ⅴ区、Ⅵ区淋巴引流区(图 5-1-3-14,

见彩图）。

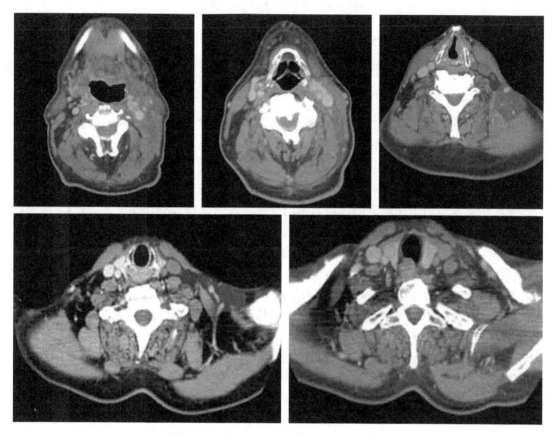

图 5-1-3-14　声门下区喉癌淋巴引流区勾画

（七）放射治疗并发症

1. 急性并发症　指放射治疗过程中及放疗结束后 1 个月内发生的与放疗有关的不适，包括：①皮肤反应，多表现为色素沉着及干性脱皮，个体差异较大。②声音嘶哑，放疗前即有声音嘶哑的病例，放疗 2 周后由于病灶退缩声音嘶哑会有一定程度好转，随后由于声带水肿等急性反应导致声音嘶哑再次加重，放疗结束后声音嘶哑逐渐恢复。③吞咽不利。④口干及味觉改变，多见于声门上区癌等照射面积较大的病例，口干症状放疗结束后随唾液腺功能的恢复可有一定程度恢复，味觉改变较口干恢复为快。

2. 晚期并发症　指放疗急性期后发生的与放疗有关的不适，包括：①喉水肿，由于淋巴管阻塞和软骨炎等原因导致，是放射治疗中和放射治疗后常见并发症，放疗结束后半年左右逐渐消退，可使用类固醇激素治疗，合并溃疡疼痛的同时使用抗生素，严重的喉水肿应考虑气管切开术。②喉软骨坏死，是较为严重的并发症，仅在高剂量、反复照射以及喉软骨本身受侵情况下可能出现，可对症处理或行全喉切除术。③甲状腺功能减低：发生率 5% 左右，多出现在放射治疗结束 1 年内，手术时甲状腺部分切除病例发生率增高，可用甲状腺素片替代治疗。

十一、手术治疗

(一) 支撑喉镜下肿物切除术

通过显微镜利用手术器械或激光行喉内手术治疗,其优势在于最大程度保留了喉的发音功能。

(二) 部分喉切除术

部分喉切除术是将病灶及部分正常喉组织同时切除,目的在于切除病灶同时尽可能地保留喉的功能,近年来出现许多新的术式,取得较好的效果,包括环状软骨上喉切除术,喉近全切除术等。

(三) 全喉切除术

全喉切除术适用于晚期声门区癌和声门上区癌不适宜行部分切除术者;声门下区癌;部分切除术后或放射治疗后复发且病变较广泛者;放疗敏感性较差的病理类型如腺癌。根据需要可同时切除舌根、下咽黏膜、甲状腺、颈段食管等。

(四) 颈部转移淋巴结手术

术前检查考虑颈部淋巴结转移的病例行治疗性颈淋巴结清扫术,未触及淋巴结增大的声门上喉癌病例,术中可做针对性Ⅱ区淋巴结活检,阳性病例同时行清扫术。

(五) 全喉切除术后发音重建手术

用手术方法将气管内的气体通过某种方式送入咽腔内从而引起下咽黏膜振动而发音,包括气管食管瘘法和气管咽吻合法。

十二、化学治疗

由于喉癌病理类型中90%以上为鳞癌,可以参考头颈部鳞状细胞癌化疗原则行辅助性治疗,主要包括手术前诱导化疗、放射治疗同步化疗、手术后辅助化疗三种形式及其组合。常用化疗方案为顺铂+氟尿嘧啶+/-博来霉素,其他化疗方案可见参考鼻咽癌化学治疗章节。2～3个周期诱导化疗后评价疗效,CR和PR病例可行根治性放射治疗,复发时再采用挽救性手术治疗;疗效评价SD和PD的病例考虑手术治疗。动脉插管顺铂灌注化疗可作为放射治疗增敏手段,适用于容易局部复发的头颈部鳞癌(如喉鳞癌),动脉灌注顺铂同时静脉滴注硫代硫酸钠可以减轻全身毒性反应。

十三、疗效与预后

(一) 疗效

早期声门区癌和声门上区癌病例放射治疗的疗效与手术相当,声门区癌 T_1 和 T_2 病例放射治疗5年总生存率分别可达80%～90%,75%～85%,失败的主要原因是局部复发。声门上区癌 T_1 和 T_2 病例放射治疗5年总生存率分别可达70%～85%,70%～80%,失败的主要原因是局部复发和区域淋巴结转移。晚期病例单纯放疗治疗效果较差,不如手术治疗,手术+放射治疗的5年总生存率为47%～58%。声门下区癌放射治疗报告较少,通常认为单纯放射治疗的疗效不如声门区癌。

（二）预后因素

预后与分期密切相关,分期越早,预后越好;早期病例声门区癌预后优于声门上区癌;有淋巴结转移的病例预后较无淋巴结转移者差;制订合理的综合治疗方案是提高疗效改善预后的重要因素;此外还有作者报道性别、放射治疗的时间-剂量因素以及血红蛋白水平与预后相关。

近年来,保留喉的发音功能的保守疗法越来越受到关注,是近年来研究方向之一,就是先采用化学治疗和放射治疗配合控制病变,复发进展后再行挽救性手术治疗,在某些临床研究中取得了较理想的肿瘤控制和发音功能保留的结果。放射治疗技术的进步使放疗后并发症发生率及严重程度逐渐下降。

（王若峥）

Summary

Early diagnosisof larynx cancer is critical for achieving high survival rates and larynx preservation. Most cancers that are diagnosed at an early stage of development arise in the glottic larynx. This is so because minimal changes in the mass of the vibrating vocal cord due to tumor growth result in changes in its vibrating characteristics and presents early as dysphonia or hoarseness. Supraglottic cancers are usually more advanced than glottic cancers at the time of diagnosis because they do not generally produce early symptoms of hoarseness. Rather, the earliest symptoms of a supraglottic cancer are usually sore throat, dysphagia, referred otalgia, or the development of a neck mass representing regional metastasis. Airway compromise may be an early symptom with subglottic cancer. Modern clinical evaluation of laryngeal cancers includes fiberoptic laryngoscopy, direct laryngoscopy, CT, and MRI of the larynx and neck, as well as videostroboscopic analysis.

第四节　甲状腺癌

甲状腺癌(thyroid cancer)是最常见的甲状腺恶性肿瘤,近年来甲状腺癌的发病率逐年增加,已成为常见的恶性肿瘤之一。按病理类型主要可分为:分化好的甲状腺癌,包括乳头状腺癌(约占60%)、滤泡状腺癌(约占20%);未分化癌(约占15%);髓样癌(约占7%)三种类型。乳头状癌和滤泡状癌由于分化程度较高,又被称为分化型甲状腺癌(differentiated thyroid carcinoma,DTC);同时由于分化型甲状腺癌具有摄取碘的功能,有学者又称其为有功能性甲状腺癌,占甲状腺癌的90%。

乳头状癌在临床上较为多见,主要经淋巴结转移,颈部淋巴结转移率可达50%~70%,远端转移主要至肺和骨,但预后较好,术后10年生存率接近90%。滤泡状腺癌肿瘤生长较快,属中度恶性,易经血运转移,主要经血行转移至肺、骨、肝、脑等。未分化癌预后很差,平均存活时间3~6个月。

临床上甲状腺癌与甲状腺腺瘤或结节性甲状腺肿有时不易鉴别,处理亦感到困难,故需加以重视。此外,还可有淋巴系恶性肿瘤或转移癌,也有少见的甲状腺原发性鳞状细胞癌、甲状腺肉瘤及恶性畸胎瘤等。

一、流 行 病 学

甲状腺癌是由甲状腺滤泡上皮或滤泡旁细胞发生的恶性肿瘤。发病率较低,占全部恶性肿瘤的 0.5%~2%,占头颈部恶性肿瘤的 30% 左右。最近的资料表明,甲状腺癌的发病率显著增长,其中女性增长最显著,且女性发病率明显高于男性,女:男为(2~4):1,发病年龄 20~40 岁为高峰,以 40 岁左右中年人居多,50 岁后发病率明显下降。

二、病　　因

具体确切的病因目前尚难肯定,但从流行病学调查、肿瘤实验性研究和临床观察,甲状腺癌的发生可能与下列因素有关。

(一) 遗传因素

一些遗传性肿瘤综合征家族史如多发性内分泌腺瘤病(MEN2)等。近代研究表明,甲状腺癌的发生受不同的癌基因和多种生长因子的影响,主要有 *RET*、*BRAF*、*Ras*、*PTEN*、*p53*、*NTRK*1、*PPARC*、*H-ras*、*K-ras*、*N-ras*、*c-myc*、*c-fos* 及 *c-erb-B*2 等癌基因。有研究发现,RET/PTC1 重组基因能够引起正常甲状腺细胞促炎性反应程序中的一系列相关分子高表达,*Ras* 基因突变在甲状腺癌发生的早期起作用,与甲状腺癌的组织分化有关,但对细胞的恶性转化则并非起决定性作用;*BRAF* 基因突变是甲状腺癌(尤其是 PTC)发病的重要因素,其可能的致癌机制是 *BRA* 基因突变影响了其他基因的表达;*p53* 基因的缺失或突变已被证实是许多肿瘤发生的原因之一。对于甲状腺肿瘤,研究发现 *p53* 的突变主要存在于 ATC 及部分低分化的 PTC 中,因此认为它在 PTC 由分化型向未分化型转化的过程中起关键作用,而且通过对包含 ATC 病灶的 PTC 或 FTC 的研究结果也证实了这种作用,说明 *p53* 突变是甲状腺肿瘤发生中的晚期事件,其存在常提示预后不良。

(二) 缺碘与高碘

早在 20 世纪初,即已有缺碘可致甲状腺肿瘤的观点。1935 年,Hellwig 饲鼠以低碘食物,成功地诱发了甲状腺恶性及良性肿瘤。在芬兰地方性甲状腺肿流行区,甲状腺癌的发病率为 2.8/10 万,而非流行区为 1.9/10 万。一些流行病学资料提示,甲状腺癌不仅在地方性甲状腺肿地区较多发(与患者血清中 TSH 水平升高有关),即使沿海高碘地区亦较常发生。值得注意的是,地方性甲状腺肿流行区发生的多为滤泡癌或部分为间变癌,而高碘地区则多为乳头状癌。如我国甲状腺肿流行的山区发生的甲状腺癌主要是滤泡癌和未分化癌,沿海地区多为乳头状癌,在甲状腺肿流行区加碘后,乳头状癌的发病率又相对上升。

(三) 内分泌紊乱

甲状腺癌发病与内分泌关系极为密切,主要为下丘脑-垂体-甲状腺轴系统失调和雌激素水平升高,最终导致甲状腺癌的发生率升高。现已证实,在甲状腺及其肿瘤组织中,均可查见 TSH 受体的存在。雌激素亦是通过促使垂体释放 TSH 作用于甲状腺而导致甲状腺癌的发生。

(四) 其他甲状腺病变

临床上有慢性甲状腺炎、结节性甲状腺肿或某些毒性甲状腺肿发生癌变的报道,但这些甲状腺病变与甲状腺癌的关系尚难肯定。以甲状腺腺瘤为例,甲状腺腺瘤绝大多数为滤泡型,仅 2%~5% 为乳头状瘤;如甲状腺癌由腺瘤转变而成,则绝大多数应为滤泡型,而实际上甲状腺癌半数以上为乳头状癌,推测甲状腺腺瘤癌变的发生率也是很小的。

(五) 放射性损伤

Duffy 与 Fitzgerald 1950 年首先报道接受 X 线放射治疗的 28 例胸腺肥大的小儿及青少年中,10 例在放射后若干年发生了甲状腺癌。此后国外有人观察 562 例儿童甲状腺癌,其中 80% 在婴儿期曾接受头颈部放疗,而成年人颈部放疗后很少发生甲状腺癌。现在一般认为,放射线致癌几乎均产生于 X 线外照射之后,致癌量在 0.65~12Gy,大于 20Gy 时,因甲状腺组织大量破坏,发生癌的机会反而减少。小儿愈年幼发生概率愈高,女性较男性为高。用 X 线照射实验鼠的甲状腺,能促使动物发生甲状腺癌。实验证明 ^{131}I 能使甲状腺细胞的代谢发生变化,细胞核变形,甲状腺素的合成大为减少。可见放射线一方面引起甲状腺细胞的异常分裂,导致癌变;另一方面使甲状腺破坏而不能产生内分泌素,由此引起的 TSH 大量分泌也能促发甲状腺细胞癌变。

三、解　　剖

甲状腺呈"H"型,由两个侧叶和峡部构成。约半数可见锥体叶。侧叶位于喉与气管的两侧,下极多数位于第 4~5 气管软骨环之间,峡部多数位于第 2~4 气管软骨环的前面。甲状腺侧叶的背面有甲状旁腺,它调节钙、磷代谢。内侧毗邻喉、咽、食管。在甲状腺后面的下方,喉返神经与甲状腺下动脉交叉通过,喉上神经的内支、外支经过甲状腺上动脉入喉内。甲状腺的淋巴管起源于甲状腺滤泡周围,在腺体内形成丰富的淋巴管网,淋巴引流随着甲状腺上下血管而走行,可向上方、下方和侧方引流至颈内静脉上、中、下组,少数人咽后淋巴结。甲状腺癌发生区域性淋巴结转移较为常见,第一站淋巴结为喉旁、气管旁和喉前淋巴结(Delphian 淋巴结),为Ⅳ区淋巴结;第二站为颈内静脉淋巴结中组、下组、锁骨上淋巴结,少数转移至颈内静脉淋巴结上组及副神经淋巴结(Ⅱ、Ⅴ区淋巴结),少见的淋巴结转移区域为上纵隔淋巴结、咽后淋巴结、膈淋巴结。甲状腺癌容易出现双侧或同侧多个区域淋巴结的转移(图 5-1-4-1,图 5-1-4-2)。

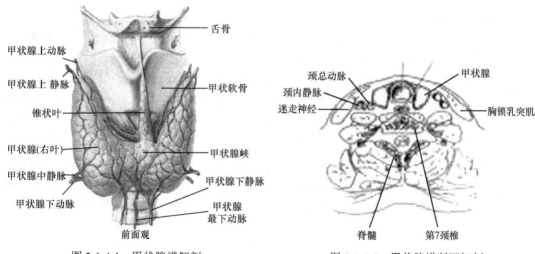

图 5-1-4-1　甲状腺横解剖　　　　　　图 5-1-4-2　甲状腺横断面解剖

四、病　　理

甲状腺腺癌是发源于滤泡上皮、滤泡旁的 C 细胞以及间质细胞的恶性肿瘤。一般来说,甲状腺腺癌比其他器官的癌发展相对缓慢,病程相对较长,常见的病理类型包括乳头状癌、滤泡性癌、髓样癌和未分化癌,其中乳头状癌和滤泡性癌合称为分化好的甲状腺癌。

(一) 乳头状癌

乳头状癌(papillary carcinoma)占甲状腺癌的 60%～80%,乳头状癌的组织学亚型包括乳头状微小癌、滤泡型、高细胞型、柱状细胞型和弥漫硬化型癌等。甲状腺乳头状微小癌(papillary microcarcinoma, PMC)是指直径小于 1.0cm 的甲状腺乳头状癌,其特点是原发肿瘤隐匿、多灶性、常伴有淋巴结转移,预后较好(图 5-1-4-3,见彩图)。

(二) 滤泡性癌

滤泡性癌(follicular carcinoma)占甲状腺癌的 10%～27.8%,滤泡性癌较乳头状癌的平均发病年龄大 10 岁,常见年龄为 45～50 岁(图 5-1-4-4,见彩图)。

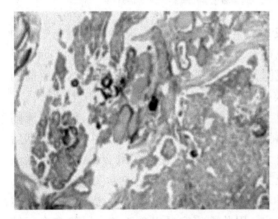

图 5-1-4-3　甲状腺乳头状癌

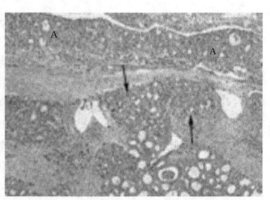

图 5-1-4-4　甲状腺滤泡状癌

A. 示侵犯;↑示癌栓

(三) 髓样癌

髓样癌(medullary carcinoma)起源于滤泡旁细胞(C 细胞),占甲状腺癌的 3%～10%,主要为散发性病例,占 80%～90%,50 岁左右多见,单侧为主。有家族发病倾向性,家族性髓样癌,是一种常染色体显性遗传性疾病,占髓样癌的 10%～20%,可单独出现或合并其他内分泌肿瘤。髓样癌的恶性度有的很高,有的很低,有些能分泌前列腺素、血清素、降钙素和促肾上腺皮质激素(ACTH)等,致临床上能出现相应的症状,见图 5-1-4-5 及彩图。

(四) 未分化癌

未分化癌(undifferentiated carcinoma)又称间变癌,占甲状腺癌的 3%～8%,恶性度极高,容易出现远处转移及局部复发。一般认为较多发生自良性肿瘤或由分化型癌间变而成。根据肿瘤的组织形态又可分为小细胞癌、巨细胞癌和梭形细胞癌(图 5-1-4-6,见彩图)。

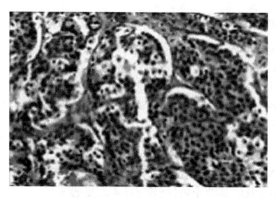

图 5-1-4-5 甲状腺髓样癌

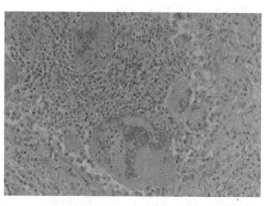

图 5-1-4-6 甲状腺未分化癌

五、诊 断

(一) 临床表现

1. 局部表现 通常表现为无痛性的颈部包块,位于甲状腺区域内,可随吞咽上下移动,于数月内逐渐长大,若肿瘤侵犯了气管或周围组织,则肿块较为固定。早期无明显临床症状,故不易引起患者重视。对于初次就诊尚未检查 TSH 的患者,直径 1.0~1.5cm 及以上的结节如果有下列因素应注意排除恶性可能:①男性;②年龄<15 岁;③直径>4cm 的结节;④有放射线暴露史;⑤同甲状腺癌相关疾病(嗜铬细胞瘤、2 型多发神经内分泌瘤、Gardner 综合征、家族腺瘤性息肉病、Carney 综合征、Cowden 综合征);⑥B 超检查可疑征象(中心血流丰富、边界不规则、微小钙化);⑦正电子发射计算机断层显像偶然发现的甲状腺阳性病灶等。

如果出现下列高危因素应高度怀疑为癌:①结节增长迅速;②质地坚硬;③与周围组织粘连固定;④具家族甲状腺癌病史;⑤声带固定;⑥颈部淋巴结增大;⑦颈部组织或器官受侵。除穿刺外应进行 TSH 检测、颈部 B 超检查,而直径 1cm 以下的结节如果没有上述可疑征象时定期随诊,如增长或出现上述可疑症状时再进行上述检查。

2. 周围侵犯症状 若肿块继续长大,压迫或侵犯周围结构,则会引起相应的症状,如声音嘶哑、呼吸困难及吞咽困难等;颈静脉受压时,可出现患侧静脉怒张与面部水肿等体征。特别在甲状腺肿大伴有单侧声带麻痹时,为甲状腺癌的特征之一。

3. 颈部淋巴结转移 多表现为病变侧颈侧区肿块,少数患者以颈部转移性肿块为首发症状就医,纵隔淋巴结增大压迫上腔静脉者可能出现 Horner 综合征或上腔静脉压迫综合征。

4. 远处转移表现 病变出现远处转移者,根据转移部位不同,出现相应症状,如骨转移出现疼痛,肺转移出现呼吸困难,肝转移表现出食欲缺乏,腹部疼痛等,晚期肿瘤患者可出现恶病质。

5. 类癌综合征 甲状腺髓样癌可有肠鸣音亢进、气促、面颈部阵发性皮肤潮红、血压下降及心力衰竭等类癌综合征体征。

(二) 辅助检查

甲状腺癌患者常无明显症状,进行全面的辅助检查是临床诊断的重要缓解,临床上常用的检查方法有以下几种。

1. 甲状腺功能和肿瘤相关抗原的检测 如促甲状腺激素(TSH)、甲状腺球蛋白(Tg)、甲状腺球蛋白抗体(Tg-Ab)、癌胚抗原(CEA)等。欧美甲状腺癌诊治指南提出,在肿块穿刺前建议常规检查 TSH,因为高水平的 TSH 被认为与分化型甲状腺癌风险相关。

2. 超声检查 是最基本、最常用,既方便且诊断率又高的检查手段,可较精确地判断甲状腺肿物的大小、数目,肿物是囊性、实性或实囊性。对不易触及的较小甲状腺结节或颈部淋巴结的探测均较可靠。

甲状腺恶性病变多表现为结构致密的低回声区或囊性混合性结节,且形态不规整、边界不清晰或毛糙不规则,中央区血供丰富,微小钙化灶,伴或不伴声影。B 超检查颈淋巴结癌转移的特征性表现为淋巴结外膜模糊,内部不均质或有液化及细小钙化(图 5-1-4-7,见彩图)。

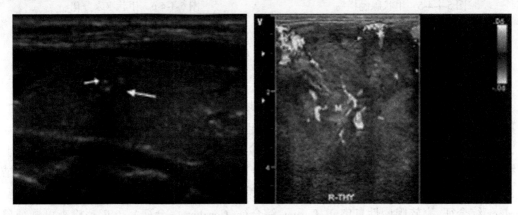

图 5-1-4-7　甲状腺超声特征:边界不清、结节内微钙化及中央血供丰富

3. X 线检查 颈及胸部正侧位 X 线平片出现甲状腺部位出现云雾状或细小砂粒状钙化影,高度怀疑甲状腺癌。同时还可观察到有气管狭窄、上纵隔增宽及有无肺内转移等。

4. CT、MRI 检查 CT、MRI 可清楚地显示甲状腺瘤的形态、大小以及与喉头、气管、食管的关系,并且可看到肿瘤浸润的范围,包括颈部器官、纵隔和重要的血管、神经,为确定手术方案提供科学的依据。

甲状腺癌在 CT 多表现为边缘模糊的结节或肿物,密度不均匀,少数伴有一侧或双侧甲状腺不对称的弥漫增大,常见斑片状、斑点状、颗粒状或不规则粗大钙化;病变常侵犯周围组织结构,如气管、食管、颈动脉等,常伴有颈部淋巴结增大。由于甲状腺癌大多无完整包膜,呈浸润性生长,故影像学表现多为边缘模糊。增强扫描可见癌肿呈不规则强化,强化部分也较正常甲状腺密度低(图 5-1-4-8)。

瘤周不完整包膜样低信号影是甲状腺癌的 MRI 特征性表现,肿瘤边缘模糊、形状不规则及信号不均匀是诊断甲状腺癌的重要指征;MRI 能够较好的显示小病灶、病灶形态改变及肿瘤侵犯的范围(图 5-1-4-9)。

5. 血清降钙素和血清钙测定 采用放射免疫方法测定,正常人血清降钙浓度<0.1μg/L,而甲状腺髓样癌患者多>0.1μg/L。

6. 甲状腺核素扫描 核素甲状腺静态显像和亲肿瘤显像主要用于甲状腺结节的诊断。全身显像用于 DTC 甲状腺转移病灶探查和核素治疗疗效观察,[18]F-脱氧葡萄糖([18]FDG)全身显像一般作为[131]I 全身显像的补充。

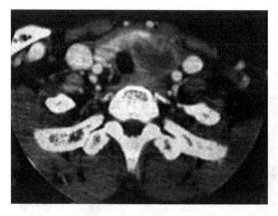

图 5-1-4-8　甲状腺癌 CT 图像

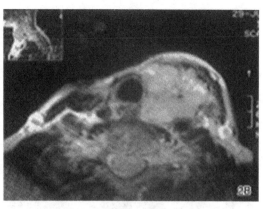

图 5-1-4-9　甲状腺癌 MRI 图像

（1）甲状腺静态显像：甲状腺可以摄取和浓聚^{99}Tcm 或放射性^{131}I，前者仅显示甲状腺的摄取能力，后者代表甲状腺对放射性碘的摄取和有机化能力；通过显像可以显示甲状腺位置、大小、形态以及放射性分布状况。甲状腺癌临床上多表现为单发结节，根据结节的摄取示踪剂（放射性核素）能力与周围正常甲状腺组织的比较在显像上分为热结节、温结节和冷（凉）结节。甲状腺癌多表现为冷（凉）结节，但温结节、热结节并不能完全排除甲状腺癌。甲状腺核素扫描通常需要在停用甲状腺素片后 14d 进行（图 5-1-4-10，见彩图）。

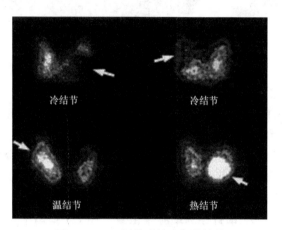

图 5-1-4-10　甲状腺核素扫描结果

（2）甲状腺亲肿瘤显像：在甲状腺静态显像显示肿瘤部位为放射性分布稀疏区或缺损区，可再注射亲肿瘤显像剂并显像，如出现放射性填充现象时，视为亲肿瘤显像阳性，提示该肿瘤恶性病变的可能性较大。

（3）PET-CT 检查：^{18}FDG PET 主要用于血清 Tg 水平升高。但^{131}I 全身扫描阴性的甲状腺癌随访，可以探测局部复发和远处转移癌灶。一般不主张常规使用^{18}FDG PET 检查诊断原发甲状腺癌，尤其是分化好的甲状腺滤泡癌和甲状腺乳头状癌，但对于未分化癌、髓样癌，术前的^{18}FDG PET 检查有意义。若癌灶分化好、摄^{131}I 能力高则^{18}FDG 浓集程度低；若癌灶分化差、摄^{131}I 能力低则^{18}FDG 浓集程度高。对于放射性碘扫描阴性和甲状腺球蛋白升高而有局部残留的甲状腺癌患者是很有价值的诊断方法。在甲状腺球蛋白升高而放射性碘扫描阴性的患者中，有 71% 通过 PET 查找到隐蔽病灶，其阳性预测值达 92%。在临床上，滤泡细胞起源的甲状腺癌患者下列情况需做 PET：甲状腺切除术和放射性碘去除治疗后；血清甲状腺球蛋白大于 10ng/ml；^{131}I 全身扫描为阴性（图 5-1-4-11，见彩图）。

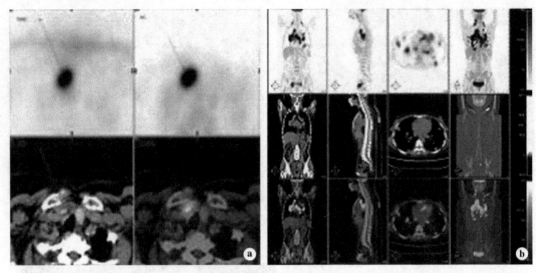

图 5-1-4-11　a. PET-CT(显示原发病灶);b. PET-CT(显示全身转移情况)

(4) ^{131}I 全身显像:分化好的 DTC 与正常甲状腺组织相似,能选择性摄取和浓聚碘。在去除正常甲状腺组织的手术和(或) ^{131}I 治疗或给予促甲状腺激素(TSH) 刺激后,约80% 的 DTC 复发或转移灶具有摄^{131}I 功能, 故将一定量的^{131}I 引入体内后行全身显像, 可检出 DTC 复发或转移灶。

^{131}I 全身显像常用于 DTC 患者术后或^{131}I 治疗前肿瘤灶残余、复发或转移的探查,对选择治疗方案及确定治疗剂量具有极其重要的参考价值。此外,^{131}I 全身显像还被用于 DTC 患者治疗后的随访。

7. 细针穿刺细胞学检查　NCCN 指南中推荐甲状腺结节的首选检查是细针穿刺细胞学(Fine needle aspiration cytology,FNA) 检查。此项检查的确诊率可达到 50% ~ 97% ,这取决于穿刺活检的部位和阅病理片的能力。对于初次就诊的甲状腺查出 1.0 ~ 1.5cm 及以上的结节的患者,出现下列高危因素应高度怀疑为甲状腺癌:结节增长迅速;质地坚硬;与周围组织粘连固定;具家族甲状腺癌病史;声带固定;颈部淋巴结增大;颈部组织或器官受侵。此类患者应考虑首先进行细针穿刺活检明确诊断及完善进一步检查(图 5-1-4-12) 。

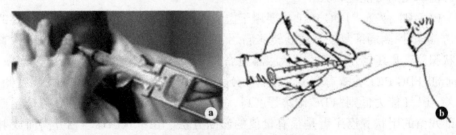

图 5-1-4-12　甲状腺细针穿刺活检

8. 基因变异检查　细胞学结果不能确诊可考虑分子标志物的检测,如 *BRAF*、*Ras*、*RET/PTC*、*p53*、*MEN2* 等以指导处理。对所有甲状腺髓样癌患者及家族成员包括新生儿都要进行 *MEN*、*2RET* 原癌基因突变的检测,必要时实施甲状腺切除术,可以明显降低家族性甲状腺髓样癌的发病率。

六、鉴别诊断

(一)结节性甲状腺肿

多数甲状腺癌早期可以仅表现为结节性甲状腺肿,结节性甲状腺腺瘤的结节可多发,也可单发;患者病史较长,结节生长缓慢,肿块多为圆形或椭圆形,表面光滑,质地中等硬,边界清楚,无压痛,可随吞咽上下运动,无颈淋巴结增大和浸润现象;放射性核素显像多为温结节,偶有冷结节;超声检查呈包膜完整的实性均匀回声。

(二)亚急性甲状腺炎

亚急性甲状腺炎又称为病毒性甲状腺炎、肉芽肿性甲状腺炎、巨细胞性甲状腺炎、急性非化脓性甲状腺炎、桥本甲状腺炎。

本病多见于20~40岁女性,急性起病,病前多有病毒感染史,如上呼吸道感染、流行性腮腺炎等。发病时发热畏寒,咽喉痛,全身不适,常有手抖,心悸,多汗等甲状腺功能亢进症状。周围血中白细胞计数及中性粒细胞升高,红细胞沉降率快,血清 T_3、T_4 初期升高,而TSH 在中期升高,约有42%的患者血清中抗甲状腺抗体阳性。病程一般3个月左右,甲状腺常有小结节。服用皮质类胆固醇制剂和甲状腺素可获得良好的效果。

(三)慢性淋巴细胞性甲状腺炎

慢性淋巴细胞性甲状腺炎又称桥本(hashimoto)甲状腺炎。因是一种自身免疫性疾病,故又称自身免疫性甲状腺炎,又因组织学上有淋巴结细胞浸润,又称为淋巴细胞性甲状腺肿。

本病起病隐匿,发展缓慢,高发于30~50岁女性。表现为甲状腺弥漫性肿大,质地坚硬,可呈分叶状,凹凸不平,但边界清晰。多无症状或仅感轻度颈部不适,少数患者有呼吸紧迫感。患者常伴有其他自身免疫性疾病,如恶性贫血、重症肌无力、红斑狼疮、自身免疫性肝炎等。也可表现为自身免疫性,多伴有内分泌疾病,如甲状腺功能减退伴有阿迪森病、糖尿病等。

(四)甲状腺腺瘤

本病高发于20~30岁的年轻人,女性较多发病,多数表现为生长缓慢的颈前肿块,随吞咽运动活动,肿物较小时,无任何症状;有时肿块突然增大并伴有疼痛,常为囊内出血所致。检查多为单结节,边界清,表面光滑,无颈淋巴结转移和远处转移灶,一般无神经损害症状。

(五)纤维性甲状腺炎

本病常发生于50岁左右的妇女,为慢性纤维增殖性疾病,病史较长,平均病期2~3年,甲状腺呈普弥漫性中等度增大,质硬如木样,通常可以保持甲状腺原来的外形。有进行性发展的倾向,可以与周围组织固定,表现出压迫症状。放射治疗常无效,手术探查并切除峡部,以缓解或预防压迫症状。

七、临床分期

目前较为常用的是 NCCN2011 版甲状腺癌分期,具体如下。

T: 原发肿瘤

T_X:无原发肿瘤证据。

T_1:肿瘤最大直径≤1cm,局限于腺体内。

T_2:肿瘤最大直径>1cm,但≤4cm,局限于腺体内。

T_3:肿瘤最大直径>4cm,局限于腺体内,或任何大小肿瘤伴有腺体外微小受侵(如胸骨甲状肌或甲状腺外软组织)。

T_4:

a. 肿瘤侵犯甲状腺包膜外,并侵犯下列任意结构,如皮下软组织、喉、气管、食管、喉返神经等。

b. 肿瘤侵犯椎前筋膜、纵隔血管或包绕颈动脉/未分化型甲状腺癌,均为 T_4。

T_{4a}:局限于腺体内的任意大小肿瘤(肿瘤被认为能行手术切除)。

T_{4b}:侵犯至腺体包膜外的任意大小肿瘤(肿瘤被认为不能手术切除)

(2) N:区域淋巴结

N_X:区域淋巴结无法评估。

N_0:无淋巴结转移。

N_1:

a. 转移淋巴结位于Ⅵ区(气管前和气管旁淋巴结包括喉前和 Delphian 淋巴结,后者指邻近甲状腺峡部的喉前淋巴结)。

b. 转移淋巴结位于同侧其他区、双侧或对侧颈部,或上/前纵隔。

(3) M 远处转移

M_X 远处转移无法评估。

M_0 无远处。

M_1 有远处转移。

乳头状癌和滤泡状癌的预后因受年龄因素的显著影响,因此分期中考虑年龄因素。

(4) 分期

1) 乳头状癌与滤泡状癌(分化型),年龄<45 岁

Ⅰ期:$T_{1\sim4}N_{0\sim1}M_0$。

Ⅱ期:$T_{1\sim4}N_{0\sim1}M_1$。

2) 乳头状癌与滤泡状癌,年龄≥45 岁

Ⅰ期:$T_1N_0M_0$。

Ⅱ期:$T_2N_0M_0$。

Ⅲ期:$T_3N_0M_0$,$T_{1\sim3}N_{1a}M_0$。

ⅣA 期:$T_{1\sim4a}N_{1b}M_0$,$T_{4a}N_{1a}M_0$,$T_{4a}N_0M_0$。

ⅣB 期:$T_{4b}N_{0\sim1}M_0$。

ⅣC 期:$T_{1\sim4}N_{0\sim1}M_1$。

3) 髓样癌(所有年龄组)

Ⅰ期:$T_1N_0M_0$。

Ⅱ期:$T_2N_0M_0$,$T_3N_0M_0$。

Ⅲ期:$T_{1\sim3}N_{1a}M_0$。

ⅣA 期:$T_{1\sim4a}N_{0\sim1b}M_0$。

ⅣB 期:$T_{4b}N_{0\sim1}M_0$。

ⅣC 期:$T_{1\sim4}N_{0\sim1}M_1$。

4) 未分化型癌(均为Ⅳ期)

IVA 期:$T_{4a}N_{0\sim1}M_0$。

IVB 期:$T_{4b}N_{0\sim1}M_0$。

IVC 期:$T_{1\sim4}N_{0\sim1}M_1$。

八、治 疗

(一) 治疗原则

手术切除是甲状腺癌的首选治疗方法。尤其是分化型甲状腺癌(乳头状甲状腺癌和滤泡性甲状腺癌)一旦确诊都应尽量选择手术治疗。因为甲状腺癌的预后普遍较好,病程缓慢,大多数患者能长期生存。甲状腺癌对放疗敏感性差,单纯放疗对甲状腺癌的治疗并无好处。对于手术残留或广泛淋巴结转移者,放疗可以提高生存率。放疗的应用主要为术后放疗,具体的放疗设野及剂量情况可以根据手术切除的情况、术后病理、病变范围以及患者一般情况等因素综合进行考虑。

恶性程度较低的癌如分化好的乳头状癌或滤泡癌,术后微小残存可用[131]I治疗。肿瘤累及较重要的部位,如气管壁、气管食管沟、喉、动脉壁或静脉内有瘤栓等时,手术无法完全切除,残存较大[131]I治疗无明显效果的患者可考虑术后行放疗,但尽量选用较小的照射野,包括残存病灶即可。

对年轻患者,病理类型一般分化较好,即使是出现复发转移也可带瘤长期存活,且[131]I治疗和再次手术都为有效的治疗手段。

因此,甲状腺癌进行外照射时应十分慎重,盲目进行体外照射可能无法取得理想的疗效,反而由于颈部纤维化,发育畸形等原因影响患者的生存质量,又有发生放射诱发癌的可能。但对未分化、分化差的肿瘤,有术后残留或者广泛淋巴结转移的,应及时进行大范围的术后放疗,降低局部复发率,改善预后。

由于不同病理类型的肿瘤生物学行为不同,预后不同,故治疗原则也有差异。

1. 高分化的乳头状腺癌和滤泡状腺癌 欧美指南推荐将双侧甲状腺全切或患侧全切+对侧近全切除作为分化型甲状腺癌主流手术方式。还推荐常规清扫Ⅵ区即中央区淋巴结(包括治疗性或预防性);侧方淋巴结则多数推荐选择性清扫。

对于有下列任一情况的患者应行甲状腺全切除术:①年龄<15岁或>45岁。②有放疗病史。③发现远处转移灶。④双侧结节。⑤甲状腺被膜外侵犯。⑥肿瘤直径>4cm。⑦颈部淋巴结转移。如果颈部有淋巴结增大或经穿刺细胞学证实为癌应行中央区及改良性颈清扫术(Ⅱ~Ⅳ区,可考虑Ⅴ区)。如行一侧腺叶+峡部切除后发现病理为高危类型、多发病灶、峡部切缘阳性、颈部淋巴结转移或甲状腺被膜外侵犯应及时行补充行甲状腺全切除术。

由于这两种病理类型的肿瘤,吸碘率较高,对于术后有少量残留的患者进行吸碘治疗,原则上不进行放射治疗,但对于病变浸透包膜侵及邻近器官,术后局部复发的危险性大;肿瘤肉眼残存明显、不能手术切除,单纯核素治疗不能控制者;残存病灶不吸碘者,可以进行术后放疗。常用的治疗方法为:行甲状腺次全切除或全切除术。术后4周,常规行[131]I扫描,如甲状腺区域外无任何吸收区,定期复查甲状腺扫描即可;如有超出甲状腺区域外的吸收区存在,常规给予100mCi的[131]I。

2. 髓样癌 根据NCCN指南建议,对于肿瘤直径>1cm或双侧病变应行甲状腺全切除+双侧中央区清扫(Ⅵ区),如侧颈部有转移淋巴结应同时行改良性颈清扫术(Ⅱ~Ⅴ区),对于肿物较大或中央区转移淋巴结较多时可考虑行预防性颈清扫术（Ⅱ～Ⅴ区），对于 T_4 病变、局部或颈部手术无法彻底切除的病变应行放疗，同时口服左旋甲状腺素使 TSH 保持在正常范围内。直径<1cm 的单侧病变行全甲状腺切除的同时可考虑行中央区清扫（Ⅵ区）。

3. 未分化癌 放疗可作为术前、术后综合治疗的一部分发挥作用，也可以采用单纯放疗的形式缓解患者症状，控制病变生长，从而延长生存期，起到姑息治疗的目的。由于本病发展迅速，绝大多数患者在确诊时已无法手术切除，可行高剂量放疗（治疗前有呼吸困难及憋气者可行气管切开术）以暂时控制瘤体生长，缓解症状，但不能根治，多于半年内死亡。但对有手术指征者仍应争取手术切除，术后常规行放疗。未分化癌远地转移率高，因此可以进行化疗，常用紫杉醇联合顺铂或者博来霉素等方案可以提高疗效，但总体疗效不理想，预后差。

（二）放射性碘清除残余甲状腺

^{131}I 治疗是手术后清除残留的少量正常甲状腺组织和残留、转移癌灶的重要方法，欧美指南均非常重视，目前建议甲状腺癌术后4～6周进行放射性碘治疗。甲状腺组织在临床使用的越来越多。其目的是降低局部复发，并便于在长期随访过程中用放射性碘全身扫描或TSH 刺激后测定甲状腺球蛋白对疾病进行监控。正常甲状腺残留过多时，用 ^{131}I 消融来常规代替手术切除是不推荐的。需要注意的是，资料提示 ^{131}I 治疗前 TSH 的水平超过 30mU/L 是发挥其效果的重要前提。许多大系列的回顾性研究显示，该方法的使用使疾病的复发率和病死率明显下降。但在死亡风险很低的乳头状甲状腺癌的研究中未看到此方面的益处。

不同的指南关于 ^{131}I 适应范围做如下规定。

（1）2009 年美国甲状腺学会（ATA）规定：以下任何一条，有远处转移；明显的甲状腺外侵犯；肿瘤>4cm；肿瘤直径1～4cm，但有淋巴结转移或其他高危因素。

（2）2011 年 NCCN 规定：有明确的肿瘤残留且无法切除；没有明确的颈部肿瘤残留，但病理学、Tg、术中发现可疑或证实甲状腺床有摄碘（30mCi 消融）；或者检查证明有可摄碘的肿瘤病灶（100～200mCi 治疗）。

（3）2010 年欧洲肿瘤内科学会（ESMO）推荐：除极低危的患者（单个直径<1cm 肿瘤、非高侵袭性组织类型、无甲状腺外侵犯、无淋巴结转移等）外的所有分化型甲状腺癌患者均使用 ^{131}I 消融（停用左旋 T_4 刺激 TSH 者 100mCi，使用重组 TSH 者 50mCi）。

（4）国内已经有核医学专业的指南，与国外基本一致。主要用于Ⅲ期、Ⅳ期（AJCC/UICC分期）患者，<45 岁的所有Ⅱ期患者、>45 岁的部分Ⅱ期患者及个别Ⅰ期患者。主要为多发病灶、有淋巴结转移、甲状腺外或血管浸润或组织学上恶性度较高有远处转移的患者。

（三）放疗

1. 放疗前准备

（1）放疗前对患者的症状及临床表现进行分析，若出现声音嘶哑、吞咽困难、喘鸣者表明肿瘤已侵出甲状腺体范围而达喉返神经、食管、气管等。

（2）进行详细的颈部检查明确有无增大淋巴结，确定区域性淋巴结转移。

（3）间接喉镜检查有无声带麻痹，确定是否有喉返神经受侵。

（4）颈部超声、CT 明确病变侵犯范围及颈部淋巴结增大情况；胸片、腹部超声、骨扫描应常规检查以除外远地转移的可能。

（5）术后放疗者应详细了解手术情况、术后有无残留及术后病理结果。

2. 放疗适应证

（1）未分化癌常规行术后放疗，如不能手术切除可行单纯姑息性放疗。

（2）分化型甲状腺癌的放疗指征包括：①手术切缘阳性或残留者，尤其是不摄取^{131}I的甲状腺癌。②局部区域复发高危患者。③术后残存病灶较大，吸收^{131}I能力差，未达到治疗剂量者。④手术无法切除或^{131}I治疗后复发的患者。⑤广泛淋巴结转移，特别是包膜受侵者。

（3）甲状腺癌出现远处转移，尤其是椎体、颅底骨质区域时，放疗可以缓解疼痛症状。

3. 体位固定　患者定位最佳体位为仰卧位，头垫合适角度的头架（保证头尽量仰伸），面罩固定。高分化癌设野以小野充分包括病变为原则，下界最低至胸切迹即可，但分化差的癌，下界应至气管分叉水平。头枕合适角度的头枕，尽量保持仰伸，热塑面罩固定头颈部。

4. 照射靶区　靶区的设计应根据病理类型、病变范围、淋巴结有无受侵等具体情况而定。一般而言，对高分化癌用小野，低分化或未分化癌用大野。甲状腺癌的瘤床位于舌骨至气管分叉水平，且颈部淋巴结较少发生舌骨以上水平的转移，所以分化型甲状腺癌照射野在包括全部甲状腺体及区域淋巴引流区。原则上，上界至舌骨水平即可，下界可根据具体病变侵犯范围而定（图5-1-4-13）。但对未分化癌而言，上界应至下颌骨下缘上1cm以包括上颈部淋巴结，下界至气管分叉水平（图5-1-4-14）。

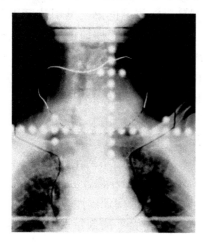

图5-1-4-13　甲状腺癌设野标准

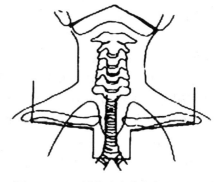

图5-1-4-14　甲状腺未分化癌设野标准

5. 放射治疗技术

（1）两前斜野交角楔形照射技术：两前斜野交角楔形照射技术可参见图5-1-4-15。

（2）X线与电子线的混合照射技术：先用高能X线前后大野轮照或单前野X线照射，TD36Gy时颈前中央挡铅3cm继续X线照射，而挡铅部分用合适能量的电子线照射，既保证了靶区足够的剂量，又使脊髓的受量处于安全剂量范围内（图5-1-4-16）。

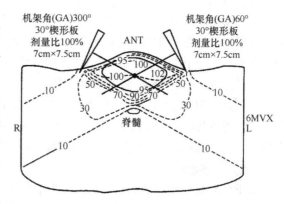

图5-1-4-15　两前斜野交角楔形照射

（3）小斗篷野（mini-mantle field）照射技术：采用一种前后野对穿技术，均用高能X线，前野颈髓不挡铅而后野颈髓挡铅，两野每日均照，前后野的剂量比例为4：1。剂量参考点选在颈椎椎体前缘左右。TD=40Gy时，脊髓受量仍在耐受剂量范围内，且甲状腺、颈部及上纵隔均可得到满意的剂量供应。最后加量时将下界上移至胸切迹水平,改为双侧水平野对穿或两前斜野楔形照射,使总剂量达到根治剂量(图 5-1-4-17)。

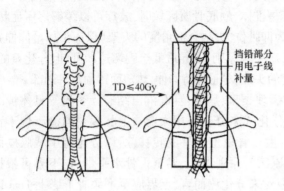

图 5-1-4-16　X 线与电子线的混合照射

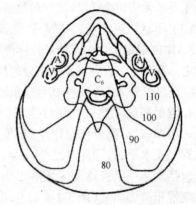

图 5-1-4-17　小斗篷野照射剂量分布

IMRT 时设野为:①高危区(CTV1),包括甲状腺区域、周围的淋巴结引流区以及所有的有病理证实的淋巴结阳性区域。②选择治疗区(CTV2),包括无病理证实但可能出现转移的Ⅱ~Ⅵ淋巴结引流区和上纵隔淋巴结,常规治疗不包括咽后淋巴结和Ⅰ区淋巴结,但如果高度可疑有淋巴结转移时,也应包括在治疗范围内。CTV2 的上界一般为乳突尖水平,下界为主动脉弓水平(如果上纵隔有病理证实的淋巴结转移时,下界应适当向下移)。

6. 放射源及放射治疗剂量

(1) 放射源:选择为^{60}Co 或 4~6MV 高能 X 线,8~15MeV 电子线。

(2) 照射剂量:常规分割大野照射 50Gy/25f·5w,然后缩小放射野至残留区域,推量(10~20)Gy·(5~10)f,推荐剂量为 DT≥64Gy。采用 IMRT 可以提高靶区治疗剂量,高危区可以提高至 2.2~2.25Gy/f,CTV 2.54Gy,CTV1 59.4~63Gy,切缘病理阳性区 63~66Gy,肉眼残存区域 66~70Gy,正常组织限量脊髓最高剂量≤40Gy;腮腺平均剂量≤26Gy;喉的最高剂量≤70Gy。

(四) 初始 TSH 抑制治疗的选择

分化型甲状腺癌术后口服甲状腺素片进行内分泌治疗已经成为常规的治疗方法,甲状腺素的服用剂量根据患者的甲状腺功能中 TSH 的水平进行调整,使甲状腺激素维持在一个略高于正常水平但低于甲亢水平,即将血清 TSH 抑制到正常值和甲亢值之间。其理论基础是甲状腺素可以抑制 TSH 的分泌,从而减少分化型甲状腺癌的转移及复发。甲状腺激素剂量一般认为,中高危组 TSH<0.1mU/L,低危组 TSH 0.1~0.5mU/L。目前国内临床行甲状腺全切除者建议终身服用甲状腺素片。但 TSH 抑制治疗维持时间和何时切换到单纯替代治疗,没有充分可靠的资料,欧美指南也说法不一或十分模糊,尚有待临床研究的关注。

(五) 化学治疗

对于甲状腺癌的患者,目前缺乏明显有效的治疗药物,因此临床中,化疗仅用于部分局部晚期无法进行手术治疗或者已经出现广泛远处转移的患者,也可以与其他的治疗方法联合以提高疗效。未分化癌对于化疗较为敏感,一般采用联合化疗的方案,常用紫杉醇联合顺铂或者博来霉素等方案可以提高疗效,但总体疗效不理想,预后差。

九、预　　后

影响甲状腺癌预后的因素很多,如分期、病理类型、年龄等,预后的差异也很大。国内外研究表明,乳头状瘤的预后最好,早期肿瘤经过手术及放射性核素治疗后可以长期生存,10 年总生存率可以达到 87% ,髓样癌和未分化癌的预后较差,髓样癌的 10 年总生存存率为 59% ,未分化癌的 5 年生存率仅为 17.5% 。

但年龄是最重要的因素之一,在分化性甲状腺癌更是如此,年龄越大的患者死亡率越高。在美国癌症联合委员会(American Joint Committeeon Cancer, AJCC) 对甲状腺癌的分期中,年龄是一个重要的指标。为评价和判断预后,在美国和欧洲通过综合分析临床和病理特点而建立了多个预后评价体系,较著名的有 EORTC 预后指数(European Organization for Research on Treatment of Cancer, EORTC prognostic index) , AGES 评价体系(age, tumorgrade, extent, size)、MACIS 评价体系(metastasis, age, completeness resection, invasion, size)、AMES 评价体系(age, metastasis, extent, size)等,综合分析患者的年龄、性别、肿瘤的组织学分级、肿瘤的大小、肿瘤侵犯甲状腺包膜与血管的程度,淋巴结转移或远处转移的情况等进行判断。但年龄始终作为一个独立的预后指标。40 岁以下的患者预后明显好于 40 岁以上者,手术切除的彻底程度、术后是否适当的使用放疗及核素治疗等因素也会影响预后。对甲状腺癌选择合理适度的个体化、规范化治疗,是延长患者术后无病生存期及提高生活质量的关键所在。

综上所述,甲状腺癌在头颈部肿瘤中发病率较高,除电离辐射外,良性甲状腺疾病的癌变、TSH、遗传因素也被认为是发病的原因之一。根据病理类型不同,病变的恶性程度也有差异,其中乳头状癌预后最好,未分化癌恶性程度最高,预后最差。早期的临床表现主要是无痛性的颈前肿块,随吞咽活动上下移动,辅助检查有 B 超、X 线、放射性核素扫描等,细针穿刺活检可以明确诊断。目前的治疗方法仍以手术治疗为首选治疗方式,术后根据具体情况选择放射性核素治疗、放疗可以明显提高疗效,对部分患者联合化疗可能提高疗效。

(王若峥)

Summary

Of thyroid cancer patients, 80% and 14% , respectively, would have papillary and follicular carcinomas, which are the differentiated carcinomas that derive from the thyroid hormone producing follicular epithelial cells. Another 4% would have medullary carcinoma, which is a neuroendocrine malignancy, and the remaining 2% would have the highly aggressive anaplastic carcinoma. The most common clinical presentation of a patient with thyroid carcinoma is with a solitary thyroid nodule. Therapy can involve multiple modalities, including surgery, radioiodine, biological response modifiers, thyroid hormone, external radiation, and chemotherapy.

第五节　口　腔　癌

口腔癌主要指发生在口腔黏膜的上皮癌。因部位不同而分别称为舌癌、颊黏膜癌、牙龈癌、口底癌和硬腭癌。国际抗癌联盟(international union against cancer, UICC) 建议将头颈部癌瘤正式分为七大解剖部位,即唇、口腔、上颌窦、咽(鼻咽、口咽、喉咽)、唾液腺、喉和甲状腺,其中大多部位均位于口腔颌面部,口腔解剖范畴主要由口腔前庭和固有口腔组成,口腔癌以舌癌、颊黏膜癌、牙龈癌、腭癌、口底癌等为常见。

一、流行病学及病因学

(一)流行病学

口腔癌的发病率(incidence rate)或患病率(prevalencerate)在我国目前尚无确切的资料。虽然口腔癌发病率不高,但由于人口众多,患者的绝对数字不小;口腔癌多发生于男性,年龄以40~60岁为最高峰。口腔癌以上皮组织来源最多,尤其是鳞状上皮细胞癌最为常见,约占80%;其次为腺源性上皮癌及未分化癌;肉瘤发生于口腔颌面部者较少,主要为纤维肉瘤、骨肉瘤等。淋巴和造血组织来源的恶性肿瘤,如恶性淋巴瘤、白血病等也可首发于口腔颌面部,其病损也可表现在口腔内。

(二)病因学

迄今为止大多数肿瘤病因研究仍处于探索阶段,同全身其他肿瘤一样,口腔癌的发生、发展是机体内外因素以及时间因素等多因素协同作用下极为复杂的生物现象。

1. 外部因素

(1)物理性因素:热损伤、残根、锐利的牙尖、不良修复体等长期、经常刺激的相应部位有可能引发口腔癌。

(2)辐射因素:X线及其他放射性物质在研究、生产、运输及广泛应用过程中出现的核泄漏或防护不当导致人体受到的辐射达到一定程度后有可能引发口腔癌。

(3)化学因素:人类癌症的80%~85%与化学致癌物质有关,无机化合物如石棉、砷化物等,有机化合物如联安苯、亚硝酸、黄曲霉毒素等。

(4)生物性因素:EB病毒与艾滋病有关的免疫缺陷病毒(HIV)、T细胞淋巴瘤有关的人类T淋巴细胞病毒(HTLV)及人乳头瘤病毒(HPV)。

(5)营养因素:营养不良、营养过度、某些维生素及微量元素的变化均与癌瘤的发生有一定关系。

2. 内部因素

(1)心理与精神因素、内分泌因素、机体免疫状态。

(2)遗传因素:绝大多数癌症的遗传规律是以"易感性"的方式表达出来。

(3)基因突变:癌基因与抑癌基因是一对互相依存、互相制约的因子,在各种因素的作用下,癌基因被激活,或抑癌基因被抑制(失活)的情况下人体才会出现肿瘤。

(4)肿瘤干细胞:理论认为肿瘤组织由异质性的细胞群体组成,其中很小部分细胞具干细胞特性,决定肿瘤的发生、侵袭、转移、播散和对各种治疗是否敏感,这类细胞命名为肿瘤干细胞(tumor stem cell, TSC),而其他大部分肿瘤细胞则经过有限的几次增殖后衰亡失去形成肿瘤的能力。随着肿瘤干细胞理论的建立以及对肿瘤干细胞深入研究有可能为我们重新认识肿瘤的起源和本质以及为临床肿瘤诊断、治疗提供了新的方向和视觉。

(5)黏膜白斑与红斑:口腔黏膜白斑属于癌前病变即有癌变的可能;口腔红斑大多为原位癌或已经突出基底膜的早期鳞状细胞癌。

二、临床表现

（一）症状

1. 疼痛、感觉异常 口腔癌病损破坏三叉神经及其末梢时会出现不同程度的疼痛、虫爬感及麻木感等感觉异常。

2. 张口受限或吞咽困难 口腔癌病变侵犯翼腭窝、颞下颌关节、咬肌、翼内肌、颞肌等肌群时，可引起张口受限或进食吞咽困难。

3. 肿瘤坏死性恶臭 随着口腔癌病变体积长大，瘤体因局部营养缺乏、继发感染，表面坏死溃烂出血而出现特有的肿瘤坏死性恶臭。

4. 恶病质 由于口腔癌迅速生长破坏而产生的毒性物质以及转移至其他重要组织器官可引起代谢紊乱，加以出血、感染、疼痛、饥饿等使机体不断消耗。因此，恶性肿瘤发展到晚期，患者多出现消瘦、贫血、机体衰竭等恶病质症状。

（二）体征

1. 斑块 口腔鳞癌位于浅表时可呈浅表浸润的斑块。此时不作活组织检查难与白斑或增生性红斑相鉴别。

2. 溃疡 口腔鳞癌常发生溃疡，典型的表现为质硬边缘隆起不规则、基底呈凹凸不平的浸润肿块，溃疡面波及整个肿瘤区。

3. 肿块 口腔鳞癌起源于口腔黏膜上皮，其肿块是由鳞形上皮增殖而成，无论向口腔内溃破形成溃疡或向深部浸润，其形成的肿块均较浅表，其黏膜上总可见到癌组织病变。

4. 淋巴结增大 口腔癌多先向附近区域的颈部淋巴结转移，有时原发灶很小甚至症状还很不明显但颈部淋巴结已有转移变大，因此，突然出现颈部淋巴结增大应仔细检查口腔部位排除口腔癌可能。

三、诊　　断

口腔癌的正确诊断是基于以下方面：首先，对口腔癌疾病的认识、了解及掌握；其次，全面及深入收集和分析临床病史、临床体征及临床表现；第三，借助辅助检查（如影像学、放射性核素、免疫学、分子生物学以及肿瘤标志物等）进行口腔癌病变的定位、确定病损范围、与比邻重要组织器官的关系以及有无远处转移等相关信息；最终必须经病理活体组织细胞检查明确诊断。

（一）病史采集

在采集病史时，应当了解疾病发生的时间、发展的过程、患者主观感受的变化，在患病过程中有无接收治疗以及治疗的效果。此外，还应询问患者的既往史、生育史及家族史。

（二）临床检查

口腔癌的临床检查应在全身观念指导下首先重点检查口腔颌面部，其次详细检查颈部各解剖区域，接下来进行全身检查（包括患者的精神和营养状态，有无远处转移、恶病质及其他器质性疾病，特别是肝、肾、心、肺等重要器官的功能状况）。

（三）影像学检查

影像学检查包括 X 线检查、超声检查、磁共振检查以及放射性核素显像检查等。

1. X 线检查 数字化口腔曲面断层全景 X 线机主要用于了解口腔癌对毗邻骨组织破

坏程度及其侵犯范围。了解病变是颌骨原发的肿瘤抑或由于邻近组织肿瘤的侵蚀;常规胸部 X 线摄片检查肺部有无转移。

2. 多层螺旋 CT 检查新技术 多层螺旋 CT 具有高的空间分辨率和高速覆盖扫描区域的特点,极大地改善了二维和三维重建技术的图像质量。其强大的后处理能力能多平面、多角度、立体直观地实时展示口腔癌和颅底及颈部重要结构的关系,为临床提供立体逼真的影像信息。

3. 磁共振成像(magnetic resonance image,MRI) MRI 在图像的分辨率、成像速度及三维成像质量等方面有明显优势。和 CT 相比 MRI 具有软组织分辨率高、能直接进行多平面多参数成像的优点,增强和脂肪抑制技术、动态增强 MRI、MR 血管造影、利用氧化铁粒子功能 MR 来显示病变淋巴结、弥散加权成像、MR 波谱等 MRI 多项功能均在头颈部肿瘤的影像诊断中得到了很好的应用。

4. 核医学新技术 放射性核素检查由于肿瘤细胞与正常细胞在代谢上有区别,核素的分布就不同。给患者服用或注射放射性核素后,可应用扫描测定放射性物质的分布情况来进行诊断和鉴别诊断。近年出现的发射型计算机断层仪(emission computed tomography,ECT)和应用显像剂[18]FDG,正电子发射型断层扫描(positron emission tomography,PET)对肿瘤有无远处转移,特别是骨、肺等病损的显示良好;常常在 X 线检查无表现之前就可出现阳性表现,从而能协助临床早期诊断。

(四)细胞学与活组织检查

细胞学和活组织病理检查学的定性诊断和决定治疗的最关键的依据。细胞学诊断与病理学诊断可以互补,但决不能取代病理学切片诊断的金标准地位。

1. 细胞学诊断 针吸细胞学检查、涂片细胞学检查、刮片或术中肿块印片细胞学检查等对于口腔癌的诊断及鉴别诊断都有一定的实用价值。

2. 活组织病理学检查 口腔活组织学检查的取材方法主要有以下几种:

(1)肿块切除活检。

(2)肿块切取活检(咬取活检、内窥镜咬取)。

(3)扩大肿块切除术活检。

(五)肿瘤标志物检查

人体的血液、尿液或其他体液中可存在一些特殊的化学物质,这类物质通常以抗原、激素、受体、酶、蛋白以及各种癌基因等形式出现,由于这些产物多由肿瘤细胞产生、分泌和释放,故被称为"肿瘤标志物"。因此有时根据血液及尿液的检测,不仅可了解患者全身情况,还可以协助对肿瘤的诊断。肿瘤标志物还能应用于对患者的治疗效果及其预后进行有效的评价。

四、综 合 治 疗

对口腔癌的治疗,首先要树立综合及多学科治疗的观点。应根据口腔癌的性质及其临床表现,结合患者的身体情况,具体分析,确定采取相应的治疗原则与方法。口腔癌的治疗强调综合性、个体化的治疗。因此,在治疗口腔癌时,要遵循循证医学、根治性治疗或姑息性治疗的原则,符合伦理学要求,选择多种治疗手段相结合的个体化治疗模式。

(一)治疗原则

口腔癌应根据肿瘤的组织来源、生长部位、分化程度、发展速度、临床分期、患者机体状况等选择适当的治疗方法。

1. 组织来源 肿瘤的组织来源不同,治疗方法也不同。淋巴造血组织来源的肿瘤对放射线和化学药物都具有高度的敏感性,且常为多发性并有广泛性转移,故宜采用放疗、化学药物治疗为主的综合疗法;骨肉瘤、纤维肉瘤、肌瘤(胚胎性横纹肌肉瘤除外)、恶性黑色素瘤、神经系统的肿瘤等一般对放射不敏感,应以手术治疗为主;对放射线中度敏感的鳞状细胞癌及基底细胞癌,则应采用手术、放疗、化学药物以及生物学治疗相结合的综合治疗。

2. 细胞分化程度 一般细胞分化程度较好的肿瘤对放射线不敏感,故常采用手术治疗;细胞分化程度较差或未分化的肿瘤对放射线较敏感,应采用放疗或化学药物治疗。

3. 生长及侵犯部位 肿瘤的生长及侵犯部位对治疗也有一定关系。例如,位于颌面深部或近颅底的肿瘤,手术比较困难,手术后往往给患者带来严重功能障碍,故有时不得不首先考虑能否应用放疗或化疗,必须时再考虑手术治疗。

4. 临床分期 国际抗癌联盟(UICC)TNM 分期可作为选择治疗计划的参考。一般早期患者不论应用何种疗法均可获效,而中晚期患者则以综合治疗的效果为好。

(二)治疗方法

1. 手术治疗 手术治疗是口腔癌的主要和有效治疗方法之一。口腔癌手术时应遵循肿瘤外科原则(既完全、彻底切除肿瘤),根据淋巴转移情况选择进行根治性颈淋巴清扫术(radical neck dissection)或肩胛舌骨上颈淋巴清扫术(supraomohyoid neck dissection)。保存性功能性外科(conservative functional surgery)手术、恢复性(重建性)功能性外科(reconstructive functional surgery)手术、扩大根治性手术以及姑息性外科手术等应依据患者的身体状况、肿瘤性质、肿瘤生长部位、患者对生存质量的要求以及伦理学范畴诸多因素进行科学合理的选择。

2. 口腔癌放疗 口腔癌放疗是利用各种放射性同位素产生的射线,以及各类加速器(如直线加速器、回旋加速器)产生的不同能量的 X 线、电子束、质子束、中子束和其他重粒子束对肿瘤等疾病部位照射以达到疾病控制和治愈的方法。放疗已经广泛应用于包括口腔癌在内的多种肿瘤治疗中,在肿瘤治疗中有着重要的地位和价值,是肿瘤综合治疗三大手段之一。

(1)口腔癌放疗技术

1)口腔癌常规放疗技术

体外放疗多采用两侧野共轴对穿照射,下颌下淋巴结和颈内静脉二腹肌淋巴结、颏下淋巴结均应包括在放射野内。对颈淋巴结转移的患者,应根据淋巴结受侵状况适当放宽颈部照射区域,并注意脊髓受量,如颈淋巴结区域放射涉及下颈区时,可采用前切线照射野完成照射。术后放疗剂量一般根据术后是否有肿瘤残存而定;根治性放疗剂量则根据肿瘤大小决定。放疗剂量分割方式除常规分割外,超分割、加速超分割放疗也可应用于临床,但其疗效有待进一步研究,此时的放疗剂量可根据分割方式的不同适当加减。

2)组织间插植及敷贴放疗技术

近距离后装组织间插植或敷贴法放射治疗常配合口腔癌原发病灶外照射后的治疗,其治疗范围、深度及剂量,依影像学检查确定的肿瘤范围及深度而不同。

3)三维适形或调强适形放疗

本疗法是采用 CT、MRI 或 PET 结合计算机技术确定病灶、治疗计划系统设计以及多野放射,使剂量分布更合理的放疗技术。

(2)口腔癌放疗疗效

放疗在口腔癌的治疗中有着十分重要的地位。与其他部位的恶性肿瘤相比,口腔癌不仅接受放疗的比例高,而且疗效也好。大多数早期口腔癌采用手术或放射治疗均可达到较好的疗效,但放疗常能保留局部组织的外形和功能。中晚期口腔癌需要放射治疗与手术治疗联合应用才能取得更好疗效。目前放疗对 T_1 口腔癌的局部控制率为 80% , T_2 为 60% ～75% , T_3 以上的局部控制率低于 50% 。单纯放疗或单纯手术对Ⅲ期、Ⅳ期患者均难以控制,术前放疗+手术或手术+术后放疗是提高控制率的有效办法。

1）舌癌放疗疗效:早期舌癌无论手术或放疗均可获得根治效果,5 年生存率: T_1 病变为80% ～90% , T_2 为 50% 。 T_3 、T_4 病变无论手术或放疗均难控制,局部控制率均较低,5 年生存率为 25% ～30% 。原发灶复发和颈部淋巴结转移是治疗失败的主要原因。因此,对原发灶、手术切缘以及引流区域的淋巴结治疗性或预防性放疗显得十分重要。

2）口底癌放疗疗效与肿瘤分期密切相关:国外资料报道,T_1 患者的 3 年和 5 年无病生存率接近 80% , T_2 为 50% ～60% ,晚期病变单纯放疗疗效差,3 年生存率低于 25% 。有计划的放疗+手术能提高局部控制率,尤其是对 T_3 、T_4 患者。

3）颊黏膜癌放疗疗效与病灶的部位、大小、病理分级、浸润深度、有无淋巴结转移有关,据报道采用术前放疗+手术的综合治疗,其 5 年生存率为 50% ～70% 。

4）牙龈癌及硬腭癌放疗疗效:牙龈癌与肿瘤的大小、有否骨受侵和有无淋巴结转移有关。齿龈癌的 5 年生存率较好,为 62.5% 。有资料表明,病变小于 3cm、无淋巴结转移和骨受侵者,单纯手术或放疗合并手术综合治疗均可获得较好疗效,5 年生存率为 50% ～80% ;病变大于 5cm、伴有颈淋巴结转移者,5 年生存率很低。硬腭癌与肿瘤的大小、病理、有无骨受侵及淋巴结转移有关。硬腭癌的治疗效果报道不一,5 年生存率为 65% 左右,晚期及有淋巴结转移者 5 年生存率仅为 25% 左右。

（3）口腔癌放疗禁忌证

1）全身情况差或伴有其他脏器的功能障碍者。

2）局部有严重坏死、感染及出血者。

3）局部肿瘤广泛外侵并伴有气道梗阻者。

（4）口腔癌放疗的并发症及处理:放疗的并发症主要有口干、口腔黏膜炎或溃疡,偶尔出现放射性骨髓炎、龋齿或放射性脊髓炎。因此,放疗前应行常规的口腔处理,包括口腔洁治、取出金属修复体、治疗龋齿及根尖炎、拔除残根,原则上拔牙后 1～2 周才能开始接受放疗,放疗后半年内尽量不要拔牙。在照射技术上,可将三维适形、调强适形、高能 X 线、IOC电子线及组织间近距离治疗相结合,以减少对正常组织的照射,尽量保护唾液腺,减少口干及放射性龋齿的发生。

3. 口腔癌化学药物治疗　肿瘤对化疗药物的反应与肿瘤病理分型、肿瘤异质性、细胞动力学、患者对化疗药物敏感程度以及对药物的耐受程度、药物本身的毒性反应等因素有关。针对不同患者进行肿瘤细胞药物敏感试验来选择有效化疗药物、优化治疗方案和改善患者的生存期和预后。

（1）口腔癌化疗策略

1）术前或放疗前的诱导化疗。

2）术后或放疗后的辅助化疗。

3）放疗中的同步化疗。

4）晚期或局部复发病灶的姑息性化疗。

（2）口腔癌的常用化疗方案

1）DDP+5-FU（顺铂+氟尿嘧啶）方案 DDP：80～120mg/m^2。

2）MFBD（甲氨蝶呤+氟尿嘧啶+博来霉素+顺铂）方案：MTX40mg/m^2、5-FU600mg/m^2、BLM10mg/m^2、DDP50mg/m^2。

3）DBV（顺铂+博来霉素+长春新碱）方案：DDP25mg/m^2、BLM15mg/m^2、VCR1mg/m^2，以上均为每4周为1个周期，可连用3个周期。近年来开展了紫杉醇治疗晚期头颈部鳞癌的实验研究，显示了其较好的治疗价值。

（3）给药途径：应根据口腔颌面部解剖特点，肿瘤的部位、范围、性质，有无区域淋巴结转移和远处转移，以及化学药物本身的特点选用静脉推注或滴注、颈外动脉分支插管推注或滴注（亦称区域性动脉化疗或介入化疗）或口服化疗药物。区域性动脉化疗可以提高肿瘤所在区域的药物浓度，减轻全身性毒性，从而提高疗效。

（4）化疗的不良反应：由于现有抗癌药物对肿瘤细胞的选择性尚不强，在治疗肿瘤的同时，对正常增生旺盛的组织细胞也有毒性。主要不良反应是骨髓抑制。当白细胞降到$3.0×10^9$/L、血小板降到$80×10^9$/L时，应予停药并应用升白细胞药物。白细胞严重减少时，应给予抗生素或丙种球蛋白以预防感染。其他的不良反应有消化道反应、口腔炎或药物性肝损伤。羟基喜树碱、环磷酰胺有时可引起血尿。长春花碱和长春地辛都有神经毒性，可引起麻木、疼痛，甚至麻痹性肠梗阻。对发生口腔炎患者，可用抗生素、激素、麻油混合液局部涂布，并应注意口腔卫生。

4. 口腔癌生物治疗 生物治疗包括免疫治疗、细胞因子治疗、基因治疗等。

（1）免疫治疗

1）非特异性免疫治疗包括细菌菌苗、胸腺素、多糖类以及合成佐剂等。其中以卡介苗（BCG）作为口腔黑色素瘤临床辅助治疗应用最多。

2）短小棒状杆菌（conynebacterium，CP）与博来霉素联合在口腔癌治疗中有较好的近期效果。

3）过继（继承）免疫治疗是近年来发展较快的一种免疫疗法，它包括单克隆抗体（monoclonal antibody）、致敏淋巴细胞、淋巴因子，转移因子以及免疫核糖核酸等。目前多倾向于以单抗作为载体，结合化疗药物、放射性核素或其他毒素的方法进行"导向治疗"。

（2）细胞因子治疗：亦称生物应答调节剂（biological response modifier，BRM），包括白细胞介素（interleukin-2，IL-2）、肿瘤坏死因子（tumornecrosisfactor，TNF）以及干扰素（interferon，INF）等。

（3）基因治疗：肿瘤基因治疗是将目的基因用基因转移技术导入靶细胞，使其表达此基因而获得特定的功能，继而执行或介导对肿瘤的杀伤和抑制作用，从而达到治疗的目的。

（4）肿瘤干细胞靶向治疗展望：近年来随着肿瘤干细胞（cancer stem cells，CSC；或tumour stem cells，TSC）在肿瘤组织中分离成功，并提出了肿瘤干细胞学说，为肿瘤研究提供了新的思路。肿瘤干细胞是存在于肿瘤组织中的一小部分具有干细胞性质的细胞群体，均具有自我更新能力和不定向分化潜能，并可导致肿瘤发生、发展，肿瘤的复发、转移、抗放化疗特性都与肿瘤干细胞有关。随着对肿瘤干细胞不断深入研究有望在肿瘤治疗方面取得重大突破。

5. 中医药治疗 中医治疗肿瘤的方法，可归纳为扶正与祛邪两个方面，中西医结合治疗口腔颌面-头颈肿瘤可以提高疗效和延长生存期。

6. 口腔癌的加热治疗 热疗（hyperthermia）又称温热治疗（mild hyperthermia），是通过

物理加热装置,选择性地将肿瘤加热至治疗温度(40～44℃),从而杀灭肿瘤细胞的方法。热疗的选择性抗肿瘤作用和对放疗、化疗的增敏作用,将获得其在抗肿瘤治疗中应有地位,尤其是对于无手术指征和放疗、化疗耐受者又带来了新的希望。

7. 口腔癌的低温治疗 低温治疗又称冷冻治疗(cryotherapy)或冷冻外科(cryosurgery)。肿瘤经过反复的迅速深低温冰结和缓慢融化,可引起胞膜的破裂从而导致细胞死亡。由于色素性病损对冷冻特别敏感,故常作为口腔黏膜恶性黑色素瘤原发病灶的首选治疗方法。冷冻治疗也可用于治疗口腔黏膜的癌前病损,如白斑、黑色素斑、扁平苔藓等。对不能完全切除的恶性肿瘤患者,亦可在手术时对残余肿瘤组织进行冷冻,争取有治愈的机会。对年老、体弱、严重心血管疾病及患有其他严重器质性疾病的患者,冷冻治疗可作为姑息方法之一。

五、不同部位口腔癌的放射治疗

(一)舌癌的放射治疗

1. 适应证

(1)根治性放射治疗:舌前部无口底受侵的 T_1、T_2 病变。

(2)术前或术后放射治疗: T_2、T_3 和部分 T_4 患者,可行术前或术后放射治疗。

(3)姑息性放射治疗:病变晚期、无手术指征、有手术禁忌证或拒绝手术的晚期患者可考虑姑息性放疗或放化疗联合治疗。

2. 技术要点

(1)放射源选择:舌原发灶放射治疗,选用 ^{60}Co γ 射线、高能 X 射线或相应能量电子线。

(2)照射范围:在 CT 模拟或 X 线模拟下定位,照射野上界在舌背上 1～2cm,下界平甲状软骨切迹,后界至椎体后缘,40Gy 后后界前移避开脊髓;下颈、锁骨上野与面颈联合野相连,下界至锁骨下缘,中间挡 2.5～3cm 宽铅板以保护脊髓;如病变位于前部应尽量减少腮腺受量,采用前侧楔形野照射。

(3)照射剂量

1)术前:肿瘤剂量(DT)为 45～55Gy,休息 2～4 周后手术。

2)术后放射治疗:肿瘤剂量为 50～60Gy,于手术后 2～4 周进行,若肿瘤残存,可酌情加量。

3)单纯体外放射治疗:计划靶区大野照射肿瘤剂量(DT)50Gy 左右以后,视肿瘤退缩情况追加剂量 15～30Gy。

4)早期舌活动部癌:可以采用体外放射或外放射加组织间插植近距离治疗,插植一般在体外放射治疗 DT 为 40～50Gy,4～5 周,组织间剂量 20～35Gy,分次照射。

5)颈淋巴结阳性者:可考虑颈清扫术,或放射治疗加手术治疗。

(二)口底癌的放射治疗

1. 适应证 早期口底癌放射治疗和手术治疗均可取得较好效果,中晚期口底癌则用放射治疗加手术、放射治疗联合化疗的综合治疗。

2. 技术要点

(1)放射源选择:选用 ^{60}Co γ 射线、高能 X 射线或相应能量电子线。

(2)照射范围:包括口底病变区及引流区淋巴结。

(3)剂量

1)体外放射治疗加组织间插植治疗:适用于肿瘤病灶局限于口底未累及舌腹面者,先体外照射 DT40～50Gy/(4～5)周,休息 2 周后行组织间插植治疗。

2) 术前放射治疗:对口底癌伴颈淋巴结转移者,可行术前照射原发灶及颈淋巴结转移灶,肿瘤量 DT45～55Gy,然后行外科手术。也可以先手术,术后放射治疗。

3) 单纯体外放射治疗:适用于原发病灶范围广泛或伴颈淋巴结转移及因内科疾患不宜手术者,可行单纯体外放射治疗,剂量 65～80Gy/(7～8)周。

(三) 颊黏膜癌

1. 适应证　早期、局限、未侵犯磨牙后三角、牙龈及口角且未侵及肌层者,以放射治疗为首选治疗方式,或以放射加手术的综合治疗或放射治疗联合化疗。

2. 技术要点

(1) 放射源选择:选用 ^{60}Co γ 射线、高能 X 射线或相应能量电子线。

(2) 照射范围包括肿瘤及肿瘤边缘亚临床病灶:张口困难者应包括肿瘤侵犯肌肉之起止点,下界则根据病变范围或颈部淋巴结有无转移确定。

(3) 剂量

1) 体外照射:适用于病变局限于颊黏膜前中部而无邻近结构侵犯、颈部无淋巴结肿大者。先给予体外照射 45～50Gy/(4.5～5)周,缩野推量照射至根治剂量或休息 1～2 周后行腔内治疗至根治剂量。

2) 体外照射加手术治疗:适用于病变侵犯颊龈沟、牙龈或磨牙后三角和(或)颈淋巴结转移者,DT45～55Gy,休息 2～4 周后行手术治疗。

3) 姑息性体外放射治疗:病变范围广泛或因内科疾患不宜手术者采用此法治疗。仅能起姑息治疗作用,DT50Gy/(5～5.5)周后缩小野追加剂量达 65～70Gy。

(四) 牙龈癌及硬腭癌

1. 适应证　因肿瘤贴近骨骼,放射治疗常引起放射性骨坏死,且复发率很高,放射治疗后复发率达 20%～45%。早期硬腭癌和牙龈癌可以放射治疗为主,中晚期患者可行术前放射治疗、术后放射治疗。

2. 技术要点

(1) 放射源选择:选用 ^{60}Co γ 射线、高能 X 射线或相应能量电子线。

(2) 照射范围:包括原发灶、软腭和颈淋巴结区,若肿瘤侵犯上颌窦,可按上颌窦癌治疗。

(3) 剂量

1) 术前放射治疗:体外照射 DT50Gy/5 周左右,休息 2～4 周行手术治疗。

2) 术后放射治疗:体外照射 DT50Gy/5 周左右。术后 2 周后可开始放射治疗。

3) 单纯体外放射治疗:早期病例或晚期病例行姑息性治疗,DT 为 60～70Gy/(6～7)周。

六、预　防

世界卫生组织已将癌症的预防(包括口腔癌)列为公共卫生的重点项目之一,其主要方法有两大类。第一,减少致病因素:减少吸烟、饮酒的危害;注意对紫外线辐射的防护,防止长时间的直接日照;不吃过烫和刺激性强的食物;保持良好的口腔卫生,拔除残根、残冠,及时磨改锐利的牙尖或义齿的锐利边缘,避免不良刺激。第二,提高自己对癌前病变的认识能力,达到早发现、早诊断、及时处理,预防癌变的发生。

(季　平)

Summary

Both tumor and treatment significantly compromise speech and deglutition, particularly for those patients in whom cancer involves the tongue, the floor of the mouth, or the mandible. Furthermore, the diversity of potential sites of cancer development in the oral cavity and variations of lymphatic drainage and rates of node metastases lend added complexity to treatment planning. Despite the fact that this region is readily amenable to visual examination and bimanual palpation, more than 50% of patients are diagnosed in advanced stages.

第六节 口 咽 癌

口咽原发肿瘤较少见,以恶性为主。口咽部恶性肿瘤常见有上皮和腺体来源的癌、间胚层来源的肉瘤以及淋巴瘤,口咽癌中以鳞癌为多见,其他还有腺癌、未分化癌、腺样囊性癌等,但均少见,扁桃体部位的低分化癌发病率大于其他部位。口咽癌一般分化较差。扁桃体癌常为外生性生长,软腭及舌根癌常为浸润性生长,咽侧壁癌则常为混合性生长。

口咽部的解剖范畴:口咽是口腔向后方的延续部,介于软腭与会厌上缘平面之间,前方经咽峡与口腔相通。咽峡是由悬雍垂和软腭游离缘、舌背及两侧的舌腭弓、咽腭弓围成的环形狭窄部分。口咽外侧壁在舌腭弓、咽腭弓间有一个三角形的窝,为扁桃体窝,窝内容纳扁桃体,为咽淋巴组织中最大者。向上与鼻咽部相通,前壁不完整,主要由舌根构成,舌根位于轮状乳头之后,即舌后1/3,是舌的固定部分。舌根后部正中有一个矢状位黏膜皱襞连至会厌,两侧的凹陷称为会厌谷。口咽壁位于软腭与会厌上缘平面之间的侧壁及后壁上。口咽部可分为扁桃体区、舌根区、口咽壁区及软腭区。

一、流行病学及病因学

(一) 流行病学

口咽癌发病率目前尚无标准的统计数据,男性较女性多发,男女比例为(2~4):1。

(二) 病因学

口咽部恶性肿瘤的确切病因与大多数其他部位恶性肿瘤一样至今仍不明,口咽癌的发生、发展是机体内外因素以及时间因素等多因素协同作用下极为复杂的生物现象。目前大多数学者认为口咽癌的发病与吸烟、饮酒等不良刺激具有密切关系。多数口咽癌患者存在吸烟和(或)饮酒等不良习性。据流行病学研究显示,饮酒使得口咽肿瘤发生的危险性较非饮酒者明显增加。

二、临 床 表 现

(一) 临床症状及体征

1. 异物感 软腭、扁桃体、口咽壁等部位癌早期即可出现异物感,随着病变的发展异物感会逐渐增强。

2. 疼痛、张口受限及吞咽困难 咀嚼、吞咽动作是咀嚼肌群、咽旁肌群及颈部肌群共同协调参与的复杂过程,因此,当肿瘤病变侵及肌群时会出现不同程度疼痛、张口受限及吞咽困难。

3. 呼吸不畅、言语不清、伸舌运动受限及出现伸舌偏斜等症状 肿瘤体积增大及舌根受累时患者会出现上述症状。

4. 肿瘤坏死性恶臭 当肿瘤出现坏死、糜烂、出血时患者口腔有肿瘤坏死性恶臭气味。

5. 肿瘤侵及鼻咽部 可以造成一侧耳闷、听力减退症状。

(二) 临床分期

国际抗癌联盟(UICC)TNM 分期可作为选择治疗计划的参考。

三、诊　　断

(一)病史及临床体征

口咽癌早期症状较轻,易被误诊为咽炎,故对经久不愈的扁桃体肿大、咽痛等症状的患者,应仔细询问病史,做详细检查。

(二)影像学检查

1. 常规 X 线 常规 X 线口咽部侧位摄影,有助于确定肿瘤部位。

2. CT 检查 CT 检查除可见到咽侧肿物外,对于有无咽旁间隙侵犯,有无下颌骨破坏或判断颈淋巴结是否增大,有无可疑转移均有一定帮助。

3. MRI MRI 在临床应用有利于区别肿瘤与正常组织,而且能在不同方位显示病变解剖部位,对口咽癌的侵犯范围,可以有比较明确的诊断。

(三) 病理检查

口咽癌的确诊必须依据活体组织病理学检查。对表面有正常黏膜的深部肿瘤,可以细针穿刺做细胞学检查以协助诊断,或者用活检钳在病变处取活组织送病理检查,腺癌及淋巴瘤有时要用切取活检;扁桃体肿瘤可以做扁桃体切除病理检查。

四、综合治疗原则

口咽部恶性肿瘤,应根据具体病理类型采取不同的治疗方案。手术和放射综合治疗优于单一治疗。口咽位置特殊,结构复杂,易向周围结构蔓延与侵犯,手术治疗受到很多限制。另外,口咽部组织大面积切除后修复困难,故治疗以手术+放疗或单纯放疗为主,化学治疗仅作为辅助治疗手段。

(一) 原发灶的治疗

手术治疗、放射治疗、化学治疗、免疫治疗、中药等方法均可作为口咽癌治疗手段。治疗方案设计,治疗方法选择应根据国际抗癌联盟(UICC)TNM 分期以及原发灶的大小、病理、部位、患者意愿、身体情况、经济条件等多方面考虑。

1. T_1 病变 放疗或手术治疗都可以达到根治效果。放射剂量为 60~70Gy/(6~7)周。

2. T_2 病变 采用放疗和手术的综合治疗,或者术前放疗结合手术或手术结合术后放疗均可。

(1) 术前放疗:可杀灭原发肿瘤周围的亚临床灶,减少手术时肿瘤的播散机会,减少术后局部复发和区域淋巴结转移率,缩小原发肿瘤体积利于手术切除,减小手术范围。建议术前放疗剂量为45Gy/(4.5~5)周,手术时间可为放疗后 1 个月。

(2) 术后放疗:适用于手术切除不彻底的或术后病理显示切缘有浸润或切缘距离肿瘤

组织边缘小于1cm 的患者,建议放射治疗时间在术后 3 ~ 4 周。根治性手术后放疗剂量可为 55Gy/6 周;如手术为姑息切除,则放疗剂量为 65 ~ 70Gy/7 周,但对不愿或不适合手术的 T_2 期患者可给予根治性放疗,放疗剂量为 60 ~ 70Gy/(6 ~ 7)周。

3. T_3 病变 如果病变相对局限、有手术可能性的,可采用术前放疗加手术;如未行术前放疗或肿瘤较大、侵犯范围广泛,则须在术后行放射治疗,放疗剂量为 65 ~ 70Gy/7 周。

4. T_4 病变 因已侵犯周围组织,常无手术可能性,应以综合治疗为主,可行姑息性放疗或姑息性化疗,或先行化疗后再根据具体情况考虑放疗。治疗结束后可应用中医药来调节机体免疫,提高抗病能力及减轻放化疗的不良反应等。

(二) 区域淋巴结的治疗

区域淋巴结的治疗可依据国际抗癌联盟(UICC)TNM 分期结合原发灶大小、组织来源等因素制订合理方案。

1. N_0 对于无淋巴结转移患者的区域淋巴结处理有两种不同观点,一种观点认为密切观察,一旦发现有转移时做颈部清扫术或放射治疗;另一种观点认为行选择性颈部清扫术或选择性放射治疗。

2. N_x 不能评估有无区域淋巴结转移时行选择性颈部清扫术或选择性放射治疗。

3. N_1 同侧单个淋巴结转移,直径≤3cm,颈淋巴清扫术+全颈部 40 ~ 45Gy/4.5 周的放射治疗。

4. N_2 同侧或双侧转移淋巴结直径≥3cm 或≤6cm 颈淋巴清扫术术后全颈补充放射治疗,剂量为 40 ~ 50Gy/(4 ~ 5)周。

5. N_3 转移淋巴结直径≥6cm,行姑息性全颈放疗,剂量 40 ~ 50Gy 后缩野对残存灶加量至 60 ~ 65Gy/(6 ~ 7)周。

(三) 口咽癌化学药物治疗

目前的临床资料表明,放疗或手术前的诱导化疗并不能显著改善晚期头颈部鳞癌的预后,而同时进行放化疗疗效有望提高。所用药物主要为 DDP、MMC、BLM、5-FU 等。含 DDP 的联合化疗方案疗效优于单一用药,亦优于许多不含 DDP 的联合化疗方案。以 DDP 为基础的联合化疗方案在晚期癌的治疗中目前认为是最为有效的。常用的化疗方案如下。

(1) MVP 方案,DDP:30mg/m^2,静脉滴注,d1 ~ 3;VLB:5mg/m^2,静脉注入,d1、d8;MTX:20mg/m^2,静脉注入,d1、d8。每 3 周重复。

(2) PMDY 方案,DDP:80mg/m^2,静脉滴注,d1,水化利尿;PYM:5mg/m^2,肌内注射,2 次/周;MTX:20mg/m^2,静脉注入,d1、d8。每 3 周重复。

(3) DDP+PYM+MTX+5-FU,DDP:30mg/m^2,静脉滴注,静脉注入,d4;PYM:5mg/m^2,肌内注射,d3、d10、d17、d24;MTX:40mg/m^2,静脉注射,d1、d15;5-FU:600mg/m^2,静脉滴注,d1、d15。第 4 周 1 次,共 3 次。

五、放疗并发症及处理

放疗初期出现的一些放疗反应和并发症,一般较为轻微,大多数患者可以耐受。少数因为照射方法不当,或放化疗同时进行,或患者自身因素,出现较严重的并发症,需予以适当的处理。

(一) 口腔、咽喉部黏膜炎及溃疡

放疗剂量达 20 ~ 30Gy 后可有口干、咽痛,严重时难以进食。可予食管合剂(生理盐水+庆大霉素+地塞米松+利多卡因),大剂量 B 族维生素、维生素 C、维生素 A 和维生素 D 等。

(二) 腺体急性反应

在放射治疗第 1、2 次后即可出现,以腮腺反应较为明显,患者自觉腮腺区肿胀、疼痛、局部触痛,原因是局部照射后急性充血、水肿、腮腺管阻塞所致。反应严重、难以进食者,应停止放疗,予以抗感染、补液等处理,必要时加用适量糖皮质激素治疗。

(三) 放射性龋齿

口咽癌患者放疗后龋齿的发生率明显升高,注意疗前检查牙齿情况,拔除病齿。放疗中注意刷牙、漱口,讲究个人卫生。

(四) 放射性脊髓炎

早期反应表现为 Lhermitte's 征,低头时下肢触电样感觉,多为一过性。严重者晚期反应为放射性脊髓炎,多发生于放疗 1 年后,脊髓受照剂量在 45~50Gy。常常首先表现为一侧上下肢运动障碍、无力,另一侧感觉障碍,症状逐步发展到完全瘫痪到截瘫,瘫痪平面与受照脊髓段支配的部位一致,常为高位截瘫,死亡率高。

(五) 张口困难

张口时颞颌关节处发紧、疼痛,张口时门齿距离日益缩小,严重者影响进食。常见于病变位于一侧,常规 X 线外照射时剂量权重比不合理、剂量过高或复发患者二次放疗时。

(六) 放射性颌骨坏死

常见于常规 X 线外照射或复发患者二次放疗时,预防重于治疗,放射治疗中主要减少颌骨受量。

六、疗效和预后

据报道,单纯放疗总的 5 年生存率为 35%~50%。Ⅰ期、Ⅱ期的 5 年生存率为 65%~75%,Ⅲ期、Ⅳ期的 5 年生存率仅为 20%~30%。一旦有淋巴结转移,则生存率下降一半。有人报道 T_3、T_4 病变手术加放疗的 5 年生存率为 48%。口咽癌的预后主要和原发肿瘤的大小、病期、病理、是否有淋巴结的转移有关,其他相关因素有原发位置、生长方式、治疗措施以及肿瘤敏感性等。治疗失败的原因为局部未控、复发和远处转移。

七、不同部位口咽癌的放射治疗

(一) 扁桃体癌

扁桃体癌是头颈部常见的恶性肿瘤之一,约 2/3 的口咽癌发生于此处。占头颈部恶性肿瘤的 3%~10%,占全身恶性肿瘤的 1.3%~5%。本病以男性多见,发病年龄以 50~70 岁为高峰。扁桃体癌形态上可表现为表浅生长型、外生型、溃疡型和浸润型。起源于咽前、后柱的癌以鳞癌为多,起源于扁桃体窝的癌除鳞癌外,低分化癌和未分化癌也常见,肿瘤以溃疡性生长为主,外生性生长少见,容易侵犯舌咽沟和舌根。扁桃体癌多数分化较差,易向邻近结构蔓延,侵犯至磨牙后区域、软腭、舌根、咽侧、后壁等。扁桃体区有丰富的黏膜下淋巴网,并汇集成 4~6 条淋巴管引流至二腹肌下、上颈深部和咽旁淋巴结。因此扁桃体癌容易发生这些部位的淋巴结转移。

1. 适应证

(1) 鉴于大部分扁桃体癌分化较差,对放疗较敏感,早期病变治愈率较高,T_1、T_2 病变首选放疗。

（2）伴有舌根、软腭和口咽侧壁受侵的局部晚期病变（T_3、T_4）单纯放疗难以根治,单纯手术切除后复发率高达 50% ~70% ,因此,对局部晚期病变放射治疗作为综合治疗手段之一。

（3）失去手术及联合治疗指征的患者,选用放射治疗作为姑息性治疗。

2. 技术要点

（1）照射野的范围

1）原发灶的照射:在治疗的开始阶段,一般采用两侧面颈联合野对穿照射技术。照射野包括原发病变、周围邻近结构（包括颊黏膜、齿龈、舌根、鼻咽和咽侧、后壁）和上颈淋巴结引流区（包括颈后淋巴结引流区）。上界位于颧弓水平,下界位于喉切迹水平或根据病变向下侵犯的范围而定,前界应至少超出病变前缘 2cm,后界以包括颈后淋巴结为准。两野的剂量比为 1∶1,照射至肿瘤吸收剂量 DT≤40Gy 时,照射野后界前移至脊髓前缘以减少脊髓放射线受量,并继续加量放疗。颈后区如需继续加量时,可用合适能量的电子线补量。

2）颈部淋巴结的照射:因扁桃体癌多数分化较差,且颈部有较高的淋巴结转移发生率,故下颈、锁骨上区常规预防性照射,一般用单前野垂直照射。①前后向照射野,喉部水平面与胸骨柄水平面之间颈部体中线处挡 2 ~3cm 宽的铅柱以保护喉和脊髓,该照射野适用于颈部淋巴结阴性。②喉头处挡铅柱（2cm×2cm）~（3cm×3cm）,适用于中下颈及锁骨上区有增大淋巴结。既保护了喉,又避免了脊髓因两野共线而造成剂量重叠过量。③前后向照射野,舌骨水平面与锁骨下水平面之间颈部体中线处挡 2 ~3cm 宽的铅柱,适用于颈部需要较高剂量放疗,即 DT=40Gy 时需要继续加量放疗。④后前向照射野,乳突连线水平面与肩胛骨上缘水平面之间颈项部体中线处挡 2 ~3cm 宽的铅柱,适用于颈后淋巴结有转移的患者,此照射野可保证颈后区有较高的剂量。

（2）T_1、T_2 病变的放射治疗:对一些早期病变可采用单侧照射,即病变侧两斜野交角的楔性照射技术,包括病变区及同侧上颈部。其目的是尽量保护对侧腮腺,减少严重口腔干燥症的发生。

（3）T_3、T_4 病变的放射治疗

1）对于较大的肿瘤（T_3、T_4）,应采用权重相等的两侧野高剂量放疗。当大野对穿照射 DT≤40Gy 时,可改为单侧两斜野交角楔形照射技术,针对病变区加量。对 T_3、T_4 病变,即使 DT 超过 80Gy,肿瘤的局部控制率也很差,故晚期病变放疗应和手术配合使用。术前放疗的剂量为 50Gy/25F,术后放疗的剂量应根据手术切除范围、病变残留情况而定。

2）组织间近距离插植技术很少单独使用,主要是配合外照射推量使用,组织间插植治疗技术可作为一种姑息治疗手段。

（二）软腭癌

原发于软腭的肿瘤比较少见,大多为男性,好发年龄为 50 ~70 岁。软腭癌以鳞状上皮癌为多。起源于小涎腺的腺癌比硬腭部位明显减少,癌细胞的分化程度较其他口咽癌高,而与口腔癌相类似。小涎腺来源的腺癌,有时瘤体较大呈半球状,但表面较光滑,可无溃疡,一般不向深层浸润,颈淋巴结转移少见且出现较晚。但囊性腺样上皮癌具有深层浸润、破坏硬腭、侵犯神经或邻近血管与周围淋巴结转移的特点。由于软腭淋巴引流丰富,并于中线处形成交叉网,因此软腭癌发生淋巴转移时容易出现双侧淋巴结转移。最容易发生淋巴结转移的部位是上颈深和二腹肌下淋巴结,而颈后淋巴结和颌下淋巴结较少受侵。

1. 适应证 软腭癌多数为鳞状上皮癌,细胞分化程度较高,早期病变手术切除后加以放射治疗或单纯进行放射治疗。中晚期一般采用放疗或放疗与手术的综合治疗为主。

2. 技术要点 软腭癌放射治疗技术包括外照射、体腔管照射、组织间插植或敷贴。

（1）因软腭为沿体中线分布的器官，且双侧颈部淋巴结转移较常见，故放疗以外照射为主，也可联合应用其他放疗技术。先两侧面颈联合野对穿照射，包括软腭、扁桃体区和上颈淋巴引流区。但对腺上皮来源的分化程度较高的腺癌，因颈淋巴结转移少见，故照射野的设计可以保守一点，以软腭、腭垂为中心，包绕部分周围结构即可。

（2）中下颈预防性照射。因软腭癌很少发生颈后淋巴结转移，所以照射野的后界不需要包括颈后淋巴结，仅包括上颈深和二腹肌下淋巴结即可。腺上皮来源的癌的照射野以软腭、腭垂为中心，包括病变区及周围部分正常结构。也可用于极早期的高分化鳞癌，或用于大野照射后的病变区加量至根治剂量。

（3）病变为高分化鳞癌，而上颈又无转移淋巴结，则照射野仅包括原发病变及上颈部淋巴引流区即可，中下颈不需要预防性照射；若一侧上颈淋巴结阳性，则同侧中下颈及锁骨上区应行预防性照射，而对侧中下颈无需照射；若双侧上颈淋巴结阳性，则双侧下颈、锁骨上区均要行预防性照射。

（4）细胞分化程度较低的低分化癌、未分化癌，则不论上颈是否有淋巴结转移，双侧中下颈、锁骨上区都要照射。缩野技术为大野照射至 DT≤40Gy 时避开脊髓，DT 为 50Gy 时再次缩野，仅包括软腭区，加量至根治剂量 DT 为 60～70Gy。

（5）小涎腺来源的癌，因放射敏感性低，故常需给予高达 70Gy 的剂量。为降低周围正常组织的受量，减轻口腔干燥的程度，可在外照射至肿瘤剂量 40～50Gy 时，采用体腔管照射，经口腔直接对准病变区加量 20～30Gy/（5～10）次·2w；或用高剂量率近距离后装敷贴或组织间插植的方法，在等剂量参考点处给予 20～30Gy。

（三）舌根癌

舌根癌以男性为主，男女之比为（2～5）∶1，以 50～70 岁年龄组最为多见，起源于舌根部位的癌仍以鳞癌为多见，但癌细胞的分化程度比舌癌差。小涎腺来源的癌也比较常见，还有未分化癌等均可见。约 3/4 的舌根部鳞癌以浸润性生长为主，肿物形状呈溃疡型，向周围结构如舌体、咽壁、扁桃体区、会厌舌面等侵犯的同时，还向舌根部深层肌肉浸润。不到 1/4 的舌根部鳞癌可表现为外生型肿物，以局部发展为主，很少向深层结构浸润发展。来源于小涎腺的癌也多以外生性生长为主。因舌根的淋巴组织丰富且属于中线结构，因此舌根癌不仅容易发生颈部淋巴结转移，而且双侧颈部发生转移的概率较高；约 80% 的患者在确诊时已有颈部淋巴结转移，其中 30% 为双侧转移。即使是临床检查颈部阴性的患者，20% 左右已有微小的淋巴结转移。最常见的淋巴结转移部位是二腹肌下组及上颈深组淋巴结群，其次为颈后淋巴结和颌下淋巴结，咽后淋巴结转移也可发生，但少见。

1. 适应证

（1）早期病变：无论是手术还是放疗都可取得好的局部控制效果，但手术对舌体正常结构的破坏及术后对生理功能如语音、吞咽等的影响，早期病变还是首选放疗。

（2）中晚期病变：应根据具体情况加用术前或术后放疗。

（3）不能手术切除的晚期病变：给予足量的放疗，仍可取得较好的姑息作用，如果因对放疗敏感，瘤体缩小明显，由不能手术转为可以手术，个别患者甚至因此而获得治愈。

2. 技术要点

（1）放疗采用双侧面颈联合野对穿照射+下颈锁骨上垂直照射技术：双侧照射野包括原发病变和邻近受侵部位、亚临床区及上颈部淋巴引流区。照射野的上界一般置于颧弓上缘,下界包括声门上区喉,前界应包括咽峡及部分舌体,后界以包括颈后三角淋巴引流区为原则。下颈锁骨上淋巴引流区另设一个单前野垂直照射,但要注意单前野脊髓挡铅或两野交界处挡(2cm×2cm)~(3cm×3cm)铅板,以避免两野照射时由于共线部位剂量重叠而造成脊髓过量。照射至肿瘤剂量 DT≤40Gy 时,两侧野的后界前移以避开脊髓继续照射,颈后区如需要加量可用合适能量的电子线照射,一般不超过12MeV 能量。DT 为 50Gy 时下颈锁上预防性照射区域可结束,而原发病变区及上颈部淋巴引流区(已不包括颈后三角淋巴引流区)继续照射至 DT 为 60Gy,此时可再次缩野仅包括病变区加量至 DT 为 65~70Gy,也可采用深部 X 线或电子线自颌下针对舌根和舌会厌溪加量 5~10Gy。

(2) 对非浸润性生长的舌根癌,高剂量率近距离后装组织间插植方法是一种较有效的手段:常在外照射达肿瘤剂量 DT 为 45~50Gy 时,休息 2 周行插植治疗,剂量:T_1、T_2 病变 20~25Gy,T_3、T_4 病变 30~40Gy。置植施源器的数量,需依据肿瘤范围而定,一般施源器间隔为10~12mm,勿超过 15mm。若有舌会厌谷、舌咽沟部受侵,也可一并插植治疗。还可应用不同剂量比照射技术或大野套小野的方法进行局部加量。

(3) 超分割放疗:由于常规分割放疗对晚期舌根癌的局部控制作用差,因此通过改变分割方式可望提高肿瘤的局部控制率。

(四) 口咽侧壁癌和口咽后壁

口咽侧壁癌和口咽后壁癌主要为中分化的鳞癌,高分化者少见,也有低分化癌与未分化癌,偶见小涎腺起源的癌。肿瘤以局部浸润扩展为主,容易侵犯其邻近结构:向上发展可侵及鼻咽,下可蔓延至下咽,前可侵及喉,侧方、后方可浸润至咽旁间隙,以致临床上因病变范围广泛而不易确定肿瘤的起源部位。咽侧壁、咽后壁癌的颈部淋巴结转移相当常见,就诊时已有颈部淋巴结转移者占 25%~61%,晚期颈转移率可高达 81%。咽后壁癌因常发生于体中线处,所以其发生双颈淋巴结转移的机会较多。

1. 适应证

(1) 早期病变:行单纯放疗或手术切除均能获得较好效果。

(2) 中晚期病变:以放疗与外科手术的综合治疗为好。

2. 技术要点 放疗的照射野以两侧对穿野为主。因咽侧壁、咽后壁癌有沿黏膜上下扩散的特点,且原发灶的浸润较为广泛,故口咽壁癌的放疗需大野照射,放射野包括从鼻咽至梨状窝的整个咽腔。由于颈淋巴结转移发生率较高,故上颈及颌下淋巴结应一并包括在照射野范围内。照射至肿瘤剂量 DT 为 40Gy/4w 时,缩野避开脊髓,DT 为 50Gy 时再次缩野,针对原发肿瘤及邻近受侵部位照射,直至 DT 为 65~75Gy/(6~7)w。若原发灶表浅且较局限,可用近距离治疗补量。

(季 平)

Summary

The clinical staging of oropharyngeal cancers dependsprimarily on tumor size and is similar to the staging of oral cavity cancers. Although tumors may arise from any site in the oropharynx, they arise most commonly from the palatine arch, which includes the tonsillar fossa and base of the tongue. The most common presenting symptom is chronic sore throat (often unilateral) and referred otalgia. Change in voice, dysphagia, and trismus are late signs. Regional lymphatic metastases occur frequently and are related to the depth of tumor invasion and tumor size. Upper cervical nodes are generally first involved, but lower nodes can become clinically involved with skipping of the upper first-echelon nodes. Bilateral lymphatic metastases can occur, particularly with cancers of the soft palate, tongue base, and midline pharyngeal wall.

第七节 下 咽 癌

一、流行病学及病因

下咽癌不属罕见,占头颈部肿瘤的 1.4% ~ 7.0%,是头颈部预后最差的恶性肿瘤之一。其起病隐匿,就诊时多为晚期肿瘤并伴颈淋巴结转移,Ⅲ ~ Ⅳ期下咽癌约占 77.3%,5 年总生存率约为 31.4%。下咽癌的确切病因至今并不清楚。已经认识到的是,下咽癌的发病和某些生活习惯密切相关。过度吸烟、饮酒与营养不良是下咽癌的三个主要病因。

根据 2003 ~ 2007 年世界卫生组织的统计,下咽癌每年的发病率,在每十万人口中,在美国白色人种中为0.6 人,其中男性为1.1 人,女性为0.3 人;在美国黑色人种中为1.2 人,其中男性为2.3 人,女性为0.4 人。在我国,根据 1988 年至 1992 年的统计,上述的发病率在北京市区为每十万人口中0.4 人,在上海市区为每十万人口中0.2 人。由此可见,下咽癌在我国的发病率并不高。

二、解 剖

下咽又称为喉咽,位于口咽与食管之间,是上呼吸道与消化道的最后分歧处。其上界在舌骨水平或咽会厌皱襞水平,下界在环咽肌水平为食管入口;其前方为喉,连接呼吸道,后方为咽后间隙。因此,下咽的功能障碍涉及呼吸与吞咽两个方面。

下咽分为三个亚区,即梨状窝区、下咽后壁区和环后区。梨状窝区又可分为梨状窝外壁、内壁和前壁,内外两壁在前方交汇,梨状窝向内下即移行至环后区与食管入口相连接。其呈倒置锥体形,锥体底约在咽会厌皱襞水平,尖部约在环状软骨下方;内侧壁为杓会厌皱襞,外侧壁为甲状软骨板。梨状窝黏膜内侧壁组成声门旁间隙的后壁,通过杓会厌皱襞和环杓侧肌与喉入口分开,因而梨状窝内侧壁癌常常向内侧侵犯喉部。环后区:上界为两侧杓状软骨及后联合,下界为环状软骨背板下缘达食管入口,两侧与梨状窝内侧壁相连。因环后区毗邻气管食管沟,环后癌常会累及喉返神经、气管旁淋巴结及甲状腺组织。下咽后壁上自会厌谷水平,下接食管入口,黏膜肌层覆盖于椎前筋膜前,通过咽后间隙与椎体及椎旁组织隔开。咽后壁癌常常突破咽后间隙侵犯椎前组织。

下咽部由四层组织构成,黏膜层由鳞状上皮组成,纤维层由咽筋膜组成,肌层包括环杓肌前后部分及咽中下缩肌的后壁部分,以及颊咽筋膜来源的筋膜层。下咽部的动脉血供主要来源于甲状腺上动脉、舌动脉分支及咽升动脉血管网,静脉回流为动脉伴行血管。下咽部感觉神经主要通过舌咽神经及迷走神经协助吞咽功能的完成,喉上神经内支穿过梨状窝外侧壁上分及甲舌膜进入迷走神经。

下咽部有丰富的淋巴引流,引流梨状窝的淋巴管同喉上神经伴行通过甲舌膜至颈深上、中组淋巴结,咽后壁淋巴引流至咽后及颈深上、中组淋巴结。下咽的下部和颈段食管的淋巴引流至气管食管旁淋巴结。下咽部发生恶性肿瘤,这些淋巴组织可以将肿瘤细胞暂时阻止在这些淋巴结内,所以有些下咽癌的患者最早表现为颈部淋巴结的增大。

三、病　理

下咽癌的主要病理类型为鳞状细胞癌,占约95%。其他病理类型有腺癌、淋巴瘤、肉瘤等。下咽癌最常发生于梨状窝,其次为环后区,较少见于咽后壁。据中国医学科学院肿瘤医院统计下咽癌254例中,梨状窝癌占77%,环后区癌占20%,咽后壁癌占3%。另据山东医科大学附属医院耳鼻咽喉科统计,1978~1996年间290例下咽恶性肿瘤中,梨状窝癌234例(80.7%),环后癌21例(7.3%),下咽后壁区癌35例(12.0%)。据美国Kirchner统计耶鲁大学医院下咽癌病例,梨状窝癌152例(86%),环后癌8例(4%),下咽后壁区癌17例(10%)。

下咽癌从外观上看可分为外突型生长和溃疡浸润型生长两类。除了具有一般恶性肿瘤向周围组织占位侵犯的特点以外,下咽癌一个显著的特点是沿黏膜下侵犯,约60%下咽癌具有这类特点,黏膜下扩展可以达到肿瘤肉眼所见边缘1~2cm以外。肉眼观察其黏膜下扩展方式可以分为三类:第一类是黏膜下扩展具有明显的前缘,第二类黏膜下扩展没有明显的边界;第三类为跳跃式扩展。

(一)生长与扩展

下咽癌对喉的侵犯有不同的途径。位于梨状窝内壁的下咽癌,可以沿黏膜向杓会厌皱襞侵犯,或者进一步向内侧和深部侵犯到喉,也可以沿黏膜向环后区侵犯。可以通过侵犯声门旁间隙、声带肌、环杓关节、环杓肌以及喉返神经引起声带固定。梨状窝外壁癌容易侵犯甲状软骨板后缘和环状软骨。甲状软骨的后缘和上缘最容易受到梨状窝癌的直接侵犯。环后癌容易侵犯环状软骨和环杓后肌。下咽后壁癌比较局限于咽后壁,不常侵犯喉。

(二)淋巴结转移

下咽癌较多发生颈部淋巴结转移,50%~60%患者就诊时有淋巴结增大。颈部淋巴结转移率在梨状窝癌约70%,环后癌约40%,下咽后壁癌约50%。下咽癌颈部淋巴结转移主要位于Ⅱ、Ⅲ、Ⅳ区,颈后三角区转移一般发生在其他区域已经出现转移后,颌下区转移仅为3.2%。

四、临床症状与体征

早期患者(Ⅰ~Ⅱ期)多无症状或有咽痛,晚期患者(Ⅲ~Ⅳ期)最常见症状为颈部淋巴结增大,其他可伴吞咽困难、耳痛及呼吸困难等。具体表现为:①咽部异物感,进食后感觉咽部食物吞咽不净,可持续数月或数年。②吞咽疼痛感,吞咽时引起咽部疼痛,可反射至耳部。③进食阻挡:吞咽时感觉咽部有阻力,影响进食。④声音嘶哑:有时伴有呼吸困难。⑤咳嗽,有时咯血和进食呛咳。⑥颈部肿块,约1/3患者因颈部肿块就诊,原发灶症状轻微,因而误诊。

五、检查与诊断

（一）临床检查

应仔细进行头颈部检查及上呼吸消化道黏膜检查，以明确肿瘤病变范围、有无第二原发肿瘤及完成肿瘤临床分期。

1. 咽喉检查 患者有以上症状时，除检查口咽部以外，应使用间接喉镜，详细观察下咽及喉部。注意声带及杓状软骨活动情况，声带关闭时，梨状窝是否可以开放扩大，注意有无附近黏膜水肿。电子纤维喉镜有利于直接观察病变。应用电子纤维喉镜观察下咽时，可以嘱咐患者用力鼓气，使下咽部膨胀开放，有利于观察到较隐蔽的病变。

2. 颈部检查 先查喉部，观察喉部有无增宽，喉摩擦音是否存在。在喉的两侧触诊时，检查肿物有无外侵，甲状腺是否受累。再沿颈鞘部位检查有无增大淋巴结及其他部位淋巴结有否转移。

3. 影像学检查 CT 及 MRI 可以确定肿瘤范围及颈部淋巴结情况，可以在立体三个层次看到肿瘤浸润范围。CT 能较好的显示肿瘤对甲状软骨和杓状软骨的破坏及其与颈部大血管的关系。MRI 对软组织的显示较好，下咽癌可能转移到咽后淋巴结，MRI 检查有可能发现咽后淋巴结增大。CT 及 MRI 也有助检测手术后是否肿瘤有复发，手术后肿瘤复发常与肿瘤黏膜下扩展、甲状腺受侵、气管食管沟淋巴结转移及上纵隔淋巴结转移有关。此外随着影像学的发展，PET 对发现肿瘤病灶及术后随访有无复发也有重要的意义，文献报道 PET 检测下咽癌复发的敏感性为 86%，而 CT/MRI 为 57%。因而结合 CT/MRI 和 PET 等影像学检查对于评估肿瘤范围及是否复发非常重要。用碘油或钡剂做下咽食管对比造影，可以看到充盈缺损、黏膜异常；且有助于发现是否存在食管黏膜的第二原发病灶以及术后检查吞咽过程中是否有吻合口狭窄及吻合口瘘存在。

4. 活组织检查及细胞学检查 在表面麻醉下，使用间接喉镜和电子纤维喉镜明视下，取小块肿瘤组织送病理诊断。

（二）鉴别诊断

1. 咽喉炎及咽喉官能症 咽部肿瘤患者大多有一段误诊史。经治医师只根据主诉似咽喉炎，仅做口咽部检查，不做喉咽部喉镜检查。咽喉炎和咽喉官能症病程长，主诉模糊，无声音嘶哑和吞咽困难症状。

2. 下咽及食管良性肿瘤 较少见，有血管瘤、脂肪瘤、平滑肌瘤等。大多用内腔镜和病检可以区别。

3. 颈部结核 喉咽部和食管肿瘤患者就诊时常伴有颈部肿块。原发灶症状不明显，最常误诊为颈淋巴结结核。颈淋巴结结核以年轻者较多，大多发生在锁骨上，质地中软。凡 40 岁以上，数月内发生颈部肿块，尤其在上颈部或中颈部，应检查鼻咽、口腔、咽喉等处，必要时作钡剂造影，除外下咽及颈部食管病变。

六、临 床 分 期

肿瘤 TNM 分期有助于对比不同治疗效果、选择治疗方案及判断下咽癌预后。表 5-1-7-1 为 2010 年 AJCC 下咽癌临床分期。

表 5-1-7-1　2010 年 AJCC 下咽癌 TNM 分期

原发肿瘤（T）

T_X	原发肿瘤不能评估
T_0	未发现原发肿瘤
T_1	肿瘤局限于下咽的一个解剖亚区，且直径≤2cm
T_2	肿瘤侵犯超过下咽的一个解剖亚区或邻近组织，或肿瘤直径>2cm 但<4cm 且没有半喉固定
T_3	肿瘤直径>4cm 或伴半喉固定
T_{4a}	肿瘤侵犯甲状软骨、环状软骨，舌骨、甲状腺、食管或中央区颈部软组织（包括带状肌和皮下脂肪）
T_{4b}	肿瘤侵犯椎前组织、包裹颈动脉或侵犯上纵隔组织

区域淋巴结（N）

N_X	区域淋巴结无法评估
N_0	无淋巴结转移
N_1	单侧颈部单个淋巴结转移，直径 ≤3cm
N_{2a}	单侧颈部单个淋巴结转移，直径 >3cm 但 <6cm
N_{2b}	单侧颈部多个淋巴结转移，直径<6cm
N_{2c}	双侧颈部或对侧颈部淋巴结转移，直径<6cm
N_3	颈部淋巴结转移，直径>6cm

远处转移（M）

M_X	远处转移不能评估
M_0	无远处转移
M_1	有远处转移

临床分期

0 期	T_{is}	N_0	M_0
Ⅰ 期	T_1	N_0	M_0
Ⅱ 期	T_2	N_0	M_0
Ⅲ 期	T_3	N_0	M_0
	T_1	N_1	M_0
	T_2	N_1	M_0
	T_3	N_1	M_0
ⅣA 期	T_{4a}	N_0	M_0
	T_{4a}	N_1	M_0
	T_1	N_2	M_0
	T_2	N_2	M_0
	T_3	N_2	M_0
	T_{4a}	N_2	M_0
ⅣB 期	T_{4b}	任何 N	M_0
	任何 T	N_3	M_0
ⅣC 期	任何 T	任何 N	M_1

七、下咽癌的治疗

下咽癌有比较独特的临床行为特点,在治疗上具有重要的意义。梨状窝癌一般发展比较快,可以在黏膜下潜行,也可以直接侵犯周围组织。晚期梨状窝癌可以有内侧壁,外侧壁,前壁以及甲状软骨的侵犯,向上侵犯口咽、鼻咽,向下侵犯食管的病例也不少。梨状窝癌容易向颈部淋巴结转移。环后区癌原发较少,早期不容易发现。环状软骨和环杓后肌容易受到环后癌的侵犯。咽后壁癌容易沿黏膜及黏膜下向上和向下发展,向后侵犯椎前深层组织结构。

根据下咽癌的病理表现,合理的治疗原则应当是手术、放疗及化疗的综合治疗。下咽癌病变部位隐蔽,早期不容易发现;病变即使很小,却容易发生淋巴结转移;肿瘤沿黏膜下蔓延,手术确定安全切缘困难。因此,只有发挥放射线大范围治疗及外科局部切除及修复的各自优势,才是合理的选择。从实践上看,单纯放射治疗,其 5 年生存率为 18% 。据美国 2939 例(1980 ~ 1985 及 1990 ~ 1992 两个时间段)下咽癌治疗结果统计,外科手术加放疗的 5 年生存率达到 48% ,而同期单纯放疗(主要为早期病例)仅达到 25.8% 。目前,常用的治疗方式有术前放疗 50Gy+手术、手术+术后放疗(60 ~ 70Gy)、同步放化疗。

下咽癌的治疗原则还应当包括对颈部淋巴结的治疗。下咽癌于就诊时颈部淋巴结转移率可以达到 50% ~ 60% ,即使临床 N_0 的,术后病理仍可能有 50% ~ 86% 转移率。因此,下咽癌的颈部即使是 N_0 也应行分区性颈清扫治疗。下咽癌治疗的另一个原则应当是尽可能保留喉功能,同步放化疗的目的就是为了提高喉功能的保留率,与单纯放疗相比较提高 10% ~ 20% 。

(一)手术治疗

1. 单纯下咽切除术

(1)梨状窝切除术:梨状窝切除术适于肿瘤位于梨状窝内壁或外壁的梨状窝早期癌 T_1,也适用于已经侵犯部分咽后壁的梨状窝外侧壁癌 T_2。如果咽后壁癌比较局限而且靠近一侧,不过中线,杓状软骨活动好、无环后受侵、可以切除一侧的咽后壁及梨状窝。杓状软骨活动受限,无环后侵犯,在放射治疗可以控制肿瘤的情况下,经过术前放射,再行梨状窝切除。手术禁忌证包括:梨状窝尖部受侵、环后受侵、喉受侵。

(2)咽后壁切除术:手术适应证包括,肿瘤位于下咽后壁或后外侧壁,下界在食管入口上方的局限的下咽后壁癌或梨状窝癌侵犯咽后壁。手术禁忌证包括,肿瘤侵犯梨状窝的前壁或内壁、喉受侵、食管受侵、椎前受侵。修复下咽缺损:可将颈阔肌皮瓣转入下咽,同下咽切缘缝合。也可用游离皮片或生物修复膜覆盖修复术区缺损。

2. 部分下咽及部分喉切除术

(1)梨状窝及杓会皱襞切除术:手术适应证包括,梨状窝癌侵犯杓会皱襞,肿瘤比较局限。手术禁忌证包括,梨状窝癌侵犯杓状软骨,声门旁间隙,食管入口。

(2)梨状窝及垂直部分喉切除术:适应梨状窝肿瘤,特别是原发于梨状窝内侧壁的肿瘤,侵犯声门旁间隙引起喉固定;肿瘤位于梨状窝,一侧喉固定,杓状软骨黏膜无肿瘤,无环后受侵。手术禁忌证,梨状窝尖受侵、环后受侵。修复、手术切除后的缺损可以利用预先保留的胸骨舌骨肌及甲状软骨骨膜进行覆盖,同时利用部分环后黏膜,覆盖环状软骨背板及环杓关节区域。

(3)环状软骨上部分喉切除术:手术适应证包括,适用于梨状窝肿瘤、原发于梨状窝内侧壁的肿瘤,侵犯声门旁间隙引起喉固定;肿瘤位于梨状窝,杓状软骨黏膜无肿瘤,无环后受侵。手术禁忌证包括,梨状窝尖受侵,一侧喉固定、环后受侵、咽后壁受侵。

(4) 二氧化碳激光手术:支撑喉镜下下咽激光手术的可切除范围与支撑喉镜下喉下咽的暴露程度密切相关,理论上支撑喉镜下所暴露的组织结构均可用激光切除,但实际手术操作时会受到某些客观因素的制约,如激光对组织的切割效应、出血和麻醉插管对手术操作的影响、过多组织结构切除造成吞咽及呼吸功能障碍等。目前主要用于 T_1、T_2 下咽癌,显微镜下肿瘤切缘应在 1cm 以上,肿瘤切除后,应进行切缘组织病理检查,如发现肿瘤残存,再扩大切除直至切缘组织病理检查阴性。患者有颈部转移或怀疑有颈部转移时,应根据患者情况决定于 CO_2 激光手术后行选择性或根治性颈清扫术或行放疗。

激光手术治疗早期下咽癌与传统手术相比优越性突出,具有:①损伤小、无需颈部切口和气管切开;②出血少、术野清晰;③准确率高,保留了舌骨上肌群,吞咽功能保全好;④愈合快,瘢痕小,感染少,避免了重建手术;⑤手术住院时间短,患者痛苦小,经口进食早等优点,大量的临床资料也证明其疗效可靠,得到了同道的认可。但激光喉手术需要经口支撑喉镜下操作,存在着一定的局限性,对中晚期下咽癌的治疗尚存在争议,需要进一步加以论证。

3. 全喉及部分下咽切除术 手术适应证包括:梨状窝癌侵犯喉,引起喉固定,病变广泛已不能利用部分下咽及喉切除可以切净病灶;如梨状窝癌侵犯杓间,侵犯环后已近中线等;环后癌。手术禁忌证包括:肿瘤侵犯食管入口,下咽近环周侵犯;下咽后壁癌。

4. 全下咽全喉部分食管或全食管切除术 手术适应证包括:下咽癌侵犯食管入口及食管,咽后壁癌侵犯喉,颈段食管癌侵犯下咽;梨状窝癌侵犯梨状窝尖以及食管入口或颈段食管,需要手术切除全下咽全喉及部分或全食管,需要修复手段重建咽与下消化道之间的通路。重建食管的方法目前最常应用的有游离空肠移植和腹腔脏器带血管蒂移植两类方法。各种方法的选择主要依据缺损的长短,患者的全身情况及术者的经验来决定。各种方法都有其优缺点。目前还没有方法能适用于所有病例。

5. 上消化道的缺失重建 下咽颈部缺损术后重建的基本原则和头颈部其他缺损修复原则一致,即恢复正常的功能和形态的同时,保证供区组织最小的创伤和并发症。

(1) 游离空肠移植:游离空肠移植重建下咽和颈段食管的最大优点是重建的上消化道类似原下咽食管,术后进食通畅,纵隔无创伤,生理扰乱小,手术死亡率低。其缺点是颈段食管切除长度受限,致食管断端肿瘤复发。另外该方法需行小血管吻合,手术时间长,具有一定比例的小血管吻合失败率。主要适用于侵犯颈段食管非常局限的(1.0cm 以内)下咽癌病例。

(2) 胃上提咽胃吻合术:该手术因胃血运丰富,吻合口瘘很少发生,且术后进食恢复快,所以为应用最多的重建下咽全食管的方法。其缺点是纵隔创伤及生理扰乱较大,手术死亡率较高(10%~15%),所以全身情况差,心肺功能差的患者慎用。

(3) 带血管蒂结肠代食管术:主要适用于不适和用胃代替食管的病例(如胃已经有严重疾患,或者已行胃大部切除病例,以及保留喉进行环后吻合的病例)。

(4) 胸大肌肌皮瓣修复下咽:切除全喉及一侧梨状窝,保留对侧梨状窝黏膜作下咽修复。如黏膜已少,需要用胸大肌肌皮瓣修补。

(5) 游离皮瓣修复下咽:下咽癌环周缺损可采用游离前臂皮瓣或游离股前外侧皮瓣卷管修复缺损。避免了游离空肠手术相关的腹部并发症,且供区皮肤多可植皮或拉拢缝合,但需要较好的小血管缝合技术。

（6）喉代下咽术：咽后壁癌切除范围较广者可用前臂皮瓣修复咽后壁而保留喉功能，如喉不能保留仅作为牺牲品而切除时可用喉及部分气管代替下咽。

6. 关于喉功能的保留 下咽癌的手术治疗保留喉功能要考虑两个方面的问题。一是下咽癌的临床行为具有沿着黏膜下潜行发展的特点，不适当的保留喉，会造成较高的局部复发。二是保留喉后，患者是否能适应手术后的改变，保留喉不能使患者出现不可克服的，甚至是致命的误吸。所以，手术前应对肿瘤的侵犯部位有明确的了解。

采用近全喉切除手术，尽管切除了喉，丧失了喉的呼吸功能，但仍然保留了喉的发音功能。其适应证为梨状窝癌侵犯一侧喉，引起声门固定，但尚未侵犯到环后，尚未侵犯到杓间区的病例；对于原可以保留喉或部分喉的病例，由于高龄、大脑功能不全、下咽口咽切除过多等原因而又不能留喉的患者。

中国医学科学院肿瘤医院总结的 117 例下咽及颈段食管癌，术前放疗喉功能保留为 45.8%，而单纯手术或术后放疗者为 28.6%。下咽癌的 3 年生存率为 61.1%，颈段食管癌的 3 年率为 53.3%。喉功能保留者 3 年生存率为 63.7%，而喉功能未保留者 55.4%。可见，喉功能保留并不影响治疗效果。

7. 颈部的处理 有学者对下咽癌不同亚区的淋巴结转移规律进行了分析，梨状窝原发转移约占 70%，环后癌约 40%，下咽后壁癌约 50%。Shah 研究回顾 126 例行根治性颈淋巴结清扫术患者，发现颈部淋巴结隐匿行转移主要位于 Ⅱ 区、Ⅲ 区，治疗性颈清扫组 Ⅰ ~ Ⅴ 区均有淋巴结转移。因而推荐对 N_0 的下咽癌，也应常规清扫患侧 Ⅱ 区、Ⅲ 区、Ⅳ 区颈淋巴组织，颈部淋巴结阳性的下咽癌，应常规清扫患侧 Ⅰ ~ Ⅴ 区颈淋巴组织。

下咽癌颈淋巴结转移的治疗应采取有计划的术前或术后放疗的综合治疗原则。颈部淋巴结转移的清扫手术可根据原发灶及颈部转移情况，在切除原发灶的同时，选择适当的手术方式。对 N_0 的下咽癌，也应常规清扫患侧 Ⅱ 区、Ⅲ 区、Ⅳ 区颈淋巴组织，对靠近中线的下咽癌应包括对侧 Ⅱ 区、Ⅲ 区颈部淋巴结组织的清扫切除。对 N+ 则应根据淋巴结转移的具体状况选择颈清扫手术、颈经典性清扫术或颈扩大淋巴结清扫术。同时应考虑对侧的淋巴结组织的清扫术。

需要注意的是，下咽癌还常常向气管旁淋巴结和咽后淋巴结转移，因此在手术时应该注意这些区域淋巴组织的清除。Weber 分析 MD ANDERSON 癌症中心 141 例行 Ⅵ 区淋巴结清扫的喉下咽颈段食管癌患者，发现 8.3%（3/36）下咽癌患者有 Ⅵ 区淋巴结转移。Amatsu 等对 82 例下咽颈段食管癌患者行咽后淋巴结清扫，发现 20%（16/82）患者有咽后淋巴结转移。

（二）放射治疗及同步放化疗

下咽癌 Ⅰ 期患者可采用放疗，Ⅱ 期以上放疗控制机会下降，应主要采用手术治疗，Ⅲ、Ⅳ 期患者宜加用术前或术后放疗。术前肿瘤放射剂量为 50Gy/5 周，术后放疗应予 60 ~ 70Gy/（6 ~ 7）周。

下咽癌单纯放疗效果不理想，单纯根治性放疗主要用于早期表浅肿瘤如 T_1 期和部分 T_2 期患者，可达根治的效果，且放疗后即便肿瘤复发，可采用挽救手术治疗，仍可获得较好结果。对于无法手术切除或患者健康原因不能手术，或患者拒绝手术治疗患者，也可考虑放疗。

近年来,出现了诱导化疗和同步放化疗,以图推迟或避免手术,这是下咽癌治疗中保留喉的新趋势。同步放化疗大多在放疗开始时同时用药,连用 3～5 天后每间隔 2～3 周重复一次,共用 2～5 周期,也有人在放疗前已开始给药或在放疗后继续给药,尽管给药疗程不一但总剂量却相差不多。常用的化疗药物有顺铂(DDP)、卡铂(CBP)、5-氟尿嘧啶(5-FU)等,新药有紫杉醇、多西他赛等。最常用的联合化疗方案是 DDP+5-FU,较新的方案有 DDP+5-FU+紫杉醇、紫杉醇+CBP、多西紫杉醇+CBP 等,紫杉醇为一新药,具有放疗增敏作用,对头颈鳞癌的治疗效果较好,有望成为新的化疗方案。在放化疗中肿瘤逐渐消退的病例,继续放疗直到根治量,尽可能避免手术。如果足量放疗后仍有肿瘤残留,一部分仍可以做保留喉的功能保全性手术。Adelstein DJ 等对 100 例口咽、下咽及喉的鳞癌进行了前瞻性研究,以 5-FU800mg/m^2、DDP 160mg/m^2 配合同步放疗 68～70Gy,结果单放组喉保留率为 35%,而同步放化疗组为 57%,统计学有显著性差异。同步放化疗是进展期头颈鳞癌一种有效的治疗手段,与单纯放疗相比较约提高 10%～20% 的喉功能的保留率,代表了保留喉的一个发展趋势。

八、下咽癌的预后

下咽癌的预后与治疗的方式有直接的关系,中国医学科学院肿瘤医院以综合治疗为主的下咽癌 254 例中,R+S 的综合治疗 5 年生存率为 48.9%,放疗失败后挽救性手术为 25.0%,而单纯手术仅为 20%。而单纯放疗的 70 例下咽癌 3 年生存率为 21.4%,其中 I 期 1 例生存;II 期为 33.3%(2/6);III、IV 期为 19.0%(12/63)。

Triboulet 统计 209 例下咽癌及颈段食管癌治疗结果,手术采用下咽全切除、喉全切除、食管部分或全切除,胃咽吻合(127 例)、游离空肠移植(77 例)及结肠移植(5 例)修复,术后放疗,其手术死亡率 4.8%,1 年及 5 年生存率分别为 62% 及 24%,认为肿瘤位于下咽较颈段食管预后差,术后并发症、肿瘤残留都是预后不良的因素。颈部淋巴结转移与复发常常是治疗失败的重要原因,Affleck 统计综合治疗的 29 例喉、下咽、食管全切除,胃咽吻合治疗下咽癌的结果,无手术死亡,1 年生存率为 67%,5 年生存率为 40%。

(李 兵 胡国华)

Summary

Hypopharyngeal cancers are characterized by a propensity to spread submucosally to involve the oropharynx or esophagus. Ulcerated deep infiltration and skip areas are common. This leads to difficulties in adequately assessing the margins of the tumor and contributes to poor local tumor control, even with the addition of adjuvant radiation. The majority (more than 75%) of hypopharyngeal cancers arise in the pyriform sinus while 20% occur in the posterior pharyngeal wall.

第八节　原发灶不明的颈部转移癌

原发灶不明的颈部转移癌是指颈部肿块经病理证实为转移癌,但经临床仔细全面的检查,包括体检、内镜检查、影像学(超声检查、X 线、CT、MRI 及 PET-CT 等检查)、可疑部位的活检或手术等,在短期内仍未查到原发灶。原发灶不明的颈部转移癌约 75% 是鳞癌,其他病理类型包括腺癌、未分化癌、淋巴瘤和恶性黑色素瘤。颈原发灶不明有两种情况：一种是治疗后 3 个月乃至数年发现原发灶。根据中国医学科学院肿瘤医院头颈外科 1976～1988年 114 例原发灶不明的颈部转移癌资料，此种情况占 11% 左右；另一种情况是始终查不到原发灶，直至尸检时才发现，甚至有的连尸检时都查不到原发灶。随着临床经验的积累、内镜技术的发展、CT、MRI、PET 及各种生化检测和分子生物学技术的进展，原发灶不明的颈部转移癌渐呈下降趋势。原发灶不明的颈部转移癌临床治疗一直有较多争议，对绝大多数原发灶不明的颈部转移癌来说手术治疗是行之有效的方法。近年来，以放疗、手术为主的综合治疗渐为众多学者所认可。

一、流行病学及发病率

原发灶不明的颈部转移癌占头颈部恶性肿瘤的 2%～9%，多个文献报道发病年龄多在 55～65 岁，男性患者居多。丹麦统计原发灶不明的颈部转移癌发病率为每年 10 万人口为 0.34，其最常见的部位是颈静脉链上份淋巴结（Ⅱ区）和颈静脉链中份淋巴结（Ⅲ区），Ⅰ区、Ⅳ区和Ⅴ区较少见，单颈最常见，双颈约占 10%。其中淋巴结平均大小为 5cm（2～14cm），多为 N_2 患者。其中中上颈部转移淋巴结原发灶多来源于头颈部，下颈部转移淋巴结（锁骨上淋巴结转移）原发灶多来源于锁骨下恶性肿瘤。

二、诊　　断

（一）病史

详细询问患者的家族史及个人史，以前的头颈部肿瘤病史，包括皮肤癌、黑色素瘤及甲状腺癌等。了解身体其他部位的肿瘤病史。婴幼儿或童年是否有放射史。全身皮肤是否有手术或放射的病史。询问与上呼吸道及消化道相关症状的病史。如咽喉部疼痛、吞咽不畅、声音嘶哑、气短、听力下降或丧失等，询问以前的手术史，包括乳腺部、胸部和腹部等。

（二）临床评估

1. 头颈部检查

（1）仔细观察口腔，采用触诊检查口腔及舌根，应用喉镜或纤维喉镜检查下咽、喉及鼻咽部。

（2）检查鼻腔、眼眶、外耳道、头皮及颈部皮肤。

（3）检查腮腺、颌下腺及甲状腺。

（4）检查Ⅰ～Ⅵ区颈部淋巴结，包括大小、部位以及与颈内静脉的关系，淋巴结的分期。

2. 全身检查　包括胸部、腹部、乳腺及腹股沟等检查。

3. 淋巴结转移部位与原发灶的关系　通常情况下，头颈部肿瘤的淋巴结转移是按照淋巴引流方向进行的。张彬列举了转移淋巴结位置与可能存在的原发灶部位（表5-1-8-1），鼻咽癌转移最常见Ⅱ区淋巴结，特别是Ⅱb区淋巴结。口腔癌多见Ⅰ区淋巴结。喉、下咽常见Ⅱa区、Ⅲ区和Ⅳ区淋巴结。甲状腺癌常见Ⅲ区、Ⅳ区及Ⅵ区淋巴结。

表 5-1-8-1　转移淋巴结位置与可能存在的原发灶部位

颈部淋巴结分区	可能原发灶部位
Ⅰ区（颌下及颏下淋巴结）	口底、舌活动部、颊黏膜
Ⅱ区（颈内静脉淋巴结，上组）	
Ⅱa（副神经前亚区）	口咽、喉
Ⅱb（副神经上亚区）	鼻咽
Ⅲ区（颈内静脉淋巴结，中组）	喉、下咽、甲状腺
Ⅳ区（颈内静脉淋巴结，下组）	甲状腺、颈段食管、气管、下咽
Ⅴ区（颈后三角）	
Ⅴa（舌骨上亚区）	头皮、鼻咽、腮腺
Ⅴb（锁骨上亚区）	乳腺、肺、胃、卵巢、前列腺等

（三）影像学检查

1. 头颈部影像　对于中上颈原发灶不明的颈部转移癌,应行头颈部 CT 或 MRI 检查寻找可疑原发灶。

2. 胸腹部影像　对于下颈原发灶不明的颈部转移癌,可行胸部(气管、食管、肺)和腹部(肝、胃、卵巢、前列腺)CT 或 MRI 检查寻找可疑原发灶,及相应的内镜检查(气管镜、食管镜、胃镜、结肠镜)。

3. PET 检查寻找全身是否有病灶　对于 CT 或 MRI 检查阴性患者,PET 检查可发现 5% ~ 43% 患者的原发病灶。PET 是根据肿瘤细胞的高代谢和迅速增殖的特点,利用氟脱氧葡萄糖(FDG) 在正常组织与肿瘤组织的代谢率的不同,通过检测其放射线而成像。Aassar 对 17 例原发灶不明的颈部转移癌患者行 CT、MRI 检查发现 5 例阳性,而采用 PET 发现了 9 例阳性(2 例为肺癌,3 例为舌根癌,4 例为扁桃体癌)。Regelink 应用 PET 分析了 50 例原发灶不明的颈部转移癌患者,认为其敏感性为 100%,特异性为 94%。虽然许多学者推崇 PET 在原发灶探测中的作用,但是 Greven 等对该技术检测的特异性表示质疑,他们对一组原发灶不明的颈部转移癌患者行 PET 检测,发现 7 例阳性患者,但经病理证实仅 1 例阳性。PET 检测敏感性高,但特异性较低,费用昂贵,其实用价值尚待探讨。

（四）病理学检测

颈部组织取样多采取细针穿刺和切取活检。细针穿刺简单易行、创伤小,可获得病理标本和区分病理类型,由于获得的组织量少,诊断上有局限性。Ikeda 等报道在减少远处转移及复发方面细针穿刺优于手术活检。如考虑颈部肿物系淋巴瘤的可能时应切取活检。光镜检查结合免疫组织化学(简称免疫组化)提高了诊断的准确性。电镜在鉴别淋巴瘤、神经内分泌癌与鳞癌及分化差的癌等方面具有良好的效果,电镜可使原发灶不明的颈部转移癌的检出率提高。

准确的病理诊断需病理医师与临床医师的密切合作,申请医师应提供详实的临床资料,同时可根据病理医师所确定的病理类型有目的地去找寻原发灶。

如中上颈的低分化鳞癌重点查鼻咽部,腺癌以查甲状腺为主,锁骨上的腺癌还应查肺部(多为右锁骨上)和消化道(多为左侧)。对鳞癌组织还可进行 HPV 或 EBV 测试,有助于发现口咽或鼻咽部的原发灶。腺癌主要见于涎腺或甲状腺,部分可来自小涎腺和锁骨以下的器官;对于腺癌和未分化癌组织可进行甲状腺球蛋白染色。黏液表皮样癌多发生于腮腺,部分可来自软腭和硬腭。腺样囊性癌以发生于鼻窦多见,偶尔可发生在鼻咽部,若病理提示可见甲状腺滤泡或乳头状腺癌,其可能的原发灶多为甲状腺。

(五) 肿瘤标志物的检测

肿瘤标志物是肿瘤代谢过程产生的存在于体液、血液中的与肿瘤密切相关的生物活性物质。包括蛋白质类、癌基因类、酶类和激素类等多种。在肿瘤的早期诊断、鉴别诊断及随访等方面具有重要参考价值。如癌胚抗原、癌抗原125等可预测消化道肿瘤的情况,甲状腺球蛋白反映甲状腺癌的活动,Roh等报道在肺癌的颈淋巴结转移中有68.8%患者可测及甲状腺转录因子1,在消化道肿瘤的颈部转移中约69%可测到细胞角蛋白20。此外,如在转移淋巴结中原位杂交发现EBV病毒可提示鼻咽癌可能,在转移淋巴结中PCR探测到HPV病毒提示口咽癌可能。

(六) 随机活检和扁桃体切除术

随机活检是内镜检查过程中对鼻咽、舌根、扁桃体、梨状窝等可疑部位进行盲检。Davidson等对一组原发灶不明的颈部转移癌患者在经各项常规检查均为阴性的情况下对相关可疑部位进行随机活检,结果16.7%发现原发灶。Mendenhall回顾性分析了130例原发灶不明的颈部转移性鳞癌患者,对于无临床和影像学证据的病例行内镜下盲检,原发灶的检出率为17%;具备其一的原发灶的检出率为52%~56%;临床和影像学均有提示的病例,原发灶的检出率可达65%。

扁桃体是一团淋巴丰富的组织,根据肿瘤转移的机制,扁桃体一旦恶变可最早发生淋巴转移。原发灶可能在多种免疫活性细胞介导的免疫作用下处于相对静止或缓慢生长状态,而转移灶却在适宜的内环境中迅速克隆。此外,扁桃体有很多的皱褶隐窝使病灶不易被发现。有的学者主张在随机活检仍为阴性的情况下行同侧扁桃体切除活检。Randall等认为同侧扁桃体活检原发灶的检出可达25%左右。Johns Hopkins医学中心Koch报道,原发灶不明的颈部转移癌中其对侧扁桃体原发灶的检出率可达10%,因此建议行双侧扁桃体切除术。

(七) 激光介导式荧光内镜检查

普通内镜检查难以分辨黏膜的细微变化,激光介导的荧光内镜利用氦-镉谐振激光检测黏膜,将捕获的信息进行数字化处理,可提早发现癌前病变。Kulapaditharom等运用该技术对13例原发灶不明的颈部转移癌患者进行分析检出5例鳞癌,4例非典型增生,而普通内镜仅检出2例鳞癌。

三、治　疗

恶性肿瘤的治疗原则应首先控制原发灶,与此同时积极治疗肿瘤所属区域的转移淋巴结。但对原发灶不明的颈淋巴结转移癌若无远处转移,尤其是原发部位可能来自头颈部时,要积极治疗。原发灶不明的颈部转移癌的最佳治疗方案目前还没有统一意见,但临床医生对其治疗的选择应根据颈淋巴结转移癌的病理类型、转移灶的部位、大小等情况来决定。

2010年NCCN对原发灶不明的颈部转移性鳞癌和腺癌的指导治疗方案,是以手术+术后放疗为主的综合治疗,低分化或分化差的癌以手术或放疗为主。对原发灶不明的颈转移癌若患者就诊时已经出现其他部位的远地转移,如肝、肺或骨等多发转移,预后很差,一般不能采用手术和放疗等局部治疗方法。可以考虑化疗和止痛等对症治疗缓解症状、延长生命。但对可能来自分化型甲状腺癌的原发灶不明颈转移癌,同时出现远地转移时,尚可应积极治疗。可以采用颈淋巴结清扫和全甲状腺切除。术后应用^{131}I同位素治疗远处转移灶。对锁骨上区转移癌一般视为远地转移,临床上主要采用化疗,或局部姑息放疗。

(一) 鳞癌的治疗

1. 上颈、中颈的转移性低分化鳞癌 首先考虑鼻咽部或韦氏环来源,其次是口咽及下咽,治疗首选根治性放疗。照射范围应包括鼻咽部、口咽及下咽。若根治性放疗后颈部转移灶未控或者复发,可行解救性外科手术治疗。手术方式应采用经典性全颈清扫术治疗。切除范围上界为下颌骨下缘二腹肌后腹深面,达乳突尖,下界为锁骨,后界为斜方肌前缘,前界从上向下依次为对侧二腹肌前腹、舌骨及胸骨舌骨肌外侧缘,浅面界限为颈阔肌深面、深面的界限为椎前筋膜。将这个范围内的所有淋巴结(第Ⅰ～Ⅴ区或Ⅵ区)脂肪结缔组织、胸锁乳突肌、肩胛舌骨肌、颈内静脉、副神经、颈丛2、3、4神经、颌下腺、腮腺尾部一并切除,只保留颈总动脉、颈内外动脉、迷走神经及舌下神经。对颈淋巴结分级较早的患者,即N_1和部分N_2病例采用颈改良性清扫术,清扫范围同全颈清扫术,但保留颈内静脉、副神经及胸锁乳突肌中一个以上的非淋巴组织结构。

2. 上颈、中颈的转移性中或高分化鳞癌 若转移淋巴结只有一个,且无淋巴结被膜外侵犯,可行颈淋巴结根治性清扫术或颈改良性清扫术。对可能来自口腔、口咽的原发不明的颈转移癌,可以采用颈选择性清扫术。清扫范围为第Ⅰ～Ⅳ区淋巴结及其该范围内的脂肪结缔组织,保留颈内静脉、胸锁乳突肌、副神经及颈丛神经。若原发灶不明的颈部转移癌考虑可能来自喉、下咽和颈段食管的患者应同时清扫Ⅵ区淋巴结,即气管食管周围淋巴结,或称颈部脏器周围淋巴结。若有多个淋巴结转移或淋巴结被膜外侵犯,则先行颈淋巴结清扫手术,术后6周内应行放疗。手术与放疗之间的时间间隔过长也会影响治疗效果。照射范围应包括口腔、口咽、下咽和喉,疗终颈部淋巴结如有残存可行手术挽救。放疗剂量应采用根治量,即可疑原发灶DT60～70Gy。若肿瘤外侵明显或侵及颈动脉鞘无法手术切除者,可先行术前放疗,待肿瘤缩小后再行颈清扫手术。

(二) 分化差的癌的治疗

最有可能的原发灶是咽部肿瘤,尤其是鼻咽部的恶性肿瘤。照射范围应包括鼻咽部、口咽及下咽。若根治性放疗后颈部转移灶未控或者复发,可行解救性外科手术治疗。对于N_2～N_3患者可行同步放化疗。

(三) 腺癌的治疗

如颈淋巴结位于Ⅰ～Ⅲ区,原发灶可能来源于腮腺,可行Ⅰ～Ⅴ区淋巴结清扫加腮腺切除术。对有淋巴结被膜外侵或多个淋巴结转移时,应加用术后放疗(照射野应包括同侧腮腺)。如颈淋巴结位于Ⅳ区或锁骨上区,考虑为甲状腺来源,可行全甲状腺切除加颈部Ⅱ～Ⅵ区淋巴结清扫术。当原发灶无法找到,应视为远处转移,考虑化疗。Davidson等比较了增加术后放疗的效果,结果颈部控制率从50%(37/74)增加到74%(54/73),但5年生存率没有显著差别。目前化疗是否有助于患者的远期生存尚没有定论,有待进一步探索研究。

四、随　　访

针对复发的风险、可能原发灶的寻找及第二原发灶的出现,应采取个体化的不同的随访方式。对于鳞癌和腺癌,第一年应每2个月行纤维内镜检查,第二、三年每4个月行纤维内镜检查,以后为每6个月一次。对于来源于乳腺、前列腺等部位肿瘤,应行相应专科检查及耳鼻喉科内镜检查。

五、原发灶不明的颈部转移癌预后及其影响因素

原发灶不明的颈部转移癌经过根治治疗后,3 年生存率可达 40% ~60% 。Grauc 分析了荷兰全国 277 例原发灶不明的颈部转移鳞癌和低分化癌。其中 213 例单纯放疗,N_1、N_2 和 N_3 的 5 年生存率分别为 58% 、40% 和 32% 。中国医学科学院肿瘤医院 1976 ~ 1988 年共有 114 例原发灶不明颈部转移癌,中上颈低分化转移癌根治性放疗后 5 年生存率为 45% ,颈部转移鳞癌(中高分化)手术加放疗 5 年生存率为 53.8% ,转移性腺癌手术放疗后 5 年生存率为 62.5% ,114 例中 3 年内死亡 46 例,其中颈部复发或未控占第一位(29 例),远处转移占第二位(11 例),原发灶未控占第三位(6 例)。Boscolo-Rizzo 等报道 90 例,应用颈部手术加放疗(64 ~ 72Gy),5 年生存率 62.8% ,有 48 例(46.7%)有包膜外侵犯。有包膜外侵犯和无包膜外侵犯的 5 年生存率各为 42% 及 85% 。淋巴结转移在 I ~ III 区者,5 年生存率 76% ;而 IV 区及 V 区有转移者,5 年为 26% 。

(1) N 分期是影响原发灶不明的颈转移癌预后的主要因素。随着 N 分期的增加,远地转移率也随之增加,而生存率和局部控制率下降。文献报道治疗后局部控制率 N_1 为 100% 、N_2 为 80% ~ 81% 、N_3 为 46% ,远地转移率 N_1 为 0、N_2 为 7% ~ 14% 、N_3 为 26% 。

(2) 原发灶不明的颈淋巴结转移癌的部位与预后有一定的关系,一般认为上颈或中颈淋巴结转移癌的预后较好,而下颈和锁骨上淋巴结转移癌的预后较差。

(3) 淋巴结包膜是否受侵是影响预后的重要潜在因素。与其他头颈部肿瘤一样,淋巴结包膜受侵是预后不良的指征之一。

(4) 治疗方法的选择对疗效有一定的影响。中国医学科学院肿瘤医院资料显示 N_1 病例颈清扫加术后放疗的同侧颈复发率为 7% ,单纯手术治疗的淋巴结复发率约为 34% 。全颈部照射并且照射剂量≥50Gy 者,5 年颈部控制率和 5 年生存率为 61.7% 和 70.4% ;部分颈部照射和全颈部照射剂量<50Gy 者,则分别为 33.1% 和 45.3% ,手术加放疗明显优于单纯手术治疗,全颈放疗好于局部放疗,放疗剂量 50Gy 以上疗效较好。单纯手术治疗的患者,原发灶出现率较高。

(5) 原发灶是否出现也是影响预后的因素之一。文献报告大约有 11% 患者能查出或自己出现原发灶。Fernande 等比较了查出或自己出现原发灶与未查出原发灶两组病例的 5 年生存率。查出或自己出现原发灶的原发不明转移癌治疗后 5 年生存率为 30% ,而未查出原发灶的病例治疗后 5 年生存率为 60% ,由此可见,原发灶出现后挽救治疗成功率较低。如果第一次手术后用放疗,原发灶可能被控制。

(李　兵　胡国华)

Summary

In patients presenting with a suspicious neck mass, a complete head and neck examination usually reveals the primary malignant tumor. If it does not, a thorough search for occult primary cancers both above and below the clavicles is warranted. Technologic advances in fiberoptics and in flexible and rigid endoscopes now provide excellent upper airway visualization that previously required special skills in indirect mirror examination. Three-dimensional imaging with computed tomography (CT) and magnetic resonance imaging (MRI) is frequently used to supplement the clinical evaluation and staging of the primary tumor and regional lymph nodes. More recently, positron emission tomography (PET) has gained some support in the identification of occult primaries. Only after a thorough search for a primary tumor has been completed should a neck mass undergo biopsy. We recommend fine-needle aspiration (FNA) biopsy. If an excisional biopsy is required because FNA was inconclusive or not feasible, then the surgeon and patient should be prepared for definitive neck dissection if the mass should prove to be metastatic squamous cell carcinoma. The potential ramifications of false-negative results on FNA are inherently obvious. Accuracy of the cytologic interpretation of the aspirate is directly dependent on the skill and experience of the pathologist.

第二章　胸部肿瘤

第一节　原发性肺癌

原发性肺癌是最常见的恶性肿瘤之一。由于发病率和病死率均高,因此危害尤为显著。全球发达国家肺癌发病率居第三位,根据我国全国肿瘤防治研究办公室的报告,肺癌的发病率与病死率已占城市恶性肿瘤之首位,在农村居第三位,总体发病趋势仍在上升,这已经引起广泛重视。

一、原发性非小细胞肺癌

(一)病因

1. 吸烟　吸烟与肺癌的发生呈明显正相关,是肺癌最主要的致病因素。在所有因肺癌死亡的患者中,85%～90% 可归因于吸烟。主动吸烟和被动吸烟均为肺癌的危险因素。所谓被动吸烟指的是不吸烟者每周至少有 1 天以上,吸入吸烟者呼出的烟雾超过 15min/d。有文献报道,吸烟指数(每天吸烟支数×吸烟年数)>400 者为肺癌的高危人群。

2. 化学致癌物　3,4-苯并芘有强烈的致癌作用。污染严重的大城市中,估计居民每日吸入空气中的苯并芘量超过 20 支纸烟所含的量。很多资料说明空气中的 3,4-苯并芘与吸烟有协同作用。砷目前被认为是主要致癌因素之一,可引起皮肤癌、肺癌和肝癌。长期吸入含砷化合物所致的肺癌以鳞癌为主,其次是未分化癌。其他如石棉、铬、镍、煤焦、多环芳香烃、氯甲基醚、二氯甲醚、矿物油、异丙油、芥子气以及烟草加热过程中的产物等,经研究证实均在一定程度上与肺癌的发生相关。

3. 其他　放射线、肺内结核瘢痕、结节病、硬皮病、间质性纤维瘤、营养因素(维甲类、硒、锌等微量元素)缺乏、个体基因易感性等,均与肺癌的发生有一定关系。

(二)组织学分类

根据 2004 年世界卫生组织(WHO)公布的"肺及胸膜肿瘤组织学分类修订方案",肺癌(包括癌前期病变)常见的组织学分类见表 5-2-1-1。非小细胞肺癌(non small cell lung cancer,NSCLC)是肺癌中最常见的类型,也是除小细胞肺癌(small cell lung cancer,SCLC)外的不同病理类型的原发性肺癌的总称。近年来,随着肿瘤流行病学和分子生物学研究的深入,人们发现 NSCLC 中不同的病理类型,其病因以及对治疗的有效性是不同的,因此现在非常强调在治疗前通过不同手段和方法来获得病理学资料以明确病理类型。

表 5-2-1-1　WHO 肺癌组织学分类(2004 年)

侵袭前病变(preinvasive lesions)

鳞状上皮异型增生(squamous dysplasia)/原位癌(carcinoma in situ)

非典型腺瘤样增生(atypical adenomatous hyperplasia)

弥漫性特发性肺神经内分泌细胞增生(diffuse idiopathic pulmonary neuroendocrine cell hyperplasia)

鳞状细胞癌(squamous cell carcinoma)

变异型(variants)

乳头状(papillary)

　透明细胞(clear cell)

　小细胞(small cell)

　基底细胞样(basaloid)

小细胞癌(small cell carcinoma)

变异型(variants)

　复合性小细胞癌(combined small cell carcinoma)

腺癌(adenocarcinoma)

腺癌伴混合性亚型(adenocarcinoma with mixed subtypes)

腺泡样(acinar adenocarcinoma)

乳头状(papillary adenocarcinoma)

细支气管肺泡癌(bronchioloalveolar carcinoma)

非黏液性(non-mucinous)

黏液性(mucinous)

混合性黏液及非黏液性(mixed mucinous and non-mucinous)或中间细胞型(indeterminate)

　实性腺癌伴有黏液(solid adenocarcinoma with mucin production)

变异型(variants)

分化好的胎儿型腺癌(well-differentiated fetal adenocarcinoma)

黏液性("胶样")腺癌[mucinous("colloid")adenocarcinoma]

黏液性囊腺癌(mucinous cystadenocarcinoma)

印戒细胞腺癌(signet ring adenocarcinoma)

透明细胞腺癌(clear cell adenocarcinoma)

大细胞癌(large cell carcinoma)

变异型(variants)

大细胞神经内分泌癌(large cell neuroendocrine carcinoma)

复合性大细胞神经内分泌癌(combined large cell neuroendocrine carcinoma)

基底细胞样癌(basaloid carcinoma)

　淋巴上皮瘤样癌(lymphoepithelioma-like carcinoma)

透明细胞癌(clear cell carcinoma)

具有横纹肌样表型的大细胞癌(large cell carcinoma with rhabdoid phenotype)

腺鳞癌(adenosquamouscarcinoma)

肉瘤样癌(sarcomatoid carcinoma)

多形性癌(pleomorphic carcinoma)

梭形细胞癌(spindle cell carcinoma)

巨细胞癌(giant cell carcinoma)

　癌肉瘤(carcinosarcoma)

　肺母细胞瘤(pulmonary blastoma)

续表

其他(othcrs)

类癌(carcinoid tumour)

典型类癌(typical carcinoid)

不典型类癌(atypical carcinoid)

唾液腺型癌(carcinomas of salivary-gland type)

黏液表皮样癌(mucoepidermoid carcinoma)

腺样囊性癌(adenoid cystic carcinoma)

上皮-肌皮样癌(epithelial-myoepithelial carcinoma)

不能分类的癌(unclassified carcinoma)

(三)临床生物学特性

1. NSCLC 原发灶直接外侵　NSCLC 原发灶直接外侵邻近组织器官可产生相应症状。如侵犯胸膜,可产生胸腔积液;侵犯胸壁,可破坏肋骨并局部产生软组织肿块;侵犯心包,可产生心包积液;侵犯喉返神经或膈神经,可造成声带麻痹或横膈麻痹;侵犯气管或食管,可引起呼吸或吞咽困难。

2. NSCLC 的淋巴结转移规律

(1)肺癌胸腔内各站淋巴结分布和名称:按照 AJCC/UICC 的推荐,肺癌胸腔内淋巴结分布和名称见图 5-2-1-1(见彩图)。由图可见,肺癌胸腔内淋巴结分布比较弥散。

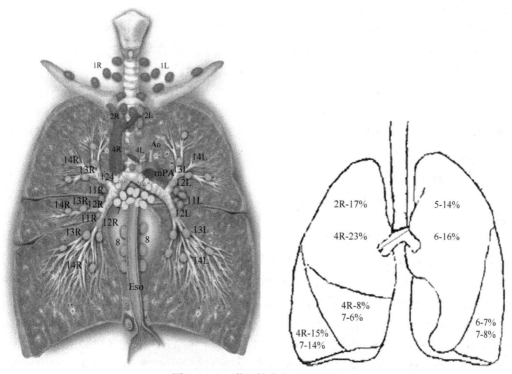

图 5-2-1-1　淋巴结分布的示意图

图 5-2-1-1 中各组淋巴结的名称如下。

1）锁骨上区域（N3）

1 组：包括下颈部、锁骨上和胸骨颈静脉切迹淋巴结。

2）纵隔区域（N2）

2 组：2R 气管旁（右），2L 气管旁（左）。

3 组：3a 血管周围，3p 气管后。

4 组：4R 气管旁下（右），4L 气管旁下（左）。

5 组：主动脉弓下。

6 组：主动脉弓旁（包括主动脉升部或横膈膜）。

7 组：隆突下淋巴结。

8 组：食管旁淋巴结。

9 组：下肺韧带旁淋巴结。

3）肺门区域（N1）

A. 肺门叶间区

10 组：肺门淋巴结。

11 组：叶间淋巴结。

B. 周围区

12 组：叶支气管旁淋巴结。

13 组：段支气管旁淋巴结。

14 组：段以下远支气管淋巴结。

（2）NSCLC 淋巴结转移总体水平：NSCLC 的淋巴结转移，往往根据肺淋巴引流的规律，遵循肺内淋巴结-叶间、肺门淋巴结-气管支气管、隆突下淋巴结-纵隔淋巴结-锁骨上淋巴结逐级转移的顺序，即从 N1-N2-N3。但有时也会发生跳跃性转移。

（3）NSCLC 淋巴结转移规律：NSCLC 的肺门和纵隔淋巴结空间分布比较弥散，因此，进一步了解不同部位 NSCLC 肺门和纵隔各站淋巴结转移规律，特别是纵隔淋巴结转移规律，有助于临床上筛选高危的淋巴结转移区域，为开展局部治疗如确定手术清扫范围以及放射治疗范围提供参考依据。

3. 肺癌的血行转移

（1）肺癌血行转移概况：肺癌血行转移可发生于多个脏器，最常见的转移脏器是脑、肝、肾上腺、骨等。

（2）NSCLC 中几个主要组织学类型的生物学特性。

1）鳞癌是肺癌最常见的组织学类型，多数属于单发，亦有多发性肺鳞癌，一般多发的只占肺鳞癌的 0.2%~1.8%。鳞癌生长较腺癌快，转移比腺癌晚。晚期鳞癌病例，可发生胸壁浸润、肺门淋巴结转移和纵隔淋巴结转移，远处转移相对少见。

2）腺癌由于癌组织早期侵犯血管，易于发生远处转移。细支气管肺泡癌（bronchioloalveolar carcinoma，BAC）是肺腺癌的一个亚型，根据 2004 年 WHO 细支气管肺泡癌诊断标准的定义，它具有沿肺泡结构鳞片状扩散的特点，而没有基质、血管、胸膜侵犯。作为一种特殊类型，BAC 的生物学特性与其他肺腺癌亚型有许多不同之处。BAC 与其他肺腺癌相比，具有更低的转移倾向，因其易于沿气道播散，所以更易出现胸内复发；BAC 很少发生肺外转移，而其他肺腺癌则易于发生远处转移。故 BAC 预后明显好于其他肺腺癌。BAC 分三个亚型,即黏液型、非黏液型和中间细胞型。其中,黏液型 BAC 常表现为多中心病变,预后相对较差。而非黏液型 BAC 更多表现为局限和孤立的病灶,预后较黏液型 BAC 好。

3) 大细胞癌是一种未分化癌,分化程度差,增殖快,病程短,呈侵袭性生长,易侵犯相邻肺叶。早期以淋巴结转移为主,先于血行转移。肺大细胞癌的生物学行为较鳞癌和腺癌差,而较小细胞癌和腺鳞癌好。

4) 肺腺鳞癌由鳞癌和腺癌组成,属于混合性肺癌,是由多潜能储备细胞同时向两种癌方向分化形成。故临床上表现出低分化癌的生物学特性,既有鳞癌的侵袭性,又有早期转移,进展迅速。其沿支气管黏膜下浸润较远的特点为其他类型肺癌所罕见,是肺癌中预后最差的类型。

(四) TNM 分期

修订的 UICC/AJCC 肺癌国际分期中的 TNM 定义(2009)。

(1) 原发肿瘤(T)

T_x:原发肿瘤大小无法测量;或痰脱落细胞、支气管冲洗液中找到癌细胞,但影像学检查和支气管镜检查未发现原发肿瘤。

T_0:没有原发肿瘤的证据。

T_{is}:原位癌。

T_{1a}:原发肿瘤最大径≤2cm,局限于肺和脏层胸膜内,未累及主支气管;或局限于气管壁的肿瘤,不论大小,不论是否累及主支气管,一律分为 T_{1a}。

T_{1b}:原发肿瘤最大径>2cm,≤3cm。

T_{2a}:肿瘤有以下任何情况者,最大直径>3cm,≤5cm;累及主支气管,但肿瘤距离隆突≥2cm;累及脏层胸膜;产生肺段或肺叶不张或阻塞性肺炎。

T_{2b}:肿瘤有以下任何情况者,最大直径 5cm,≤7cm。

T_3:任何大小肿瘤有以下情况之一者,原发肿瘤最大直径>7cm,累及胸壁或横膈或纵隔胸膜,或支气管(距隆突<2cm,但未及隆突),或心包;产生全肺不张或阻塞性肺炎;原发肿瘤同一肺叶出现卫星结节。

T_4:任何大小的肿瘤,侵及以下之一者,心脏、大气管、食管、气管、纵隔、隆突或椎体;原发肿瘤同侧不同肺叶出现卫星结节。

(2) 淋巴结转移(N)

N_x:淋巴结转移情况无法判断。

N_0:无区域淋巴结转移。

N_1:同侧支气管或肺门淋巴结转移。

N_2:同侧纵隔和(或)隆突下淋巴结转移。

N_3:对侧纵隔和(或)对侧肺门,和(或)同侧或对侧前斜角肌或锁骨上区淋巴结转移。

(3) 远处转移(M)

M_x:无法评价有无远处转移。

M_0:无远处转移。

M_{1a}:胸膜播散(恶性胸腔积液、心包积液或胸膜结节)。

M_{1b}:原发肿瘤对侧肺叶出现卫星结节;有远处转移(肺或胸膜外)。

肺癌的 TNM 分期(UICC 2009 版)见表5-2-1-2。

表 5-2-1-2　NSCLC 国际分期（UICC 2009 版）

隐匿期	$T_x N_0 M_0$	ⅡB 期	$T_{2b} N_1 M_0$　$T_3 N_0 M_0$
0 期	$T_{is} N_0 M_0$	ⅢA 期	$T_{1\sim3} N_0 M_0$　$T_3 N_{1\sim2} M_0$　$T_4 N_{0\sim1} M_0$
ⅠA 期	$T_1 N_0 M_0$	ⅢB 期	$T_{1\sim4} N_3 M_0$　$T_4 N_{2\sim3} M_0$
ⅠB 期	$T_{2a} N_0 M_0$	Ⅳ期	$T_{1\sim4} N_{0\sim3} M_1$
ⅡA 期	$T_1 N_1 M_0$　$T_{2b} N_0 M_0$　$T_{2a} N_1 M_0$		

（五）临床表现及诊断

肺癌的临床表现较为复杂,症状与体征与肿瘤发生的部位、大小、病理类型、病程长短、有无转移和有无并发症有关。大致可以分为由原发病灶直接产生的肺部症状、原发病灶或转移淋巴结外侵与压迫局部相邻器官造成的受侵症状和远处转移及副肿瘤综合征产生的胸外器官症状及全身症状。

1. 临床表现

（1）原发肿瘤引起的症状。

1）咳嗽为肺癌最常见的初发症状,多由肿瘤累及各级支气管引起。常表现为刺激性干咳。胸膜受侵常为疼痛性干咳,上纵隔受侵在平卧时可出现阵咳,且常为抽搐状。

2）血痰为肺癌最典型的症状,极为常见,约占 50% ,多为血丝痰或痰中带血,大口咯血约占 5% 。血痰是肿瘤侵犯了支气管黏膜微血管所致,常混有脱落的癌细胞,故痰细胞学阳性率较高。

3）胸闷胸痛表现为胸部闷胀、疼痛、压迫感,当用力、体位改变、咳嗽或深呼吸时加重,可呈游走性,有时放射至颈、背或上腹部。

4）喘鸣是支气管痉挛、气管或支气管部分梗阻造成狭窄而出现。

5）其他非特异性症状,如发热、食欲缺乏、体重减轻、晚期出现恶病质。

（2）邻近组织受侵引起的症状。

1）声带麻痹是纵隔或锁骨上淋巴结转移累及喉返神经,致声嘶、吞咽呛咳等症状。

2）膈肌麻痹是膈神经受侵出现膈肌升高,矛盾运动。

3）霍纳综合征（Horner's syndrome）即颈交感神经麻痹综合征,表现为患侧眼球内陷、眼裂变窄、瞳孔缩小、上睑下垂、患侧颜面无汗和发热潮红等。

4）吞咽困难易误诊为食管癌,为肺癌纵隔淋巴结转移压迫或侵犯食管所致,以肺鳞癌多见。

5）上腔静脉综合征（SVCS）是由上腔静脉或无名静脉受压阻塞引起,症状为面颈部、胸部及上肢水肿、头痛、气短、咳嗽、声嘶、鼻塞、嗜睡等。临床体征包括上肢及头颈部肿胀、颈静脉怒张、眼结膜充血、口唇发绀、皮肤毛细血管扩张等,可能出现视神经乳头水肿、舌和喉头水肿,也可有胸腔积液。

6）Pancoast 综合征（Pancoast syndrome）是肺尖癌引起的肩背部和上肢疼痛,可伴有皮肤感觉异常和不同程度的肌肉萎缩,严重时可出现神经麻痹。可同时伴有霍纳综合征,也偶伴上腔静脉综合征。

7）心脏症状是因心包或心肌受累或转移引起的心包积液、心动过速、心率失常及心力衰竭等。

（3）远处转移:脑转移出现的头昏、头痛、呕吐、偏瘫;骨转移引起的骨痛、病理性骨折;

肝转移引起的肝区不适;肾上腺转移及其他器官转移引起的相应临床表现。

（4）副肿瘤综合征的肺外表现。

1）全身症状（3%）:发热、厌食、体重下降、恶病质、直立性低血压、非细菌性血栓性心内膜炎、游走性血栓性静脉炎、多发性皮肌炎、系统性红斑狼疮。

2）皮肤症状（1%）:肢端角化症、杵状指（趾）、皮肌炎、肥大性骨关节病、表浅性血栓性静脉炎等。

3）内分泌症状或代谢症状（1%）:库欣综合征、高钙血症、低钠血症、高血糖、男性乳房发育、溢乳症、类癌综合征等。

4）血液病症状（8%）:贫血、高凝血症、血小板减少性紫癜、白细胞增多症、嗜酸粒细胞增多症等。

5）神经肌肉症状（1%）:周围性神经炎、肌无力综合征、视力丧失、自主神经紊乱。

6）肾脏症状（1%）:肾小球病、肾小管病。

2. 诊断　肺癌的诊断要综合患者临床表现和各种辅助检查结果,但细胞学或病理学诊断仍然是金标准。任何没有细胞学和病理组织学证据的诊断,都不能视为最后诊断。

可以将肺癌的诊断分为定位诊断和定性诊断,各种影像学诊断就是定位诊断,定性诊断则为细胞学或组织学诊断。定位诊断是基础,定性诊断是关键。所有针对肺癌的治疗必须建立在定性诊断基础上。

（1）病史和体格检查:为非特异性症状或体征,有上述症状,特别是有吸烟史者必须进一步辅助检查以确诊。

（2）辅助检查。

1）痰脱落细胞学检查:临床上一旦疑为肺癌,取得定性诊断简单而有效的方法是痰脱落细胞学检查。其准确性依赖于标本的严格采集（至少3次采样）和保存技术,同时也受肿瘤部位（中央型、周围型）及肿瘤大小的影响。

2）支气管镜检查:支气管镜不仅可用于肺部病变的诊断,而且所提供的局部分期信息对于外科有着重要的价值,是否行支气管镜检查主要取决于病灶的位置（中央型、周围型）,对可见病灶钳取活检是最常用的方法,推荐至少钳取3处组织标本。

支气管腔内超声（EBUS）是将超声技术联合纤维支气管镜用于支气管肺癌的一种分期检查手段,早期的EBUS是将定位和活检分开进行,凸面超声支气管镜的问世使得目前可以进行实时的经支气管活检。

3）纵隔镜检查:纵隔镜检查对于肺癌纵隔受累的分期意义重大,目前依然是纵隔分期的金标准。出现假阴性的原因主要为取材受限制。电视辅助纵隔镜（VAM）相对来说有更多地可视角度,取材范围更广,甚至可作完整地淋巴结切取。VAM对纵隔淋巴结受累诊断的敏感性和假阴性率分别为90%和7%。

4）其他有创检查:胸腔镜、经皮肤肺穿刺、经气管或食管穿刺。

胸腔镜,又称作VATS,但只能检测一侧纵隔。该法对右侧纵隔淋巴结的检测比较直观,但对左侧气管旁的淋巴结检测则相对困难。除了对纵隔淋巴结进行分期,VATS也可进行T分期,特别是对T_4病变的排除。

经皮肤肺穿刺,可经透视或CT引导。该法诊断周围型支气管癌的敏感性优于支气管镜检查,用于确定诊断的价值要远高于排除肿瘤的价值。对于临床及影像学检查均高度考虑为良性疾病的患者,如经皮肤肺穿刺取得良性的结果则会明显降低漏诊肿瘤的可能性。

经食管超声引导穿刺检查(EUS-NA):该法适用于检查下肺韧带、食管、隆突下及主肺动脉窗区域的淋巴结(9站,8站,7站和5站),对于气管前及两侧的淋巴结检查价值有限。联合 EUS-NA 和 EBUS-NA 理论上可对纵隔内任一区域的淋巴结进行活检。

5)胸部检查(胸片、胸部 CT、胸部 MRI):大部分的肺癌患者是通过胸片检查发现的,但 CT 是目前应用最为广泛的肺癌分期检查手段,增强扫描可以有效地帮助区分肺门的血管和肿大淋巴结。尽管在纵隔分期价值上,CT 的表现要差于 PET,但可提供胸腔的解剖信息,用于指导淋巴结的活检及选择合理的有创检查手段。因此,仅仅依靠 CT 上淋巴结的大小并不能对纵隔淋巴结做出准确的分期,临床医师应根据患者的具体情况进一步选择合理的检查手段(有创),以提高分期的准确性,进而确定合理的治疗方案。MRI 用于肺癌分期的文献报道不多,但也有研究显示 MRI 并不差于 CT,而且使用增强剂后可进一步提高分期的准确性。在某些情况下,如评价肿瘤直接侵犯纵隔、胸壁、横膈及椎体时,MRI 的表现要优于 CT。因此,在众多的临床指引中,MRI 被推荐用于临床考虑为肺上沟瘤或怀疑臂丛神经受侵的病例。

6)腹部检查(B超、CT、MRI):根据 Silvestric 的研究,在 NSCLC 中大约 6.9% 的病例存在肾上腺转移。腹部 CT 检查虽然可以发现肾上腺的肿块,但难以将其与肾上腺腺瘤相鉴别。Boland 等使用增强 CT 延时扫描技术,发现早期衰减值可以帮助有效地鉴别肿块的良恶性。对于单侧肾上腺肿块,Eggesbo 的研究提示,如果是早期肺癌患者则腺瘤的可能较大;但如果为大的胸内病灶或伴其他部位的转移,则转移病灶的可能大。经皮肾上腺穿刺是获得相对安全且有效诊断的一种手段,但取材受肿块部位限制,而且存在取材不足所致阴性诊断的可能,必要时可以考虑行肾上腺切除。肝囊肿和血管瘤在临床上比较常见,需行增强 CT 或 MRI,以与肝转移病灶相鉴别。Hillers 等进行的 Meta 分析显示,在无相关症状的 NSCLC 患者中,大约 3% 存在肝转移,而且随着病期的发展,转移的几率相对较高。因此对于 CT 发现肝结节但有接受根治性手术可能的早期患者,需行增强 MRI 鉴别,必要时行经皮穿刺活检。B超对腹部转移灶的诊断价值显著弱于 CT,而且结果受操作者经验影响较大,常用于治疗后的随访检查。

7)脑 CT 和 MRI:对于无临床症状的 NSCLC,文献报道 CT 或 MRI 可以发现其中 0 ~ 10% 患者存在脑转移。同 CT 相比,MRI 可以发现更多部位及更小的病灶。

8)骨同位素扫描:骨扫描可以早期发现骨转移病灶,骨扫描诊断的敏感性和特异性分别为 87% 和 67%,对骨转移的阴性预测值为 90%。

9)PET:PET 扫描是一种基于肿瘤细胞生物活性信息的影像学检查手段,[18]F-FDG 是临床上应用最为广泛的显像剂,其反应的是肿瘤细胞的糖代谢活性,本节有关 PET 的数据均是基于 FDG 检查。对 PET 扫描的结果目前尚无成熟的定量评价标准,临床上多采用半定量的评价方法,标准摄取值(SUV)高于 2.5 一般被认为是摄取异常,但必须注意的是,在不同中心及不同设备之间 SUV 存在差别。肉芽肿、炎症组织的糖代谢活性增强,PET 上难以与肿瘤相鉴别。PET 的另一个局限性是空间分辨率差,小的病灶除非摄取值高,否则容易遗漏。另外,一些分化好的肿瘤,如肺泡细胞癌、典型类癌,易产生假阴性。

(六) 治疗

1. 早期 NSCLC(Ⅰ ~ Ⅱ期)

(1) 早期 NSCLC 治疗策略。

1)临床分期为 Ⅰ ~ Ⅱ期 的 NSCLC 患者,无手术禁忌证者建议采用外科治疗。

2）因禁忌证不能手术或者拒绝手术的Ⅰ～Ⅱ期 NSCLC 患者建议采用放疗。Ⅰ期患者,尤其是肿瘤直径≤5cm 者,建议采用体部肿瘤立体定向放疗(SBRT)技术。SBRT 治疗前的临床分期至少需要借助于 PET-CT。

3）选择手术治疗的Ⅰ～Ⅱ期的 NSCLC 患者,肺叶切除术是标准术式。对于肺门和纵隔淋巴结,选择完全切除还是系统淋巴结取样术目前尚存在争论。但是,选择上述两种术式的其中一种,对于获得准确的术后病理分期是必要的。

4）完全切除的Ⅰ期 NSCLC 患者不建议使用术后辅助化疗。完全切除的Ⅱ期 NSCLC 患者建议使用以铂类药物为基础的术后辅助化疗。

5）完全切除的Ⅰ～Ⅱ期 NSCLC 患者不建议使用术后放疗。

6）对于术后病理显示切缘为阳性的患者建议再次行手术切除或行放疗(多数情况下为同步化,放疗综合治疗)。

（2）早期 NSCLC 放射治疗技术。

1）常规分割三维适形放射治疗技术。

A. 放射治疗靶区:依据 1993 年公布的 ICRU62 号报告的要求确定放射治疗靶区。

GTV(大体肿瘤体积)的确定　模拟定位 CT 上可见的肺内原发病灶为 GTV。转移淋巴结的定义(以下满足一项即被认定有淋巴结转移):胸部 CT 上短径>1cm 的淋巴结;胸部 CT 上显示同一区域内有多枚淋巴结肿大,尽管每枚淋巴结短径<1cm;治疗前 PET 影像上提示肺门和纵隔淋巴结有转移;有创检查获得纵隔淋巴结病理为癌转移的淋巴结。出现淋巴结转移则不属于Ⅰ期患者不进行该期别的放疗。

ITV　可以采用慢速 CT 扫描(4 秒/层)扫描,将慢速 CT 融合到常规速度的 CT 扫描影像上,将两者图像上所勾画的 GTV 叠加即获得 ITV。用常规 CT 进行放疗剂量计算。ITV 也可以通过四维 CT 模拟定位技术来确定。

CTV(临床靶体积)的确定　GTV 或 ITV 外扩 0.6cm 形成 CTV,不进行选择性淋巴结区域照射(ENI)。

PTV(计划靶体积)的确定　无 ITV 应用情况下,PTV 外放边界包括肿块随呼吸运动范围和摆位误差两部分内容;应用 ITV 情况下,PTV 外放边界仅包括摆位误差。建议透视下观察肿块的运动范围,作为肿块随呼吸运动范围形成的依据;摆位误差需根据各中心具体的情况确定。复旦大学附属肿瘤医院胸部肿瘤采用真空气垫体模固定时,摆位误差的外放边界为 0.8～1.0cm。

B. 放射治疗剂量分割与总剂量:常规分割条件下,何为最佳放疗总剂量尚不明确。目前建议常规分割放疗总剂量 60Gy 以上,每天 1 次,每周 5 次,每次 1.8～2.0Gy。

C. 处方剂量要求:放疗计划设计采用组织不均匀校正算法。95% PTV 体积接受处方剂量或以上,99% PTV 体积接受 95% 处方剂量或以上。PTV 内 D_{2cc} 不能大于处方剂量的 125%;PTV 外 D_{1cc} 不能大于处方剂量的 120%。

D. 正常组织剂量限制:脊髓最大剂量≤45Gy;正常肺(双肺减去 PTV 体积)V_{20}≤25%,平均剂量≤15Gy;食管 V_{55}≤32%,平均剂量≤34Gy,最大剂量≤75Gy;心脏的平均剂量≤30Gy。放疗计划设计时的器官优先权依次为靶区、脊髓、肺、食管、心脏,若以上均能达到剂量学要求,则着重考虑使正常肺所受的放疗剂量越低越好。

2）体部肿瘤立体定向放疗(SBRT)技术。

A. 靶区勾画:依据 1993 年公布的 ICRU62 号报告的要求确定早期 NSCLC 的放射治疗

靶区。

GTV:模拟定位 CT 肺窗上所显示的原发病灶。若模拟定位采用慢速 CT 或者四维 CT 模拟定位技术,模拟定位 CT 上显示的为包括了呼吸运动信息在内的病变范围,命名为 IGTV。

CTV:从 IGTV 到 CTV,不同中心有不同做法:不外放边界,即 CTV=IGTV;或者外放一定边界,从 IGTV 外放 0.6~0.8cm 形成 CTV。无论何种外放条件,早期 NSCLC 立体定向大分割放疗时均不进行选择性淋巴结区域预防性照射(ENI)。

PTV:无 ITV 应用情况下,PTV 外放边界包括肿块随呼吸运动范围、摆位误差和治疗过程中患者的移动(SBRT 技术通常单次治疗时间较长);应用 ITV 情况下,PTV 外放边界包括摆位误差和治疗过程中患者的移动。建议透视下观察肿块的运动范围,作为肿块随呼吸运动范围形成的依据;建议采用影像引导放疗技术提高治疗的精确性,保证放疗的准确性。复旦大学附属肿瘤医院 PTV 外放边界为 0.5cm,包括影像引导后剩余误差和治疗过程中患者不自主移动的误差。

B. 放疗剂量分割与总剂量:周围型肿瘤为 54~60Gy/3 次或者 48~50Gy/4 次,隔天照射;中央型肿瘤为 40~50Gy/4 次或者 48Gy/6 次,隔天照射。

C. 处方剂量要求:95% PTV 体积接受处方剂量,99% PTV 体积接受 95% 处方剂量。大于 105% 处方剂量点不能落入 PTV 以外正常组织区域。

D. 正常组织剂量限制:美国 RTOG0236 的研究方案中,肿瘤治疗的剂量分割为 60Gy/3 次,脊髓受到的单次最大剂量<6Gy,食管<9Gy,同侧臂丛<8Gy,心脏<10Gy,气管和支气管<10Gy,而全肺 V20 限制在 10%~15%。

放疗计划设计时的器官优先权依次为靶区、脊髓、肺、食管、心脏,若以上均能达到剂量学要求,则着重考虑降低正常肺的剂量。

2. 局部晚期 NSCLC(Ⅲa/Ⅲb 期)

Ⅲ期 NSCLC 中包括的情况最广,最复杂,之所以把这一批患者归入同一期别,主要是其中多数患者预后上有相似性表现,但对这类患者治疗方法差异却很大。总体认为 Ⅲ 期 NSCLC 的单一手段的治疗疗效较差,需要进行多学科综合治疗。

Ⅲ期 NSCLC 按照治疗方法与预后转归总体分为以下六类。

Ⅲa-0:T 分期较晚,但未出现纵隔以及远处的淋巴结转移,包括 T_3N_1 或 $T_4N_{0~1}$。

Ⅲa-1:术前的分期检查中未发现纵隔以及远处的淋巴结转移,而在手术切除后标本中最后病理证实存在微小的 N_2 转移。

Ⅲa-2:术前的分期检查中未发现纵隔以及远处的淋巴结转移,而术中确认单个 N_2 淋巴结转移。

Ⅲa-3:术前分期检查(纵隔镜、穿刺或 PET)诊断为单个或多个 N_2 淋巴结转移,但淋巴结转移数目和站数少,转移淋巴结小而且无明显胞膜外侵犯。

Ⅲa-4:术前分期检查大块或固定 N_2 淋巴结转移[CT 显示纵隔淋巴结短径>2cm,伴有淋巴结胞膜外侵犯,有多组淋巴结转移和(或)组内多个小淋巴结转移灶]。

Ⅲb:N_3 淋巴结转移。

(1) 治疗策略

1) Ⅲa-0($T_3N_1M_0$ 或 $T_4N_{0~1}M_0$):此分期中主要包括两大类患者,一是同侧肺叶内存在卫星病灶的患者,另一类是肺尖癌患者。这些患者中若不存在纵隔以及远处的淋巴结转移,手术参与这个期别患者治疗均有明显价值。

同侧肺叶内存在卫星病灶患者治疗策略可以参照Ⅱ期患者的策略。

肺尖癌患者总的治疗原则需要进行新辅助的放疗或新辅助化、放疗同步治疗,再考虑手术参与的机会。治疗之初和治疗中两次评估后才能明确是否手术有无参与的机会。肺尖癌手术参与的绝对禁忌包括远处转移、N_2 或 N_3(对侧锁骨上淋巴结转移)、椎体侵犯>50%、背丛神经受侵犯或食管、气管受侵犯。手术参与的相对禁忌包括 N_1 或 N_3(同侧锁骨上淋巴结转移)、锁骨下动脉受侵犯、椎体侵犯<50%、颈动脉和椎管动脉受侵或椎间孔内受侵犯。

2) $Ⅲa_{1-2}$:尽管有非常完善的术前分期检查,包括 CT、PET 以及纵隔镜,但仍然有部分患者在术中和(或)术后的病理检查才发现纵隔淋巴结发生了转移。这部分患者的手术已经进行完毕,术后治疗的策略如下,①完全切除术后者建议术后辅助化疗。②完全切除术后者建议术后辅助放疗。③完全切除术后者不建议术后辅助同步化放疗。④不完全切除术后肿瘤残留者行同步化放疗综合治疗。

3) $Ⅲa_3$:这部分患者过去被认为是可手术的患者,因为有不少历史对照和随机对照的临床研究提示单纯手术疗效仍不理想,以手术参与的综合治疗也未显示出比非手术治疗的疗效要好。由于新的化疗药物不断出现,手术和放疗技术不断发展,这批患者可以有如下的治疗策略,①建议同步化放疗。②建议同步化放疗加巩固化疗。③不建议同步化放疗前进行诱导化疗。④建议新辅助化疗,化疗后临床分期降期的,手术参与又不以牺牲全肺切除为代价者方可以考虑手术切除。⑤建议新辅助化放疗后临床分期降期的,手术参与又不以牺牲全肺切除为代价者。

4) $Ⅲa_4$:这部分患者在开始被判断为不可手术切除,因此治疗首先是考虑非手术的方法,但也有人试图应用诱导治疗的方法使肿瘤降期,再尝试手术治疗。策略如下,①建议同步化放疗。②建议同步化放疗加巩固化疗。③不建议同步化放疗前进行诱导化疗。④建议新辅助化疗后手术治疗。⑤建议新辅助化放疗后手术治疗。

5) ⅢB 中 N_3:这部分患者与不可手术切除ⅢA 期一起被称之为手术不能切除的局部晚期 NSCLC,非手术根治治疗的原则与不可手术切除ⅢA 期相同,但不主张尝试术前新辅助治疗后再手术的方法。具体策略如下,①建议同步化放疗。②建议同步化放疗加巩固化疗。③不建议同步化放疗前进行诱导化疗。

(2)Ⅲ期 NSCLC 以手术为基础的综合治疗手段

1) 术前新辅助治疗

A. 新辅助化疗:从理论上讲,术前新辅助化疗存在以下优点,包括肿瘤降期使得肿瘤更加容易手术切除;减少手术中肿瘤细胞种植转移;更加客观地评价肿瘤对于化疗药物的反应;术前的患者有更好的化疗耐受性等。但新辅助化疗也有其不足之处,如化疗无效则耽误手术时机;化疗药物的毒性作用会增加手术的并发症和死亡率等。

B. 新辅助同步化放疗:在新辅助治疗中能否使肿瘤有更高的缓解率,从而达到降期的目的,对治疗的最终效果起到至关重要的作用,因此有人尝试在化疗的基础上增加放疗来达到这一目的。SWOG 8805 研究是旨在探索采用同步化放疗后进行手术的可行性的Ⅱ期临床试验。目前正在进行中的 RTOG 0412 研究旨在比较手术可切除的ⅢA(N_2)期患者术前单用化疗和应用同步化放疗的疗效。

C. ⅢB 期 NSCLC 的新辅助治疗:在ⅢB 期 NSCLC 中应用术前治疗(化疗±放疗)后再手

术的报道相对较少,仅出现在少数Ⅱ期临床试验或回顾性的研究中,因此结论欠充分,指导临床实践的证据也不够可靠。但我们应当认识到,对ⅢB期NSCLC进行手术治疗的难度大和手术切除组织的范围广,手术风险也随之加大,术前治疗从理论上讲会降低患者的耐受性,增加手术并发症和死亡风险,因此势必要谨慎对待。

2) 术后辅助治疗:Ⅲ期NSCLC患者虽然进行了完全的手术切除,但术后局部复发和远处转移的概率均较高,所以有必要考虑术后进一步的辅助治疗。

A. 术后辅助化疗:由于Ⅲ期NSCLC患者术后发生远处转移是常见治疗失败的表型,因此在过去的近30年间有很多临床研究探索了术后辅助化疗的问题。最近一项题为"LACE(肺癌含铂辅助化疗评估)"的Meta分析显示,以顺铂为主的辅助化疗显著延长了患者的生存期,获益程度与肿瘤的期别相关,术后5年生存率从43.5%提高到48.8%,其中ⅢA期患者获益最大。

B. 术后辅助放疗:术后放疗在手术不完全或者有病灶残留的NSCLC患者中应用是普遍认可的,然而在完全手术切除的患者中意见不统一。目前不主张在完全切除术后的Ⅰ、Ⅱ期NSCLC患者中常规采用术后辅助放疗,但是对于完全切除术后的ⅢA期患者是否使用存在着争议。

C. 术后辅助同步化放疗:目前,同步化放疗已经在不可手术的局部晚期NSCLC患者中得到广泛的应用。

(3) Ⅲ期NSCLC患者的非手术根治性治疗:过去,NSCLC患者一旦临床诊断纵隔有淋巴结转移则被认为是不可手术的。随着化疗药物的更新及手术和放疗技术的发展,虽然有部分患者得益于手术的参与,但目前大多数患者还是需要接受非手术治疗。

1) 标准治疗模式的转变:从单纯放疗转变为同步化放疗。

在过去的很长一段时间里,胸部放疗是手术不能切除的Ⅲ期NSCLC患者的标准治疗方法,但治疗后的5年生存率仅5%左右。目前同步化放疗已成为一般情况较好的,手术不能切除的Ⅲ期NSCLC患者的标准治疗手段。

2) 同期化放疗与诱导或者辅助化疗的联合应用。

A. 诱导化疗:诱导化疗所引起的毒性反应加大,以及诱导化疗后肿瘤细胞的加速再增殖,降低了治疗的作用,这可能是疗效没有提高的原因。

B. 巩固化疗:理论上讲,巩固化疗提高了全身治疗的强度,应该在远处转移情况方面有所获益,并因此提高生存率。

(4) 与Ⅲ期NSCLC放疗有关的具体问题:目前放射治疗仍然是恶性肿瘤主要的局部治疗手段之一。在前面论述的手段和策略部分可以看到,放疗在Ⅲ期NSCLC中的作用主要体现在无手术患者的根治性放疗,以及手术患者的术前和术后放疗中。

1) 靶区勾画。

A. GTV的勾画:以三维为基础的现代肿瘤放疗技术需要在CT图像上进行靶区的勾画和剂量计算。目前国内大多数医院在进行NSCLC患者的GTV勾画时都是基于对CT影像上肺部原发肿瘤和肺门及纵隔淋巴结转移的判断而进行的。然而在有些情况下,靶区的勾画比较难,以致不同的医生对于同一患者靶区勾画的差异较大,甚至同一个医生在不同时间对同一患者靶区勾画的差异也很大。影响肺癌靶区勾画的因素主要有,肺部肿块和(或)转移的淋巴结与心脏、大血管位置紧密,难以分清边界;肺部肿块周边伴有阻塞性肺炎或肺不张的成分;对于CT图像上肺门和纵隔淋巴结转移的判断标准难以统一。不少研究者采用了不同的方法试图解决上述问题,以下就这些方法实施时的相关问题一一介绍。

a. GTV 勾画时 CT 窗宽和窗位的选择:肺部肿块靶区勾画时应该选择肺窗,纵隔淋巴结选择纵隔窗。由于在靶区勾画时所选择的 CT 窗宽和窗位的不同,靶区勾画的范围会不一样。目前仅有一篇文献提示肺窗的窗宽选择在 1600,窗位为−600 时,纵隔窗的窗宽为400,窗位为 20 时,CT 图像上所显示的病灶大小与实际最接近。但是由于不同医院 CT 扫描的参数和图像质量不一样,因此选择什么样的窗宽和窗位不能一概而论。

b. CT 增强扫描对放疗计划剂量的影响:当肺部原发灶或转移淋巴结与心脏、大血管位置紧密,则病灶的边界难以界定,通过增强扫描的方法无疑可以提高靶区勾画的准确性。然而,目前所应用的三维治疗计划系统中,剂量的计算是在 CT 值的基础上进行的。胸部存在心脏和大血管这些对造影剂摄取较多的器官组织,而患者每次放疗时不可能均在注射造影剂后进行,因此造影剂的使用会给实际的照射剂量带来多大的偏差值得关注。复旦大学附属肿瘤医院杨焕军等对肺癌患者在模拟 CT 扫描时应用和不应用静脉造影剂的情况进行了剂量学比较。结果显示,处方剂量为 60Gy 时,在增强 CT 图像上所做的放疗计划比不用造影剂的总曝光量平均增加 1.71%±2.15%,各器官所受到的平均放射剂量均较小,靶区的适形指数差异无统计学意义,因此结论认为 CT 增强扫描对放疗剂量有一定的影响,但影响较小。

c. PET-CT 在 NSCLC 患者靶区勾画中的作用:由于 PET-CT 检查在影像形态学外还提供了功能学的信息,因此从理论上讲,其能对肺部肿瘤的靶区勾画带来一定的好处,主要体现在伴有肺不张和(或)阻塞性炎症的情况下,因为此时仅从影像上无法清楚显示肿瘤的边界。不少研究显示,PET-CT 用于指导伴有肺不张和(或)阻塞性炎症的 NSCLC 患者的靶区勾画时,提高了不同医师勾画靶区的一致性。然而,在应用 PET-CT 指导 NSCLC 患者靶区勾画时还有不少不确定性的因素值得进一步研究。第一,对于伴有肺不张和(或)阻塞性炎症的 NSCLC 患者,虽然提高了不同医生靶区勾画的一致性,但准确性却不能定论,因为缺少病理对照的结果。第二,虽然 PET-CT 对于淋巴结判断的准确性高于单用 CT,但不是 100%准确,有一定的假阴性和假阳性,会导致靶区勾画不准确。第三,正如 CT 图像的勾画需要一定的窗宽和窗位一样,PET 所显示的肿瘤体积也受到显像阈值的影响。所谓显像阈值就是指将放射性摄取值达到某一值以上的区域认为是肿瘤。目前还没有一个公认的显像阈值能够显示出 PET 图像上的异常区域与肿瘤实际大小最接近。第四,PET 图像的信号比较低,空间分辨率较低,因此如果缺乏正常解剖结构的对照,则难以对病变准确定位,因此需要与空间分辨率高的 CT 图像进行融合。但是图像融合所导致的位置误差也会影响靶区勾画的准确性。第五,由于 PET 扫描的时间较长,扫描过程中患者体位的改变,以及因内在器官运动,如呼吸运动、心脏冲动等所导致的图像伪影,可能会影响靶区勾画的准确性。虽然有以上不确定因素的存在,但 PET 为靶区的确定补充了很多有价值的信息,在有条件的情况下应该考虑其用于指导靶区的勾画。

B. CTV 的定义:CTV 的问题就是确定 NSCLC 患者亚临床病灶的问题,主要为两个方面。第一,对于已确定边界的肺部肿块和转移淋巴结如何外放边界;第二,对于临床诊断未发生转移的肺门和纵隔淋巴结区域是否进行勾画给予照射。

a. 已确定的 GTV 如何外放边界:对于 CTV 应该由 GTV 外放多少边界的问题,实际上是考虑亚临床浸润,即显微镜下浸润范围的问题。Giraud 等通过对病理学标本的研究认为,在 NSCLC 中 95%的鳞癌在 6mm 以内,95%的腺癌在 8mm 以内。国内学者报道的相应值在鳞癌为 5mm,腺癌为 7mm。因此我们建议的在 NSCLC 中肺部肿块 GTV 到 CTV 的外放值,鳞癌为 5 ~ 6mm,腺癌为 7 ~ 8mm。对于转移淋巴结的 CTV 如何外放,10mm 以下的淋巴结包膜外侵犯的范围95% 在 2.5mm 以内,10 ~ 20mm 的相应值为 3mm,20 ~ 30mm 的为 8mm。

b. 是否进行选择性淋巴结照射:NSCLC 中选择性淋巴结照射(elective node irradiation,ENI)是指对于临床判断并没有发生转移的淋巴结区域,包括双侧肺门、纵隔,甚至锁骨上区进行预防性照射,这样治疗的初衷是为了杀灭这些部位可能存在的亚临床病灶。目前在NSCLC 中我们不主张进行选择性淋巴结照射。

c. Ⅲ期 NSCLC 完全切除术后 CTV 的确定:与传统选择性淋巴结照射的认识一样,过去对 NSCLC 术后放疗的范围包括了双肺门、全纵隔,甚至双侧锁骨上淋巴结。但这样势必导致放疗范围和毒性作用过大。CT 影像的现代放疗技术使得我们可以较准确的勾画出不同的淋巴结引流区域,因此可以对转移率较高的淋巴结引流区进行选择性照射,从而降低放射毒性作用的发生率。

2)放疗的剂量和剂量分割。

A. 常规分割放疗及其剂量递增:早在 20 世纪 70 年代 RTOG 就开展了 7301 例临床研究,旨在探索不同剂量对于 NSCLC 放疗疗效的影响。

目前,联合应用化放疗,尤其是同步化放疗已成为不可手术的局部Ⅲ期 NSCLC 的标准治疗手段。化疗的加入势必会增加治疗的毒性反应,在此基础上进行放疗剂量递增是否会因为毒性作用增加而抵消局控提高所带来的生存获益成为人们的疑问。虽然有不少Ⅰ期、Ⅱ期临床试验提示,相比于常规分割剂量照射,在同步化放疗时提高放疗剂量具有可行性,但缺少随机对照Ⅲ期临床试验的证实。正在进行的 RTOG 0617 研究是在Ⅲ期 NSCLC 中比较同步化放疗中放疗剂量为 60Gy/30 次和 74Gy/37 次两组患者的疗效,也许这项研究的结果能够更好地回答这个疑问。

B. 非常规分割放疗。

a. 超分割放疗:RTOG 8311 临床研究是 NSCLC 超分割放疗的剂量递增试验,一共有 5个剂量组,总剂量分别为 60Gy、64.8Gy、69.6Gy、74.4Gy 和 79.2Gy,共有 848 例患者入组。结果表明,一定范围内随着剂量的增加疗效提高。但是总剂量达到 69.6Gy 以后,再提高剂量,效果没有提高,甚至会下降。从而确立了 RTOG 对 NSCLC 超分割放疗的标准用法,为1.2Gy/次,2 次/天,5 天/周,总剂量 69.6Gy。到目前,还没有足够的证据支持超分割放疗单独应用或联合化疗在 NSCLC 治疗中优于常规放疗联合化疗。

b. 加速放疗:通过增加每日放疗的次数而并不改变每次照射的分割剂量的加速放疗,毒性反应较大,患者耐受性差,因此加速放疗常与超分割放疗相结合,称之为加速超分割放疗。连续加速超分割放疗(continuous hyperfractionated accelerated radiotherapy,CHART)是由英国 Mount Vernon 医院发展起来的一种特有的加速超分割放疗方法,具体为 1.5Gy/次,3次/天,每天每两次放疗中间间隔 4 ~ 6 小时,周末不休息,总剂量为 54Gy/36 次×12 天。

c. 大分割放疗:从放射生物学的角度讲,每次放疗剂量增大,正常组织的损伤会增大,尤其对于晚反应组织更是这样。所以大分割放疗在过去很少应用到根治性放疗中,在NSCLC 也是如此。但有人也试图通过分段治疗的方法来降低大分割放疗所致的毒性作用,RTOG 7301 临床研究中有一个治疗组就采用了这样的方法,结果因为分段放疗延长了治疗时间而使得疗效并不令人满意。基础现代放疗技术的三维引入使大分割放疗有了新的空间,因为这些技术能够使放疗的高剂量区集中于靶区,而在周围正常组织照射量较低,因此肿瘤放疗的分割剂量虽然较大,但是正常组织受照的分割剂量却是正常甚至更低。在正常组织得到很好保护的情况下,大分割放疗对于肿瘤细胞而言有它自身的优点,分割剂量的提高可以增加每次放疗的生物学效应,而治疗时间的缩短又有助于克服肿瘤细胞在放疗中的加速再增殖。因此有学者提出,在新的放疗技术上,保持治疗时间不变,通过提高每次放疗剂量的方法进行 NSCLC 剂量递增试验的设想,开始了相应的临床研究。

3）Ⅲ期 NSCLC 术前、术后放疗剂量和剂量分割的选择:对于Ⅲ期 NSCLC 术前、术后放疗如何选择合适的剂量和剂量分割,缺少相应的随机对照临床研究的支持,因此只能从以往临床研究所采用的方法加以引申。在已完成的 INT 0139/RTOG 9309 Ⅲ期随机对照临床试验中,采用的术前放疗剂量分割为 1.8Gy/次/天,总量 45Gy/25 次的照射方法,结果显示毒性反应可以耐受,手术死亡率 5%,且疗效尚可,36% 达到病理症状完全缓解。正在进行的 RTOG 0412 临床研究也是一项Ⅲ期临床试验,旨在比较术前单用化疗和同步化放疗的疗效,放疗所采用的剂量为 1.8Gy/次/天,总量 50.4Gy/28 次的照射方法。推荐术前放疗剂量为 1.8~2.0Gy/次/天,总量 45~50.4Gy。对于手术完全切除术后的患者,根据传统亚临床病灶的放疗剂量推荐 1.8~2.0Gy/次/天,总量 45~50Gy,而对于术后有病灶残留者放疗总剂量应追加到 60Gy 以上的根治量。

4）正常组织的耐受剂量:NSCLC 放疗中需要特别注意的正常组织器官主要有 4 个,包括正常肺、食管、脊髓和心脏。

A. 正常肺:影响放射性肺损伤发生风险的因素包括患者的个体情况、临床因素以及剂量学因素,剂量学因素的重要性不言而喻。建议把 V20<30% 作为正常肺组织的耐受剂量。但是在其他研究中又获得了预测放射性肺损伤的不同剂量学参数,包括肺平均剂量（MLD）、V30、V13 甚至 V5 等。复旦大学附属肿瘤医院日常工作中所用的参数值以供参考:正常肺组织定义为双肺体积-PTV;单纯放疗时 V20≤35% 及 MLD≤18Gy;序贯化放疗时 V20≤30% 及 MLD≤16Gy;同步化放疗时 V20≤25% 及 MLD≤14Gy。

B. 食管:与对正常肺耐受剂量的研究一样,不同的研究也得出不同的参数和界值。复旦大学附属肿瘤医院日常所采用的参数值如下:单纯放疗和序贯化放疗时 V55≤32% 及 MED≤35Gy;同步化放疗时 V55≤30% 及 MLD≤34Gy。

C. 脊髓和心脏:在现代放疗技术条件下,还没有找到对脊髓和心脏耐受剂量进行研究的相关文献,复旦大学附属肿瘤医院采纳的标准是:脊髓最大剂量≤45Gy 或超过 50Gy 剂量的体积≤0.1cm³,心脏平均剂量≤30Gy 或 V40≤50%。

二、小细胞肺癌

（一）概述

小细胞肺癌(small cell lung cancer, SCLC)占整个肺癌患者总数的比例呈明显下降趋势,仅 15% 左右。由于缺乏特异性的临床症状和早期诊断方法,到确诊时,约 2/3SCLC 已经伴有远处转移。SCLC 多表现为肺内中央型肿块,伴有肺门、纵隔和锁骨上淋巴结转移。SCLC 临床生物学行为差,容易出现远处转移。SCLC 远处转移的好发部位为骨、中枢神经系统、肝、肾上腺和肺等。SCLC 自然病程非常短,未经过治疗的局限期患者的中位生存期仅 12 周,而广泛期患者仅为 6 周左右。

然而,目前 SCLC 治疗的临床疗效仍不能令人满意。对 SCLC 发生发展的分子生物学研究,新的全身药物(包括靶向药物)开发和应用,多学科综合治疗最佳模式的探讨将为其疗效提高提供可能。

（二）流行病学与病因学

目前尚无确切的 SCLC 发病率及病死率的流行病学资料。2009 年美国肺癌新发患者数排在第二位,肺癌死亡率为恶性肿瘤死亡第一位。肺癌也是上海市常见和病死率高的恶性肿瘤之一。根据上海市疾病预防控制中心的数据,2005 年上海市肺癌新发患者,男性为2419 例,女性 1272 例,分居男女恶性肿瘤新发患者数的第一位和第二位。

如同其他类型肺癌一样,SCLC 发病的最主要病因也是吸烟,约 95% SCLC 患者有吸烟史。

（三）病理学

SCLC 通常发生在大支气管,浸润支气管壁,造成管腔狭窄,影像学表现常为中央型肿块。由于易发生淋巴道和血道转移,SCLC 临床上常见肺门、纵隔和锁骨上淋巴结以及肺外器官的血行转移病灶。

光学显微镜下表现:肿瘤细胞处于原始未分化状态、细胞小、核深染、核仁不明显,核分裂象多见。胞质通常不多,然而有些称为中间亚型的 SCLC 可有较多的胞质。癌细胞有多种形态,圆形或卵圆形,如淋巴样、燕麦样、梭形等,又分燕麦细胞型、中间细胞型和复合型。2004 年 WHO 分类仅分小细胞癌和复合性小细胞癌。

电子显微镜下表现:细胞质内可见神经内分泌颗粒为其主要病理学特征。

免疫组化染色特征:CD56,chromogranin(嗜铬蛋白),synaptophysin(突触素)等标记染色为阳性。SCLC 除可表达神经内分泌标记外,还表达 TTF-1(甲状腺转录因子),还可不同程度表达上皮标记。Ki-67 高表达。CK(角蛋白)、LCA(白细胞共同抗原)对 SCLC 与淋巴瘤的鉴别很有用,CK 阳性,LCA 阴性,有助于 SCLC 的诊断。

（四）诊断

SCLC 最常见的临床症状为气急、持续性咳嗽和痰中带血,有时伴有阻塞性肺炎的临床表现。SCLC 是导致上腔静脉压迫综合征的常见病因,也会因为肿瘤转移到其他地方而引起相应的疼痛和压迫等症状。

由于缺乏早期诊断方法及较早出现淋巴结转移和远处转移,SCLC 待确诊时约 2/3 患者伴有远处转移,即使在较早期患者中,也只有 1% ～ 2% 表现为孤立性周围型肺部肿块。SCLC 常见的远处转移脏器包括骨、中枢神经系统、肝、肾上腺和胸膜等。

SCLC 常伴有肺外副癌综合征。SCLC 是属于神经内分泌源性肿瘤,有激素如抗利尿激素(ADH)和促肾上腺皮质激素(ACTH)的分泌功能。SCLC 的肺外综合征可能与分泌的激素有关。约 40% 患者伴有抗利尿激素分泌异常综合征。皮质醇增多症(库欣综合征)和神经系统副癌综合征临床也不少见。临床上需要警惕此副癌综合征以免影响患者诊断和治疗。

SCLC 影像学表现常为中央型肿块,通常伴有纵隔同一区域多个淋巴结或纵隔多个区域内淋巴结肿大。

1. 诊断策略 SCLC 诊断主要依靠详细的临床病史、仔细的体检和适合的检查,其中检查包括胸部 CT、腹部 CT、脑 CT/MRI、骨扫描等,PET-CT 有一定临床参考价值。SCLC 的确诊主要来源于细胞和组织病理学检查的结果。

需要注意的是,SCLC 常伴有肺外副癌综合征,因此在临床上出现一些与内分泌功能紊乱或难以解释的全身症状体征时候,需要进行胸部检查,并且考虑到 SCLC 可能性。

　　根据肿瘤流行病学的调查,以下人群为患肺癌的高危人群:①重度吸烟者,吸烟指数>400 年支(吸烟指数=吸烟支数/天×吸烟年份);②年龄>45 岁;③有肺癌家族史者;④长期接触有毒有害气体者。

　　2. 诊断与分期检查方法

　　(1) 胸部 X 线平片检查:这是肺癌检查和诊断中一项常用的方法。它可以了解到肺野内有无占位、大小、密度及肺门和纵隔有无增大和增宽、有无肺不张、有无胸腔积液、胸骨和肋骨破坏等间接体征。但 X 线平片是胸部各种结构相互重叠形成的复合投影,一些隐蔽部位的病变易漏诊,如肋膈角、心脏后、肺尖等部位。另外,X 线的密度分辨率低,对于纵隔内的病变判断存在局限性。

　　(2) CT 检查:CT 检查能较全面和直观地了解胸腔内占位的性质、占位与周边组织器官的关系、肺门和纵隔淋巴结是否存在转移,以及胸腔有无积液。很大程度上,CT 检查显著优于常规的 X 线平片检查。

　　(3) 磁共振(MRI)显像:MRI 以脂肪信号最强,血管为流空信号,因此 MRI 用于纵隔内占位病变比肺内更适合,在鉴别纵隔肿块为实性或囊性,血管性或非血管性以及肿瘤侵犯包绕的血管等方面有价值。另外 MRI 在鉴别肿瘤是否侵犯胸壁、脊髓等也有一定价值。对碘过敏患者,或者 CT 检查后仍难以诊断的特殊病例,MRI 有一定的临床价值。

　　(4) 磁共振波谱仪(MRS)检查:这是一种较老的技术,现在也被用来作为鉴别疾患良性或恶性的一种手段。

　　(5) PET-CT 检查:PET-CT 在 SCLC 中的价值需要进一步研究。之所以难以评价 PET-CT 在 SCLC 中的价值,主要是因为 SCLC 病例接受手术治疗机会少,目前难以获得以病理为金标准的 PET-CT 用于 SCLC 分期价值的临床数据。总体看,与常规分期检查相比,PET-CT 更易发现一些广泛期的 SCLC。

　　(6) 纤维支气管镜检查:支气管镜检查是诊断肺癌的有效手段,可以观察肿瘤的部位和范围,取到组织作病理学检查,还可以根据声带、气管和隆突的情况来确定治疗的方案。经纤维支气管镜检查可以用于临床拟诊为肺癌的常规检查、肺癌的定位检查(痰液细胞学检查找到癌细胞,但影像学检查为阴性者)和肺癌的定性检查。但在以下情况下支气管镜检查必须慎重,①咯血,因纤维支气管镜吸引管径小,若有较多出血时难以吸出,可能引起窒息。②严重肺功能减退者。③肺部严重感染及高热者。④一般情况急差者。⑤疑有主动脉瘤者。

　　(7) 纵隔镜检查:纵隔镜检查是诊断肺癌纵隔淋巴结转移的有效手段,目前仍为肺癌分期检查中一项非常重要和常见的有创伤性检查方法。纵隔镜检查有利于制定正确的治疗方案。纵隔镜检查在以下情况下被列为相对禁忌证,①纵隔纤维化者,特别是第 1 次检查后数周或数月内行第 2 次检查。②胸骨后甲状腺肿瘤和胸腺瘤,伴有严重颈椎病者,颈椎前突或漏斗胸。③严重的气管偏位,可能导致镜管失去准确引导。④上腔静脉阻塞。⑤血管畸形。

　　(8) 痰液细胞学检查:痰液细胞学检查(痰检)已被广泛应用于肺癌的诊断。痰检不需要昂贵设备,简便易行,患者无痛苦,适用范围广。痰检也可用于肺癌高危人群的普查。但是,细胞学诊断仅根据获得的细胞诊断,无法观察到肿瘤的结构,包括癌巢、肿瘤的基质、间质,因而诊断的准确性不高,特别是在肺癌的分型方面局限性更大。因此有学者建议若按照痰检所诊断的小细胞肺癌,通常需要两次痰检细胞学检查均认为 SCLC,诊断方可成立。

(9) 组织病理学检查:通常通过支气管镜检查或手术活检取得组织块,因而不但能观察到肿瘤细胞本身的病理类型、分化程度,还能观察到肿瘤的结构,包括癌巢、结构、肿瘤的间质血管、淋巴管是否有癌灶侵犯。另外通过组织块切片还可以进行免疫组织化学检查来帮助判断恶性细胞组织学来源和病理特性。

3. 病理诊断　SCLC 病理诊断并不容易。因此,临床上应尽可能获得组织学标本以帮助 SCLC 的病理诊断。若通过痰液内脱落细胞学检查,通常需要两次细胞学检查均确认为 SCLC,病理诊断方可成立。目前 SCLC 病理诊断主要依赖于形态学特征,必要时可以借助于免疫组织化学检查结果来帮助诊断。病理科医师需要仔细区分和鉴定 SCLC 病灶内是否存在 NSCLC 的成分。

(五) 临床分期

SCLC 临床分期仍采用美国退伍军人医院的分期标准,即分为局限期和广泛期两类。

1. 局限期　肿瘤病灶能被一个放疗野所包括。病灶位于一侧胸腔内伴有区域性淋巴结转移,包括同侧肺门、同侧锁骨上淋巴结转移、纵隔淋巴结转移和(或)对侧肺门淋巴结转移。

2. 广泛期　肿瘤病灶不能被一个放疗野所包括。包括对侧肺内存在病灶、恶性胸腔积液、恶性心包积液和远处转移。

(六) SCLC 治疗原则

1. 局限期 SCLC 治疗原则

(1) 局限期 SCLC,一般情况好:化放疗同步综合治疗+巩固化疗。化疗方案为 EP(VP16 70mg/m^2,d1 ~ d4 静脉滴注,DDP 25mg/m^2,d1 ~ d3 静脉滴注),疗程数为 4 ~ 6 次,间隙期为 3 ~ 4 周。化放疗同步综合治疗的化疗药物剂量与巩固化疗时化疗药物剂量一致。胸部放疗在第一次或第二次化疗开始时即参与其综合治疗,放疗布野目前尚无一致看法,放疗布野有逐渐缩小倾向,甚或为针对临床可见肿瘤灶的累及野照射。放疗时间、剂量分割有如下方式:①总剂量为 45Gy/30 次,3 周(5 天/周,2 次/天,1.5Gy/次,每天的两次放疗间隔时间>6 小时)。②总剂量为 56Gy/40 次,4 周(5 天/周,2 次/天,1.4Gy/次,每天两次放疗间隔时间>6 小时)。③总剂量为 55Gy/22 次,4.5 周(5 天/周,1 次/天,2.5Gy/次)。④总剂量应不低于 60Gy,若放疗采用常规分割,5 天/周,1 次/天,2Gy/次。化放疗同步治疗以及后续巩固化疗完成后,再次评价肿瘤控制疗效达到 CR 或接近 CR 者予以 PCI。PCI 剂量为 25Gy/10 次,2 周(5 天/周,1 次/天,2.5Gy/次)。PCI 在末次化疗结束后 1 个月内实施。

(2) 局限期 SCLC,一般情况差:仍以应用化疗为首选,根据化疗后患者耐受性和一般情况变化以及癌灶有无造成局部疼痛压迫等症状,再考虑用不用放疗。化疗药物及疗程同前,药物剂量可以适当降低。放疗方法基本同前,放疗剂量可以考虑 30Gy/10 次,持续 2 周的姑息放疗方法。

2. 广泛期 SCLC 治疗原则

(1) 一般情况好:先化疗。经过化疗后达到稳定及以上临床疗效者进行 PCI(剂量及分割方法同局限期)。经过化疗后胸腔外病灶达到或接近 CR 者,可以考虑给予胸腔内肿瘤病灶姑息性放疗。

(2) 一般情况差:支持治疗。若患者有肿瘤局部侵犯造成局部压迫症状(上腔静脉压迫症、骨转移、肺不张、阻塞性肺炎)等可以考虑先采取局部姑息放疗缓解症状,然后再根据患者一般情况变化来考虑后续为化疗还是支持治疗。

（七）外科治疗的基本原则

1. 概述　随着临床上对 SCLC 生物学行为认识的深入，化疗药物出现，化疗成为 SCLC 的主要治疗手段。因此 SCLC 的治疗经历了支持对症治疗、单纯手术、单纯放疗和现在以化疗为基本，放疗和（或）手术参与的多学科综合治疗。在局限期 SCLC，通过化放疗综合性治疗后，中位生存期为 25 个月，5 年生存率在 25% 左右。但手术只是参与极少数局限期 SCLC 的临床治疗。

2. 患者接受手术的基本要求

（1）手术治疗适应证：①非常早期患者（参照 NSCLC 分期标准为 $T_{1\sim2}N_0M_0$）。②肿瘤的病理学检查证实 SCLC 中混有 NSCLC 成分。资料显示初始诊断为 SCLC 的患者中 11% ~ 25% 混有 NSCLC 成分，NSCLC 成分对化放疗有效性低，经过化放疗综合治疗后残留可能性比较大。③初始治疗失败的挽救性治疗。初始治疗后出现局部未控或复发者或经过化放疗后病灶有残留者。④肺第二个原发性肿瘤，SCLC 经过治疗后获得长期生存者，每年以 2% 左右递增出现第二个肺内原发肿瘤可能性。

若患者属于经过综合治疗后有胸腔内肿瘤病灶残留或复发，术前检查可以参照初始治疗前的分期检查重新评估，特别是脑部是否存在转移病灶需要仔细评估，以确定手术是否需要参与。

（2）手术切除的原则：在 SCLC 综合治疗中，手术若需要参与其综合治疗过程，手术切除的最基本原则也是在尽可能保护肺功能条件下，尽最大可能切除胸腔内所有肿瘤病灶。SCLC 手术范围也如同 NSCLC 一样，也需要进行肺叶切除加肺门和纵隔淋巴结清扫。局部切除和楔形切除被认为是一种姑息性手术切除方式，只是适合于一些心肺功能很差患者的姑息治疗方法。

（3）手术并发症及处理。

1）血胸：因手术时胸膜粘连紧密，手术创伤大、止血不彻底或血管结扎线脱落所致。如每小时胸腔引流量超过 200ml，伴有失血性休克征象，应考虑剖胸止血。

2）肺不张：术后肺不张主要由分泌物阻塞呼吸道引起，应注意预防。术前戒烟，应用抗炎化痰对症治疗。术中应用双腔气管插管以避免分泌物流入对侧呼吸道、减少肺断面漏气和术后拔除气管插管前充分吸痰。术后鼓励患者有效的咳嗽排痰。

3）支气管胸膜瘘：常发生在术后 5 ~ 7 天，多见于病灶累及支气管残端或切除病变范围广泛造成残端缝合后张力过大，也见于经过术前放疗者。

4）术后早期肺功能不全：多发生于术前肺功能不良或切除肺体积过大的患者、部分老年患者、术后并发肺部感染者。一旦患者表现出肺功能不全，应采取排痰措施并积极应用抗生素治疗，对呼吸功能衰竭者应用呼吸机抢救。

（八）放射治疗的基本原则

1. 概述　放疗在广泛期 SCLC 中地位尚不完全明确。根据 EORTC 一项前瞻性随机研究，对于广泛期 SCLC 经过化疗后临床疗效为稳定及以上者，PCI 能显著减少广泛期 SCLC 脑转移发生率，并能提高其 1 年生存率。自该研究 2007 年发表之后，在欧、美等国家，PCI 已经成为对化疗有效的广泛期 SCLC 的标准治疗。然而，胸部放疗在广泛期 SCLC 治疗中价值仍不是很明确。

2. 放射治疗对患者的基本要求

（1）适应证：①局限期 SCLC，一般情况好者；②局限期 SCLC，一般情况差者，若有肿瘤压迫或侵犯所引起临床症状时；③广泛期 SCLC，经过诱导化疗后，胸腔外肿瘤病灶达到或接近 CR 以下，胸部放疗可以选择；④广泛期 SCLC，若有肿瘤压迫或侵犯所引起临床症状时；⑤局限期 SCLC 经过综合治疗后达到 CR 或接近 CR 的 PCI；⑥广泛期 SCLC 经过治疗后临床疗效为稳定及以上的 PCI。

（2）放射治疗前评估。

1）肿瘤评估：放疗在局限期 SCLC 治疗中价值远高于广泛期 SCLC 治疗中价值。因此，恰当临床分期检查筛选出局限期 SCLC，可以让这些患者从放疗参与中获益。放疗前肿瘤的评估包括完整病史、体检、胸片、血液常规（包括分类）、肺及肝和肾功能、外周血乳酸脱氢酶（LDII）和电解质水平、胸部 CT 和上腹部（包括肝和肾上腺）CT、骨核素扫描、脑增强 CT 或 MRI，PET 信息有一定参考价值。

2）患者耐受性的评估：放疗对患者的身体状况要求远低于手术的要求。主要视患者治疗前一般情况和有无体重明显下降来评价患者对放疗的耐受性。同时需要考虑到患者有无难治性糖尿病、严重心血管疾病、心脏支架和起搏器等情况。

（3）放射治疗技术。

1）总剂量：尽管 SCLC 属于对放疗敏感性肿瘤，然而较低剂量的胸部放疗常伴有较高的局部复发可能。以往认为 SCLC 的常规分割放疗剂量应在 50Gy 以上，但近年来一些临床资料显示，SCLC 的局部控制和生存疗效和放疗总剂量呈线性相关。

一项来自于美国杜克大学医学中心回顾性材料显示放疗总剂量高低与局限期 SCLC 预后密切相关，并且建议若使用常规分割放疗，放疗总剂量应不低于 60Gy。复旦大学附属肿瘤医院回顾性分析了 2000 年到 2006 年在该院接受化放疗综合治疗而且放疗总剂量大于 50Gy 的局限期 SCLC 的临床疗效，该研究同样显示 SCLC 放疗若采用常规分割方法，放疗总剂量应在 60Gy 及以上。

局限期 SCLC 的最佳总剂量尚不明确，可参考以下标准：若使用非常规分割放疗方式，放疗总剂量有三种。第一种，45Gy/30 次，3 周，5 天/周，2 次/天，1.5Gy/次（每天放疗间隔时间应>6h）；第二种，56Gy/40 次，4 周，5 天/周，2 次/天，1.4Gy/次（每天两次放疗间隔时间应>6h）；第三种，总剂量为 55Gy/22 次，4.5 周，5 天/周，1 次/天。

2）放射治疗范围：局限期 SCLC 放疗范围涉及两个方面，一是淋巴引流区域是否需要进行预防性治疗；二是 SCLC 对化疗非常敏感，经过诱导化疗后肿瘤退缩通常很明显，此时若进行放疗，放疗范围是按照化疗前还是化疗后确定。

迄今为止，尚无一项临床前瞻性研究比较 SCLC 做和不做淋巴引流区域的预防性治疗疗效的差异性。但从 INT0096 临床研究的放疗范围看，已经将对侧肺门、双侧锁骨上等处的预防性治疗去除。在 CALGB39808 的临床研究中，放疗总剂量提高到 70Gy/35 次，放疗范围进一步缩小到在纵隔淋巴引流区域按照左右肺的不同情况进行选择性淋巴引流区域预防性治疗。

放疗布野的第二个问题是按照化疗前还是化疗后的肿瘤大小来设定放疗范围，特别是一些化疗特别敏感人群经过若干疗程化疗后，局限期 SCLC 疗效达到 CR，此时放疗是否需要。复旦大学附属肿瘤医院建议：①经过诱导化疗后，局限期 SCLC 达到完全缓解，通常也需要进行胸部放疗；放疗范围为原发灶所在的肺门（因为绝大多数小细胞为中央型的）以及化疗前所显示的纵隔淋巴结转移的区域,但按照化疗后解剖结构来勾画纵隔放疗范围;②诱导化疗后为 PR 或 SD 者,按照化疗后肿块大小来设定放疗范围。

3)时间剂量分割:局限期 SCLC 经过 45～50Gy 常规放疗后,局部控制疗效仍不理想,50% 以上患者在治疗后不同时期仍会出现复发。此预示着若需要进一步提高局限期 SCLC 的疗效,临床上需要对放疗的时间剂量分割做些改进。

通常认为 SCLC 的增殖速度快,癌细胞的放疗存活曲线肩区窄。因此,通过缩短总疗程,可以减少放疗过程中肿瘤细胞加速再增殖的机会和程度;另外减少每次分割剂量,增加每天照射次数的超分割,可以在不降低肿瘤杀灭效应下,减少正常组织特别是肺组织的放射性损伤。因此,临床上可以将加速和超分割结合的加速超分割治疗作为提高局限期 SCLC 局部控制水平的一个途径。

4)开始的时间:局限期 SCLC 治疗中,化疗和放疗可以为序贯、交替或同步等。既然放疗需要参与且要与化疗同步,到底放疗何时参与为最佳?从理论上分析放疗早期或晚期参与均各有优点。放疗早期参与的优点,①降低癌细胞对化疗和(或)放疗产生继发耐受的可能性;②放射治疗能杀灭化疗耐受细胞,降低远处转移;③降低肿瘤细胞加速再增殖的可能性。放疗晚期参与的优点,①化疗能造成肿瘤退缩,减少照射范围,降低治疗不良反应;②化疗使部分患者从起初无法应用放疗转变成可进行放射治疗;③能避免化疗过程中出现肿瘤进展者行放疗。

共有三项 Meta 分析对世界范围内所发表的关于放疗何时参与局限期 SCLC 综合治疗的随机对照研究进行分析。三项研究的总体结论为:①放疗早期参与优于晚期参与,放疗具体参与时间建议在第一疗程化疗开始后 9 周或 30 天以内,放疗需要与化疗同步应用;②放疗早期参与可提高对疗效的影响,在化疗方案为 EP 或放疗采用加速超分割治疗方法情况下更加明显。

考虑到即使为局限期 SCLC,待确诊时瘤体以及累及范围均较大,而且 SCLC 对化疗敏感,因此化疗一个疗程后即表现出肿瘤明显退缩。因此,复旦大学附属肿瘤医院的做法为:在局限 SCLC 化疗一个疗程后,在第二疗程化疗开始当天同步应用放疗。

5)与化疗同步应用:局限期 SCLC 的标准治疗为化放疗同步综合治疗。两项 Meta 分析显示,与放疗同步应用的最佳化疗药物仍为 EP。局限期 SCLC 的化放疗药物仍为 EP,选择 EP 的理由包括,①EP 方案有效率高达 80%～100%,完全缓解率也有 50%～70%;②VP16 与 DDP 具有协同作用;③VP16+DDP 与放疗不良反应无叠加作用;④与放疗同步应用时 EP 可以足量应用。

(4)PCI:SCLC 易出现远处转移,待确诊时,10%～20% 已存在脑转移。另外,随着疗效提高和生存期延长,50% 甚至更高比例的长期生存者出现脑转移。患者一旦有脑转移,将严重影响其生存和生活质量,因此预防性全脑照射(preventive craniocerebral illuminate,PCI)一直是学者们在 SCLC 治疗中所关心的临床问题,在过去的数十年内开展了多项临床Ⅲ期试验。

1)PCI 在局限期 SCLC 中价值:一项 Meta 分析对 7 项在局限期 SCLC 中开展的 PCI 价值的随机对照试验进行了分析。987 例局限期 SCLC 进入本研究。结果表明,PCI 使患者 3 年脑转移发生率由 59% 下降到 33%,3 年生存率由 15% 提高到 21%。本研究结果支持局限期 SCLC 经过化放疗综合治疗后达到 CR 需要进行 PCI。

然而经过 PCI 后,约 1/3 患者仍会出现脑转移。对于 PCI 后脑转移患者,临床上无有效治疗措施,对全脑放疗的有效率约50%,中位生存期仅4~6个月。从 Meta 分析中,似乎存在脑转移发生率水平高低与 PCI 剂量呈正相关,因此有学者探讨了增加 PCI 剂量是否能提高疗效的关系。

PCI 在局限期 SCLC 中价值和使用规范为:①对经治疗后取得 CR 或接近 CR 成人患者,建议应用 PCI;②推荐剂量25Gy/10 次,2 周,多倾向于在化疗结束后尽可能早进行;③短期随访资料显示,PCI 不会产生显著的神经系统后遗症,不会影响患者生活质量,但对长期生存患者是否会有影响有待进一步观察。

2) PCI 在广泛期 SCLC 中 PCI 价值:考虑到 SCLC 无论是局限期还是广泛期均容易发生脑转移,而且一旦出现转移无有效的治疗方法,对患者生活质量影响很大。因此,人们自然想到,PCI 是否对广泛期患者同样有效? 目前广泛期 SCLC 对化疗有效者被常规推荐使用 PCI。

(5) 放疗的并发症和处理。

1) 放射性肺损伤:放射性肺损伤是常见且严重影响患者生活质量的一种放疗后不良反应。严重放射性肺损伤会造成患者死亡,因此临床上需要给以高度重视。放射性肺损伤可以分为以下两种。

A. 急性放射性肺损伤:指放疗开始后的 3 个月及以内出现的肺损伤。主要症状为低热、干咳、胸闷,较严重者有高热、气急、胸痛,有少量痰,有时痰中带血。体检时有时可闻及受照射肺野内啰音,部分患者有胸膜摩擦音或胸腔积液等临床表现。严重者出现急性呼吸窘迫、肺源性心脏病甚或死亡。急性损伤视患者临床症状而考虑治疗问题。若患者有明显临床症状,一般采用肾上腺皮质激素,每日地塞米松 5~10mg,待临床症状改善后逐步减量。突然停药会导致症状再次出现,至少要连续用2~3 周,甚至 1 个月。由于患者常伴有慢性支气管炎或担心激素应用时间后继发感染,所以应同时使用抗生素。

B. 慢性放射性肺纤维化:出现于放疗后 3 个月以后,在 1~2 年后趋于稳定。临床症状的出现和严重程度与受照射肺的容积和剂量有关,也与放疗前肺功能的状态有关。大多数患者无明显临床症状,或仅有刺激性咳嗽,少数患者有临床症状,特别是急性放射性肺病较严重的患者,表现为气急、运动能力下降、端坐呼吸、发绀、慢性肺心病、杵状指。放射性肺纤维化无有效的治疗方法。

2) 放射性食管损伤:急性放射性食管损伤很常见,临床上有进食疼痛、胸骨后疼痛或烧灼感。一般在放疗开始后的 2 周左右出现。合并使用化疗患者的放射性食管损伤出现更早,发生率更高,程度更严重。急性放射性食管损伤的治疗为对症治疗,嘱患者进软食,避免酸、辣等刺激性食物,也可以服用复合维生素和表面麻醉剂等。后期放射性食管损伤主要为食管狭窄,临床上无特殊治疗,狭窄严重者可以考虑支架植入治疗。

3) 放射性脊髓损伤:一过性的放射性脊髓损伤较常见,在常规放疗中的发生率为10%~15%,这是一种脊髓的亚急性放射损害,在放疗后即出现或数月后显现。临床表现为患者在低头时出现背部自头向下的触电感,放射到双臂。若脊髓受的放射剂量在耐受剂量以内,则患者的上述症状自行消失,不需任何治疗。后期放射损伤为脊髓炎。临床上脊髓炎表现为横断性脊髓损伤,甚至截瘫。对这类脊髓损伤无有效治疗方法。

4) 心脏损害:临床表现有心包积液、缩窄性心包炎和心肌病。目前还没有有效治疗手段,主要处理措施为对症治疗。

（九）化学治疗的基本原则

化疗是 SCLC 的基本治疗手段。无论局限期 SCLC 还是广泛期 SCLC，化疗均为其主要治疗措施。SCLC 一线的化疗药物为 EP 或 VP16+卡铂。目前尚无充分临床研究和证据来说明两种铂类药物治疗 SCLC 是否存在疗效上的差异，总体看，卡铂并不优于 DDP。因此，SCLC 化疗中一般情况下能用顺铂尽可能用顺铂；反之，卡铂可以作为另一种可以选择的铂类药物。化疗的疗程数为 4~6 个疗程，维持化疗并不能提高患者生存率。高剂量和(或)大强度化疗并不能提高 SCLC 的疗效，只是作为研究性治疗方法在部分有条件的医院尝试应用。

1. 化学治疗适应证　化疗是 SCLC 的基本治疗。一般情况的好坏是化疗选择的主要参考依据。一般情况好，应尽早开始化疗。局限期患者可以在化疗第 1 个或第 2 个疗程同时接受胸部放疗。但对一般情况较差的局限期患者仍应采用先化疗后放疗的方法。对广泛期患者和局限期患者经化疗仍无法达到部分缓解(PR)患者，以单纯化疗为主。此外，对于这类患者姑息性放疗常有助于控制骨转移疼痛或脑转移患者的神经症状。胸部放疗可能有助于控制咯血、上腔静脉综合征、气道阻塞、喉神经受压和其他的局部并发症。

2. 化学治疗的方法　局限期，一般情况好，化放疗综合性治疗，应尽早开始放疗(在化疗第 1 个或第 2 个疗程开始时)，并与化疗同步进行。

局限期，一般情况差，应采用先化疗，视化疗后患者情况改善情况再确定下一步治疗。

对广泛期患者和局限期患者经化疗仍无法达到部分缓解(PR)患者，以单纯化疗为主。胸部放疗可能有助于控制咯血、上腔静脉综合征、气道阻塞、喉神经受压和其他的局部并发症。骨转移疼痛或脑转移患者的神经症状也可以通过放疗控制。

3. 化学治疗药物及化学治疗方案

（1）一线化学治疗药物。

SCLC 一线化疗药物常用方案见表5-2-1-3。

表 5-2-1-3　SCLC 一线化疗药物常用方案

化疗方案	剂量	用法	天数	周期
①EP 方案				
VP16	80~120mg/m²	静脉滴注	d1~d3	
DDP	60~80mg/m²	静脉滴注	d1	每3周重复一次
②EC 方案				
VP16	100mg/m²	静脉滴注	d1~d3	
卡铂	AUC=5	静脉滴注	d1	每3周重复一次
③CAV 方案				
环磷酰胺(CTX)	800mg/m²	静脉滴注	d1	
阿霉素(ADM)	40~50mg/m²	静脉注射	d1	
长春新碱(VCR)	1.4mg/m²	静脉注射	d1	每3周重复一次
④CAE 方案				
CTX	800mg/m²	静脉滴注	d1	
ADM	40~50mg/m²	静脉注射	d1	
VP-16	80mg/m²	静脉滴注	d1~d3	每3周重复一次
⑤IP 方案				

续表

化疗方案	剂量	用法	天数	周期
伊立替康	$60mg/m^2$	静脉滴注	d1,8,15	
DDP	$60mg/m^2$	静脉滴注	d1	每4周重复一次
⑥口服单药 VP-16				
VP-16	$200mg/m^2$	口服	d1 ~ d5	每3~4周重复一次

对老年人或不愿静脉用药的患者,可用此方案化疗。老年人无论在局限期或广泛期总有效率为 76% ,中位生存时间为 9.5 个月,2 年总生存率 10% ;且能明显改善老年人的生活质量。

(2) 二线化疗药物:SCLC 二线化疗药物常用方案见表 5-2-1-4。

表 5-2-1-4　SCLC 二线化疗药物常用方案

化疗方案	剂量	用法	天数	周期
①拓扑替康	$1.25 ~ 1.5mg/m^2$	静脉滴注	d1 ~ d5	每3周重复一次
②CAV 方案				
CTX	$800mg/m^2$	静脉滴注	d1	
ADM	$50mg/m^2$	静脉注射	d1	
VCR	$1.4mg/m^2$	静脉注射	d1	每3周重复一次
③IP 方案				
伊立替康	$60mg/m^2$	静脉滴注	d1,8,15	
DDP	$60mg/m^2$	静脉滴注	d1	每4周重复一次

4. 化疗不良反应及其处理　参照相关章节。

(傅小龙)

Summary

Lung cancer also occurs in association with occupational and environmental exposure to carcinogenic agents other than tobacco smoke. These include arsenic, asbestos, beryllium, chloromethyl ethers, chromicin, hydrocarbons, mustard gas, nickel, and radiation. Patients who present with a new lung lesion and no evidence of metastatic disease by history, physical examination, or chest radiography should undergo CT scanning of the chest, including the liver and adrenal glands. Sputum cytology can provide a diagnosis in about 10% of patients; it is more sensitive in patients with central lesions. A diagnosis can also be obtained by fiber optic bronchoscopy (FOB) or fine-needle aspiration (FNA) as discussed previously. In some circumstances, when a clinical stage I malignancy is suspected, invasive diagnostic studies can be waived, and the patient can undergo resection for diagnosis and treatment. If a resection beyond a lobectomy is required or if the patient is a high surgical risk, it is best to attempt to diagnose the lesion preoperatively. If the patient requires a pneumonectomy, a cancer diagnosis should be made before proceeding with the resection.

第二节 乳 腺 癌

一、概 述

乳腺癌（breast carcinoma）是女性最常见的恶性肿瘤之一，严重威胁女性健康。近年在我国大、中城市及沿海经济发达地区乳腺癌的发病率呈逐年上升趋势。乳腺癌的发生与月经、年龄、生育年龄、哺乳状况以及乳腺癌家族史有关，还有一些其他相关因素，如乳腺良性病、雌激素药物、饮食习惯、电离辐射等。

随着乳腺癌诊治水平的提高，乳腺癌的病死率已明显下降，总的生存率约为70%。由于近年来人们对乳腺癌治疗后的乳腺功能及外观的要求越来越高，从而改变以往常规切除乳腺的方法，而采用保乳手术及前哨淋巴结活检等方法；同时，伴随着放射治疗技术的改进及新的化疗药物的问世，保留乳腺的综合治疗成为早期乳腺癌的主要治疗方法之一。

（一）乳房的解剖

乳房附着于两侧胸大肌筋膜之上，位于第2~6前肋之间，内起于胸骨旁线，外到腋中线附近。其内含乳腺及脂肪组织，乳腺分为15~20个腺叶，腺叶又分若干小叶，每一个腺叶有一个输乳管，末端开口于乳头。腺叶间结缔组织中有许多与皮肤垂直的纤维束，连于皮肤和胸肌筋膜之间，称为乳房悬韧带（Cooper韧带）（图5-2-2-1）。

（二）乳房的淋巴引流

乳房的淋巴管非常丰富，分浅、深二组。浅组位于皮内和皮下，深组位于乳腺小叶周围和输乳管壁内。按淋巴流向的不同，可分为几个方向回流并注入不同部位的淋巴结（图5-2-2-2）。

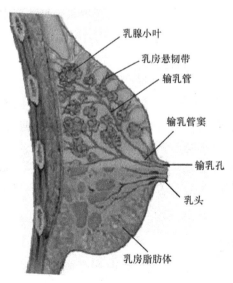

图5-2-2-1 乳房解剖图

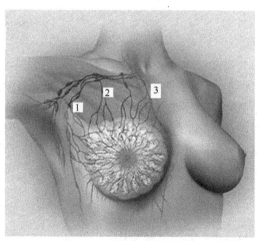

图5-2-2-2 乳房的淋巴引流

1. 腋窝引流路线 腋窝区为乳房淋巴引流的第一站，乳房外象限的淋巴管集合成外侧干，向外直行达腋窝；乳房内象限的淋巴管集合成内侧干，由乳房内侧向下绕行，亦止于腋窝。一般以胸小肌作为区分的标志，把腋窝淋巴结分成三组：位于胸小肌下缘以下的淋巴结为第一组；在胸小肌上、下缘之间的为第二组；胸小肌上缘上方的淋巴结为第三组，即通常所指的腋顶或锁骨下淋巴结。锁骨下淋巴结位置较表浅,在锁骨中段下方,皮下 1~1.5cm 处。

2. 胸肌间引流路线 在胸大、小肌间有胸肌间淋巴结(Rotter's 淋巴结),沿胸肩峰血管肌支分布,其淋巴引流到锁骨下静脉。胸肌间淋巴结亦属腋窝第二组。

3. 内乳引流路线 主要接受乳房内半及中央区的淋巴引流,亦为乳房淋巴引流的第一站。内乳淋巴结位于内乳动、静脉周围胸骨缘外侧 1~2cm 处,以第 1~3 肋间最多见。内乳淋巴结的淋巴液引流入锁骨内侧端后面的最下一个颈深淋巴结,亦可直接注入胸导管、淋巴导管或直接注入颈内静脉与锁骨下静脉的汇合处,然后进入大静脉。

4. 锁骨上淋巴结 位于锁骨上方,颈阔肌深面的疏松结缔组织中。内界为颈内静脉,外界为斜方肌,下界为锁骨下静脉,深面为前斜角肌。在颈内静脉与锁骨下静脉汇合处附近的淋巴结好发转移。

5. 两侧交通引流路线 在胸骨前方,经皮下淋巴管引流到对侧腋窝淋巴结,第 1 肋间胸骨柄后方有一交通支,联结两侧内乳淋巴结。

6. 肝淋巴管路线 乳腺深部淋巴网可与腹直肌鞘和肝镰状韧带的淋巴管相通,注入肝淋巴管。

二、流行病学

从世界范围来看,近 20 年来乳腺癌的发病率呈逐年上升的趋势,2000 年全球女性乳腺癌的新发病例超过 100 万,标化发病率为 35.66/10 万,标化死亡率为 12.51/10 万。乳腺癌发病存在显著的地域差异,北美、西欧地区发病率最高,亚、非国家发病率最低。我国虽属于低发区,但是近年发病率逐年上升,高发区主要集中在沿海的大城市,发病年龄从 30 岁开始上升。随着诊治水平的提高,乳腺癌的病死率有下降的趋势,但是在中国、日本等国家,乳腺癌的病死率仍持续上升。

三、病因学与发病机制

乳腺癌发病与多种因素有关,发病机制至今尚不清楚。一般认为乳腺癌发病的高危因素包括年龄、乳腺癌家族史、月经初潮早、闭经年龄晚、高龄初产、产次少、未经产、身高、绝经后肥胖、高水平的电离辐射、良性乳腺疾病史等。初潮小于 12 岁,闭经迟于 55 岁,第一胎足月产超过 35 岁,乳腺癌发病危险性增加。年轻女性应用避孕药亦增加发病危险性。高脂肪膳食可提高乳腺癌的诱发率。一侧乳腺癌患者的对侧乳腺癌发病率增加。总之,乳腺癌的发生可能是多种因素在一定条件下综合作用的结果。

四、病理学

目前采用全国乳腺癌病理分类协作组的分类。
1. 非浸润性癌
(1) 导管内癌:实体型,粉刺样型,筛状型,低乳头型。
(2) 小叶原位癌。
2. 早期浸润性癌
(1) 导管内癌伴早期浸润。

（2）小叶癌早期浸润。

3. 浸润性癌

（1）浸润性非特殊型癌。

1）浸润性导管癌。

2）浸润性小叶癌。

（2）浸润性特殊型癌。

1）髓样癌伴大量淋巴细胞浸润。

2）小管癌。

3）黏液癌。

4）腺样囊性癌。

5）乳头状癌。

6）大汗腺癌。

7）鳞癌。

8）乳头佩吉特病（Paget's病）。

（3）其他罕见癌。

1）分泌性癌。

2）富脂质癌。

3）印戒细胞癌。

4）富含糖原的透明细胞癌。

5）神经内分泌癌。

6）伴神经内分泌分化的癌。

7）伴化生的癌。

（4）特殊形式的乳腺癌。

1）炎性乳腺癌。

2）副乳腺癌。

3）男性乳腺癌。

乳腺导管内癌呈多灶性分布。小叶原位癌以多中心病变发病率高,可达60%左右。虽然两者均为原位癌,但有相当多的患者有隐匿性浸润。小叶原位癌患者对侧发生乳腺癌的概率也很高,30%~40%。乳腺浸润癌中以浸润性导管癌最为常见,约占75%,其次为浸润性小叶癌,占10%~15%。黏液癌相当少见,病理形态的特点为有大量的细胞外黏液;临床特点肿瘤生长缓慢,病程长,腋下淋巴结转移率低,预后较好。炎性乳腺癌属临床诊断,其特点为乳房肿大,红热有压痛,可伴有肿块或只有边界不清的浸润。病理检查时真皮内和(或)淋巴管内有瘤栓。病程短,进展快,可较早出现远处转移,预后差。

五、临床表现

（一）乳腺肿块

乳腺的无痛性肿块是最常见的临床表现。肿块以单侧乳房为主,呈浸润性生长,质硬,表面不光滑,与周围组织分界不清楚,晚期肿瘤累及胸壁时,活动度下降,多单发,常见于乳腺的外上象限。

(二) 乳头异常

乳腺的纤维组织和导管系统受侵犯时可发生收缩,牵拉乳头,使乳头偏向病变侧,进而出现乳头扁平、回缩,甚至完全陷于乳晕内。乳头和乳晕的湿疹样改变常是佩吉特病的表现。

(三) 乳头溢液

原发于大导管的乳腺癌或导管内癌常合并乳头溢液,多为血性,溢液量可多可少,间歇出现。常是溢液污染内衣而被发现。单纯表现为溢液者少见,多合并有乳腺肿块。

(四) 乳腺皮肤异常

当乳腺肿块浸润性生长累及 Cooper 韧带时,可导致肿块表面皮肤凹陷;侵及皮肤及皮下淋巴管可产生皮肤水肿、凹凸不平,形成橘皮样外观;肿块增大到一定程度可以出现皮肤的溃烂,形成癌性溃疡。炎性乳腺癌表现为皮肤的红、肿、热、痛等急性炎症性改变,可以波及整个乳腺,皮肤增厚、粗糙,整个乳腺变硬。

(五) 淋巴结转移

同侧腋窝淋巴结转移最常见,与病期相关,T_1 病例腋窝淋巴结转移率 20.3% ,T_3 为 76.6% ;肿瘤细胞也可以逆行转移而产生对侧腋窝或腹股沟的淋巴结肿大。

(六) 远处转移

最常见的是肺转移,其次为骨、肝、软组织、脑等部位,表现出相应的临床症状和体征。

六、影像学与相关检查

1. X 线检查　目前常用的是乳腺钼靶摄影。其直接征象表现为乳腺内肿块影,肿块形态可呈结节状、不规则状或分叶状;边缘模糊或呈毛刺状;肿块密度一般较乳腺腺体高,内可有出血、坏死或钙化。35% ~ 50% 的乳腺癌患者的 X 线片上可见钙化,表现为线状、短杆状或蚯蚓状,也可呈圆形、卵圆形或泥沙样钙化。一般恶性钙化的颗粒微小,呈圆形、不规则多角形,较密集,局限在一处或成丛成簇。间接征象表现为血管增多、增粗,病灶周围有细小血管丛;肿块密度增高影外周有一低密度的环形透亮带;皮肤由于淋巴管受侵而增厚;乳头内陷及腋窝淋巴结肿大影等。

2. 超声检查　乳腺癌表现为癌肿向周围组织浸润而形成的强回声带,正常乳腺结构被破坏以及肿块上方局部皮肤增厚、凹陷等影像。内部多呈低回声,少数中等或高回声。彩色多普勒表现为内部可见丰富的粗大血流出入病灶,多呈分枝状,频谱多为高阻血流。但是,超声检查的主要缺点是不能显示微小钙化,对于直径小于 1cm 的肿块诊断的准确性不高,对乳腺组织较致密者较有价值。

3. CT 检查　CT 能够显示更小的肿瘤病灶,并可以观察病灶与周围组织的关系,有无皮肤及胸壁的受侵;对区域淋巴结,尤其是内乳淋巴结、锁骨下淋巴结和腋顶淋巴结的检测率较高。脂肪型乳腺内发生的乳腺癌多表现为圆形、卵圆形或不规则形肿块,边缘清楚或模糊,成分叶状或有长短不一的毛刺深入脂肪组织;致密型乳腺或伴有腺体增生的乳腺中,肿块与增生的腺体不能区分,注入造影剂后,乳腺癌的 CT 值明显增高,在动态增强扫描中显示"快进快出"的特点。

4. MRI 检查　MRI 具有良好的软组织分辨率,无放射损伤,对乳腺癌具有较高的敏感性,乳腺癌常表现为乳腺组织内不规则肿块,边缘毛糙,可见毛刺或呈放射状改变。在平扫

T1加权像上表现为低信号,T2加权像信号增高,有时因为成胶原纤维成分较多表现为低信号。动态增强扫描,乳腺癌信号强度趋于快速明显增高且快速减低,强化方式多由边缘向中心蔓延,病灶液化坏死或出血部分则无强化。

5. 近红外线扫描 近红外线乳腺扫描是利用其对血红蛋白吸收特性形成图像,主要观察血管是否有异常表现,粗大的血管在病变处突然中断是乳腺癌热图像的典型征象。

6. 液晶热图像检查 乳腺癌病灶处血运丰富,产生的代谢热较高。因此,利用液晶的彩色温度效应来检查乳腺器官的热生理和热病理改变,根据皮肤表面温度分布的变化,在液晶板上可以呈现出不同颜色的图形,以此来识别不同病变的性质。

7. 乳腺导管内镜 临床上自发性乳头溢液的患者均应行乳腺导管内镜检查。乳腺导管内癌在乳腺导管内镜下表现为:①新生物呈不规则隆起,其周围管壁增粗、变硬;②新生物表面、基底及其周围管壁有出血;③新生物有宽基底与管壁相连;④新生物表面有多发性小结节。

8. 病理检查 包括囊性或实性肿物的针吸穿刺检查、实性肿物的切片检查以及脱落细胞学检查。

(1)针吸穿刺活检:特点,①操作简单;②诊断快速,患者痛苦小,易于接受;③能做出良性、恶性的鉴别,阳性诊断率高达80%~90%或以上;④可根据粗针吸检查结果制订治疗方案;⑤可用于防癌普查。

具体方法有以下几种。

1)细针抽吸活检:标本量少,诊断可靠性较差,不能作为诊断乳腺癌的病理学依据。

2)粗针穿刺活检:标本量较大,病理诊断准确率较高,需要多次穿刺,有一定的低估率和漏诊率。

3)麦默通(mammotome)穿刺活检:其原理是在超声或钼靶立体定位引导下,通过计算机控制的真空辅助高速旋切乳房治疗性诊断设备,用于乳腺肿瘤的活检或微创治疗。由于它能够在影像引导下实施乳腺的微创切除治疗,从而能够切除临床无法触及或手术难以切除的乳腺肿物,大大提高了早期乳腺癌的诊断准确性,是目前先进的乳房微创活检系统,为乳房肿块的诊断和治疗提供了更准确和微创的方法,诊断的准确率远高于粗针穿刺,并与开放手术活检准确率相同,但更加微创,不破坏乳房的美观。

(2)肿物切除活检:对于临床恶性可能性较大的乳腺肿物必要时可行肿物切除活检,术中行冰冻检查,确定为恶性后再采取适合该患者的手术方法。术后应行大标本的病理检查、免疫组化等详细检查。

(3)脱落细胞学检查:脱落细胞学检查是乳头溢液、乳头糜烂或肿瘤溃疡常用的检查手段,既经济又快速,方法简便易行。对可疑病例一般行3次以上的细胞学检查更为准确可靠。

9. 肿瘤标志物检测 CEA(癌胚抗原)、CA153(单克隆抗体)的检测对乳腺癌的诊断、疗效判定有一定参考价值。尤其是雌激素受体(ER)、孕激素受体(PR)及人表皮生长因子受体-2(Cerb-B2)的检测对判断预后、指导治疗均有重要的价值。

七、诊断与鉴别诊断

早期发现、早期诊断、早期治疗是治疗乳腺癌的关键。早期诊断既可减少乳腺癌死亡风险,又能有效地降低治疗带来的不良反应,提高患者的生存质量。

（一）诊断

应详细询问病史及临床检查,对乳腺肿块要仔细地进行检查,注意肿块发生的时间、部位、大小、质地、压痛、活动度、生长速度、边界情况、单发或多发、与周围组织的关系以及有无皮肤、乳头、乳晕的异常改变和有无乳头溢液等。同时还要检查区域淋巴结有无肿大,并记录肿大淋巴结的性质。同时结合一些辅助检查,明确乳腺癌的诊断并进行临床分期。

（二）鉴别诊断

乳腺的良性病变较为常见,个别患者也有恶变的可能,所以要排除恶性才能进行良性病的治疗,以避免误诊。临床常常要与乳腺增生病、乳腺纤维腺瘤、错构瘤、导管内乳头状瘤、脂肪坏死和乳腺结核、浆细胞性乳腺炎等鉴别。乳腺炎要与炎性乳腺癌鉴别。

八、临 床 分 期

目前公认的乳腺癌分期标准是 2003 年修改的国际抗癌联盟(UICC)和美国癌症联合会委员(AJCC 2010,第 7 版)联合制定的 TNM 分期法。乳腺癌的临床分期检查至少要包括常规体格检查、常规实验室检查、乳腺 X 线、乳腺超声、胸部 X 线,另外还应参考乳腺 MRI、全身同位素骨骼扫描、头颅 CT 和(或)MRI、腹腔超声等其他辅助检查结果。

（一）临床分期

（1）原发肿瘤(T)

T_x:原发肿瘤无法评估。

T_0:无原发肿瘤的证据。

T_{is}:原位癌。

T_{is}(DCIS):导管原位癌。

T_{is}(LCIS):小叶原位癌。

T_{is}(Paget's病):乳头 Paget's 病,不伴有肿块(伴有肿块的按肿瘤大小分类)。

T_1肿瘤最大径≤2cm。

T_{1mic}:微小浸润性癌,最大径≤0.1cm。

T_{1a}:肿瘤最大径>0.1cm,但≤0.5cm。

T_{1b}:肿瘤最大径>0.5cm,但≤1.0cm。

T_{1c}:肿瘤最大径>1.0cm,但≤2.0cm。

T_2:肿瘤最大径>2.0cm,但≤5.0cm。

T_3:肿瘤最大径>5cm。

T_4:不论肿瘤大小,但直接侵犯胸壁或皮肤。

T_{4a}:肿瘤直接侵犯胸壁,包括肋骨、肋间肌、前锯肌,但不包括胸肌。

T_{4b}:肿瘤表面皮肤水肿(包括橘皮征),乳房皮肤溃疡或卫星结节,限于同侧乳房。

T_{4c}:T_{4a} 和 T_{4b} 并存。

T_{4d}:炎性乳腺癌(皮肤广泛浸润,表面红肿,但不一定触摸到其下的肿块)。

（2）淋巴结转移(N)。

N_x:区域淋巴结无法评估(例如,已被手术切除)。

N_0:无区域淋巴结转移。

N_1:同侧腋窝淋巴结转移,但能活动。

N_2:同侧腋窝淋巴结转移,固定或相互融合或缺乏同侧腋窝淋巴结转移的临床证据,但临床上发现有同侧内乳淋巴结转移。

N_{2a}:同侧腋窝淋巴结转移,互相融合或与其他组织固定。N_{2b}仅临床上发现*同侧内乳淋巴结转移,而无腋窝淋巴结转移的临床证据。

N_3:同侧锁骨下淋巴结转移伴或不伴腋窝淋巴结转移;或有临床上发现*同侧内乳淋巴结转移和腋窝淋巴结转移的临床证据;或同侧锁骨上淋巴结转移伴或不伴腋窝或内乳淋巴结转移。

N_{3a}:同侧锁骨下淋巴结转移。

N_{3b}:同侧内乳淋巴结及腋窝淋巴结转移。

N_{3c}:同侧锁骨上淋巴结转移。

*"临床上发现"的定义为:影像学检查(淋巴结闪烁扫描除外)、临床体检或肉眼可见的病理异常。

(3)远处转移(M)

M_x:无法评价有无远处转移。

M_0:无远处转移。

M_1:有远处转移。

(4)乳腺癌的临床TNM分期标准:

0期:$T_{is}N_0M_0$

Ⅰ期:$T_1N_0M_0$

Ⅱa期:$T_0N_1M_0$,$T_1N_1M_0$,$T_2N_0M_0$

Ⅱb期:$T_2N_1M_0$,$T_3N_0M_0$

Ⅲa期:$T_0N_2M_0$,$T_1N_2M_0$,$T_2N_2M_0$,$T_3N_1M_0$,$T_3N_2M_0$

Ⅲb期:$T_4N_0M_0$,$T_4N_1M_0$,$T_4N_2M_0$

Ⅲc期:任何 T N_3M_0

Ⅳ期:任何 T 任何 N M_1

(二)病理分期

pTx:大体病理检查发现切缘阳性,但是无法评估原发肿瘤的范围。

pN:区域淋巴结转移。

pN_x:区域淋巴结无法评估(术后为包括该部位或已手术切除)。

pN_0:组织学检查无区域淋巴结转移。

pN_0:(i-)组织学检查无区域淋巴结转移,IHC技术检查阴性。

pN_0:(i+)组织学检查无区域淋巴结转移,IHC技术检查阳性,IHC技术检查肿瘤病灶<0.2mm。

pN_0:(mol-)组织学检查无区域淋巴结转移,分子学检查(RT-PCR)阴性。

pN_0:(mol+)组织学检查无区域淋巴结转移,分子学检查(RT-PCR)阳性。

pN_1:微小转移灶(>0.2mm,且≤2.0mm);1~3个腋窝淋巴结转移;前哨淋巴结活检发现内乳区淋巴结转移,但是临床检查阴性。

pN_{1mic}:微小转移灶(>0.2mm,且≤2.0mm)。

pN_{1a}:1~3个腋淋巴结转移,或至少一个转移灶>2.0mm。

pN_{1b}:前哨淋巴结活检发现内乳区淋巴结转移,但是临床检查阴性。

pN$_{1c}$：pN$_{1a}$和 pN$_{1b}$。

pN$_2$：4～9 个腋窝淋巴结转移；临床发现内乳区淋巴结转移，但腋窝淋巴结无转移。

pN$_{2a}$：4～9 个腋窝淋巴结转移（至少一个转移灶>2.0mm）。

pN$_{2b}$：临床发现内乳区淋巴结转移，但腋窝淋巴结无转移。

pN$_3$：10 个或 10 个以上腋窝淋巴结转移；锁骨下淋巴结转移；临床发现内乳淋巴结转移伴有一个以上的腋窝淋巴结转移；>3 个腋窝淋巴结转移，前哨淋巴结活检发现内乳区淋巴结转移，但是临床检查阴性；同侧锁骨上淋巴结转移。

pN$_{3a}$：10 个或 10 个以上腋窝淋巴结转移（至少一个转移灶>2.0mm）；锁骨下淋巴结转移。

pN$_{3b}$：临床发现内乳淋巴结转移伴有一个以上的腋窝淋巴结转移；>3 个腋窝淋巴结转移，前哨淋巴结活检发现内乳区淋巴结微小转移，但是临床检查阴性。

pN$_{3c}$：同侧锁骨上淋巴结转移。

九、治　疗

（一）综合治疗原则

乳腺癌是一种全身性疾病，其治疗原则是根据患者的年龄、月经状态、疾病分期、原发肿瘤的分级、雌激素和孕激素受体情况以及细胞增生能力和 *Cerb-B*2 基因表达水平等情况，以手术治疗为主，结合术后病理结果采用放射治疗、化学治疗和内分泌治疗为辅的治疗原则。放射治疗作为局部的治疗手段，包括预防性、根治性和姑息性的治疗方法。不同期别乳腺癌的治疗方法也不尽相同。

1. 先放射治疗后化学治疗　适用于手术切缘阳性、以局部复发为主的高危患者。其是通过放射治疗控制局部复发、降低远处转移的危险。当手术切除完整，患者具备辅助放射治疗指征时，通常建议在术后的 2～4 周内尽早开始放射治疗，特别对于保乳术后的患者。

2. 先化学治疗后放射治疗　适用于远处转移可能性大的高危患者。如具备下列条件者应先给予化学治疗：

（1）区域淋巴结转移。

（2）临床检查证明或高度怀疑远处转移。

（3）肿瘤分化差、恶性度高。化学治疗不仅能够消灭微小转移病灶，而且能够减少局部肿瘤负荷。

在多数肿瘤切除完整的情况下，局部复发不是主要的危险因素，首先开始术后化疗更合理。

3. 同步放、化疗综合治疗　主要优点是可以尽早杀死微小转移灶，缩短总的治疗时间；同时，化疗药物还可以作为放射治疗的增敏剂以提高疗效。但同步放、化疗进行时的主要问题是对正常组织的毒性，还应该考虑到对保乳术后患者美容效果的影响。

（二）手术治疗

乳腺癌的手术治疗方式是随着人们对乳腺癌疾病的逐渐认识而不断演变的。从最初的乳腺癌根治术到目前临床上常用的乳腺癌改良根治术，主要理论为 Fisher 提出乳腺癌治疗的生物学观点，认为乳腺癌一开始即是一个全身性疾病，区域淋巴结并无转移防御功能。近年来，外科手术治疗的范围明显缩小，保留乳腺的治疗已成为Ⅰ、Ⅱ期乳腺癌的主要治疗方式。该方法的远期生存率与乳腺癌的根治术相似，且保留了器官功能。同时，因为乳腺癌淋巴结无跳跃性转移,通过前哨淋巴结的活检可以避免部分乳腺癌的腋窝淋巴结清扫,减少了正常组织并发症的发生。

(三) 放射治疗

1. 适应证

(1) 乳腺功能保全手术后的患者。

(2) 根治术或改良根治术后,原发灶为 T_3 或腋窝淋巴结转移数≥4 的患者。

(3) 不论采用哪种手术方式,其切缘阳性或有肉眼可见的残存病灶者。

(4) 腋窝淋巴结≥3cm,淋巴结包膜或淋巴管受侵。

(5) 局部晚期不能手术切除的患者。

(6) 炎性乳腺癌。

(7) 腋窝淋巴结有 1~3 个转移,但具有不良预后因素者,建议行术后放疗。

2. 治疗方法

(1) 乳腺原位癌的治疗原则:乳腺原位癌是指一类上皮细胞异常增生但不超过基底膜的病变。乳腺原位癌包括两大类,导管原位癌(ductal carcinoma in situ,DCIS)和小叶原位癌(lobular carcinoma in situ,LCIS)。DCIS 起源于终末导管和(或)小叶单位,DCIS 及 LCIS 在形态学、组织学起源及生物学行为方面均不相同。随着乳腺癌筛查的普及,乳腺原位癌的发病比例不断上升,正确掌握放射治疗在乳腺原位癌治疗中的应用就变得更为重要。

1) 小叶原位癌的治疗原则。小叶原位癌的组织学特征是多中心性和双侧性发病率较高,预示浸润性乳腺癌的高发病风险。治疗时应行病灶局部切除加密切随访;患侧乳腺切除和选择性对侧乳腺同象限活检;预防性双侧乳腺切除。目前认为小叶原位癌不是放射治疗的适应证。

2) 导管原位癌的治疗原则。①对于 DCIS 以及经乳腺钼靶 X 线平片或其他影像学检查、体检或活检发现有广泛病变证据(即病灶涉及≥2 个象限)的患者,应接受全乳切除,但不需要淋巴结清扫。②对于绝大多数病灶局限、初次切除或再次切除时获得切缘阴性的患者,保乳手术或全乳切除都是恰当的治疗选择。尽管全乳切除可以达到最大的局部控制效果,但是接受全乳切除乳腺癌的患者,其长期生存率与接受保乳手术联合全乳放射治疗相同。而且,在保乳手术后接受放射治疗可以使局部复发的相对风险降低约一半。通常采用在全乳照射后对瘤床进行推量照射(采用光子、近距离放射治疗或电子束),特别是年龄≤50 岁的患者,可达到最大的局部控制效果。③雌激素受体阳性者可从他莫昔芬(tamoxifen)治疗中获益。

(2) 早期乳腺癌的局部切除术后放射治疗:Ⅰ、Ⅱ期乳腺癌的保乳手术加上术后的放射治疗是目前乳腺癌治疗的主要方法之一,其原理是用手术切除乳腺原发病灶,用放射治疗控制乳腺内的亚临床病灶,不但保留了完整的乳腺,还达到了患者的美容效果和功能。这种综合治疗方法无论在长期生存率方面还是在局部控制率方面,其疗效与根治术或改良根治术相同。

1) 照射范围。照射范围主要包括整个乳腺和胸壁;如果腋窝淋巴结转移数≥4 个时,照射范围要包括同侧锁骨上、下区。

2) 定位方法。

A. 常规乳腺切线野定位法。患者仰卧于乳腺托架上,调整床板高度,使胸壁走行与模拟定位机床面平行,患侧上臂外展90°,前臂垂直。先在胸壁皮肤上画出内、外切野及等中心的位置。定内切野的入射角时,先把铅丝贴在内外切野的皮肤上使两者走行完全吻合,转动机头调整床高度,使灯光野的底边与内切野重叠,灯光野的宽度以超出乳腺轮廓 1 ~ 2cm,并且射野内肺组织厚度在 2 ~ 3cm 为宜,这时机架角即为内切野的入射角;定外切野的入射角时重复上述过程即可;最后把机头转至零位,测定升床或降床的距离,并于射野中心点及射野上下界内 2cm 处取体表轮廓,经 CT 扫描,将图像传输至治疗计划系统,由治疗计划系统制定治疗计划。

B. 3D-CRT/IMRT 定位。患者仰卧于置有乳腺固定托架的专用 CT 模拟定位机上,乳腺靶区充分暴露,胸壁与床面平行。患者位置固定好后,应用激光定位灯标记体表,放置标记物标记扫描范围及切口位置,在扫描时训练患者平静呼吸(有条件单位可使用呼吸门控和自主呼吸控制系统),将 CT 图像通过网络系统传输至治疗计划系统。

C. 靶区勾画。由有经验的医生在治疗计划系统上确定靶区范围,并勾画重要器官和结构(包括肺组织、心脏、肝等)。由于乳腺癌术后已无 GTV 可言,但为表述方便,临床上经常将瘤床定义为 GTV。CTV 一般为整个乳腺组织,计划靶区(PTV)主要考虑呼吸运动造成的靶区位移及摆位误差,PTV 在 CTV 基础上外放 10mm 即可。但是为降低皮肤剂量,从而提高乳腺外观美容效果,前界一般在皮下 5mm。

D. TPS 计划设计。物理师通过计划系统优化放疗计划。总原则在保证乳腺靶区剂量分布均匀的同时,尽量减少心脏和肺的照射容积和剂量。

E. 放射源的选择。以 4 ~ 6MV-X 线为宜。用更高能量的 X 线照射时,由于在接近皮肤的乳腺浅层区域内形成低剂量区可影响疗效。早期乳腺癌皮肤侵犯的概率相当低,因此一般照射时不必加填充物,否则皮肤剂量过高将引起皮肤的放射反应。对乳腺原发灶追加剂量以适当能量的电子线为宜,或采用后装组织间插植照射。

F. 剂量。对于保乳手术,术后整个乳腺接受的剂量为 DT 45 ~ 50Gy/(4.5 ~ 5)周。锁骨上、下区预防剂量为 50Gy。切线野照射结束后,对原发灶部位要给予 DT 10 ~ 16Gy 的推量照射,多采用简便易行的电子线照射。

(3)乳腺癌改良根治术后的放射治疗:由于此时局部和区域淋巴结复发是治疗失败的主要原因,术后放射治疗可以降低局部和区域淋巴结复发率,提高治愈率。

1)适应证。在接受辅助性化学治疗或内分泌治疗的前提下,乳腺癌改良根治术后的放射治疗主要适用于局部和区域淋巴结复发高危患者。

A. T_3 或腋窝淋巴结阳性≥4 个。

B. 虽仅有 1 ~ 3 个淋巴结阳性但腋窝淋巴结清扫不彻底者。

C. 淋巴管内伴有癌栓。

2)照射范围。

A. 乳腺原发灶>5cm,皮肤有水肿、破溃、红斑或与胸肌固定者应照射胸壁。

B. 腋窝淋巴结阳性≥4 个时,应常规照射胸壁和同侧锁骨上、下区。

C. 淋巴管内伴有癌栓者应照射胸壁。

3)放射源的选择。乳腺癌根治术或改良根治术后胸壁的厚度一般在 1.5 ~ 2cm 之间,以 6MeV 电子线为宜;如果胸壁厚度为 2 ~ 3cm 用 9MeV 电子线,4 ~ 5cm 用 15MeV 电子线。电子线的皮肤量较低,可在胸壁皮肤上隔日加用填充物方法提高皮肤量。对锁骨上、下淋巴引流区可采用 4 ~ 6MV-X 线及电子线混合进行治疗。

4)剂量。根治术后或改良根治术后胸壁的预防剂量 DT 为 46 ~ 50Gy/(4.5 ~ 5)周×(23 ~ 25)次,2Gy/次,5 次/周。如果切缘阳性,对原发灶部位增量 DT 为 10 ~ 15Gy/(5 ~ 8)次。区域淋巴结预防照射时,剂量为 DT 50Gy/(5～5.5)周×(25～28)次,1.8～2.0Gy/次,1 次/天,5 次/周。

有条件的单位尽量采用 CT 模拟定位,利用三维适形放疗或调强适形放疗等精确放射治疗技术,减轻正常组织损伤,提高患者的生存质量。

3. 布野方法及放射治疗技术　乳腺癌放射治疗的靶区主要包括乳腺、胸壁、腋窝及锁骨上、下区等部位。由于临床期别及治疗方式不同,放射治疗时靶区的范围也不尽相同,可照射上述全部或只照射其中部分区域。

(1) 乳腺或胸壁照射野。

上界:锁骨头下缘,即第 1 肋骨下缘。

下界:在乳腺皱褶下 2.0cm。

内界:可设在体中线(不包括内乳区时)或过中线向健侧 3cm(包括内乳区时)。

外界:腋中线或腋后线。切线深度包括乳腺底部胸壁和部分肺组织,切线野后缘到前胸壁后缘的垂直距离一般在 2cm 之内,最好不超过 3cm,以避免过多的肺体积受到照射。切线野的高度要超过乳头 2cm 以上(图 5-2-2-3,见彩图)。射野需照射完整的乳腺,在放射治疗时应使乳腺及胸壁得到均匀的高剂量照射而不引起心、肺的放射性损伤。

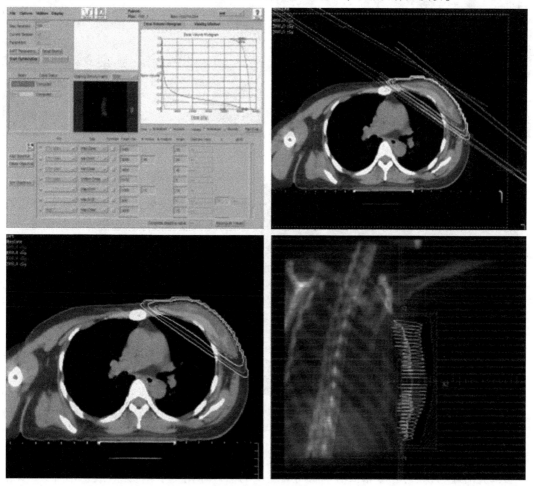

图 5-2-2-3　乳腺和胸壁切线野

（2）锁骨上、下野。

上界：环甲膜水平。

外界：肱骨头内缘。

下界：乳腺或胸壁野上界相接，即第 1 肋骨下缘水平。

内界：体中线至胸骨切迹水平沿胸锁乳突肌内缘直达环甲膜水平。为保护气管、食管和脊髓，机架可向健侧偏 15°角（图 5-2-2-4）。

（3）腋窝野：对腋窝淋巴结未做清扫或转移数目较多并有融合和外侵而清扫不彻底时，可进行腋窝区照射。腋窝野可与锁骨上、下野联合照射。

内界：从胸骨柄过中线 1cm 向上沿胸锁乳突肌内缘达甲状软骨下缘水平。

上界：从甲状软骨下缘横行到肩关节沿肩缘向外，尽量保护肱骨头。

下界：在第 2 肋软骨水平，前野向健侧呈 15°角照射（图 5-2-2-5）。

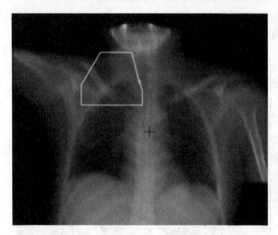

图 5-2-2-4　锁骨上、下野

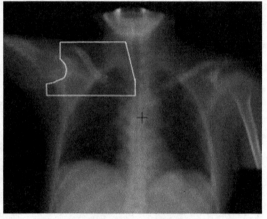

图 5-2-2-5　腋锁联合野

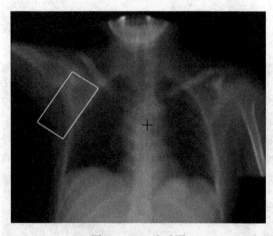

图 5-2-2-6　腋后野

（4）腋后野：为了使腋窝区照射剂量均匀，还可以设腋后野。患者取俯卧位在模拟机下按骨性标志定位。

上界：在锁骨上缘。

内界：沿胸廓走行进入肺野 1 ~ 1.5cm。

外界：从锁骨肩峰端向下包括肱骨头的内侧缘，肱骨头要给予保护。

下界：与锁骨上野下界相同（图 5-2-2-6）。

4. 乳腺癌根治术后的局部复发和区域淋巴结转移时的放射治疗

（1）临床特点：根治术后孤立的局部复发和区域淋巴结转移率为 3% ~ 27% ，最常见的复发部位是胸壁，约占半数以上，其次是锁骨上区，腋窝淋巴结复发少见。

（2）治疗与预后：乳腺癌根治术后局部复发的治疗原则是手术切除、放射治疗、全身化学治疗及内分泌治疗。放射治疗在复发的治疗中有很重要的地位，而手术后放射治疗效果更佳。初次接受放射治疗的患者,由于局部胸壁照射的复发率高,应行全胸壁照射。孤立的锁骨上区或内乳区复发时,由于随后的胸壁复发率高,应作胸壁预防性照射,但在孤立性腋窝复发时的胸壁照射没有意义。接受完整复发灶切除的病例,常规放射治疗 DT 50Gy 可获得 90% 的局部控制率。未经手术切除或手术不彻底的病例,需要 DT 60Gy 以上才能达到局部控制的目的。

5. 乳腺癌远处脏器转移　远处脏器转移在乳腺癌患者中非常常见,其中以肺、骨、肝及中枢神经系统居多。此时,放射治疗目的是姑息性的,主要是缓解症状、减轻患者痛苦、改善生活质量。对骨和脑转移者,放射治疗应是首选且有效地局部治疗方法。

6. 放射治疗不良反应及处理

(1) 皮肤反应:乳腺癌在放射治疗过程中皮肤都会出现不同程度的改变。绝大多数患者都会发生干性皮炎和色素沉着,这种变化不需要特殊治疗。嘱患者保持皮肤清洁、干燥,不要涂抹有刺激性的药物和穿比较硬的衣服,有瘙痒时避免搔抓,可涂些含有 SOD 的软膏。

湿性皮肤反应表现为水泡,水泡破裂后有渗出、表皮脱落后剩下真皮。此时要立即停止放射治疗,保持病变局部通风、干燥、避免感染,局部可涂软膏或皮肤保护剂等。一般 2 ~ 4 周可以治愈。

(2) 放射性肺炎和肺纤维化:放射性肺炎常发生在放射治疗中或放射治疗后 3 ~ 6 个月,发生率为 1% ~ 6%。临床表现有咳嗽、咳白痰和发热,严重者出现胸闷、气短,放射性肺炎可逐渐发展为肺纤维化。

如果胸壁采用切线照射、三维精确治疗计划精确计算及瘤床用电子线补量等措施,放射性肺炎的发生率明显下降。适形放射治疗能显著改善乳腺癌术后放射治疗剂量分布的均匀性,同时肺的受量降低了 10%。放射性肺炎的发生率与受照射的肺体积有关,CLD<2cm,放射性肺炎的发生率为 2%;CLD 2 ~ 3cm,放射性肺炎的发生率为 8%;CLD>3cm,放射性肺炎的发生率为 14%。所以,胸壁切线照射时应尽量地把 CLD 控制在 2cm 以内。即使出现受照射胸膜和肺野的纤维化,由于体积较小也不会给患者带来太多的不便。对既往有肺部慢性疾病的患者,这种并发症要给予足够重视。

(3) 乳房纤维化:放射治疗后常见的并发症是皮下纤维化和乳腺组织萎缩,从而对美容效果造成影响,照射的总剂量和分割剂量是影响其发生的主要因素。乳房的放射反应随总剂量的增加而增加,美容效果也随之下降,DT 50Gy 时有 85% 的患者可以保持良好的美容效果,剂量达到 DT 62Gy 时则下降为 20%;分割剂量超过 2Gy 时也会增加纤维化发生的可能性。

(4) 放射性心脏炎:心脏受到照射后可诱发心包炎、全心脏炎和冠状动脉疾患,特别是左侧乳腺癌内乳区用高能射线照射时可发生放射性心脏病,其发生率与是否并用阿霉素的化学治疗以及心脏受照射体积有关。

急性期表现为胸闷、气短、心率加快,偶尔听到心包摩擦音,继之出现心包积液,晚期可发生心包缩窄,治疗非常困难。

由于近年来内乳区采用电子线为主的照射,胸壁采用切线照射,心脏的损伤是完全可以避免的。

(5) 放射性臂丛损伤:臂丛神经损伤的发生率并不高,它是区域淋巴结放射治疗后可能发生的并发症。其发生率与放射治疗剂量、是否做了二次放射治疗以及是否并用化疗有关。放射治疗剂量在 DT 50Gy 以下而不合并化学治疗的发生率为 0.4%,并用化学治疗的发生率为 4%。如果放射治疗剂量增加到 DT 50Gy 以上而不合并化学治疗的发生率为 3%,

并用化学治疗时的发生率则可达 8%。

（6）上肢水肿：上肢水肿的发生率在 2%~37%。单纯手术或单纯放疗，其发生率均在 6% 左右。但是如果完整腋清扫以后行腋窝照射，发生率就会明显上升至 40%，所以应严格控制腋窝照射的适应证。

（四）放、化疗综合治疗

全身化学治疗对乳腺癌的亚临床转移灶更为有效，对全身病灶的控制起到了关键性的作用，但并不能降低局部复发率。而放射治疗能有效地控制局部复发和区域淋巴结的残存，预防由此而导致的继发性全身扩散，增加治愈的可能，两者并用及互补可提高治疗效果。两种治疗方法的并用方式有三种：先放疗后化疗、先化疗后放疗和化疗-放疗-化疗（先做 3 个周期化学治疗然后放射治疗，放射治疗结束后再行 3 个周期化学治疗）。

根据术后免疫组化结果选择化学治疗方案。方案中至少应包含蒽环类药物，部分情况可用蒽环类联合紫杉醇类药物治疗。

放射治疗与化学治疗并用时，要考虑到阿霉素的潜在性皮肤、软组织和心脏毒性，特别是既往有心脏病病史者要慎用。甲氨蝶呤等药物与放射治疗同时使用会增加放射性肺炎发生的危险，对肺功能差、有慢性肺部疾病的患者使用时应注意。

（五）内分泌、靶向治疗

内分泌治疗在乳腺癌的治疗中发挥了重要作用。对于雌激素受体（ER）或孕激素受体（PR）阳性的乳腺癌患者，不论其年龄、绝经状态、肿瘤大小或有无淋巴结转移，均应接受辅助性内分泌治疗。可达到缩小肿瘤、防止复发、延长生存期目的。对部分年龄大、受体阳性、绝经后的患者，单用内分泌治疗也可达到很好的疗效。

常用的内分泌一线治疗药物他莫昔芬，是雌二醇的类似物，其在体内和雌激素受体形成二聚体，从而竞争地抑制乳腺癌的雌激素受体，所以具有抗肿瘤和激素的双重作用。他莫昔芬需连续使用 5 年。

对于绝经后患者，内分泌治疗的方案有：芳香化酶抑制剂 5 年、他莫昔芬 2~3 年后改用芳香化酶抑制剂到 5 年，患者有芳香化酶抑制剂禁忌证或不能接受芳香化酶抑制剂可以服用他莫昔芬 5 年。

对于人表皮生长因子受体-2（Cerb-B2）阳性的患者，可使用曲妥珠单抗治疗。目前常用的检测人表皮生长因子受体-2（Cerb-B2）两种方法：免疫组化法（IHC）及荧光原位杂交法（FISH）。

十、预 防

目前乳腺癌病因不甚明确，所以乳腺癌的一级预防尚难以广泛、有效地开展。乳腺癌化学预防的研究对象重点集中在高危人群，包括改变饮食结构和内分泌药物治疗。家族性乳腺癌的健康亲属作为高危因素之一，同样受到人们的关注。他莫昔芬预防试验显示可以降低 45% 的乳腺癌发病率。另外，亚洲妇女的乳腺癌发病率远低于北美妇女，这与饮食习惯密切相关。适当节制脂肪和动物蛋白质摄入，增加黄豆及其制品的摄入，加上合理的锻炼，对预防乳腺癌有重要作用。近 20 年来，有效地开展乳腺癌普查工作，尤其对有乳腺癌家族史的高危妇女，可以发现大量无症状的乳腺癌，使其得到及时治疗，从而起到改善乳腺癌的预后和降低病死率的作用。

十一、预 后

影响乳腺癌预后的因素很多，肿瘤分期、病理类型等仍是目前对于乳腺癌最有效可行的预后评估手段。不同的辅助治疗在一定程度上对预后亦有影响。

1. 临床分期　肿瘤的分期对于肿瘤的评价、治疗以及决定治疗方案十分重要。分期愈晚，预后愈差。

2. 肿瘤病理类型　非浸润癌(原位癌)预后明显优于浸润型癌；浸润型癌中，特殊型浸润癌预后好于非特殊型浸润癌。

3. 乳腺癌分级　包括组织结构分级和细胞核分级，在大多病例中，两者可以同时进行。级别越高，预后越差。

4. 乳腺癌组织内脉管浸润　脉管浸润是肿瘤淋巴管和血管浸润的统称。有无浸润其5年生存率分别为51%和65%。

5. 雌、孕激素受体状况　雌激素受体(ER)、孕激素受体(PR)在评估乳腺癌预后方面是一个标准的指标。激素受体阳性的肿瘤分化较好，多呈双倍体，增生分数较低，发生内脏转移的几率低，对内分泌治疗敏感。ER和PR的表达与乳腺癌的发病年龄有关，绝经后患者的受体阳性率明显高于绝经前患者。

6. DNA 倍体情况　DNA倍体被广泛应用于乳腺癌预后的评估，肿瘤为二倍体DNA的患者预后优于异倍体为主的患者。二倍体为主的肿瘤多表现为恶性程度低、激素受体阳性、肿瘤分期较早、肿瘤体积小、淋巴结转移率低。

7. Her-2/neu 蛋白　目前认为在淋巴结有转移的乳腺癌患者中，Her-2/neu蛋白过度表达是预后不良指标。同时，Her-2/neu蛋白也是预测化疗疗效的因子。其扩增或过表达的患者对CMF方案不敏感，但是对含有阿霉素(doxorubicin)的化疗方案效果较好。

8. 乳腺癌术后辅助放化疗及内分泌治疗　乳腺癌术后根据病理结果，给予合理的放化疗及内分泌治疗可在一定程度上改善患者的生存率，特别是放射治疗对降低术后局部复发有重要作用。

总之，乳腺癌预后的影响因素是多方面，主要取决于肿瘤的生物学特性以及合理的治疗方案的实施。治疗时需要考虑多种预后指标，综合判断患者的预后。

近年来，早期乳腺癌保留乳房手术后，在选择性的患者中以"部分乳腺照射"来替代全乳放疗是近年来挑战传统放疗模式的重要趋势。所谓"部分乳腺照射"即通过三维适形放疗或近距离照射，对手术床和周边1～2cm边界的范围给予根治性放疗，而不再对全乳腺行常规的放疗。部分乳腺照射的理论依据是，80%以上的保乳治疗后的复发位于原瘤床区域，而瘤床外复发率仅为1%～6%，所以对于有选择的患者进行部分乳腺照射是可行的。同全乳照射相比，该方法可以降低正常组织的损伤，美容效果良好，缩短放疗时间，消除放射治疗与化疗的时间配合这一争议颇多的难题。

随着放射治疗技术的不断改进，特别是图像引导下三维适形或调强适形等精确放射治疗技术在乳腺癌治疗中的开展，将解决摆位误差、肿瘤运动、体型改变等影响放疗精确度的难题。目前图像引导放射治疗尚处于起步阶段，其硬件及图像质量还有待改进；临床疗效还需要进一步的研究结果。

（徐向英）

Summary

Today, the increasing use of mammography, especially in screening programs, results in many cancers being found at a preclinical stage. Prognosis is related to the invasiveness and histologic type of the associated tumor. Histologically, the nipple epithelium contains nests of carcinoma cells. Inflammatory breast cancer, or "dermal lymphatic carcinomatosis" of the breast, is characterized clinically by skin redness and warmth, a visible erysipeloid margin, and induration of the underlying breast. These features may be present at the time of primary diagnosis or as part of the clinical picture of recurrent breast cancer. Patients typically have signs of advanced cancer, including palpable axillary nodes, supraclavicular nodes, and/or distant metastases. The prognosis of inflammatory breast cancer is usually very poor. Systemic treatments for breast cancer patients include surgery, chemotherapy (neoadjuvant chemotherapy and adjuvant chemotherapy), endocrinotherapy, radiotherapy, immunotherapy, biotherapy and traditional Chinese medicine therapy. Preoperative (Neoadjuvant) chemotherapy has specific theoretic advantages over postoperative treatment.

第三节　食　管　癌

一、概　　述

　　食管癌是发生在食管上皮组织的恶性肿瘤,占全身所有恶性肿瘤的 2% ,是全球六大致死性肿瘤之一。国际癌症研究机构(IARC)全球癌症统计报告显示,2002 年食管癌发病人数为 462 000 人,是世界上最常见的八大恶性肿瘤之一;2002 年食管癌死亡人数为 386 000 人,是全球六大致死性肿瘤之一。食管癌手术切除 5 年生存率为 25% ~ 30% 。对于中晚期食管癌,放射治疗是非常重要的治疗方法,常规放射治疗 5 年生存率约为 10% 左右,随着三维适形和调强放疗技术的飞速发展,食管癌的 5 年生存率较前有了一定的提高,文献报道可达 20% ~ 30% 。

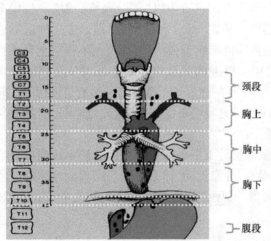

图 5-2-3-1　食管病变部位分段标准

(一) 食管解剖

　　食管是连接下咽与胃的空心管道,为一管状的肌性器官,上端起自环状软骨的下缘(咽的下口),相当于第 6 颈椎下缘,下端在第 11 胸椎水平处止于贲门。

　　食管有 3 个生理性狭窄,第一个狭窄位于食管入口处;第二个狭窄位于主动脉弓处;第三个狭窄位于膈肌入口处,即食管穿经膈的食管裂孔。

　　食管癌病变部位分段标准与食管镜检查的相应长度按 UICC 1987 年分段标准分为颈段、胸上段、胸中段、胸下段(图 5-2-3-1)。

　　颈段(长度约 5cm):自食管入口或环状软骨下缘起至胸骨柄上缘平面,距门齿约 18cm。

　　胸上段(长度约 6cm):从胸骨柄上缘平面至气管分叉平面,距门齿约 24cm。

　　胸中段:气管分叉至贲门口(食管贲门交界处)全长中点的上 1/2,距门齿 30 ~ 32cm。

胸下段:自气管分叉平面至食管胃交接部(贲门口)全长的下1/2,其中胸下段也包括食管腹段,距门齿40~45cm。

食管壁厚度为3~4mm,共有4层:黏膜层、黏膜下层、肌层与纤维层。

(二)食管的血供

食管的血液供应呈"多源性"特点,食管的颈、胸、腹各部分动脉均沿着食管长轴,在食管壁内、外相互构成吻合,相互交通,供血丰富。食管的供血分为四个区。

(1)食管颈部的动脉:主要来源于左右侧甲状腺下动脉,其次来源于左、右锁骨下动脉及其他分支。

(2)食管胸部上段的动脉:指气管分叉以上的食管,其血供主要来源于左、右支气管动脉及主动脉弓。

(3)食管胸部下段的动脉:指气管分叉以下的食管,主要有胸主动脉发出的食管动脉供血。

(4)食管腹部的动脉:供血动脉主要来自胃左动脉分支,其次为左膈下动脉分支。

食管的静脉系统有四层。辐射状排列的上皮层血管与黏膜下层表面的浅层静脉丛相交通,再与较下方的黏膜下的深的固有静脉交汇,上2/3发出分支汇入甲状腺下静脉和奇静脉系统,最终汇入上腔静脉。下段通过奇静脉和胃左分支引流入全身脉管,通过胃短静脉入脾静脉。腔静脉与门静脉系统通过黏膜下层的静脉相交通,门静脉血流受阻时,食道下段静脉易充盈曲张。

(三)食管的淋巴引流

颈段食管的淋巴输出管沿血管或喉返神经行程流入气管旁淋巴结及颈深淋巴结、锁骨上淋巴结。胸上段食管淋巴输出管向上下两方面行走,上行者占多数,注入颈段食管淋巴管所能到达的淋巴结,向下走行到达胸中段食管所引流的淋巴结,可侵犯食管旁、喉后、颈深和锁骨上淋巴结。胸中段食管淋巴输出管也是向上下走行,大半注入气管分叉下的淋巴结,而由此再流至支气管旁淋巴结,或食管与主动脉弓之间淋巴结,以及心包纵隔淋巴结。胸下段食道癌可侵犯心包旁及腹腔淋巴结,偶然可见向上转移至上纵隔或颈部锁骨上淋巴结,淋巴结呈现跳跃转移现象。这些淋巴结的输出管可穿过横膈到贲门旁淋巴结、胃左动脉旁淋巴结、胃小弯淋巴结、胃大弯淋巴结、脾门淋巴结、腹腔动脉淋巴结。

二、流 行 病 学

国际癌症研究机构统计,2002年世界食管癌男女年龄标化发病率分别为11.5/10万和4.7/10万,以中国为最高(男性为27.4/10万,女性为12.0/10万)。同年中国的男性食管癌死亡率居于世界之首,女性居于第三。我国太行山南段晋、冀、豫三省交界处为食管癌高发中心,最高的为山西阳城(111.5/10万),其次为扬中市(108.7/10万)、磁县(107.4/10万)、淮安市(98.2/10万)、盐亭县(91.3/10万)等,而世界标化率以河北省磁县为最高(132.7/10万)。

三、病因学与发病机制

食管癌的发病是多因素、多基因、多阶段的复杂发生发展过程,其中环境因素通过基因起主导作用。

（一）环境因素

1. 亚硝胺病因学说 我国学者发现亚硝胺经动物实验可诱发动物上消化道癌，为亚硝胺病因提供了直接证据。河南省林州市的粮食、食品、饮水、唾液中亚硝胺的含量均较高，与当地居民食管癌及食管上皮增生的患病率呈正相关。

2. 氮循环病因假说 徐致祥提出了氮循环病因假说。一个是中、低纬度半干旱、半湿润地区土壤包气带中的硝酸盐、亚硝酸盐；另一个是农肥、煤矿矿井水等工业污水中的各种胺、酰胺。这两类前体物通过饮用水及其他途径进入人体，合成亚硝胺，特别是亚硝酰胺，作用于基因达到一定剂量，导致食管癌。

3. 霉菌病因学说 张宝庚等用镰刀菌污染的菌粮诱发了大鼠前胃乳头状瘤。通过比较高发区和低发区粮食中污染的真菌，发现了高发区的圆弧青霉、互隔交链孢霉、串珠镰刀菌等均高于低发区。

4. 营养病因学说 研究发现膳食营养与食管癌呈密切相关性。食管癌低发区的膳食营养状况明显好于高发区。在河南林州进行的一项关于硒的随机、安慰剂对照试验表明，在 10 个月干预后，轻度食管鳞状发育异常的受试者，硒蛋氨酸确有一定的保护作用。

（二）HPV 与食管癌

人类乳头瘤病毒（HPV）是一种嗜上皮细胞的 DNA 肿瘤病毒，主要是 HPV16 和 HPV18 两个高危型，在食管癌组织中检出率可高达 80%。分子流行病学证实 HPV 具有放大癌基因 *C-myc* 和 *H-ras* 作用，并能使抑癌基因 *p*53 突变失活，提示 HPV 感染在食管癌的发生、发展中有重要意义。

（三）不良生活习惯

1. 吸烟饮酒 香烟的烟雾和焦油中含有多种致癌物，如苯并芘、多环芳烃、亚硝基化合物、环氧化物等，这些物质能直接作用于细胞蛋白质、核酸等成分，造成细胞损伤，引发癌变。饮酒被认为是西方国家食管癌发病的一个主要危险因素。

2. 饮食过烫 热烫饮食、快食、进餐不规律，喜食干硬粗糙食物等不良饮食习惯，是食管癌发病的重要危险因素之一。实验证实，70℃以上的烫食会对食管黏膜上皮细胞的增殖周期产生严重影响，并为细胞在有害代谢产物作用下产生癌变创造有利条件。

（四）社会经济状态

食管癌高发区多位于社会经济状态较差地区，食管癌发病的危险随居民收入水平的增加而下降。这可能与社会经济较低地区缺乏营养，维生素、新鲜水果、蔬菜补充不足，烟酒滥用，卫生医疗条件较差有关。

（五）遗传易感性

食管癌患者中有癌家族史的比例高于对照组，提示遗传因素是发病的一个重要危险因子。我国河南、山西、山东等省遗传流行病学调查，有阳性家族史者占 23.95% ~ 61.0%。

（六）基因

与肿瘤发生有关的遗传特性除了在细胞水平上表现为染色体异常外，在分子水平上主要表现为癌基因的激活、表达和抑癌基因的丢失或失活。例如表皮生长因子受体（EGFR）与原癌基因（*C-myc*）的过表达和扩增，可能与食管癌的发生密切相关。在抗癌基因中，*rb*、*p*53 突变或杂合性缺失，影响其本身在细胞正常生长、发育、分化中的功能，导致细胞癌变。

四、病 理 学

（一）组织学分型

我国约95%为鳞状细胞癌。少数为腺癌,来自Barrett食管或食管异位胃黏膜的柱状上皮。另有少数为恶性程度高的未分化癌。

（二）中晚期食管癌的大体形态

1. 髓质型（56%~61%） 癌组织主要向管壁内扩展,肿瘤呈大小不一的卵圆形隆起,边缘多不外翻而呈坡形,表面常有深浅不一的溃疡。食管壁增厚,瘤体多累及食管周径大部或食管全周。

2. 蕈伞型（12.1%~17%） 瘤体呈扁平卵圆形肿块,向食管腔内呈蘑菇片样隆起,边缘外翻,与正常食管黏膜界限清楚。大多数瘤体仅占食管周径的一部分或大部分,很少累及食管全周。

3. 溃疡型（11%~12.6%） 瘤组织常仅累及食管壁的一部分。瘤块处呈深陷而边缘多平整的大小形状不一的溃疡,边缘微隆起。溃疡底面凹凸不平,常有污褐色坏死组织或渗出物覆盖。溃疡深达肌层,甚至达食管周围组织。癌灶切面癌块较薄,溃疡边缘有悬空状,有的略微隆起。

4. 缩窄型（5.5%~8.5%） 瘤块不明显,主要在食管黏膜面呈环形狭窄,病变大小一般3~5cm,常累及食管周径,瘤组织与周围食管黏膜无明显分界,病变上段食管扩张明显。

5. 腔内型（3.3%） 肿瘤突向食管腔内呈圆形或卵圆形隆起,呈带蒂的息肉状向食管腔突出,表面常有糜烂和浅溃疡。

（三）扩散和转移方式

1. 直接浸润

（1）细胞浸润食管黏膜下层淋巴管后,可沿食管固有膜及黏膜下层淋巴管浸润播散。食管壁内扩散食管癌旁上皮的底层细胞癌变或成原位癌,是癌瘤的表面扩散方式之一。癌细胞沿食管黏膜下播散并非连续性,在黏膜下形成的癌灶可以是跳跃式的。

（2）肿瘤累及食管全层后,常与食管周围组织或器官粘连并浸润相邻的器官。可侵入喉部、气管及颈部软组织,甚至侵入支气管,形成支气管-食管瘘;也可侵入胸导管、奇静脉、肺门及肺组织,部分可侵入主动脉而形成食管-主动脉瘘,引起大出血而致死。下段食管癌常可累及贲门及心包。

2. 淋巴转移 食管癌淋巴转移比较常见,约占病例的2/3。中段食管癌常转移至食管旁或肺门淋巴结,也可转移至颈部、贲门周围及胃左动脉旁淋巴结。下段食管癌常可转移至食管旁、贲门旁、胃左动脉旁及腹腔等淋巴结,偶可至上纵隔及颈部淋巴结。

3. 血行转移 多见于晚期患者。最常见转移至肝组织(约占1/4)和肺组织(约占1/5),其次为骨、肾、肾上腺、胸膜等。可同时有两个或两个以上部位转移。

五、临 床 表 现

（一）早期症状

症状轻微,主要为胸骨后不适、烧灼感或疼痛。上述症状可反复出现,时轻时重。下段食管癌还可引起剑突下或上腹部不适、呃逆、嗳气。

(二) 中期症状

1. 吞咽困难 进行性吞咽困难是典型临床表现。由于食管壁具有良好的弹性和扩张能力,出现明显吞咽困难时,肿瘤常已侵犯食管周径 2/3 以上,常伴有食管周围组织浸润和淋巴结转移。

2. 梗阻 病情逐渐加重即可出现梗阻。由于食管癌的浸润和炎症反射性地引起食管腺和唾液腺分泌增加,严重者常伴有反流、持续吐黏液,有时引起呛咳,甚至造成吸入性肺炎。

3. 胸背部疼痛 当肿瘤外侵时,引起食管周围炎、纵隔炎,或食管深层癌性溃疡,导致胸骨后或胸背部肩胛骨区持续性钝痛。

4. 出血 患者有时可因呕血或黑便就诊。若肿瘤浸润大血管特别是胸主动脉可造成致命性大出血。对于穿透性溃疡,尤其是 CT 检查肿瘤累及胸主动脉者,应注意有大出血可能。

5. 体重减轻 因进食困难,食量减少、发热、疼痛、肿瘤的消耗,致使患者的营养状况变差,出现脱水、营养不良、消瘦等。

(三) 晚期症状

多属食管癌的并发症及压迫症状。

1. 呼吸系统症状 肿瘤或肿大淋巴结压迫气管引起咳嗽、呼吸困难。当癌组织穿透气管而发生气管食管瘘时,可出现进食呛咳、发热和咳脓臭痰等症状。

2. 神经受累症状 在食管与气管之间两侧形成的沟内有喉返神经通过,肿瘤侵犯或肿大淋巴结压迫喉返神经时,可出现声音嘶哑、饮水呛咳等症状。另外,如膈神经受侵导致膈神经麻痹,可发生呼吸困难及膈肌反常运动。

3. 全身广泛转移引起的相应症状 肝转移者则出现肝区隐痛不适、肝大、食欲缺乏、黄疸。腹腔转移可出现腹部包块、疼痛、腹水。骨转移出现持续性疼痛,且日渐加重。

4. 恶病质、脱水、衰竭 由于食管梗阻致滴水不入,同时常伴脱水、电解质紊乱,表现为极度消瘦和衰竭。

六、影像学与相关检查

(一) X 线钡餐检查

是诊断食管及贲门部肿瘤的重要手段之一,不但可确定病灶部位、长度及梗阻程度,还需判断食管病灶有无外侵及外侵范围。结合细胞学和食管内镜检查,可以提高食道癌诊断的准确性。

1. 早期食管癌

(1) 扁平型:扁平无蒂沿食管壁浸润,食管壁局限性僵硬,食管黏膜呈小颗粒状改变或紊乱的网状结构。

(2) 隆起型:斑块状或乳头状隆起,中央可有溃疡形成。

(3) 凹陷型:呈凹陷改变,内有颗粒状结节呈地图样改变,边缘清楚。

2. 中晚期食管癌

(1) 髓质型:病变显示为不规则的充盈缺损,有不同程度的管腔狭窄,病变的上、下缘与正常食管交界处呈斜坡状,病变区黏膜消失或破坏,常有大小不等的龛影,钡剂通过梗阻,病变上部食管多有较明显的扩张 (图 5-2-3-2)。

（2）蕈伞型：钡餐显示有明显的充盈缺损，其上下缘呈弧形，边缘锐利，与正常食管分界清楚，可有浅表溃疡，病变区黏膜破坏、紊乱，伴明显软组织阴影者少见。钡流部分受阻，上部食管有轻度至中度扩张（图 5-2-3-3）。

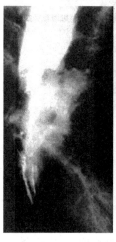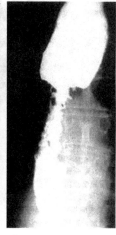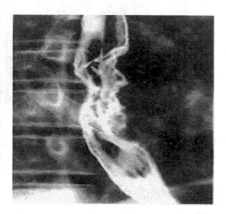

图 5-2-3-2 食管癌髓质型
钡餐见食管下段有明显向心性充盈缺损，有多数龛影及不规则窦道，周围有软组织包块，并包围气管、支气管，与正常管壁分界尚清

图 5-2-3-3 食管癌蕈伞型
钡餐示食管中下段左前壁大块充盈缺损，呈蝶形，边界尚清。然缺损内部大量结节状、息肉状增生。并有多数刺状龛影

（3）溃疡型：X 线片显示大小和形状明显不同的龛影，在切线位可见龛影深入食管壁内，甚至突出于管腔轮廓之外。溃疡边缘隆凸者，X 线片显示"半月征"。钡剂通过无明显阻塞，或管腔仅呈轻度狭窄，上部食管亦多无扩张（图 5-2-3-4）。

（4）缩窄型：癌变组织明显狭窄与梗阻，几乎累及食管壁的全周，局部食管常缩短。病变上段扩张明显（图 5-2-3-5）。

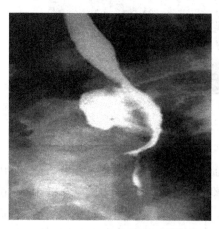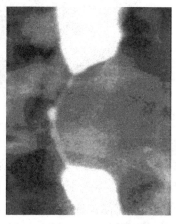

图 5-2-3-4 食管癌溃疡型
钡餐示食管中段右前壁弧形充盈缺损。其内有大龛影突向管腔外。外形扁平。龛影基底部有半圆透亮带

图 5-2-3-5 食管癌缩窄型
钡餐见食管中段管腔突然狭窄如线，狭窄段基本保持居中，边缘光滑，周围有软组织肿块

（5）腔内型：病变部位食道边缘有缺损，钡剂分布呈不规则斑片状。少数病例有龛影。虽然多数病例肿块巨大，但管腔梗阻并不严重，上部食道扩张不明显（图 5-2-3-6）。

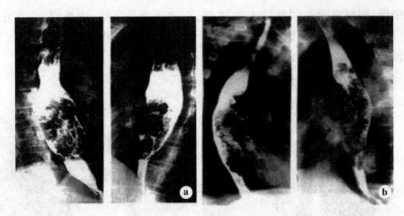

图 5-2-3-6 食管癌腔内型

a、b 不同病例,食管中下段皆显示食管腔内不规整充盈缺损,一侧或两侧管壁基本保持完整,肿块将管腔撑大,
其内有结节状增生,不规则裂隙,食管轻度受阻

(二) 计算机断层扫描(CT)

CT(特别是螺旋 CT)是最常被用于食管癌诊断和分期的检测手段。正常食管壁厚度 3.0mm,如超过 5.0mm,则提示局部有病变。通过静脉和口服造影剂更能够清晰显示食管与邻近纵隔器官、脉管组织的关系。CTVE(CT 仿真内镜)技术还可以较为清晰地显示出食管黏膜面的改变,有利于早期食管癌的检出(图 5-2-3-7)。

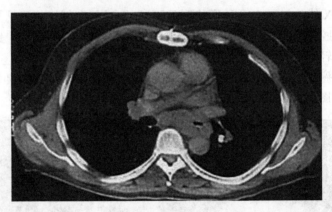

图 5-2-3-7 食管癌 CT 表现

(三) 食管脱落细胞学检查

检查者吞下双腔管带网气囊,当气囊通过病变后将空气注入气囊,逐步拉出气囊并使其表面细网与病变摩擦,直到距门齿 15cm 刻度时抽尽空气取出网囊,去除网囊前端的黏液后将网囊表面的擦取物涂片并行巴氏染色。是普查时发现及诊断早期食管癌、贲门癌的重要方法,其诊断阳性率可达 90% 以上。但对食管癌有出血及出血倾向、伴有食管静脉曲张或食管狭窄有梗阻者应禁忌做食管拉网细胞学检查。

(四) 食管镜检查

纤维食管镜已广泛应用于食管癌的诊断。可以直接观察肿瘤大小、形态和部位,为临床医生提供治疗的依据,也可同时在病变部位作活检或镜刷检查。食管镜检查与脱落细胞学检查相结合,是食管癌理想的诊断方法。

（五）内镜超声（EUS）

超声内镜将微型高频超声探头安置在内镜前端,其优点是能以超声检测到食管壁的5层,食管层面的确定是通过不同层面产生的回声不同,黏膜上层是高回声,深肌层和黏膜肌层是低回声,黏膜下层和肌层的界面是高回声,肌层减少了黏膜下层低回声和外膜高回声的界面。正常食管壁层低回声中断提示食管病变(图5-2-3-8,见彩图)。

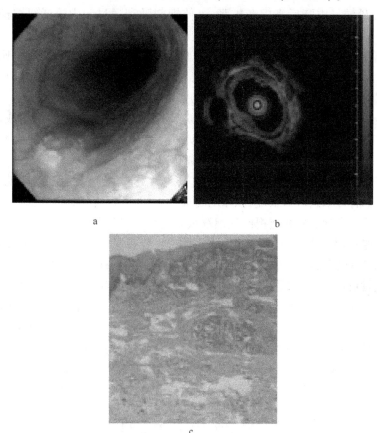

图5-2-3-8　a. 普通内镜见黏膜片状充血;b. 超声小探头显示黏膜层、黏膜下层;
c. 病理显示黏膜下层癌增厚、融合,3层分界不清

（六）MRI 和 PET

随着影像技术及分子影像技术的发展,MRI 和 PET 越来越多的应用到食管癌患者的检查及诊断中,尤其是对 T 分期和 N 分期显得更为重要,还可通过全身检查来判断全身转移情况,对精确临床分期显得更为重要,已逐渐应用到食管癌的精确放疗中。

七、诊断与鉴别诊断

（一）诊断

根据典型的病史,食管钡餐造影及食管镜检,经过细胞学和病理检查,食管癌诊断并不困难。

（二）鉴别诊断

1. 食管静脉曲张　患者常有门脉高压症的其他体征,X线检查可见食管下段黏膜皱襞增粗,迂曲,或呈串珠样充盈缺损。严重的静脉曲张在透视下见食管蠕动减弱,钡剂通过缓慢。但管壁仍柔软,伸缩性也存在,无局部狭窄或阻塞,食管镜检查可进一步鉴别。

2. 贲门痉挛 也称贲门失弛缓症,由于迷走神经与食管壁内神经丛退行性病变,或对胃泌素过分敏感,引起食管蠕动减弱与食管下端括约肌失弛缓,食物不能正常通过贲门,一般病程较长,用解痉药常能使症状缓解。X 线检查食管下段呈光滑鸟嘴状或漏斗状狭窄,边缘光滑,吸入亚硝酸异戊酯后贲门渐扩张,可使钡剂顺利通过。内镜活组织检查无癌肿证据可鉴别。

3. 食管结核 比较少见,一般为继发性,如为增殖性病变或形成结核瘤,则可导致不同程度的阻塞感、吞咽困难或疼痛。病程进展慢,青壮年患者较多,常有结核病史,OT 试验阳性,有结核中毒症状,内镜活检有助于鉴别。

4. 食管炎 食管裂孔疝并发反流性食管炎,有类似早期食管癌的刺痛或灼痛,X 线检查黏膜纹理粗乱,食管下段管腔轻度狭窄,有钡剂潴留现象,部分病例可见黏膜龛影。对不易肯定的病例,应进行食管细胞学或食管镜检查。

5. 食管憩室 可以发生在食管的任何部位,较常见的为牵引性憩室,初期多无症状,后可表现不同程度的吞咽困难及反流,饮水时可闻"含漱"声响,有胸闷或胸骨后灼痛、胃灼热或进食后异物感等症状。X 线透视或气钡双重对比检查可显示憩室。

6. 食管良性狭窄 多有吞酸、碱化学灼伤史,X 线可见食管狭窄,黏膜皱褶消失,管壁僵硬,狭窄与正常食管段逐渐过渡。临床上要警惕在长期炎症基础上发生癌变的可能。

7. 食管良性肿瘤 一般病程较长,进展慢,症状轻。多为食管平滑肌瘤,典型病例吞咽困难症状轻,进展慢,X 线和食管镜检查见表面黏膜光滑的隆起肿物,表面黏膜展平呈"涂抹征",但无溃疡。

8. 食管外压改变 是指食管邻近器官的异常所致的压迫和吞咽障碍。某些疾病如肺癌纵隔淋巴结转移、纵隔肿瘤、纵隔淋巴结炎症等可压迫食管造成部分或严重管腔狭窄,产生严重吞咽困难症状,有时可误诊为食管癌。食管钡餐造影常可排除食管本身疾病。

八、临 床 分 期

(一) 食管癌 AJCC 分期(2010 年第七版)

1. T 分期

T_x:不能明确的原发癌,如拉网等细胞学检查发现瘤细胞,但未能发现瘤体。

T_0:无原发瘤证据。

T_{is}:原位癌,也即所谓的高度不典型增生。指局限在上皮层内、未侵出基底膜的肿瘤。有人不严格地将高度不典型增生归为 T_{is}。但要注意,在食管腺体内的原位癌,可能随腺体超过了食管上皮的基底膜,但其并未超出腺管的基底膜。

T_1:肿瘤侵出上皮层,如侵犯固有膜、黏膜肌层或黏膜下层。

T_2:肿瘤侵犯肌层(muscularis propria),未达食管外膜。

T_3:肿瘤侵及食管外膜(the adventitia)。

T_4:肿瘤侵犯食管周边组织。

T_{4a}:肿瘤侵犯胸膜、心包或膈肌,但可手术切除。

T_{4b}:肿瘤因侵犯气管、主动脉、肌肉或其他重要脏器而不能手术切除。

2. N 分期

N_0:无邻近淋巴结转移。

N_1:邻近淋巴结组有 1 或 2 枚淋巴结转移。

N_2:邻近淋巴结组有 3~6 枚淋巴结转移。

N_3:邻近淋巴结组有超过 7 枚淋巴结转移。

3. M 分期

M_0:肿瘤无远处脏器和淋巴结转移。

M_1:肿瘤已转移至远处淋巴结和(或)其他脏器。

4. G 分期

G 指肿瘤的病理分化程度分期,在 AJCC 肿瘤分期的第六版为可选指标,但第七版将其接纳为 S 分期中的一项。

G_X:组织学不能分级(在 S 分期中同 G_1)。

G_1:细胞分化好的高分化癌。

G_2:细胞中等分化的中分化癌。

G_3:细胞分化差的低分化癌。

G_4:未分化癌(按 G_3 鳞癌行 S 分期)。

有时 G_3、G_4 可能混存,可登记为 $G_{3~4}$。

5. 肿瘤部位

早期鳞癌的 S 分期考虑到了肿瘤在食管上的部位,按肿瘤的上缘分为上段、中段和下段。

6. S 分期

S 分期是归纳了 T、N、M 等多组分期而成,第七版将食管鳞癌和腺癌分开分期。

(二) 食管鳞癌

其分期包括了 T、N、M、G 分期和肿瘤的部位。

0 期:T_{is},N_0,M_0,G_X 或 G_1,任何部位。为食管癌的最早期,等同于原位癌,肿瘤仅限于上皮层,无任何转移或播散。

I A 期:T_1,N_0,M_0,G_X 或 G_1,任何部位。等同于 T_1 期肿瘤。肿瘤局限在黏膜层、黏膜下层。

I B 期:T_1,N_0,M_0,G_2 或 G_3,任何部位。符合以下两点之一或全部。

肿瘤虽位于食管的最内两层(黏膜层、黏膜下层),但肿瘤细胞分化较差。

T_2 或 T_3,N_0,M_0,G_X 或 G_1,位于下段。肿瘤侵犯食管肌层(T_2)甚至外膜(T_3),但肿瘤位于食管下段且细胞分化较好。

II A 期:T_2 或 T_3,N_0,M_0,位于食管上或中段的 G_X 或 G_1,或位于食管下段的 G_2 或 G_3。

II B 期:T_2 或 T_3(肿瘤位于食管的最外两层之一),N_0,M_0,G_2 或 G_3(肿瘤细胞分化差),瘤体位于食管上或中段;或,T_1 或 T_2(位于食管的内两层),N_1(淋巴结转移 1~2 枚),M_0,任何 G,任何部位。

III A 期:T_1 或 T_2(肿瘤位于食管内层),N_2(3~6 枚邻近淋巴结转移),M_0,任何 G;或,T_3(位于食管壁的外层),N_1(1~2 枚邻近淋巴结转移),M_0,任何 G;或,T_{4a}(肿瘤侵犯食管周边可切除的组织),N_0,M_0,任何 G。

III B 期:T_3(位于食管壁的外层结构),N_2(3~6 枚邻近淋巴结转移),M_0,任何 G,任何部位。

ⅢC期:T_{4a}(侵犯食管邻近组织,但可手术切除),N_1或N_2(6枚或以下邻近淋巴结转移),M_0,任何G,任何部位;或,T_{4b}(侵犯周边组织不能手术切除),任何N,M_0,任何G,任何部位;或,任何T,N_3(7枚或更多邻近淋巴结转移),M_0,任何G,任何部位。

Ⅳ期:任何T,任何N,M_1,任何G,任何部位。

(三) 食管腺癌

腺癌分期包括在内的指标有T、N、M、G分期。

0期:T_{is},N_0,M_0,G_X或G_1;等同原位癌或高度不典型增生,肿瘤局限于食管壁的表层。

ⅠA期:T_1,N_0,M_0,G_X、G_1或G_2;等同于T_1期,肿瘤仅位于食管壁的最内两层之一。

ⅠB期:T_1(肿瘤仅位于食管壁的最内两层之一),N_0,M_0,G_3(瘤细胞分化差);或,T_2(肿瘤位于食管壁的外层),N_0,M_0,G_X、G_1或G_2

ⅡA期:T_2(肿瘤位于食管外层),N_0,M_0,G_3(细胞分化差)。

ⅡB期:T_3(肿瘤位于食管外层,但未超出),N_0,M_0,任何G;或,T_1或T_2(肿瘤位于食管内层固有肌层),N_1(1~2邻近淋巴结转移),M_0,任何G

ⅢA期:T_1或T_2(肿瘤位于食管内层),N_2(3~6枚邻近淋巴结转移),M_0,任何G;或,T_3(位于食管壁的外层),N_1(1~2枚邻近淋巴结转移),M_0,任何G;或,T_{4a}(肿瘤侵犯食管周边可切除的组织),N_0,M_0,任何G。

ⅢB期:T_3(位于食管壁的外层),N_2(3~6枚淋巴结转移),M_0,任何G。

ⅢC期:T_{4a}(肿瘤侵犯邻近组织),N_1或N_2(6枚或以下淋巴结转移),M_0,任何G;或,T_{4b}(肿瘤侵犯邻近组织,且不能手术切除),任何N,M_0,任何G;或,任何T,N_3(7枚或以上邻近淋巴结转移),M_0,任何G。

Ⅳ期:任何T,任何N,M_1,任何G。

九、治　疗

食管癌的治疗首先是根据病变部位、肿瘤外侵情况和分期而定。对于颈段、胸上段癌首选放疗,中段食管癌根据患者情况选择手术或放疗,而胸下段食管癌首选手术治疗。

(一) 早期食管癌的治疗

早期食管癌是指癌组织局限于食管黏膜下层以内,未累及固有肌层,包括黏膜内癌和黏膜下癌。外科手术仍是早期食管癌的主要治疗措施。近年来,随着内镜技术的发展,内镜下黏膜切除术(endoscopic mucosal resection,EMR)、黏膜剥离术(endoscopic submu-cosal dissection,ESD)已成为早期食管癌治疗的重要手段。

内镜下黏膜切除术(Endoscopic mucosal resection,EMR)又称"大黏膜剥脱活检术",即在内镜下将病变黏膜剥离,并用高频电流完整切除。内镜下黏膜剥离术(ESD)治疗的最大特点是能控制病灶切除的范围和大小,即使是累及黏膜下层的部分溃疡病灶也能切除。目前对ESD治疗指征仍有争议,只要病变无固有肌层浸润、无淋巴和血行转移,不论病变位置及大小,可考虑是ESD切除适应证。

(二) 食管癌手术治疗

1. 适应证　手术治疗仍为食管癌主要和首选的治疗方案,若全身情况良好,有较好的心肺功能储备,无明显远处转移征象者,可考虑手术治疗。

2. 手术禁忌证　食管癌的手术禁忌证包括:①全身情况差,已呈恶病质。或有严重心、肺或肝、肾功能不全者。②病变侵犯范围大,已有明显外侵及穿孔征象,例如侵犯主动脉、气管、心脏或大血管,或已出现声音嘶哑或已有食管气管瘘者。③有远处转移者。

在国内,目前主要的手术入路仍是左胸后外侧口,并行胸内胃食管吻合。食管切除的范围应在肿瘤边缘的上端和下端各5cm以上。切除的广度应包括肿瘤周围的纤维组织及所有淋巴结的清除(特别注意颈部、胸顶上纵隔、食管气管旁和隆突周围、腹内胃小弯、胃左动脉及腹主动脉周围等处)。食管癌切除术后,食管重建器官,以胃代食管最为简单,并发症少,死亡率低,食管上段或中段癌一般应吻合在颈部,而食管下段癌吻合多在主动脉弓上。由于某种原因胃不能使用者,才使用结肠或空肠。

食管癌术后并发症主要有吻合口瘘、吻合口狭窄、支气管肺炎、肺不张、功能性胃排空障碍、乳糜胸、严重腹泻、反流性食管炎等,术后需严密观察,积极处理。

3. 微创手术　食管癌微创手术最早见于1993年Collard的报道。以胸腔镜食管切除、开腹游离胃、食管胃颈部吻合较为常用,其与开胸手术的比较结果见表5-2-3-1。

表5-2-3-1　微创食管切除与传统开胸指标比较

手术方式	平均手术失血量/ml	平均住院时间/d	平均住ICU时间/d	总体并发症发生率/%	总体肺部并发症发生率/%	平均淋巴结清扫数量/枚
微创手术	312	14.9	4.5	43.8	15.1	23.8
开创手术	577	19.6	7.6	60.4	22.9	20.2

(三)食管癌放射治疗

食管癌就诊时多数为中晚期病变,临床中能进行根治性手术治疗的患者仅占全部患者的1/4。而放射治疗是目前食管癌主要的、有效的治疗手段之一。

1. 适应证和禁忌证

(1)根治性放疗适应证:一般情况好(KPS>70分),病变比较短,梗阻不明显,可进半流质饮食或普食,无锁骨上淋巴结及腹腔淋巴结转移,无明显的外侵(无明显胸背疼痛,无穿孔前X线征象),无严重的并发症。

(2)姑息性放疗适应证:姑息性放疗的目的是改善症状、减少痛苦、延长生命,而且可使少数患者治愈。在治疗中患者情况逐渐改善,病灶缩小,应及时调整放疗计划,尽可能给予足够剂量。而原计划为根治性放疗者,在治疗中如出现远处转移、穿孔或一般情况恶化时,应改为姑息放疗。

(3)放疗禁忌证:恶病质、全身广泛转移、食管气管瘘、食管完全梗阻、主要脏器功能严重障碍者、近期食管有大出血者。

2. 常规放射治疗

(1)X线模拟定位:X线模拟定位机是食管癌放射治疗过程中确定照射位置和照射范围的重要组成部分,模拟机下钡剂显示病变,可很好地显示病变部位、黏膜改变、食管动力学改变及癌瘤长度,已成为食管癌定位常用的、方便的方法。

(2)照射方法。

1)前后二野垂直照射法(图5-2-3-9):其优点是准确可靠,但脊髓受量与食管剂量相同,主要用于术前放疗或姑息放疗,而不作根治性放疗用,因为高剂量照射发生放射性脊髓炎的可能性较大。

2)三野照射(图5-2-3-10):即前一垂直野,后背两斜野照射。斜野角度>50°时,脊髓处于50%~55%剂量曲线范围内,在根治剂量60~70Gy放疗时,脊髓剂量在其耐受量45Gy

以下,肺组织受量和被照射的体积均在允许范围内。该布野方式目前被认为是常规照射中较为合理的,广泛应用于胸中下段食管癌的放射治疗。

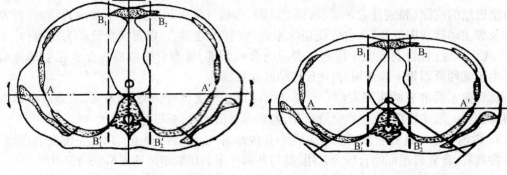

图 5-2-3-9　前后二野垂直照射法

图 5-2-3-10　前垂直两后斜野照射法

食管癌三野布野原则的应用

剂量安全线 AA'保护脊髓,剂量安全线 $B_1B'_1$、$B_2B'_2$ 保护双侧肺

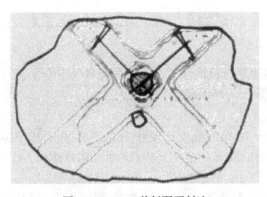

图 5-2-3-11　二前斜野照射法

3) 二前斜野(图 5-2-3-11):主要用于颈段和胸腔入口水平的食管癌。左右两个斜野,其夹角为 100°~120°,应用 15°或 30°楔形板,厚端向头、尖端向足,以补偿因身体轮廓上高下低而导致的剂量不均匀,使照射野上下剂量均匀,该法使脊髓量控制在 60% 等剂量曲线之内,不超过其耐受剂量 45Gy。照射野的设置均应通过模拟定位机定位和治疗计划系统计算,以保证肿瘤得到高剂量照射,而脊髓等周围重要器官所受剂量在耐受范围内。

(3) 常规放疗临床疗效:食管癌常规放疗 5 年生存率约在 10% 左右(表 5-2-3-2)。

表 5-2-3-2　食管癌常规放疗 5 年生存率

作者	时间	例数	5 年生存率/%	作者	时间	例数	5 年生存率/%
Earlam	1980	8489	6.0	河北省肿瘤医院	1988	2722	10.7
上海医科大学附属肿瘤医院	1978	1034	15.3	山东省肿瘤医院	1989	840	15.5
中国医学科学院肿瘤医院	1980	3798	8.4	安阳市肿瘤医院	1995	1853	5.9
国内 11 所医院	1987	2269	10.0				

3. 三维适形放疗和调强放疗　食管癌常规模拟定位是在 X 线透视下进行,主要观察患者吞钡后食管病变局部充盈和钡剂通过情况,受条件、技术限制往往很难正确判断食管病灶外侵程度及纵隔内淋巴结转移范围和部位,导致部分患者肿瘤病灶遗漏在照射野之外,成为食管癌放射治疗后局部未控或复发的原因之一。三维适形放疗和调强放疗是放射治

疗领域的重要发展方向,从物理学角度较常规模拟放射治疗优化了靶区剂量分布。由于诊断技术的发展,放疗医师在制定治疗计划前,就可较为准确地掌握患者的肿瘤情况,包括肿瘤大小、淋巴结是否转移和转移部位等,达到精确放疗的目的。应采用三维治疗计划系统对肿瘤靶体积给予处方剂量,能保证肿瘤靶体积和正常组织均达到较为理想的剂量分布。临床疗效较常规放疗相比,生存率有了明显提高,可达20%~30%。

(1) 大体肿瘤体积(gross tumor volume,GTV):以影像学(如食管造影片)和内镜[食管镜和(或)腔内超声]或PET-CT可见的肿瘤长度。

正常食管壁在CT层面上厚度不大于3mm,当食管壁厚度>5mm时则被认为异常,研究显示,CT有良好的密度分辨率,能显示食管癌外侵,但确定肿瘤的长度并不理想。在确定食管癌病变长度上,食管造影和食管镜存在明显优势。

判断纵隔淋巴结有无转移,主要根据所发现的淋巴结大小进行推断,多以胸部淋巴结直径≥10mm为异常。由于CT很难区分增大的淋巴结是由于肿瘤所致还是炎症或反应性增生所致,仍需结合MRI、PET检查等手段,CT扫描诊断食管癌N分期与手术标本的病理结果相比,准确率为40%~86%,敏感性为15%~77%,特异性为79%~97%。PET显像是一种先进的核医学影像诊断技术,主要依赖于机体组织代谢显像,在肿瘤组织定性、治疗疗效评估等方面具有其他影像诊断技术无法比拟的独特优势。

(2) 临床靶体积(clinical target volume,CTV):目前食管癌的亚临床病灶除通过手术病理标本检查外,其余手段如食管造影、内镜甚至PET等均不能有效检测出其范围所在,使放射治疗科医师对CTV的外放也带有一定程度的盲目性,缺乏统一,不同研究报道范围差异较大。为了促进食管癌靶区勾画的规范化,国内外学者做了大量的病理学和临床研究工作。目前国内学者普遍接受的是,食管癌放疗时CTV在GTV范围纵向上下外扩2.0~3.0cm,在轴向方向外扩0.5cm范围,并根据解剖屏障做适当调整。

(3) 计划靶体积(planning target volume,PTV):PTV外扩范围包括CTV本身、呼吸运动、器官运动和摆位误差等。大部分文献报道在0.5~1.0cm之间;但因考虑到后方及颈段、胸上段移动较小可外扩0.3~0.5cm范围。

(四) 食管癌腔内放疗

研究发现利用腔内照射随肿瘤深度的增加剂量迅速下降的特点,结合外照射,对晚期和复发食管癌有一定姑息治疗作用,对早期表浅型食管癌也有较好的疗效。日本Hishikawa对35例食管癌尸检资料表明,外照射合并腔内放疗,局部复发率为44%,而单一外照射为93%~100%。晚期食管癌患者先行腔内照射后再行外照射治疗,患者的吞咽困难有明显改善。腔内放疗受其剂量学特点的限制,不能作为单一手段治疗食管癌。

(五) 食管癌化学治疗

已被证实对食管癌有效的化疗药不多。在临床报道过的20多种化疗药物中,有效率较高的包括以下药物,其中5-FU为41.7%、顺铂为31.7%、甲氨蝶呤为35%、丝裂霉素为26%、长春地辛为22%、洛铂为17%~21%、长春瑞滨为25%。顺铂与氟尿嘧啶联合方案疗效可靠,治疗鳞癌的有效率为42%~62%,治疗腺癌的有效率为27%~48%,方案简便易行。近10年来奈达铂(NED)、紫杉醇(PTX)、希罗达(Xeloda)、双氟胞苷(GEM)和依立替康(CPT-11)等药物显示出较高活力。NCCN推荐术前化疗采用5-FU/DDP和紫杉醇为主的方案,术后化疗采用紫杉醇为主的方案。与腺癌相比,鳞癌对化疗,放疗或放化疗更为敏感,然而两种病理类型在远期预后方面并没有太大区别。紫杉醇联合5-FU和DDP被认为是一个对鳞癌和腺癌都有效的方案。另外,联合伊立替康(CPT-11)和 DDP 认为也对部分食管鳞癌有效。

(六)食管癌综合治疗

1. 新辅助治疗 目前临床应用的新辅助治疗方式包括新辅助化疗,术前放疗,新辅助放化疗三种。一般而言,这些治疗方式适用于局部晚期肿瘤,即 $T_{3\sim4}N_{0\sim1}M_0$ 期病变。

(1)新辅助化疗:近年来食管癌术前新辅助化疗颇受人们关注,一般认为,术前化疗可以达到提高切除率、降低分期和减少局部复发的目的,但能否减少远处转移和提高长期生存率目前尚存在不同观点。2002 年英国医学研究理事会报道了一项多中心随机对照研究结果,表明术前化疗在改善生存方面优于单纯手术。但是,1998 年美国 0113 协作组报告了包括 440 例食管癌患者的临床研究,术前行 3 周期 DDP 和 5-FU 化疗组与单纯手术组 2 年生存率无显著性差异。2002 年 Urschel 等报道一项 Meta 分析的结果,比较新辅助化疗加手术与单纯手术,共分析 9 项随机对照试验包括 1116 例患者,未证明两者在生存方面有差异。既往新辅助化疗方案仍以 DDP+5-FU 为基础。由于紫杉醇有较高的客观反应率,2006 年美国国家综合癌症网络(National Comprehensive Cancer Network,NCCN)临床指引开始推荐 5-FU、DDP 和紫杉类为基础的化疗进行食管癌新辅助化疗。

(2)术前放疗:术前放疗目的在于,①降低术后病理淋巴结转移率和缩小肿瘤及明显降期作用;②降低局部和区域复发率及明显提高长期生存;③提高手术切除率,不增加手术后并发症。汪楣等报道该院 418 例食管中段癌,随机分为术前放疗加手术(R+S)组 195 例,单纯手术(S)组 223 例,术前放疗采用前后两野对穿照射,包括全纵隔及胃左血管淋巴引流区,4 周给予 40Gy/20 次,休息 2~4 周后手术。结果 R+S 组 1、3、5 年生存率高于 S 组($P=0.0242$);且术后病理淋巴结转移率、局部区域性复发率均明显低于 S 组,同时食管原发瘤也明显缩小,而手术并发症,如手术死亡、吻合口瘘两组无明显差异。目前术前放疗是否能提高生存率目前仍存在争议,但对于局部病变晚期手术有困难者,尤其是中下段食管癌,可行术前放疗,放疗范围应包括相应的淋巴结引流区。

食管癌术前放疗随机临床研究见表 5-2-3-3。

表 5-2-3-3　食管癌术前放疗临床 III 期试验

作者	组别	例数	切除率/%	手术死亡率/%	5 年生存率/%
Arnott	单纯手术	86	—	29	17
	术前 20Gy	90	—	30	9
Gignoux	单纯手术	114	82	24	10
	术前 33Gy	115	83	18	9
Launois	单纯手术	57	70	23	11.5
	术前 40Gy	67	76	23	9.5
Nygaard	单纯手术	41	69	13	9
	术前 35Gy	48	54	11	21
汪楣	单纯手术	102	—	—	30
	术前 40Gy	104	—	—	35

(3)新辅助放化疗:术前放化疗(chemoradiotherapy,CRT)是食管癌治疗研究方面最活

跃的领域,大多认为术前放化疗可降低分期级别,提高手术切除率和长期生存率。2003 年 Urschel 等选择了 9 个随机对照临床试验($n=1116$)进行 Meta 分析,利用其中有全文发表的 6 个临床试验($n=768$)分析术前放化疗对食管癌生存率的影响,结果显示 1 年、2 年生存率的差异没有统计学意义,而术前放化疗提高了食管癌患者的 3 年生存率($P=0.016$)。 Gebski 等比较了术前化放疗联合手术与单纯手术治疗食管癌的疗效。结果与单纯手术相比,术前化放疗的各种原因死亡危险风险下降 19%,2 年生存率也相应提高了 13%,作者认为与单纯手术相比,术前化放疗可以延长患者生存期。并且术前化放疗对不同组织学类型的预后均可获益,腺癌的获益率比鳞癌高。

2. 术后辅助治疗

(1) 术后放疗:食管癌术后预防照射能降低局部或区域复发率的价值基本予以肯定,但对于能否提高生存率,国内外诸多学者意见并不统一。部分回顾性研究表明术后放疗能提高生存率,降低局部复发及控制远处转移,但前瞻性随机对照研究并不肯定这一结果。且有研究表明,根治术后行预防性放疗对于 Ⅰ、Ⅱ 期的食管癌患者 5 年生存率没有益处。肖泽芬等报道 495 例食管癌根治性术后放疗的随机研究,术后放疗组 220 例,术后 3~4 周开始放射治疗,全组患者 5 年生存率为 39.4%,两组的 5 年生存率差异无显著性($P=0.45$)。 Ⅲ 期患者术后放疗生存率高于单纯手术。作者认为根治术后放疗对于 Ⅲ 期的食管癌患者可提高生存率,尤其是淋巴结阳性者;且能降低放疗部位的复发率,不增加吻合口狭窄的发生率。对于姑息性手术后的放疗可以明显改善其预后,局部复发率也明显下降。

(2) 术后辅助化疗:食管癌术后辅助化疗目前无标准方案,最佳获益人群尚不明确。 Leonard 等报道了一项包括 242 例食管癌患者的多中心临床研究,其中单纯手术 122 例,术后辅助化疗 120 例,具体为顺铂 $80mg/m^2$ d1 + 5-氟尿嘧啶 $800mg/m^2$ d1~5,间隔 3 周为一周期,结果显示辅助化疗组 5 年总生存率为 61%,单纯手术组为 52%,差异不显著($P=0.13$),但术后化疗组的 5 年无病生存率为 55%,高于单纯手术组的 45%($P=0.037$)。作者认为辅助化疗可以改善食管癌患者术后的无病生存期,但不能延长总生存期。单纯手术组与术后化疗组比较,术后化疗对降低术后复发或转移有一定效果。

(3) 术后辅助放化疗:食管癌术后失败的原因主要是局部复发和远处转移,因此认为食管癌辅助放疗和化疗的综合治疗模式是合理、必要的。Wu 等报道 52 例 Ⅱ 期、Ⅲ 期食管癌患者术后接受同步放化疗,全组患者中位生存时间为 37.2 个月,1 年、3 年总生存率分别为 82.19% 和 47.13%。研究显示食管癌术后同步放化疗耐受性好,3 年生存率较高。 Bedard 等比较了食管癌术后放化疗组与单纯手术组的生存状况,术后放化疗组的 1 年、3 年、5 年生存率及中位生存期为 81%、62%、48% 和 47.5 个月,而单纯手术组为 60%、25%、0 和 14.1 个月($P=0.001$);肿瘤局部复发率术后放化疗组为 13%,单纯手术组为 35%($P=0.09$),两组差别无统计学意义。分层分析显示术后放化疗可以提高食管癌淋巴结阳性患者的长期生存率。

十、食管癌的预防

(一) 食管癌的一级预防

一级预防的目标是防止癌的发生,了解病因和危险因素,并采取相应预防措施,增进身心健康。不吸烟,适量饮酒或不饮酒;吃饭时细嚼慢咽,不吃热烫和高盐食物;多吃新鲜粮食、蔬菜和水果,保证肉蛋类食品的适量摄入。适当生吃大蒜类食物,其中的丙基硫化物、硒等成分可在癌变过程的启动、促进阶段阻止肿瘤形成。适当补充维生素 B2 和烟酸复合胶丸可能降低食管癌发病率,补充 β-胡萝卜素、维生素 E 和硒复合胶丸可能降低总死亡率和总癌亡率,降低胃癌死亡率等有效果。改善食物储存和加工方法,防止粮食发霉和减少腌制、发酵类食品比例。利用亚硝胺易光解,能被水蒸气引带,并在漂白粉作用下分解的理化特性,可对饮用水源进行晒水和漂白粉消毒,减少外界环境的亚硝胺摄入量。

(二) 食管癌的二级预防

二级预防则是防治初发疾病的发展,包括阻断癌前发展和食管癌"三早"措施,使患者最大程度的恢复健康。采用内镜下碘染色以及多点活检开展食管癌及癌前病变的检查,可确诊和定位轻、中和重度异型增生,原位癌,黏膜内癌等早期微小病灶。对于重增、原位癌和黏膜内癌等采取操作简单、痛苦小、恢复快、效价比高的内镜下黏膜切除(EMR)、氩离子束凝固术(APC)等新的微创治疗手段可使 5 年生存率达 86% ~ 100% 。特别是对重度异型增生采取内镜下微创治疗,可以有效切断目标人群癌变风险的主要来源,使食管癌的发病率下降 2/3。将食管重度非典型增生进行积极的治疗,可有效阻断癌前病变的发展势头,降低食管癌的发生率和死亡率。

十一、食管癌预后

食管癌预后较差,绝大多数食管癌患者不接受治疗,在确诊后的 1 年内死亡。影响其预后的因素主要有病理类型、分期、治疗模式的选择等方面的因素。研究显示鳞癌放化疗有效率高于腺癌,且生存期比腺癌长。T 分期晚、淋巴结转移阳性者预后较差,转移度>20% 是预后不良的表现。食管癌远处转移者生存期极短,中位生存期仅有 3 ~ 10 个月,因此远处转移为提示预后较差的较强因素。

(韩 春 王 军)

Summary

In most of the world, dietary and nutritional factors are the most common etiologic agents and are associated with the development of predominantly squamous cell carcinomas of esophagus. Patients usually present becauseof complaints of dysphagia, which requires either the involvement of the entire circumference of the esophagus by the neoplasm or the growth of a large, obstructing polypoid mass. Dysphagia first develops in response to dense solid foods and progresses to result in difficulties with soft foods and then liquids. Accompanying vomiting and regurgitation are common. Symptoms of heartburn or gastroesophageal reflux (40%) are often associated and occur more frequently in patients with adenocarcinoma. In esophageal cancer, local control of disease as well as cure is prime objectives of therapy because of the debilitating effects of dysphagia caused by progressive tumor growth and esophageal obstruction. Early-stage cancers (stage 0, I) traditionally have been treated by resection in good performance patients and by radiotherapy with or without radiation sensitizing chemotherapy in patients who cannot tolerate surgery. Most patients, however, present with locoregionally advanced esophageal cancer because of the long period of asymptomatic tumor growth. These patients (stage II , III and IVa) have poor outcomes with a single locoregional modality such as surgery or radiation therapy because of the development of metastatic and locoregional recurrences.

第四节 纵隔肿瘤

一、概 述

纵隔为胸腔的一部分,位于胸腔中部,两侧胸膜腔之间。其境界前面是胸骨,后面是脊柱,两侧为纵隔胸膜,使其和胸膜腔分开。上部与颈部相连,下方延伸至膈肌。其中有许多重要器官和结构,如心脏、大血管、气管、主支气管、食管,还有丰富的神经、淋巴和结缔组织。胚胎发育过程中发生异常或后天性的囊肿或肿瘤形成,就成为纵隔肿瘤,有实质性和囊性,良性和恶性,先天和后天性之分。

(一) 分类及其发病情况

胸腺肿瘤、神经源性肿瘤、畸胎瘤、各类囊肿和甲状腺肿瘤是最常见的纵隔肿瘤,它们的发病占纵隔肿瘤的 80%~90%,其中前三者占纵隔肿瘤的 2/3。成人的上、前下、中下和后下纵隔肿瘤分布分别为 20%、20%、20% 及 26%;儿童则 62% 位于后纵隔,26% 位于前纵隔,中纵隔仅占 11%。纵隔肿瘤多数为良性,成人的恶性肿瘤仅占 10%~25%,儿童则一半以上是恶性的。上述五大类常见的纵隔肿瘤均有其特定的好发部位。

(二) 临床表现

1. 呼吸道症状 胸闷、胸痛一般发生于胸骨后或病侧胸部。大多数恶性肿瘤侵入骨骼或神经时,则疼痛剧烈。咳嗽常为气管或肺组织受压所致,咯血较少见。

2. 神经系统症状 由于肿瘤压迫或侵蚀神经产生各种症状,如肿瘤侵及膈神经可引起呃逆及膈肌运动麻痹;如肿瘤侵犯喉返神经,可引起声音嘶哑;如交感神经受累,可产生霍纳综合征;肋间神经被侵蚀时,可产生胸痛或感觉异常。如压迫脊神经引起肢体瘫痪。

3. 感染症状 如囊肿破溃或肿瘤感染影响到支气管或肺组织时,则出现一系列感染症状。

4. 压迫症状 上腔静脉受压,常见于上纵隔肿瘤,多见于恶性胸腺瘤及淋巴性恶性肿瘤。食管,气管受压,可出现气急或下咽梗阻等症状。

5. 特殊症状 畸胎瘤破入支气管,患者咳出皮脂物及毛发。支气管囊肿破裂与支气管相通,表现有支气管胸膜瘘症状。极少数胸内甲状腺肿瘤的患者,有甲状腺功能亢进症状。胸腺瘤的患者,有时伴有重症肌无力症状。

(三) 诊断与鉴别诊断

1. 诊断

(1) 询问病史:由于纵隔肿瘤的多样性及不同部位肿瘤的特殊表现,详细询问病史及全面体格检查有助于诊断。诊断的手段有多种,但要根据患者具体的临床表现进行选择。

(2) 常规 X 线检查:胸透、胸部正侧位片或加体层摄影对纵隔肿瘤的部位、形态、大小、轮廓、密度、有无钙化及邻近组织的关系提供有价值的信息。畸胎瘤的密度不均,内可见软骨、骨和牙齿等组织,X 线片上呈高密度;20%~25% 胸内甲状腺肿伴有斑点状钙化,约 10% 胸腺瘤伴斑点或腺状钙化;62% 胸内甲状腺肿和 27% 支气管囊肿在吞咽时可见肿物随吞咽向上下移位。必要时作血管造影或支气管造影,能明确肿瘤是否和支气管及心大血管相通。

（3）CT 或 MRI 检查：CT 检查可以对肿瘤的浸润情况进行评价，鉴别纵隔肿瘤和囊肿；确定纵隔肿物与临近组织关系，有助于肿瘤的定性和估计手术切除的可能性。MRI 平扫（无需增强扫描）能准确分辨纵隔淋巴结和血管，同时三维成像观察纵隔瘤与大血管、胸壁、肺及脊柱；因 MRI 无放射性，避免使用含碘造影剂，有利于识别残留肿物与纤维化。

（4）放射性核素[131] I 扫描：可协助诊断胸内甲状腺肿，其阳性率达 55% ~ 89% 。

（5）纵隔超声波检查：有助于鉴别实质性、血管性或囊性病变，阳性率达 70% ，特别对紧贴胸骨后的肿瘤。

（6）经皮针吸活检：是一种简单而有效的可获得组织细胞学或病理诊断的方法，它可为非手术治疗患者取得明确细胞学或病理诊断进而指导下一步治疗。但此项检查不适于淋巴瘤，因为淋巴瘤的诊断往往需要较多的组织，以便进行免疫病理学检查。

（7）纵隔镜检查：适用于气管前、气管旁、左无名静脉及右侧支气管上动脉区肿大淋巴结的活检。

（8）颈部淋巴结活检有助于鉴别淋巴源性肿瘤或其他恶性肿瘤。

（9）胸腔镜检查：对后纵隔肿瘤有时颇为实用，但必须先排除主动脉瘤的情况下方可进行。

（10）其他特殊检查：包括支气管造影、心血管造影、纵隔充气造影、支气管镜、食管镜等，这些方法有助于进一步明确病变范围及鉴别大血管异常。

（11）诊断性放射治疗（小剂量 DT 10 ~ 30Gy），观察肿块在短期内是否缩小，有助于诊断恶性淋巴瘤等对放射性敏感的肿瘤。

（12）实验室检查：血常规、血生化和尿分析，可疑生殖细胞肿瘤病例，行 β-HCG，AFP、CEA 及 LDH 等检查。

通过以上诊断检查方法，80% 的纵隔肿瘤术前可以明确诊断。

2. 鉴别诊断

（1）主动脉瘤或无名动脉瘤：位于升主动脉、主动脉弓和无名动脉部位的动脉瘤，需要与纵隔肿瘤相区别。在 X 线透视下，可看到与主动脉相连，不易分开及扩张性搏动块影。X 线摄片有助于鉴别诊断，在必要和条件许可下，可作逆行主动脉造影。

（2）椎旁脓肿：椎旁脓肿位于脊柱两侧，呈对称性。X 线检查可显示骨质破坏和畸形。结合临床表现即确诊。

（3）中心型肺癌：位于偏向一侧的肺门部，患者常有刺激性咳嗽、咳痰及咯血。查痰脱落细胞有助于确诊。

（4）纵隔淋巴结核：多见于青少年，患者常有乏力、盗汗、消瘦、低热等结核中毒症状。X 线片表现为上纵隔边界清楚的结节样肿块，如融合成团，呈波浪状则诊断无困难，但若是单个肿大淋巴结，边缘光整，仔细观察肿块内密度不均，而且肺内常有结核的卫星病灶。结核菌素实验常呈强阳性。

（5）纵隔转移性淋巴结肿大：结合恶性肿瘤的病史，伴纵隔淋巴结肿大，往往呈多发的，诊断并不困难。

（四）治疗

1. 手术治疗 外科手术是纵隔肿瘤的首选治疗方法。因为即使是纵隔良性肿瘤也压迫周围重要器官或组织，或继发感染，溃破或恶性变造成不良后果。所以只要无外科手术禁忌证，均应开胸探查，力争完整切除肿瘤，对不能完整切除或无法切除者则应标记银夹，以便术后进行放射治疗。

2. 放射治疗　放射治疗分单纯放射治疗与手术相结合的放疗。单纯放射治疗又根据患者和肿瘤的不同情况分为诊断性放疗,姑息性放疗和根治性放疗。

（1）单纯放疗:根据治疗目的分为诊断性放疗、根治性放疗和姑息性放疗。

1）诊断性放疗。诊断性放疗主要用于经临床检查未能取得病理,或上腔静脉压迫综合征患者压迫症状明显的急症减症放疗。诊断性放疗仅对放射线极敏感的肿瘤有价值,对放射线不敏感的肿瘤价值不大,甚至会对以后的诊断和治疗造成影响,故不应轻易使用诊断性放疗。一般常用于前、中纵隔的巨大肿瘤,压迫症状明显又不宜手术的患者。放疗方法常采用前后野或单前野照射,放疗剂量为 DT（10~20）Gy/（1~2）周,每周应透视 1~2 次,观察肿瘤退缩情况。

2）根治性放疗。主要用于淋巴类肿瘤(在有关章节详述)和不宜手术患者或已经手术的浸润性胸腺瘤和精原细胞瘤等。一般采用多野等中心照射,总剂量根据不同病理类型和放疗敏感性而定,根据肿瘤退缩情况及时缩野。

3）姑息性放疗。主要用于晚期患者,目的是缓解压迫症状、减轻患者痛苦。一般采用单前野或前后对穿野照射,给予 DT（20~40）Gy/（2~4）周。

（2）与手术结合的放射治疗:放疗和手术相合的治疗分术前和术后放疗两大类。

1）术前放疗。在纵隔肿瘤中不常用,主要用于非淋巴瘤类肿瘤,估计单纯手术困难的患者,为提高手术切除率,采用前后野,给予 DT（30~40）Gy/（3~4）周,或采用多野技术,设野要注意避免在手术切口部位给予太高的剂量,放疗后 2~4 周进行手术。

2）术后放疗。常用于浸润型胸腺瘤或精原细胞瘤术后,或其他纵隔肿瘤因术前估计不足,术后肿瘤有残留(术中已标记)。一般术后 2~4 周后给予局部放疗,剂量根据不同病理类型而定。

3. 化学治疗　自铂类药物问世以来,铂类药物为主的联合化疗方案明显提高了某些纵隔肿瘤(如胸腺肿瘤、非精原细胞瘤、神经母细胞瘤)的缓解率和生存率。目前化疗也较多地应用于纵隔肿瘤的综合治疗中。

二、胸腺肿瘤

（一）胸腺瘤

约占纵隔肿瘤的 20%,男女发病率基本相同,通常在 50~60 岁最常见。儿童发生率低,但如果发生多为恶性。

1. 病理　大体标本肿瘤大小不一,为 1mm~20cm 大小,多数为实性,结节状,切面为灰白或灰黄色。非浸润型胸腺瘤多数呈膨胀性生长,有时虽生长巨大,但仍有完整包膜,与周围组织无粘连或仅有纤维性粘连,易被完整切除。浸润性胸腺瘤(40%~60%),无完整包膜或无包膜,呈浸润性生长,侵犯包膜或包膜外周围脂肪组织和器官组织如胸膜、心包、肺、纵隔大血管和胸壁等。组织学分类,主要可见两种细胞成分,即来源于内胚层(也可能少数来源于外胚层)的上皮细胞和来源于骨髓的淋巴细胞。根据胸腺细胞的形态和肿瘤中上皮细胞和淋巴细胞的比例,将胸腺瘤分为上皮细胞型、淋巴细胞型、混合型和梭形细胞型四类。1985 年 Marino 等提出了 M-H 分类,将胸腺瘤分为髓质型、混合型、皮质型和分化好的胸腺癌。

2. 临床表现及分期　临床上"良性胸腺瘤"是指早期非浸润性胸腺瘤。"恶性胸腺瘤"

是指浸润性胸腺瘤和(或)已有淋巴或血行转移的胸腺瘤。胸腺瘤一般生长相对缓慢,30%~40%病例无症状。它的临床症状及体征一般是由于肿瘤浸润、压迫、转移或伴随疾病而造成的。15%~50%伴重症肌无力。严重的病例有胸骨后疼痛、呼吸困难、胸膜渗出、心包积液、上腔静脉阻塞综合征等,通常提示为浸润型胸腺瘤。扩散方式即使是浸润型胸腺瘤,也是以胸内进展为主,可向颈部延伸侵犯甲状腺;侵及胸膜及心包时,出现胸腔积液、心包积液;并可直接侵犯周围组织及器官。淋巴结转移少见,血行转移更少见。

目前胸腺瘤的分期方法较多,临床上多依据 Masaoka 提出的方案,分期与预后有明显的相关性。

Ⅰ期:肉眼所见,完整的包膜,显微镜下,包膜未受侵。

Ⅱ期:肉眼所见,周围脂肪组织或纵隔胸膜受侵或显微镜下见包膜受侵。

Ⅲ期:肉眼所见,邻近器官受侵(如心包、大血管或肺)。

ⅣA 期:胸膜或心包播散。

ⅣB 期:淋巴系统或血行转移。

3. 治疗

(1)手术治疗:是胸腺瘤治疗的首选方法。术前尽可能做 CT 增强扫描或 MRI 检查,了解肿瘤范围及与邻近结构关系;对切除可能性不大的巨大肿瘤,可先行术前放疗,剂量为 DT 40Gy/4 周,提高手术切除率;一般式式以胸骨正中开口,胸膜外操作,尽可能完整切除肿瘤或尽可能多切除肿瘤浸润的邻近组织,完整切除肿瘤后,应做纵隔脂肪清扫术,以清除所有胸腺组织。

(2)放射治疗:对浸润性胸腺瘤(Ⅱ期、Ⅲ期)即使外科医师认为肉眼已"完整切除"的,术后一律应给予根治性放疗;对晚期胸腺瘤(Ⅲ期、Ⅳ期)应积极给予放疗;对不能手术及局部复发者,可通过放疗延长生存时间。对Ⅰ期非浸润型胸腺瘤,术后不需常规放疗,但应定期复查,一旦发现复发,争取二次手术后再行根治性放疗。

放射源常用 ^{60}Co 或高能 X 线或电子束线。放疗范围为局部瘤床边缘外放 1cm(包括胸腺肿瘤和可能被浸润的组织或器官)。放疗剂量随不同组织类型及是否完整切除而定。淋巴细胞为主型,DT 50Gy/5 周;上皮细胞为主型或混合型,DT (60~70)Gy/(6~7)周。对手术完整切除者,术后 DT (40~50)Gy/(4~5)周;对姑息或探查术者,放射剂量必须大于50Gy/5 周。双侧锁骨上区不必要作常规预防照射。对不伴重症肌无力的胸腺瘤放疗时,一般分次量为 2Gy,每周 5 次,至少每两周胸透一次,了解肿瘤退缩情况,对肿瘤明显缩小的,应在剂量达 30~40Gy 后及时缩野。对胸腺瘤合并重症肌无力,放疗应慎重,放疗前先用药物控制肌无力,放疗开始时剂量要小,可以从 1Gy/次,缓慢增加剂量至 2Gy/次。治疗中或后要密切观察肌无力的变化,一旦出现肌无力加重,及时抢救,积极处理。

(3)化学治疗:具有肯定疗效的药物有顺铂、阿霉素、异环磷酰胺和皮质激素,应用含顺铂的联合化疗方案具有较好的效果。胸腺瘤是化疗敏感的肿瘤,其有效率约占 70%,完全缓解率约占 1/3(0~43%)。

4. 疗效和预后因素 非浸润性胸腺瘤和浸润性胸腺瘤的 5 年生存率分别是 85%~100% 和 33%~55%,恶性胸腺瘤单纯放疗,5 年生存率为 31%~60%。影响远期生存率的主要因素为分期和切除完整性。

(二)胸腺癌

1. 临床表现与诊断 胸腺癌(thymic carcinoma,TC)常见症状表现为咳嗽、胸痛、消瘦、咯血、上腔静脉压迫症或神经麻痹等,进一步检查可发现纵隔肿块。TC 一般病程短、进展快、侵袭纵隔重要结构、使其发生移位,引起临床症状的现象更为常见迅速,其预后比胸腺瘤差。

影像学检查发现绝大多数肿瘤位于前纵隔内,约 80% 肿瘤侵犯邻近的纵隔结构,40%有淋巴结肿大。肿瘤的局部转移包括胸膜、纵隔淋巴结、有时转移到颈部和腋下淋巴结。远处转移部位包括肺、肝、脑和骨。胸腺癌在影像学上常常有坏死、囊变或钙化。CT 扫描提示胸腺癌比其他胸腺肿瘤外形更不规则。

2. 治疗

(1) 手术治疗:手术治疗仍是胸腺癌的主要治疗手段。如能将原发肿瘤连同受侵组织完整切除,可能获得较高的 5 年生存率。但是在伴有上腔静脉综合征、声音嘶哑、膈神经麻痹、胸腔积液、心包积液、肿瘤包绕大血管等情况下应尽量避免手术。

(2) 放射治疗:若估计切除困难时,可先做术前放疗 DT 40Gy/4 周,提高切除率及减少术中种植或播散。术后一律作根治性放疗。放疗范围包括相应纵隔和部分或全心包,照射剂量为 DT (30~50)Gy/(3~3.5)周,然后缩野包括瘤床加量 DT (60~70)Gy/(6~7)周,双锁骨上区预防照射 DT (40~50)Gy/(4~5)周。放疗范围多为瘤床外放 1~2cm。目前三维适形放疗及调强适形放疗已应用于胸腺癌的治疗中,既可提高肿瘤局部剂量,又可以更好的保护正常组织,减少放射毒性作用。

(3) 化学治疗:因为胸腺癌发病率低,化疗方案和综合治疗的组成不同,且缺乏大规模临床实验,到目前为止尚没有统一关于胸腺癌的化疗标准。有报道给予顺铂为主,包含长春新碱、阿霉素和环磷酰胺的联合化疗方案对胸腺癌有一定效果。

三、纵隔生殖细胞肿瘤

纵隔生殖细胞肿瘤的发病率占恶性纵隔肿瘤的 5%~13%,约占所有纵隔肿瘤的 25%。纵隔生殖细胞肿瘤包括畸胎瘤和恶性纵隔生殖细胞瘤,畸胎瘤分为成熟性和未成熟性畸胎瘤。恶性纵隔生殖细胞瘤分为精原细胞瘤和非精原细胞瘤及混合细胞瘤。单纯精原细胞瘤占恶性纵隔生殖细胞瘤的 40%。

(一)畸胎瘤

以前将纵隔畸胎瘤分为表样囊肿、皮样囊肿、畸胎瘤。实际上这三种类型的发生学相同,只是其所含内、中、外三种胚层组织的含量不同而已。现在将纵隔畸胎瘤统称为畸胎瘤。发病年龄从 1 个月到 80 岁,男、女发病率相似,几乎所有的良性畸胎瘤都位于前纵隔,达 98%,可为实体瘤或为囊肿,X 线片典型表现是前纵隔近心基部圆形或椭圆形阴影,多数边缘清晰,常见囊壁钙化或不规则骨及牙齿影,CT 及 MRI 可进一步显示肿瘤轮廓及范围。

治疗以手术为主。良性畸胎瘤采取彻底的手术切除可达到治愈,没有必要进行术后辅助治疗。未成熟型畸胎瘤为潜在恶性肿瘤,其预后与年龄、肿瘤的部位、分级有关。恶性畸胎瘤手术切除后,应给术后化疗和(或)放疗,有望提高长期生存率。畸胎瘤的转移以淋巴管为主,其次是血行转移,转移灶内的畸胎瘤组织可出现向成熟组织分化,切除这种转移灶,患者预后较好。

(二)恶性纵隔生殖细胞肿瘤

恶性纵隔生殖细胞瘤 90% 以上发源于睾丸,生殖系统以外的恶性生殖细胞肿瘤不常见,发病率占生殖细胞肿瘤的 1%~5%,纵隔恶性生殖细胞肿瘤有原发和继发之分。

1. 纵隔精原细胞肿瘤

(1) 临床表现及诊断:原发性纵隔精原细胞瘤生长相对缓慢隐匿,20%~30% 无症状且多为常规 X 线胸片发现,故发现时肿瘤可达 20~30cm 或更大。症状均是由压迫侵犯局部纵隔结构引起。

纵隔精原细胞瘤的胸部 X 线或 CT、MRI 检查显示,前纵隔的中部一个大而密度均匀的肿块,没有坏死及钙化。近90% 的纵隔精原细胞瘤的血清生化检查是正常的,约 7%~10% 患者 β 绒毛膜促性腺激素(β-HCG)效价可有轻度升高。对年轻男性的前纵隔肿块应考虑到纵隔生殖细胞肿瘤的可能,应做胸部和腹部 CT 或 MRI 及 AFP 和 β-HCG 等血清学检查。

(2) 治疗:与其他肿瘤一样,提倡综合治疗模式。对于小的,非浸润性、无症状的、可切除性的肿瘤,建议开胸探查完整切除肿瘤后辅以放疗。对于孤立纵隔精原细胞瘤无远处转移者,通常放疗可达长期生存。局部进展或有远处转移病例首选以顺铂为主的联合化疗方案。放疗范围包括全纵隔即双侧锁骨上区,总量为 35~40Gy,也有人主张 45~50Gy。手术加放疗,患者的无病长期生存率达 60%~80%。

2. 非精原细胞瘤

(1) 临床表现及诊断:非精原细胞瘤病程短、发展快,诊断时常有自觉症状。90% 患者诊断时有肿瘤压迫引起的胸痛、呼吸困难等症状,体重下降、发热、乏力等全身表现比精原细胞瘤更常见。

CT 或 MRI 上典型的表现为前纵隔大而密度不均匀的肿块,其内可见出血和坏死区。血清肿瘤标志物常明显升高,80% 患者 AFP 水平升高,30%~35% 患者 β-HCG 水平升高。100% 绒毛膜癌的 β-HCG 水平明显升高,50% 胚胎瘤的 β-HCG 水平升高。年轻男性,前纵隔肿块伴 AFP 和(或)β-HCG 水平升高,可诊断为纵隔非精原细胞肿瘤,一般不需要常规活检证实。

(2) 治疗:以顺铂为主的联合化疗是纵隔非精原细胞瘤的主要治疗方法。应用顺铂为基础的联合化疗方案如 PEB(顺铂、VP16、博来霉素),大多数病例完全缓解率达 50%~70%,长期生存率可达 40%~50%。原发纵隔非精原细胞瘤治疗后复发率高,肿瘤复发后的治疗比较困难。化疗 4 个周期后定期复查,如肿瘤标志物水平恢复正常,X 线检查未见残留肿瘤,可不做进一步治疗;如肿瘤标志物持续不正常则提示有"残存肿瘤"存在,应进一步行挽救性化疗。

四、神经源性肿瘤

神经源性肿瘤是纵隔最常见的三种肿瘤之一,约占纵隔肿瘤的 30%。成人神经源性肿瘤占纵隔肿瘤的 10%~35%。绝大多数是良性的,仅 10% 是恶性的,儿童神经源性肿瘤占儿童纵隔肿瘤的 50%~60%,其中一半以上是恶性的。

(一)临床表现及诊断

根据来源不同分为两大类,一类来源于自主神经,如神经节细胞瘤,恶性者为神经母细胞瘤及节细胞神经母细胞瘤;另一类起源于外周神经,良性者为神经鞘瘤及神经纤维瘤,恶性者为恶性神经鞘瘤及神经纤维肉瘤。

纵隔神经母细胞瘤的分期:

Ⅰ期为局限性病变,肿瘤局限于原发的器官或结构。

Ⅱ期为区域性病变,肿瘤的范围超出原发的器官或结构,但尚未超过中线。

Ⅲ期为区域性病变,肿瘤的范围已经超过中线。

Ⅳ期为扩散性病变,肿瘤累及骨骼、其他器官、软组织或远处淋巴结。

Ⅳ-s期可能为Ⅰ期或Ⅱ期,但有一处或多处的转移,如有肝、皮肤或骨骼转移。

胸部X线检查显示单侧后纵隔圆形或半圆形阴影,紧贴椎体,部分患者有椎间孔扩大,CT或MRI显示肿瘤位于后纵隔的脊柱旁沟内,呈半圆形突向肺内,部分病例病变沿椎间孔向椎管内生长,椎间孔扩大,并推压脊髓,恶性病变可见椎体骨质破坏改变。

(二) 治疗

神经源性肿瘤不论良、恶性,原则上一经诊断,应早期手术切除。良性肿瘤完整切除后均能治愈,个别术后复发者,再次手术切除,治愈率仍较高。对纵隔神经母细胞瘤的治疗原则是:

Ⅰ期:完整切除,不需常规放、化疗。

Ⅱ期:尽可能多切除肿瘤,术后放疗,范围局限于椎旁区的瘤床,剂量为DT 20Gy,尽量减少放疗后严重的骨骼畸形和脊髓损伤。

Ⅲ期:尽可能多切除肿瘤,术中放标记,术后放、化疗。

Ⅳ期:放疗和化疗。

Ⅳ-s期:手术切除原发肿瘤,术后化疗。

放疗适用于姑息性手术,无远处转移者,给予DT(15~35)Gy/(3~4)周。Ⅲ、Ⅳ期化疗不敏感者试行放疗,可缓解症状,提高生存质量。

五、纵隔原发性恶性淋巴瘤

分为霍奇金淋巴瘤和非霍奇金淋巴瘤。前纵隔是胸内淋巴瘤最常好发部位,其次肺实质和胸膜也可发生淋巴瘤。淋巴瘤是4岁以上儿童最常见的恶性肿瘤。占所有前纵隔肿瘤的75%以上。

纵隔原发性恶性淋巴瘤的临床分期:

Ⅰ期病变局限于纵隔。

Ⅱ期病变局限于两个在解剖学上毗邻的淋巴区域(包括淋巴结和胸腺)或病变累及膈肌上方的两个以上在解剖学上毗邻的淋巴区域,包括淋巴结、胸腺、胸膜、肺和心包。

Ⅲ期病变累及膈肌下方淋巴结或远处淋巴结。

各期又分为A组和B组两个亚组,A组患者有全身症状,B组患者无全身症状。

(一) 纵隔原发性霍奇金淋巴瘤

1. 临床表现及诊断　多见于青年,平均年龄为30岁,男女发病率相等。最常见的临床症状为发热、夜间出汗、呼吸困难。但患者就诊时症状和体征并不多见。

X线检查可见前纵隔有一大的圆形肿块,或显示双侧肺门对称性呈分叶状阴影。为明确诊断应首选纵隔镜检查或前纵隔切开术,必要时开胸活检。要切取一定量的组织进行病理检查,明确组织学诊断及分型。淋巴结穿刺活检往往取不到足够的组织量,影响诊断与分型,从而难以决定最佳治疗计划。

2. 治疗　应根据病理分型、临床分期、病情进展情况、患者年龄和全身情况综合考虑。目前提倡以放疗结合辅助化疗。但胸腺霍奇金淋巴瘤应首先行根治性手术切除,术后再放疗。

照射方法分3种:局部照射、不全淋巴结照射及全淋巴结照射。不全淋巴结照射包括受累淋巴结及肿瘤组织外,尚需包括附近可能侵及的淋巴结区。例如病变在横膈上采用"斗篷"式,"斗篷"式照射部位包括两侧乳突端至锁骨上下、腋下、肺门、纵隔以至横膈的淋巴结,但要保护肱股头、喉部及肺部免受照射。剂量为 DT (30~40)Gy/(3~4)周。ⅠA、ⅠB、ⅡA、ⅡB 及ⅢA 期首先使用放疗较合适。ⅠA 期患者如原发病变在膈上,可只用"斗篷"野照射;ⅠB、ⅡA、ⅡB 及ⅢA 期患者均须用全淋巴结区照射。

纵隔原发性霍奇金淋巴瘤患者经放疗及化疗后疗效满意,预后较好,10 年生存率达 90% 以上,但晚期或高龄患者预后较差。

(二) 纵隔原发性非霍奇金淋巴瘤

1. 临床表现及诊断　临床上少见,60% 为大细胞型或淋巴母细胞型,以 20~30 岁的青年发病居多。75% 以上的患者有临床症状,主要为纵隔重要结构受压所引起,如呼吸困难、胸痛及上腔静脉综合征等。诊断方法和原则与纵隔原发性霍奇金淋巴瘤基本相同,但前者纵隔肿块巨大,浸润性生长,生长速度快。

2. 治疗　由于纵隔原发性非霍奇金淋巴瘤是一组淋巴细胞在不同发育阶段及演变过程中发生的恶性肿瘤,具多中心发生的倾向,使其治疗更复杂、困难。治疗策略以化疗为主或结合放疗。

Ⅰ期及Ⅱ期对放疗比较敏感,但复发率高。由于非霍奇金淋巴瘤的蔓延途径不是沿淋巴区,因此"斗篷"和倒"Y"式大面积不规则照射的重要性远较霍奇金病为差,而且治疗剂量比霍奇金病要大。恶性度较低的Ⅰ~Ⅱ期非霍奇金淋巴瘤可单独使用放疗。

患者预后较差,15 岁以下的病例预后更差。

六、胸内甲状腺肿

胸内甲状腺肿为胸骨后或纵隔单纯甲状腺肿大或甲状腺肿瘤,因其位于胸骨后或纵隔内,不易被发现,给诊断和治疗带来一定困难,占切除的纵隔肿瘤的 2%~5%。胸内甲状腺肿与颈部甲状腺肿一样,为多发性结节性非毒性良性甲状腺肿瘤。胸内甲状腺肿瘤恶性病变占 2%。

(一) 临床表现及诊断

临床症状主要是由于肿块压迫周围器官引起,如压迫气管引起呼吸困难、喘鸣;压迫上腔静脉引起上胸部及颈部表浅静脉怒张,上肢水肿等上腔静脉综合征;压迫食管引起吞咽困难。症状的轻重与肿块的大小、部位有关。个别患者因肿块嵌顿在胸廓入口处或自发性、外伤性出血而引起急性呼吸困难。

1. 体格检查　坠入性胸内甲状腺肿可在颈部触及肿大的甲状腺,并向胸内延伸,往往触不到下极。既往有甲状腺手术史的及完全性胸骨后甲状腺肿患者,颈部很难触及肿块。体检时必须注意颈部甲状腺与胸内甲状腺关系,肿物与吞咽活动的关系以及下界扪及情况和甲状腺肿瘤向胸内延伸的情况。

诊断时应注意:胸内甲状腺肿及肿瘤以女性为多,仔细询问病史及临床表现;了解患者过去有无颈部肿物自行消失史。

2. 辅助检查主要依靠

(1) 胸部 X 线,当胸骨后甲状腺肿较小时,纵隔阴影并不增宽,这时如仔细观察则可见上纵隔密度稍增高,常可压迫气管,可借气管的弧形压迹而推测有肿瘤的存在。甲状腺肿体积较大时,可压迫气管使其向对侧和后方移位;位于气管后方者,压迫气管向前方和对侧移位;气管两侧受压时呈剑鞘状变形。一般气管的弯度较大,往往一直延伸到颈部,终止于喉头处,这种现象是甲状腺肿的有力证据。

（2）CT 检查可以更加详细地了解肿块的情况,典型的征象如下:

1）与颈部甲状腺相连续,位于气管前间隙内,亦可伸入到气管与食管之后方。

2）边界清晰。

3）伴有点状、环状钙化。

4）肿物多为实质性阴影,密度不均匀,伴有不增强的低密度区。

5）常伴有气管移位、被压、食管受压等。

6）CT 值高于周围肌肉组织。常为 50～70Hu,有时可达 110～300Hu,囊性区 CT 值 15～35Hu。

（3）B 超、MRI 和 DSA、B 超可以明确肿块是囊性或实性。MRI 帮助了解肿块与周围大血管的关系,排除血管瘤的可能。DSA 帮助了解肿块血供来源及肿块本身的血液循环情况。

（4）放射性核素[131]I 检查可帮助确定肿块是否为甲状腺组织,也可确定其大小、位置或有无继发甲亢的热结节。

3. 实验室检查　合并有甲亢时,可有血清 T3、T4 升高,TSH 降低。

（二）治疗

1. 手术治疗　胸内甲状腺肿多有压迫症状,部分有继发性甲状腺功能亢进症状,其恶变的倾向较大,为 2%～20%,故胸内甲状腺肿一旦诊断明确应尽早行胸内甲状腺肿及甲状腺肿瘤切除。手术方法因肿块的部位、深度、形状、大小及与周围器官的关系而定。对有继发性甲亢者,术前应充分行抗甲亢药物治疗,待准备充分后方可行手术。手术应充分考虑以下几方面:麻醉选择可根据手术切口不同而选择颈神经丛麻醉或局麻或全身麻醉。切口选择根据术前了解的肿瘤情况与颈甲状腺关系,肿瘤是部分或是全部位于胸腔内,肿瘤是位于纵隔何部位,及肿瘤对周围器官的侵犯或受压情况,可分别选择以下切口颈部低位领状切口或颈部低领状切口加胸骨正中劈开或胸部切口。

2. 放射治疗　胸内甲状腺恶性肿瘤切除不彻底,术中残留灶应进行标记,术后进行补充放疗,放疗量一般在 DT 55～65Gy 为宜。

3. 其他辅助治疗　胸内甲状腺肿和颈甲状腺肿一样,如行双侧完全切除后必须长期服用甲状腺素片,如为甲状腺恶性肿瘤术后也应服用甲状腺素片,一般效果较好。

七、纵隔囊肿

可起源于纵隔不同组织,较常见的有支气管囊肿、食管囊肿和心包囊肿,均因胚胎发育过程中部分胚胎细胞异位而引起。多呈圆形或椭圆形、边界清晰、密度均匀、壁薄、囊壁偶有钙化。75% 以上无症状,囊肿较大时才出现压迫症状,如咳嗽或吞咽梗阻。虽然均为良性,为防止并发症或恶变,仍应及时手术。术后无需放化疗。

（綦　俊）

Summary

Benign teratomas of the mediastinum (mature cystic teratomas or "dermoid" tumors) are rare and account for only 3 to 12% of mediastinal tumors and most occur in young adults, with an approximately equal incidence in males and females. Surgical excision is the treatment of choice for benign teratoma of the mediastinum. Malignant germ cell tumors of the mediastinum are uncommon, representing only 3 to 10% of tumors originating in the mediastinum. The histology of these tumors may be similar to that of other malignant mediastinal tumors, including malignant thymoma and high-grade non-Hodgkin's lymphoma. Unlike benign germ cell tumors of the mediastinum, malignant mediastinal tumors are usually symptomatic at the time of diagnosis. Most mediastinal malignant tumors are large and cause symptoms by compressing or invading adjacent structures, including the lungs, pleura, pericardium, and chest wall. In summary, most patients with mediastinal seminoma can be cured with therapy, and all patients should be approached with this intent. Patients with small tumors (usually asymptomatic) that appear resectable should undergo thoracotomy and attempted complete resection.

第三章 腹部肿瘤

第一节 胃 癌

一、流行病学

胃癌(stomach cancer)是来源于胃黏膜上皮和腺上皮的恶性肿瘤,约占胃恶性肿瘤95%以上。胃癌是世界范围内最常见的恶性肿瘤之一,其发病具有明显的地理学差异。日本、韩国和中国为高发地区,发病率每年高达60/10万;欧洲、部分中亚和南美国家次之;非洲、美洲西部和大洋洲属低发地区,发病率为15/10万以下。

我国每年胃癌发病人数占世界胃癌发病人数的42%。2010年中国卫生统计年鉴显示,每年胃癌新发患者约40万例,死亡约30万人。高发地区主要分布在青海、宁夏、甘肃等地,湖南、广西、广东、云南、贵州、四川等地则为低发区。平均年死亡率约为16/10万,为欧美国家的4~8倍。2005年我国胃癌病死率占恶性肿瘤病死率的第3位。

胃癌的发病存在着年龄、性别、城乡和种族等差异。40~60岁多见,但近年来,有年轻化趋势。发病率男性与女性约为2:1。农村发病率是城市的1.6倍。我国哈萨克族、回族、藏族、朝鲜族和蒙古族胃癌发病率明显高于全国水平。

时间流行病学调查发现大多数国家胃癌的发病率和病死率逐渐下降;病理流行病学调查显示弥漫性胃癌、近端胃癌发病有增加趋势;移民流行病学研究报告胃癌发病与环境、饮食因素等关系密切。

二、病因学与发病机制

(一) 病因

胃癌病因目前尚不十分清楚可能与以下因素有关:

1. 遗传因素 胃癌患者与遗传因素相关,有明显的家族性聚集倾向。遗传因素在胃癌发病中所起作用的大小与环境因素、机体免疫状态等密切相关。Guilford P 等学者于1998年经家系连锁研究并证实遗传性弥漫型胃癌患者的家系中存在 E-cadherin(CDHI)基因的胚系突变,突变率为25%~33.3%。

2. 环境、饮食因素 流行病学调查资料显示,胃癌高发区向低发区的第一代移民胃癌发病率与本土居民相似,第二代移民有明显下降,这提示胃癌发病率与环境因素有关,而最可能是饮食中含致癌物,如含亚硝胺类、多环芳烃化合物、黄曲霉素以及杂色曲霉菌素食物有熏煎烤、高盐、辛辣食物、腌制食物、变质食物等,以及不良的饮食习惯,如低蛋白、低脂肪、低维生素饮食、热食、干硬食物、不规律饮食、暴饮暴食、吸烟、饮酒。

3. 胃幽门螺旋螺杆菌 胃幽门螺旋杆菌(helicobacter pylori,Hp)主要寄生在胃窦部及胃体部黏膜上,与慢性胃炎和消化性溃疡发病紧密相关。实验证实,Hp 可直接诱发蒙古沙鼠发生胃癌,国外多个研究显示,35%~55%的胃癌患者感染 Hp。因此世界卫生组织

（WHO）和国际癌症研究机构（IARC）将幽门螺旋杆菌定为 I 类致癌原。

4. 其他 低收入、低教育水平等社会中下经济阶层被认为是胃癌危险因素。此外，不良的精神心理因素会带来失眠、食欲下降等生理反应，使体内激素分泌发生改变，给癌症有可乘之机。美国哈默医生对 500 例癌症患者进行全身检查，研究后认为癌症是长期悲伤、担忧焦虑、抑郁、紧张压力等冲击下所发生的细胞变性。

5. 癌前状态和癌前病变

（1）癌前状态（precancerous condition）是指发生胃癌危险性明显增加的临床情况。慢性萎缩性胃炎最终癌变率为 2% ~ 8% ；慢性胃溃疡癌变率约为 2% ；胃息肉癌变率约为 5% ，其中增生性息肉癌变率较低，仅为 1% 左右；多发性腺瘤样息肉癌变高达 40% ~ 70% ，直径超过 2cm 的息肉容易恶变；残胃的癌变率为 6.5% ，胃手术后 10 年，发病率显著上升；胃黏膜巨大皱襞（Menetrier 病）癌变率为 10% ~ 13% ；恶性贫血患者中约有 10% 发生胃癌。

（2）癌前病变（precancerous lesions）是指肠化与不典型增生等较易转变成癌组织的病理组织学变化。而只有中重度异形增生具有癌前意义，其肠上皮化生最终发展成癌；其中大肠 IIb 型肠化生能分泌硫酸化黏蛋白与胃癌发生关系密切。

（二）Hp 相关性胃癌发生机制

（1）细菌代谢产物、细菌毒素直接作用于胃黏膜，引起胃黏膜上皮细胞增殖和凋亡水平失衡，发生胃黏膜萎缩和肠化。胃酸分泌减少，胃内 pH 升高，细菌过度繁殖，将食物中的硝酸盐还原成亚硝酸盐，生成 N-亚硝基化合物致癌。

（2）Hp 引起炎症反应。此类炎症产生的氧自由基有基因毒作用，损伤胃黏膜上皮细胞 DNA，诱发基因突变，导致一些癌基因激活、抑癌基因失活和 DNA 错配修复基因（mis-match repairing genes）突变；这些分子事件的改变逐步累积，会导致细胞异型性（异型增生）不断增加，最终发生胃癌。

总之，Hp 相关性胃癌发生机制可以表述为：慢性 Hp 感染→慢性胃炎→慢性浅表性或慢性萎缩性胃炎（导致胃黏膜萎缩），继续发展→形成肠上皮化生→最后出现典型增生或异型增生→胃腺癌。

三、病 理 学

胃癌的好发部位依次为胃窦部胃小弯及前后壁（58% ）、贲门（20% ）、胃体（15% ）、全胃或大部分胃（7% ）。

（一）大体分类

1. 早期胃癌 由日本消化内镜协会于 1961 年提出，早期胃癌是指局限而深度不超过黏膜或黏膜下层的胃癌，且不论病灶大小或有无淋巴结转移。病理解剖以肠型和浸润型形式出现。

2. 进展期胃癌 深度超出黏膜下层，侵入胃壁肌层的胃癌称为中期胃癌；已侵及浆膜下层或超出浆膜向外浸润至邻近脏器或有转移的胃癌称为晚期癌；中晚期胃癌又统称进展期胃癌。

（二）组织分型

1. 根据腺体形成和黏液分泌功能，可以将胃癌分为四类 ①管状腺癌，分化良好，如突向胃腔呈乳突状，称其为乳突状腺癌；②黏液腺癌，一般分化好，如所分泌黏液在间质大量积聚，称其为胶质癌；如果癌细胞含大量黏液而把细胞核挤在一边，称其为印戒细胞癌；

③髓质癌,癌细胞堆集成索条状或块状,一般分化差;④弥散型癌,癌细胞呈弥散分布,不含黏液也不聚集成团块,分化极差。

2. Lauren 按肿瘤起源和生物学行为将胃癌分成两大类 ①肠型,癌起源于肠腺化生的上皮,有腺管结构,癌组织分化较好,肠型多见于老年男性,病程较长,发病率较高,预后较好;②弥散型,癌起源于胃固有黏膜,与肠腺化生无关,无腺体结构,包括未分化癌与印戒细胞癌,癌组织分化较差,多为溃疡型和弥漫浸润型,多见于年轻女性患者,易出现淋巴结转移和远处转移,预后较差。Lauren 胃癌分型简明有效,体现了肿瘤的生物学行为;由于 Lauren 胃癌分型可以利用胃镜下活检组织进行胃癌分型,指导手术治疗,常被西方国家所采用;值得注意的是,有 10% ~ 20% 的患者兼有肠型和弥散型的特征,被称为混合型。

3. 1990 年 WHO 将胃癌分为上皮性肿瘤和类癌两大类 其中,上皮性肿瘤包括腺癌(乳头状腺癌、管状腺癌、低分化腺癌、黏液腺癌、印戒细胞癌)、鳞腺癌、未分化癌和不能分类的癌。胃肠类癌为生长缓慢、表现复杂的神经内分泌肿瘤。

以上是胃癌常用的组织形态学分型,除此之外,常见的还有 1998 年的维也纳(Vienna)分型、1992 年的 Goseki 分型、1977 年的 Ming 分型、日本胃癌分型、浆膜浸润分型等其他分型系统;目前,现有的分型系统尚无法涵括对描述肿瘤生物学行为非常重要的诸多因素。

（三）组织学分级

腺癌分级主要根据腺体分化的程度,以了解疾病的发展速度。

（1）G_X 分级无法评估。

（2）G_1 高分化(95% 以上的肿瘤由腺体组成),较少转移。

（3）G_2 中分化(50% ~ 95% 的肿瘤由腺体组成)。

（4）G_3 低分化(49% 以下的肿瘤由腺体组成),与高分化癌相比更容易发生转移。

（5）G_4 未分化。

管状腺癌低等级符合 1 级;印戒细胞癌高等级符合 3 级;小细胞癌和未分化癌高等级符合 4 级。

（四）转移

1. 直接播散转移 癌肿可沿黏膜、浆膜直接向胃壁内、食管或十二指肠扩展,也可扩散转移至大小网膜、结肠、肝、脾、胰腺等邻近器官。

2. 淋巴结转移 是最为常见的转移途径,占胃癌转移的 70% 左右。一般情况下按淋巴流向转移,少数可出现跳跃转移。黏膜原位癌淋巴结转移率约 5% ,黏膜下层胃癌淋巴结转移率约近 20% 。胃下部癌肿常转移至幽门下淋巴结和腹腔动脉旁淋巴结等,胃上部癌肿常转移至胰旁淋巴结、贲门旁淋巴结、胃上淋巴结等;晚期胃癌可以转移至腹主动脉周围淋巴结和膈上淋巴结;由于胃的淋巴系统与左锁骨上淋巴结相连接,若癌肿转移至该处时,则称其为 Virchow 淋巴结。

3. 血行转移 常见转移部位有肝、肺、骨骼、肾、脑组织、脑膜、卵巢、皮肤等处,尤以肝转移多见。

4. 种植转移 当癌组织侵蚀到浆膜外以后,肿瘤细胞可以脱落种植在腹膜以及腹腔脏器浆膜的表面上,形成转移结节。常见部位是盆腔和卵巢。

四、临床表现

（一）早期胃癌无特异性临床表现

70% 以上患者可毫无症状，仅少数患者有恶心、呕吐、上腹部饱胀不适、隐痛、反酸、嗳气等类似于溃疡病的上消化道症状。

（二）进展期胃癌症状

1. 胃部疼痛 这是进展期胃癌出现早、较常见的症状。初起时只感上腹部不适、沉重感；待癌肿进一步发展，疼痛发作频繁并且症状加重，常为咬啮性疼痛，与进食无明确关系或进食后症状加重。如果出现胃部疼痛持续加重，并且疼痛向腰背部放射，则是胃癌侵犯胰腺部神经丛的晚期症状，其预后不良。

2. 消化道表现 食欲减退、乏力、腹泻等消化道症状可在早期出现；胃窦部癌随着疾病进展可引起幽门梗阻出现进行性吞咽困难、呕吐，呕吐物有腐臭味或隔夜宿食。癌肿溃烂引起黏膜少量出血时可出现大便隐血试验阳性。大约 1/3 的患者出现上消化道出血的症状。有 5% 胃癌患者出现大出血，当出血量较大时可以出现呕血及黑便。

3. 急腹症表现 癌肿可以引起上腹部剧烈疼痛、弥漫性腹膜炎，也可引起消化道穿孔腹肌板样僵硬、腹部压痛等腹膜刺激征。

4. 全身表现 癌细胞增殖所引发的能量消耗与代谢障碍，可导致患者出现抵抗力低下、营养不良、维生素缺乏、恶病质等；主要表现为乏力、食欲缺乏、恶心、消瘦、体重下降、贫血、水肿、发热、便秘、皮肤干燥和毛发脱落等。

5. 转移灶表现 肿瘤发生转移时可有相应的症状，如锁骨上淋巴结肿大、腹水、肝大、黄疸；也可出现卵巢肿块、腹部肿块等；发生骨髓转移时可引起相应部位的疼痛。

6. 伴癌综合征 癌肿本身代谢异常或癌组织对机体发生各种影响引起的内分泌或代谢方面的综合征，称为伴癌综合征。主要包括反复发作性血栓性静脉炎（Trousseau 征）、黑棘皮病（皮肤皱褶处有色素沉着，尤其在两腋）、皮肌炎、膜性肾病、微血管病性溶血性贫血等。

（三）体征

早期胃癌可无任何体征，进展期胃癌以上腹部压痛最为常见。大约有 1/3 的患者可扪及上腹部肿块，质地坚韧而不规则，可伴压痛；能否发现腹部肿块，主要与癌肿的部位、大小及患者腹壁厚度相关。当胃癌发生肝转移时，可触及肿大的肝及结节状块物；当癌肿转移压迫胆总管时，可发生梗阻性黄疸。有幽门梗阻的患者上腹部可见扩张的胃型，并闻及震水声。癌肿通过胸导管转移可出现左锁骨上淋巴结肿大的远处转移体征。晚期胃癌有盆腔种植时，通过直肠指诊可发现膀胱（子宫）直肠陷窝内有可触及结节。胃癌有腹膜转移时可出现腹水。胃癌小肠或系膜转移可使肠腔缩窄，导致部分或完全性肠梗阻。癌肿穿孔导致弥漫性腹膜炎时，会出现板状腹等腹膜刺激症状，亦可浸润邻近腔道脏器而形成内瘘，出现排出不消化食物等。

五、诊断与鉴别诊断

目前诊断胃癌据临床表现，体征和辅助检查以及病理学证据。辅助检查主要是通过胃镜和 X 线钡餐检查方法，辅以其他检测手段。

（一）诊断

1. 临床表现和体征

（1）年龄40岁以上，有胃痛或上腹部饱胀病史的患者；近期出现消化道症状或症状改变，有上腹部轻压痛的患者，应警惕胃癌的发生。

（2）出现原因不明的消瘦、黑便，伴有食欲缺乏、乏力、血红蛋白降低或顽固性胃痛，多为胃癌的表现。

（3）有胃痛史，且体检发现上腹部肿块，出现肺、肝转移灶，锁骨上淋巴结肿大，或经肛门指诊发现直肠前壁扪及肿块时，多可确诊。

（4）癌前状态和癌前病变患者应定期进行系统检查，胃镜加活检。

（5）胃切除术后10年以上者应密切观察，胃镜加活检。

2. 影像学检查

（1）上消化道X线钡餐检查：由于上消化道X线钡餐检查无痛苦，分辨率、清晰度高，是胃癌的主要检查方法。包括通过不同充盈度的投照用以显示胃黏膜纹，尤其是适当的钡剂加压、中等量空气双重对比方法，能显示出小的充盈缺损，对于检出胃壁微小病变很有价值，可以显示出病变的大小、部位和累及范围，还可根据不同的病灶形态帮助判断病灶侵及的深度。例如，溃疡性胃癌可见轮廓不规则的龛影；弥漫型胃癌可见胃黏膜皱襞紊乱，胃壁僵硬，蠕动消失，呈"皮革状胃"。上消化道X线钡餐检查亦有利于在术前制定合理的手术入路和切除范围。

（2）腹部CT及MRI检查：腹部CT及MRI检查可以了解肿瘤在腔内、腔外生长情况，肿瘤与周围组织器官的关系以及淋巴结转移情况，能清楚地显示肿瘤浸润深度，对于术前T、N分期更有帮助，术前分期的准确率为43%~82%，可以判断胃癌弥漫转移的范围。CT诊断的准确性随着肿瘤级别的增加而增加，对早期胃癌的敏感率为23%~50%；对T4期胃癌敏感率可达90%~95%。

对于怀疑出现远处转移的胃癌患者还可以根据情况选择进行ECT、PET-CT（正电子发射断层扫描技术）等检查。

（3）超声学诊断：胃癌患者通过腹部超声检查可以了解有无肝、腹膜后淋巴结、邻近脏器受浸润转移的情况，以及有无腹水产生。

3. 内镜检查 胃癌的首选检查方法，是直接观察病灶，并可取活检；内镜检查联合活检在胃癌的诊断中具有不可替代的作用，约有70%以上的胃癌患者可以获得确诊，是目前胃癌最可靠的诊断手段。早期胃癌镜下黏膜可呈现片状变色，或部分黏膜呈乳头状或结节状粗糙不平，可有轻度隆起或凹陷；或僵直不柔软，可有糜烂，对这些非常轻微的变化，胃镜检查则是诊断的最佳方法。进展型胃癌肿瘤镜下表现为凹凸不平、表面污秽的肿块，可有渗血和溃烂；或表现为不规则较大溃疡，边缘常呈结节状隆起，无聚合皱襞，病变处无蠕动，通过内镜诊断不难。若需要进行组织活检时，活检组织数目不少于6块，可从病灶、病灶边缘有癌处及病灶周边无癌处进行。

目前临床应用的超声内镜具有内镜和超声双重功能，联合活检对早期胃癌的诊断具有决定性意义。超声内镜能够区分胃内、胃外的肿块；可以准确判断肿瘤浸润深度以及周围淋巴结转移情况，对肿瘤侵犯深度的判断准确率可达90%，发现胃周肿大淋巴结准确率为72%；可以引导对淋巴结的针吸活检，以明确肿瘤的组织性质，有益于局部分期，术前分期的准确率可高达80.3%，而且优于CT对癌肿T分期的诊断率；超声内镜还能早期发现胃癌术后的复发。

4. 实验室诊断

（1）大便隐血检测方便，有辅助诊断的意义。早期胃癌约 20% 大便隐血试验呈持续阳性，中、晚期胃癌大便隐血试验阳性可达 80%。有学者认为，可以将大便隐血作为胃癌筛检的首选方法。

（2）血象检查：胃癌患者早期血常规检查多为正常；中、晚期患者贫血常见，约 50% 有缺铁性贫血，主要是长期慢性失血所导致，或者是由于营养缺乏所造成；如果并发有恶性贫血，则多数是巨幼细胞贫血。

（3）CEA,CA19-9,CA72-4 等的检测：虽然癌胚抗原及单克隆抗体特异性不强，但仍然可以协助早期发现和诊断胃癌，能够提高胃癌患者检出率 30%~40%，在晚期胃癌患者有较高的检出率，对于胃癌的疗效和预后判断有一定的价值。

（二）鉴别诊断

1. 胃溃疡　胃癌无特征性的临床表现，症状和体征与胃溃疡极其相似，特别是年轻人的胃癌常被误诊为胃溃疡或慢性胃炎。胃溃疡 X 线龛影突出腔外，直径在 2cm 以内，口部光滑，周围黏膜呈放射状，胃壁柔软可扩张等；进展期胃癌的龛影较大，位于腔内，伴有指压痕，局部胃壁僵硬，胃腔扩张性差。但某些胼胝性溃疡极易与溃疡型癌相混淆，这需要进一步作胃镜活检以明确诊断。

2. 胃息肉（胃腺瘤或腺瘤性息肉）　来源于腺上皮的良性肿瘤，患者以 60~70 岁多见。小的胃腺瘤可无症状，较大的胃腺瘤可引起上腹部饱胀不适，隐痛恶心。胃腺瘤黏膜可糜烂、出血引起黑便，临床表现酷似胃癌。X 线钡餐检查胃腺瘤显示为直径 1cm 左右，边界完整的圆形充盈缺损，带蒂腺瘤推压时可移动部位。胃腺瘤常与隆起型早期胃癌相混淆，宜胃镜活检予以明确诊断。

3. 慢性胆囊炎和胆石症　疼痛多与进食油腻食物有关，疼痛位于右上腹并放射到背部，并伴有发热、黄疸的典型慢性胆囊炎及胆石症病例与胃癌不难鉴别；对不典型的病例应进行 B 超或内镜下逆行胆道造影检查进行鉴别诊断。

4. 胃皱襞巨肥症　可与浸润性胃癌混淆，但胃皱襞巨肥症的胃壁柔软，可以扩展，在 X 线或胃镜检查下，肥厚的皱襞当胃腔充盈时可摊平或变薄。

5. 胃肠道间质瘤（gastrointestinal stromal tumors,GISTs）　是一类起源于胃肠道间叶组织的肿瘤。呈圆形或椭圆形，患者多感上腹饱胀不适、隐痛或胀痛，可出现间歇性呕血或黑便，转移部位主要在肝和腹腔，即使在较为晚期的胃肠道间质瘤患者也很少出现淋巴结和腹外转移。胃镜检查即可与胃癌相区别。

六、临床分期

美国癌症联合委员会（AJCC）2010 年

1. 胃癌 TNM 分期诊断标准

（1）原发肿瘤（T）

T_X：原发肿瘤无法评价（包括资料不全、没有记录等）。

T_0：切除标本中未发现原发肿瘤。

T_{is}：原位癌，肿瘤位于上皮内，未侵犯黏膜固有层。

T_1:肿瘤浸润至黏膜固有层、黏膜肌层或黏膜下层。

T_{1a}:肿瘤侵犯黏膜固有层或黏膜肌层。

T_{1b}:肿瘤侵犯黏膜下层。

T_2:肿瘤侵犯固有肌层。

T_3:肿瘤穿透浆膜下层结缔组织,还未侵犯脏腹膜或邻近结构。

T_4:肿瘤侵犯浆膜(脏腹膜)或邻近结构。

T_{4a}:肿瘤侵犯浆膜(脏腹膜)。

T_{4b}:肿瘤侵犯邻近组织结构。

(2)区域淋巴结(N)

N_X:区域淋巴结无法评价。

N_0:区域淋巴结无转移。

N_1:1~2 个区域淋巴结有转移。

N_2:3~6 个区域淋巴结有转移。

N_3:7 个及 7 个以上区域淋巴结转移。

N_{3a}:7~15 个区域淋巴结有转移。

N_{3b}:16 个或 16 个以上区域淋巴结有转移。

(3)远处转移(M)

M_0:无远处转移。

M_1:存在远处转移,包括血行转移和第三站淋巴结转移,即腹腔动脉周围、肝十二指肠韧带内、肠系膜根部、结肠中动脉周围及腹主动脉旁淋巴结转移。

2. 胃癌临床 TNM 分期(表 5-3-1-1)

表 5-3-1-1 胃癌的临床 TNM 分期

分期	T	N	M	分期	T	N	M
0 期	T_{is}	N_0	M_0	ⅢA 期	T_2	N_3	M_0
ⅠA 期	T_1	N_0	M_0		T_3	N_2	M_0
ⅠB 期	T_1	N_1	M_0		T_{4a}	N_1	M_0
	T_2	N_0	M_0	ⅢB 期	T_3	N_3	M_0
ⅡA 期	T_1	N_2	M_0		T_{4a}	N_2	M_0
	T_2	N_1	M_0		T_{4b}	N_0	M_0
	T_3	N_0	M_0		T_{4b}	N_1	M_0
ⅡB 期	T_1	N_3	M_0	ⅢC 期	T_{4a}	N_3	M_0
	T_2	N_2	M_0		T_{4b}	N_2	M_0
	T_3	N_1	M_0		T_{4b}	N_3	M_0
	T_{4a}	N_0	M_0	Ⅳ期	任何 T	任何 N	M_1

优点:在 TNM 分期方法中,各亚期与预后一致性更好,为判断胃癌的预后提供了更为合理的指标,并与术后治疗方案确定密切相关;TNM 分期方法因其简单、客观、重复性好,易于推广应用。

七、治　疗

目前提倡胃癌治疗以手术为主,辅以化疗、放疗、生物靶向治疗、中医中药以及免疫治疗等多学科综合治疗(multidisciplinary team, MDT)的模式,手术在胃癌的治疗中占主导地位。

(一) 手术治疗

手术治疗是目前唯一有可能根治胃癌的手段。胃癌的手术效果取决于肿瘤侵袭深度和扩散范围。手术方式根据临床分期可选择根治性手术、姑息性手术、短路手术和空肠造口术等。早期胃癌可选择在内镜下用电凝、高频激光、微波以及黏膜切除术(endoscopic mucosal resection, EMR)。对局部进展期胃癌未侵及浆膜或浆膜为反应型、胃周淋巴结无明显转移者可行 D2 手术。局部进展期胃癌侵及浆膜或浆膜属突出结节型,应行 D2 或 D3 手术(D 分级是指胃癌手术中,胃周淋巴结清扫范围和程度,第一站淋巴结未完全清除为 D0,完全清除为 D1,第二站淋巴结完全清除为 D2,第三站或第四站淋巴结完全清除为 D3 或 D4。R 分级是指胃癌术后残存肿瘤的多少,R0 是指术后肿瘤无肉眼和镜下残存,R1 指肿瘤有镜下残存,R2 指肿瘤有肉眼残存)。

据相关研究报道,腹腔镜治疗早期胃癌能获得与传统开腹手术一样的远期生存率。对于胃癌大面积浆膜层受侵、肿瘤直径>10cm、淋巴结转移融合并包绕重要血管者以及肿瘤广泛浸润周围脏器者则不适宜采用腹腔镜手术。

(二) 放射治疗

尽管胃癌的手术方式有了一些改进,但单纯手术的治疗效果却未见明显提高。多项研究显示,对于术后(复发)危险度高的患者,辅以放疗、化疗可以降低区域复发率,并提高生存率。欧美一项Ⅲ期临床试验结果显示,胃食管交界部癌可从放疗中获益。放疗联合化疗已成为美国胃癌术后辅助治疗的标准方案。美国国立综合网络(NCCN)指南推荐对于所有达到 R0 切除的 T_3、T_4 期或任何 T 伴淋巴结转移的胃癌患者术后应给予放疗 45~50Gy,同时给予氟尿嘧啶类药物(如 5-氟尿嘧啶或卡培他滨)作为放疗增敏剂。对于晚期姑息性切除术后的患者,也可应用放疗联合化疗方法;如果有条件结合术中放疗,疗效将进一步提高。

1. 放疗　胃癌放射治疗分为术中放疗、术前放疗和术后放疗。

(1) 术中放疗:术中放疗的局部控制率显著优于外照射放疗,在直视的状态下照射肿瘤,可以最大限度地将周围正常组织排除在高剂量区域之外。但是,术中放疗较低的局部复发率并没有转换为生存率的提高,由于设备和环境条件等的要求较高而无法在临床广泛使用。

(2) 术前放疗:术前放疗的目的是减小肿瘤体积,降低分期,增加 R0 切除率和清除潜在微转移灶。局部晚期($T_4N_xM_0$)胃癌,可行术前同步放化疗,治疗后重新评估,争取根治性手术。术前放疗可使肿瘤周围脉管发生闭塞,从而降低经血道和淋巴道转移的可能性。

(3) 术后放疗:手术完全切除但有复发高危因素的患者及局部手术未能切除或次全切除的患者行术后放疗。多项临床研究证实,术后放疗能有效降低局部复发率和提高远期生存率。

2. 放射治疗技术和剂量

（1）临床靶区包括：①原发灶或手术区域；②腹膜根据局部浸润和远处转移的程度来考虑，由于 T_3 和 T_4 期胃癌患者的病灶在微观上有延伸，CTV 应包括胃所在的腹膜区，对于广泛腹膜转移的胃癌患者，全身或腔内化疗更合适；③淋巴区域，包括 1～16 组淋巴结区（日本分组），还包括肝门和脾门淋巴结；④位于贲门部肿瘤，CTV 应包括下胸段食管及相应的淋巴转移区；⑤肿瘤侵犯末端食管时，照射范围还应包括 1 个完整的淋巴引流区（食管旁、胃左、右淋巴引流区）；⑥位于胃底的肿瘤，CTV 应包括大部分左横膈、脾及脾门部；⑦发生在近端曲度平缓部位的肿瘤，没必要照射全肝门；⑧发生在远端的肿瘤，CTV 包括肝门和十二指肠。

（2）放疗剂量：胃癌术后放疗剂量应在 45～50Gy；术中使用电子线 30Gy；术前 2～3 周 35～40Gy。

（3）胃癌调强放射治疗（intensity modulated radiotherapy，IMRT）：胃周围有重要脏器，常规的二维放疗技术难以提高靶区剂量。近年来，调强放疗（IMRT）和图像引导放疗等新技术能较好地解决上述问题。

（三）化学药物治疗

化学药物治疗胃癌，多用于胃癌术前新辅助化疗、术后辅助化疗以及姑息化疗。早期胃癌根治术后不行辅助化疗；进展期胃癌能被手术切除者，必须行辅助化疗，常在术后 2～4 周开始。可选用全身静脉化疗和选择性动脉化疗。

单药有效率较高的化疗药物包括：5-氟尿嘧啶、卡培他滨、替吉奥、顺铂、表柔比星、多西紫杉醇、紫杉醇、奥沙利铂、伊立替康等。国内外学者对胃癌化疗多主张联合用药。临床上化疗方案的选择应根据患者的 TNM 分期、治疗耐受性和循证医学依据。目前临床常用有 FAM（5-氟尿嘧啶、阿霉素、丝裂霉素）、ECF（表柔比星、顺铂、5-氟尿嘧啶）、LFEP（亚叶酸钙、5-氟尿嘧啶、表柔比星、顺铂）、DCF（多西他赛、顺铂、5-氟尿嘧啶）。

（四）分子靶向治疗

胃癌的发生、进展、转归是一个多靶点、多环节调控的复杂过程。分子靶向治疗具有特异性和选择性，能高效选择性地杀伤肿瘤细胞，减少对人体正常组织的损伤，是目前胃癌治疗的新方向。靶向药物大多为非细胞毒性药物。合理有效地与细胞毒药物联合应用将发挥更好的效果。常用靶向药物包括表皮生长因子受体单克隆抗体、血管内皮生长因子受体单克隆抗体等。

（五）胃癌的其他治疗

1）免疫治疗一直是肿瘤辅助治疗的重要组成部分，是指通过调整机体对肿瘤的免疫反应而产生抗肿瘤效果的治疗方法。非特异性免疫治疗如卡介苗（BCG）、白介素-2 等用来提高患者的免疫力，有一定的效果。目前，一些学者对以 MG7-Ag 模拟表位多肽为基础的胃癌特异性疫苗正进行研究。

2）肠内外营养支持治疗为胃癌综合治疗的重要步骤之一，常用作术前和术后的辅助治疗，可提高患者体质，使机体更能耐受手术、化疗和放疗。

3）祖国医学对减轻放化疗不良反应，增强机体免疫能力有一定作用。

八、预　　后

胃癌的预后与病理类型、分期、部位、生物学行为以及治疗措施有关，大量资料表明，I

期胃癌 5 年生存率为 90% 左右,Ⅱ期为 50% 左右,Ⅲ期为 25% 左右。改善患者预后关键在于早诊断、早治疗。

(孙 浩)

Summary

Environmental insults caneventually lead to atrophic gastritis. Chronic atrophic gastritis and the resulting intestinal metaplasia appear to be precursor conditions to the intestinal type of gastric cancer. Host-related, environmental, and infectious causes have been implicated in the etiology of gastric cancer. The symptoms of gastric cancer are often nonspecific, frequently leading to diagnosis at an advanced stage. This is due largely to the fact that both the stomach and the abdominal cavity are large and compliant to distention. Early symptoms such as vague gastrointestinal distress, episodic nausea, vomiting, and anorexia are also common symptoms in patients without cancer. They are often initially not taken seriously by the patient and the physician, unless they are persistent or progressive over a long period of time. Surgery remains the only curative option for localized gastric cancer. However, long-term survival rates remain suboptimal for all but the earliest gastric cancer ($T_1N_0M_0$). Continuing efforts in improving these percentages has lead to numerous adjuvant therapy trials, including chemotherapy, intraperitoneal therapy, chemoradiotherapy and immunotherapy.

第二节 肝胆系统肿瘤

一、肝 肿 瘤

原发性肝细胞癌(hepatocellular carcinoma,HCC,以下简称肝癌)是世界上最常见的恶性肿瘤之一,全球每年新发病例约 62 万。我国肝癌的年发病人数约占世界新发病例的 42.5%,为欧美国家的 5~10 倍。2006 年中国城乡居民抽样抽查,死亡率为 26.26/10 万,仅次于肺癌,已成为危害我国城乡居民健康的最常见恶性肿瘤之一。高发年龄为 35~45 岁,男女之比为(2~5):1。

(一)流行病学因素

肝癌的发生是一个多因素、多步骤的复杂过程,众多危险因素在肝癌发生过程中的作用机制、作用强度和相互间的关系尚不完全明了。

1. 病毒感染 包括乙型肝炎病毒(HBV)、丙型肝炎病毒(HCV)和丁型肝炎病毒(HDV)感染。研究结果显示,HBsAg 阳性者发生肝癌的相对危险性(RR)为非携带者的 13.69 倍,其中男性的 RR 为 11.98,女性的 RR 为 17.06。当其他危险因素存在(如家族性肝癌)时,估计 30%~50% 的慢性乙型肝炎感染者不经过肝硬化而发展为肝癌。

HCV 与肝癌的关系也很密切,特别是在日本,肝癌的增加是第二次世界大战以后 HCV 感染增加的后果,肝癌中 HCV 的感染率高达 90%,从 HCV 感染至诊断为肝硬化或至发生肝癌的间隔为 20~40 年。

2. 黄曲霉毒素 人类食物中黄曲霉毒素 B1(AFB1)的普遍污染是肝癌发生可能因素

的观点已得到广泛承认,世界上许多黄曲霉毒素高污染地区,都是肝癌的高发区。如肝癌重流行区广西扶绥黄曲霉毒素 B1 污染率高达48.8%,江苏启东高达31.1%,而肝癌相对低发的东北地区黄曲霉毒素 B1 污染率仅 0.49%。

3. 水污染 研究表明,百余种致癌物质存在于污水中,而这些致癌物质可诱发动物患肝癌。在启东进行的多次饮水与肝癌关系的流行病学调查显示,不同饮水类型的居民肝癌发病(死亡)率差异有显著意义。但水中具体何种物质与肝癌有关并不十分清楚。

4. 遗传因素 肝癌具有明显的家族聚集性和遗传易感性。移民流行病学调查发现,移居他国或地区的人群仍保持其祖国或地区的发病率。台湾学者进行的一项病例对照研究发现,HBV 阳性肝癌患者的一级亲属有肝癌增加的危险。

5. 其他因素 如酗酒、糖尿病、肝螺旋杆菌感染、机体的免疫状态、理化致癌因素、α1-抗胰蛋白酶缺乏、血吸虫病、血色病、遗传性酪氨酸血症、雄激素等因素都可能与肝癌的发生发展有关。

(二) 肝的应用解剖

肝是人体中最大的脏器和消化腺,也是人类唯一有再生功能的器官。重 1.2~1.5kg,左右径约25cm、前后径15cm、上下径6cm。

三支主肝静脉将肝分为四部分,肝被正中裂(Contlie 线)分为左右半肝。肝有双重血液供应,肝动脉是来自心脏的动脉血,主要供给氧气和营养物质,其血流量占肝全部血流量的20%~30%。门静脉收集消化道的静脉血主要供给营养,是肝的机能血管,其血量占肝血供的 70%~80%。

肝的淋巴引流分深浅两层。浅淋巴管位于肝被膜深面,形成淋巴管网,与深淋巴管相通。肝主要有左右迷走神经、腹腔神经丛,右膈神经部分纤维参与肝神经分布。

(三) 病理分型及转移途径

1. 肝癌的病理分型 肝癌的主要病理类型有 3 种,即肝细胞癌、胆管细胞癌及混合型肝癌。在我国,肝细胞癌占 90% 以上。

传统的肝癌病理分类是 Eggel 分类法,分为巨块型、结节型和弥漫型,1979 年我国肝癌病理协作组织在 Eggel 分类基础上,又提出以下分型,①块状型:单块状、多块状、融合块状;②结节型:单结节、多结型、融合结节;③小癌型;④弥漫型。

按肝功能的变化情况分为单纯型、炎症型、硬化型。我国以硬化型多见。

2. 肝癌转移途径

(1) 血行转移:肝细胞型肝癌发生血行转移最多见,肝内血行转移发生也最早。

(2) 淋巴转移:胆管细胞型肝癌转移以淋巴转移居多,淋巴转移仅占转移总数的12%左右,转移至肝门淋巴结最多见。

(3) 直接蔓延:肝癌较少发生邻近脏器的直接浸润,但偶尔也可直接蔓延、浸润至邻近组织、器官。

(4) 种植转移:肝癌经种植转移临床较少见,主要指的是从肝脱落的癌细胞可种植在腹膜、膈、胸腔等处引起血性腹水、胸水等。

(四) Child-Pugh 肝硬化分级标准

Child-Pugh 分级将肝功能分为 A、B、C 三级,是当今国际上通用的肝硬化储备功能的分级标准,对于指导治疗、判断预后及治疗的疗效均有重要的参考价值(表5-3-2-1)。

表 5-3-2-1　Child-Pugh 肝硬化分级标准

分类	异常程度记分		
临床生化指标	1	2	3
肝性脑病	无	1～2	3～4
腹水	无	轻	中度以上
血清胆红素(μmol/L)	<34.2	34.2～51.3	>51.3
白蛋白(g/L)	≥35	28～34	<28
凝血酶原时间/秒	≤14	15～17	≥18

注:A 级为 5～6 分,B 级为 7～9 分,C 级为 10～15 分

(五) 肝癌的分期

肝癌分期可分为临床分期和病理分期两种,目前国内外公认的分期标准是 2003 年修改的国际抗癌联盟(UICC)和美国癌症联合委员会(AJCC)联合制定的 TNM 分期法。我国于 2001 年参照 UICC/AJCC 分期标准结合肝功能情况拟定了我国新的分期标准。其他还有日本的奥田邦雄(Okuda)分级系统和巴塞罗那(BCLC)分期系统等分期标准。表 5-3-2-2 和表 5-3-2-3 分别是中国的分期标准和 UICC/AJCC 分期标准。

表 5-3-2-2　中国的肝癌分期(2001 年,广州)

ⅠA:单个肿瘤最大直径<3cm,无癌栓、腹腔淋巴结及远处转移;肝功能分级 Child A

ⅠB:单个或两个肿瘤最大直径之和<5cm,在半肝,无癌栓、腹腔淋巴结及远处转移;肝功能分级 Child A

ⅡA:单个或两个肿瘤最大直径之和<10cm,在半肝或两个肿瘤最大直径之和<5cm,在左、右两半肝,无癌栓、腹腔淋巴结及远处转移;肝功能分级 Child A

ⅡB:单个或两个肿瘤最大直径之和>10cm,在半肝或两个肿瘤最大直径之和>5cm,在左、右两半肝,或多个肿瘤无癌栓、腹腔淋巴结及远处转移;肝功能分级 Child A。肿瘤情况不论,有门静脉分支、肝静脉或胆管癌栓和(或)肝功能分级 Child B

ⅢA:肿瘤情况不论,有门静脉主干或下腔静脉癌栓、腹腔淋巴结或远处转移之一;肝功能分级 Child A 或 Child B

ⅢB:肿瘤情况不论,癌栓、转移情况不论;肝功能分级 Child C

表 5-3-2-3　UICC/AJCC 肝癌 TNM 分期(包括肝内胆管癌分期)

原发肿瘤(T)分期	远处转移(M)分期
T_x　原发肿瘤大小无法测量	M_x　无法评价有无远处转移
T_0　没有原发肿瘤的证据	M_0　无远处转移
T_1　单个肿瘤结节,无血管浸润	M_1　有远处转移
T_2　单个肿瘤结节,伴有血管浸润;或多个肿瘤结节,≤5cm	TNM 分期
T_3　多个肿瘤结节,>5cm;或肿瘤侵犯门静脉或肝静脉的主要分支	Ⅰ期　T_1　N_0　M_0
T_4　肿瘤直接侵犯除胆囊以外的附近脏器;或穿破脏腹膜	Ⅱ期　T_2　N_0　M_0
淋巴结转移(N)分期	ⅢA期　T_3　N_0　M_0
N_x　淋巴结转移情况无法判断	ⅢB期　T_4　N_0　M_0
N_0　无局部淋巴结转移	ⅢC期　任何T　N_1　M_0
N_1　有局部淋巴结转移	Ⅳ期　任何T　任何N　M_1

(六) 肝癌的筛查和诊断

肝癌的症状包括黄疸、畏食、体重下降、不适以及上腹部疼痛,体征可以包括肝大、腹

水,也可能发生副肿瘤综合征,包括高胆固醇血症、红细胞增多症、高血钙和低血糖,均无特异性。因此肝癌的筛查可以在早期患者中检测出特异性肿瘤的存在,以达到早诊早治,能很好地影响患者的转归。HCC 的诊断包括病理学诊断和临床诊断标准。

1. 检测与筛查 肝癌的检测指标主要包括血清甲胎蛋白(AFP)和肝超声检查两项。

对于≥35 岁的男性,具有 HBV 和(或)HCV 感染,嗜酒的高危人群,一般是每隔 6 个月进行 1 次检查。对 AFP>400μg/L 而超声检查未发现肝占位者,应注意排除妊娠、活动性肝病以及生殖腺胚胎源性肿瘤;如能排除,应作 CT 和(或)MRI 等检查。如 AFP 升高但未达到诊断水平,除了应该排除上述可能引起 AFP 增高的情况外,还应密切追踪 AFP 的动态变化,将超声检查间隔缩短至 1~2 个月,需要时进行 CT 和(或)MRI 检查。若高度怀疑肝癌,建议做 DSA 肝动脉碘油造影检查和 CT 动态增强检查。

2. 诊断

(1)病理诊断:肝组织学检查证实为原发性肝癌,或肝外组织的组织学检查证实为肝细胞癌。

(2)临床诊断:

1)AFP≥400μg/L,能排除妊娠、生殖系胚胎源性肿瘤、活动性肝病及转移性肝癌,并能触及肿大、坚硬及有大结节状肿块的肝或影像学检查有肝癌特征的占位性病变者。

2)如 AFP<400μg/L 能排除妊娠、生殖系胚胎源性肿瘤、活动性肝病及转移性肝癌,并有两种影像学检查有肝癌特征的占位性病变或有两种肝癌标志物(DCP、GGTⅡ、AFU 及 CA19-9 等)阳性及一种影像学检查有肝癌特征的占位性病变者。

3)有肝癌的临床表现并有肯定的肝外转移病灶(包括肉眼可见的血性腹水或在其中发现癌细胞)并能排除转移性肝癌者。

(七)肝癌的治疗

在早期肝癌的治疗中,外科手术切除被认为是首选治疗方法。但是,临床上大多数肝癌患者就诊时已处于中晚期,或由于肝硬化严重,失去了手术治疗的机会,目前,肝癌手术切除率仅占 20% 左右,且复发率高。因此,非手术疗法起着重要的作用。

不能切除的原发性肝癌的治疗方法包括:放射治疗、介入治疗、肝动脉插管栓塞化疗(transcatheter arterial chemoembolization,TACE)、病灶局部注射无水酒精、冷冻消融术、瘤体内射频高温治疗和体外超声波聚焦治疗等局部治疗手段、全身化疗和分子靶向治疗等。采用 TACE,近期有一定疗效,但远期效果仍不够理想,尤其是合并门脉癌栓或肝癌肿块较大时,是介入性治疗所面临的最棘手问题。其他治疗方法如射频消融、局部注射无水酒精及全身化疗的疗效也不肯定。近年来,由于放射物理学及放射生物学研究的进展,精确放射治疗技术应用于临床,肿瘤局控率和患者生存率均有不同程度的提高,放射性肝损伤发生率明显降低,使放射治疗成为原发性肝癌治疗的重要方法之一。

1. 外科治疗 外科治疗手段主要是肝切除和肝移植,如何选择,目前尚无统一的标准。在术前应对肝功能储备进行评价,通常采用 Child-Pugh 分级评价肝实质功能,采用 CT 或 MRI 计算其余肝体积。肝切除术的基本原则是完整切除肿瘤,切缘无残留肿瘤,并最大限度保留正常肝组织,降低手术死亡率及手术并发症发生率。一般认为,对于局限性肝癌,如果患者不伴有肝硬化,则应首选肝切除;如果合并肝硬化,肝功能失代偿(Child-Pugh C 级),且符合移植条件,应首选肝移植;对于可切除的局限性肝癌且肝功能代偿良好(Child-Pugh A 级),是否可进行肝移植,目前争议较大。

2. 放射治疗 放射治疗应用于肝癌的治疗已有约 50 年的历史。肝是放射耐受性较差的器官,又是一个有较大再生能力的器官,其放射治疗一直存在争议。肝癌放射治疗技术经历了全肝照射、局部照射、全肝移动条照射等过程,近年来演变为精确定位的放射治疗。

射线能量能高度集中于肿瘤的质子和重离子放射治疗给肝癌治疗带来新的希望。

传统的外照射技术定位欠准确,对肝损伤较大,患者往往难以耐受高剂量的照射,导致疗效不满意,较少接受放疗。20 世纪 90 年代中期以后,三维适形放疗(3-dimensional conformal radiation therapy,3DCRT)、调强适形放疗(intensity modulated radiation therapy,IMRT)、影像引导的放射治疗(image-guided radiotherapy,IGRT)和断层放射治疗等现代放疗技术逐渐成熟,为放疗在肝癌治疗中的应用提供了新的机会。目前,采用 3DCRT 和 IMRT 技术治疗不能手术切除的原发性肝癌的研究已陆续公布,对于局限于肝内的肝癌患者,放疗结合介入治疗的 3 年生存率已达 25% ~ 30%。但是,肝癌 3DCRT 和 IMRT 时如何根据肿瘤大小、肝硬化分级等因素确定照射的体积、总照射剂量、分次剂量等,仍然是值得研究的课题。

(1) 肝癌放疗的指征和相对禁忌证:肝癌放疗的指征包括:①肿瘤局限,因肝功能不佳不能进行手术切除,或肿瘤位于重要解剖位置,在技术上无法切除,或患者拒绝手术。患者一般情况好,如 KPS≥70 分。②术后有残留病灶或术后局部小范围复发。③需要进行局部肿瘤处理,否则会产生一些并发症,如对胆管的梗阻、门静脉和肝静脉的瘤栓进行放疗。对胆管梗阻的患者可以先进行引流,缓解黄疸,再进行放疗。④对远处转移灶,如淋巴结转移、肾上腺转移以及骨转移,放疗可减轻患者症状、改善生活质量。

肝癌放疗的相对禁忌证:一般情况差,KPS 评分 60 分以下,重度肝硬化,肝功能失代偿,肝功能 Child-Pugh 分级 C 级,伴发大量腹水、重度黄疸、消化道出血、肝性脑病等,高热伴严重感染者,炎症性肝癌、病情凶险者。

(2) 肝的放射生物学特性:近年国内外许多学者对肝和肝癌的放射生物学特性进行了一些有益的探索,研究表明,肝癌的 α/β 比值>10Gy,有类似低分化鳞癌的放射敏感性,同时正常肝细胞有较大的代偿再生能力,肝耐受性与未受照射的"正常"肝组织体积呈正相关。肝属于晚期放射反应组织,目前以放射性肝病(radiation-induced liver disease,RILD)发生率的剂量作为肝放疗的耐受量。肝的耐受剂量与照射体积、单次照射剂量、总剂量、化疗药物及是否合并肝炎或肝硬化相关。

根据 RTOG 62 号文件规定,全肝的平均剂量<30Gy、肝脏 V35<50%,肝脏 V30<60% 不会发生放射性肝炎。Lawrence 等根据 NTCP 模型(normal tissue complication probability mode,NTCP)推测出全肝的耐受剂量,TD50 为 43Gy,TD5 为 31Gy。广西医科大学附属肿瘤医院与复旦大学附属肿瘤医院联合研究结果显示,肝的耐受量与受照射肝体积的关系可用如下公式估算:正常肝平均耐受剂量(Gy) = -1.686+0.023×正常肝体积(cm^3)。

Minsky 等发现在行全肝的常规放疗(1.8 ~ 2.0Gy/次,每周 5 次)中,总剂量 25 ~ 30Gy 时放射诱发的 RILD 并不常见,全肝总剂量>35Gy 时 RILD 的发病率显著上升。另外 Lawrence 等研究发现肝接受的平均剂量>37Gy,且每天接受 2 次氟脱氧尿嘧啶核苷灌注化疗的患者更容易出现晚期放射毒性反应。而肝功能降低时,肝的耐受量明显下降。Lee 等对 132 例有慢性肝病的肝癌患者作适形放疗的研究发现,Child-Pugh B 级患者的 RILD 发生率较 Child-Pugh A 级者明显增加。因我国原发性肝癌患者中,大约 80% 都伴有不同程度的肝硬化,导致肝再生和修复能力下降,因此国内的肝放疗耐受剂量明显低于国外标准。蒋国良等的研究结果显示,肝功能分级为 Child-Pugh A 的患者,MDTNL≤23Gy,且正常肝的剂量体积直方图的要求是 V5<86%、V10<68%、V20<49%、V25<35%、V30<28%、V35<25%、V40<20%,肝功能分级为 Child-Pugh B 的患者,能耐受的 MDTNL 可能为 6Gy,上述剂量限制要求在临床实践中是比较安全的。

（3）肝癌的照射剂量:肝癌是放射敏感性肿瘤,临床研究表明原发性肝癌的放疗疗效与照射剂量有关,存在着明显的剂量效应关系。对肿瘤直径<10cm 的肝癌,剂量一般为60Gy 以上。对肿瘤直径>10cm 的肝癌,通过使用主动呼吸控制调节器(active breath coordinator,ABC)等呼吸控制技术和 IMRT 技术,处方剂量最好在 50Gy 以上。Seoug 等对 158 例原发性肝癌的研究报道,照射剂量>50Gy,40~50Gy,和<40Gy 的中位生存期分别为 13 个月、8 个月和 6 个月,5 年生存率分别为 6.4%、3.8% 和 0。

（4）放射治疗技术:全肝移动条照射目前已经很少使用。

局部肿瘤照射以局部照射和次全肝照射为主,设野应尽可能地包括全部肿瘤,一般使用前腹和后背两野相对照射,根据肿瘤大小、位置,适当扩大 1~2cm 的照射范围。前后两野照射的方法会将两肾包括在内,可改用左前斜野和右后斜野,或者右前野加右侧野垂直照射,以减少肾照射剂量。

立体定向放射治疗:立体定向适形放疗能精确设计靶区形状,射野与肿瘤立体形状一致,最大限度地提高靶区照射剂量,同时减少外周正常组织受照量,从而提高局部控制率,降低并发症的发生。X 刀治疗肝癌的常用处方剂量为每次 6~10Gy,总剂量在 18~30Gy,处方剂量曲线应至少覆盖靶区 95% 的范围。照射总剂量和分次剂量由靶区大小决定。直径<3cm 时,选择 70%~90% 的等剂量线,单次周边剂量为 5~12Gy,总剂量 36~45Gy,对于 3~5cm 的肿瘤,60%~70% 的等剂量线,单次周边剂量为 5~8Gy,总剂量 40~45Gy,若肿瘤>5cm,50%~60% 的等剂量线,单次周边剂量为 3~6Gy,总剂量 36~42Gy。单次剂量、总剂量和时间分割还要根据肿瘤性质、体积、形状、部位、周围正常组织的耐受性、既往治疗史、患者的肝功能和全身状况等具体制定。

临床靶体积为影像可见肿瘤周边 0.5cm,计划靶体积为临床靶体积外放 0.5~0.8cm,以 85%~95% 等剂量曲线包绕计划靶体积,并依此为处方剂量线。Romen 利用立体定向放疗治疗了 25 例原发性肝癌和转移性肝癌患者,体积<4cm 的原发性肝癌和无肝硬化的转移性肝癌的放疗剂量为 37.7Gy/3 次,体积≥4cm 的原发性肝癌和合并肝硬化的转移性肝癌的放疗剂量为 30Gy/3 次和 25Gy/5 次。随访 12.9 个月后,1 年和 2 年局部控制率分别是 94% 和 82%,有 4 例出现了 3 级毒性作用,1 例 Child B 分级的原发性肝癌患者出现了肝功能衰竭并死亡,2 例转移性肝癌患者出现了 γ-GT 升高,1 例转移性肝癌患者出现了门静脉高压症状。因此立体定向放疗治疗肝癌的效果是令人鼓舞的,但是应特别注意其毒性作用。

3DCRT 单独或者联合其他治疗方式在原发性肝癌的治疗中显示了良好的效果和较小的并发症。近年的大量研究显示肝癌的适形放疗的有效率约为 50%~70%,3 年总生存率为 22%~43%。Seong 等对于不能手术肝细胞癌 3DCRT 的疗效的进行了研究,中位生存期为 10 个月,有效率为 67.1%,放疗后 2 年和 5 年生存率分别为 19.9% 和 4.7%。广西医科大学附属肿瘤医院放疗科的研究表明,肝癌患者行大分割 3DCRT,1 年、2 年、3 年生存率分别为 65%、43%、33%。Shirai 等的研究也显示 3DCRT 治疗伴有门静脉血栓的肝癌的 1 年和 2 年生存率分别为 44% 和 30%,其中 92.2% 的门脉血栓可以得到有效抑制。TACE 能进一步增加3DCRT的疗效,Shirai等报道3DCRT联合TACE治疗>8cm的伴有门脉血栓的巨块型肝癌的1年、2年生存率分别为47.4%和23.7%,且具有良好的肝耐受性,其他研究也得到了类似的结果,即3DCRT使原发性肝癌的局部控制率有所提高,而放射反应明显减轻。3DCRT联合TACE的方法,在临床已基本成为不能手术切除的原发性和转移性肝癌的标准治疗方案。

IMRT同3DCRT相比,能进一步通过照射野的高度适形和射野内剂量强度的调节,使放射线在体内形成高剂量区剂量分布的形状在三维方向上与肿瘤形状一致,最大限度将照射剂量集中到肿瘤区域,减少正常组织受照射的剂量,从而提高放射治疗的增益比。研究显示IMRT比3DCRT减少了正常肝的平均照射剂量,降低了放射性肝病的发生概率,减少了其他正常脏器的损伤,尤其是对肿瘤较大,伴有严重肝硬化、不能耐受大剂量放疗的患者,IMRT具有3DCRT不能比拟的剂量学优势。

IGRT是IMRT技术的发展,是一种四维的放射治疗技术。由于肝癌的位置受体位、呼吸等因素影响较大,定位比较困难,所以放疗常常损害周围部分正常组织,定位欠精度会直接影响治疗效果。IGRT在三维放疗技术的基础上加入了时间因数的概念,充分考虑了解剖组织在治疗过程中的运动和分次治疗间的位移误差,如呼吸运动、日常摆位误差、肿瘤变化等引起放疗剂量分布的变化和对治疗计划的影响等方面的情况,在患者进行治疗前、治疗中利用先进的影像设备对肿瘤及正常器官进行实时的监控,并能根据器官位置的变化调整治疗计划,使之能做到真正意义上的精确治疗。

(5) 放疗计划的制订:放射治疗体位的固定:仰卧位,真空袋固定体位,有条件的单位可使用腹盆腔固定器,在固定后的患者体表合适位置任取一点,在移动激光灯三点成一平面上做好标记作为参考点。然后在上述体位进行增强CT扫描,肿瘤部位以3~5mm层厚连续扫描,肿瘤以外5~10mm了连续扫描。将定位CT扫描的图像传输到治疗计划系统工作站,临床医师勾画肿瘤靶区及肿瘤周围重要脏器和结构。

肝癌靶区时相的确定:肝脏肿瘤由于受呼吸运动影响,增加了靶体积的不确定性,限制了肿瘤照射剂量和精度。目前呼吸控制技术主要有呼吸门控、肿瘤跟踪、自主屏气和ABC,以限制肿瘤在放疗中的运动,减少对正常肝的放射剂量。研究最多的是ABC技术。国外多采用呼吸同步化技术,其中以深呼吸状态下放射治疗技术简单且重复性好。

靶区定位:研究结果显示肝癌的影像学GTV与病理学GTV是基本相符的,影像学GTV能代替病理学GTV。增强CT和MRI对于靶区勾画具有重要参考价值,介入栓塞化疗(TACE)后的碘油沉积图像可帮助确定GTV。因为肝癌绝大多数属于动脉供血,动脉相CT可提高肝癌GTV勾画的准确性,静脉相可帮助确定静脉癌栓,动脉相可作为参考。T2相磁共振成像有助于肝内病灶的勾画,CT和MRI图像的融合技术,可提高GTV勾画的精确性。

确定肝癌的CTV时要留有充分的余地,CTV为GTV加上其周围亚临床灶,关于肝癌CTV的范围,目前还没有确定的资料,大部分报道是外扩5~10mm。石芳等的研究结表明,在不考虑电镜下侵袭的情况下,影像学GTV和病理学GTV在三维方向上基本吻合,肝癌侵袭范围95%在2.3mm之内。所以对于包膜完整的肝细胞癌GTV外放到CTV的范围,2.3mm能包括95%的浸润范围。

由于肝细胞癌淋巴结转移发生率不高,外科医师对肝内肿瘤切除的同时,均不考虑行淋巴结清扫,因此,淋巴结引流区无需进行预防性照射。而肝内胆管细胞癌虽然肝门区淋巴结转移率搞到70%,且外科医师需要行腹膜后淋巴结清扫,但是研究发现并没有肝癌失败的原因是肝门区淋巴结转移,所以多数学者不主张放射治疗内肝内原发灶的同时,把淋巴引流区作为CTV考虑。但是已经出现淋巴结转移的原发性肝癌,应充分考虑其淋巴引流区。

根据不同放疗中心的情况,PTV在CTV的基础上再外扩5~10mm,因此,从GTV到PTV,要外扩10~15mm。当然,如果肝的放射剂量超过了耐受范围,为了使放疗能够进行,可以考虑适当减少外扩的距离。PTV在使用ABC装置条件下为CTV外加6mm,在没有使用ABC时更要根据患者的呼吸来确定。要求95%的处方剂量包绕至少99%的PTV,100%的处方剂量包绕至少95%的PTV(图5-3-2-1,见彩图)。

肝周围正常组织限量:根据RTOG规定,脊髓最大耐受量<45Gy,肾V20<33%(至少1个肾),1个肾<20Gy、1个肾2/3不被照射,小肠V40<30%,全胃<45Gy。

三维计划设计及评估:采用三维放疗计划设计系统。对靶区及危及器官进行剂量计算,利用DVH图进行评价。

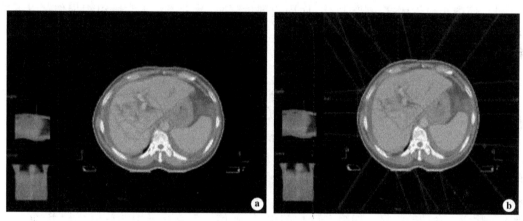

图5-3-2-1　原发性肝癌的3D-CRT靶区、等剂量曲线和照射野的设计(a、b)

原发性肝癌的3D-CRT靶区、等剂量曲线和照射野的设计(PrecisePLAN Release)。a. 红色线为GTV,紫色线为PCTV,绿色为100%的等剂量线,淡蓝色为95%的等剂量线,橘红色为90%的等剂量线。b. 原发性肝癌的3D-CRT的计划照射野的设计

(6) 放射治疗的并发症:对肝癌进行恰当的放疗,一般不良反应不大。常见不良反应包括对肝本身和其周围脏器的损害,以及放射对消化系统和造血系统的影响。包括急性期(放疗期间)及放疗后期(4个月内)的损伤。

放疗期间主要的不良反应包括:①畏食、恶心、呕吐,较严重的有上消化道出血,特别是放射野累及较大体积的十二指肠、空肠和胃的患者;②急性肝功能损害,表现为血清胆红素和丙氨酸转氨酶(ALT)上升;③骨髓抑制,特别是大体积的肝受照的患者或伴脾功能亢进的患者。

放射后期损伤主要是放射诱导的肝病,可引起肝功能衰竭,死亡率很高。对放射肝损伤的治疗包括使用肾上腺皮质激素、利尿剂,同时给予积极的保护肝的药物和支持疗法。避免发生的最关键措施是在设计放疗计划时,把正常肝受照剂量严格限制在能耐受的范围内。在放疗期间出现急性肝功能损伤如肝损伤≥RTOG Ⅱ级的患者,如继续放疗,则以后发生放射性肝病的概率高达60%。因此,对这类患者应停止放疗。急性肝损伤往往可逆、易

修复;而后期肝损伤常常不可逆,死亡率极高。

(7) 外照射与其他治疗的联合应用

1) 术中放疗:日本 Odaka 于 20 世纪 80 年代开始试用术中放疗治疗剖腹探查不能切除的肝癌,用电子线一次性照射 30Gy。

2) 放疗与化疗联用:关于化疗能否提高肝癌治疗的疗效的现在还不确定,一般认为化疗加重了治疗的不良反应和毒性,却不能提高疗效。

3) 放疗和中药综合使用:中药可以减轻放疗的不良反应放射性肝损伤,从而提高疗效。有报道用中药+放疗治疗中晚期肝癌的 1 年生存率达到 72.7%,5 年生存率为 10%,中位生存期达 19.5 个月。中药可以提高放疗的疗效,可能与其能改善患者的免疫功能有关。

(8) 后装近距离治疗:手术过程中置管,或者通过 CT、B 超引导置管,使施源器贯穿肿瘤,治疗靶区包括肿瘤及其周围 1.0cm 的组织。术中置管术后早期后装近距离放疗,直接在肝创面局部给予高剂量率照射,可有效杀死肝创面脱落的癌细胞和周边卫星结节以及微小癌栓,使微小血管闭塞,局部机化,而周边剂量骤减,减少了对正常肝组织损伤。以下情况,应视为术后后装放疗的禁忌证:①腹水、黄疸、凝血机制障碍;②腹腔有感染灶;③全身情况差,Karnofsky 评分<40%,预计生存时间<3 个月。

(八) 预后

肝癌是各种实体瘤中预后最差的恶性肿瘤之一。可手术治疗的早期肝癌采用以外科手术为主的综合治疗 5 年生存率达 50% 以上,采用放射治疗者 3 年生存率也达 60% ~ 78.57%。影响肝癌预后的相关因素主要包括以下几个方面。

1. 与癌肿本身相关的因素 包括肿瘤的大小、病理类型、部位、分化程度、生物学行为、血供丰富程度、有无门静脉癌栓等。恶性程度高、分化差、有门脉癌栓者预后差。

2. 与治疗相关的因素 肝癌的预后与治疗关系十分密切。合理的治疗,预后要明显优于不治疗或不合理的治疗。如给予放疗的患者,其预后与放疗采用的放射线种类、病灶是否全部包入放射野内、放射分割等放射因素有关。

3. 患者有关因素 恶病质、营养不良以及同时有心、脑、肾等严重疾病,预后差,且也影响治疗的进行。肝功能异常、肝硬化、门脉高压导致上消化道出血,预后差。

二、胆系肿瘤

胆系恶性肿瘤主要分为胆囊癌(gallbladder cancer)和胆管癌(cholangiocarcinoma),胆囊癌是胆系恶性肿瘤中最常见的肿瘤,占消化道肿瘤第 5 ~ 6 位,好发于中老年,男:女为 1:(2~5)。近年来发病率上升较快,但不同国家、地区及种族之间发病率有着明显差异。胆管癌是指来源于肝内外胆管的恶性肿瘤,分为肝内胆管和肝外胆管癌,但一般所指的胆管癌为肝外胆管癌,是指从左右肝管至胆总管下端的癌肿,多见于 50 ~ 70 岁中老年人,男:女为(1.3~1.5):1。

(一) 流行病学因素

胆石症是胆囊癌的最常见危险因素,胆囊癌患者的 80% ~ 90% 伴有胆结石,一般认为胆结石引起的慢性感染长期刺激胆囊上皮使之增生和癌变。由胆囊慢性炎症引起的胆囊钙化(陶瓷胆囊),也会进展成胆囊癌。有学者认为胆囊癌的发生是饮食因素、细菌和寄生虫感染、胆结石等多种因素作用的结果。

胆管癌亦与胆结石有关,但关系不如胆囊癌密切,据报道胆管癌合并有胆结石者占64%~100%。其他溃疡性结肠炎、中华分枝睾吸虫感染、胆总管囊肿等因素都能增加胆管癌发病的危险性。

(二)病理分型及转移途径

1. 病理分型 胆囊癌好发于胆囊体和底部,大体形态观察所见可分四型。①浸润型:最多见,占60%~70%。②乳头状:约占20%,此型较少发生转移,预后也较好。③胶质型:约占8%。④混合型:较少见。

胆囊癌以腺癌最多见,占60%~90%,其次是未分化癌(6%~10%),鳞状细胞癌(3%~6%)和腺鳞癌(5%)较少见。胆囊癌按其分化程度不同有高分化(G_1)、中分化(G_2)、低分化(G_3)和未分化(G_4)之分。各组织类型中未分化癌及黏液腺癌恶性最高,发生转移快。乳头状腺癌恶性度最低,较少发生转移,预后好。

肝外胆管癌目前国际上尚无统一的肉眼分类标准,可分为结节型、乳头型和硬化型。肝外胆管癌的组织学分类与胆囊癌并无区别,但肝外胆管癌中高分化腺癌大约占全部腺癌的80%左右。

2. 转移途径

(1)直接蔓延:胆囊癌易侵犯周围脏器,在确诊时仅10%的患者病变限于胆囊壁。69%~83%的患者肿瘤直接侵入胆囊窝处肝Ⅳ、Ⅴ段,40%的患者有十二指肠、胃或横结肠浸润,57%的患者有肝外胆道浸润。

(2)淋巴转移:45%~80%的胆囊癌手术及尸检可发现伴有区域淋巴结转移,主要循胆囊淋巴回流,首先经胆囊肌层和浆膜下层至胆囊淋巴结(又称哨兵淋巴结)再至胆总管周围淋巴结,后分两路:一路至胰十二指肠淋巴结,腹腔动脉周围淋巴结和腹主动脉旁淋巴结;另一路至胰后淋巴结,肠系膜上血管周围淋巴结。

(3)血行转移:常见的血行转移部位为肝、肺、骨等。肝门部胆管癌较易浸润肝,远侧胆管癌易浸润胰腺和十二指肠,晚期者可发生肝内转移,腹膜种植以及肺脑肾骨等远处转移。

(三)临床分期

1. 胆囊癌的 TNM 分期 胆囊癌至今没有统一的临床分期标准,很难获得准确的循证医学证据。目前常用的胆囊癌分期标准有 Nevin 分期(表5-3-2-4)、美国癌症联合委员会(AJCC)分期及日本胆道外科协会(JSBS)分期3种(表5-3-2-5)。1975年法国学者 Bismuth 将肝门胆管癌分为4型,即胆管癌的 Bismuth 分型,对指导外科术式选择有重要意义(表5-3-2-6)。目前国内外学者已逐渐统一使用 AJCC 分期。

表5-3-2-4 Nevin 分期

Nevin Ⅰ期:癌组织仅位于黏膜内,即黏膜内癌或原位癌

Nevin Ⅱ期:癌组织仅位于黏膜及肌层内

Nevin Ⅲ期:癌组织累及胆囊壁全层——黏膜层、肌层及浆膜层

Nevin Ⅳ期:癌组织累及胆囊壁全层并有胆囊淋巴结转移

Nevin Ⅴ期:癌组织累及肝脏或有胆囊邻近的脏器转移或远处转移

表 5-3-2-5 UICC/AJCC 胆囊癌 TNM 分期

原发肿瘤(T)分期					远处转移(M)分期			
T_X 原发肿瘤不能确定					M_X 不能确定远处转移			
T_0 无原发肿瘤证据					M_0 无远处转移			
T_{is} 原位癌					M_1 有远处转移			
T_1 肿瘤侵犯固有层和肌层					TNM 分期	T	N	M
T_{1a} 肿瘤侵犯固有层					0	T_{is}	N_0	M_0
T_{1b} 肿瘤侵犯肌层					ⅠA	T_1	N_0	M_0
T_2 肿瘤侵袭血管周围结缔组织,没有超出浆膜或侵入肝组织					ⅠB	T_2	N_0	M_0
T_3 肿瘤侵犯浆膜(脏腹膜)和(或)直接侵袭肝和(或)附近其他器官或结构,					ⅡA	T_3	N_0	M_0
如胃、十二指肠、结肠、胰腺、大网膜或肝外器官及结构					ⅡB	T_1	N_1	M_0
T_4 肿瘤侵及门静脉或肝动脉或侵及多个肝外器官或组织						T_2	N_1	M_0
淋巴结转移(N)分期						T_3	N_1	M_0
N_X 不能确定局部淋巴结侵犯					Ⅲ	T_4	任何 N	M_0
N_0 无局部淋巴结侵犯					Ⅳ	任何 T	任何 N	M_1
N_1 局部淋巴结侵犯								

表 5-3-2-6 UICC/AJCC 胆管癌 TNM 分期

原发肿瘤(T)分期				远处转移(M)分期			
T_X 原发肿瘤不能确定				M_X 不能确定远处转移			
T_0 无原发肿瘤证据				M_0 无远处转移			
T_{is} 原位癌				M_1 有远处转移			
T_1 肿瘤局限于胆管组织				TNM 分期	T	N	M
T_2 肿瘤侵袭超出血管壁				0	T_{is}	N_0	M_0
T_3 肿瘤侵犯肝、胆囊、胰腺和(或)门静脉(右支或左支)或肝动脉(右支或左支)				ⅠA	T_1	N_0	M_0
				ⅠB	T_2	N_0	M_0
T_4 肿瘤侵犯以下任何结构:门静脉或其分支,肝总动脉,或其他附属结构。如结肠、胃、十二指肠或腹壁				ⅡA	T_3	N_0	M_0
				ⅡB	T_1	N_1	M_0
淋巴结转移(N)分期					T_2	N_1	M_0
N_X 不能确定局部淋巴结侵犯					T_3	N_1	M_0
N_0 无局部淋巴结侵犯				Ⅲ	T_4	任何 N	M_0
N_1 局部淋巴结侵犯				Ⅳ	任何 T	任何 N	M_1

(四) 临床表现

胆囊癌扩散快,当胆囊癌被诊断时通常是晚期。早期常无明显症状和体征,与慢性胆囊炎和胆石症的症状相似,临床上易忽视。晚期如肿瘤侵及肝门胆管则出现黄疸,如侵及幽门,十二指肠或结肠时可表现为消化道梗阻症状。

胆管癌的主要症状为进行性梗阻性黄疸,常伴有皮肤瘙痒,红茶样尿或陶土便。患者常伴有上腹部疼痛、食欲减退、体重减轻,有时可出现急性胆管炎症状,癌肿位于胆总管时,患者常有胆囊肿大,癌肿位于胆囊管以上者则常无胆囊肿大,但肝总因胆汁淤积而肿大,后期可出现脾大和腹水等门脉高压症状。

（五）诊断

B超检查为首选方法,具有价廉,无创,方便和准确性高的优点。CT和MRI具有确诊价值,可准确了解邻近脏器受累情况和淋巴结有无转移,确定治疗方案。

对于黄疸患者,内镜逆行胰胆管造影(endoscopic retrograde cholangio-pancreat-ography, ERCP)或经皮肝穿刺胆道造影(percutaneous transhepatic cholangiography,PTC)可确定胆道系统狭窄和扩张的部位,对诊断很有帮助,但它们是创伤性检查,可能产生并发症,目前应用逐渐减少。除非是治疗的需要。无创性磁共振胰胆管成像(MR cholangiopancreatography, MRCP)是目前诊断胆囊癌和胆管癌最有价值的检查方法,它优先于ERCP或PTC,能三维显示扩张和狭窄的肝内外胆管和肿瘤位置,胆管的成像质量可媲美PTC和ERCP的X片,而且为无创性,适合于所有的患者。高分辨的薄层CT扫描可显示引起梗阻的肿瘤部位、肝组织和肝外结构受累的信息。

虽然PET-CT扫描还没有广泛应用于胆囊癌和胆管癌患者的检查,但新的证据表明它可用于判断是否有潜在的远处转移。

血管造影可显示门静脉和肝动脉受累情况和肿瘤血供,但意义不大,临床上少用。CA19-9、CEA和AFP等肿瘤标志物检查有一定的意义,特别是CA19-9的阳性率较高。

（六）治疗

早期胆系恶性肿瘤是以外科手术为主的综合治疗,中晚期者应采用以放疗为主的综合治疗。各种治疗方法互补优点和不足,有助于患者生活质量的提高和生存期的延长,对消除因肿瘤引起的梗阻有独到的作用。

手术仍然是治愈胆囊癌唯一可能的治疗方式,对于病理检查意外发现的胆囊癌患者,若肿瘤边缘无肿瘤细胞的T_{1a}可予观察。对于T_{1b}或更大的病灶,经CT/MRI、胸片、腹腔镜证实无转移的建议行手术切除。患者应尽可能行肝切除术和淋巴结清扫,同时胆管可切除也可不切除。对已行胆囊切除术的胆囊癌患者的最佳治疗方案尚未确定,根据NCCN肝胆癌临床指南可选择的方案包括氟尿嘧啶联合放射治疗(除$T_{1b}N_0$期)以及氟尿嘧啶或吉西他滨化疗。

肝外胆管癌患者的主要治疗方式是全切除,手术范围根据肝外胆管累及的范围决定。对于术后病理切片发现肿瘤边缘肿瘤细胞阳性、残留局部病灶、原位癌,或有区域淋巴结转移的患者,以下治疗方法可供选择:①氟尿嘧啶联合放射治疗(近距离或远距离)后行氟尿嘧啶或吉西他滨化疗;②区域淋巴结阳性的应行氟尿嘧啶或吉西他滨化疗。

对于病灶不可切除,肝胆功能正常,有慢性肝疾病而且不能手术的肝外胆管癌患者可以选择肝移植。有不能切除病灶的患者都应经内镜或经皮支架置入进行胆汁引流。对于已转移的患者可以进行胆汁引流,在进行进一步治疗前建议行活检以明确诊断。其他的治疗方法包括临床试验,氟尿嘧啶或吉西他滨化疗或最佳支持治疗。

1. 手术治疗 胆囊癌的手术治疗方式包括单纯胆囊切除术、根治性胆囊切除术、胆囊癌扩大根治切除术、姑息性手术。

肝外胆管癌的手术包括根治性切除和姑息性切除,一部分晚期的胆管癌可通过PTC或ERCP放置内支架管而有效地减轻黄疸。

2. 放射治疗

（1）胆囊癌的放射治疗:胆囊癌手术根治切除率较低,行扩大根治术后复发率较高,放射治疗无论作为辅助治疗还是姑息治疗,能在一定程度上提高胆囊癌患者的生存率。Houry

等对 1974 ~ 2000 年有关胆囊癌放疗的文献进行了分析,发现结合术中放疗及术后外照射或近距离腔内治疗可改善局部控制率,并使患者生存率稍有提高。数据显示 Nevin 分期为Ⅳ、Ⅴ期的胆囊癌患者单纯手术的平均生存时间少于 6 个月,而联合放疗的患者则提高到平均 16 个月。从放疗中得益最大的是肿瘤切除后镜下有残留的患者,其长期生存率有明显改善,而对于那些肉眼残留或无镜下残留者则无改善。

胆管周围解剖关系复杂,即使是达到根治性切除标准,切除范围也有限,有学者报道给这些患者行放射治疗,可减少局部复发率。Todoroki 报告胆囊癌病灶切除加放疗的 3 年存活率为 10.1% ,而未加放疗者为 0% 。

1)胆囊癌的体外照射:胆囊癌体外照射适合根治术后或姑息切除术后,以及手术不能切除者。如在照射中黄疸加深,或持续性能疼痛,或 B 超检查病变较前发展,即认为放射治疗无效,应终止照射。

外照射常在术后 13 ~ 39 天进行,照射范围为肿瘤周围 2 ~ 3cm 的区域,包括胆囊床、肝门至十二指肠乳头胆管、肝十二指肠乳韧带、胰腺后、腹腔干和肠系膜上动脉周围淋巴结。可采用前后对穿两野、三野或盒式四野照射。具体照射剂量与采用的治疗方案有关。根治术后或姑息切除术后放疗总剂量为 30 ~ 50Gy,共 3 ~ 4 周。对于不能手术切除的胆囊癌患者,单纯放疗时总剂量以 60Gy/(5 ~ 6)周为宜,一般是大野照射 45 ~ 50Gy/(5 ~ 6)周后,缩野补充照射约 10Gy。体外照射的中位生存期为 5 ~ 17 个月。

3DCRT、IMRT、IGRT 和断层放射治疗等现代放疗技术可使靶区更精准,减少对周围胃肠等组织的损伤,进一步提高病灶局部的照射剂量,增加局控率和生存率。

2)胆囊癌的术中放疗:照射野包括瘤床组织及其周围可能存在的亚临床转移灶,射野内含有肝实质、肝管、肝动脉、门静脉等正常组织,避开空肠和十二指肠。剂量给予 20 ~ 30Gy 为宜,如射野周围有转移淋巴结存在时,应联合体外照射,总剂量达到 40 ~ 50Gy/(4 ~ 5)周。术中放疗联合体外照射的中位生存期为 6 ~ 17 个月。

3)胆囊癌的腔内放疗:放射源选择 198Au 等低剂量率源和 ^{60}Co 或 ^{192}Ir 等高剂量率源。在 0.5 ~ 1cm 范围内处方剂量通常采用 20 ~ 30Gy。腔内放疗联合体外照射的中位生存期为 4 ~ 15 个月。

(2)胆管癌的放射治疗:胆管癌就诊时多属晚期,手术切除率较低,放疗可改善胆管癌的生存率。放射治疗胆管癌的方式主要有如下几种。

1)胆管癌的体外照射:体外照射有多种形式,通常用 ^{60}Co 或直线加速器,用三野或者四野(三野即前后加病侧侧野,四野即前后野加 2 个侧野),总量达 40 ~ 45Gy 后缩野改为旋转弧形加量照射或用楔形板加量,剂量 20 ~ 30Gy,总剂量达到 60 ~ 70Gy,疗效和剂量呈直接关系,低于 40Gy 者无效。如果手术后放疗,应在手术时放置金属标志物指示照射野,使定位更准确,可以缩小放疗区域,减少损伤。对于胆道已经放置金属内支撑导管的患者,前后对穿照射效果较好,但由于支架两端常被生长的肿瘤堵塞,因此照射范围应超过支架。立体定向放疗可以提高肿瘤组织的照射剂量,使肿瘤周围正常组织剂量锐减,提高局部控制率。一般采用 5 ~ 6 个照射野,照射肿瘤剂量 35Gy,14 天共照射 7 次,或肿瘤量 36Gy,12 天共照射 6 次。

胆管癌切缘阴性病例是否术后放疗带有争议性。但对切缘阳性的患者,术后放疗可明显提高生存率。国内孟岩等报道术后放疗与术后未行放疗两组的中位生存期分别为 29 个月和 10 个月,5 年生存率分别为 34% 和 14% ,可见术后放疗可提高胆管癌手术效果。

Palma 等研究证实不可切除肝门部胆管癌不予任何治疗,平均生存期 3 个月,单纯胆汁引流可使患者的中位生存期延长 4~7 个月,放射治疗可改善患者生存质量,并将生存期延长至 10~17 个月。胆管癌放疗后局部复发率为 82%,是治疗失败的重要原因。

2) 胆管癌的腔内放疗:腔内放疗可以对放射源周围的肿瘤给予较大剂量,射线穿过一些组织后,剂量下降到一定程度,对胆管周围正常组织损伤较小,通过术中或影像学技术将放射性粒子植入癌灶等靶组织内,直接杀死癌细胞。通常是经 PTCD 或 ERCP,或经手术放置的 T 管、U 管将放射源^{192}Ir 置入胆管肿瘤附近照射,一般 7~8Gy/次,间隔 5~7 天 1 次,共 4 次,总量 28~36Gy。

3) 胆管癌的术中放疗:近 30 年来,术中放疗在动物实验剂量模式,照射技术方法及临床应用方面已日趋完善。此方法能做到对肿瘤直接、有效放疗,一次照射剂量大。且可将非照射部位遮盖,能使周围重要的器官得到保护,放射的深度可以任意调配。

(3) 化学治疗:胆道肿瘤对化疗药物的敏感性低,化疗的价值仍未得到充分肯定,可试用于部分患者。用于胆道肿瘤的化疗药物有尿嘧啶类、吉西他滨、铂类、依托泊苷、丝裂霉素,阿霉素等,联合方案通常以尿嘧啶类或吉西他滨为基础。方法有全身性化疗和介入化疗。

(朱小东)

Summary

Population cancer surveillance data usually combine cancers of the liver and intrahepatic bile duct (International Classification of Diseases [ICD]- 9 code 155) into one class, which includes hepatocellular carcinoma (HCC), cholangiocarcinoma (CC), angiosarcoma, and hepatoblastoma. Radiofrequency ablation has gained increasing popularity in this country for the treatment of small, localized hepatomas, in patients with inadequate liver reserve, precluding resection. The most common symptoms and signs in patients with gallbladder carcinoma are nonspecific. Right upper quadrant abdominal pain, which may or may not be exacerbated by eating a fatty meal, is the predominant presenting complaint in 75% to 97% of patients. Right upper quadrant abdominal tenderness is present in a slightly smaller percentage of patients. These symptoms and signs usually are ascribed to cholelithiasis or cholecystitis. Before ultrasonography and CT became widely available, the preoperative diagnosis rate for gallbladder carcinoma was very low. The majority of patients are not candidates for curative resection because of extensive locoregional disease, noncontiguous liver metastases, and/or distant metastases. Nonrandomized studies and case reports have suggested that overall survival can be improved by administering adjuvant radiation therapy and/or chemotherapy after resection of stage Ⅱ,Ⅲ,or Ⅳ tumors.

第三节　胰腺肿瘤

一、流 行 病 学

本节所讲述的为胰腺癌,不包括胰腺继发性肿瘤。胰腺癌发病率逐年增加,在工业化地区及发达国家的发病率较发展中国家高。男女发病比为(1.7~2.0):1,均占常见肿瘤的第10位。胰腺癌是公认的预后极差的肿瘤,应用现有的治疗方法单独或综合治疗胰腺癌的疗效均不佳,5年生存率仅2%~3%。2008年全球估计因胰腺癌死亡数占男性因癌症死亡的第8位,女性因癌症死亡的第9位。40岁以上的人群胰腺癌的发生风险增加,发病高峰年龄为70~90岁。

吸烟是胰腺癌发生的主要危险因素,烟雾中含有亚硝胺,能诱导胰腺癌发生。慢性胰腺炎一直被认为是胰腺癌的一个危险因素,新近的一项研究显示有胰腺炎病史的患者胰腺癌的发病风险增高7.2倍。此外,脂肪膳食、新发糖尿病、*p16*突变、*BRCA-2*突变家族史等也是胰腺癌的高危因素。

二、胰腺的解剖结构

胰腺在胃后方,横卧于腹膜后,斜向左上紧贴于第1~2腰椎体前面。胰腺分为胰头、颈、体、尾4部分,分别相互移行,无明显界限。胰头下部分向左钩状突起称钩突。稍向左略细部分为胰颈。胰尾是胰左端的狭长部分,向左上抵达脾门。胰颈和胰尾之间的部分为胰体,占胰腺的大部分。胰管直径2~3mm,横贯胰腺全长,沿途接纳小叶间导管,引流胰液。大部分人的胰管与胆总管汇合,下端膨大称Vater壶腹,开口于十二指肠大乳头。副胰管在胰头部胰管上方,一端连于胰管,一端开口于十二指肠小乳头,引流胰头前上部胰液。

胰头的血供来自于胃十二指肠动脉和肠系膜上动脉的胰十二指肠前、后动脉弓。胰体尾部血供来自于脾动脉的胰背动脉和胰大动脉。胰腺的静脉多伴行同名动脉,最后汇入门静脉。胰腺癌容易侵犯周围重要血管,导致难以切除。胰腺的淋巴回流丰富,淋巴液沿着血管到达胰腺表面,然后回流到胰腺上、下淋巴结与脾淋巴结,最后注入腹腔动脉周围淋巴结。胰腺的多个淋巴结群与幽门上下、肝门、横结肠肠系膜及腹主动脉等处淋巴结相交通。胰腺后方的腹腔神经丛和肠系膜上神经丛是两个很重要的神经丛,胰腺发生病变如胰腺炎和胰腺癌时,可刺激或压迫神经丛,导致剧烈疼痛。顽固性的、剧烈的腰背部疼痛是中晚期胰腺癌的主要症状。

三、病 理 类 型

胰腺癌80%~90%为来自导管细胞的腺癌,分为高、中、低分化腺癌,由不同分化程度的腺体构成,伴有丰富间质。由高分化到低分化腺癌出现实性癌巢,细胞异型性增大。其余10%~20%胰腺癌组织学表现为特殊类型导管起源的癌。总体来讲,腺泡细胞癌患者预后好于导管腺癌。内分泌细胞癌占胰腺癌5%~8%,比胰腺腺癌生存时间长,但也经常发生转移。

按照发生部位来分,胰腺癌大体可以分为胰头癌、胰体癌、胰尾癌和全胰癌。其中,胰头癌60%~70%,胰体癌20%~30%,胰尾癌5%~10%,全胰癌5%。发生于生于肠系膜上静脉与门静脉交汇处右侧的胰腺癌,为胰头癌;发生于肠系膜上静脉与门静脉交汇处与腹主动脉之间的胰腺癌为胰体癌;发生于腹主动脉与脾门之间的胰腺癌为胰尾癌;肿瘤部位超过2个区域的胰腺癌,为全胰癌。

四、临床表现

1. **上腹疼痛、不适** 上腹不适或隐痛、钝痛、胀痛,是常见的首发症状,但往往无特异性。中晚期肿瘤侵及腹腔神经丛,出现持续性剧烈腹痛,向腰背部放射,导致不能平卧,患者出现强迫蜷曲坐位。

2. **黄疸** 肿瘤距胆总管区越近,黄疸出现越早。胰头癌最易出现黄疸,呈进行性加重。大部分患者出现黄疸已属中晚期。出现小便深黄、大便呈陶土色的胆道梗阻表现。

3. **消化道症状** 如食欲缺乏、腹胀、消化不良、腹泻或便秘。

4. **消瘦和乏力** 患者因进食减少、消化不良、睡眠不足和肿瘤消耗等。

5. **其他症状体征** 如合并胆道感染可出现腹痛、发热、黄疸的"三联征";晚期可触及上腹肿块,腹水征阳性;一些患者可以在左锁骨上触及淋巴结;其他远处部位转移的征象等。

五、诊断与分期

(一)影像学检查

影像学检查主要包括胸片、腹部 B 超、腹部 CT/MRI、腔内超声内镜(EUS)等。

1. **超声** 超声是胰腺癌诊断的首选方法。其操作简便,价格便宜,无损伤,无放射性,能较好地显示胰腺内部结构、胆道有无梗阻及梗阻部位,但视野小,受胃肠道内气体等影响。

2. **CT** CT 是目前胰腺癌检查最佳的无创性影像检查方法,主要用于胰腺癌的诊断和分期。胰腺癌的 CT 检查应按照胰腺专用规程(三期断层成像加薄层扫描)来进行评估。

3. **MRI** 当患者对 CT 增强造影剂过敏时,可采用 MRI 代替 CT 扫描进行诊断和临床分期。磁共振胰胆管成像(MRCP)对胆道有无梗阻及梗阻部位、梗阻原因具有明显优势,安全性好,无创伤。

4. **腹腔镜** 腹腔镜是另一种有潜在应用价值的分期诊断工具。它可发现腹膜、空腔脏器、浆膜种植,或肝表面的颗粒状转移灶,这些转移灶即使采用胰腺专用 CT 检查也不能被发现。腹腔镜检查的效果取决于术前影像学检查的质量和发生远处转移的可能性。

5. **其他** 内镜下逆行胰胆管造影(ERCP)与 MRCP 都能检查梗阻部位,行 ERCP 时植入支架能在无法手术或延迟手术时减轻胆道梗阻。在分期方面,EUS 可用于对 CT 的补充。EUS 在评估某些类型的血管浸润方面,可提供有用的分期信息。EUS 也可以用于评估壶腹周围肿块,区分浸润性或非浸润性病灶。PET-CT 可用于高危患者的远处转移的筛查。

(二)肿瘤标志物

1. **CA19-9** 是一种黏蛋白型的糖类蛋白肿瘤标志物,是迄今报道的对胰腺癌敏感性最高的标志物。CA19-9 也存在假阳性和假阴性,在良性胆道系统阻塞中可有升高,但其连续监测其上升水平可以鉴别胰腺炎和胰腺癌。术前作为基线的 CA19-9 值须在胆道系统通畅和胆红素正常的情况下测得才具有临床意义。研究发现,术后血清 CA19-9 的水平较低以及手术后 CA19-9 水平连续下降与胰腺癌手术切除者的生存具有相关性。

2. 癌胚抗原(CEA) 是大肠癌组织产生的一种糖蛋白。CEA 广泛存在于内胚叶起源的消化系统癌,也存在于正常胚胎的消化管组织中,在正常人血清中也可有微量存在。CEA 对于胰腺癌的病情发展、疗效判断、监测和判断预后是一个较好的肿瘤标志物。但其特异性不强,灵敏度不高,对肿瘤早期诊断作用不明显。

3. CA242 是一种唾液酸化的黏蛋白型糖类抗原。人体正常组织中含量很少,发生恶性肿瘤时,肿瘤组织和血清中含量可升高,胰腺癌和结直肠癌尤为明显。CA242 的优点主要在于其特异性较高,在恶性肿瘤发生时升高明显,而良性疾病时一般不升高,且具有独立预示价值,可作为胰腺癌和结肠癌较好的肿瘤标志物,其灵敏度与 CA19-9 相仿。有报道 CA242 与 CEA 联合检查的特异性、诊断效率优于 CA19-9。

(三) 鉴别诊断

1. 慢性胰腺炎 慢性胰腺炎主要表现为腹部疼痛、恶心、呕吐以及发热。与胰腺癌均可有上腹不适、消化不良、腹泻、食欲缺乏、体重下降等临床表现。慢性胰腺炎急性发作可出现血尿淀粉酶升高,且极少出现黄疸症状,CT 检查可见胰腺轮廓不规整、结节样隆起以及胰腺实质密度不均,腹部平片和 CT 检查胰腺部位的钙化点有助于诊断。

2. 壶腹癌 壶腹癌发生在胆总管与胰管交汇处。黄疸是最常见症状。十二指肠低张造影可显示十二指肠乳头部充盈缺损、黏膜破坏"双边征"。B 超、CT、MRI、ERCP 等检查可显示胰管和胆管扩张,胆道梗阻部位较低,呈"双管征"及壶腹部占位病变。

3. 胰腺良性肿瘤 广义的胰腺良性肿瘤包括胰腺内分泌良性肿瘤和外分泌良性肿瘤。临床症状、影像学检查、治疗以及预后均与胰腺癌不同。影像学是将其与胰腺癌鉴别的重要手段。B 超、CT 可显示胰腺内囊性病变,囊腔规则,而胰腺癌只有中心坏死时才出现囊变,且囊腔不规则。胰腺良性肿瘤完整切除后预后很好。

4. 胰腺继发性肿瘤 胰腺继发性肿瘤多数病例是转移性疾病的一部分,来源可以是上皮性也可以是非上皮性肿瘤。原发器官可能通过直接播散(如来自胃、肝、肾上腺、腹膜后的肿瘤),也可能通过远处淋巴或血运转移受累。胰腺的继发性肿瘤没有特异性的临床症状。预后通常很差。原发病灶本身症状以及切除后病理学检查可以鉴别。

5. 其他 包括一些少见的胰腺病变,临床鉴别诊断困难,需病理诊断鉴别。

(四) 活组织检查

胰腺癌手术治疗前不要求获得病例诊断,以避免因活检而延迟手术时间。而行新辅助治疗前以及对于局部晚期胰腺癌和不可切除胰腺癌或发生远处转移的患者则需要取得病理诊断。胰腺癌的病理学诊断通常在超声内镜(EUS)或 CT 引导下行细针穿刺(FNA)获得。活检结果为阴性,而临床怀疑为胰腺癌者,应在 EUS 引导下再次穿刺证实。2 次活检结果为阴性,而临床表现和影像学证据强烈提示为胰腺癌时,活检也不应延误手术时机,推荐进行直接的剖腹探查术。当 EUS 引导活检不能应用于肿瘤有可能切除的患者时,还有胆管内镜引导的导管内活检、经皮穿刺或腹腔镜活检可供选择。有胰腺肿块且有远处转移证据的患者在治疗前应该行活检证实,最好是转移灶的活检。

(五) 临床分期

目前胰腺癌临床分期采用国际抗癌联盟(UICC)公布的 2010 年第 7 版 TNM 分期标准(表 5-3-3-1)。

表 5-3-3-1　胰腺癌 TNM 分期（UICC/AJCC，2010 第 7 版）

T　原发肿瘤

　　T_x　不能测到原发肿瘤

　　T_0　无原发肿瘤的证据

　　T_{is}　原位癌

　　T_1　肿瘤局限于胰腺，最大径 ≤2cm*

　　T_2　肿瘤局限于胰腺，最大径 >2cm*

　　T_3　肿瘤扩展至胰腺外，但未累及腹腔动脉和肠系膜上动脉

　　T_4　肿瘤侵犯腹腔动脉和肠系膜上动脉（不可切除）

N　区域淋巴结

　　N_x　不能测到区域淋巴结

　　N_0　无区域淋巴结转移

　　N_1　区域淋巴结转移

M　远处转移

　　M_x　不能测到远处转移

　　M_0　无远处转移

　　M_1　远处转移

临床分期

0 期	T_{is}	N_0	M_0
ⅠA 期	T_1	N_0	M_0
ⅠB 期	T_2	N_0	M_0
ⅡA 期	T_3	N_0	M_0
ⅡB 期	T_1、T_2、T_3	N_1	M_0
Ⅲ 期	T_4	任何 N	M_0
Ⅳ 期	任何 T	任何 N	M_1

＊经 CT 测量（最大径）或切除标本经病理学分析

六、治　疗

（一）手术治疗

胰腺癌唯一的根治手段是手术，但诊断时只有 10%～15% 的患者有手术机会。判断肿瘤能否手术切除对胰腺癌患者生存至关重要。

（二）化学治疗

单纯化疗效果欠佳，多用于晚期或手术前后综合治疗。化疗常选用药物有氟尿嘧啶、吉西他滨、多西他赛、S-1、伊立替康等。

（三）放射治疗

放射治疗，特别是同步放化疗，是局部晚期胰腺癌患者的主要治疗手段。以吉西他滨（健择）为基础的同步放化疗能够有效提高患者的生存率，提高患者生存质量，逐渐成为局部晚期胰腺癌患者的标准治疗手段按照 TNM 分期对评估患者预后具有重要意义。为选择治疗方案，尽可能提高肿瘤控制率。

1. 放射治疗的适应证 ①局部晚期胰腺癌;②胰腺癌手术切除不净或肿瘤残存、复发病例;③晚期胰腺癌的姑息止痛(骨转移或局部浸润所致的疼痛)。

2. 放射治疗及综合治疗的具体模式

(1) 局部晚期不可切除胰腺癌的放化疗

1) 同步放化疗:大部分胰腺癌患者诊断时已失去手术根治机会。因此,同步放化疗在局部晚期胰腺癌的应用较为广泛。自20世纪60年代以来,欧美国家对不能手术切除、局部晚期胰腺癌患者进行了一系列的前瞻性随机临床试验,结果显示同步放化疗疗效均优于支持治疗、单纯放疗或单纯化疗。

2) 化疗后序贯同步化放疗:约30%的局部晚期胰腺癌患者会在化疗开始后的几个月内发生转移,因此一些研究提出了先化疗序贯巩固放化疗以筛选容易出现远处转移患者的策略。最近的研究数据表明,诱导化疗后序贯巩固放化疗可能优于直接放化疗,因为一线化疗可能有助于筛选更可能从后续化放疗获益的局部晚期胰腺癌患。

对于局部晚期不能手术的胰腺癌,现有的治疗效果均不佳。同步放化疗,化疗后序贯同步放化疗这些治疗策略的应用,给局部晚期胰腺癌患者带来一线希望。

目前的共识是以放化疗为主的综合治疗方案优于任何单一的治疗方案;同步放化疗逐渐成为标准治疗方案。

同步放化疗的药物选择,吉西他滨在治疗反应率、疼痛控制率、中位进展时间、中位生存时间方面均优于5-FU。值得注意的是,吉西他滨同放疗联合作用时,其胃肠道反应较大,因而可能要减少吉西他滨的用量或者缩小照射野的大小。新的放疗增敏剂如多西他赛、S-1、伊立替康等的应用,使放疗的效果得到加强,而并不明显加重联合治疗的不良反应,受到越来越多的重视。

3) 术前放化疗:对诊断时判断难以手术的患者,一些研究尝试通过放化疗使肿瘤缩小,降低分期,从而获得手术切除的机会。一些研究尝试进行较高量的照射(40~50.4Gy),虽然大多数研究未显示出降期的效果,但一些患者仍获得了切除的机会。

(2) 可手术胰腺癌患者的放射治疗

1) 术前新辅助放化疗:可手术胰腺癌患者进行术前新辅助放化疗,其理论依据在于可降低局部分期,提高R0切除率;不必推迟放疗时间;尽早治疗微转移灶;减少因手术操作引起的腹腔种植;术前放化疗期间出现远处转移者避免了不必要的腹腔探查。一些单中心的研究结果表明新辅助放化疗降低了切缘阳性率、降低了复发率,接受手术的患者提高了生存率。但迄今没有大型的随机试验来验证新辅助放化疗对生存的影响。目前NCCN专家组共识认为对于可手术切除的胰腺癌,术前的新辅助治疗只推荐用于临床试验。

2) 术中放射治疗:在胰腺肿瘤大部分切除或部分切除后进行,肿瘤区域可能存在切缘不净、肿瘤残留或淋巴结残留以及不可切除胰腺癌剖腹探查后等,术中放疗是将高能加速器产生的电子束对肿瘤瘤床部位进行照射,目的是进一步提高局部控制率。这种放射治疗方式能给予肿瘤单次大剂量照射,将射线能量集中到肿瘤部位,避开周围敏感组织和器官,从而提高治疗增益。术中放疗(IORT)包括电子束照射或高剂量率近距离放疗。

3) 术后放射治疗:局部复发是胰腺癌术后治疗失败的主要原因,近80%的患者在肿瘤切除后出现局部复发,因而术后辅助治疗的价值举足轻重。对局部进展期胰腺癌根治术后应考虑联合放化疗。术后同步化放疗应在术后4~8周患者身体状况基本恢复后进行。术后给予放疗时,应该给予45~54Gy(1.8~2.0Gy/d)的剂量,同时对瘤床、手术吻合处以及邻近淋巴结区域进行照射,并序贯 5~15Gy 对瘤床进行照射。

(3) 晚期胰腺癌的姑息放射治疗:晚期胰腺癌需要姑息放疗的 3 个主要表现,即胆道梗阻、十二指肠梗阻和疼痛。放疗有止痛效果。对于严重的上腹部疼痛患者,可以考虑姑息性放化疗。

七、放射治疗技术

1. 模拟定位　常规模拟定位前嘱咐患者喝水充盈胃部,以后每次治疗前均喝等量水以保证胃大致在同一位置。患者仰卧位,双手上举,抱肘置于额头,体膜或真空垫固定。根据外科医师术中放置的金属标记物以确定照射范围,如果未放置,只能根据治疗前 CT 及钡餐所见大致确定。

2. 常规外照射设野

(1) 胰头癌:可以仅照射胰头及周围外放的区域。如果进行预防性淋巴结区照射,照射野应包括胰十二指肠淋巴结、肝门区淋巴结、胰上淋巴结和腹腔淋巴结。胰头癌十二指肠内侧壁往往受侵犯,因此应该包括在照射的高剂量区内。胰头癌+区域淋巴结照射一般设前、后野+侧野照射,范围:前后野上界为胸 11 椎体上缘或 1/2 椎体处,下界为第 2 或 3 腰椎椎体下缘,内界包括十二指肠降段,或者肿瘤内缘向右 2~3cm,外侧界在肿瘤外界向左2~3cm。右肾约一半可能在照射野内,为保证肾功能不受损害,应保证左肾的 2/3 在照射野外。侧野的上下界与前后野的上下界一致,前界在肿瘤前界 2~3cm,后界在椎体后 1/3左右以避免照射脊髓。由于侧野照射到的重要器官包括肝和双肾,因此可以调整权重,使侧野的照射剂量在 15~18Gy 以下。

(2) 胰体、尾癌:上界按 CT 所示应在胸 11 椎体上缘以完全包括肿瘤,下界与胰头肿瘤一致。内、外界均距肿瘤内、外缘 2~3cm,这样内界可以避开十二指肠降部,至少避免照射右肾 2/3,但左肾的一半还在照射野内。侧野的设计原则与胰头癌的侧野设计一致,保证双肾的受照射剂量在 20Gy 以下。

3. 三维适形放射治疗(3DCRT)**/调强放射治疗**(IMRT)**/图像引导放射治疗**(IGRT)

(1) 靶区勾画原则:靶区勾画包括 GTV(大体肿瘤体积)、CTV(临床肿瘤体积)、PTV(计划体积)和危及器官(OARs)。根据手术医师放置的金属标记物确定放疗的范围。若未进行手术或手术中未标记,应根据术前和术后 CT 来确定照射范围。参照 ICRU-62 指南定义计划靶区(PTV)。GTV 定义为完整的胰腺癌原发灶;而对于术后辅助性放疗,临床靶区(CTV)包括高危的胰腺周围淋巴结、吻合口、根据术前影像和手术夹确定的瘤床。为了包括可能存在的微小病灶,CTV 需外放。进一步外放以生成 PTV。一般情况下,PTV 在 CTV基础上外扩 5~10mm。应用 SBRT 时,外放边界(0.2~0.5cm)较小。此外,应勾画危及器官。危及器官包括肝、双肾、胃和小肠、脊髓(图 5-3-3-1,见彩图)。

(2) 处方剂量:①新辅助放疗:放射治疗剂量分割方案包括 1.8~2.5Gy/次,总剂量45~54Gy;或 2.4Gy/次,总剂量 36Gy。②不可切除局部晚期胰腺癌同步放化疗:放射治疗剂量分割方案包括 1.8~2.5Gy/次,总剂量 45~54Gy;或 2.4Gy/次,总剂量 36Gy。③术后辅助放疗:放射治疗方案为瘤床、吻合口、邻近淋巴引流区分割剂量 1.8~2.0Gy/次,总剂量45~46Gy;随后给予瘤床、吻合口加量 5~9Gy。④姑息性放疗:对原发灶+外放边界常规2.0~3.0Gy/次,共 30~36Gy。⑤SBRT 和 IORT:SBRT 常用剂量 5~25Gy/次,照射 1~5次。IORT:可予单次照射(15~20Gy),或结合 EBRT(10~20Gy)。

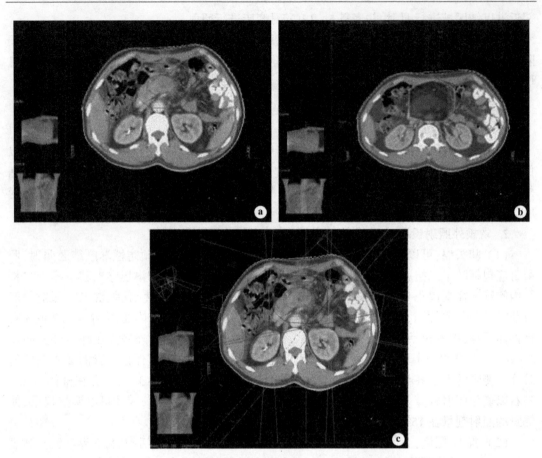

图 5-3-3-1　3DCRT 计划中勾画的靶区、危及器官及等剂量曲线、射野

这是一例胰体部癌患者的三维适形计划,其中:红色线为 GTV,粉色线为 CTV,蓝色线为 PTV。PTV 计划 50Gy。周围正常器官如肝、肾、胃、小肠、脊髓的勾画。a. 显示勾画的 GTV、CTV、PTV;b. 显示 100% PTV 等剂量线覆盖范围,即红色区域为 50Gy;c. 显示射野方向

八、其他照射方法

碘-125(^{125}I)粒子植入结合外照射一般适合不能手术的局部晚期胰腺癌患者,常用的放置粒子的方法有术中植入、经 B 超或 CT 引导下的粒子植入。因精确定位较困难,常造成出血、胰瘘和胰腺炎等问题;此外,粒子植入与放化疗相比较生存率无明显优势,因而较少单位采用。

有文献报道应用中子、质子、重离子射线治疗胰腺癌有较好疗效。目前未被大规模应用。

九、预　后

本病预后极差,症状出现后平均存活不超过 1 年。

(朱小东)

Summary

The diagnostic algorithms for pancreatic cancer emphasize the use of state-of-the-art computed tomography (CT) and the rapidly evolving technique of endoscopic ultrasonography (EUS). Rational chemotherapy, radiation therapy, and immunotherapy in conjunction with other supportive methods are expected to alter the natural course of this disease in the near future. Continued efforts to enroll patients with advanced pancreatic cancer into well-designed clinical trials should remain a high priority for oncologists across all disciplines. Chemoradiation therapy has been studied for its ability to prolong survival in patients with locally advanced, unresectable pancreatic cancer. Cancers of the periampullary region include tumors of the pancreas, distal bile duct, ampulla of Vater, and periampullary duodenum. The later three are very rare, and prior to surgical resection, are often difficult or impossible to differentiate from adenocarcinoma of pancreatic origin.

第四节　直　肠　癌

一、概　　述

直肠癌(carcinoma of rectum)是乙状结肠直肠交界处至齿状线之间的癌,是消化道常见的恶性肿瘤。从外科学的角度,临床上将直肠癌分为低位直肠癌(距齿状线5cm以内);中位直肠癌(距齿状线5~10cm);高位直肠癌(距齿状线10cm以上)。

(一) 直肠的解剖

直肠为大肠的终末端,位于盆腔的后部,上界于第3骶椎起自乙状结肠,下界由齿状线与肛管分界,长度12~15cm。肛管上自齿状线,下到肛门缘,长1.5~2cm。直肠上端与乙状结肠相连处管腔较细,为大肠最狭窄的部分,向下肠腔扩大,称为直肠壶腹,是暂存粪便的部位。直肠以腹膜返折为界分为上段直肠和下段直肠,在男性腹膜返折处到肛门缘约7.5cm,在女性约5.5cm。上段直肠的前面和两侧有腹膜覆盖,前面的腹膜返折形成直肠膀胱凹或直肠子宫凹。

直肠、肛管的血供比较复杂,主要有:①直肠上动脉,是肠系膜下动脉的终末支,于直肠上端背面分为左、右两支,沿直肠两侧下行,穿入肌层而达齿状线上方黏膜下层,并分出许多细支与直肠下动脉、骶正中动脉及肛管动脉相吻合;②骶正中动脉,由腹主动脉分叉处的后壁分出,沿骶骨下行,主要供应直肠下端的后壁,于黏膜下层形成毛细血管丛,并分出许多细支与直肠上、下动脉及肛管动脉相吻合;③直肠中动脉,由髂内动脉发出,分布于直肠中、下段肠壁;④直肠下动脉,由髂内动脉或阴部动脉分出,是直肠下端主要的供应动脉。

直肠、肛管的静脉在直肠壁内外形成两组静脉丛:①直肠上静脉丛,位于齿状线上方小静脉,汇集成直肠上静脉,经肠系膜下静脉回流入门静脉;②直肠下静脉丛,位于齿状线下方,汇集肛管及其周围的静脉,经肛管直肠外方形成肛门静脉和直肠下静脉,通过阴部内静脉和髂内静脉回流到下腔静脉。

盆腔神经由上腹下神经丛、下腹神经丛和下腹下神经丛(盆丛)组成,位于脏层和壁层筋膜之间的疏松结缔组织中,包绕直肠及其系膜。上腹下神经丛损伤可导致射精功能障碍;损伤盆丛可导致膀胱功能障碍和男性阳痿。

直肠壁分为黏膜层、黏膜下层、肌层、外膜,其中直肠上 1/3 前面及侧面被覆腹膜(浆膜),中 1/3 的前面被覆腹膜,下 1/3 无腹膜被覆。直肠、肛管的淋巴引流以齿状线为界,分上、下两组:上组淋巴在齿状线以上,通过向上、向两侧和向下三条途径引流:①向上者沿直肠上动脉到肠系膜根部淋巴结,这是直肠癌转移的主要途径;②向两侧者先到直肠下动脉淋巴结,再到髂内淋巴结;③向下者伴随肛管动脉到达髂内动脉。下组淋巴在齿状线以下,引流到腹股沟淋巴结,然后到髂外、髂总淋巴结。直肠上、下两组淋巴网可相互交通,因此直肠癌有时也可转移到腹股沟淋巴结。

(二) 生理功能

直肠可吸收少量水分、盐、葡萄糖和一部分药物,也能分泌黏液以利排便;排便是直肠主要的生理功能。

二、流 行 病 学

我国结直肠癌(CRC)的发病率和病死率仍然在上升,每年新病例已超过 17 万,死亡近10 万。我国直肠癌与欧美国家比较,有三个流行病学特点:①我国直肠癌比结肠癌多见,欧美国家则以结肠癌多见,但近年来国内部分大城市结肠癌发病率已超过直肠癌,例如上海市。②低位直肠癌发病率高,中国人近 75% 为低位直肠癌,80% 以上的直肠癌做直肠指诊可以发现。③青年人(<30 岁)直肠癌比例高,占 10%~15%。

三、病因学与发病机制

直肠癌的病因至今尚未完全阐明。现代生物学、遗传学和流行病学的研究表明,直肠癌的发生同饮食习惯、生活方式、致癌化学物质、某些重要微量元素、癌前病变和遗传因素等密切相关。

四、病 理 学

(一) 大体分型和组织学类型

(二) 结直肠癌细胞分级与组织学类型的关系(表 5-3-4-1)

表 5-3-4-1 直肠癌细胞分级与组织学类型

分级		组织学类型
WHO	四级分法	
低级别	I 级	高分化管状腺癌,乳头状腺癌
	II 级	中分化管状腺癌
高级别	III 级	低分化管状腺癌,黏液腺癌
	IV 级	未分化癌,髓样癌,印戒细胞癌

(三) 扩散与转移

1. 直接侵犯 直肠癌肿穿透浆膜层以后,可以直接侵犯周围组织和器官。肿瘤向前可以侵犯前列腺、精囊腺、膀胱、子宫、阴道等器官;向后可以侵犯骶前间隙和骶尾骨;往两侧可以侵犯梨状肌、闭孔内肌等组织;沿直肠纵轴方向,向上可以蔓延至乙状结肠,往下可以蔓延至肛门。下段直肠癌由于缺乏浆膜层的屏障作用,易向四周浸润。

2. 淋巴道转移 是主要的扩散途径。上段直肠癌向上沿直肠上动脉、肠系膜动脉及腹主动脉周围淋巴结转移,发生逆行转移少见。下段直肠癌以向上方和侧方转移为主。齿状线周围的癌肿可向上、侧、下方转移。向下方转移可表现为腹股沟淋巴结肿大。

3. 血行转移　直肠癌可以经门静脉系统转移到肝,也可以经体循环系统转移到肺、骨骼和脑等器官。

4. 种植性转移　直肠癌种植性转移的机会较少,上段直肠癌穿透浆膜后,癌细胞脱落,偶有种植播散。

五、临床表现

与结肠癌不同,直肠癌的局部症状比较明显,而全身症状不明显。

1. 便血　直肠肿瘤质脆,由于大便摩擦很容易出血,致大便带血或伴黏液,合并感染时伴脓血便。直肠癌往往是大便中带有鲜红色血丝,而痔疮是大便后肛门滴血。

2. 排便困难　由于受到直肠肿物的压迫或局部晚期直肠癌伴有直肠全周性浸润时,通常表现为排便困难,甚至肠梗阻,从而出现腹痛、腹胀等症状。

3. 大便习惯改变　患者会出现便秘与腹泻交替的症状。由于直肠肿物生长导致肠管狭窄,粪便通过困难出现便秘,随后狭窄上端肠腔粪便、分泌物大量积聚导致粪性结肠炎,出现腹泻,腹泻后又再出现便秘,不断循环反复。另外肿瘤分泌物及坏死组织、肿瘤继发感染等可导致大便次数增多,常被误诊为结肠炎或痢疾。

4. 直肠刺激症状　便意频繁,便前肛门有下坠感、里急后重、排便不尽感。

5. 晚期表现　癌肿侵犯男性患者前列腺或膀胱时,可出现尿频、尿急、尿痛、尿血、排尿障碍或淋漓不尽等感觉;女性阴道后壁受侵,可引起白带增多,若形成直肠阴道瘘,阴道内出现粪便和血性分泌物。直肠肿瘤压迫或浸润骶前神经丛时可引起骶部不适和疼痛;如侵及坐骨神经时,疼痛可向下肢放射;当淋巴结浸润闭孔神经时,患者可出现顽固性会阴部疼痛并向大腿内侧放射。

六、影像学与相关检查

(一) 体格检查

强调直肠指诊。直肠指诊是诊断直肠癌最重要的方法,我国 80% 以上的直肠癌做直肠指诊可以发现,常左侧卧位,一般可以发现距肛门 7~8cm 以内的直肠肿物。凡遇患者有便血、大便习惯改变、大便变形等主诉时,均应行直肠指诊。检查时应注意下界距肛门口的距离、肿瘤大小、质地、活动度、黏膜是否光滑、盆底有无结节、有无扪及痛及与周围组织的关系。如果肿瘤位于直肠前壁,女性应进行阴道双合诊,明确肿瘤是否侵犯阴道后壁。同时注意指套有无带血。

(二) 实验室检查

包括血常规检查,粪便隐血试验,结直肠癌患者在诊断、治疗前、评价疗效、随访时必须检测 CEA、CA19-9,建议检测 CA242、CA72-4,有肝转移患者建议检测 AFP,有卵巢转移患者建议检测 CA125。

(三) 内镜检查

包括直肠镜、乙状结肠镜、纤维/电子结肠镜检查,发现肿物后进行组织活检,其病理结果是诊断直肠癌最可靠的依据。门诊常规检查时可用直肠镜或乙状结肠镜检查,操作方便、不需肠道准备,但在明确诊断后需手术治疗时应进一步行结肠镜检查,因为结直肠癌有

5%~10%为多发癌。

(四) 影像学检查

1. X 线检查 胸部正侧位 X 线检查可以排除有无肺转移。钡剂灌肠 X 线检查是结肠癌的重要检查方法,对直肠癌的诊断意义不大,用以排除结直肠多发癌和息肉病。结肠气钡双重造影也是诊断结直肠癌常用而有效的方法,能提供病变部位、病灶大小、形态、类型,并可以观察到多发病变,对于发现小的结肠癌和小的息肉有很大的帮助。但疑有肠梗阻的患者应当谨慎选择。

2. 超声检查 行腹部 B 超检查可以观察肝和腹膜后淋巴结有无远处转移。直肠腔内超声扫描检查能清楚显示肠壁五层结构,其中黏膜层、黏膜下层和浆膜层为强回声,而黏膜肌层和固有肌层为低回声,能了解肠管外的病变状态,能辨别均匀强回声的腺瘤和不均匀弱回声反射的癌组织,能较好区分肿瘤和炎症反应。对直肠癌诊断和分期有重大价值。直肠腔内超声检查可以判断肿瘤的浸润深度,周围淋巴结有无转移。通常认为,直肠腔内超声 T 分期诊断的准确性为 50%~90%,而 CT 或 MRI 为 50%~70%。推荐直肠腔内超声或内镜超声检查为中低位直肠癌诊断及分期的常规检查。

3. CT 检查 直肠癌的 CT 检查可以显示肿瘤向腔内、腔外生长的情况,肿瘤与周围组织、器官之间的关系,对治疗前临床分期及判断手术切除可能性有一定的帮助。腹部 CT 扫描可了解有无肝转移癌及腹主动脉旁淋巴结肿大。

4. MRI 检查 直肠 MRI 检查可以清楚地显示盆腔内软组织和脏器的毗邻关系,对肿瘤有更明确的判断,对直肠癌的术前分期有更肯定的提示。推荐以下情况首选 MRI 检查:①直肠癌的术前分期;②结直肠癌肝转移灶的评价;③怀疑腹膜以及肝被膜下病灶。

5. PET-CT 检查 不常规推荐使用,但对于常规检查无法明确的转移、复发病灶作为有效的辅助检查。

七、诊断与鉴别诊断

(一) 诊断

直肠癌根据病史、体检、影像学及内镜检查不难作出临床诊断,准确率可达95%以上,特别是结合盆腔 MRI 及直肠腔内超声,可作出临床分期,为治疗决策提供依据。但由于患者对便血、大便习惯改变等症状不够重视,亦有医师警惕性不高易导致患者诊断延误。

(二) 鉴别诊断

直肠癌应与以下疾病相鉴别。

1. 痔 痔和直肠癌不难鉴别,误诊常因检查不够仔细所致。痔一般多为无痛性便血,血色鲜红,不与大便相混合;直肠癌便血常伴有黏液和直肠刺激症状。对便血患者必须常规行直肠指检。

2. 直肠息肉 主要症状是便血,结肠镜检查及活检是有效的鉴别手段。

3. 阿米巴肠炎 常见症状为腹痛、腹泻,病变累及直肠时伴里急后重。粪便为暗红色或紫红色血液或黏液。肠炎可致肉芽组织及纤维组织增生,使肠壁增厚,肠腔狭窄,易误诊为直肠癌,内镜检查及活检可资鉴别。

八、临床分期

直肠癌根据肿瘤浸润的深度、局部或区域淋巴结转移情况和有无远处转移进行分期。

目前最常用的方法是 Dukes 分期和 TNM 分期。随着 UICC 和 AJCC 不断完善 TNM 分期系统,2009 年第 7 版 TNM 分期有了一些变化(表 5-3-4-2、表 5-3-4-3)。

表 5-3-4-2 AJCC/UICC 直肠癌 TNM 定义

原发肿瘤(T)	
T_X	原发肿瘤无法评价
T_0	无原发肿瘤证据
T_{is}	原位癌:局限于上皮内或侵犯黏膜固有层
T_1	肿瘤侵犯黏膜下层
T_2	肿瘤侵犯固有肌层
T_3	肿瘤穿透固有肌层到达浆膜下层,或侵犯无腹膜覆盖的结直肠旁组织
T_{4a}	肿瘤穿透腹膜脏层
T_{4b}	肿瘤直接侵犯或粘连于其他器官或结构
区域淋巴结(N)	
N_X	区域淋巴结无法评价
N_0	无区域淋巴结转移
N_1	有 1~3 枚区域淋巴结转移
N_{1a}	有 1 枚区域淋巴结转移
N_{1b}	有 2~3 枚区域淋巴结转移
N_{1c}	浆膜下、肠系膜、无腹膜覆盖结肠/直肠周围组织内有肿瘤种植(tumor deposit TD),无区域淋巴结转移
N_2	有 4 枚或 4 枚以上区域淋巴结转移
N_{2a}	有 4~6 枚区域淋巴结转移
N_{2b}	有 7 枚或 7 枚以上区域淋巴结转移
远处转移(M)	
M_X	远处转移无法评价
M_0	无远处转移
M_1	有远处转移
M_{1a}	远处转移局限在单个器官或部位(如肝、肺、卵巢、非区域淋巴结)
M_{1b}	远处转移分布于一个以上的器官或部位,或腹膜转移

表 5-3-4-3 AJCC/UICC 直肠癌分期

分期	T	N	M	Dukes	MAC
0 期	T_{is}	N_0	M_0	–	–
I 期	T_1	N_0	M_0	A	A
	T_2	N_0	M_0	A	B1
II A 期	T_3	N_0	M_0	B	B2
II B 期	T_{4a}	N_0	M_0	B	B2
II C 期	T_{4b}	N_0	M_0	B	B3
III A 期	$T_1 \sim T_2$	N_1/N_{1c}	M_0	C	C1

续表

分期	T	N	M	Dukes	MAC
	T_1	N_{2a}	M_0	C	C1
ⅢB 期	$T_3 \sim T_{4a}$	N_1/N_{1c}	M_0	C	C2
	$T_2 \sim T_3$	N_{2a}	M_0	C	C1/C2
	$T_1 \sim T_2$	N_{2b}	M_0	C	C1
ⅢC 期	T_{4a}	N_{2a}	M_0	C	C2
	$T_3 \sim T_{4a}$	N_{2b}	M_0	C	C2
	T_{4b}	$N_1 \sim N_2$	M_0	C	C3
ⅣA	任何 T	任何 N	M_{1a}	—	—
ⅣB	任何 T	任何 N	M_{1b}	—	—

注:cTNM 是临床分期,pTNM 是病理分期;前缀 y 用于接受新辅助治疗后的肿瘤分期(如 ypTNM);病理学完全缓解的患者为 $ypT_0N_0cM_0$,可能类似于 0 期或 Ⅰ 期;前缀 r 用于经治疗获得一段无瘤间期后复发的患者(rTNM)

(1) T_{is} 包括肿瘤细胞局限于腺体基底膜内(上皮内)或黏膜固有层内(黏膜内),未穿过黏膜肌层到达黏膜下层。

(2) T_4 直接侵犯包括穿透浆膜其他肠段,并得到镜下诊断的证实(如盲肠癌侵犯乙状结肠),或者位于腹膜后或腹膜下肠管的肿瘤,穿破肠壁固有肌层后直接侵犯其他脏器或结构,例如,结肠后壁的肿瘤侵犯左肾或侧腹壁,或者中下段直肠癌侵犯前列腺、精囊腺、子宫颈、阴道、肛提肌。

(3) 肿瘤肉眼上与其他器官或结构粘连则分期为 cT_4;但是,若显微镜下该粘连处未见肿瘤存在则分期为 pT_3。V 和 L 亚分期用于表示是否存在血管和淋巴管浸润,而 PN 则用以表示神经浸润(可以是部位特异性的)。

(4) MAC 是改良 Astler-Coller 分期。

九、治 疗

直肠癌的治疗主要依据临床分期,是手术、放疗、化疗、基因靶向治疗等多学科的综合治疗。

(一) 直肠癌手术治疗

1. 直肠癌手术治疗 原则同第四节结肠癌。

2. 早期直肠癌($T_1N_0M_0$)的手术治疗

(1) 早期直肠癌建议局部切除,其治疗处理原则同早期结肠癌。

(2) 经肛局部切除术必须满足如下要求:

1) 肿瘤大小在 3cm 以下。

2) 距肛门缘 8cm 以内。

3) 肿瘤活动,不固定。

4) 侵犯肠周径小于 30%。

5) 肿瘤位于黏膜下层,未侵及肌层。

6) 切缘阴性(距离肿瘤 >3mm)。

7) 内镜下切除的息肉,伴癌浸润,或病理学不确定。

8）无血管、淋巴管浸润或神经浸润。

9）高、中分化直肠癌。

10）治疗前影像学检查无淋巴结肿大的证据。

3. 进展期直肠癌$(T_{2\sim4}N_{0\sim2}M_0)$的手术治疗　推荐行术前放疗或放化疗；必须争取根治性手术治疗；在根治的前提下，要尽可能保持肛门括约肌功能、排尿和性功能。中上段直肠癌推荐行低位前切除术；低位直肠癌推荐行腹会阴联合切除术，或慎重选择保肛术。中下段直肠癌必须遵循直肠癌全系膜切除术原则，尽可能锐性游离直肠系膜，连同肿瘤远侧系膜整块切除。直肠癌根治手术（包括微创手术）应该遵循原则如下：

（1）切除原发肿瘤，保证足够切缘，肠壁远切缘距离肿瘤远端≥2cm，直肠系膜远切缘距离肿瘤远端≥5cm或切除全直肠系膜；下段直肠癌（距离肛门<5cm）远切缘距离肿瘤1～2cm者，建议行术中冰冻病理检查证实切缘阴性。

（2）切除引流区域淋巴脂肪组织。肠旁淋巴结必须切除；侧方淋巴结不常规清扫；第三站淋巴结清扫尚无定论。

（3）尽可能保留盆腔自主神经。

（4）术前同步放化疗后间隔4～8周手术。

（5）肿瘤侵犯周围组织器官者争取联合脏器切除。

（6）合并肠梗阻的直肠新生物，临床高度怀疑恶性，而无病理诊断，不涉及保肛问题，并可耐受手术的患者，建议行剖腹探查。

（7）对于已经引起肠梗阻的可切除直肠癌，可根据患者情况采取Ⅰ期切除吻合，或Hartmann手术，或造瘘术后Ⅱ期切除，或支架植入解除梗阻后Ⅱ期切除。

（8）如果肿瘤局部晚期不能切除或临床上不能耐受手术，推荐给予姑息性治疗。

4. 直肠癌手术术式及选择

（1）腹会阴联合切除术（abdominoperineal resection，APR）：1908年，Miles首创腹会阴联合切除加永久性人造肛门，现统称为Mile's手术。

手术适应证：巨大的、浸润性或分化差的、距齿状线5cm以内的直肠癌（低位直肠癌）；距齿状线上3cm以内的直肠癌；肛管及肛门周围癌；肛管癌经局部切除加化疗失败的患者。

手术切除范围：①切除包括癌肿在内的全部肛管、直肠及部分乙状结肠；②彻底清除十二指肠水平部以下的全部上方淋巴结；③彻底清除腹主动脉及下腔静脉周围的肠系膜下动脉根部水平以下的淋巴结，清除髂总和髂内淋巴结、直肠中淋巴结及闭孔淋巴结等侧方途径的淋巴结；④彻底清除髂外及腹股沟深组淋巴结等部分下方途径的淋巴结。⑤沿骨盆侧壁切断侧韧带；⑥沿骨盆侧壁清除坐骨直肠凹中的全部脂肪及淋巴结；⑦会阴部的切除范围：前方为会阴部中点，后方达尾骨尖、两侧方为坐骨结节。

（2）直肠低位前切除术（low anterior resection，LAR手术）：1948年美国Dixon推广了低位前切除术，故又称Dixon手术，这是目前常用、排便效果最好的保肛手术。

手术适应证：适用于距齿状线5.0cm以上的直肠癌，要求远端切缘距癌肿下缘2.0cm以上；乙状结肠和直肠中、上段癌。

手术禁忌证：年老体弱，有严重器质性疾病不能手术者；盆腔广泛转移，冰冻骨盆；急性肠梗阻，患者不能耐受手术，可先行造口，二期手术；癌肿下缘距离齿状线不足3cm。

（3）经腹直肠癌切除、近端造口、远端封闭手术（Hartmann手术）

适应证：适用于因全身一般情况很差，不能耐受Mile's手术患者；急性梗阻不宜行

Dixon 手术的直肠癌患者;肿瘤晚期有远处转移,行姑息性切除者。

（4）全直肠系膜切除术（total mesorectal excision,TME）:TME 基本概念可概括为:直视下在骶前间隙、盆筋膜脏壁层间锐性分离;完整切除盆筋膜脏层包绕的直肠及其周围淋巴、脂肪和血管,强调切除时保持盆筋膜脏层的完整性;切除的直肠系膜达肛提肌水平或超过肿瘤下缘 5cm。

TME 手术适应证:直肠中下段癌,T_3 期以下的肿瘤,癌肿未浸透浆膜层,大多数适合低位前切除的直肠癌患者。

（5）直肠癌局部切除术:手术方式:主要有经肛局部切除术;经骶后局部切除术;经骶骨旁局部切除术。

5. 直肠癌的肝、肺转移手术治疗　直肠癌的肝肺转移灶的手术治疗原则同第四节结肠癌。对于无法手术切除的肝转移灶,若全身化疗、肝动脉灌注化疗或射频消融无效,建议放射治疗。

（二）放射治疗

Symonds 于 1914 年首次报道了采用放射性核素镭治疗直肠癌,后因为外科技术的不断改进和提高,手术的危险性降低,且当时人们一直认为直肠癌属放射抗拒性肿瘤,因此直肠癌的放疗未能被广泛重视。近 30 年来,虽然外科技术有了很大发展,但直肠癌的外科治疗效果仍难令人满意,直肠癌根治术后的 5 年生存率始终徘徊在 50% 左右,治疗失败的主要原因是盆腔局部复发和远处转移发生率较高。欲提高直肠癌的治疗效果,人们对单纯依靠手术治疗模式产生了动摇,直肠癌的放疗又逐渐被人们所关注。

目前放疗在直肠癌的治疗中占有重要地位,它与手术、化疗联合的综合治疗,在提高保肛率、降低直肠癌局部复发率及提高患者生存率方面作用显著。

1. Ⅰ期直肠癌的放射治疗　目前,Ⅰ期直肠癌单纯根治性放疗仅试用于患者拒绝手术或伴有内科疾病而属于手术禁忌证的患者;单纯根治性放疗除可用体外照射技术外,还可选择合适的病例进行腔内照射,或两者相配合。

Ⅰ期直肠癌行局部切除术后,有以下高危因素之一,推荐行根治性手术,如拒绝或无法手术者,建议术后放疗。

（1）术后病理分期为 T_2。

（2）肿瘤最大径大于 4cm。

（3）肿瘤占肠周大于 1/3 者。

（4）组织学分化差。

（5）手术切缘阳性或肿瘤切缘<3mm。

（6）血管、淋巴管浸润或神经侵犯。

临床分期为Ⅰ期的早期直肠癌接受局部切除术后,病理提示为 T_1 伴高危因素、T_2 伴或不伴高危因素的患者再接受根治术后,或直接行根治术后,应根据术后情况来决定是否行辅助放化疗。

2. Ⅱ、Ⅲ期直肠癌的放射治疗　为降低临床分期为Ⅱ、Ⅲ期直肠癌的局部复发率,提高长期生存率,手术前后的辅助治疗是必需的。

（1）术前放射治疗:术前放疗治疗的目的是使那些肿瘤完全切除困难或因局部区域性因素限制而无法直接进行手术治疗的患者获得手术治疗的机会,以及降低手术切除的局部复发率。

术前放疗的优点：①患者耐受性好；②无术后瘢痕形成，未破坏肿瘤血运，肿瘤内乏氧细胞相对较少，易于发挥放疗效应；③使肿瘤缩小、使淋巴结转移数目减少以降低分期，对于低位Ⅱ、Ⅲ期直肠癌，可以增加保留肛门括约肌手术的可能性，从而提高患者生活质量；④减少手术中肿瘤的种植；⑤由于未手术前小肠在腹膜返折线以上，盆腔内肠管与周围组织未粘连固定，术前放疗肠管损伤、小肠不良反应较低；⑥便于观察肿瘤对放射线的敏感性，为术后补充放疗提供参考依据。

术前放疗的缺点：①术前放疗对肿瘤分期估计不足，对Ⅰ期患者或临床检查未发现有远处转移的患者可能过度治疗；②放疗对患者机体免疫功能的影响。

可手术切除的直肠癌的术前放疗可以降低局部复发率，世界范围的直肠癌辅助治疗随机研究显示术前放疗在降低局部复发率方面比术后放疗更有效。术前放疗能否提高生存率尚有争议，各研究单位治疗剂量、分割方法、照射范围等不尽相同，较高剂量如 5Gy/d×5 次或总剂量 50Gy 每天一次，每次 2Gy，共放疗 25 次（50Gy/25 次），生物等效剂量（BED）≥30Gy 可能提高总生存率。有研究认为，术前放射治疗与手术间隔时间不必考虑很长，一般 4 周左右即可。因为术前放疗后，盆腔处于充血、水肿状态，立即实施手术可能会增加手术的并发症；但是如果拖延过久，也可能造成放射区域组织纤维化，增加手术的难度。目前在进行以保留肛门功能为目的的术前放疗时，多采用多照射野常规分割放疗，剂量为 45～50Gy，放疗结束后 4～8 周手术。此方案一方面可使患者从急性放疗不良反应中得到恢复，另一方面肿瘤体积缩小便于保肛手术。

（2）术前同步放化疗

1）临床分期为 T_3N_0、任何 TN_+ 的可切除直肠癌患者，推荐行术前同步放化疗。T_4 或局部晚期肿瘤无法切除的患者必须进行术前同步放化疗，治疗后重新评价，并考虑是否行手术治疗。

2）放疗方案推荐 DT 45～50.4Gy，每次 1.8～2.0Gy，共 25 次或 28 次（长程放疗）；如采用 25Gy/（5 次×1 周）或其他剂量分割方式，生物等效剂量（BED）≥30Gy（短程放疗）；中国抗癌协会推荐 30Gy/10 次完成。

3）化疗方案包括：放疗同时首选 5-FU 持续灌注，或 5-FU/LV，或卡培他滨单药。化疗时限为 2～3 个月。

4）4～8 周后尽可能行根治性切除术。

5）自 1990 年起对 $T_{3\sim4}$、淋巴结阳性的直肠癌根治术后的辅助放化疗成为标准的治疗模式。但鉴于术后治疗的毒性反应，2004 年德国学者报道了重要的术前与术后放化疗比较的Ⅲ期随机临床研究，结果显示两组间总生存率和无病生存率无显著差异；术前的新辅助放化疗，从肿瘤局部控制、肛门括约肌的保留比例、急性和后期的治疗毒性反应，均显示了术前放化疗的优势。基于此，NCCN 治疗指南把局部进展期直肠癌的治疗模式从术后放化疗转变为术前的新辅助放化疗。相对于国内的实际国情，对于局部进展期直肠癌应该强调的是术前新辅助放化疗是目前应采用的治疗模式。

（3）术后放疗：直肠癌术后放疗的优点在于有准确的分期，避免了 $T_{1\sim2}N_0M_0$ 患者的不必要照射。其不利点在于：①由于术后盆腔解剖结构的破坏，术后照射了更多小肠；②术后瘢痕的出现使瘤床在术后潜在乏氧；③腹会阴联合切除术后放疗需包括会阴手术瘢痕，照射野大，不良反应较多。

术后放疗可降低局部区域复发率，但不能提高无病生存率和总生存率。

（4）术后同步放化疗

1）$T_{3\sim4}$ 或 N_+，推荐行术前同步放化疗，如未行术前同步放化疗，建议进行术后同步放化疗，时间的选择以早为宜。

2）同步放化疗中的化疗方案，推荐氟尿嘧啶类单药。

3）同步放化疗与辅助化疗顺序。推荐先行同步放化疗再行辅助化疗或行 $1\sim2$ 个周期辅助化疗、同步放化疗再辅助化疗的夹心治疗模式。延迟术后放疗时间，显著降低了局部控制率（Ⅱ类）。

4）Ⅱ、Ⅲ期直肠癌根治术后尽早开始的同步放化疗与单纯手术、单纯术后放疗或术后化疗比较，不仅可以显著提高局部控制率，还能显著提高长期生存率（Ⅰ类）。

（5）术后序贯放疗、化疗：术后序贯放疗、化疗和单纯手术比较，未提高无病生存率和总生存率（Ⅱ类）。意大利 RCT 结果表明，术后序贯放疗、化疗与术后单纯放疗比较未提高无病生存率和总生存率。

3. 局部晚期直肠癌的放射治疗　局部晚期直肠癌是指局部肿瘤巨大、浸润盆壁、肿瘤固定、失去了手术切除机会的直肠癌（T_4 局部无法切除）。局部晚期直肠癌一般都伴有肠梗阻、出血或疼痛等局部症状。对于已有肠梗阻的患者，应请外科医师进行乙状结肠或横结肠造瘘，以缓解症状或预防放化疗造成肿瘤水肿。术前同步放化疗是标准的治疗方法，治疗后可以使一部分患者局部病变分期降低，可以手术治疗，术后再行辅助化疗，可以使这部分患者有治愈可能；而一部分患者对治疗不敏感、肿瘤退缩不明显，肿瘤仍不可切除，可考虑给予更换方案全身化疗，治疗的目的仅为缓解症状，提高患者生存质量。

对于肿瘤非常巨大，局部广泛浸润，累及多个周围组织或器官，手术根本不可能进行的患者，应给予全身化疗；放射治疗仅为减轻症状，如疼痛、出血症状。放射治疗可以采用低分割或大分次剂量分割，以尽快缓解症状。

4. 直肠癌局部复发后的治疗

（1）直肠癌局部复发的分型

1）中心型：病变累及吻合口、直肠系膜、直肠周围软组织、APR 术后会阴部。

2）前向型：病变侵及泌尿生殖系包括膀胱、阴道、子宫、精囊腺、前列腺。

3）后向型：病变侵及骶骨、骶前筋膜。

4）侧方型：病变侵犯盆壁软组织或骨性骨盆。

（2）治疗原则

1）可切除或潜在可切除患者争取手术治疗；与术前放化疗、术中放疗、辅助放化疗等结合使用。

2）不可切除的患者建议放、化疗结合的综合治疗，推荐行术前同步放化疗，并争取手术切除。

除少数患者因为吻合口复发、发现早，可以有再次手术的机会，多数复发病例已无手术机会。复发患者往往有盆腔骶丛神经刺激症状，如会阴部疼痛、下坠感、臀部疼痛、下肢痛、便血和分泌物增多等。对这部分患者进行放射治疗可以缓解症状，改善生活质量，延长患者生命。

直肠癌术后放疗后复发，照射野应仅局限于复发肿瘤区域，应采用三维适形放疗或调强适形放疗技术，以尽量减少正常组织受到照射。

5. Ⅳ期直肠癌　对于初治患者，建议化疗±原发病灶放疗，治疗后重新评估可切除性；

转移灶必要时行姑息减症性放疗。

6. 放射治疗禁忌证

（1）严重消瘦、贫血者。

（2）严重心、肾功能不全者。

（3）严重感染或脓毒血症者。

（4）局部已不能耐受再次放疗者。

（5）白细胞低于 $3×10^9/L$，血小板低于 $80×10^9/L$，血红蛋白低于 $80g/L$，一般暂停放疗。

7. 放射治疗技术 肿瘤局部控制和治疗并发症之间的合适治疗选择必须由外科医师和放疗科医师密切配合完成。外科医师的重要任务是在瘤床或复发危险性高的部位放置银夹标记，以便于放疗计划的设计。同时手术中合理地使用重建技术，使小肠尽量移至术后放射野之外也是外科医师的责任。照射野设计时术前放疗应包括原发肿瘤、直肠腹膜后组织和肿瘤部位的第一、二站淋巴引流区，即直肠旁淋巴结、直肠系膜部位淋巴结，必要时包括第三站即肠系膜下血管根部淋巴结。术后放疗主要为盆腔的术区范围，必要时包括肠系膜下血管根部淋巴结。单纯放疗应包括肿瘤及盆腔淋巴结，对有腹膜淋巴结转移高危因素者，应兼顾照射。放疗科医师在制定放疗计划时必须使用缩野技术及多野技术。

（1）常规放射治疗（普通三野等中心照射）

1）靶区：直肠癌的靶区包括直肠肿瘤或者瘤床及 $2~5cm$ 安全边缘、骶前淋巴结、髂内淋巴结、T_4 肿瘤侵犯前方结构时需照射髂外淋巴结，肿瘤侵犯远端肛管时需照射腹股沟淋巴结。

2）体位和固定：让患者膀胱充盈，俯卧位于有孔腹部定位装置上（belly-board device，BBD）（图 5-3-4-1），腹部置于孔的位置，由于重力的作用，让更多的小肠可以落于孔中。如果患者不能俯卧，或需要照射髂外淋巴结时也可以采用仰卧位，用体部固定架或真空袋固定。

3）定位：根据患者影像学及相关检查所提供信息，对手术后患者需详细了解手术记录，对是否放置银夹标记、瘤床的位置、及所应考虑放疗的范围作全面了解，然后在 X

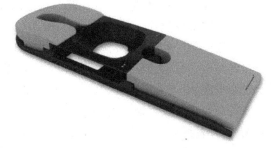

图 5-3-4-1 孔腹部定位装置上（BBD）

光模拟定位机下定位。

4）照射野：直肠癌放疗有两野照射、三野照射或四野照射，一般多主张三野照射或四野照射。

盆腔前后对穿射野：其上界为 L_5/S_1 之间，如盆腔中部有淋巴结受侵时，上界 L_4/L_5 之间；下界为肿瘤下缘3cm（术前放疗）或闭孔下缘（Dixon 手术）或会阴瘢痕金属标记处 $1~1.5cm$（Mile's 手术）；外界为真骨盆外1cm。其矩形野的两个上、下角均应适当遮挡（图5-3-4-2）。大多用于术前放疗。

三野照射：即用一个后野，加两个侧野，侧野根据治疗计划系统（treatment planning system，TPS）采用 $30°~45°$ 楔形板，使靶区剂量分布均匀。两侧野上、下界同前。前界为直肠前壁前 $2~3cm$（术前放疗或 Dixon 手术患者定位前，经肛门注入 $20~50ml$ 钡剂或置入金属探条以显示直肠前壁）或包括膀胱后 1/3 处（Mile's 手术）或股骨头顶点水平；如果盆腔器官如前列腺、阴道、膀胱及髂外淋巴结受侵时,则侧野前界应包括髂外淋巴结。后界包括骶骨外侧皮质(通常在骶骨后 1~1.5cm)(图 5-3-4-3);如果行 Mile's 手术,应注意后界包括会阴,如果是局部晚期直肠癌,后界必须包括骶管,以避免肿瘤沿神经发生骶部复发。后野与两个侧野的剂量比 3∶1∶1 适用于局部病变较晚;2∶1∶1 适用于常规布野。

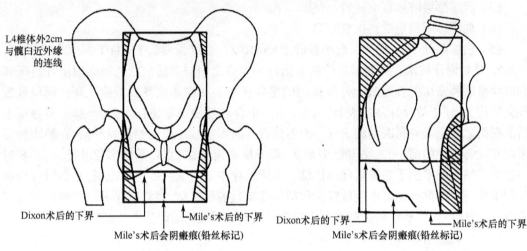

L4椎体外2cm与髋臼近外缘的连线

Dixon术后的下界　　　Mile's术后的下界
Mile's术后会阴瘢痕(铅丝标记)

图 5-3-4-2　直肠癌的盆腔野

Dixon术后的下界　　　Mile's术后的下界
Mile's术后会阴瘢痕(铅丝标记)

图 5-3-4-3　直肠癌的侧野

四野照射:一般采用前后对穿野加两个侧野照射,前后野和侧野照射范围同上。一般后野剂量 16Gy,前野及两侧野各照射 10Gy;然后缩野照射肿瘤区或瘤床区。

摄定位片,勾画治疗靶区,制作低熔点铅挡块。在直线加速器下实施治疗,第一次治疗时及以后每周摄校位片。

5)照射剂量:术前放疗,常规分割照射 DT 45~50Gy 后,休息 4~8 周后手术。在术后放疗和单纯放疗时,大野包括原发灶和引流淋巴结区,常规分割照射 DT 45~50Gy 后,如果手术切除干净,没有残留病灶,针对瘤床区加量至 50~54Gy;如果残留病灶或单纯外照射,则对残留病灶或原发灶缩野追加剂量 10~25Gy,总量 60~70Gy。局部晚期直肠癌或复发直肠癌,真骨盆照射 DT 50Gy/(25 次×5 周)后,缩野到肿瘤处补量 DT 10~20Gy。小肠受量应限制在 45Gy 以内。

(2)三维适形放疗(3-DCRT)/调强适形放疗(IMRT):据肿瘤形态来设计照射野,通过采用共面或非共面野进行照射,来提高肿瘤局部剂量,而尽可能减少直肠周围的小肠和膀胱的受照射剂量。直肠癌的三维适形放疗具体实施步骤为:

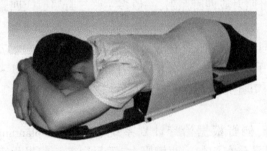

图 5-3-4-4　BBD+热塑膜片固定

1)体位及固定:定位前 1 小时排空膀胱后,一次口服 20% 泛影葡胺 10ml+500~1000ml,目的是显影小肠及有利于靶区勾画;嘱患者 CT 扫描前憋尿,充分充盈膀胱,双手放头前,俯卧于 BBD 上,热塑膜片固定体位,以减少或避免小肠落入盆腔(图 5-3-4-4)。在体表标记摆位参考点,以层厚、层距 0.5cm 进行扫描,扫描范围 L$_3$ 下缘至坐骨结节下 2cm(具体依实际情况而定)。

2）治疗靶区定义及勾画：扫描图像传输至治疗计划工作站，行靶区勾画。大体肿瘤体积（GTV）为 CT 片上显示的直肠肿瘤范围，包括原发灶和转移淋巴结；临床靶区1（CTV1）表示 GTV 加大约5cm 的范围，包括瘤床或直肠系膜区、骶前软组织、骶3 上缘以上的髂外血管和部分髂总血管、骶3 上缘以下的髂内血管周围淋巴引流区和坐骨直肠窝/肛门括约肌区（Mile's），T_4 肿瘤侵犯前方结构时需包括髂外淋巴结，肿瘤侵犯远端肛管时需包括腹股沟淋巴结；CTV2 表示 GTV 加最少2cm 的范围；PTV1 表示 CTV1 加 1cm 的范围；PTV2 表示 CTV2 加 1cm 的范围。野的上界为 L_5 下缘；下界为闭孔下缘（Dixon 手术）或会阴瘢痕金属标记处（Mile's）；侧界为真骨盆内缘；前界包括充盈膀胱后壁 1/4～1/3；后界包括骶骨皮质一半（S3 上缘以上）和骶骨皮质后缘（S3 上缘以下）。

3）正常组织和器官（OAR）的勾画：包括双侧股骨头、膀胱、睾丸，照射范围内的小肠需勾画到 PTV 最上层的两层。

4）靶区处方剂量及正常组织器官限量：通常采用1.8～2Gy/次/天，5 次/周的剂量分割模式。对术前放疗，PTV1 需包括在 95% 的等剂量线内，照射 45～50Gy；对术后放疗，PTV1 需包括在95% 的等剂量线内，照射50Gy，对肿瘤残存部位（PTV2）推量至 60～70Gy。对局部晚期直肠癌或复发直肠癌，PTV1 需包括在 95% 的等剂量线内，照射50Gy，PTV2 推量至66～70Gy。最高剂量<110%～115%，高剂量区不能落在小肠或残段直肠上；最低剂量>93% 处方剂量。

50% 膀胱照射剂量小于50Gy；照射 50Gy 的股骨头体积小于5%；50% 小肠照射剂量小于 20～30Gy，小肠的最大受量应限制在 45～50Gy 以内；睾丸应评价最高剂量和平均剂量。

5）确定等中心及布置照射野；设置 MLC 或铅挡块、楔形板并计算剂量；对计划进行评估；进行等中心及射野验证，然后实施放疗。

调强适形放疗（IMRT）是指在三维适形照射的基础上对照射野截面内诸点输出剂量按要求的方式进行调整，经过旋转照射使射线剂量在体内空间分布与病变一致，形成高剂量区，这样不仅使靶区接受较高剂量的照射，提高了肿瘤的控制，而且减少了正常组织放射损伤。若行 IMRT，必须进行计划验证。

（3）图像引导的放射治疗（IGRT）/自适应放疗（ART）：IGRT 以图像数据为反馈来调整患者的摆位，可以较好地解决摆位误差，但对于形变的修正并没有实质性的帮助。ART 将整个放疗过程作为一个完整系统，将肿瘤的位置误差和形变误差予以修正，从而确保从诊断、计划到治疗整个过程的高精度。目前很多单位开展了图像引导下的放射治疗（IGRT），少部分单位开展了自适形放疗技术（ART）。

8. 直肠癌放射治疗的不良反应 直肠癌放射治疗后会出现一定的不良反应，其发生与照射体积、总疗程时间、分割方式、总剂量、射线能量、放疗技术等因素有关。盆腔的正常器官如小肠、大肠、膀胱和皮肤等受到照射会出现不同程度的损伤。

（1）肠道放射反应：急性肠道放射反应主要发生于更新较快的黏膜细胞；临床主要表现为食欲下降、恶心、呕吐、腹痛、大便次数增多、便血，放射性直肠炎的患者还出现里急后重症状；一般在放疗结束后可恢复。晚期肠道放射损伤多发生在放疗后 12～24 个月，主要发生于更新慢的肠壁组织；主要表现为肠壁纤维化、肠管局限性狭窄，可见溃疡或瘘管形成；其主要临床表现为慢性腹泻、腹部不适，严重者还会出现肠梗阻、肠穿孔等症状；常规放疗剂量下发生率不高。小肠是盆腔放疗的主要剂量限制器官，其放射反应中以腹泻最常见，受照小肠的体积和照射剂量是主要的影响因素，因此要求放疗时减少小肠照射体积和保证小肠受照射的最高剂量小于50Gy。在行术后放疗时,为了避免肠造瘘口出现放射反应,应避免照射造瘘口。

(2)膀胱的放射反应:膀胱的急性放射反应发生在放疗开始至放疗结束后数月;晚期放射反应发生在放疗结束后1年至数年。膀胱放射反应的主要表现包括尿频、尿急、尿痛、排尿困难和血尿等膀胱刺激症状,晚期可出现膀胱挛缩,严重者可出现膀胱壁溃疡或瘘管形成。一般全膀胱照射60Gy出现挛缩的概率为1%~5%。

(3)皮肤的放射反应:皮肤受到照射后,会出现红斑、色素沉着、脱屑、湿性皮炎等放射反应。当出现皮肤脱屑时,患者会感到皮肤瘙痒,可外用冰片滑石粉止痒。会阴部和骶尾部皮肤由于经常摩擦、受压易出现湿性皮炎,患者会出现皮肤灼痛,可用不含重金属、无刺激性的药膏外用,如喜疗妥,也可用表皮生长因子,如金因肽;保持创面清洁、通风、透气;尤其不要在照射野内贴胶布。

(三)化疗

1. 直肠癌化疗原则 同第四节结肠癌。

2. 术前同步放化疗中化疗方案:

(1)Mayo Clinic 方案(FL方案)

LV(亚叶酸钙):20mg/m² 静脉注射,第1~5天。

5-FU(氟尿嘧啶):425mg/m² LV用药后1h后静脉注射,第1~5天。

每28天重复。

(2)LV5-Fu2(de Gramont 方案)

LV:200mg/m² 静脉滴注2h,第1天和第2天。

5-FU:400mg/m² 静脉注射,然后600mg/m² 持续静脉滴注(CIV)22h,第1天和第2天。

每2周重复。

(3)sLV5FU2(简化的双周5-FU输注/LV方案)

LV:200mg/m² 静脉滴注2h,第1天。

5-FU:400mg/m² 静脉注射,然后5-FU 2.4mg/m²,CIV 46h。

每2周重复。

(4)每周方案

LV:20mg/m² 静脉输注2h。

5-FU:500mg/m² 在LV用药1h后静脉注射。

每周重复。

(5)国内常用方案

LV:60~200mg/m² 静脉滴注2h,第1~5天。

5-FU:300~500mg/m² 静脉滴注4~6h,第1~5天。

每21天重复。

(6)卡培他滨(CAP)方案

CAP:2000~2500mg/(m²·d)分两次口服,第1~14天。

每3周重复。

3. 直肠癌辅助化疗方案选择 可选择5-Fu/LV方案、卡培他滨,其具体用法如上所述。也可以选择FOLFOX、CapeOX方案。

(1)FOLFOX4

奥沙利铂（L-OHP）：85mg/m² 静脉滴注 2h,第 1 天。

LV：200mg/m² 静脉滴注 2h,第 1 天和第 2 天。

5-FU：400mg/m² 静脉注射,然后 600mg/m²CIV 22h,第 1 天和第 2 天。

每 2 周重复。

（2）FOLFOX6

L-OHP：100mg/m² 静脉滴注 2h,第 1 天。

LV：400mg/m² 静脉滴注 2h,第 1 天。

5-FU：400mg/m² 静脉注射,然后 5-FU 2400 ~ 3000mg/m² CIV 46h。

每 2 周重复。

（3）mFOLFOX6

L-OHP：85mg/m² 静脉滴注 2h,第 1 天。

LV：350mg/m² 静脉滴注 2h,第 1 天。

5-FU：400mg/m² 静脉注射,第 1 天,然后 5-FU 2400mg/m² CIV 46h。

每 2 周重复。

（4）FOLFOX7

L-OHP：130mg/m² 静脉滴注 2h,第 1 天。

LV：400mg/m² 静脉滴注 2h,第 1 天。

5-FU：2400mg/m² CIV 46h。

每 2 周重复。

（5）国内常用化疗方案

L-OHP：130mg/m² 静脉滴注 2h,第 1 天。

LV：60 ~ 200mg/m² 静脉滴注 2h,第 1 ~ 5 天。

5-FU：300 ~ 500mg/m² 静脉滴注 4 ~ 6h,第 1 ~ 5 天。

每 3 周重复。

（6）CapeOX（L-OHP+Xeloda,Xelox）方案

L-OHP：130mg/m² 静脉滴注 2h,第 1 天。

卡培他滨（Xeloda,Capecitabine）：850 ~ 1000mg/m² 每日 2 次,第 1 ~ 14 天。

每 3 周重复。

4. 晚期或转移性直肠癌的化疗方案 同第四节结肠癌。

十、预　　防

（一）一级预防

在肿瘤发生之前,消除或减少大肠黏膜对致癌物的暴露,抑制或阻断上皮细胞的癌变过程,从而防止肿瘤的发生。

（1）饮食干预：均衡饮食,多吃新鲜蔬菜水果;控制能量摄入,保持正常体重,防止肥胖。

（2）养成良好卫生习惯,戒烟限酒,适当从事体力活动,保持身心健康。

（3）治疗癌前病变：一般认为结直肠癌的癌前病变包括腺瘤性息肉,溃疡性结肠炎和克罗恩病等,而腺瘤与结直肠癌的关系尤为密切,特别是大的、绒毛状的和有重度不典型增生的腺瘤癌变的可能性更大。大量的流行病学证实,早期发现并及时治疗大肠腺瘤是防止

和减少结直肠癌的理想途径。

(4) 优化环境,避免接触致癌物质。

(二)二级预防

在人群中进行筛查,对结直肠癌癌前病变和早期癌进行诊断,可以预防直肠癌的发生和提高直肠癌患者的生存率。目前,尚无成熟的筛查方案,可采用以下方法筛查。

(1) 有先用化学法发现阳性患者,再用免疫法剔除假阳性患者,对这部分高危人群进行结肠镜检查以确诊。

(2) 也有用序贯筛查方案:在人群中问卷调查,有以下之一者:①本人癌症或肠息肉史;②本人具有"慢性腹泻,慢性便秘,黏液血便,慢性阑尾炎病史,精神刺激史,慢性胆道疾病史"中两项或两项以上者;③一级亲属有结直癌病史者;④大便免疫法隐血试验阳性者均为患结直肠癌高危人群,进行结肠镜检查以确诊。

(三)三级预防

三级预防是指对临床肿瘤患者积极治疗,以提高患者的生活质量并延长生存期。

十一、预　后

Ⅰ期:5 年平均生存率为 92% ,绝大多数患者都会被治愈。

Ⅱ期:5 年平均生存率为 73% ,大多数患者都会被治愈。

Ⅲ期:5 年平均生存率为 56% ,很多患者都会被治愈。

Ⅳ期:5 年平均生存率为 8% 。

十二、进　展

由于电刀、超声刀、吻合器的使用,全直肠系膜切除(TME)、腹腔镜手术、经肛内镜切除术(transanal endoscopic microsurgery,TEM)、内镜切除术的开展,直肠下切缘、肝肺转移癌应手术积极切除的新认识,以及精确放疗技术的发展,新的化疗药物和靶向治疗药物的研发等,已经使直肠癌的治疗有了较大的发展,治疗效果也有了不同程度的提高。除此之外,由于临床多学科综合治疗团队(multidisciplinary team,MDT)的出现,对直肠癌的综合治疗模式和治疗理念发生了巨大变化。在国际上,欧美和一些发达国家,MDT 用于直肠癌已经成为各大型综合医院和肿瘤专科医院治疗的固定模式。现代直肠癌的治疗更加依靠包括外科、放疗科、肿瘤内科、医学影像科、病理科等组成的 MDT 共同完成。

微卫星不稳定性(MSI)通常是由错配修复(MMR)基因(如 *MLH1*、*MSH2*、*MSH6*、*PMS2* 等)缺失或 *MLH1* 启动子甲基化引起,*MSI-H* 结肠癌患者有更长的生存期,较少复发,预后较好,实际临床中 *MSI-H* 患者不能从辅助化疗中获益,但这类患者通常组织分化差,按既往标准归于高危人群需接受辅助化疗,从而给治疗上带来困惑;染色体 18q 杂合性缺乏(LOH)被认为是不良预后因子;基因表达谱可作为除临床病理特征之外复发风险评估的重要补充,对部分高危患者,可能有助于辅助化疗的选择;胸苷酸合成酶(TS)高表达、变异型 *p53* 阳性和 *Ki-67* 低表达是结肠癌预后差的标志,但 TS 表达水平尚无法预测患者是否对辅助化疗有效。

术前放化疗之新辅助化疗,未提高近期疗效,生存率有待长期随诊。

转移性结直肠癌(mCRC)患者包含了太多的疾病本质,应该是一个预后迥异的群体,对

mCRC 分层分期,采取相应的分层治疗策略,其核心是对"切除性(resectability)"的判断,治疗的手段的根治性决定了 mCRC 患者的预后。由此也提出了转化性化疗(conversional/convertible chemotherapy)的概念,其化疗药物和方案的选择要以高反应率为原则,哪怕有较大毒性。

对环周切缘(circumferential resection margin, CRM)定义为肿瘤距切缘<1mm 或电刀切缘可见癌细胞。CRM 的状态与术后放疗的关系,目前尚未有明确的临床研究证据。

(欧　涛)

Summary

A differential diagnosis includes many benign conditions. Coexistent conditions (ie, anal fistula, anal fissure, or hemorrhoids) are common. Most commonly, patients notice a palpable mass or bleeding. If pain or spasm is present, a rectal examination may be difficult and physician related delay may result. Anal cytology and anoscopy may prove to be useful screening methods for detecting, in high-risk individuals, squamous intraepithelial lesions and other abnormalities related to HPV infection. Treatment is based on an appropriate assessment of the extent of disease. The primary lesion should be evaluated for size, location, depth of invasion, and the presence or absence of inguinal lymphadenopathy. Over the past 30 years, the preferred treatment evolved from radical surgery to definitive chemoradiation, which is highly effective in achieving cures and preserving anal sphincter function with acceptable toxicity. Surgical intervention is limited to diagnostic biopsy of the primary tumor and suspicious regional lymph nodes, and posttreatment biopsy when indicated.

第四章　泌尿及男性生殖系统肿瘤

第一节　肾　肿　瘤

肾肿瘤是泌尿系统常见的肿瘤,约 90% 为肾细胞癌(renal cell carcinoma,RCC),其他有肾母细胞瘤和发生于肾盂、肾盏的移行细胞乳头状肿瘤,肾母细胞瘤是婴幼儿最常见的恶性实体肿瘤,发病率 20% 以上。肾良性肿瘤以错构瘤、嗜酸细胞瘤、肾腺瘤为主。肾细胞癌占所有恶性肿瘤的 2%~3%,85% 为透明细胞癌。其他少见类型包括乳头状、嫌色细胞和集合管癌。在我国,其发病率在泌尿系恶性肿瘤中排名第二,仅次于膀胱恶性肿瘤。男女发病比例约 2:1 左右,诊断时中位年龄为 65 岁,在过去的 65 年间 RCC 发病率年增长 2%,发病率增长的原因不明。

一、病　　因

发病原因尚不明确,可能与遗传、吸烟、肥胖、职业暴露、食物和药物有关。von Hippel-Lindau(VHL)病是一种家族性肿瘤综合征,患者常有多发良性和恶性肿瘤,发生肾癌者占 28%~45%,多为透明细胞癌,并且常为双侧发病。

二、病　　理

(一) 透明细胞癌

占肾癌的 70%~80%,肿瘤的大体标本切面多呈实性,而癌细胞含有脂质多呈黄色,肿瘤中常见坏死、出血,癌细胞常排列成片状、条索状、腺泡状或管状。10% 左右患者肿瘤内有囊性变,而囊性变的患者通常预后好于无囊性变的患者。

(二) 乳头状细胞癌

占肾癌的 7%~10%,多发生在远曲小管,85% 局限于肾内。其生长方式以乳头状为主,分化差的则以实体性生长为主,主要沿肾小管壁生长,乳头中央有纤维血管轴心,可见纤维囊壁,其内常见大量巨噬细胞、淋巴细胞浸润。分为 I 型和 II 型。I 型癌细胞较小,胞质较少,细胞多呈单层排列。II 型癌细胞胞浆丰富嗜酸性,瘤细胞核分级高,细胞核呈假复层排列。乳头状细胞癌的预后总体好于透明细胞癌,其中 I 型预后好于 II 型。

(三) 嫌色细胞癌

占肾癌的 5% 左右,肿瘤细胞为多边形或大圆形,胞膜较厚,胞质空淡半透明细网状,间质可见厚壁血管。嗜酸性嫌色肾细胞癌是其亚型,肿瘤细胞呈细颗粒状,核周晕明显。嫌色细胞癌是预后较好的类型。

(四) 多房囊性肾细胞癌

瘤组织呈多囊性,囊性成分占肿瘤体积的 75.0%~80.0%,囊内壁的肿瘤细胞多为单层,也可出现多层或乳头样排列,冰冻切片时不易判断,易造成漏诊或误诊。

其他类型的肾癌还包括 $Xp11$ 易位性肾癌、神经母细胞瘤伴发的癌、集合管癌、肾髓质癌、黏液性管状及梭形细胞癌等。

肾癌的 TNM 分期见表 5-4-1-1。

表 5-4-1-1　肾癌的 TNM 分期

分期	定义
原发肿瘤(T)	
T_x	原发灶无法评价
T_0	无原发肿瘤证据
T_1	最大径≤7cm,局限于肾
T_{1a}	最大径≤4cm,局限于肾
T_{1b}	4cm<最大径≤7cm,局限于肾
T_2	最大径>7cm,局限于肾
T_{2a}	7cm<最大径≤10cm,局限于肾
T_{2b}	最大径>10cm,局限于肾
T_3	侵及大静脉或肾上腺或膈肌组织,未超过肾周筋膜
T_{3a}	直接侵犯肾静脉及其分支或肾周和(或)肾周脂肪但未超过肾周筋膜
T_{3b}	侵犯膈肌以下腔静脉
T_{3c}	侵犯膈肌以上腔静脉,或侵犯下腔静脉壁
T_4	肿瘤超出肾周筋膜(包括侵犯同侧肾上腺)
区域淋巴结(N)	
N_x	区域淋巴结无法评价
N_0	无淋巴结转移
N_1	单侧区域淋巴结转移
远处转移(M)	
M_x	远处转移无法评价
M_0	无远处转移
M_1	远处转移

病理分级:一般采用 Furman 分级系统,根据细胞分化程度高低分为Ⅰ~Ⅳ级,Ⅰ级分化程度最好,Ⅳ级分化最差。

三、临床表现

(一)症状和体征

肾位于腹膜后,起病隐匿,早期不易被发现,故肾癌的临床表现具有多样性。通常将腹痛、血尿、腹部肿块称为肾癌症状的"三联征",但典型的"三联征"只发生在 10%~15% 的患者中,且肾癌"三联征"多为进展期肾癌的典型表现。部分患者因肾癌出现远处转移而以转移病灶引起的表现为首发症状。如骨转移引起的骨关节疼痛;颅脑转移引起的头痛,癫痫发作;肺转移引起的呼吸困难,咯血;淋巴结转移引起的淋巴结肿大等。

(二)肾外症状

1. 发热　10%~20% 的肾癌患者出现非感染性发热,多数为持续性或间断性低热,也有少数患者出现高热。肾癌切除后体温多可恢复正常,肾癌患者出现非感染性发热可能与肿瘤坏死吸收引起,也可能有肿瘤细胞分泌内源性致热源相关。

2. 贫血 肾癌患者有 30% ~ 50% 出现不同程度的贫血。肾癌患者并非肿瘤出血或血尿等继发性的失血性贫血,而是由于血清铁和总铁结合率降低。

(三) 副瘤综合征

正常肾组织本身具有多种内分泌功能,肾癌细胞也可以激发多种内分泌激素的产生,故肾癌患者常常表现出各种副瘤综合征,临床上发现有各种不明原因的内分泌症状患者,应考虑有无肾肿瘤。

1. 红细胞增多症 肾癌患者红细胞增多症发生率在 3% ~ 10% 之间。表现为红细胞和血红蛋白升高,原因多数学者认为是肿瘤源性的促红细胞生成素增加,部分人认为是局部缺氧使正常肾组织内促红细胞生成素的产生增多。但增多的红细胞生理功能可能不正常。红细胞增多症在肾癌切除后即可缓解,复发多为预后不良的征兆。

2. 高钙血症 没有骨转移的情况下,3% ~ 20% 肾癌患者出现高血钙症状,高血钙与肿瘤产生的甲状旁腺激素类物质或其他细胞因子如破骨细胞激活因子、肿瘤坏死因子等相关,有研究称手术中探查有高血钙的肾癌患者,甲状旁腺处于萎缩状态。

3. 血压异常 高血压和低血压均可发生。多为高血压,原因为肿瘤细胞产生的肾素所致。患者血浆肾素水平高于正常,肾癌切除后血压多数可恢复正常。少部分患者也可能出现血压降低,血压降低的原因可能为肾癌细胞分泌的前列腺素 A 有关,而前列腺素 A 为一种血管舒张剂,使血管舒张导致血压降低。

此外,肾癌细胞还可分泌多种激素和细胞因子如促肾上腺皮质激素、催乳素、胰岛素、促性腺激素等导致库欣综合征、非孕期女性或男性溢乳、低血糖、第二性征异常等多种内分泌改变。

四、诊　　断

肾癌临床表现多种多样,也可以全无症状,其手术前诊断依赖于影像学检查结果,能够提供直接诊断依据。

1. 肾癌实验室检查 包括血常规、尿常规、凝血功能、血生化(肝肾功能、血糖,血钙,血清碱性磷酸酶及乳酸脱氢酶)。

2. 特殊检查有

(1) X 线:腹部正位平片及静脉尿路造影(IVU)对肾癌的诊断价值有限。体积较大的肾癌腹部平片可见肾轮廓局部突出,肾外缘可呈结节状。部分患者因肿瘤钙化在平片上可见钙化点。在以血尿为主诉的患者,静脉尿路造影应作为初始的检查之一,肿瘤体积小,未侵犯集合系统时,尿路造影多无异常。肿瘤较大时对集尿系统造成推移和压迫,造影显示肾盂、肾盏的变形或移位。肿瘤侵犯集合系统时,造影可出现肾盂、肾盏的轮廓不规则、毛糙甚至充盈缺损。同时,静脉尿路造影可以显示对侧肾功能情况,以利于制订治疗方案。

(2) 超声检查:超声对肾肿瘤的敏感性较高,直径超过 1cm 的肿瘤即可经超声检查发现,且为非侵入性,常作为首选的检查方法。肾实质内的团块状回声是超声诊断肾癌的直接征象,超声对深静脉或腔静脉癌栓也有很高的敏感性。缺点是对较小肿瘤的定性缺乏特异性,且对肾血管旁淋巴结是否受累显示欠准确。

(3) CT 扫描:腹部/盆腔 CT(增强或平扫均可)和胸部影像学(胸片或 CT)是评估之初最为重要的分期检查。肾癌的典型 CT 征象是使用静脉造影剂可增强的团块影。典型的肾癌在 CT 图像上呈类圆形、椭圆形或不规则形状占位,病灶巨大者肿瘤可占据大部分肾,使肾形态异常。平扫时,肿瘤的密度略低于正常肾实质,有时可与正常肾实质相同,故有时较小的肿瘤在平扫时可能被忽略;增强扫描时,肾癌病灶密度轻度强化,或呈现不均匀强化,而正常肾实质强化更明显,病灶得以显示。通过 CT 的三维重建,可以精确显示肿瘤的三维轮廓和血管系统,对术前评估有一定的指导价值。

(4) 磁共振扫描(MRI):如果考虑下腔静脉肿瘤受侵,应行腹部 MRI 检查,或另外患者如果过敏或肾功能不全不能使用造影剂时,可以进行 MRI 检查来替代 CT 进行检查来明确肿瘤与分期。

(5) 肾血管成像:近年来因 CT 技术的广泛应用,肾血管造影在肾癌的诊断价值已显著降低。其费用较高,且为侵入检查,已逐渐被 CT 三维重建所替代。

(6) 核素显像:PET 用于肾癌诊断的价值肯定,但当前 PET 不是肾癌诊断与术后复查的常规手段,也不是初始评估的常规检查。

(7) 肾穿刺活检:仅在不能耐受手术者需确诊诊断时,或怀疑转移性肾癌及影像学检查难以定性且不宜手术时适合进行。

(8) 其他检查:中央型肿块应警惕可能为尿路上皮癌,这时候应考虑同时行尿细胞学和输尿管镜检查。

五、治　　疗

(一) 手术治疗

肾癌的治疗以手术为主。约 1/3 的肾癌患者为进展期肾癌。进展期肾癌患者 5 年生存率通常不足 10% 。对于能够接受手术的进展期肾癌患者,根治性肾切除术能够提高患者的生存率。对于孤立性转移病灶,手术切除患者生存率也有提高。故对于适宜手术的患者,手术切除肿瘤或转移病灶仍是明确有效的治疗方法。具体手术方式有:①根治性肾切除术(nephrectomy)是唯一可能治愈肾癌的治疗方法。②保留肾单位的肾部分切除手术(partial nephrectomy)常用于 T_{1a} 期患者的治疗。③其他外科处理包括冷冻消融,射频消融、高能聚焦超声等,此类方法多用于体质较弱不适宜手术,或双侧多发性肿瘤患者,但其有效性和安全性有待进一步的研究。

(二) 化学治疗

肾细胞癌对化疗极不敏感,其产生多药耐药机制复杂,对化疗反应率极低,对于肾癌特别是肾透明细胞癌一般不推荐进行化疗。

(三) 放射治疗

肾细胞癌对放疗不敏感。对局限性肾癌,根治性肾切除术后辅助放疗并不能提高患者生存率,即使是有淋巴结受累或肿瘤未切净的情况;对于进展期肾癌,术后局部放疗能否提高患者生存率存在争议,但放疗对于骨转移病灶引起的疼痛确有缓解作用,故放疗多用于肾癌骨等转移病灶的姑息性治疗。

(四) 生物免疫和靶向药物治疗

临床上观察到肾癌的转移性病灶可在无任何干预的情况下自行消失,而通常认为这与免疫反应相关。故一直以来都有对于肾癌患者进行免疫治疗的试验和临床研究。

(1) 干扰素-α:一般认为其机制是通过上调细胞生长抑制因子或诱导凋亡直接抑制肿瘤细胞增殖,或直接增强抗肿瘤的天然免疫和获得性免疫发挥作用,并可减少肿瘤血管的生成。常用剂量 9 ~ 18MIU/d,皮下或肌内注射,每周 3 次。治疗持续时间至少 3 个月。对于进展期肾癌,各种不同剂量的干扰素-α 的有效率在 10% ~ 15% 之间,部分缓解期在 4 ~ 6 个月。目前各种靶向治疗药物的出现,干扰素-α 一般用于联合药物治疗,或用于临床试验的对照。

(2) 白细胞介素-2(IL-2):IL-2 主要通过诱导淋巴细胞增殖分化及提高效应细胞功能达到治疗作用。一般分为大剂量和小剂量两种。一般认为大剂量的 IL-2 对肿瘤的缓解作用更高,但大剂量 IL-2 静脉给药的有效剂量接近药物的致死剂量,患者需严密监护,甚至需要辅助呼吸或用升压药维持血压,有 4% 的死亡率,故目前国内几乎很少使用。

(3) 肿瘤疫苗:目前研究多利用树突细胞(dendritic cell,DC)递呈抗原的特点,引入肾癌细胞的相关多肽、蛋白、基因或将肿瘤细胞与 DC 细胞融合制备肿瘤疫苗并进行回输。其有效性和安全性有待随机对照试验证实。

目前研究证实血管内皮生长因子 VEGFR,血小板内皮生长因子 PDGFR,及 Raf/MEK/ERK 和 PI3K/Akt/mTOR 等通路在肾癌发生、发展及转移中起重要作用,以酪氨酸激酶抑制剂为代表的靶向的小分子药物先后问世,已开始用于治疗晚期转移性肾癌,与经典的细胞因子如干扰素-α 和白细胞介素-2 相比,能明显改善晚期转移性肾癌患者的生存。代表药物有舒尼替尼、索拉菲尼、帕唑帕尼等,靶向药物对肾癌的局部复发和肺、脑、淋巴结等转移病灶具有确切的疗效。目前,舒尼替尼治疗的晚期转移性肾癌患者平均生存期超过 2 年,奠定了其在晚期肾细胞癌一线治疗中的地位。

六、预后影响因素与随访

肾癌患者的预后与肿瘤分期分级相关。T_{1a} 期患者 5 年生存率可达 97% ,而远处转移的患者 1 年生存率在 50% 左右,5 年生存率不足 10% 。除此之外,患者的生活质量评分、血清乳酸脱氢酶水平、血沉、血红蛋白等都是与肾癌预后独立相关的因素。一些研究机构针对这些因素制定出评分方法对肾癌患者预后进行预测。如美国梅约医学中心创建的 SSIGN 评分系统,根据 TNM 分期、肿瘤是否<5cm、细胞分级,肿瘤有无坏死等作为独立因素进行评分,对患者预后进行预测。SSIGN 评分越高,患者存活率越低,评分为 0 ~ 1 分及 >10 分的患者 5 年生存率分别为 99% 和 7% 。

肾癌术后的随访频率和检查项目并无统一标准,且与患者的肿瘤分期及手术方式相关。一般而言,接受手术患者 4 ~ 6 周需进行第一次随访,主要是评估肾功能、术后恢复情况以及有无手术并发症,需检查腹部超声、肝肾功能、电解质、血常规及胸部 X 线。T_1 期肿瘤行根治术后早期每半年需检查胸部 X 线、肝肾功能及腹部超声,以后每年复查;T_2 ~ T_3 期患者行根治术后早期每间隔 2 ~ 6 个月需要接受同样项目的随访;对于行 NSS 术的患者则需要复查腹部 CT 扫描,以排除肿瘤的局部复发;对于已有转移的肾癌患者,则需要进行持续密切的随访以便根据病情发展制定恰当的治疗方案。

(周 宏)

Summary

Cancers involving the kidney may be primary or secondary. Although the kidney is a relatively common site of metastasis, secondary lesions usually are asymptomatic and discovered only during postmortem cxamination. Renal cell carcinoma is the most common malignant lcsion of the kidney, accounting for approximately 85% of all renal cancers. Renal cell carcinoma can present with a multiplicity of clinical manifestations ranging from the classic presenting triad of hematuria, pain, and palpable renal mass to more obscure symptoms such as those of paraneoplastic syndromes. The diverse presenting signs and symptoms of renal cell cancer may challenge even the most astute diagnostician. More and more renal cancers are now being discovered incidentally during radiographic procedures, such as ultrasonography or computed tomography (CT), for noneurologic problems. Adjuvant therapy may include surgical excision of distant metastases, radiation therapy, chemotherapy, and immunotherapy, and it can be divided into prophylactic adjuvant therapy versus definitive treatment for metastatic disease. Surgical excision remains the treatment of choice for patients with renal cell cancer.

第二节　肾盂、输尿管及膀胱癌

尿路上皮(urothelium)首先由 Melicow 于 1945 年使用。泌尿系统从肾盏、肾盂、输尿管、膀胱及前列腺部尿道皆被覆移行上皮,各段上皮胚胎学来源、细胞形态结构和功能相同,发生良、恶性肿瘤的组织病理学及生物学行为相同,因此 1998 年世界卫生组织的国际泌尿外科病理学会用尿路上皮替代移行上皮(transitional cell)。尿路上皮肿瘤具有多中心发生和容易复发的特点,尿路不同部位同时或先后发生尿路上皮肿瘤并不少见。以肾、输尿管成对器官之一作单位计算,当 2 个或 2 个以上器官同时或先后发生尿路上皮肿瘤时,称为尿路上皮多器官肿瘤;2 个月以内出现同一类型肿瘤为同时性肿瘤,超过该时间为异时性肿瘤。通常称肾盏、肾盂、输尿管肿瘤为上段尿路上皮肿瘤。

一、肾盂、输尿管癌

(一) 流行病学

肾盂、输尿管癌是临床上少见的尿路上皮恶性肿瘤。肾盂癌占所有肾恶性肿瘤的 7%～8%,其中 90% 为尿路上皮癌,原发性输尿管癌约占泌尿系肿瘤的 1%,上尿路肿瘤的 25%,其中移行细胞癌占 95% 以上,输尿管癌病变多为单侧,75% 位于输尿管下段。其原因在于肿瘤细胞的下游种植所致。研究显示肾盂、输尿管癌患者,在 5 年内发生膀胱癌的可能性为 15%～75%;约 25% 膀胱癌患者会伴发肾盂、输尿管癌。因此,在行标准的肾盂、输尿管癌根治术时必须切除同侧肾盂、输尿管及膀胱袖套状切除。

吸烟、滥用解热镇痛药(如非那西汀等)、巴尔干肾病、结石、职业接触石化制品(如煤、焦油、沥青)等因素是发病原因。

上尿路上皮肿瘤可向肾实质及其周围组织逆行扩散,因肾盂壁较薄,周围淋巴组织丰富,容易发生淋巴转移。输尿管癌较肾盂癌更易于发生早期浸润和淋巴转移。原位癌 5 年生存率为 95%,局部肿瘤为 88.9%,局部淋巴结转移的为 62.6%,但有远处转移者 5 年生存率仅为 16.5%。

(二) 病理

最常见的为尿路上皮癌,占 90% 以上,可单发、亦可多发。中等分化的乳头状细胞癌最多见,鳞癌、腺癌和其他杂类肿瘤罕见,发生鳞癌常与结石、感染慢性刺激有关。

(三) 临床表现、诊断与鉴别诊断

1. 临床表现 上尿路尿路上皮癌发病年龄以 40～70 岁多见,男女比为 2：1。无痛性、间断或反复发作的全程肉眼血尿是其最为常见的首发症状,亦有仅表现为镜下血尿者,可伴有患侧腰痛,临床上常误诊为肾积水。晚期患者可出现体重下降、消瘦、贫血、腹部肿块、下肢水肿和骨痛等转移症状。

2. 诊断与鉴别诊断 尿细胞学、影像学(如 B 超、CT 和 MRI 等)和膀胱镜检查是上尿路尿路上皮癌诊断的重要手段。新鲜尿液检查可发现癌细胞,静脉肾盂造影可见肾盂内充盈缺损,但需要与凝血块、阴性结石和肠气等鉴别。膀胱镜、输尿管肾镜检查能直接观察输尿管腔内情况,并可以取活检,能发现早期病变和影像学检查不能检出的早期肿瘤。

(四) 治疗

肾、输尿管全段+膀胱袖套状切除是上尿路尿路上皮癌手术治疗的金标准,尤其在对侧肾功能正常,肿瘤较大,高级别、浸润性肿瘤。手术方式近年来腹腔镜微创手术逐步取代传统手术,具有创伤小,术中出血少,术后恢复快等优点。输尿管局部病变切除、输尿管重吻合术或输尿管-膀胱再植术适用于因肿瘤较大不适宜行腔镜治疗的 G_1、G_2 级非浸润性输尿管癌,以及 G_3 级或浸润性输尿管癌,但须保留同侧肾功能的患者。经皮肾镜和输尿管镜腔内治疗是上尿路尿路上皮癌另一重要治疗方式,但有较严格的适应证。上尿路尿路上皮癌术后灌注化疗,多采用 BCG 和丝裂霉素 C 等药物。上尿路尿路上皮癌病理差异大,决定了预后不同,术后 5 年生存率 30%～60%。

(五) 随访

所有患者术后 3 月均应行尿脱落细胞学检查,若患者接受的是根治性手术,随访定期行膀胱镜检查。保守手术患者术后 3 月应行输尿管镜检,此后检查的间隔时间,应依据选择的手术方式及肿瘤复发危险程度进行调节。

二、膀 胱 癌

(一) 流行病学

膀胱癌(tumor of bladder)是泌尿系统临床最常见的恶性肿瘤之一,北美及西欧国家的发病率最高,亚洲和中非国家发病率较低。我国膀胱癌发病率男性居全身肿瘤第八位,女性居第十二位。2007 年我国城市居民年龄标准化死亡率男性为 3.54/10 万,女性为 1.19/10 万,男性发病率为女性的 3～4 倍。对分期相同的膀胱癌,女性预后比男性差。吸烟和长期接触工业化学产品是膀胱癌发生的两大致病危险因素。膀胱癌 70%～80% 为分化良好或中等分化的表浅乳头状移行细胞癌,治疗后 50%～70% 将会复发,10%～30% 将会进展为肌层浸润性移行细胞癌,大部分复发发生于术后 5 年内。膀胱癌预后相对较好,国内研究显示,各期膀胱癌患者 5 年生存率分别为 T_x～T_1 期 91.9%,T_2 期 84.3%,T_3 期 43.9%,T_4 期 10.2%。各分级膀胱癌患者 5 年生存率分别为 G_1 级 91.4%,G_2 级 82.7%,G_3 级 62.6%。

(二) 病因

膀胱黏膜暴露于各种致病危险因素中会导致 DNA 损伤,如果这些损伤没有被修复,就会导致癌发生。目前膀胱癌病因学研究集中在基因改变,癌基因通过活化机制致癌,抑癌基因通过失活机制致癌,细胞的生长增殖是促进作用(由癌基因调节)与抑制作用(由抑癌基因调节)相互平衡的结果。与膀胱癌相关的常见的癌基因包括 *H-ras*、*HER-2*、*Bcl-2*、

FGFR-3、MDM2、C-myc 等；常见的膀胱癌抑癌基因有 *p53、rb、p21* 等。

　　在临床上，膀胱癌通常有两种表现形式，一种为低级别的乳头状瘤，另一种为高级别的浸润性肿瘤。低级别的膀胱癌常伴有 *H-ras* 和 *FGFR-3*(fibroblast growth factor receptor 3，FGFR-3)基因突变，高级别的肌层浸润性膀胱癌常伴有 *p53* 基因缺陷和 Rb 肿瘤抑制基因的下调。

(三) 病理

　　膀胱癌组织学类型包括以下几类。

　　(1) 上皮恶性肿瘤：①尿路上皮癌：最为常见，占膀胱癌的90%以上。②非尿路上皮癌：膀胱鳞癌比较少见，约占膀胱癌的3%~7%，膀胱腺癌更为少见，占膀胱癌的比例<2%。

　　(2) 非上皮恶性肿瘤：少见，包括膀胱横纹肌肉瘤、平滑肌肉瘤、恶性淋巴瘤、恶性嗜铬细胞瘤、膀胱癌肉瘤等。

　　膀胱癌组织学分级见表5-4-2-1。

表 5-4-2-1　膀胱癌组织学分级

WHO1973 分级
乳头状瘤
尿路上皮癌1级，分化良好
尿路上皮癌2级，中度分化
尿路上皮癌3级，分化不良
WHO/ISUP 1998，WHO2004 分级
乳头状瘤
低度恶性倾向尿路上皮乳头状瘤
乳头状尿路上皮癌，低分级
乳头状尿路上皮癌，高分级

(四) 临床表现

　　膀胱癌最常见的临床表现为无痛性全程肉眼血尿，但血尿出现时间及出血量与肿瘤恶性程度、分期、大小、数目、形态并不一致。有报道显示，在出现肉眼血尿的患者中膀胱癌的发生率为13%~34.5%，出现镜下血尿的患者中膀胱癌的发生率为0.5%~10.5%。

　　膀胱癌患者亦有以尿频、尿急、尿痛，即膀胱刺激症状和盆腔疼痛为首发表现，常与弥漫性原位癌或浸润性膀胱癌有关。原位癌的患者容易表现出膀胱刺激症状，研究表明80%的原位癌患者出现膀胱刺激症状。其他症状有腰肋部疼痛、下肢水肿、盆腔包块、尿潴留等。

(五) 分期

　　膀胱癌可分为非肌层浸润性膀胱癌(T_{is}，T_a，T_1)和肌层浸润性膀胱癌(T_2 以上)。膀胱癌 TNM 分期标准：见表5-4-2-2。

表 5-4-2-2　膀胱癌 TNM 分期标准

T(原发肿瘤)	
T_x	原发肿瘤无法评估
T_0	无原发肿瘤证据
T_a	非浸润性乳头状瘤
T_{is}	原位癌(扁平癌)
T_1	肿瘤侵入上皮下结缔组织
T_2	肿瘤侵犯肌层
T_{2a}	肿瘤侵犯浅肌层(内侧半)
T_{2b}	肿瘤侵犯深肌层(外侧半)
T_3	肿瘤侵犯膀胱周围组织

T_{3a}　显微镜下发现肿瘤侵犯膀胱周围组织

T_{3b}　肉眼可见肿瘤侵犯膀胱周围组织(膀胱外肿块)

T_4　肿瘤侵犯以下任一器官或组织,如前列腺、子宫、阴道、盆壁和腹壁

T_{4a}　肿瘤侵犯前列腺、子宫或阴道

T_{4b}　肿瘤侵犯盆壁或腹壁

N(区域淋巴结)

N_x　区域淋巴结无法评估

N_0　无区域淋巴结转移

N_1　单个淋巴结转移,最大径≤2cm

N_2　单个淋巴结转移,最大径>2cm,但<5cm,或多个淋巴结转移,最大径<5cm

N_3　淋巴结转移,最大径≥5cm

M(远处转移)

M_x　远处转移无法评估

M_0　无远处转移

M_1　远处转移

(六) 诊断

膀胱癌患者触及盆腔包块多是局部进展性肿瘤的证据,体检还包括经直肠、经阴道指诊和膀胱双合诊。

1. 尿液细胞学检查　尿液细胞学检查是膀胱癌非侵入性诊断方法中的金标准。其检查方法简便、无创、特异性高,是膀胱癌诊断和术后随访的主要方法之一。尿液标本收集晨起后第 2 次排尿的中段尿,其特异性高达 90% 以上,对于分级高的膀胱癌,特别是原位癌,敏感性和特异性均较高。尿液中膀胱肿瘤标志物的检测也是目前临床常用的检查方法,与尿细胞学检查相比,大多有着更高的敏感性,但特异性较低,目前仍不能取代尿脱落细胞学检查,常用的有膀胱肿瘤抗原(bladder tumor antigen,BTA),核基质蛋白-22(nuclear matrix protein 22,NMP-22),纤维蛋白和纤维蛋白降解产物(fibrin/fibrinogen degradation products,FDP)荧光原位杂交技术(fluorescence in situ hybrdization,FISH)等,已被美国食品和药品管理局(FDA)批准用于膀胱癌的检测。

2. 膀胱镜检查　常规膀胱镜检查是诊断膀胱癌的金标准。通过膀胱镜检查可以明确膀胱肿瘤的数目、大小、形态、部位及周围膀胱黏膜的异常情况,并可直接活检行病理检查,但其缺点为容易漏诊原位癌,对膀胱癌的分级、分期难以做到完全准确,该检查为有创性检查。荧光膀胱镜则能够发现常规膀胱镜难以发现的小肿瘤,原位癌等、其原理是膀胱癌组织能大量聚集光敏物质,在波长 375 ~ 440nm 的蓝光照射下能激发出红色或玫瑰红色的荧光而区别于正常组织,达到诊断膀胱癌的目的,但费用昂贵。

3. 影像学检查　经腹部 B 超检查可用于怀疑膀胱癌患者的初筛,此方法无创、方便、费用低,能够发现 0.5cm 以上的肿瘤,了解肿瘤部位、大小、数目以及浸润深度。静脉尿路造

影(intravenous phylograms,IVP)检查一直被视为膀胱癌患者的常规检查,以期发现并存的上尿路肿瘤,但其检出率低,使其应用受到质疑。CT 扫描(computerized tomography,CT)对膀胱癌分期意义不大,增强扫描可以判定肿瘤是否侵犯肌层以及是否侵犯至膀胱壁外。目前在很多医院,CT 尿路造影术(CT urography,CTU)已被常规用于上尿路检查,比 IVP 更为准确。磁共振检查(magnetic resonance imaging,MRI)有良好的分辨力,有研究显示采用钆作增强剂的 MRI 检查,在分辨肌层浸润性或非浸润性膀胱癌方面,准确率可达85%,在判定器官局限性或器官非局限性膀胱癌方面,准确率可达82%。胸片可了解患者有无肺转移。骨扫描一般不做常规检查,只在浸润性肿瘤患者出现骨痛时,怀疑有骨转移时使用。

(七)治疗

治疗总原则是以手术为主,T_a、T_1 和分化较好的 T_2 期患者采用保留膀胱手术,多发、肿块大、反复发作、分化不良的 T_1、T_3 期以及浸润性鳞癌和腺癌,行膀胱全切除。

1. 传统的表浅性膀胱癌(superficial bladder cancer)　现称为非肌层浸润性膀胱癌(non-muscle invasive bladder cancer,NMIBC),占膀胱肿瘤新发病例的70%,其中 T_a 期占70%,T_1 期占20%,T_{is} 占10%。

(1)尿道膀胱肿瘤切除术(transurethral resection of bladder tumor,TURBT):多数 NMIBC 可行经 TURBT 术,但术后 3～5 年内复发率高达50%～70%。有研究显示,多发性膀胱癌患者 TURBT 术后 3 月,有7%～46%的患者发生复发;另有作者研究发现,膀胱肿瘤首次电切术后 7 周行再次 TURBT 术,有81%的患者在原电切位置发现残余肿瘤,其中 T_a 为27%,T_1 期为53%。因此,有作者提出,对大的高级别 T_a 期肿瘤,首次不能完全切除的肿瘤,标本内无肌层的 T_1 期肿瘤,在首次电切术后 2～6 周,建议再次行 TURBT 术,以减少复发,提高疗效。

(2)术后膀胱灌注免疫治疗:卡介苗(bacille calmette-guerin,BCG)是由于强毒的牛型结核杆菌经过 13 年传种 230 代所得的减毒牛型杆菌悬液制成的活菌苗,最早用于结核病的预防。1976 年,Morales 等首先报道,用 BCG 治疗膀胱癌。经过大量临床研究证实,BCG 膀胱腔内灌注在预防肿瘤术后复发,治疗原位癌,防止肿瘤进展,提高生存率及生存时间等方面是一种有效的生物免疫治疗方法。

(3)术后膀胱灌注化疗:所有 NMIBC 患者,术后膀胱灌注治疗能有效降低肿瘤的复发和进展。研究表明早期灌注应在术后 24 小时内完成,但通常认为术后即刻或术后 6 小时内行首次膀胱灌注治疗能取得更好的疗效。膀胱灌注化疗常用的药物包括表柔比星、丝裂霉素、吡柔比星、阿霉素、羟喜树碱、吉西他滨等,根据药物不同保留 0.5～2 小时,灌注前限水,以免药物稀释。表柔比星常用剂量为 50～80mg,丝裂霉素 20～60mg,吡柔比星 30mg。主要不良反应是化学性膀胱炎,停止灌注后可以自行改善。

2. 肌层浸润性膀胱癌的治疗

(1)根治性膀胱全切术:肌层浸润性膀胱癌的标准治疗方法是根治性膀胱全切术,同时行双侧盆腔淋巴结清扫术,这被认为能提高患者生存率,避免局部复发和远处转移的有效治疗方法。术后 30 天并发症的发生率为33%～50%,包括心肌梗死、肺栓塞、吻合口漏,输血率达35%～60%,病死率达2%～7%。患者 5 年总体生存率为54.5%～68%,10 年生存率为66%。

(2)辅助化疗:对于可手术的 T_2～T_{4a} 期患者,术前可行 2～3 个疗程的新辅助化疗。多中心的临床研究显示,以顺铂为主的综合新辅助化疗,可以使 5 年总生存率提高 5%,死亡危险降低 14% ,病变特异生存率提高 14% 。先化疗后行膀胱全切术,患者能较好耐受;可以有效治疗转移灶,尤其是微转移灶;可评估肿瘤对治疗的反应;化疗后原发肿瘤缩小,手术会更安全。新辅助化疗推迟 3~4 个月手术不影响总的疗效。对高危患者术后行辅助化疗可以延迟复发和延长生存,但有相当部分患者不能耐受。

(3) 动脉导管化疗:通过双侧髂内动脉置管灌注化疗,可以达到对局部肿瘤病灶的治疗作用,此方法使膀胱组织局部药物浓度达全身的 100~400 倍,而流经身体其他器官的药量减少,既减轻了化疗药物对身体重要器官的损害,又增加了化疗药物对肿瘤的局部杀灭作用。

(4) 联合化疗方案:1985 年起应用的以铂制剂为主的联合化疗方案 MVAC(甲氨蝶呤+长春碱+阿霉素+顺铂)方案,是第一个用于转移性膀胱癌的成功化疗方案,总有效率达72% 。目前标准一线治疗方案为 GC 方案(吉西他滨+顺铂)。大量研究显示 GC 方案与MVAC 方案疗效类似,但不良反应减少。其他化疗方案有紫杉醇、卡铂等。

(5) 其他治疗方案:肌层浸润性膀胱癌患者,因身体条件不能耐受根治性膀胱全切术或不愿行膀胱全切术患者,可选用膀胱放疗或化疗+放疗。

3. 膀胱非上皮恶性肿瘤的治疗 膀胱非上皮性肿瘤占膀胱肿瘤的 1%~5% ,膀胱恶性非上皮性肿瘤占膀胱非上皮性肿瘤的 50%~60% ,常见的有膀胱横纹肌肉瘤、恶性淋巴瘤、平滑肌肉瘤、恶性嗜铬细胞瘤等,其恶性程度高,易转移。目前尚缺乏有效的治疗手段,提倡早期行根治性膀胱全切术。

(八) 随访

对于 NMIBC 的随访要求:低危患者术后 3 个月膀胱镜检,若阴性,术后 9 个月随诊,每年 1 次直至 5 年。中危患者每 3 月 1 次膀胱镜检,持续 1~2 年,2 年后每半年 1 次或 1 年 1次。高危持续前 2 年每 3 个月随诊 1 次,第 3 年开始每 6 个月随诊 1 次,第 5 年开始每年随诊 1 次直至终生。

对于根治性膀胱全切术后患者的随访要求:T_1 期患者每年 1 次体格检查,血生化、胸片、B 超检查。T_2 期患者每 6 个月随诊 1 次。T_3 期患者每 3 月随诊 1 次,每半年 1 次盆腔CT 检查。

(周 宏)

Summary

Primary carcinoma of the renal pelvis or ureter is relatively rare, accounting for less than 5% of renal tumors and less than 1% of genitourinary neoplasms. Hematuria, either gross or microscopic, is the most common symptom in patients with renal pelvic or ureteral tumors (ie, 70% to 95% occurrence). The diagnosis of a renal pelvic or ureteral tumor usually is suspected based on an excretory urogram; almost all patients with renal pelvic carcinoma will have an abnormal result on this study. The most common finding is a filling defect in the renal pelvis, which is observed in 50% to 75% of pyelograms. In addition to a solitary filling defect, cancer of the renal pelvis may present with multiple filling defects, ureteral pelvic junction obstruction with hydronephrosis, infundibular stenosis, splaying of the calyces (suggesting a renal mass), and, occasionally, nonvisualization of the renal collecting system. CT urography is rapidly replacing intravenous pyelography.

Flexible ureteroscopes are steerable, allowing the effective visualization of most of the collecting system. Ureteroscopy allows directed tissue biopsies in many cases. Although the standard treatment of transitional cell carcinomas of the renal pelvis involves open operative approaches (vide supra), certain authors have used percutaneous approaches as conservative techniques to manage selected cases of upper tract urothelial tumor. Urothelial cancers tend to respond to cisplatin-based chemotherapy. Combination chemotherapy with regimens such as MVAC (methotrexate, vinblastine, Adriamycin, and cisplatin) tends to be more active than single agents. Bladder cancers are characterized by multifocality and a high recurrence rate. Most superficial tumors confined to the epithelial or transitional cell layer of the bladder are easily treated by transurethral resection. These tumors generally are low grade and have low potential for metastatic spread. Tumors that are considered to be high grade and/or invade the deeper layers of the bladder wall have a much greater potential for metastatic spread. Tumors invading into the detrusor muscle are treated with either radical cystectomy or concomitant chemotherapy and radiation.

第三节　前列腺癌

　　前列腺癌(carcinoma of prostate)在欧美国家居癌症专项死亡原因第二位。前列腺特异抗原(prostate-specific antigen, PSA)筛查使大多数前列腺癌患者在症状出现之前得以诊断。根据前列腺癌患者本身状况和疾病特点,如治疗前的 PSA、肿瘤分化(Gleason 评分)及分级等,将前列腺癌分成不同危险组,有助于选择观察等待、激素治疗、根治性前列腺切除术、外照射、近距离放射治疗及联合治疗等方式。对高危患者,激素治疗和(或)近距离放射治疗联合外照射可提高疗效。在不同种族及地区间发病率差异很大,它是男性最常见的恶性肿瘤之一。

一、流 行 病 学

　　前列腺癌是男性泌尿生殖系统常见的恶性肿瘤,其发病率与国家、地区及种族相关,北美如美国达 95.1/10 万(占非皮肤肿瘤的 33%),而美国黑色人种高达 140/10 万,其发病风险高于日本人 30~50 倍。在中国,前列腺癌相对较少见,随着人均寿命延长和 PSA 检查的广泛应用,近期报道中国人前列腺癌发病率有上升趋势,且以低分化癌为主(占 74.6%),而美国、日本患者低分化癌只占 28.6% 和 32.8%。前列腺癌种族的临床差异可能与疾病促发因素有关。年龄是前列腺癌最重要的危险因素,诊断的中位年龄为 68 岁,并且随年龄增加发病率急剧上升。

二、病因学及发病机制

(一) 性激素
　　雄激素促使前列腺癌发生及疾病进展。研究 1008 位男性血浆雄烯二酮水平,发现其和前列腺癌进展正相关。一项 18 882 位男性参与的"前列腺癌预防实验"证实非那雄胺降低前列腺双氢睾酮水平,使前列腺癌发生率减少 25%。

(二) 饮食
　　流行病学研究表明,饮食中某种微量元素不足是重要环境危险因素,而纤维膳食可降低前列腺癌风险。体重指数和消耗的食物总量是独立的危险因素。微量元素硒可降低 50%~60% 前列腺癌风险。大豆、黄豆含有植物雌激素异黄酮,可抑制裸鼠内前列腺癌细胞生长。番茄等富含番茄红素,可降低 10%~20% 前列腺癌风险。锌和维生素 E、维生素 D 等微量元素也可预防前列腺癌。

(三) 家族因素

20 世纪 60 年代首次报道了前列腺癌家族聚集现象。有家族史者患前列腺癌风险高出 2.6 倍。Aprikian 发现有家族史者和无家族史者患前列腺癌的概率分别为 40% 和 29%($P<0.001$)。

(四) 遗传和分子因素

高危家庭 DNA 分析表明,前列腺癌存在特殊高危等位基因,主要易感基因位于 1 号染色体长臂(1q24~25)。遗传性前列腺癌基因 1(*HPC*1)与低龄前列腺癌相关,其他还有 *RNASEL*、*ELAC*2、*MSR*1、*AR*、*SRD5A*2 等基因。Giovannucci 等发现雄激素受体基因短 *CAG* 重复序列预示高分级及分期、高转移及死亡率。Millar 等发现特殊位点异常甲基化导致谷胱甘肽-S-转移酶 *P*1(GSTP1)基因表达缺失,导致前列腺上皮瘤或前列腺癌。

(五) 其他因素

淋病或梅毒等引起慢性或长期炎症,促使前列腺癌发生。Giovannucci 等发现切除输精管的男性患前列腺癌风险增加 1.85 倍。Armenian 等发现前列腺良性增生患者患前列腺癌风险增加 3.7 倍。

三、病 理 学

(一) Gleason 分级

经直肠超声引导前列腺活检(至少 10 个点)或根治性前列腺切除术获得组织,病理学家根据细胞特征(如核内容、核数量、多形性、腺体形成及间质侵袭)将其分成 5 级,它包含 2 个评分(如 3+3=6),前一个代表主要类型,后一个代表次要类型,前列腺癌分级越高,分化越差,越容易发生淋巴结及远处转移。Gleason 评分最高的决定其生物学行为、预后及治疗(图 5-4-3-1)。

组织学分级模式强调腺体分化程度及与间质的关系,黑色代表肿瘤组织及腺体。

(二) 病理类型

前列腺癌主要类型是来源于腺泡的腺癌(占 95%),移行细胞癌和鳞癌<3%;多发生于后叶,但两侧叶亦偶有发病;常为多病灶,单个结节仅占 10% 以下;任何部位都可发生癌,但常起源于外周带。

(三) 局部扩散及远处转移

前列腺癌的扩散可分局部侵犯、淋巴转移和血行转移三个途径。前列腺癌从腺泡发生后常向尿道方向扩展,前列腺包膜是重要屏障,穿破包膜则预后不良。晚期肿瘤可侵犯尿道、膀胱颈和精囊,侵犯膀胱三角区引起输尿管梗阻,一般不侵犯直肠。首先侵犯的淋巴结是闭孔-髂内链。骨转移是最常见的血行播散,常见部位依次为骨盆、腰椎、股骨、胸椎、肋骨。内脏转移为肺、肝、肾上腺等。前列腺解剖见图 5-4-3-2。

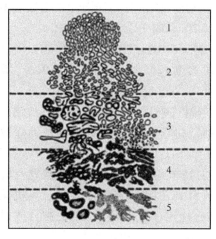

图 5-4-3-1　前列腺腺癌组织学分级

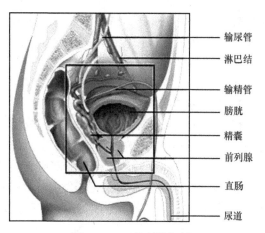

图 5-4-3-2　前列腺解剖

输尿管
淋巴结
输精管
膀胱
精囊
前列腺
直肠
尿道

四、临床表现

(一) 症状

局部症状如尿频、尿急、尿痛、夜尿、尿流变细、排尿困难甚至尿潴留、血尿等,侵犯直肠可有血便或排便习惯改变,侵犯射精管致血精,射精量少。当压迫或侵犯周围淋巴结或血管时,则可出现下肢水肿。远处转移通常是骨和盆腔淋巴结,神经血管束受侵犯发生勃起功能不全。

(二) 体征

直肠指诊(DRE)是诊断前列腺癌的有效方法,所有患者均应做 DRE,注意前列腺大小、有无结节、有无包膜外侵犯(包括精囊)、指套有无血迹。DRE 发现前列腺硬结节约有 50% 活检证实为癌。前列腺癌的指诊表现为腺体增大、结节坚硬、高低不平、中央沟消失、腺体固定、有时侵及肠壁。DRE(+)患者不论 PSA 值如何,尤其是游离 PSA 与总 PSA 比率(% fPSA)<15 者,经 2~3 周抗生素治疗后结节仍不缩小,均推荐做穿刺活检。

五、影像学与相关检查

(一) 影像学检查

诊断影像是前列腺癌治疗前评估及治疗选择的重要方面,新技术的发展可以精确地评估肿瘤位置、体积、侵犯范围及生物学活性。

1. 经直肠超声检查(TRUS)　TRUS 可以了解包膜外和精囊侵犯,常规应用于引导经直肠活组织检查及前列腺近距离放射治疗。肿瘤可表现为强回声且边界不清晰。

2. CT 扫描　CT 扫描主要作用是确定前列腺腺体大小、制定放疗计划和评估盆腔淋巴结转移。Roach 等发现 CT 确定的前列腺体积较 MRI 增加 32%,而 Kagawa 使用 CT-MRI 融合软件做三维适形放疗(3DCRT)计划时发现 MRI 在确定前列腺尖、底、神经血管束、直肠前壁时明显优于 CT。CT 扫描对常规分期作用不大。

3. 骨扫描　全身骨扫描诊断阳性率远比 X 线平片高,其敏感性达 92%~100%,假阳性率<1%。但当存在骨髓炎、骨折、代谢性骨病、退行性骨关节病等均可造成假阳性,需做 X

线、CT 检查予以鉴别。早期低危患者 PSA>20ng/ml 或有骨痛时,骨扫描阳性率增加。美国泌尿外科协会指南推荐 PSA>10ng/ml 行骨扫描,PSA>20ng/ml 行盆腔 CT 扫描。

4. 直肠内磁共振(MRI) MRI 检查可评估局部侵犯,与 CT 扫描相比,MRI 能提供良好的软组织解剖结构,更有利于分期。研究证实 MRI 诊断包膜外侵犯特异性 94% ,敏感性 50% 。

5. 磁共振波谱成像(MRSI) MRSI 利用 MRI 的脉冲序列识别不同的化合物,检测前列腺癌代谢活性,用于定位前列腺肿瘤、区分活检后出血或肿瘤、随访、精确治疗及治疗效果评估。多个放射医学研究证实了 MRI 联合代谢活性研究对评估局部侵犯的作用。

6. 其他 胸片了解高危患者肺部有无转移。放射性核素显像可显示前列腺癌及转移癌病灶,郝晓柯等报道应用单光子发射计算体层摄影(SPECT)及双核素示踪和计算机减影技术,得到肿瘤定位图像,最小检出肿瘤直径为 0.5cm,检出率比 B 超及 CT 更高。放射免疫显像是一种无创性检查,可作为筛选检查方法,但费用较高,亦可出现假阴性结果,仍需配合上述各项检查才能确诊。正电子发射显像(PET)对前列腺癌的骨、淋巴结、肝转移灶有诊断价值,阳性预测率达 98% ,诊断特异性高,但对骨转移诊断敏感性较全身骨扫描低。

(二) 实验室检测

1. PSA 1979 年从前列腺组织中分离纯化出 PSA,它是一种糖蛋白,主要存在于前列腺组织、精液及前列腺癌患者血清中。通常<70 岁的白色人种男性 PSA 正常值为 0.4 ～ 4ng/ml,最近有学者建议 PSA 正常上限应调整为 2.6ng/ml。PSA 常用指标包括总 PSA(tP-SA)、游离 PSA(fPSA)、结合 PSA(cPSA)、游离与总 PSA 比率(% fPSA)。通常,PSA 水平越高,前列腺癌可能性越大,而炎症、感染、良性前列腺增生、新近行 DRE 检查或射精可能出现假阳性。PSA 水平在一段时间内突然升高,预示前列腺癌可能性大。

鉴别 PSA 升高是由于恶性肿瘤或良性疾病的方法包括年龄调整 PSA 水平、fPSA、PSA 密度(血清 PSA 与 B 超测定前列腺体积比值)和 PSA 速度(增长>0.75ng/ml/年者患前列腺癌概率增加)。

% fPSA 与患前列腺癌概率成负相关,<20% 则前列腺癌可能性大。PSA 可作为治疗失败、复发及监测前列腺癌进展的指标,但对筛选早期前列腺癌的特异性低。PSA>10ng/ml 时,癌的阳性预测率高达 50% ,PSA>20ng/ml 时癌的可能性极大。

2. 前列腺酸性磷酸酶(prostatic acid phosphatase,PAP) 诊断前列腺癌敏感性和特异性分别为 10% 和 90% ,很大程度被 PSA 替代。

3. 其他 如全血细胞计数、基本的血液生化、肝功能、肾功能、总睾酮也应检测。

(三) 经直肠超声引导的前列腺穿刺活检

DRE(+)和 TRUS(+)患者经直肠超声引导下行穿刺活检确诊率高,且可计算肿瘤体积。对于 DRE(-)和 TRUS(-)患者,或需了解肿瘤在全前列腺分布情况,则需做系统穿刺活检。传统的 6 针活检是经直肠 B 超引导下,在前列腺两个侧叶中部矢状面扇形方向穿刺,随后的研究认为多针穿刺(可达 18 针)可提高癌检出率。

六、诊断与鉴别诊断

(一) 诊断

早期诊断主要靠筛查,50 岁以上的男性每年常规体检做 DRE 及血清 PSA 检查,可早期发现前列腺癌。

1. 常规　病史及临床检查、直肠指诊。

2. 实验室检查　全血细胞计数、血生化、血清 PSA（fPSA、tPSA、fPSA/tPSA）、血浆酸性磷酸酶。

3. 影像学及相关检查　直肠内 MRI、盆腔 CT、胸片（高危转移者）、经直肠超声引导活组织检查、前列腺针吸活检（经直肠或会阴）、淋巴结清扫活检（淋巴结转移高危患者）。

（二）鉴别诊断

主要与良性前列腺增生鉴别。前列腺增生多为中央带明显增生，多对称，形态规则，超声没有局灶性低回声改变，经直肠超声检查时用探头压迫前列腺可见腺体变形，而前列腺癌较硬，压之不变形，MRI 可见中等信号强度的中央带对称性增大，高信号周边带受压变薄，易与前列腺癌鉴别。

七、临床分期

根据 DRE 检查等结果，使用 2003 AJCC TNM 分期系统分期，对确定治疗方案及估计预后有重要意义。回顾性研究认为危险分层系统（如 D'Amico，MDACC，MSKCC 和 Seattle）和数据分类图（如 MSKCC 和 Partin 表），可预测病理分期、生化控制率、前列腺癌专项死亡率及转移。最常用的是由 D'Amico 等提出并被 NCCN 采用的危险分层系统（表 5-4-3-1），把患者分成低危、中危、高危、局部进展及远处转移组。Roach 公式可用于评估淋巴结转移风险。盆腔淋巴结转移可能性＝（2/3）×PSA+[（Gleason 评分−6）×10]。

表 5-4-3-1　NCCN 采用的危险分层系统（NCCN，2008）

分组	分期	Gleason 评分	PSA
低危	$T_1 \sim T_{2a}$ 和	2～6 和	<10ng/mL
中危	$T_{2b} \sim T_{2c}$ 或	7 或	10～20ng/mL
高危	T_{3a} 或	8～10 或	>20ng/mL
局部进展	$T_{3b} \sim T_4$	任何	任何
转移	N_1 和（或）M_1	任何	任何

前列腺癌 2003 年 AJCC TNM 分期如下。

（1）T：原发肿瘤

　　T_X：原发癌未能评估。

　　T_0：无原发癌。

　　T_1：无临床可见的癌（不能触及或影像学检查不能发现）。

　　T_{1a}：TURP 标本中偶见癌组织≤5%。

　　T_{1b}：TURP 标本中偶见癌组织>5%。

　　T_{1c}：因 PSA 增高等做针吸活检发现癌。

　　T_2：触到局限于前列腺的癌。

　　T_{2a}：癌侵犯≤半叶。

　　T_{2b}：癌侵犯>半叶，但非双叶。

　　T_{2c}：癌侵犯双叶。

　　T_3：癌穿透前列腺包膜或侵犯精囊。

T_{3a}:包膜外扩展(单侧或双侧)。

T_{3b}:癌侵犯精囊。

T_4:癌固定或侵犯精囊外临近结构[膀胱颈、外括约肌、直肠、提肌和(或)骨盆壁]。

T_{4a}:癌侵犯膀胱颈,外括约肌或直肠。

T_{4b}:癌侵犯提肌和(或)骨盆壁。

(2)N:区域淋巴结

N_X:区域淋巴结未能评估。

N_0:无区域淋巴结转移。

N_1:单个淋巴结转移<2cm。

N_2:单个淋巴结转移>2cm,但<5cm。

N_3:淋巴结转移>5cm。

(3)M:远处转移

M_X:远处转移未能评估(任何模式)。

M_0:无远处转移。

M_1:远处转移。

M_{1a}:非区域淋巴结转移。

M_{1b}:骨转移。

M_{1c}:远隔部位转移(有或无骨转移)。

(4)分期组合

Ⅰ期:$T_{1a}N_0 M_0 G_1$。

Ⅱ期:$T_{1a} N_0 M_0 G_{2,3\sim4}$,$T_{1b} N_0 M_0$任何G,$T_{1c} N_0 M_0$任何G,$T_1 N_0 M_0$任何G,$T_2 N_0 M_0$任何G。

Ⅲ期:$T_3 N_0 M_0$任何G。

Ⅳ期:$T_4 N_0 M_0$任何G,任何T $N_1 M_0$任何G,任何T任何N M_1任何G。

八、治　　疗

(一)总原则

根据患者自身情况和检查结果选择治疗方式。总原则具体见图5-4-3-3。

(二)治疗方式

1. 放射治疗　放射治疗是局限性前列腺癌患者及晚期转移患者的重要治疗手段,放疗方法包括外照射(EBRT)和近距离放射治疗(brachytherapy),外照射技术包括常规照射、三维适形放疗(3DCRT)和调强适形放疗(IMRT)等,随着放射治疗技术不断改进,靶区剂量提高而正常组织剂量减少或未增加,从而大大增强疗效及减少并发症。局部晚期($T_{3\sim4}N_x M_0$)前列腺癌不能手术切除,放疗和激素治疗是有效的治疗手段,综合治疗提高局部晚期前列腺癌的局部控制率和生存率。

2. 根治性前列腺切除术　1905年由Young等提出根治性前列腺切除术,用于局限于前列腺的肿瘤。经典术式包括耻骨后和经会阴两种方法,切除范围包括前列腺及其包膜、精囊、壶腹和输精管,耻骨后RP有利于切除两侧盆腔淋巴结。如果技术成熟应保留神经功能。腹腔镜和机器人显微外科可减少失血、术后疼痛,术后恢复快。切除方式根据淋巴结转移状况选择。

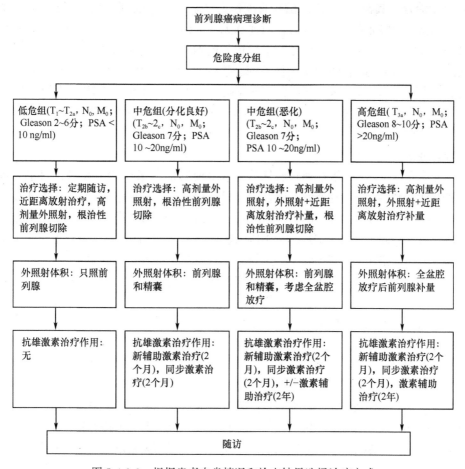

图5-4-3-3　根据患者自身情况和检查结果选择治疗方式

3. 冷冻治疗　冷冻治疗是通过超声引导将探针经会阴植入前列腺,使组织低温凝固,其可以延长局限期前列腺癌 PSA 无进展生存期,但也有研究报道其毒性增加,尤其放疗后的挽救治疗。通过提高治疗精确性、氩气冷冻等方法可使毒性降低。

4. 内分泌治疗　中高危患者应考虑放疗(前列腺剂量≤70Gy)和激素综合治疗,疗效优于单纯放疗,放疗加激素治疗是中高危患者的标准治疗。前列腺正常细胞和肿瘤细胞都对抗雄激素治疗敏感,新辅助激素治疗的目的在于减少前列腺体积和照射靶区,降低正常组织毒性作用。激素治疗的目的在于消灭局部或远处残存的肿瘤细胞。

内分泌治疗可选方案有睾丸切除术,雌激素己烯雌酚,促黄体激素释放激素(LHRH)类似物醋酸亮丙瑞林(leuprorelin)或诺雷德(zoladex,戈舍瑞林 goserelin),甾体类抗雄激素药物包括激素类抗雄激素药物色普龙(androcur)、醋酸环丙孕酮(cyproterone acetate,CPA)、非那雄胺(proscar,保列治)及非激素类抗雄激素药物氟他胺(Flutamide,氟硝丁酸胺)、康士德(casodex,比卡鲁胺 bicalutamide)。LHRH 类似物(如戈舍瑞林和醋酸亮丙瑞林)可联合抗雄激素药物(如氟他胺和康士德)增强疗效。间歇性内分泌治疗可延缓肿瘤的发展并节省治疗费用。

中危患者推荐新辅助激素治疗 2 个月后同步放射治疗,高危患者推荐新辅助激素治疗 2 个月,同步放疗后行 2～3 年激素辅助治疗。

5. 化学治疗及其他　TAX327 随机Ⅲ期研究激素抗拒的前列腺癌,结果表明,3 周多西他赛生存期长于盐酸米托蒽醌,每周多西他赛无明显生存优势,3 周多西他赛更好地缓解疼痛、提高生命质量、明显降低 PSA,是激素抗拒的前列腺癌患者首选方案。

沙铂+泼尼松治疗进展期激素抗拒前列腺癌的Ⅲ期研究表明,其对紫杉类、蒽环类抗生素或其他铂类耐药的细胞有效,M00-244 研究认为内皮素受体拮抗药阿曲生坦可使 90% 患者 PSA 降低 50% 。有研究认为 CYP17(P450c17)阻滞剂可抑制雄激素合成。

(三) 放疗相关技术

1. 靶区定义

(1) 肿瘤靶区(GTV):指在通过临床检查、CT 或其他影像学检查发现的肿瘤。前列腺癌常为多灶性,靶区需包括整个前列腺及其包膜。因此,常直接勾画 CTV,不需勾画 GTV。

(2) 临床靶区(CTV):指 GTV 加上可能受侵的亚临床病灶,低危患者 CTV 通常应包括整个前列腺及其包膜外 2mm。分化好的中危患者 CTV 需包括精囊,低分化的中危及高危患者 CTV 需考虑盆腔淋巴结预防照射(包括髂外、髂内及骶前淋巴引流区)。

(3) 计划靶区(PTV):前列腺的运动受到直肠和膀胱的充盈状态、呼吸运动和治疗体位的影响,其运动主要在前后和上下方向,而左右方向的运动幅度较小。各放疗中心需分别测量本中心摆位误差,决定本中心从 CTV 到 PTV 的外放范围,如果未测定,可考虑 PTV 在 CTV 外放 10mm,为减少直肠照射剂量,PTV 在后方仅外放 5mm。

2. 外照射放疗

(1) 常规外照射

1) 体位和固定:俯卧位,肥胖或不能俯卧者可仰卧位,膀胱充盈,排空直肠。体模固定。

2) 模拟定位:体表标记前列腺中心点。前列腺中心点通常位于体中线耻骨联合上缘下 1cm。CT 模拟定位片从 $L_1 \sim S_5$ 至坐骨结节下 1cm,扫描层厚≤3mm。在定位片或 CT 重建的前后位片勾画靶区和正常组织器官。为协助定位和确定 PTV,通常在膀胱和直肠内插入 Foley 导管并注入造影剂泛影葡胺。

3) 照射野及剂量:盆腔和前列腺均采用前后野及两侧野的四野(盒式)等中心照射,每日剂量 $1.8 \sim 2.0Gy$,每周 5 次,每天照射四野,淋巴结阳性患者初始野应包括髂总淋巴结。盆腔前后野上界在 $L_5 \sim S_1$ 间隙,下界在坐骨结节下缘,两侧界在真骨盆缘外 2cm;侧野前界在耻骨联合前缘,后界上方在 S_2/S_3 之间,后界下方则至直肠中部。初始剂量 45Gy,前列腺补量至 70Gy。前列腺前后野上界位于 Foley 球囊上方 2cm,下界位于坐骨结节下缘,两侧界常为射野中心各旁开 $3.5 \sim 4.0cm$;侧野前界位于耻骨骨皮质后缘,后界包括直肠前壁后 $6 \sim 10mm$,但需避开直肠后壁。

(2) 三维适形及调强适形放疗:三维适形放疗(3-dimensional conformal radio therapy, 3DCRT)照射野与患者 CT 扫描的肿瘤形状相符合,调强适形放疗 (intensity modulated radiation therapy,IMRT) 使用不规则治疗强度放疗野达到精确适形,强调靶区及正常组织剂量,IMRT 需要多叶光栅技术,疗效明显优于常规放疗。

1) 体位同常规外照射。

2) 模拟定位体模固定:为帮助鉴别前列腺尖,建议行尿道造影,其他技术包括 MRI 融合,模拟前 $1 \sim 2$ 周前列腺内植入 $3 \sim 4$ 个粒子标记、B 超和锥形束 CT 等辅助设野。

3) 照射野及剂量:前列腺野用 $5 \sim 7$ 野等中心照射,CTV 包括整个前列腺及包膜,PTV 边界应阐明中心和内部器官运动及变异,它因各放疗中心使用的影像引导技术不同而不同。盆腔野很多中心倾向用 IMRT,CTV 包括相应淋巴引流区域(利用相应血管勾画)。比较 3DCRT 和 IMRT 对高危患者首次全盆腔放疗效果(45Gy/25F),IMRT 明显提高高危淋巴结覆盖范围,同时有效保护直肠、小肠和膀胱。IMRT 要求盆腔淋巴结 CTV 应覆盖 94.5% 盆腔高危淋巴结,推荐全盆腔剂量 45Gy/25F,前列腺 PTV 最小剂量≥72Gy,1.8～2.0Gy/次,IGRT 最小剂量≥78Gy。全盆腔放疗见图 5-4-3-4(见彩图)。

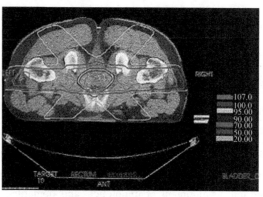

图 5-4-3-4　全盆腔放疗

最近研究表明前列腺癌 α/β 比率低,大分割或超分割也许更有效,且治疗时间缩短,仅可能导致晚期直肠和膀胱毒性。

3. 近距离放射治疗　外照射联合近距离放射治疗补量适应证为包膜外和(或)精囊侵犯风险非常高的患者,美国近距离治疗协会推荐近距离放射治疗可作为 $T_{2b\sim c}$,Gleason 8～10,PSA>20ng/ml 患者外照射的补量治疗。近距离放射治疗补量可用低剂量率(LDR)或高剂量率(HDR),局部进展期常给予 HDR 补量,具有剂量分布好、剂量精确特点,如 ^{192}Ir 后装治疗,但 HDR 剂量分割无统一意见。低剂量率(LDR)近距离放射治疗常用 ^{125}I 或 ^{103}Pd,剂量分割分别为 100～110Gy 和 90～100Gy,主要用于术前或术中治疗(图 5-4-3-5,见彩图)。

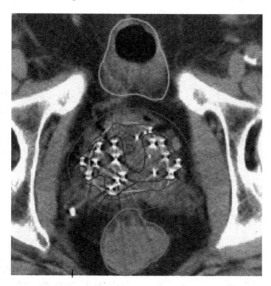

图 5-4-3-5　近距离放射治疗

4. 手术后放射治疗　手术后放疗包括辅助放疗和挽救放疗。包膜外侵犯、切缘阳性或精囊受侵患者均行术后前列腺瘤床放疗。术后放疗大约降低 50% PSA 复发,虽晚期毒性风险更大但可接受。切缘状态是术后放疗最强的生化无病生存预后指标,切缘阳性患者辅助放疗的危害比 0.38,切缘阴性是 0.88。术后放疗可用 3DCRT 或 IMRT,辅助放疗前列腺瘤床推荐剂量 64～66Gy,挽救治疗为 68～70Gy。高危患者考虑全盆腔放疗(45～50Gy)加抗雄激素治疗。多变量分析证明前列腺瘤床剂量 70Gy、放疗前 PSA≤1.0ng/ml 及无精囊侵犯是独立预后指标。

九、随　　访

治疗完成后,NCCN 指南推荐 5 年内每 6～12 个月随访 PSA,以后每年随访,直肠指诊每年随访。放疗后 PSA 升高>2ng/ml 或远高于 PSA 最低值考虑生化复发。根治性前列腺切除术后,PSA<0.2ng/ml,若持续升高表明肿瘤残留、局部复发或远处转移。

(尹晓玲)

Summary

The most common symptom related to prostate disease in men over 50 years of age is bladder outlet obstruction: hesitancy, nocturia, incomplete bladder emptying, diminished urinary stream-signs and symptoms referred to as prostatism. Such signs are much more often related to BPH than to prostate cancer. Nonetheless, these symptoms should prompt an evaluation to include at least a careful DRE, a PSA, and, on occasion, a transrectal ultrasound, TRUS, CT examination. The presence of obstructive voiding symptoms has been shown to be associated with poor prognosis in patients with prostate cancer. Other symptoms associated with prostate cancer include perineal pain, sudden development of impotence, and hematuria. Diagnosis of prostate cancer requires histologic proof, which is most often obtained either by TRUS-guided needle (18-gauge) biopsies with special spring-driven biopsy devices, or by the unexpected microscopic appearance of cancer cells in the TURP chips for the treatment of benign prostatic hyperplasia. In addition to surgery, androgen deprivation therapy, radiotherapy, chemotherapy and immunotherapy are also used for prostate cancer treatment.

第四节 睾 丸 肿 瘤

睾丸肿瘤(testicular tumor)青壮年居多,常见发病年龄 20~40 岁,占男性泌尿生殖系肿瘤 3%~9%,占男性恶性肿瘤 1%。以男性人口统计,睾丸肿瘤全球发病率(1~3.2)/10万,我国发病率约 1/10 万。睾丸肿瘤病理分为生殖细胞瘤(germ cell tumor,GCT)和非生殖细胞瘤,GCT 为主,占睾丸恶性肿瘤 95%。睾丸肿瘤多位于体表易早期发现、诊断和治疗。放疗是早期睾丸 GCT 重要治疗手段,早期患者治愈率达 95%,化疗等综合治疗使晚期和复发患者也有治愈机会。

一、病　因

(一) 隐睾及异位睾丸

隐睾发生恶性肿瘤的危险性是正常人的 15~45 倍,盆腔隐睾更易发生,其危险性比腹股沟隐睾高 6 倍。异位睾丸恶变以精原细胞瘤常见,占 60%~80%。中国医学科学院肿瘤医院肿瘤研究所一组资料显示 317 例睾丸肿瘤患者,腹部隐睾 78 例,下降不全 29 例,共 107例,占 33.8%。恶变机制:一是隐睾所处环境温度比阴囊中高 2~4℃,睾丸萎缩、精子生成障碍,引起恶变;二是睾丸先天发育不良和内分泌失调导致睾丸下降不全,导致恶变。

(二) 己烯雌酚

有动物实验证明妊娠小鼠服用外源性己烯雌酚导致雄性后代睾丸发育不全和睾丸下降不全。育龄妇女服用口服避孕药(含己烯雌酚)可导致男婴出现隐睾或睾丸发育不全,但流行病学研究不支持这种相关性。

(三) 遗传、内分泌障碍因素

睾丸肿瘤有家族倾向,部分伴有内分泌功能异常,如男性乳房女性化发育、早熟等。克兰费尔特综合征(Klinefelter's syndrome)表现睾丸小,细精管透明性变,精子缺乏与不育,身高腿长,尿中促性腺激素增加,男性乳房女性化,主要与第 47 对性染色体 XXY 表型有关,其患者纵隔生殖细胞瘤发生率高。

（四）创伤

睾丸肿瘤患者常有创伤病史，但不是直接因素，创伤常使患者注意到睾丸肿块，因此就诊，没有证据支持睾丸肿瘤发生与创伤有关。

（五）感染

流行性腮腺炎病毒引起的病毒性睾丸炎可导致睾丸萎缩，HIV 感染患者也可发生睾丸肿瘤，但流行病学研究未能证明感染是睾丸肿瘤的病因。

二、解剖、转移途径和病理

（一）解剖和转移途径

正常睾丸大小约 4cm×3cm×2.5cm，在胚胎发育过程中，睾丸从腹膜后生殖嵴位置通过腹股沟管下降到阴囊。睾丸被膜有睾丸鞘膜、精索外膜和阴囊。睾丸由致密白膜被覆，上极为附睾。白膜对睾丸肿瘤生长有一定的限制作用，肿瘤细胞很少穿透白膜侵及阴囊皮肤。

睾丸淋巴网有深、浅两层，深层淋巴网来自睾丸实质和附睾，沿精索上行达腹膜后，沿腰大肌上行至第 4 腰椎水平，跨输尿管再分支向上，向内进入腹主动脉旁和下腔静脉旁淋巴结（图 5-4-4-1a）。两侧睾丸淋巴引流均止于下腔静脉外侧或前方以及下腔静脉与腹主动脉之间（图 5-4-4-1b）。腹膜后淋巴结可通过乳糜池及胸导管到纵隔和左锁骨上淋巴结。浅层为睾丸鞘膜和阴囊皮肤淋巴引流，汇集于腹股沟淋巴结，后经髂淋巴链上行。

睾丸为腹腔器官，胎儿期从腹腔下降至阴囊，因此睾丸肿瘤第一站淋巴转移为腹主动脉旁淋巴结。腹股沟淋巴结转移极少出现，当肿瘤侵及阴囊皮肤或者有腹股沟手术史如睾丸固定、腹股沟疝手术等，腹膜后淋巴结广泛转移引起梗阻使肿瘤细胞逆流到腹股沟。晚期睾丸肿瘤可血行转移，尤其在胚胎癌、畸胎瘤等滋养层细胞肿瘤容易出现，肺转移最多见，也可转移到肝、骨等。

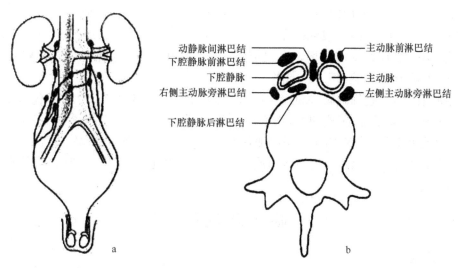

图 5-4-4-1　睾丸的淋巴引流途径

（二）病理分类

　　睾丸肿瘤来源于睾丸生殖细胞和支持细胞，95%睾丸肿瘤为恶性，有原发和继发性两类。原发性睾丸肿瘤分为生殖细胞瘤和非生殖细胞瘤，包括精原细胞瘤（seminoma）、胚胎癌、畸胎瘤、绒癌和内胚窦癌（yolk sac tumor）；性腺基质肿瘤：间质细胞瘤（leydig cell tumor）、滋养细胞瘤（sertoli cell tumor）和颗粒细胞瘤（granulosa cell tumor）；生殖细胞和基质瘤——性腺胚胎细胞瘤（gonadoblastoma）；附件和睾丸旁肿瘤；间皮瘤、软组织肿瘤（肉瘤等）和 Adnexal of the rete testis（如腺癌）；以及其他肿瘤（如类癌、淋巴瘤与囊肿等）和转移癌。

　　睾丸生殖细胞瘤（GCT）分为精原细胞瘤和非精原性生殖细胞瘤（nonseminomatous germ cell tumor，NSGCT）。睾丸生殖细胞瘤三大分类原则见表 5-4-4-1，Dixon/Moore 分类法在北美、欧洲和中国广泛应用。

表 5-4-4-1　睾丸生殖细胞瘤的病理分类比较

Dixon& Moore	WHO	British Tumor Panel
精原细胞瘤	精原细胞瘤	精原细胞瘤
	经典型	
	间变型	
胚胎癌	胚胎癌	恶性畸胎瘤，未分化
畸胎瘤	畸胎瘤	恶性畸胎瘤，分化
	成熟	
	未成熟伴恶性分化	
绒癌	绒癌	恶性畸胎瘤，滋养层细胞
内胚窦癌	内胚窦癌	内胚窦癌
畸胎癌	混合性生殖细胞瘤	恶性畸胎瘤，中度
畸胎瘤+胚胎癌		
伴或不伴其他成分		

　　精原细胞瘤占睾丸 GCT 的 50%，分为经典型、间变型和精母细胞型。精原细胞瘤 40%～50% 来源于精母细胞，发病多在 25～40 岁，隐睾人群高发。精原细胞瘤病理亚型对预后影响极小。精原细胞瘤主要经淋巴道转移，对放、化疗敏感，预后良好。精原细胞瘤 15%～20% 血清 HCG 增高，但 AFP 阴性。

　　非精原细胞性生殖细胞瘤（NSGCT）占 GCT 的 50%，发病年龄 20～30 岁，包括胚胎癌、胚胎癌伴畸胎瘤、畸胎瘤、绒癌和内胚窦癌，绒癌可产生 β-绒毛膜促性腺激素。多数 NSGCT 为混合性生殖细胞瘤，若 NSGCT 与精原细胞瘤共存时，治疗按 NSGCT 原则处理。

　　非生殖细胞睾丸肿瘤主要指性腺间质（如睾丸间质细胞、睾丸支持细胞等）肿瘤，性腺胚胎癌等。

三、临床表现与分期

（一）症状

　　睾丸肿瘤常见症状为无痛性或者疼痛性睾丸肿块，部分患者同时伴有睾丸肿胀或下坠感，往往偶然发现。若肿瘤内出血、坏死可出现明显的阴囊疼痛，类似睾丸炎，尤其在经过抗炎治疗无效时应该高度警惕。可出现腹部包块症状，伴有腰部疼痛、尿路刺激症状和下肢水肿。若出现转移,可有背痛、腹内肿块和锁骨上淋巴结肿大等症状。对于滋养层细胞癌、胚胎性癌和间质细胞瘤等可表现为内分泌失调,如男性乳房发育、性早熟和女性化等。

(二) 体征

睾丸肿瘤的体征与睾丸的部位有关,检查睾丸时要两侧对照,对比大小、重量、质地等,注意手法轻柔。早期肿瘤表面光滑,晚期可有结节或与阴囊粘连。患侧睾丸较沉重,有坚实感,透光试验阴性。隐睾患者多在腹股沟或腹部发现包块,部分患者常因转移部位肿块就诊,注意阴囊的检查。

(三) 临床分期

睾丸肿瘤常规进行尿常规,血液生化,血清 AFP、HCG 和 LDH,胸部 X 片,盆腔 CT 和 B 超以及病理检查。GTC 患者治疗前均要做精子和雄激素水平检查,并保留精子备用。膈上和膈下淋巴结病变最好检查方法是 CT 扫描,腹部 CT 能提示腹膜后淋巴结病变。

睾丸肿瘤分期是 1997 年美国癌症联合委员会(AJCC)和国际癌症中心(UICC)提出的 TNM 分期基础上,把血清肿瘤标志物 AFP、HCG 和 LDH 水平加入形成新的 TNM 分期(表 5-4-4-2)。临床上,依据 TNM 分期将睾丸肿瘤分为 I ~ IV 期。

表 5-4-4-2　睾丸肿瘤 AJCC/UICC 新 TNM 分期

原发肿瘤
pT_X　原发肿瘤不能评估(仅睾丸切除术才发现)
pT_0　无原发肿瘤证据
pT_{is}　原位癌(或生殖细胞小管内肿瘤)
pT_1　肿瘤局限于睾丸和附睾,无血管和淋巴管浸润;肿瘤可侵及白膜,但未侵及睾丸鞘膜
pT_2　肿瘤局限于睾丸和附睾,合并血管和淋巴管浸润,或肿瘤侵透白膜并侵及睾丸鞘膜
pT_3　肿瘤侵及精索,有或无血管和淋巴管浸润
pT_4　肿瘤侵及阴囊,有或无血管和淋巴管浸润
区域淋巴结
临床或病理(pN)
N_X　淋巴结不能评估
N_0　无淋巴结转移
N_1　淋巴结转移最大径≤2cm;多个淋巴结,最大径≤2cm
N_2　淋巴结转移最大径>2cm;但≤5cm
N_3　淋巴结转移最大径>5cm
远处转移
M_0　无远处转移
M_1　区域淋巴结转移或肺转移
M_2　肺以外其他部位远处转移
血清肿瘤标志物
S_1:LDH<1.5 倍(正常值)
HCG<5000(mIU/ml)
LDH<1000(ng/ml)
S_2:LDH 1.5 ~ 10 倍(正常值)
HCG 5 000 ~ 50 000(mIU/ml)
LDH 1 000 ~ 10 000(ng/ml)
S_3:LDH>10 倍(正常值)
HCG>50 000(mIU/ml)
LDH>10 000(ng/ml)

四、辅助检查

（一）X线及CT扫描检查

胸部X线检查初步了解是否肺转移,静脉肾盂造影X线检查了解是否有肾盂、输尿管转移、梗阻存在,肾是否显影。若怀疑有胸部或脑部转移,可选择胸部和头颅CT扫描;腹部CT扫描可观察腹部情况。

（二）超声波检查

腹部超声可探查腹部肿块大小、形状以及邻近关系;睾丸超声检查可以区别肿瘤呈囊性或实性,血供情况,是否发生坏死。

（三）实验室检查

主要是检查肿瘤相关标志物,常用项目及结果意义为:β-人类绒毛膜促性腺激素(β-HCG)在精原细胞瘤为阴性,40%~60%增高;甲胎蛋白(AFP)作用与β-HCG一致,仅NSGCT有70%~90%增高;妊娠特异性β-1糖蛋白(SP1)作用同β-HCG、AFP;乳酸脱氢酶(LDH)是晚期睾丸生殖细胞瘤的重要预后因素,LDH增高提示肿瘤负荷大,肿瘤细胞增殖和生长。若睾丸切除与淋巴结清扫后,肿瘤标志物水平增高提示肿瘤残留;淋巴结切除前肿瘤标志物增高预后较差。

（四）病理检查

睾丸肿瘤病理检查结果是诊断金标准,高度怀疑患者应该手术后做病理检查,明确诊断后进一步治疗,临床上尽量减少和避免穿刺活检。

五、诊断与鉴别诊断

对于阴囊无痛性肿块、睾丸沉重等应警惕肿瘤,晚期患者可出现腹部肿块和转移症状,引起内分泌失调的睾丸肿瘤更应该注意鉴别。对于有隐睾,睾丸下降不全或出现睾丸萎缩、增大者要密切观察有无变化。临床上术后病理检查才是确诊证据。对于睾丸炎、附睾炎、睾丸附睾结核、外伤引起的出血积血以及鞘膜积液和精液囊肿均要进行相应的临床观察和鉴别。

六、治疗原则与预后

睾丸肿瘤治疗总原则是所有患者都应该经腹股沟高位睾丸切除,然后依据病理类型和临床分期选择进一步治疗方案,Ⅰ期和ⅡA~B的标准治疗是放射治疗,腹腔大肿块ⅡC期和Ⅲ~Ⅳ以化学治疗为主要治疗手段。

（一）睾丸精原细胞瘤的治疗

1. 睾丸高位切除术　睾丸淋巴引流途径主要为腹主动脉旁淋巴结,阴囊皮肤引流到腹股沟淋巴结,经过阴囊手术或者穿刺活检均可能破坏淋巴引流途径,引起腹股沟淋巴结转移,因此睾丸肿瘤患者都要经腹股沟高位睾丸切除,临床上避免经阴囊手术或穿刺。另一方面手术切除后能明确病理诊断,以便进一步治疗。

2. Ⅰ期睾丸精原细胞瘤术后治疗　放射治疗是Ⅰ期睾丸精原细胞瘤术后标准治疗,5年总生存率98%~100%,5年无病生存率95%以上,复发率平均4%左右,病死率低于2%(表5-4-4-3)。无隐睾病史或腹股沟手术史的阴囊内睾丸Ⅰ期精原细胞瘤可以单纯腹主动脉旁放疗,卡铂单药化疗与放疗效果相同,密切随诊研究也在临床开展。

表 5-4-4-3　Ⅰ期睾丸精原细胞瘤单纯放疗结果

作者	发表时间	例数	总生存率/%	复发率/%
Dosmann and Zagars	1993	282	97	3
Giacchetti 等	1993	184	96	2
Warde 等	1995	194	100	5
Melchior 等	2001	129	96.6	3.4
Santoni 等	2003	487	97(10 年)	94(10 年 DFS)

（1）放射治疗

1）照射靶区:睾丸精原细胞瘤最常见腹主动脉旁淋巴结转移,盆腔淋巴结转移少见。照射野包括腹主动脉旁与同侧髂血管淋巴引流区(狗腿野)。临床回顾性研究结果证明单纯腹主动脉旁照射可取得和腹主动脉旁盆腔照射野相同疗效,毒性作用低,但盆腔复发率较高。对于有睾丸下降不全、盆腔手术史、腹股沟区及阴囊手术史和Ⅰ期原发盆腔隐睾精原细胞瘤患者最好选用狗腿野照射。Ⅰ期睾丸精原细胞瘤单纯腹主动脉旁照射后是否需要盆腔 CT 扫描随诊存在争议。

2）照射剂量:睾丸精原细胞瘤对放疗高度敏感,Ⅰ期精原细胞瘤单纯腹主动脉旁照射,剂量 20~26Gy,5 年无病生存率 95% 以上,若低于 20Gy 照射,腹腔淋巴结复发率增高,因此照射 20~26Gy 是Ⅰ期睾丸精原细胞瘤常规放疗剂量。

3）毒性作用:Ⅰ期睾丸精原细胞瘤术后放疗取得非常好疗效,近期和远期毒性作用轻微,近期毒性作用有胃肠道反应和骨髓抑制等,远期毒副作用少见,主要有不育、胃溃疡和放射线引起的第二原发肿瘤等。

4）密切随诊:Ⅰ期睾丸精原细胞瘤切除睾丸原发肿瘤后仅 15%~20% 患者出现腹主动脉旁淋巴结亚临床转移,手术切除术可使多数患者治愈,因此临床开展了Ⅰ期睾丸精原细胞瘤术后的密切随诊(surveillance,wait and see)研究,在肿瘤复发时再做放疗或者化疗。国外大宗病例研究发现,复发后患者放疗或化疗,总生存率没有统计学差异。但密切随诊费用较高,患者精神负担重。因此,密切随诊仅为临床研究,不是Ⅰ期睾丸精原细胞瘤术后的标准治疗。

（2）化学治疗:睾丸精原细胞瘤对化疗高度敏感,研究表明Ⅰ期睾丸精原细胞瘤术后单纯化疗疗效很好。1996~2001 年英国 MRC-TE19/EORTC-30982 开展的比较单纯放疗与单药化疗毒性和疗效Ⅲ期临床随机研究发现单纯放疗和单药化疗的无病生存率分别为 95.5% 和 94.8%,应用单药或减少化疗周期可能降低化疗的毒性作用。复发或晚期精原细胞瘤使用顺铂为主联合化疗方案,可取得 85%~100% 完全缓解率。

3. Ⅱ期睾丸精原细胞瘤术后治疗　对于低负荷Ⅱ期(ⅡA~ⅡB期)睾丸精原细胞瘤术后主要治疗手段是放疗。

放疗采用狗腿野,照射剂量 30Gy,后缩野肿瘤部位补量照射 6Gy。术后单纯放疗的生存率达 90%,复发率仅 5%~15%,死亡患者极少。腹腔大肿块Ⅱ期(ⅡC 期)患者术后单纯放疗生存率为 60%~70%,主要表现为远处转移和(或)膈上淋巴结复发,达 48% 复发率。因此ⅡC 期患者以化疗为主要治疗手段。

临床Ⅰ期和ⅡA~ⅡB期睾丸精原细胞瘤放疗禁忌证主要有:①马蹄肾,因腹膜后照射可引起肾衰竭;②非同时发生的睾丸生殖细胞瘤,过去已做腹膜后淋巴结清扫(RPLND)或放疗;③结肠炎患者。禁忌证患者考虑化疗或观察。

4. 隐睾精原细胞瘤临床特点与治疗

(1) 隐睾精原细胞瘤临床特点:隐睾精原细胞瘤是指原发于盆腔和腹股沟隐睾的精原细胞瘤。在胚胎和婴幼儿生长发育出现障碍,影响了睾丸自腹膜后经腹股沟管下降到阴囊,停留在盆腔或腹股沟,形成隐睾。隐睾有发生肿瘤高危险性,但隐睾精原细胞瘤发生率极低,仅占所有精原细胞瘤1%~7%,盆腔隐睾精原细胞瘤更少见,但国内隐睾精原细胞瘤发生率比国外高。

盆腔隐睾精原细胞瘤位于盆腔,位置深不易早发现,常在体检或者中晚期出现巨大原发肿瘤或肿瘤侵犯、压迫邻近组织器官,产生下肢水肿、尿频、尿急和肾积水,或发生肿瘤急症引起急性腹痛等就诊发现。

(2) 转移途径与临床分期:盆腔隐睾精原细胞瘤易出现淋巴结转移,临床分期较晚,文献报道其淋巴结转移发生率达30%~80%,远高于阴囊睾丸和腹股沟隐睾精原细胞瘤。

腹股沟、盆腔隐睾精原细胞瘤临床分期与睾丸肿瘤相同,临床分期能够提示治疗原则和预后。盆腔隐睾精原细胞瘤多为中晚期,阴囊睾丸和腹股沟隐睾精原细胞瘤分期较早,Ⅱ~Ⅳ期少见。

(3) 治疗与预后:首先考虑手术治疗,切除原发肿瘤并明确病理诊断,以临床分期抉择术后治疗方案:Ⅰ期和ⅡA~ⅡB期放疗为标准治疗,晚期以化疗为主。盆腔隐睾精原细胞瘤多原发肿瘤巨大、易侵犯邻近组织器官,常使肿瘤不能完全切除,但对患者预后影响不大。盆腔隐睾精原细胞瘤一般行剖腹探查手术,手术具体方式依探查术中所见确定,原发肿瘤切除不是盆腔隐睾精原细胞瘤的治愈手段,不影响其临床分期;若患者锁骨上淋巴结转移可做淋巴结活检。腹股沟隐睾精原细胞瘤手术治疗要求睾丸高位切除。

腹股沟隐睾精原细胞瘤Ⅰ期和ⅡA~ⅡB期放疗是术后标准治疗,照射野包括腹主动脉旁和盆腔淋巴结,即狗腿野照射。盆腔隐睾精原细胞瘤Ⅰ期和ⅡA~ⅡB期放疗照射野包括腹主动脉旁和盆腔淋巴结以及原发肿瘤床或残存肿瘤,照射20~26Gy后残存肿瘤局部补量,大量研究否定了对Ⅰ期和ⅡA~ⅡB期盆腔隐睾精原细胞瘤进行全腹照射。ⅡC期和Ⅲ~Ⅳ期患者以化疗为主,局部辅以放疗。

淋巴结转移和远处转移是隐睾精原细胞瘤预后的重要因素,原发肿瘤大小影响预后较小。多家研究资料表明,腹股沟隐睾精原细胞瘤的预后与阴囊睾丸精原细胞瘤相同,Ⅰ期盆腔隐睾和腹股沟隐睾精原细胞瘤生存率达97%以上。盆腔隐睾精原细胞瘤由于整体临床分期较晚,预后差。

5. 放射治疗模拟定位和照射技术　放疗首先在模拟机下定位,患者仰卧或者俯卧,定位设计照射野。腹主动脉旁照射野上界,T_{10}下缘;两侧界,分别体中线旁开4~5cm;下界,L_5下缘。狗腿野包括腹主动脉旁和盆腔淋巴结,上界,T_{10}下缘;两侧界;分别体中线旁开4~5cm;健侧在L_5下缘至闭孔内缘垂线与耻骨联合上2cm交点之连线,患侧向下延伸L_4下缘与髋臼外缘连线,后双侧沿闭孔内缘或者髋臼外缘垂直向下;下界,闭孔下缘(图5-4-4-2)。

腹股沟淋巴结不是睾丸精原细胞瘤放疗靶区,即使有腹股沟手术史,若患者诊断时未发现腹股沟淋巴结转移,不行预防照射。阴囊复发0.2%~0.3%,仅在阴囊皮肤明显受侵照射患侧阴囊。

狗腿野照射健侧睾丸要用铅挡,受照剂量<1%。ⅡA~ⅡB期患者治疗后纵隔转移或

复发少见,因此不做纵隔预防照射。

精原细胞瘤放疗一般应用直线加速器 4 ~ 8MVX 线或^{60}Co γ 线照射,Ⅰ 期照射剂量 DT 20 ~ 26Gy,单次量 150 ~ 180cGy,常规分割。Ⅱ A ~ Ⅱ B 期的照射剂量 DT 30Gy,后缩野至肿瘤区补量 DT 6Gy,单次量 150 ~ 180cGy,常规分割。

(二)睾丸非精原细胞性生殖细胞瘤的治疗

睾丸非精原细胞性生殖细胞瘤(NSGCT)治疗原则是早期患者以手术或化疗为主,晚期以化疗为主。NSGCT 对放疗抗拒,放疗后复发率和远处转移均高,同时降低了对化疗的耐受性。

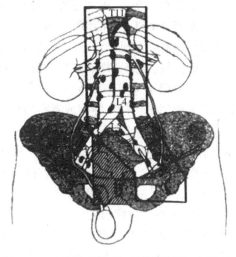

图 5-4-4-2　腹主动脉旁+盆腔照射野(狗腿野)

1. Ⅰ 期睾丸 NSGCT 治疗　病理组织学特点与肿瘤标志物水平决定了 Ⅰ 期 NSGCT 治疗选择。Ⅰ 期 NSGCT 亚临床转移 15% ~ 40%,密切随诊患者后 26% ~ 37% 出现腹膜后淋巴结复发。

(1)腹膜后淋巴结清扫术:腹膜后淋巴结清扫术是临床 Ⅰ 期 NSGCT 的标准治疗和治愈手段,包括下腔静脉前及旁、腹主动脉旁及前、动静脉间和双侧髂总淋巴结的清扫,术后极少局部复发,手术死亡率<1%,并发症极少见,严重的并发症可见胰腺炎、肾血管或输尿管损伤、出血、动脉壁坏死、肠梗阻、肺栓塞和脓肿等,次要的并发症有淋巴水肿、肺不张和伤口感染等。双侧腹膜后淋巴结清扫术常见的并发症为逆行射精,引起不育,使用神经保留性腹膜后淋巴结清扫手术可降低该并发症发生,50% ~ 80% 患者可保留正常射精功能,而神经解剖性腹膜后淋巴结清扫手术能更好地保留正常射精功能,达 95% 以上,临床 Ⅰ 期 ~ Ⅱ A 期经神经保留或神经解剖性腹膜后淋巴结清扫术后极少见腹膜后淋巴结复发。但任何腹膜后淋巴结清扫术都有存在逆行射精的危险性,因此治疗前需要保存精子。

(2)密切随诊:Ⅰ 期 NSGCT 选择密切随诊必须考虑下列条件:腹膜后淋巴结清扫术引起逆行射精,产生不育;单纯睾丸切除可治愈的部分患者,接受了不需要的治疗;部分患者无腹膜后淋巴结转移或复发但出现远处转移。综合文献报道,$T_1N_0M_0$、血清肿瘤标志物正常时,25% ~ 37% 密切随诊患者出现复发,中位复发时间在半年左右,$T_{2~4}$ 或胚胎癌患者复发率高,2/3 复发于腹膜后,1/3 复发于肺或者肿瘤标志物增高者。因此,T_1、血清肿瘤标志物正常或者在半衰期内 Ⅰ 期 NSGCT 临床分期下降患者可考虑手术治疗及密切随诊,若选择神经保留性 RPLND,则不常进行腹部 CT 的随诊。患者治疗结束后的随诊原则如下:每月一次体格检查,X 线胸片,血清 AFP 和 HCG 及其他,第 1 年后每 2 个月一次复查,2 年后每 3 个月检查一次至第 3 年,后逐渐减少复查次数。每 3 个月做胸部 CT 持续 1 年,每 6 个月一次到第 3 年,后次数减少。随诊时间一般在 2 年内,因 2 年以后复发极少,5 年以上复发罕见。Ⅰ 期 NSGCT 复发后患者经过化疗挽救,极少死亡。

(3)化学治疗:在临床上,Ⅰ 期 NSGCT 首程预防化疗的综合性资料不多。有报道应用 2 个周期以铂类为基础联合方案化疗,Ⅰ 期 NSGCT 复发率<5%,仅 1% 患者发生死亡,但化疗可产生一过性骨髓抑制和远期毒性作用如永久性神经病变、肺炎及急性白血病等。Ⅰ 期 NSGCT 经睾丸切除后极少出现 AFP 和(或)HCG 的持久性增高;若密切随诊过程中出现血

清肿瘤标志物持续增高,提示有肿瘤转移,应该选择全身化学治疗。

2. Ⅱ期睾丸 NSGCT 的治疗 临床上,对于能够切除和肿瘤标志物阴性的Ⅱ期 NSGCT 标准治疗为腹膜后淋巴结清扫。Ⅱ期 NSGCT 在腹腔的病变通常位于肾门和肾下极,而且局限于原发灶同侧,临床无疼痛症状。对于肾门淋巴结病变、双侧腹膜后淋巴结转移、出现背部疼痛症状常提示病变广泛转移,手术不能切除,应该首先考虑全身化疗。对于持续性血清抗原增高表明仍然存在肿瘤或者有转移病变存在,这类患者应该腹膜后淋巴结清扫加化疗,低负荷肿瘤的可仅行腹膜后淋巴结清扫。伴有血清 HCG 和 AFP 增高的ⅡA ~ ⅡB 期 NSGCT 患者,单纯腹膜后淋巴结清扫容易复发,应术后联合化疗。ⅡA ~ ⅡB 期 NSGCT 患者术后若腹膜后淋巴结转移>2cm,或侵及周围组织器官,或淋巴结转移>6 个,必须术后化疗。2 个周期的以铂类为基础的联合化疗可预防复发,可选择 EP 或 PEB 方案,疗效相同。ⅡC 期 NSGCT 患者化疗为主。

3. 晚期睾丸 GCT 的治疗 晚期睾丸 GCT 化疗是主要治疗手段,以铂类为基础进行联合化疗。睾丸 GCT 治愈率高,临床依据其预后影响因素,进行危险度分级,将睾丸 GCT 分为低危险、中危险和高危险 3 组,指导治疗的抉择见表 5-4-4-4。联合化疗推出了 3 个周期 BEP(顺铂、依托泊苷即 VP-16 和博来霉素)或者 4 个周期 EP(顺铂和 VP-16)为低危 GCT 标准化疗方案,临床上 90% 患者治愈。BEP 为中高危晚期 GCT 的标准化疗方案。睾丸 GCT 一线化疗方案(BEP 和 EP 方案)治疗失败、进展或复发患者可使用 VIP(异环磷酰胺、顺铂和长春新碱),进行挽救性化疗,完全缓解率 50% ,长期缓解率 25% 。

表 5-4-4-4 睾丸生殖细胞瘤危险度分级(国际生殖细胞瘤合作组,IGCCCG)

	精原细胞瘤	非精原细胞性生殖细胞瘤	生存率/%
预后好(低危险)	任何原发部位;任何 HCG;任何 LDH;无肺以外远处转移	睾丸或腹膜后原发;无肺以外转移和;AFP <1000ng/ml;HCG<5000mU/ml;LDH<1.5 倍正常值上限	91
预后中等(中危险)	任何原发部位;任何 HCG;任何 LDH;肺以外远处转移	睾丸或腹膜后原发;无肺以外转移;AFP 1 000 ~ 10 000ng/ml; HCG 5 000 ~ 50 000mU/ml; LDH1.5 ~ 10.0 倍正常值上限	79
预后差(高危险)	无患者分入此组中	纵隔原发或肺以外远处转移;AFP 10 000ng/ml; HCG 50 000mU/ml;LDH 10 倍正常值上限	48

4. 睾丸 GCT 的治疗原则 综合近年临床研究证据和美国国家综合癌症网络(National Comprehensive Cancer Network,NCCN)的建议,将睾丸 GCT(精原细胞瘤和 NSGCT)的治疗原则总结见表 5-4-4-5。

表 5-4-4-5 睾丸 GCT 的指导性治疗原则

GCT	治疗原则
精原细胞瘤	
Ⅰ	腹主动脉旁照射或腹主动脉旁+盆腔野照射(20 ~ 26Gy)
ⅡA、ⅡB	观察:马蹄肾,结肠炎或以前做过放疗
ⅡC ~ Ⅳ	放疗:腹主动脉旁+盆腔野照射(30 ~ 35Gy)
	化疗:3 周期 BEP 或者 4 周期 EP

续表

GCT	治疗原则
	PET 阳性残存肿瘤:手术或放疗
	PET 阴性残存肿瘤:观察、手术或放疗
NSGCT	
ⅠA(T_1)	RPLND 或随诊
ⅠB($T_{2\sim4}$)	观察或神经保留性 RPLND
ⅠS	神经保留性 RPLND 或者 2 周期 BEF
ⅡA 抗原阴性或下降 1/2	3 周期 BEP 或者 4 周期 EP 化疗
ⅡA 抗原阳性或增高	RPLND
ⅡB 抗原阴性	3 周期 BEP 或者 4 周期 EP 化疗
	可切除病变:RPLND+辅助性化疗
	不可切除病变:3 周期 BEP 或者 4 周期 EP 化疗,残存肿瘤做 RPLND
ⅡB 抗原持续阳性或增高	3 周期 BEP 或者 4 周期 EP 化疗,残存肿瘤做 RPLND
ⅡC 低危险	3 周期 BEP 或者 4 周期 EP 化疗
ⅡC 中高危险	4 周期 BEP 或临床研究
Ⅲ低危险	3 周期 BEP 或者 4 周期 EP 化疗
Ⅲ中高危险	4 周期 BEP 或临床研究

5. 睾丸残存肿瘤的治疗原则　单纯精原细胞瘤化疗后,残存肿瘤<3cm 时应该密切随诊,若残存肿瘤>3cm 时,是否治疗存在争议,可密切随诊、手术或放疗。手术切除并发症低,可指导进一步的治疗;若做放疗,统计显示有 75% 的是不必要的治疗,且复发率没有降低。Ⅱ期 NSGCT 化疗后的残存肿瘤应该进行腹膜后淋巴结清扫手术。

七、睾丸肿瘤治疗后随访

早期睾丸肿瘤单纯手术切除后要密切随访,有复发争取早期再治疗。治愈后 1~2 年中每个月复查一次,2 年后 2~6 个月复查一次。睾丸肿瘤复查首先要了解睾丸、阴囊、区域淋巴结和腹部的情况,检测 AFP、β-HCG、LDH 和 SP1 等肿瘤标志物水平,胸部 X 线正侧位摄片检查是重要环节。

(蒋明东　李　盼)

Summary

Cancer of the testis is a relativelyuncommon disease, accounting for approximately 1% of all cancers in males. However, it is an important disease in the field of oncology, as it represents a highly curable neoplasm, and the incidence of which is focused on young patients at their peak of productivity. Most patients with testicular cancer seek medical attention because of the development of a painless, swollen testis. Accompanying symptoms include a sensation of heaviness or aching in the affected gonad. Severe pain is quite rare, unless there is associated epididymitis or bleeding in the tumor. On occasion, because testicular cancer is commonly associated with low sperm counts, patients may present during the course of an infertility work-up. Curative treatment for disseminated non-sem-inomatous germ cell tumors often combines surgery and chemotherapy. The goal of initial therapy is never palliation and prolongation of survival, but cure.

第五章　女性生殖系统肿瘤

第一节　子宫颈癌

一、流行病学

子宫颈癌是发生在子宫颈的妇科恶性肿瘤,主要发生于鳞柱交界区,随着子宫颈癌的临床基础研究迅速发展,子宫颈癌的病因基本明确,诊治方法成熟,将成为人类第一个通过疫苗基本消除的恶性肿瘤。

子宫颈癌居女性恶性肿瘤发病的第二位,仅次于乳腺癌,全球每年有约 500 000 新发病例,约 270 000 死亡病例,其中约 80% 的子宫颈癌发生在发展中国家,在发达国家,子宫颈癌仅仅占女性肿瘤的 3.6% 左右。在西方发达国家及地区,子宫颈癌的发病率低于 10/10 万,在非洲等经济落后地区,子宫颈癌的发病率 40/10 万左右,局部地区甚至更高。随着子宫颈癌筛查的普及和地区法制化,特别是 HPV 病毒疫苗的接种,预见在不远的将来,疫苗接种地区的子宫颈癌发病率可能进一步降低。在我国,随着经济发展,部分经济发达地区,如北京、上海,子宫颈癌的发病率接近西方发达地区,但在经济落后地区,其发病率高达 30/10 万。

该病好发于更年期及绝经后女性,但近年来,其发病年龄有年轻化趋势,<40 岁的患者目前占 20% 左右,中国的平均发病年龄为 44 岁。

子宫颈癌的 5 年生存率随分期的增加呈下降趋势,中国医学科学院肿瘤医院报到其 Ⅰ～Ⅳ 期的 5 年生存率分别为 92%、83%、60%、25%,总的 5 年生存率约 60%,随着子宫颈癌筛查的广泛开展,早期发现子宫颈癌的可能性提高,子宫颈癌的总的生存率将进一步提高。

二、病因学及发病机制

目前已明确子宫颈高危型 HPV 病毒感染是子宫颈癌发生的必要条件,在子宫颈癌的发生过程中,HPV 病毒感染起着关键作用。目前发现的 HPV 亚型超过 200 多种,根据病毒致病力大小,分为低危型和高危型两类。低危型 HPV,如 HPV6、11、42、43、44 型等,主要导致外生殖器湿疣等;高危型 HPV,如 HPV16、18、31、33、35 型等,主要导致子宫颈癌、外阴癌等恶性肿瘤,最常见的两种亚型是 HPV16、18 型。

HPV 病毒是 DNA 病毒,直径为 50～55nm,含有一条 7900～8000 碱基对的双链 DNA。外包病毒衣壳,有 72 个壳微粒,有两种结构蛋白,u 蛋白和 L2 蛋白。HPV 基因组从功能上分三个区,即早期转录 E 区、晚期转录 L 区及上游调控区 URR 区。E 区编码 El、E2、E3、E4、E5、E6、E7 蛋白,是病毒复制所必需部分;L 区编码 L1(主要衣壳蛋白)和 L2(小衣壳蛋白),为病毒组装所必需;上游调控区(URR),负责调控病毒复制及转录。

当皮肤或黏膜破坏时,HPV 侵入感染上皮基底层的角质细胞,复制组装病毒颗粒,感染子宫颈细胞,子宫颈化生鳞状上皮代谢活跃,在 HPV 的刺激下,可形成子宫颈上皮内瘤样变

（cervical intraepithelial neoplasia，CIN）。这一过程需要 E1 及 E2 蛋白的参与。E2 蛋白通过与 E6、E7 启动子上特异识别序列结合，下调 E6、E7 转录，达到抑制肿瘤发生的目的。E6、E7 癌蛋白分别使肿瘤抑癌基因 $p53$ 和 pRb 失活，引起细胞生长失控，导致子宫颈癌发生。HPV E7 是 HPV 主要的致癌蛋白，对正常细胞到癌细胞的转化起重要作用。E7 与 pRb 结合并使其失活，使 S 期 DNA 复制相关基因的转录途径被激活，同时，E7 作用 pRb 蛋白相关因子 p600，使细胞转化并促进细胞增殖。E7 还通过下调 P/CAF 乙酰化酶活性使 pRb 失活，导致肿瘤发生。

HPV 病毒抗原性弱，还具有免疫逃逸功能，有助于逃避宿主的免疫监视及杀灭，有助于子宫颈癌的发生。HPV 病毒机体感染后无炎症反应，不能激发相应的免疫反应，而且 HPV 在复制及装配过程中，没有细胞溶解或细胞病理性死亡，机体不能检测到病毒与病毒蛋白。另外，HPV 复制周期长，需数周到数月，病毒可长时间逃逸免疫监视。现有的检测手段，在感染后期才可检测到 HPV 微量的抗病毒抗体。

此外，子宫颈癌还有一些高危因素，如疱疹等病毒感染、性生活过早、多个性伴侣、多孕多产、经济社会地位低下等，这些因素都导致 HPV 感染机会增加，间接导致子宫颈癌发病率增加。因此，子宫颈癌预防的根本在于预防子宫颈 HPV 感染及改变不良生活习惯，通过国外的临床试验结果可以看出 HPV 疫苗是预防子宫颈癌发生的最主要手段，子宫颈癌将成为人类第一个通过疫苗基本消除的恶性肿瘤。导致子宫颈癌发生的 HPV 型别多样，目前仅有 2 价和 4 价疫苗，只对 HPV4 种亚型有效，对于其他亚型 HPV 感染所致的子宫颈癌预防效果尚不明确，故疫苗仍不能杜绝子宫颈癌的发生，一个国家或地区是否适合接种 HPV 疫苗，还需对该地区导致子宫颈癌发生的主要 HPV 亚型做流行病学调查。因此，减少子宫颈癌发生除 HPV 疫苗接种外，还需改变生活行为方式。根据我国的 HPV 型别感染的相关性研究，导致子宫颈癌的主要型别还是以 16 和 18 型为主。

三、病　　理

根据子宫颈的解剖，可分为子宫颈管及子宫颈阴道部。子宫颈管被覆单层柱状上皮及少量纤毛上皮细胞，上皮内有散在黑色素细胞，子宫颈阴道部被覆非角化鳞状上皮，子宫颈鳞状上皮与柱状上皮交界处称为移行带，是子宫颈癌发生部位。

（一）主要病理类型

1. 子宫颈癌鳞癌　为子宫颈癌最主要的病理类型，约占90%，可细分为疣状鳞癌、乳头状鳞癌、淋巴上皮瘤样癌、梭形细胞鳞癌、鳞癌玻璃样变亚型、囊性基底细胞癌等亚型。

2. 子宫颈腺癌　是第二种常见的子宫颈癌病理类型，近年来其发病率有增高趋势，部分文献报道其发病率高达20%，子宫颈腺癌既往认为其预后相对较鳞癌差，目前研究表明综合治疗，规范治疗，子宫颈腺癌预后与鳞癌基本一致，导致其总的生存率较鳞癌低的主要原因在于子宫颈腺癌起病隐匿，难以发现，在首诊时的分期普遍较鳞癌晚。子宫颈腺癌也有几个常见亚型，如乳头状腺癌、子宫颈子宫内膜样腺癌、透明细胞癌、肠形腺癌、浆液性乳头状腺癌，微偏腺癌等，其中微偏腺癌的组织结构与正常腺上皮极为相似，故极容易误诊或漏诊，值得临床医师及病理科医师注意。

3. 子宫颈腺鳞癌　也是较常见的子宫颈癌病理类型，癌组织内有明确的腺癌及鳞癌成分，各种成分的比例可不同，毛玻璃样细胞癌是分化差的子宫颈腺鳞癌。

4. 其他　子宫颈还有一些罕见的癌及恶性肿瘤，如小细胞癌、腺样基底细胞癌、腺样囊性癌、子宫颈恶性黑色素瘤、子宫颈肉瘤、子宫颈淋巴瘤和子宫颈转移癌等。

（二）分型

子宫颈癌从病理形态上大致可分为外生型、内生型、溃疡型三种。

1. 外生型　一般来自子宫颈外口，呈结节菜花状，外凸明显，一般出血明显、局部感染明显，恶臭较常见，预后相对较好。

2. 内生型　来自子宫颈管或向颈管内生长，呈桶状子宫颈，预后较差。

3. 溃疡型　是上述两型合并感染坏死后形成溃疡，常合并阴道上段受侵狭窄，预后最差。

四、临床表现

1. 阴道出血　子宫颈癌的最常见初始临床症状是阴道出血及阴道分泌物增多，几乎所有患者都有不同程度的阴道出血，阴道出血可表现为接触性阴道出血、不规则阴道出血、绝经后阴道出血等。

2. 阴道分泌物增多或排液　可表现为白带增多，阴道分泌物增多等，特别值得注意的是子宫颈外观光滑的阴道排液往往是颈管腺癌的表现。子宫颈癌晚期由于患者常合并子宫颈局部感染，故常合并分泌物及阴道排液恶臭。

3. 其他症状　随着病情进展，进入病情晚期，可逐渐出现贫血、疼痛、下肢水肿、肾积水、远处转移等症状体征。

4. 子宫颈癌的转移　常见转移途径为直接浸润及淋巴转移，血行转移相对较少。子宫颈癌直接浸润是肿瘤侵及深肌层或突破浆膜，向子宫颈旁及盆腔组织的侵及，有以上情况，淋巴转移率迅速增加，子宫颈癌的淋巴转移率随分期增加而增加，国内报道Ⅰ～Ⅳ期子宫颈癌的淋巴转移率分别为 12%～38%、26%～58%、36%～52%、56%～66%，国内报道的最常见淋巴转移部位为闭孔淋巴结、依次为髂内、髂外、子宫颈旁、髂总等，Henriksen 曾经对 420 例子宫颈癌及宫体癌尸检，未经治疗的子宫颈癌患者淋巴转移率最高为宫旁淋巴结，约 77%，子宫颈旁 31%，髂外 31%，髂内闭孔 31%，髂外 27%，髂总 31%。由于盆腔淋巴管相互交通，子宫颈癌的淋巴转移也无固定路径。子宫颈癌的前哨淋巴结的研究目前也一直没有重大突破，其转移的首站淋巴结目前也不明确。子宫颈癌的淋巴转移虽然不影响子宫颈癌的分期，但子宫颈癌的淋巴转移对于其预后有显著影响，研究表明，相同分期的子宫颈癌，有淋巴转移者的 5 年生存率低于无淋巴转移者 50%。

五、影像学及相关检查

子宫颈癌的病灶暴露容易，症状明显，子宫颈活检及妇科检查即可基本明确诊断及分期，影像学检查主要用于辅助判断是否有盆腔淋巴结、腹股沟淋巴结转移及其他远处转移，有无骨质破坏等，常用的可选择 B 超、磁共振、CT、PET-CT、骨扫描等，可以指导治疗，但目前还不能作为分期的依据。

确诊子宫颈癌的相关检查如下。

1. 子宫颈活检　是子宫颈癌最重要的辅助检查，对于子宫颈细胞学 TCT 检查异常的患者都需要子宫颈活检，对于早期子宫颈癌，肉眼病灶不明确时，应在阴道镜下子宫颈活检，避免漏诊。

2. 子宫颈锥形切除 当子宫颈活检为 CINⅢ 或子宫颈微小浸润癌时,必须行子宫颈锥形切除,明确诊断及分期,子宫颈微小浸润癌的诊断是建立在子宫颈锥形切除的病理基础上的,是手术病理分期。

3. 子宫颈管刮术 子宫颈细胞学检查腺上皮异常者需行子宫颈管搔刮,防止早期子宫颈腺癌漏诊,对于绝经后妇女,鳞柱交界和移行带内移,病变早期往往也需要做子宫颈管刮术,以或取病理或细胞学标本。

4. 超声检查 常用于了解子宫颈癌患者有无肝脾、膀胱等转移,有无肾积水、输尿管扩张等输尿管受压情况。

5. 肾图 了解双肾分肾功能,对于晚期子宫颈癌的肾功能储备功能的判断及化疗用药的选择有重要意义。

6. 静脉肾盂造影 了解泌尿系功能及与周围解剖关系,特别是有无输尿管受压。对于子宫颈癌输尿管梗阻患者的梗阻部位判定、处理有重要意义。

7. 膀胱镜 用于晚期子宫颈癌,了解有无膀胱黏膜受侵。

8. 结直肠镜 用于晚期子宫颈癌,了解有无直肠黏膜受侵。

9. CT 或 MRI 用于了解宫旁受侵情况及淋巴转移、远处转移情况,由于 MRI 可以观察宫颈矢状面和清楚观察淋巴结及宫旁组织,越来越多地应用于临床治疗前影像诊断。

10. PET-CT 用于了解有无转移及复发,对于子宫颈癌随诊和有无复发性特别重要,对治疗方式的选择有重要意义。

11. 骨扫描 用于了解有无骨转移。

12. 胸片 用于了解是否有肺转移。

13. 鳞癌抗原(SCC) 用于子宫颈鳞癌的诊断和随访有重要意义,阳性预测值较高。

六、诊断、鉴别诊断与临床分期

子宫颈易于暴露,病灶表浅,症状典型,诊断相对容易,由于发展过程缓慢,从子宫颈上皮内瘤样变发展到子宫颈癌一般需约 10 年左右,通过子宫颈癌筛查、子宫颈活检迅速明确诊断。但也有极少数子宫颈癌患者从 CIN 发展到子宫颈癌仅需 2 年左右时间,因此,需重视 CIN 的阻断治疗,阻断子宫颈癌的发生。子宫颈癌的分期目前采用 FIGO 2009 分期。FIGO 2009 子宫颈癌分期也基本沿用临床分期为主(子宫颈微小浸润癌的诊断为手术病理分期),目前仍然采用临床分期的主要原因是部分子宫颈癌采用放射治疗,未进行手术,故手术分期困难。

分期需注意以下事项:

(1)需两名以上高年资医师共同查体,明确分期。

(2)分期有分歧时以分期较早的为准。

(3)分期一旦确定,不应更改。

(4)患者最好在麻醉状态下检查。

(5)子宫颈微小浸润癌的诊断必须是子宫颈锥切标本基础上。

(6)分期以临床分期为主,影像学检查可以辅助分期,淋巴结转移情况不进入分期,但对预后有重要影响。

(7)膀胱泡样水肿不能分为Ⅳ期。

诊断及分期是决定子宫颈癌治疗的重要依据,根据患者的分期、有无保留生育功能意愿,有无手术禁忌或放化疗禁忌,以及患者一些特殊的要求,选择最合适的治疗,是提高子宫颈癌预后的重要保障。子宫颈癌的分期见表 5-5-1-1 和图 5-5-1-1。

表 5-5-1-1 子宫颈癌 2009 FIGO 分期

Ⅰ期	肿瘤局限于子宫颈
ⅠA	镜下浸润癌
ⅠA1	子宫颈间质浸润深度*不超过 3mm,宽度不超过 7mm
ⅠA2	子宫颈间质浸润深度不超过 5mm,宽度不超过 7mm
ⅠB	临床可见癌灶或临床前期病灶大于ⅠA期
ⅠB1	临床病灶不大于 4cm
ⅠB2	临床病灶大于 4cm
Ⅱ期	肿瘤侵及宫旁组织但未达盆壁,侵及阴道未达阴道下 1/3
ⅡA	肿瘤侵及阴道未达阴道下 1/3
ⅡA1	肿瘤侵及阴道未达阴道下 1/3,临床病灶不大于 4cm
ⅡA2	肿瘤侵及阴道未达阴道下 1/3,临床病灶大于 4cm
ⅡB	肿瘤侵及宫旁组织但未达盆壁
Ⅲ期	肿瘤侵及宫旁组织达盆壁,侵及阴道达阴道下 1/3,有肾积水或无肾功能者排除其他原因所致,均列入Ⅲ期
ⅢA	肿瘤侵及阴道达阴道下 1/3
ⅢB	肿瘤侵及宫旁组织达盆壁,有肾积水或无肾功能者排除其他原因所致
Ⅳ期	癌扩散超出真骨盆或临床已侵犯膀胱黏膜或直肠黏膜
ⅣA	癌扩散至膀胱直肠黏膜
ⅣB	癌远处转移

*浸润深度指自浸润起始部的表皮或腺体基底膜向下测量不超过 5mm

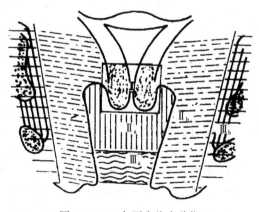

图 5-5-1-1 宫颈癌临床分期

子宫颈癌的鉴别诊断主要是子宫颈腺癌需排除子宫内膜腺癌及结肠腺癌等其他部位恶性肿瘤的子宫颈转移,必要时需用病理免疫组化、诊刮、肠镜、MRI 等检查鉴别诊断。

七、治　疗

子宫颈癌的治疗可根据分期采用放疗、手术、化疗等。

(一)放射治疗

放射治疗对于子宫颈癌是最重要的治疗方式,适用于各期子宫颈癌,疗效可靠,5 年生存率不低于手术治疗。对于ⅡB期以上的患者,只能采用放疗为主的综合治疗,对于早期子宫颈癌手术后的患者,如有高危因素也需放射治疗为主的综合治疗。另外放射治疗还适用于部分病例的术前照射、复发后治疗。

1. 子宫颈癌的体外照射　子宫颈癌的体外照射是子宫颈癌放射治疗的重要组成部分,随着技术进步,体外照射目前已进入精确放疗的时代,实现肿瘤靶区高剂量,周围危险器官低剂量的目标。前后野照射选择12~15MeV X射线,多野则采用6~10MeV X射线,以B点作为子宫颈癌体外照射剂量计算点。

(1)盆腔大野照射:照射野应根据肿瘤范围而定,照射野上缘在$L_4 \sim L_5$椎体以下,下缘在耻骨联合上缘下4~5cm,外缘不超过股骨头(髂前上棘附近),照射野大小为(16~20)cm×(14~15)cm,照射野形状可以多种,如矩形、去掉四角的矩形、去掉两角的矩形等,此放射野包括宫旁组织、闭孔、髂内、髂外腹股沟深、骶前及大部分髂总淋巴结。每次B点照射1.8~2.2Gy左右,每周5次,单纯盆腔大野照射时B点预防剂量45~50Gy/5周,如配合腔内放射治疗时,可采用先大野照射,后大野中间膀胱、子宫、直肠部位挡铅(盆腔四野照射),A点总剂量等于腔内放射治疗照射剂量加A点外照射剂量。腔内放射治疗剂量一般4~8Gy/1周。

(2)盆腔四野照射:一般采用20cm×15cm的前后野垂直照射,前野中间用4cm×15cm铅块遮挡,后野中间挡铅(4~6)cm×15cm(用直线加速器时铅块侧缘应为坡形,防止外照射与腔内照射交叉区域冷区出现)。照射野上缘在$L_4 \sim L_5$椎体以下,下缘在耻骨联合上缘下4~5cm,外缘不超过股骨头(髂前上棘附近)。每日两野轮流照射,每次1.8~2.2Gy左右,每周5次,一般B点预防剂量45~50Gy/5周,部分患者可缩野增加到55~60Gy,如患者联合腔内放疗,则需根据计划调整外照射剂量。

(3)盆腔延伸野:主要用于腹主动脉旁淋巴结照射,即在常规盆腔照射野的上方用一个宽8cm的条状野直至膈下,剂量40Gy/4周左右,注意肠管及肾的保护。

(4)三维适形放疗(3-dimensional conformal radiotherapy,3DCRT):3DCRT是随着影像学及放射治疗设备进步,近年来兴起的体外照射方法,它通过CT定位,确定GTV(肿瘤靶区,即影像学显示的肿瘤区域)、CTV(临床靶区,指的是有可能出现潜在的临床转移区域或亚临床病灶区域)、PTV(计划靶区,是为了保证CTV的照射剂量所设定的一个区域,它包括了整个治疗过程中的器官生理位移,包括患者在治疗过程中的移位,整个治疗过程中的肿瘤的缩小、射野及摆位的误差等所提出的一个概念)、剂量及相邻重要脏器的限量和体积,利用治疗计划系统,经100~500次优化,得出最佳结果;并在CT模拟下固定体位及激光定标,校准摆位中心,再通过图像验证实施治疗。该技术比较好的保护了周围邻近的重要脏器,不良反应相对较小,一般B点剂量45~50Gy/5周,部分患者可到55~60Gy。

(5)调强放射治疗(intensity modulated radiotherapy,IMRT):是三维适形调强放疗的简称,它采用精确的体位固定和立体定位技术;提高放疗的定位精度、摆位精度和照射精度。采用逆向计算(inverse planning)的治疗计划系统,即首先确定最大优化的计划结果,包括靶区的照射剂量和靶区周围危险器官的耐受剂量,然后由计算机计算出实现该结果的方法和参数。它能够优化配置照射野内各线束的权重,达到最佳的剂量分布。IMRT可以满足靶区的照射剂量最大、靶区外危险器官受照射剂量最小、靶区的定位和照射最准、靶区的剂量分布最均匀的要求,可明显提高肿瘤的局部控制率,并减少正常组织的放射损伤。其流程基本同三维适形放疗。一般B点剂量45~50Gy/5周,部分患者可达到55~60Gy(图5-5-1-2~

图 5-5-1-5,见彩图)。

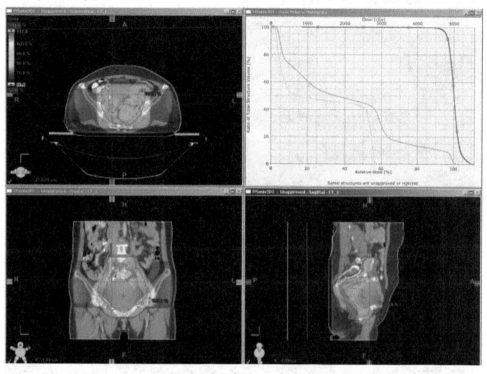

图 5-5-1-2　子宫颈癌ⅢB 期 3Dbox 野(0°,90°,180°,270°四野)计划处方剂量 60% 以上
剂量图及 DVH(剂量体积直方图)

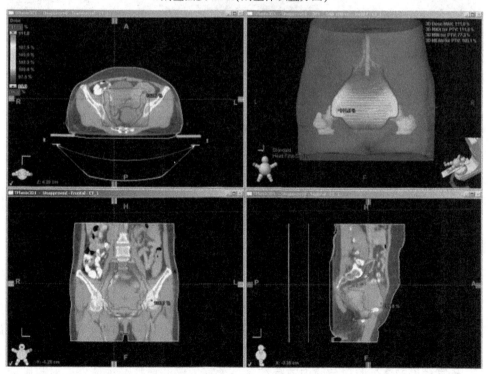

图 5-5-1-3　子宫颈癌ⅢB 期 3Dbox 野(0°,90°,180°,270°四野)计划处方剂量 95%
以上剂量图及重建后的模型图示

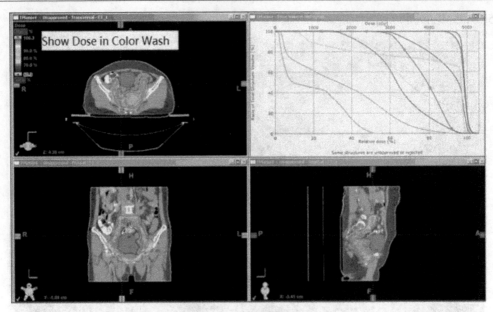

图 5-5-1-4　子宫颈癌ⅢB 期 EBRT(体外放射治疗)9 野均分 IMRT 计划处方剂量 60%
以上剂量图及 DVH(剂量体积直方图)

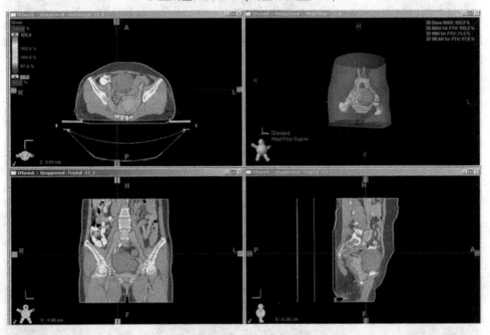

图 5-5-1-5　子宫颈癌ⅢB 期 EBRT(体外放射治疗)9 野均分 IMRT 计划处方剂量 95%
以上剂量图及重建后的模型图示

（6）局部照射：指对肿瘤残余、复发或转移病灶进行局部照射，照射范围及剂量根据照射
的目的及部位不同而不同，一般如锁骨上淋巴结转移可予局部照射 60Gy，骨转移骨痛可局部
照射 20～30Gy，如为盆腔照射后的残留病灶，可用小野照射 10～20Gy，提高肿瘤局部剂量。

2. 子宫颈癌的体外照射与腔内放疗结合　子宫颈癌的放疗必须体外照射与腔内照射
相结合，用体外照射取代腔内照射的方法目前技术上还难以达到，腔内照射主要用于子宫颈原发病灶的治疗,体外照射除对原发病灶治疗外,还主要包含宫旁及淋巴引流区的照射治疗。子宫颈癌ⅠA2期(含ⅠA2期)以内的患者,由于淋巴结转移率低,可以仅行腔内放射治疗,A点达到85Gy左右,其他各期患者均需外照射结合腔内放射治疗。

腔内治疗一般与外照射同时交替进行,治疗计划在8周内完成,一般每次A点5~7Gy,外照射每周4~5次(腔内治疗当天不行外照射),每次B点2Gy,一般子宫颈癌ⅠB2期以上的治疗,通过体外照射和腔内照射,A点剂量应达到85Gy,B点剂量45~50Gy,部分子宫颈癌ⅢB期患者,B点可缩野达到60Gy。如子宫颈局部感染严重或局部病变严重,插管困难,可先行外照射,外照射20~30Gy后再同时行腔内治疗。对于子宫颈病灶巨大或出血严重者,可先行腔内治疗,予肿瘤表面剂量10Gy/次,共2次,肿瘤表面剂量不计入子宫颈癌治疗剂量。子宫颈癌的术后放疗一般使用体外照射,盆腔大野45~50Gy/5周,如有阴道残端阳性,还需阴道黏膜下0.5cm腔内放疗20~30Gy。子宫颈癌的术前放疗可选用体外照射30Gy/(2~3)周或腔内放疗A点20~30Gy/(3~4)周,放疗结束两周后手术。

对于部分溃疡型子宫颈癌或阴道上段受侵狭窄患者,腔内放疗困难,可考虑适当增加外照射剂量,减少后装治疗剂量。对于阴道受侵严重患者,应加用阴道内治疗,该类型患者由于难以达到有效放射剂量,肿瘤局部控制和预后均较差(图5-5-1-6)。

3. 子宫颈癌放射治疗的原则

(1)适宜的照射野:子宫颈癌的体外照射野一般是上缘在L_4~L_5椎体以下,下缘在耻骨联合上缘下4~5cm,外缘不超过股骨头(髂前上棘附近),此放射野包括宫旁

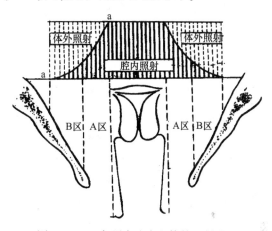

图5-5-1-6　宫颈癌腔内和体外照射范围

组织、闭孔、髂内、髂外腹股沟深、骶前及大部分髂总淋巴结。根据具体情况还需调整,如髂总淋巴结阳性,还需增加腹主动脉旁淋巴结引流区照射的延伸野(在常规盆腔照射野的上方用一个宽8cm的条状野直至膈下),如阴道下1/3受侵,还需将放射野下缘向下延伸

(2)合理照射体积:确定靶体积后,尽一切可能使靶体积内剂量最高,正常组织剂量在最低范围内。

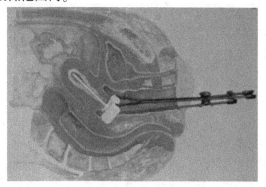

图5-5-1-7　子宫颈癌腔内放疗插管位置
(一根宫腔管,两根宫颈穹隆管)

(3)恰当的剂量参考点:子宫颈癌常用的剂量参考点为A点及B点,A点为宫颈外口向上2cm,子宫中轴线外2cm处,基本上相当于子宫动脉与输尿管交叉处,代表子宫颈癌组织及宫颈组织受量,A点水平向外延长3cm处为B点,代表闭孔淋巴结引流和盆壁受量,F点为子宫腔源末子宫中轴线外2cm处,代表子宫体组织受量,另外还有黏膜下0.5cm、1cm等参考点,常用于子宫颈癌组织表面消瘤量及子宫颈癌阴道受侵病灶的放射治疗(图5-5-1-7)。

（4）子宫颈癌放射治疗邻近器官的耐受剂量：子宫颈癌放射治疗的危险器官包括皮肤、小肠、结肠、直肠、膀胱、骨髓、输尿管等，一般用 $TD_{5/5}$ 表示最小放射耐受量，表示在治疗后5年内，严重并发症发生不超过5%（表5-5-1-2）。

表 5-5-1-2　正常组织的 $TD_{5/5}$（cGy）

器官	损伤	$TD_{5/5}$	照射面积或长度
皮肤	溃疡、严重纤维化	5500	100cm²
小肠	溃疡、穿孔、出血	5000	100cm²
结肠	溃疡、狭窄	4500	100cm²
直肠	溃疡、狭窄	6000	100cm²
肾脏	急、慢性肾炎	2000	全肾
		1500	全肾条状照射
膀胱	挛缩	6000	整个膀胱
输尿管	狭窄	7500	5～10cm
卵巢	永久不育	200～300	整个卵巢
子宫	坏死、穿孔	>10 000	整个子宫
阴道	溃疡、瘘管	9000	全部
骨及软骨			
儿童	生长受阻，侏儒	1000	整块骨或10cm²
成人	坏死、骨折、硬化	6000	整块骨或10cm²
脊髓	梗死、坏死	4500	10cm
肌肉			
儿童	萎缩	2000～3000	整块肌肉
成人	纤维化	6000	整块肌肉
骨髓	再生不良	200	全身骨髓
		3000	局部骨髓
淋巴结及淋巴管	萎缩、硬化	5000	整个淋巴结
胎儿	死亡	200	整个胎儿
外周神经	神经炎	6000	10cm²

由于危险器官的存在，且其最小放射耐受量远小于子宫颈癌根治剂量，就要求放射治疗计划制定时尽量避开危险器官，减少危险器官受量。

4. 子宫颈癌的腔内放疗

（1）腔内放疗原理：子宫颈癌的腔内放疗技术沿袭腔内镭疗的传统方法，其代表为斯德哥尔摩、曼彻斯特、巴黎系统等体系，国内有北京体系（孙建衡，2005），它们有各自的治疗容器及方法。镭疗疗效虽然好，但工作人员的防护困难，后装治疗的兴起解决了放射防护问题。后装治疗是先把不带放射源的容器安置于治疗部位，再通过计算机控制把放射源送入容器进行治疗，目前国内多采用远距离遥控后装机。后装机按其剂量率不同分为高剂量率后装机（A点剂量>20cGy/min）、中剂量率（A点剂量2～12Gy/h）、低剂量率（A点剂量0.4～2Gy/h），目前国内多使用高剂量率后装治疗机，因其治疗时间短，能满足较多患者的治疗,另外患者体位相对容易固定,剂量相对精确。

（2）腔内放疗的放射源

1）^{226}Ra:是最早的放射源,半衰期长达1600年,放射防护困难,患者治疗时间长,目前已基本不使用。

2）^{60}Co:半衰期5.3年,每月衰减1.1%,衰变产生两种γ线,平均能量1.25MeV,半价层12mm铅,不易防护,多为高剂量率后装治疗。

3）^{137}Cs:半衰期30年,每年衰减2%,衰变产生γ线能量0.66MeV,半价层为6mm铅,易于防护,常用于传统的腔内放疗及中、低剂量率后装治疗。

4）^{192}Ir:^{192}Ir半衰期74天,半价层为2.4mm铅,易于防护,衰变产生γ射线复杂,平均能量350KeV,由于其半衰期短,每年需多次换源,由于其半衰期短、防护容易,使用相对安全,而其源较小,多用于多功能后装机中。

5）^{252}Cf:衰变过程中产生2.35MeV的中字及能量为0.8MeV的γ射线,半衰期2.66年,已在一些国家及地区用于临床后装治疗,并可能有优于γ线源的临床效果。

（3）腔内放疗容器的选择:子宫颈癌的腔内放疗根据其目的不同常采用不同的容器,一般子宫颈癌的常规放疗采用"三管"（一根宫腔管+两个阴道球）,对于肿瘤消瘤照射常采用阴道盒或阴道球或插植针,对于阴道残端照射常采用阴道盒、阴道球,对于阴道病灶常采用阴道塞、插植针。

5. 子宫颈癌放射治疗主要并发症及处理　子宫颈癌放射治疗主要集中在盆腔,总体耐受性较好,主要并发症和相应处理如下。

（1）皮肤反应:主要出现在外阴和肛周,另子宫颈癌照射时常包括膀胱、直肠,部分患者甚至包括尿道、肛门等器官,因此,在放疗期间应保持外阴干燥、清洁,食物避免辛辣,对于放射性皮炎发生不能耐受时,必要时可停放射治疗,待症状缓解后继续放疗。

（2）肠道并发症:随着放射累计剂量的增加,会出现相应的直肠、膀胱激惹症状。轻度者不需处理;中度以上者需消炎、止血、解痉药物治疗,常用的方法有米汤+庆大霉素+蒙脱石散剂+鸦片酊保留灌肠;病期晚,在治疗期间可发生肠瘘或肠梗阻,需行横结肠造瘘。

（3）泌尿系并发症:以放射性膀胱炎、尿道炎多见,一般不需特殊处理,必要时可予抗炎、止血对症处理,极少数患者如出现肾盂积水、输尿管狭窄,可考虑及时放置输尿管支架,如发生膀胱阴道瘘,则需行膀胱造瘘。

（4）骨髓抑制:子宫颈癌放射治疗患者,特别是联合同步化疗患者一般均有不同程度的骨髓抑制,特别是粒细胞减少,需严密观察血象,必要时给予粒细胞集落刺激因子治疗,有中度以上的贫血也需输血纠正贫血,必要时暂停放疗或（和）化疗。

（5）损伤:子宫颈癌的腔内治疗过程中还可能发生机械性损伤,多为子宫穿孔、阴道裂伤,一般可对症处理、抗炎止血治疗,如出血难以控制或考虑损伤其他器官可能,必要时需手术探查,予以修补等相应处理。子宫颈癌患者放射治疗过程中应每日或隔日阴道灌洗,直至放疗结束半年,半年后改为每周1次或2次,直至治疗结束2年,以避免阴道粘连。

6. 子宫颈癌放射治疗后评价　子宫颈癌患者放射治疗结束后评价非常重要,治疗结束,肿瘤会逐渐消失或明显缩小,妇科检查子宫颈原形恢复,子宫颈质地正常,宫旁弹性好,无结节感,影像学无异常信号,则考虑临床治愈。如患者子宫颈原形未恢复,还有坏死组织、溃疡空洞,有恶臭的阴道排液,妇科检查子宫颈质地异常,结节感或宫旁结节等。影像学提示异常信号影,则提示患者病灶未被控制可能,必要时需缩小照射野增加肿瘤靶区放射剂量。

(二) 手术治疗

子宫颈癌的手术治疗,适用于ⅡA期以内患者(含ⅡA期)。

子宫颈癌行子宫切除常用手术分型分为5型(Piver Rutledge子宫切除术分型)。

Ⅰ型　筋膜外全子宫切除(extrafascial hysterectomy):常用于CINⅢ的手术治疗。

Ⅱ型　改良根治性子宫切除(modified radical hysterectomy):常用于ⅠA1期宫颈癌手术治疗,切除1/2子宫主韧带及骶韧带,上1/3的阴道。

Ⅲ型　根治性全子宫切除(radical hysterectomy):也称Meigs式全子宫切除,切除2/3子宫主韧带及骶韧带,上1/2的阴道,常用于子宫颈癌ⅠA2~ⅡA2期患者手术治疗。

Ⅳ型　扩大根治性子宫切除(extended radical hysterectomy):该型手术需完全将输尿管从膀胱宫颈韧带中游离,切除膀胱上动脉,切除3/4阴道组织,术后尿瘘风险大,适用于放疗后小病灶中央型复发的宫颈癌患者。

Ⅴ型　部分盆腔脏器去除术(partial exenteration):包括全盆、前盆、后盆切除,适用于中央型复发子宫颈癌或子宫颈癌根治术中意外发现肿瘤侵犯输尿管远端的患者,由于手术风险大,患者预后差,生活质量差,故此类手术开展需谨慎。

对于术前影像提示腹主动脉旁淋巴结明显长大、特殊病理类型,如透明细胞癌、小细胞癌、未分化癌等、肿瘤分化差(G3)且子宫颈肿瘤直径>2cm、术中冷冻提示髂总淋巴结阳性或扪及腹主动脉旁淋巴结长大,建议切除腹主动脉旁淋巴结,腹主动脉旁淋巴结切除范围一般切除至肠系膜下动脉水平,部分患者可清扫至肾静脉水平。

子宫颈癌根治性切除的标准手术是Ⅲ型手术,子宫颈癌盆腔淋巴清扫的范围包括髂总、髂内、髂外、闭孔、骶前、腹股沟深淋巴结。对于ⅠA1期无需保留生育功能患者,还可采用Ⅱ型子宫切除,不清扫盆腔淋巴结。

子宫颈癌手术后主要的并发症是淋巴囊肿及尿潴留,发生率高,淋巴囊肿如小,无感染,可不予处理,如淋巴囊肿大,有压迫症状,可穿刺抽吸,如有感染则需抗感染治疗,最好有细菌培养选择敏感抗生素。尿潴留、排尿困难是子宫颈癌术后常见并发症,Ⅲ型子宫切除术后可能会有可恢复性排尿困难、尿潴留,但少数患者终身不能自解小便。主要原因是手术中损伤支配膀胱的下腹下神经及盆腔内脏神经,使术后排尿障碍。目前部分肿瘤中心采用保留神经的子宫颈癌根治术,术后膀胱功能得到最大限度的保留,但其远期疗效尚待进一步观察。子宫颈癌术后有以下高危因素:①侵及子宫颈深肌层;②宫旁淋巴或脉管受累;③肿瘤直径>4cm;④淋巴结转移;⑤宫旁转移;⑥切缘(残端)有肿瘤等,需放疗和(或)化疗。

(三) 化学治疗

子宫颈癌的化学治疗近10余年来越来越受到的重视,20世纪末的5个前瞻性国际多中心随机联合试验证明,子宫颈癌采用顺铂为基础的同步放化疗可以明显提高子宫颈癌患者的预后,随后有大量的基于顺铂或铂类的联合化疗方案用于子宫颈癌的同步放化疗及新辅助化疗中。用于子宫颈癌化疗的常用药物有顺铂、5-氟尿嘧啶、博来霉素、紫杉醇、异环磷酰胺、长春新碱、丝裂霉素、卡铂、奈达铂等。

1. 常用化疗方案

(1) 顺铂+5-氟尿嘧啶:顺铂70mg/m² 静脉滴注第1天,5-氟尿嘧啶 1g/(m²·d)连续静脉滴注第1天~第4天。

（2）顺铂+紫杉醇：紫杉醇 135～175mg/m² 静脉滴注第 1 天，顺铂 70mg/m² 静脉滴注第 2 天。

2. 子宫颈癌的新辅助化疗 常用于子宫颈癌的术前化疗及放疗前化疗，顺铂+5-氟尿嘧啶及顺铂+紫杉醇化疗方案最常用，也有使用博来霉素联合顺铂、长春新碱等，可以缩小肿瘤病灶，杀灭一些亚临床病灶，但目前研究表明新辅助化疗对于子宫颈癌的远期预后无显著益处，特别是对于晚期子宫颈癌远期预后无显著益处。

3. 子宫颈癌的同步放化疗 子宫颈癌的同步放化疗，已经成为子宫颈癌的标准治疗方式，几乎所有的子宫颈癌全量放疗患者（除有化疗禁忌外）都应接受同步化疗，用于同步化疗最主要的药物是顺铂，如 3 周 1 次化疗可予顺铂 70mg/m²，如 1 周 1 次化疗可予顺铂不小于 25mg/m²。同步化疗最常用的联合化疗方案包括顺铂+5-氟尿嘧啶、顺铂+紫杉醇等。近年来由于顺铂的耐受性差、不良反应重，也有采用卡铂、奈达铂等进行同步放化疗的研究，均有良好的疗效。同步放化疗过程中应十分重视放化疗不良反应，特别是骨髓抑制，发生几率极高，Ⅲ度以上的骨髓抑制发生率高达 80%。

4. 子宫颈癌的姑息化疗 用于晚期子宫颈癌远处转移或复发性宫颈癌的姑息性治疗，通常以顺铂为主的联合化疗或单药化疗。

（四）复发性子宫颈癌的治疗

在接受手术或同步放化疗结束半年以后出现局部或者其他部位的病灶可以诊断为宫颈癌复发。治疗棘手，疗效差。原则上应由多学科专家联合会诊小组讨论决定处理方案。任何治疗均需要权衡治疗收益，充分征求患者的意愿进行选择。

（1）放疗后中心性复发：可手术切除，术后补充化疗或（和）调强放疗、靶向放疗等。

（2）非中心性复发：可针对肿瘤的局部放疗±化疗，或行盆腔廓清术，单纯化疗等。

（3）复发与放射治疗的关系：放疗后 2 年以上复发者，可根据情况酌情给予局部的全量照射。对于放疗后 2 年内复发者，再次照射的剂量应极其慎重，避免放疗不但不能治愈肿瘤，反而造成严重的并发症，如肠瘘、尿漏等。

（4）手术后复发：如有手术切除机会，应尽量选择手术切除，术后可适当补充放疗+化疗。如无手术机会，则可选择放疗+化疗，如患者多处转移，则治疗以全身化疗为主。

子宫颈癌复发后的化疗方案以顺铂+紫杉醇为首选，放疗首选三维适形放疗或调强放疗。子宫颈癌复发后无论手术或放疗都有较大风险，文献报道其膀胱、直肠穿孔的风险达 20% 以上，且预后不好，5 年生存率不到 20%，所以对于复发性子宫颈癌的治疗应充分考虑治疗风险，与患者及家属充分沟通。

（五）妊娠期子宫颈癌的处理

妊娠期子宫颈癌占所有子宫颈癌的 0.5% 左右，其定义尚未统一，有学者认为孕期、产时和产后 6 个月内发现的子宫颈癌与非孕期有所不同，建议将其定义为妊娠相关性子宫颈癌（cervical cancer associated with pregnancy），这一观念渐被大多数学者接受。妊娠合并子宫颈癌的处理较复杂，它与患者有无生育要求、子宫颈癌分期、孕周等密切相关，表 5-5-1-3 概括了有继续妊娠要求的妊娠期子宫颈癌患者的处理。

表 5-5-1-3　妊娠期子宫颈癌的处理

妊娠时间	Ⅰ A1 期	Ⅰ A2 期、Ⅰ B 期和Ⅱ A 期	Ⅱ b 期和Ⅲ期
<12 周	全子宫切除	根治性子宫切除,或后装放疗 20Gy(2 周)清空宫内组织,行盆腔外照射	行后装放疗,自发流产并清空宫内残留组织后行盆腔外照射
12 ~ 24 周	全子宫切除	根治性子宫切除,或后装放疗后 2 周内剖宫取出死胎,行盆腔外照射	后装放疗后 2 周内剖宫取出死胎,行盆腔外照射
24 ~ 32 周	等待至 32 周,行羊水及类固醇检查胎儿肺成熟,处理同 >32 周者	等待至 32 周,行羊水及类固醇检查胎儿肺成熟,处理同 >32 周者	等待至 32 周,行羊水及类固醇检查胎儿肺成熟,处理同 >32 周者
>32 周	剖宫产术+全子宫切除±盆腔淋巴结清扫	剖宫产+根治性子宫切除+盆腔淋巴结清扫,或剖宫产术后待子宫回复后行全量放疗	剖宫产术后待子宫回复后行全量放疗

如患者无继续妊娠要求,则Ⅱ A 期以内患者可以直接行子宫颈癌根治手术,术中出血可能相对稍多,对于Ⅱ B 期以上患者或选择放射治疗的Ⅱ A 期以内患者,孕 12 周以内可引产或人工流产后全量放疗,孕 12 周以上,可剖宫取胚 2 周后行全量放疗。

(六) 子宫颈癌患者的预后

子宫颈癌全量放疗的治愈率令人满意,据中国医学科学院肿瘤医院 8056 例患者的大样本统计,Ⅰ ~ Ⅳ期患者 5 年生存率分别为 93.4% 、82.7% 、63.6% 、26.6% ,传统腔内治疗与目前广泛采用的高剂量率后装治疗疗效无差异。Ⅰ A1 ~ Ⅱ A2 期患者,手术治疗后的预后与放疗相当。大宫颈、深肌层浸润、切缘阳性、淋巴结转移、淋巴脉管浸润、特殊病理类型(如子宫内膜浆乳癌、透明细胞癌、小细胞癌等)、首诊未规范化治疗等都是子宫颈癌的不良预后因素。尤其是首诊时未行规范化治疗,对于患者的预后有极大的不良影响。

八、随访及康复

子宫颈癌患者治疗结束后应该进行严格随访,除在治疗结束 2 年内的密集随访外,应主张终身定期随访。应该建立有相关的治疗和随访档案,随访主要内容包括妇科检查、子宫颈或阴道残端刮片、超声及 MRI 或 CT 等影像学检查、鳞癌抗原(SCC)检查。子宫颈癌患者一般治疗结束 3 个月或半年以后可以恢复性生活。恢复性生活可以提高患者的生活质量,利于患者重新回归正常的社会生活。对于卵巢功能缺失的患者,如有补充雌激素的必要,排除补充雌激素禁忌,如乳腺疾病等,对于宫颈鳞癌患者可以适当补充雌激素,有利于患者的生活质量提高,也不对预后产生不良影响。

九、进　展

(一) 子宫颈癌手术

随着子宫颈癌手术技巧的提高,手术器械的进步,子宫颈癌的手术目前已基本实现微创化,保留生育功能及膀胱支配神经的研究也深入开展,使困扰子宫颈癌患者的两大问题,如保留生育功能和术后膀胱功能障碍得到初步解决,使患者生活质量得到极大提高。

(二) 子宫颈癌放射治疗

随着影像学的进步,放疗设备的更新和计算机在医学领域的应用,子宫颈癌的放射治疗取得极大进展,精确放疗,提高肿瘤靶区的剂量,而周围正常组织的保护也得到极大提高。后装治疗方面,目前 CT 定位的三维后装治疗也逐步进入临床,将极大改善后装治疗剂量分布不均匀的缺点,使后装治疗也逐步达到精确化。

相信随着技术及设备的更新,正确分期下的子宫颈癌治疗疗效将进一步提高,不良反应及并发症将越来越少,延长生存期,提高患者生命质量是妇科肿瘤治疗的目标。

(周　琦　唐　郢)

Summary

The clinical symptoms of carcinoma of the cervix are vaginal bleeding, discharge, and pain. Exophytic carcinomas bleed earlier in a sexually active patient (because of contact) than do lesions that expand the cervix. Lesions that expand the endocervix in a barrelshaped configuration may leave the squamous epithelium of the exocervix intact until the lesions exceed 5 or 6 cm in transverse diameter; therefore, carcinomas with this growth pattern may be silent and grow large before the patient bleeds. Cytologic findings may be negative unless the endocervix is sampled with a brush device. Ulcerative lesions that destroy the exocervix bleed early, and necrosis and infection induced by the cancer's outgrowing its blood supply result in a foul-smelling vaginal discharge. Severe pelvic pain experienced during the pelvic examination may indicate salpingitis. Tubal infections require management before radiation therapy. Patients with an adnexal mass need surgical treatment before radiation therapy is started. In patients with recurrent cervical cancer, it is important first to determine if the patient is a candidate for definitive surgery or radiation therapy. Five-year survival rates range from 20% to 50% if one of these therapies can be administered. Systemic chemotherapy should be cautiously used for treatment of both recurrent and metastatic disease. Careful attention should be paid to toxicity.

第二节　卵巢恶性肿瘤

一、概　　述

卵巢恶性肿瘤是最常见的妇科恶性肿瘤之一,全球估计新发病例每年约 17/10 万。在女性生殖系统恶性肿瘤中,发病率位于子宫颈癌和子宫体癌之后,居第三位。发病隐匿,症状无特异性,早期难以发现,确诊时约有 70% 是中晚期,疗效差。

按病理类型主要有卵巢上皮性肿瘤、生殖细胞肿瘤和性索间质肿瘤。其中卵巢上皮性肿瘤占绝大多数,为 60%~85%;卵巢生殖细胞肿瘤在国内资料显示占 15%~25%,而国外则明显减少,占 2%~5%;卵巢性索间质肿瘤占 4.3%~6%。由于卵巢位于盆腔深部,早期病变不易发现,并且由于患者早期缺乏自觉症状及目前尚无有效的筛查方法和措施,60%~70% 的患者就诊时已属晚期,因此,在女性生殖系统肿瘤中,卵巢恶性肿瘤的发病率虽只占女性生殖系统恶性肿瘤的 4%~6%,但其病死率却高居妇科恶性肿瘤之首。

发病年龄因肿瘤类型而异。卵巢上皮性肿瘤好发于中老年妇女,85% 的卵巢上皮性肿瘤患者发病年龄为 40 ~ 70 岁,60 ~ 65 岁是发病高峰。卵巢生殖细胞肿瘤的发病率仅次于上皮性肿瘤,多发生于 30 岁以下的年轻妇女及幼女,青春期前的患者占 60% ~ 90%。卵巢性索间质肿瘤可发生在任何年龄段,随着年龄的增长,发病率也缓慢增加。

近 20 年来,由于有效化疗方案的应用,使卵巢恶性生殖细胞肿瘤的治疗效果有了明显的提高,存活率分别由过去的 10% 提高到目前的 90% ,且大部分患者可行保留生育功能的治疗。但卵巢上皮性肿瘤的治疗效果却一直未能改善,5 年生存率徘徊于 30% ~ 40% ,病死率居妇科恶性肿瘤首位。卵巢上皮性肿瘤已成为严重威胁妇女生命和健康的主要肿瘤。

卵巢恶性肿瘤发病原因不是分清楚,可能危险因素包括肥胖,持续排卵,雌激素水平过高,过多上时间使用促性腺激素,环境不良因素等。近几年,对家族遗传因素如常染色体异常,*BRCA1/BRCA2* 基因突变等遗传因素研究多,以上因素多项或独立存在,卵巢癌的风险可以增加数倍到数十倍。

由于卵巢恶性肿瘤发病原因不清,预防困难,但口服避孕药,哺乳减少排卵,子宫切除和双输卵管结扎,有基因突变的预防性卵巢切除可降低卵巢癌风险,对有高危因素者加强监测,积极普查是降低卵巢癌发病的重要手段。

二、组织学分类及分级

(一) 组织学分类

根据世界卫生组织(WHO)有关卵巢癌的分类,WHO 卵巢肿瘤组织学分类见表 5-5-2-1。

表 5-5-2-1　卵巢肿瘤组织学分类

上皮间质性卵巢肿瘤	环小管性索瘤
浆液性肿瘤	两性母细胞瘤
黏液性肿瘤	未分类性索间质肿瘤
内膜样肿瘤	甾体细胞肿瘤
透明细胞肿瘤	间质黄体瘤
移行细胞肿瘤	睾丸间质细胞瘤
鳞状细胞肿瘤	非特异性甾体细胞瘤
混合性上皮肿瘤	生殖细胞肿瘤
未分化和未分类肿瘤	原始生殖细胞肿瘤
性索间质肿瘤	二胚层或三胚层肿瘤
颗粒间质细胞肿瘤	单胚层畸胎瘤和伴有皮样囊肿体细胞型肿瘤
颗粒细胞瘤	生殖细胞性索间质肿瘤
卵泡膜-纤维瘤组	卵巢网肿瘤
支持间质细胞肿瘤	杂类肿瘤
支持睾丸间质细胞瘤	瘤样病变
支持细胞瘤	淋巴造血肿瘤
间质睾丸间质细胞瘤	继发性肿瘤
混合型或未分类性索间质肿瘤	

(二)组织学分级

WHO分级标准主要根据组织结构和细胞分化程度分为三级,Ⅰ级为高分化,Ⅱ级为中分化,Ⅲ级为低分化。组织学分级对治疗反应和预后十分重要。

三、分　期

现多采用FIGO 2000年手术-病理分期法,标准如下。

Ⅰ期:肿瘤局限于卵巢。

ⅠA:肿瘤局限于一侧卵巢,无腹腔积液,包膜完整,表面无肿瘤,腹水或腹腔冲洗液中未见恶性细胞。

ⅠB:肿瘤局限于双侧卵巢,无腹腔积液,包膜完整,表面无肿瘤,腹水或腹腔冲洗液中未见恶性细胞。

ⅠC:ⅠA或ⅠB病变已穿出卵巢表面;或包膜破裂;或在腹腔积液或腹腔冲洗液中发现恶性细胞。

Ⅱ期:肿瘤累及一侧或双侧卵巢,伴盆腔内扩散。

ⅡA:肿瘤蔓延和(或)转移至子宫和(或)输卵管,腹水或腹腔冲洗液中未见恶性细胞。

ⅡB:肿瘤蔓延至盆腔其他组织,腹水或腹腔冲洗液中未见恶性细胞。

ⅡC:ⅡA或ⅡB期病变,肿瘤已穿出卵巢表面;或包膜破裂;或在腹腔积液或腹腔冲洗液中发现恶性细胞。

Ⅲ期:肿瘤侵及一侧或双侧卵巢,镜检证实有盆腔外腹腔转移和(或)区域淋巴结转移,肝表面转移为Ⅲ期。

ⅢA:肿瘤局限在真骨盆未侵及淋巴结,无淋巴结转移,组织学证实有盆腔外腹膜面镜下转移。

ⅢB:盆腔外腹腔转移灶直径≤2cm,无淋巴结转移。

ⅢC:盆腔外腹腔转移灶最大径超过2cm和(或)伴腹膜后区域淋巴结转移。

Ⅳ期:肿瘤侵及一侧或双侧卵巢并有远处转移,胸腔积液存在时需找到恶性细胞,肝转移需累及肝实质。

四、治　疗

(一)卵巢癌的治疗原则

卵巢癌的治疗目前主要是手术和化疗为主的综合治疗,治疗基本原则如下。

(1)一经发现,应及早手术,可明确诊断,进行手术病理分期。

(2)化疗是重要治疗手段,根据肿瘤类型,分期及分化,对生育的要求和患者的全身情况决定化疗,是否术前化疗和术后化疗疗程。

(3)对生殖细胞肿瘤以治愈为目标,并可以保留生育功能。

(4)上皮性卵巢癌早期争取治愈,晚期则以提高生存率和生存质量为主。

(5)黏液性上皮癌,应全面消化道检查,除外消化道转移癌。

(二)卵巢癌的手术治疗

手术是治疗卵巢恶性肿瘤的主要手段。手术目的和范围应根据肿瘤的组织学类型、临床分期以及患者的具体情况而定。手术的主要目的:①明确组织学诊断;②进行盆腹腔内的全面探查,了解病变范围,进行准确的分期;③最大限度地减少肿瘤负荷;④解除症状(姑息性手术)。

卵巢上皮癌的手术范围包括:①足够大的腹部纵切口;②全面盆腹腔的探查;③腹腔细胞学(腹水,或盆腔、结肠侧沟、上腹部之冲洗液);④大网膜切除;⑤全子宫和双附件切除(卵巢动静脉高位结扎);⑥仔细探查及活检(粘连、结扎及可疑部位,特别是结肠侧沟、膈肌和肠系膜等);⑦盆腔及腹主动脉旁淋巴结清扫(肠系膜下动脉水平)。

根据期别的早晚和手术的目的,卵巢癌的手术方式:①全面分期探查术(comprehensive staging laparotomy);②肿瘤细胞减灭术(cytoreductive surgery,debulking);③中间性(或间隔性)肿瘤细胞减灭术;④二次探查手术(second-look laparotomy);⑤保留生育功能的手术。

(三) 化学治疗

卵巢恶性肿瘤是化疗敏感性肿瘤,化疗是卵巢恶性肿瘤的重要辅助治疗措施,一定要及时、足量、规范。其适应证比较广泛,主要用于术前、术后及晚期患者的姑息治疗。目前国内外已广泛采用紫杉醇与卡铂/顺铂联合化疗代替以往的顺铂联合化疗,成为卵巢癌的一线标准化疗。

二线化疗药物较多,但并没有首选的化疗方案。可选的药物有多西他赛、吉西他滨、多柔比星脂质体、托泊替康等。

对于恶性生殖细胞肿瘤除ⅠA期的无性细胞瘤和ⅠA(1级)未成熟畸胎瘤患者术后可以观察随访,其余的恶性生殖细胞肿瘤均需要给予手术及术后化疗。目前推荐术后化疗以BEP(顺铂、依托泊苷、平阳霉素)为一线方案。

(四) 放射治疗

1. 放射治疗在卵巢癌治疗中的地位与作用 放射治疗作为卵巢癌的辅助治疗已有50余年的历史,开始它仅用于肿瘤不能切除的患者,后来用于各期卵巢癌的术后治疗,早期卵巢癌术后常规进行盆腔放疗,特别是上皮性卵巢癌,与单纯手术相比没有提高疗效。但性索间质肿瘤和一些生殖细胞恶性肿瘤,放射治疗疗效肯定。

卵巢癌的放射治疗是一种局部治疗手段,主要通过全腹和(或)盆腔体外照射、腹盆腔放射性药物灌注等,达到杀灭和控制肿瘤的目的。但由于卵巢癌的生物特点,易出现盆腹腔广泛转移,且有效化疗药物的应用,近年来放疗应用相对较少,放疗不良反应较大,传统放疗的治疗中断率15%~30%,治疗终止率10%~15%。传统放疗不再用于卵巢癌术后常规辅助治疗。

近年来,随着适形调强放疗技术的应用,放疗不良反应明显降低。放疗作为卵巢癌手术及一线化疗结束后巩固治疗的安全性和疗效得到认可。因此放疗仍不失为卵巢癌有效的辅助治疗。目前放射治疗多用于复发肿瘤的挽救治疗或卵巢癌一线化疗后的巩固治疗等。

2. 放射治疗的剂量和方法

(1) 盆腔照射:在过去几十年中,盆腔照射是卵巢癌术后治疗的主要方法。盆腔照射范围包括下腹和盆腔,前后对穿照射,肿瘤量40~50Gy。

(2) 全腹加盆腔照射:全腹加盆腔照射多用于早期患者的术后预防治疗,或有小的残存肿瘤(<2cm,甚至<0.5cm)中晚期患者的术后治疗。

全腹照射上始于膈上1cm下至盆腔闭孔下缘,包括腹膜在内的盆腹腔。照射技术现均采用全腹开放大野照射,曾一度应用的腹部移动条形野技术,后经临床随机分组研究比较,全腹开放大野较移动条形野的并发症较低,且肿瘤的控制率相同,因此目前腹部照射开放大野技术已基本代替腹部移动条形野技术。

一般全腹照射的肿瘤剂量为 22～28Gy/(6～8)周,前后对穿照射。为减少肝肾损伤,从后方挡肾,剂量限于 15～18Gy;从前方挡肝,剂量限于 22～25Gy。增加盆腔野照射剂量,使盆腔野总量达 45～50Gy。

全腹加盆腔照射的疗效受很多因素影响,为取得较好的疗效,Dembo 等(1992 年)对选择盆腹腔放疗为术后唯一辅助治疗的患者,制定了以下原则:①上腹部无肉眼可见肿瘤,且盆腔肿瘤<(2～3)cm,或无肉眼见肿瘤;②整个腹腔必须包括在照射野内,放疗前模拟定位;③肝不予遮挡(防护),但上腹部剂量因此限制在 25～28Gy,每日量 1.0～1.2Gy;④肾采用部分遮挡保护,使其受量不超过 18～20Gy;⑤盆腔野每日照射量 1.8～2.2Gy,总量达 45Gy;⑥前、后野对穿照射,确保前、后野剂量相差不超过 5%;⑦照射野必须在髂嵴外;⑧照射野必须达腹膜外;⑨上缘应在呼气时横膈上 1～2cm。

全腹照射的患者放疗反应较大,可有胃肠道反应,骨髓抑制以及不同程度的肝、肾损伤,肠粘连、肠梗阻、放射性膀胱炎等是主要的远期放疗反应。

(3)三维适形调强放疗(IMRT)的应用:三维适形调强放疗能够使孤立且位于重要器官附近的复发灶得以控制。多作为局部复发不能耐受手术治疗的患者,但作为卵巢癌初次满意减瘤术后化疗后的辅助治疗时,没有明确肿瘤存在,且可能的复发部位广泛分布于全腹及盆腔的患者,则要慎重考虑。

3. 放射治疗疗效的影响因素　影响疗效的因素较为复杂,主要包括肿瘤的病变范围、组织学分类、术后残存肿瘤的大小及组织分化等。

(1)病变分期对放疗疗效的影响:既往研究资料显示,Ⅰ期患者术后辅助放疗和单纯手术组比益处不大;Ⅱ期患者术后辅助放疗明显受益,生存率提高的主要原因是Ⅱ期肿瘤限于盆腔,盆腔脏器对放疗的耐受量较高,故能达到一定的治疗剂量。Ⅲ期患者的全腹照射受其敏感器官耐受量的限制,不易达到治疗剂量,故Ⅲ期患者术后辅助放疗,生存率无明显改善。

(2)术后残存肿瘤对疗效的影响:临床实践证实肿瘤体积大,疗效差。Dembo 认为残存肿瘤>2cm 时,放疗后很少患者能长期生存。Schray 研究表明,放疗前无残存肿瘤、残存肿瘤<2cm 和≥2cm 患者的 10 年无癌生存率不同,各为 79%、49% 和 24%。残存肿瘤的大小是影响晚期患者放疗疗效的主要因素。

(3)肿瘤组织学分类对放疗疗效的影响:卵巢无性细胞瘤(单纯型)是放射高度敏感的肿瘤,直到 80 年代中,常常采用手术及术后放疗。卵巢颗粒细胞瘤对放疗也较敏感。卵巢生殖细胞瘤中,除无性细胞瘤外,其余的卵巢生殖细胞瘤如卵巢内胚窦瘤、未成熟畸胎瘤等对放疗不敏感。

(4)肿瘤组织的分化程度对放疗疗效的影响:一般认为组织分化越差对放射治疗越敏感,但因分化差恶性程度高,总的预后不佳。

(吴令英　李　宁)

Summary

Ovarian cancer is one of the most treatable solid tumors,as the majority will respond temporarily to surgery and cytotoxic agents. As there are few specific symptoms for early stage disease and there is no generally accepted screening strategy, carcinoma has metastasized beyond the ovary in more than three fourths of patients when epithelial cancer is finally diagnosed. If ovarian cancer is still confined to the ovary, 90% of patients can be cured with conventional surgery and chemotherapy. Many cancers are detected as pelvic masses, although even small tumors confined to the pelvis may have metastasized by the time that they are palpated. About 20% to 30% of ovarian masses found in postmenopa-usal women are malignant, whereas only 7% of ovarian masses in premenopausal women are malignant. Intense investigation is underway to develop an effective strategy for early detection of ovarian cancer using pelvic ultrasonography and serum/plasma assays that include CA125 and other novel markers.

第三节　子宫内膜癌

一、概　　述

　　子宫内膜癌(endometrial carcinoma)(ICD10 编码:C54.101)是发生于子宫内膜的一组上皮性恶性肿瘤,为女性生殖道常见三大恶性肿瘤之一,在国内子宫内膜癌的发病率位于宫颈癌之后居第二位,在许多欧美国家子宫内膜癌的发病率在妇科恶性肿瘤中居首位,子宫内膜癌多见于老年妇女,高发年龄 50~60 岁,年轻患者有增多趋势。子宫内膜癌有两种临床病理亚型,Ⅰ型子宫内膜样腺癌,雌激素依赖;Ⅱ型非子宫内膜样腺癌,非雌激素依赖。治疗原则以手术为主,有高危因素患者术后应辅助放疗、化疗及激素治疗。

二、流行病学

(一) 发病率

　　子宫内膜癌为女性生殖道常见三大恶性肿瘤之一,占女性癌症的 7% 左右,占女性生殖系统恶性肿瘤的 20%~30%。在国内子宫内膜癌的发病率位于宫颈癌之后为第二位,而在许多欧美国家子宫内膜癌的发病率在妇科恶性肿瘤中居首位。全球癌症登记处最新资料统计全球新病例宫颈癌第 3 位、子宫体癌第 6 位、卵巢癌第 8 位,发展中国家新病例宫颈癌第 3 位、子宫体癌第 7 位、卵巢癌第 9 位,发达国家新病例子宫体癌第 4 位、卵巢癌第 6 位、宫颈癌第 10 位,发达国家发病率为发展中国家和日本的 4~5 倍,在印度及南亚发病率最低。世界范围内子宫内膜癌的发病率为 0.4/10 万~22.2/10 万,发病率最高的为美国白色人种。据估计,2009 年美国有 42160 名新发病例,7780 例死于该疾病。其中黑人妇女发病率相对低 40%,但是死亡风险相对高 54%,估计该现象与诊断不及时有关。

(二) 发病年龄

　　子宫内膜癌可见于任何年龄阶段,但好发于中老年妇女,发病年龄高峰为 50~60 岁。子宫内膜样腺癌患者平均发病年龄为 63 岁,70% 左右患者诊断时病变局限于子宫体,5 年生存率大致 83%。相比之下,非子宫内膜样腺癌平均发病年龄为 67 岁,诊断时至少一半以上患者病变范围已超过宫体。透明细胞癌和浆乳癌患者 5 年生存率分别 62% 和 53%。

(三) 地域分布及种族特征

　　根据国外研究,子宫内膜癌的发病与地域及种族特征有很大关系。而在我国子宫内膜癌与地域及种族之间是否有差异目前无系统的统计资料。美国与欧洲北部的发病率较高而亚洲和南美地区的发病率较低。美国旧金山的白色人种发病率高达22.2/10万,欧洲发病率也高达11/10万~15.7/10万,而菲律宾、日本、中国上海和科威特的子宫内膜癌发病率分别是5.5/10万,3.2/10万,2.9/10万,2.4/10万。国外研究表明白色人种和黑色人种患子宫内膜癌的发病率和存活率有明显差异,白色人种患该病风险高治疗效果好。白色人种和黑色人种患子宫内膜癌发病率分别为22.3/10万、14.8/10万;5年生存率分别为84%,55%。

(四) 发病与生活习惯

肥胖由不良生活习惯引起,多种因素致雌激素增加,孕激素减少,肥胖特别是绝经后肥胖可明显增加子宫内膜癌的危险。不良饮食习惯不但引起肥胖还可对内源性激素环境产生影响进而引起子宫内膜癌发生。高脂肪、低碳水化合物、低纤维食物可增加子宫内膜癌的危险,蔬菜、水果、胡萝卜素可降低子宫内膜癌发病风险。

三、病因及发病机制

(一) 病因

确切病因尚不明确,但子宫内膜非典型增生是子宫内膜癌前病变已被公认,近年研究提示可能与下列因素有关:

1. 子宫内膜增生　子宫内膜增生是指发生在子宫内膜的一组增生性病变,是由于长期单一雌激素刺激,缺乏孕激素的拮抗,主要发生于育龄期妇女。根据1987年国际妇科病理学会(International Society of Gynecologic Pathologists,ISGP)提出新病理诊断标准,它在组织学上可分为简单型增生过长(simple hyperplasia)、复杂型增生过长(complex hyperplasia)及非典型增生过长(atypical hyperplasia)。子宫内膜非典型增生因子宫内膜细胞具有异型性,具备恶性潜能,被公认为是子宫内膜癌的癌前病变。子宫内膜增生大多数病变是可逆的,可逐渐好转,或长期停留良性状态,仅有一小部分病变发展成为内膜癌。子宫内膜癌增生有3种发展方向:①病变消退或好转,在刮宫及药物治疗后一部分患者会出现上述变化;②病变持续或加重;③癌变,子宫内膜单纯性和复杂性增生患者中有1.6%进展为癌,而非典型增生患者中有8%~29%进展为癌。

2. 高血压病、肥胖、糖尿病　肥胖-高血压-糖尿病被称为子宫内膜癌的三联征,肥胖尤其是绝经后肥胖明显增加子宫内膜癌的危险性。绝经以后卵巢功能减退,肾上腺分泌的雄烯二酮在脂肪组织内经过芳香化酶转化成雌酮,脂肪组织越多转化能力越强,肥胖患者脂肪组织过多将增加雌激素的储存,造成血浆雌酮水平增高而致子宫内膜由增生转变为癌。高血压是垂体功能紊乱的一种表现,可能因垂体功能紊乱,垂体促性腺功能异常致卵巢功能失常不排卵,子宫内膜缺乏孕激素而长期处于增生状态。高血压患者患子宫内膜癌的危险性是血压正常者的1.5倍。糖尿病患者患子宫内膜癌的危险性是非糖尿病患者的3倍。

3. 多囊卵巢综合征　多囊卵巢综合征(polycystic ovarian syndrome,PCOS)患者主要是因雄激素、黄体生成素、胰岛素过多而缺乏孕激素的调节和周期性内膜的脱落,卵巢发育中的卵泡闭锁不能形成优势卵泡,卵泡不能发育成熟和排卵,持续分泌雌激素导致子宫内膜增生改变最后发生子宫内膜癌。

4. 无排卵、不孕不育　无排卵致子宫内膜长期接受雌激素刺激缺乏孕激素对抗而引起子宫内膜的增生和癌变。不孕不育是子宫内膜癌的高危因素,正常妊娠期和哺乳期子宫内膜可以避免雌激素的刺激,子宫内膜癌患者中有 15%~20% 的患者有不育史,未产妇比经产妇的子宫内膜癌发生率高 3 倍。

5. 初潮早及晚绝经 初潮早及晚绝经通常与排卵异常有关,使子宫内膜接受雌激素刺激的机会增多。

6. 卵巢肿瘤 卵巢肿瘤合并子宫内膜癌的机会为 4%,可产生雌激素的卵巢肿瘤有卵巢卵泡膜细胞瘤、颗粒细胞瘤等,可致子宫内膜产生非典型增生甚至癌变。

7. 外源性雌激素 仅用雌激素替代治疗将增加子宫内膜癌发生的机会。雌孕激素序贯疗法将使雌激素治疗的安全性明显增加。他莫昔芬是选择性雌激素受体调节剂,具有抗雌激素作用,同时微弱的雌激素样作用。他莫昔芬治疗乳腺癌,子宫内膜在治疗过程中以及治疗 3 年后均有持续增厚趋势,可使患子宫内膜癌的风险增加,但一般多为早期。

8. 家族及遗传因素 子宫内膜癌是遗传性非息肉型结直肠癌中最常见的肠外表现,呈常染色体显性遗传。在有卵巢癌、乳腺癌或子宫内膜癌家族史者患子宫内膜癌的风险增加。

9. 相关基因 已发现在子宫内膜癌组织中有 *K-ras*、*Her-2/neu*、*C-myc*、人端粒酶反转录酶(hTERT)等癌基因表达及抑癌基因 *PTEN*,*p53*,*p16* 突变,与子宫内膜癌的发生,发展及预后有关。

(二)发病机制

1. 雌激素作用机制 使子宫内膜上皮细胞增生是雌激素的一个重要生理作用,长期单一无对抗性雌激素作用是子宫内膜癌典型的致病因素。

2. 胰岛素作用机制 糖尿病是子宫内膜癌的高危因素之一,2 型糖尿病产生高血糖,胰岛素代偿性增加致高胰岛素血症,胰岛素刺激卵巢产生雄激素,高雄激素通过肝或脂肪组织中的芳香化酶作用生成雌激素,经过外周转化使雌激素水平升高促进了子宫内膜增生,增加了子宫内膜癌的发病风险。

3. 其他分子机制 Ⅰ 型子宫内膜样癌多与 *K-ras*、*PTEN*、*B-catenin* 等基因突变及错配修复基因缺陷有关,Ⅱ 型子宫内膜癌多与 *p53* 突变,*p16* 基因失活和 *Her-2/neu* 过表达有关。

四、病　理

(一)大体分型

子宫内膜癌可发生在子宫内膜的任何部位,子宫可以轻度或明显增大,也可表现为正常大小,或者为萎缩子宫。其生长方式常常分为以下两种。

1. 弥漫型 病变呈弥漫型生长,累积子宫内膜面积较广,也可蔓延至子宫颈管内膜,若阻塞宫颈管可致宫腔积脓。

2. 局限型 病变为较小的孤立病灶,多见于宫腔底部或子宫角部,呈息肉状、菜花状、乳头状,常侵犯子宫肌层甚至穿破肌层到达子宫浆膜层。

(二)组织学分类

子宫内膜癌病理类型中,腺癌为最主要的病理类型,其中以子宫内膜样腺癌最为常见(60%~65%),其他较少见的亚型见表 5-5-3-1。

近年对子宫内膜癌组织学分类逐渐趋向一致,其分类如下。

1. 子宫内膜样腺癌 在所有子宫内膜癌中是最常见的子宫内膜癌,约占80%。肿瘤由不规则的子宫内膜样腺体组成,被覆单层或假复层柱状上皮细胞。常常伴有不同分化形成不同亚型。

（1）伴鳞状分化型:较常见,发生率为25%,表现为腺癌组织中含有鳞状上皮成分,以前将含有较为良性鳞状分化成分的称为腺棘癌,认为其预后较好,含有恶性鳞状上皮成分,称为鳞腺癌,认为预后不佳。但近年研究发现,此类肿瘤预后与是否伴鳞状上皮分化、鳞状分化的好坏对于预后并不重要,主要与肿瘤中腺体成分的分化有关。因此,上述两种命名已被"子宫内膜癌伴鳞状分化"取代。

（2）绒毛腺管状子宫内膜样腺癌:较常见,形态上很像结肠的绒毛腺管状腺瘤。

表 5-5-3-1　子宫内膜癌病理类型（WHO,2003）

类　型	ICD-10 编码
子宫内膜样腺癌	8380/3
伴鳞状分化型	8570/3
绒毛腺型	8262/3
分泌型	8382/3
纤毛细胞型	8383/3
黏液性腺癌	8480/3
浆液性腺癌	8441/3
透明细胞腺癌	8310/3
混合细胞腺癌	8323/3
鳞状细胞癌	8070/3
移行细胞癌	8120/3
小细胞癌	8041/3
未分化癌	8020/3

（3）分泌型子宫内膜样腺癌:占子宫内膜样腺癌的1%~2%,肿瘤细胞由分泌型腺体改变,临床发现该类型预后较好。

（4）纤毛细胞型具有输卵管上皮分化的纤毛细胞多见于良性子宫内膜病变,当大部分（>75%）恶性腺体被覆纤毛细胞时,称为子宫内膜癌纤毛细胞型,该亚型预后也好。

2. 黏液性腺癌 占子宫内膜癌的1%~9%,普通子宫内膜样癌常伴有灶性黏液样上皮分化,该型特征:肿瘤细胞内含黏液样上皮分化比例大于50%,有明显的黏液,其细胞杯状或高柱状,胞浆丰富,呈空泡状,核位于基底。一般将其视为Ⅰ型癌,绝大多数为临床Ⅰ期,预后好。

3. 浆液性腺癌 又称浆液性乳头状癌,占子宫内膜癌的1.1%~10%,肿瘤恶性程度高,具有高度侵袭性。属Ⅱ型子宫内膜癌,组织学形态为具有乳头状结构,细胞成簇,核异型性明显。

4. 透明细胞腺癌 占子宫内膜癌的1%~5%,是另一种Ⅱ型子宫内膜癌,以老年女性居多。肿瘤由富于糖原胞浆透明的细胞和鞋钉样细胞组成,细胞多呈实性、乳头状、腺管状及管囊状;核大畸形,突向腺腔内。肿瘤预后差。

5. 混合细胞腺癌 是指由Ⅰ型（子内膜样腺癌,包括它的亚型或黏液腺癌）和Ⅱ型癌（浆液性或透明细胞性）混合存在。一般认为Ⅱ型癌成分占25%以上预后不佳。

6. 鳞状细胞癌 较为罕见,约占子宫内膜癌的0.5%,见于老年女性,临床伴有子宫颈狭窄和子宫积脓。是完全由不同分化的鳞状上皮细胞组成。

7. 移行细胞癌 原发的移行细胞癌极其罕见,肿瘤组织中≥90%的区域为类似泌尿道移行上皮细胞组成。

8. 小细胞癌 发病率不到子宫内膜癌的1%,组织学形态类似肺小细胞癌。肿瘤预后差。

9. 未分化癌 见于绝经后妇女,占子宫内膜癌的2%左右,组织形态缺乏特征性分化。此外,依据子宫内膜癌发病机制的不同还可将其分为两大类,即Ⅰ型和Ⅱ型子宫内膜样癌。Ⅰ型子宫内膜癌是由于雌激素长期刺激引起,属雌激素依赖性肿瘤,常伴子宫内膜增生,该型典型组织学类型是子宫内膜样腺癌。Ⅱ型子宫内膜癌的发生与雌激素的关系较少,多见于绝经后妇女,常伴有 p53 基因肿瘤抑癌基因的突变,该型典型组织学类型是浆液性癌。子宫内膜样腺癌按腺癌分化程度分为Ⅰ级(高分化,G_1)、Ⅱ级(中分化,G_2)、Ⅲ级(低分化,G_3),为预后重要因素。2010 年 NCCN 指南中,将癌肉瘤列入子宫内膜癌特殊类型,病理学家认为癌肉瘤属化生癌,其恶性程度高,早期可出现淋巴、血行、腹腔播散,应按高级别的内膜癌治疗。

五、转移途径

子宫内膜癌生长较缓慢,病灶主要局限于子宫内膜或宫腔内;晚期、部分特殊病理类型如浆液性乳头状腺癌、透明细胞癌、低分化子宫内膜癌等因生长快、侵袭性强、短期内便可出现转移。

1. 直接蔓延 为最常见途径。癌肿较早沿子宫内膜蔓延生长,向上经子宫角至输卵管,向下至子宫颈管蔓延到阴道。子宫内膜癌还可经肌层浸润,穿破子宫浆膜面而蔓延至膀胱、直肠、输卵管、卵巢等临近盆腔脏器,并可广泛种植在腹膜、子宫直肠陷凹及大网膜。

2. 淋巴转移 子宫内膜癌的淋巴转移与病变期别、肌层浸润深度、病理组织学类型、细胞分化程度、肿瘤大小等有关。当癌肿浸润至深肌层或扩散到宫颈管,或癌组织分化不良时,易发生淋巴转移。盆腔和腹主动脉旁淋巴结同时转移很常见,提示在部分患者肿瘤是同时侵犯盆腔和腹主动脉旁淋巴结的。这和宫颈癌的转移途径相反,宫颈癌的腹主动脉旁淋巴结转移总是晚于盆腔淋巴结。阴道的转移很可能是脉管受侵所致,它发生的时候通常没有宫颈转移。

3. 血行转移 最常见部位为肺,肝、脑、骨骼和其他部位少见。

六、临床表现和分期

(一) 症状

1. 阴道出血 是子宫内膜癌最多见、最重要的症状,90% 以上具有异常阴道流血,最常见的为绝经后阴道流血,部分围绝经期或者无排卵绝经前期妇女可出现月经间期出血或者突发阴道大量流血。

2. 阴道排液 也是子宫内膜癌的常见症状,阴道排液呈浆液性或血水样。若合并宫腔积脓,则阴道排液呈脓性或脓血性,伴臭味。

3. 疼痛 晚期肿瘤浸润周围组织或压迫神经引起下腹及腰骶部酸痛,并可向呈下肢放射性疼痛。约有 10% 患者诉有下腹阵发性疼痛,当宫腔内有积血或积液时刺激子宫收缩,表现为下腹胀痛。

4. 其他症状 晚期患者可出现贫血、消瘦、恶病质。发生远处转移者则有相应部位的症状。

(二) 体征

1. 全面查体 注意有无肥胖、糖尿病、高血压、心血管疾病。

2. 妇科检查 排除阴道、宫颈病变出血及炎性感染引起的排液。早期盆腔检查多正常,晚期可有子宫增大、附件肿物、贫血及远处转移的相应体征。

（三）分期

2009 年国际妇产科联盟（FIGO）进行了子宫内膜癌的手术-病理分期（表 5-5-3-2）修改，目的在于对疾病预后进行分类，合理科学地比较预后以及指导术后的治疗。以放射治疗为首选治疗的患者仍可采用 FIGO1971 年的临床分期标准（表 5-5-3-3）。

表 5-5-3-2　子宫内膜癌临床分期（FIGO，1971）

期别	肿瘤范围
Ⅰ期	癌瘤局限于宫体
ⅠA	子宫腔长度≤8cm
ⅠB	子宫腔长度>8cm
Ⅱ期	癌瘤累及子宫颈
Ⅲ期	癌瘤播散于子宫体以外，盆腔内（阴道、子宫旁组织可能受累，但未累及膀胱、直肠）
Ⅳ期	癌瘤累及膀胱或直肠，或有盆腔以外的播散

注：应根据组织学病理腺癌分级，即 G_1（高分化腺癌），G_2（中分化腺癌，有部分实质区域的腺癌），G_3（大部分或全部为未分化癌）

表 5-5-3-3　子宫内膜癌手术-病理分期（FIGO，2009）

期别	肿瘤范围
Ⅰ期	肿瘤局限于子宫体
ⅠA	无或<1/2 肌层受累
ⅠB	≥1/2 肌层受累
Ⅱ期	癌瘤累及子宫颈间质，但未扩散至宫外
Ⅲ期	局部和（或）区域扩散
ⅢA	癌瘤累及子宫体浆膜层和（或）附件
ⅢB	阴道和（或）宫旁受累
ⅢC	癌瘤转移至盆腔和（或）腹主动脉旁淋巴结
ⅢC1	癌瘤转移至盆腔淋巴结
ⅢC2	癌瘤转移至腹主动脉旁淋巴结有/无盆腔淋巴结转移
Ⅳ期	癌瘤累及膀胱和（或）肠黏膜；或远处转移
ⅣA	癌瘤累及膀胱和（或）肠道黏膜
ⅣB	远处转移，包括腹腔转移及（或）腹股沟淋巴转移

七、诊断与鉴别诊断

（一）诊断

主要根据患者病史、临床检查、辅助检查及病理检查作综合分析。

1. 病史及临床表现　子宫内膜癌的主要症状为异常的阴道流血、阴道排液增多、宫腔积脓等。多见于绝经后妇女发病与肥胖、雌激素持续增高、遗传等因素相关，病史中应重视高危因素的患者，如糖尿病、高血压、肥胖、无排卵性不孕、不育、延迟绝经（52 岁以后绝经）等。仔细询问有无乳腺癌、遗传性非息肉样结肠直肠癌、多囊卵巢综合征及使用外源性雌激素情况。

2. 检查

（1）全面查体：注意有无糖尿病、高血压、心血管及肺部疾病。

（2）妇科检查：排除阴道、宫颈病变出血及炎性感染引起的排液。早期盆腔检查多正常，晚期可有子宫增大、附件肿物、贫血及远处转移的相应体征。

3. 辅助检查

（1）细胞学涂片检查：因子宫内膜癌细胞脱落入阴道内较少，故宫颈和阴道脱落细胞学涂片检查阳性率低，取子宫腔刷片或子宫腔冲洗液细胞学涂片检查阳性率增高，但均不能作为确诊依据。

（2）经阴道 B 型超声检查：对子宫内膜癌的诊断有帮助，为首选无创辅助检查方法，可了解子宫大小、子宫腔内有无赘生物、内膜厚度、肌层有无浸润、附件肿物大小等。绝经后妇女内膜厚度<5mm 时，其阴性预测值可达 90%。

（3）病理检查：为确诊子宫内膜癌的主要手段，它既能明确肿瘤的性质和类型，同时又能行肿瘤的分级并行雌激素、孕激素受体检查。分段诊刮是最常用、最有价值的诊断方法，首先刮取宫颈管组织一周，标本单独送病理检查，然后探宫腔予刮匙刮取宫腔内组织，应特别注意双侧宫角与宫底部尽量不遗漏病变。如刮出物肉眼高度怀疑为癌即应停止刮宫，防止子宫穿孔或癌变扩散。若肉眼未见明显组织，应全面刮宫以防漏诊。

（4）宫腔镜检查：可直接对可疑部位进行活检，提高诊断准确性，避免常规活检或诊刮可能的漏诊。多用于经诊刮活检阴性，仍有反复出血的患者或经阴道 B 超检查子宫内膜无明显增厚和病变、呈内膜息肉样变者。

（5）MRI 和 CT 检查：对子宫内膜癌的分期、宫颈受侵、子宫肌层浸润深度、有无子宫外浸润均有帮助。MRI、CT 对淋巴结转移诊断价值相同，MRI 对宫颈受累及肌层浸润深度的预测准确度优于 CT。

（6）PET-CT 检查：该技术是当前核医学的最高水平，是目前唯一用解剖形态学方式进行人体的功能、代谢和受体显像，应用于肿瘤学可判断肿瘤的良恶性、临床分期、淋巴结转移及早期确定复发病灶等。近来 PET 才被开始用于子宫内膜癌术前评估。虽然 PET 发现子宫外病灶（包括腹膜后淋巴结）的敏感性高于 CT 和 MRI，但是其使用由于不能鉴别<1cm 以下淋巴结而受限。

（7）其他检查：血清 CA125、CA19-9、CEA、子宫内膜雌、孕激素受体检测等对治疗方案的制定、判断预后及随诊监测等均有帮助。CA125 水平异常升高鉴于晚期患者和淋巴结转移者。

（二）鉴别诊断

不规则阴道流血流液为子宫内膜癌最常见症状，故子宫内膜癌应与引起阴道流血流液的妇科疾病鉴别。

1. 老年性阴道炎及子宫内膜炎　主要表现为血性白带或阴道分泌物增多，妇科检查时见阴道黏膜变薄，点状出血，抗感染治疗有效；子宫内膜炎患者可伴有阴道流液或下腹痛等炎症表现，但抗感染治疗缓解诊断性刮宫常无组织刮出或极少组织刮出，宫腔镜检查见内膜薄，有点片状出血。

2. 子宫内膜增生和息肉　均可有不规则阴道流血。诊断性刮宫病理有助于诊断。

3. 子宫肌瘤　子宫肌瘤一般有子宫增大，可能有不规则阴道流血，单纯子宫黏膜下肌瘤子宫可正常大小或稍大阴道流血或流液，与子宫内膜癌临床表现非常相似，需通过超声、宫腔镜、诊断性刮宫等明确诊断。

4. 子宫颈癌 可有不规则阴道流血、白带增多,仔细的妇科检查,子宫颈细胞学检查及子宫颈活检常能明确诊断。

5. 原发性输卵管癌 可有多量浆液性或血性阴道排液,阴道穹窿涂片可查见癌细胞,但妇科检查可发现附件肿块,诊断性刮宫内膜检查多为阴性。

八、治　疗

子宫内膜癌的治疗应结合患者的年龄、全身状况和有无内科并发症及临床分期综合评估选择和制订治疗方案。子宫内膜癌的治疗以手术治疗为主,辅以放疗、化疗和激素等综合治疗。

(一)手术治疗

子宫内膜癌有 70%~80% 的患者诊断时处于临床早期,手术治疗是首选手段。手术目的是进行手术病理分期,确定病变范围及与预后相关的重要因素,如腹腔和盆腔内的转移、腹膜后淋巴结转移、子宫肌层浸润深度等,以便决定术后辅助放化疗方案;或直接切除癌灶及其周围浸润组织。

1. 临床Ⅰ期 行筋膜外子宫切除术及双附件切除术及全面分期手术。其手术步骤和内容包括良好的麻醉;足够大的切口,足够的暴露;仔细探查盆腹腔内脏器及盆腔和腹主动脉旁淋巴结;200ml 生理盐水冲洗腹腔进行细胞学检查;筋膜外全子宫及双附件切除术;术中剖视子宫,检查病灶大小、部位、肌层浸润深度;子宫颈及双附件有否受累(最好行冰冻病理检查);有高危因素者如低分化,特殊组织类型浆液性乳头状癌、透明细胞癌等,深肌层侵犯,病灶面积超过宫腔面积的 1/2、宫颈受累等行腹膜后淋巴结切除。附件因其可能有微小病灶转移,此外子宫内膜癌发病与卵巢分泌雌激素有关,因此不主张保留卵巢。若腹膜后淋巴结有明显增大无法切除,可取样送检,以明确有无淋巴结转移。

近年来腹腔镜技术已应用于子宫内膜癌的手术治疗,尤其是手术分期及子宫和双附件切除术应用于子宫内膜癌Ⅰ期低危患者治疗,有分期可靠、损伤小、术后恢复快等优点。

2. 临床Ⅱ期 Ⅱ期子宫内膜癌病变已累及子宫颈,肿瘤播散途径与子宫颈癌相同,当子宫颈和子宫内膜同时发现腺癌时,很难将子宫颈腺癌ⅠB期和子宫内膜癌Ⅱ期鉴别开来。组织病理学可能对鉴别该两种疾病作用有限,诊断应该基于临床特点和流行病学特征。子宫肌瘤在肥胖的老年患者,更易为子宫内膜癌;而年轻患者的子宫颈肌瘤,子宫体较正常的通常为子宫颈癌。

手术治疗前已证实有子宫颈间质侵犯的患者,现在的治疗趋向于以手术为主行广泛性子宫切除、双附件切除、盆腔淋巴结切除和选择性腹主动脉旁淋巴结切除,据术后结果进行辅助放疗,术后的辅助治疗应该个体化。若因高龄、内科并发症无法行手术治疗,应选用放疗。

3. 临床Ⅲ期 对临床Ⅲ期子宫内膜癌患者应采用手术、化疗、放疗等综合治疗。治疗应该个体化,多数情况下可施行全子宫切除及双附件切除术、大网膜切除和肿瘤细胞减灭术。

4. 临床Ⅳ期 Ⅳ期患者的治疗必须个体化,多有盆腹腔外病灶,应首选全身化疗及激素治疗,也可行姑息性全子宫切除加双附件切除术,术后辅助放疗或激素治疗。

（二）药物治疗

1. 激素治疗　激素治疗的全身有效率是 15% ~ 30%，多用于晚期或复发的激素依赖型子宫内膜癌患者，可延长患者的疾病无进展生存期，对生存率无影响。

（1）孕激素类药物：临床应用孕激素主要用于治疗晚期或者复发性子宫内膜癌；不适宜接受标准手术治疗者；要求保留生育功能的局限于子宫内膜的高分化的子宫内膜癌。以高效药物、大剂量、长疗程为好，4 ~ 6 周可显效。若治疗有客观反应，孕激素应该持续使用下去，多主张持续时间不应少于 1 年，部分反应能够多年维持下去。不良反应一般较小，如体重增加、水肿、静脉血栓炎、头痛，偶尔高血压。有增加静脉血栓的风险。目前 I 期患者术后多不采用孕激素作辅助治疗。常用药物有醋酸甲羟孕酮（MPA）即安宫黄体酮或甲孕酮，口服，每日 200 ~ 500mg；或甲地孕酮（MA），口服，每日 160 ~ 320mg；氯地孕酮，口服，每日 20 ~ 40mg；己酸孕酮，250 ~ 500mg，每周 2 次肌内注射。

（2）抗雌激素药物治疗：他莫昔芬为非甾体类雌激素受体竞争剂，能够抑制雌激素和子宫雌激素受体结合，有利于孕激素治疗；口服每日 20mg，数周后可增加剂量，或先用 2 ~ 3 周后再用孕激素，可提高孕激素治疗效果。在孕激素治疗无效患者中，约 22% 他莫昔芬治疗有效。

（3）其他：近年来有芳香化酶抑制剂或选择性雌激素受体调节剂（SERM）行激素治疗报道，如雷洛昔芬。

2. 化学治疗　化疗对子宫内膜癌主要为姑息治疗，多用于癌瘤分化差，孕激素受体（PR）、雌激素受体（ER）阴性患者，或特殊病理类型者，或子宫外转移如肿瘤侵犯附件、腹膜、大网膜，或腹膜后淋巴结转移，或晚期复发癌的辅助治疗。

（1）最有效的药物为铂类、紫杉醇和蒽环类抗生素，反应率为 30% 左右。目前单一用药已被联合用药取代。

（2）常用的联合化疗方案：经临床观察，疗效可达 40% ~ 60%。疗程根据患者病情、全身状况和术后是否放疗等确定，一般可应用 3 ~ 6 个疗程。

建议方案如下。

PA 方案：

顺铂 50 ~ 70mg/m^2 静脉滴注，间隔 3 ~ 4 周；

阿霉素 50mg/m^2。

PAC 方案：

顺铂 50 ~ 70mg/m^2 静脉滴注，间隔 3 ~ 4 周；

阿霉素 50mg/m^2；

或表柔比星 50mg/m^2；

环磷酰胺 500 ~ 600mg/m^2。

TP 方案：

紫杉醇 135 ~ 175mg/m^2；

顺铂 60 ~ 70mg/m^2。

TC 方案

紫杉醇 135 ~ 175mg/m^2；

卡铂 AUC4 ~ 5 静脉滴注，间隔 3 ~ 4 周。

顺铂+紫杉醇有效率 40%。

上述方案对复发和晚期子宫内膜癌也取得了一定疗效,根据患者病情、全身状况和术后是否放疗等联合考虑,一般多主张至少给予6个疗程化疗。

3. 分子靶向治疗药物 索拉非尼、贝伐单抗和用于 HER-2 增殖肿瘤的曲妥珠单抗等开始应用于子宫内膜癌患者,尤其是晚期或复发子宫内膜癌的治疗,并取得了一定的疗效,但目前多为 II 期临床试验,且病例较少。故分子靶向药物在子宫内膜癌治疗中的价值仍需继续研究。

九、子宫内膜癌的放射治疗

放射治疗是仅次于手术治疗子宫内膜癌的重要治疗手段,可以单独使用,也可以配合手术治疗。

(一) 单纯放射治疗

单纯放疗用于一般情况差、合并严重内科疾病或年老体弱不适合手术的各期患者或无法手术的晚期患者。子宫内膜癌放疗包括腔内照射和外照射两种。

1. 腔内照射 用于子宫内膜癌原发灶的治疗,其照射范围包括子宫体、子宫颈、阴道,重点照射子宫腔。

(1) 传统的腔内照射方法:沿用子宫颈癌腔内放疗方法,施行子宫腔及阴道治疗,只是增加子宫颈照射剂量,减少阴道照射剂量,不能形成与子宫颈癌腔内放疗相反的倒梨形剂量分布,疗效不佳,未在临床广泛应用。

(2) 后装腔内放射治疗:后装技术的应用为子宫内膜癌腔内放射治疗提供了较理想的剂量分布曲线,因而为提高疗效创造了有利条件。腔内照射放射源多用 ^{192}Ir 或 ^{137}Cs,治疗剂量分布的合理性常参照中国医学科学院肿瘤医院孙建衡提出的两个参照点 A 点和 F 点进行评估。A 点即子宫颈癌腔内放疗的参照点,代表着子宫颈旁组织的耐受量,F 点位于 A 点同一轴线,位于子宫腔放射源顶端旁开子宫中轴 2cm,代表子宫体肿瘤受量。

1)后装宫腔单管照射:将子宫腔施源器置于子宫腔内,子宫腔要探到底,治疗的子宫腔管一定要置于子宫底部,据子宫腔深度及治疗需要决定子宫腔放射源移动的长度,放射源驻留点停留的时间形成倒梨形剂量分布曲线,与子宫颈的梨形剂量分布正好相反。以实际不同大小的子宫肌层为剂量参考点可能更合理。除可以用治疗计划系统计算出子宫肌层的剂量外,还可计算出膀胱、直肠及各主要区域的剂量分布情况,如得出的剂量分布不满意,可以通过调整驻留点的权重或增加某驻留点的时间得到需要的剂量分布。子宫肌层剂量应争取达到 DT 50Gy 为好,10Gy/次,1 次/周,分 4～5 次进行,同时要适当补充阴道腔内照射,以减少阴道复发。如阴道内有明显的转移灶,局部应按阴道癌治疗。

2)后装 Heymen 式宫腔填塞技术:依据宫腔大小填充不同数目和外径的源囊,一般可填 6～10 个,包括一个置于宫颈管使剂量分布更合理。治疗前用超声确定源囊位置的正确性,治疗计划系统计算出参考体积及参考点剂量。参考点 My 从宫腔中轴顶点向下 2cm、向外 2cm,参考体积表面基本代表了子宫体浆膜面。每次参考剂量为 10Gy,间隔 10 天,共 6 次。要求膀胱直肠总的照射剂量不超过 60Gy(包括外照射剂量)。但该方法有不少缺点如填塞盲目操作时间长,防护要求高,工作人员接受的放射剂量大。

2. 体外照射 体外照射目前多采用高能照射线 ^{60}Co 或直线加速器,6～15MV X 射线,主要针对子宫内膜癌蔓延及转移部位的治疗。

(1) 盆腔照射:根据肿瘤的范围而定,一般说照射野应覆盖子宫及子宫旁组织、阴道上

1/2 和盆腔淋巴结。包括下腹及盆腔,前后对穿照射,照射野上缘在髂嵴水平(相当于第 5 腰椎上缘),下界在耻骨联合上缘下 4~5cm(相当于闭孔下缘),两侧不超过股骨头中线(骨盆最大径外约 2cm),野宽 15~18cm,野长 13~15cm。单纯大野照射 B 点剂量可达 50Gy/5 周,盆腔大野前后用 1/2 半价层的铅块,挡铅 3~4cm 形成盆腔四野。B 点剂量一般给 40~50Gy/(4~5)周。上述野范围可包部分髂总,髂内外、骶前淋巴结及子宫旁组织。当病变较早时,照射野大小可适当调整,或者据所需照射淋巴结情况,将照射野长度适当调整,也可在模拟定位机下,依骨性标志设野。

(2) 腹主动脉旁及盆腔照射(延伸野):照射野在盆腔野基础上,沿腹主动脉向上延伸至膈下,宽约 8cm,基本形态呈"凸"形,可根据病变所需照射范围对照射野的形状及大小做适当调整,照射范围包括腹主动脉旁淋巴区、髂总淋巴区及盆腔淋巴区。设计计划前先做肾扫描,标出肾在皮肤投影,若照射野内含肾较多及剂量较大应考虑挡肾。

(3) 盒式照射:由前后两野及两个侧野组成,前后野的界限类似盆腔前后对照野时的照射野,照射野上缘在第 5 腰椎上缘,下界于闭孔下缘。照射野一般 16cm×16cm,两侧缘前达耻骨联合,后界为第 2、3 骶椎间隙中点。盆腔盒式四野照射可减少腹壁和小肠放射受量,减轻放射不良反应。

(4) 适形调强放疗:是目前先进的精确放射治疗技术,盆腔的适形调强放疗具有分别调节肿瘤靶区及阴道上段、子宫颈、子宫体、子宫旁三角区及盆腹腔淋巴引流区精确剂量照射的同时,能减少邻近敏感区脏器小肠、直肠和膀胱等的受量,减少泌尿系和肠道急慢性放射反应的发生,同时还能减少脊髓的照射体积和受量,达到提高肿瘤控制率,减少并发症的目的。因此,适形调强放疗将是今后体外照射的方向和趋势。

(5) 局部照射:指肿瘤转移灶的局部进行的照射,如晚期子宫内膜癌锁骨上淋巴结转移可做姑息性放疗。照射野上界始于甲状软骨切迹水平,下界止于锁骨下缘,外界位于股骨头内侧,内界沿气管外缘。该区照射总量可达 60Gy 骨转移可对转移灶进行局部照射,剂量为 20~30Gy。

(二) 术前放疗

术前放疗可使肿瘤体积减小,降低肿瘤细胞活性,为手术的彻底性和安全性提供保障,并能降低手术引起的癌细胞种植转移的概率。术前放疗一般采用单纯腔内治疗,术前给半量腔内照射,照射后 2 周内手术,由于术前放疗影响病理诊断、临床分期及预后的判断,且不比术后放疗有优势,因此目前已较少使用,不列为常规治疗。

术前放疗的方法和剂量:①全剂量照射,腔内加体外照射同单纯放疗,于完成放疗后 8~10 周行单纯全子宫及附件切除术。②腔内照射,腔内照射 45~50Gy,完成照射后 8~10 周手术;部分性腔内术前放疗,A 点及 F 点总剂量不低于 20Gy,分 2~3 次治疗完成,每周 1 次,放疗后 10~14 天手术切除子宫及双侧附件。

(三) 术后放疗

术后放疗是目前子宫内膜癌中最常用的放疗方法,它是对手术-病理分期后具有高危因素患者重要的辅助治疗,可杀灭残余肿瘤,可以显著降低阴道残段端复发,预防复发,又可避免不必要的放疗,还可作为手术范围不足的补充。

子宫内膜癌术后需辅助放疗的指征包括特殊病理类型(浆液性乳头状癌,透明细胞癌等);低分化;深肌层侵犯;宫颈受侵;盆腔淋巴结或腹主动脉旁淋巴结转移;子宫外病变;阴道切缘有癌残留或阴道切除不够;有不良预后因素,但因肥胖或并发症缩小了手术范围。

对Ⅰa期及G_1、G_2术后均不必补充放疗。

术后放疗的方法和剂量:①术后全盆腔照射,总剂量40~50Gy/(4~5)周。②延伸野照射,对于有腹主动脉旁淋巴结转移或潜在转移患者照射前先行肾扫描,并加以保护。总剂量30~40Gy/(3~4)周。若采用3D-CRT或MRT剂量可达50~60Gy。③术后腔内放疗,术后腔内照射剂量参考点采用阴道残端或相当于阴道黏膜为参照点。阴道切缘有癌残留或阴道切除不够,总剂量20~30Gy,分4~5次完成。

总体来说,术后辅助放疗可以控制局部病灶,降低阴道复发,但术后盆腔放疗较单纯手术明显增加严重并发症,术后放疗并不能明显改善患者的长期生存率。故子宫内膜癌的综合治疗理念越发重要。

十、预 防

积极开展子宫内膜癌防治宣传工作,普及子宫内膜癌的早期症状及相关危险因素等知识。养成健康的生活方式,合理膳食,控制体重和减肥,研究发现子宫内膜癌的发病危险随着体重指数增高和体重增加而增高。

对于激素替代治疗及乳腺癌术后长期大剂量服用他莫昔芬可引起子宫内膜增生均需定期监测子宫内膜的厚度,需长期应用雌激素的患者应该每月加用至少10天以上的孕激素避免子宫内膜的持续增生,甚至可有子宫内膜癌发生,因此应定期行妇科检查、B超检查,如子宫内膜大于5mm,特别伴有阴道不规则流血,应及时行诊断性刮宫。

早期诊断、早期治疗,对高危人群,如家族恶性肿瘤史、肥胖、高血压、糖尿病、长期无排卵功血,绝经延迟和晚绝经者,要特别引起重视,定期随访、筛查。临床医师要重视诊断性刮宫的必要性,对可疑患者密切定期随访,以期达到早期诊治的目的。提倡对子宫内膜癌患者进行个体化、规范性治疗,多学科联系协作,为患者制定周全的治疗计划,以达到更好的疗效。

治疗后随访。建议患者接受严格的疗后随诊是非常重要的,对于子宫内膜癌治疗后及有其他恶性肿瘤史的妇女,应该定期需密切随访、复查。若发现异常情况需及时处理,确诊复发或转移必须及时予以规范化、个体化的治疗,提高生存率。

十一、预 后

子宫内膜癌多数起源于子宫内膜腺体,约80%为子宫内膜样腺癌,本病最常见症状为绝经后阴道流血,且子宫内膜癌生长缓慢,病灶局限,患者多能及时就诊,容易早期发现早期诊断。70%的子宫内膜癌患者确诊时均为1期,预后较好,5年生存率70%以上,但晚期和Ⅱ型子宫内膜癌患者很容易发生广泛转移,5年生存率仅为30%,复发率为50%~80%。影响预后的因素如下。

(一)年龄

年龄为独立预后因子。GOG报道的5年相对生存率分别为<40岁患者为96.3%,51~60岁患者为87.3%,61~70岁患者为78%,>80岁患者为53.6%($P=0.001$)。所有患者为Ⅰ期或者隐匿性Ⅱ期患者,运用部分风险模型分析相对生存时间,将45岁作为参考点,死亡相对风险依次为55岁2.0,65岁3.4,75岁4.7。

(二)组织学类型

具有特殊组织学类型的患者生存率明显低于子宫内膜样腺癌。浆乳癌通常和子宫内膜样腺癌混合存在,但是浆液成分比例达到 25% 就预后很差。

(三) 组织学分化程度和子宫肌层浸润情况

组织学分化程度和子宫肌层浸润情况与预后有密切的关系。当 G_1 且病灶局限于肌层内 1/3 时,盆腔淋巴结阳性几率<3%,当 G_3 且肌层外 1/3 受侵时,盆腔淋巴结阳性几率 34%。对腹主动脉旁淋巴结而言,相应的阳性率分别为 1% 和 23%。

(四) 脉管间隙受侵

脉管间隙受侵是所有组织学类型患者复发和死亡的独立预后因子。Ⅰ期患者中脉管受侵者死亡率和复发率占 26.7%,而无脉管受侵者占 9.1%。($P=0.01$)。脉管受侵者 5 年生存率 64.5%,而无脉管受侵者 83.5%。脉管受侵和腹主动脉旁淋巴结是ⅢC 期子宫内膜癌患者的独立预后因子。

(五) 激素受体情况

通常,平均雌激素和孕激素受体水平与组织学分化程度成反比。ER 和 PR 是子宫内膜癌的独立预后因素;也就是说,相对缺少相应受体的患者而言,两种受体阳性或两者之一阳性的患者有更长的生存期。

(六) 肿瘤体积

肿瘤负荷是重要的预后因素。淋巴结转移在瘤体≤2cm 的患者中发生率 4%,在直径>2cm 患者中 15%,在肿瘤占据整个子宫腔的患者中达到了 35%。

(七) DNA 多倍性和其他生物学标志

内膜癌中大约 1/4 患者为非整倍体,相对其他实体瘤卵巢癌和宫颈癌而言所占比例较低。不过,非整倍体患者相对复发和死亡的风险提高。

一些基因突变也对内膜癌的预后有影响。β-连蛋白表达是一项很重要的不良预后因素,PTEN 基因的缺损预示着早期患者预后不良。

(八) 治疗方法

与子宫颈癌的治疗相反,子宫内膜癌进行全子宫切除或者手术联合放疗,这两种方式都比单独放疗效果要好。这可能与放疗不能有效治疗子宫肌层内病灶有关。

十二、展　望

子宫内膜癌的治疗目前还是以手术治疗为主,随着微创手术的进展,目前在许多治疗中心,子宫内膜癌的手术基本实现微创化。随着放射治疗设备的进展,子宫内膜癌的放疗也逐渐实现精确化。目前尚待进一步研究的还有许多问题,例如子宫内膜癌与卵巢的关系,特别是对于非激素依赖性子宫内膜癌与卵巢的关系都期待进一步的研究。

(王　冬　周　琦)

Summary

The median age for patients with adenocarcinoma of the endometrium is 61 years, with the largest number of women developing their cancers during the sixth decade. Only 5% develop adenocarcinomas before the age of 40 years, and these are usually women with the abnormal syndromes previously discussed. Eighty percent of patients have experienced menopause, and only

20% are diagnosed before they stop menstruating. It is obvious that irregular bleeding is a critical symptom, and by explaining it histologically, one has an opportunity to identify endometrial cancer when it is highly curable by relatively uncomplicated therapy. The traditional technique for diagnosis has been fractional dilation and curettage of the uterus, with careful sampling of both the endometrial cavity and the endocervical canal. An understanding of the patterns of failure following surgery alone, as well as knowing the sites of occult extrauterine disease with clinical stage Ⅰ and stage Ⅱ endometrial cancer, have provided a better understanding of the settings in which adjuvant treatment, such as radiotherapy, hormone therapy, or chemotherapy, should be tested in future clinical trials.

第四节　外　阴　癌

一、概　　述

外阴癌(ICD10 编码:C51.901)是来源于外阴皮肤、黏膜和其附属器官及前庭大腺的恶性肿瘤,其发病率低,病灶表浅,易于早期诊断,治疗方法成熟可靠,下面就外阴癌的常规诊治做一介绍。

二、流　行　病　学

外阴恶性肿瘤是发生在外阴皮肤、黏膜及其附件系统的一类肿瘤,是妇科恶性肿瘤的少见肿瘤,好发于 60 ~ 80 岁女性。在美国,占所有女性恶性肿瘤的 0.3%,在女性生殖系统恶性肿瘤中占 3% ~ 5%;在中国,在女性恶性肿瘤中约占 1%,在女性系统恶性肿瘤中约占 3.5%。本节重点介绍外阴鳞癌。

三、病因学及发病机制

外阴癌的发病机理并不明确,但随着流行病学调查的深入及分子生物学的进展,目前认为以下因素可能与外阴癌的发生有关:

1. 人乳头瘤病毒(human papilloma virus, HPV)**感染**　目前多数学者认为外阴癌以 HPV16、18、33 型几个亚型感染居多,当然也还有 HPV 11、52、53 型等多种亚型也在外阴癌中被检出。

2. 单纯疱疹病毒Ⅱ型感染　研究发现,在外阴癌患者中,血清单纯疱疹病毒Ⅱ型阳性患者也明显高于正常人群。

3. 外阴白色病变　外阴白色病变是以外阴皮肤黏膜组织变性,色素改变合并外阴瘙痒为主要特征的一种慢性疾病,硬化苔藓的患者有约 5% 的风险发展成为外阴癌。

4. 自身免疫障碍　研究表明患有自身免疫缺陷疾病的患者,如 HIV 阳性患者,患外阴癌的概率大大高于正常人群。

5. 性病及慢性炎症　目前研究表明外阴癌患者梅毒血清检查阳性率大大高于正常人群,另长期慢性炎症刺激也可能导致外阴癌发病率升高。

四、病　理　学

外阴癌常发生于大、小阴唇及阴蒂部,偶发于会阴部及前庭,病变大体表现因病情早晚不同而不同,初期常较隐匿,随病变进展,渐可出现皮肤表面新生物或溃疡。

外阴最常见的恶性肿瘤是鳞癌,占外阴恶性肿瘤 80% 以上,另还有疣状癌、基底细胞癌、恶性黑色素瘤、Paget 病、皮脂腺癌、前庭大腺腺癌、肉瘤等,以恶性黑色素瘤和肉瘤恶性程度最高,基底细胞癌恶性程度最低。

五、临　床　表　现

(一) 临床症状

(1) 持续性外阴瘙痒,是外阴癌的最常见症状,也是多见的初始临床症状,约 80% 的患者有此症状。外阴瘙痒并非外阴癌本身所致,常常是与其前驱病变,如外阴白色病变有关。

(2) 外阴疼痛,外阴癌皮肤表面新生物或溃疡等,常合并感染,可出现疼痛。

(3) 外阴溃疡,常常是长久不愈的溃疡,特别是外阴白色病变基础上的溃疡必须警惕外阴癌的可能。

(4) 红肿,恶臭,通常是感染所致。

(5) 其他,侵犯尿道、直肠出现相应的泌尿系及肠道症状。

(6) 腹股沟区包块,外阴癌发生腹股沟淋巴结转移所致。

(二) 转移途径

外阴癌的转移途径以直接浸润转移和淋巴转移为主,外阴癌的转移同原发病灶的部位、大小等有关。肿瘤可以直接累及阴阜及临近组织,也可转移浸润到阴道、尿道、会阴、肛门或直肠。

外阴的淋巴根据肿瘤部位可向一侧腹股沟浅组淋巴结及腹股沟深淋巴结转移,进而向盆腔淋巴结组引流。外阴淋巴结转移率为 30% ~ 40%。阴蒂、阴道、尿道口及会阴等中央型外阴癌可向双侧淋巴转移,并可能直接转移到盆腔淋巴结。

六、影像学及相关检查

外阴癌的病灶表浅,影像学检查主要用于辅助判断是否有盆腔淋巴结、腹股沟淋巴结转移及其他远处转移,有无骨质破坏等,常用的可选择磁共振、CT、PET-CT、骨扫描等。

外阴癌最重要的辅助检查是外阴病灶活检,对于可疑的外阴结节、溃疡、新生物、外阴白斑、外阴皮肤慢性炎症改变等,都需外阴活检,明确诊断后再进行相应治疗,以避免漏诊给患者的预后带来不良影响。对于可疑外阴恶性黑色素瘤的活检需特别慎重,最好进行整块病灶的切除活检,切除范围应有一定的无瘤边带,防止活检术后的迅速全身转移。

对于晚期外阴癌,可疑累及膀胱、尿道、直肠者,还可行膀胱镜及纤维肠镜检查,以明确是否有膀胱、直肠黏膜受侵。

七、诊断与分期

外阴癌的病灶表浅,诊断容易,可以通过外阴活检迅速明确诊断。

外阴癌的分期采用 FIGO 2009 新分期(表 5-5-4-1)。

表 5-5-4-1　外阴癌 FIGO 2009 分期

Ⅰ期	肿瘤局限于外阴,淋巴结未转移
ⅠA	肿瘤局限于外阴或会阴,最大径线≤2cm,间质浸润≤1mm*
ⅠB	肿瘤最大径线>2cm 或局限于外阴或会阴,间质浸润>1mm*
Ⅱ期	肿瘤侵犯下列任何部位:下 1/3 尿道、下 1/3 阴道、肛门,淋巴结未转移
Ⅲ期	肿瘤有或无侵犯下列任何部位:下 1/3 尿道、下 1/3 阴道、肛门,有腹股沟、股淋巴结转移
ⅢA	1 个淋巴结转移(≥5mm),或 1～2 个淋巴结转移(<5mm)
ⅢB	≥2 个淋巴结转移(≥5mm),或 ≥3 个淋巴结转移(<5mm)
ⅢC	阳性淋巴结伴囊外扩散
Ⅳ期	肿瘤侵犯其他区域(上 2/3 尿道,上 2/3 阴道)或远处转移
ⅣA	肿瘤侵犯下列任何部位:上尿道和(或)阴道黏膜、膀胱黏膜、直肠黏膜或固定在骨盆壁,或腹股沟、股淋巴结出现固定或溃疡形成
ⅣB	任何部位(包括盆腔淋巴结)的远处转移

* 浸润深度指肿瘤从接近最表皮乳头上皮—间质连接处至最深浸润点的距离

八、手术与化疗

外阴癌的治疗原则是以手术为主,对于有手术机会的患者,均应首选手术治疗,放射治疗及化疗对于外阴癌的治疗也有重要作用,特别是对于不能耐受手术或首选手术有困难者,都可使用放疗及化疗,下面就一些常用的治疗方法做一介绍。

(一)手术治疗

外阴癌的治疗首选手术治疗,适用于Ⅰ～Ⅲ期外阴癌患者,传统的术式是外阴广泛切除+腹股沟淋巴结清除术,科氏淋巴结或腹股沟深淋巴结阳性者同时行盆腔淋巴结清扫术(近年来已不主张盆腔淋巴结清扫),采用这一手术方式的 5 年生存率为 48%～71%。随着手术技巧的不断提高,询证医学证据的不断完善,手术方式几经变革,目前有多种术式在临床上广泛使用,总体来讲,手术范围较前趋于保守,强调切口的愈合,功能保留,个体化治疗。

1. 外阴癌手术治疗原则

(1)原发病灶的处理:外阴病灶局部切除根据病灶部位、大小、病理、临床分期选择相应的手术范围。手术要有足够的无瘤边带,一般至少应有 2cm。切缘阳性是肿瘤复发和转移的重要的危险因素。对于临床Ⅰ～Ⅲ期患者可选择外阴广泛性切除术。手术切除有困难,可术前采用放疗或(和)化疗。病变缩小改善后再争取手术。

(2)腹股沟淋巴结处理:腹股沟淋巴结的处理是外阴癌治疗中重要的环节,对患者的预后有重要影响。可采用三切口分别切除,强调按期别选择手术范围的原则。

(3)盆腔淋巴结的处理:传统的外阴癌根治术术中,如腹股沟深淋巴结阳性,建议清扫盆腔淋巴结,随着循证医学的发展,研究表明盆腔淋巴结的清扫并不能改善患者的预后,且增加患者的并发症,以放疗替代盆腔淋巴结清扫能改善患者预后,减少并发症发生。近年来,已不主张进行盆腔淋巴结清扫。

2. 常见的手术方式

(1)腹股沟与外阴三切口外阴广泛性切除术+双侧腹股沟淋巴结清扫,腹股沟与外阴之间留下皮肤间桥,以利于切口愈合。适用于大部分ⅠB期以上的患者,为外阴癌标准手术。

（2）外阴广泛性切除术+单侧腹股沟浅淋巴结清扫。适用于部分ⅠB期的侧位型外阴癌,术中如发现患侧淋巴结可疑阳性,需改行双侧腹股沟深、浅淋巴清扫。

（3）外阴局部广泛切除或广泛外阴切除,不清扫腹股沟淋巴结,适用于ⅠA期外阴癌。

（4）外阴广泛性切除+腹股沟淋巴结切除,术中切除腹股沟淋巴结冰冻检查,如阴性,行双侧腹股沟淋巴结清扫;阳性,则不清扫腹股沟淋巴结,术后补充腹股沟及盆腔放疗。适用于晚期外阴癌,手术时一般先行腹股沟淋巴结切除再行广泛外阴切除。

（5）强调个体化综合治疗,对于外阴病灶较大,累及尿道、肛门、阴道,不能有效切除者,术前放射治疗、化疗,缩小病灶,降低肿瘤细胞活性,增加手术切除机会,尽可能保留尿道、肛门括约肌等的功能,提高患者生活质量。

（二）化学治疗

外阴癌的化疗常用于辅助放疗及有远处转移时的治疗,外阴癌常用的化疗药物有顺铂、博来霉素、5-氟尿嘧啶、阿霉素等,最常用的是顺铂。目前对于外阴癌的化学治疗方案并无统一的治疗方案,以5-氟尿嘧啶联合顺铂为主,且主张与放射治疗同步进行。化疗方法也可采用腹壁下动脉插管灌注、超选择性动脉灌注化疗等。

九、放 射 治 疗

由于外阴皮肤潮湿,截石位放疗不在一个平面,皮肤放射治疗剂量不均匀,对放射线耐受相对较差,通常外阴皮肤表面剂量总量超过 $30 \sim 40Gy$ 时,就会出现严重急性放射反应,而且外阴局部形态特殊,放射野内包括尿道口及肛门,皮肤黏膜交接处,放疗耐受性更差,所以放射治疗一般不作为外阴癌的首选治疗方法。

但放射治疗是外阴癌综合治疗的重要组成部分,是手术治疗的重要补充。临床研究表明,淋巴结转移的患者,术后补充腹股沟区及盆腔放射治疗有利于改善生存、减少复发。外阴癌患者术后补充腹股沟区及盆腔放射治疗的疗效优于同期行盆腔淋巴结清扫患者,不良反应也小于同期盆腔淋巴结清扫患者。

（一）外阴癌放射治疗的适应证

（1）术前病灶缩小或增加手术无瘤边带,主要针对外阴病灶范围大,不能有效手术切除者。放射治疗作为术前治疗的手段,可缩小病变范围、降低肿瘤细胞活性,并增加手术切除机会,增加保留尿道、肛门等重要器官功能的机会。

（2）有手术禁忌证或年老体弱不能耐受手术者的姑息性治疗。

（3）术后手术切缘阳性或距肿瘤边缘太近,没有足够无瘤边带。该类患者术后放疗能减少复发,改善预后。

（4）区域淋巴结阳性。

（5）外阴病灶大于3cm,未行腹股沟淋巴结清扫者。

（二）外阴癌的放射治疗方法

常用的外阴放射治疗方法根据放射治疗的目的不同,可分为以下几种。

1. 单纯放射治疗 适用于不能耐受或有手术禁忌证的患者,或者已有远处转移患者,单纯放射治疗,总体5年生存率约30%。

（1）外阴原发病灶放射治疗:目前常用的放疗方法多采用6～18MV的X线外阴部垂直

照射治疗,病灶较大时可采用切线照射治疗,放射野应超过肿瘤边缘2cm,设野时注意外阴野与腹股沟野之间不能有空隙,防止冷区出现,导致以后的局部复发,同时设野时尽量避开肛门及尿道口,提高放射治疗耐受性。

治疗期间注意外阴皮肤保持清洁,干燥,避免摩擦等,减少放射区域皮肤反应。放射治疗能量应根据肿瘤浸润深度及大小确定,总量50～60Gy,6～8周完成。

病灶较大且外突明显,可采用切线照射治疗,要求患者膀胱截石位仰卧于治疗床,双下肢充分外展,抬高臀部,暴露会阴及病灶,旋转治疗床与加速器长轴垂直,调整机架角,使射线与外阴平面垂直,将肿瘤基底切入并尽可能减少包含的外阴正常组织。

对于晚期及复发且病灶较大的患者,在体外照射结束后,如果病灶仍较大,可行组织间插植后装放疗,插植针间距相同,排成三角形或正方形或长方形,一般插入25～35mm,根据肿瘤大小定,插植于肿瘤中心,剂量根据治疗方案是姑息还是根治而定,局部控制率60%左右。

(2)区域淋巴结的放射治疗:目前多采用外阴和腹股沟野多野照射,腹股沟野设野采用腹股沟韧带为放射野中轴,上下野平行于腹股沟韧带、内耻骨结节,两野间隔1cm,大小约(8～10)cm×(12～14)cm,总剂量60Gy/6周,先采用高能X线6～10MV,照射完成40Gy/4周后再采用电子线照射,一般给予20Gy/2周。如果有明确腹股沟淋巴结转移,最好先行手术切除,同时对该部位缩野加量10Gy/1周,总剂量达到70Gy。对于需行盆腔淋巴引流区照射的患者,可在照射腹股沟区同时将野上缘上调,完成腹股沟照射后,再利用盆腔四野追加照射剂量,盆腔剂量10～20Gy,1～2周完成。

2. 外阴癌术前放射治疗　外阴癌的术前放疗一般采用体外照射,目的是缩小肿瘤病灶,提高手术切净率,尽可能保留肛门及尿道口。放疗一般采用6～8MV X线垂直照射,对于病灶大且外突者可采用切线照射治疗,总剂量20～30Gy,2～3周完成,放疗结束2～3周后进行手术治疗。对于阴道受侵患者,补充阴道塞进行后装治疗,以^{192}Ir为放射源的后装治疗为例,根据肿瘤病灶的大小选用参考点,一般为黏膜下0.5～1.5cm,肿瘤基底剂量为20～30Gy/(2～3)周。使用阴道塞时,对于不需照射的部位可以2.4mm厚的半价层铅皮(以^{192}Ir为例)包裹阴道塞,以减少不必要的照射,减轻放射不良反应,应实施个体化的放射治疗方案。对于外突较大的患者行术前放疗,还可根据情况实施组织间插植放疗,具体剂量需根据患者病灶大小,退缩情况来定,但目前采用相对较少。

3. 外阴癌的术后放疗　外阴癌的术后放疗指征:
(1)手术切缘阳性或无瘤边带<1cm。
(2)肿瘤切除标本基底阳性。
(3)术后病理提示腹股沟淋巴结阳性。
(4)晚期外阴癌,未行腹股沟淋巴结清扫者。

4. 放射治疗时机　通常在术后2周左右,手术切口愈合后进行,主要针对淋巴引流区及病变部位设野,如术前已行术前放疗,则术后补充剂量至总剂量50～60Gy;如果术前未行放射治疗,则术后放射治疗总剂量为40～50Gy。由于外阴皮肤和潮湿的原因,单剂量在1～1.5Gy,4～6周完成为宜。对于腹股沟淋巴结阳性患者或术前影像学提示盆腔淋巴结阳性患者,可以实施盆腔淋巴结引流区照射,剂量及设野详见前文。对于切缘阳性患者,可采用6～8MV X线,50～60Gy/(5～6)周;对于无瘤边带不足1cm患者,可采用6～8MeV电子线,剂量30～40Gy/(3～4)周。对于病灶>3cm,晚期外阴癌,未行腹股沟淋巴结清扫者,行补充术后腹股沟及盆腔放疗的方法同"区域淋巴结的放射治疗"。

十、放射治疗并发症及处理

由于外阴局部解剖的特殊性,外阴癌放射治疗的耐受性较差,皮肤反应较重,另外阴癌照射时常包括尿道口、肛门等敏感器官,耐受性也较差,治疗期间应做到:

(1) 需保持外阴干燥、清洁。

(2) 食物避免辛辣,保持大便通畅。

(3) 对于严重不能耐受的放射性皮炎,可停放射治疗 2 周,待症状缓解后继续放疗。

(4) 对于中度以上的肠道并发症需消炎、止血、解痉药物治疗,必要时可以米汤+庆大霉素+蒙脱石散剂+阿片酊配方保留灌肠。

(5) 发生肠瘘或肠梗阻,需行横结肠造瘘,但极少见。

(6) 对于泌尿系并发症以放射性膀胱炎、尿道炎多见,一般不需特殊处理,必要时可予抗炎、止血对症处理,极少数患者如出现肾盂积水、输尿管狭窄,可考虑及时放置输尿管支架,如发生膀胱阴道瘘,则需行膀胱造瘘。

十一、复发性外阴癌的治疗

对于局限的可以切除的外阴癌复发病灶,评估有手术机会,应首选手术治疗,局部扩大切除,术后根据病理情况加用放射治疗及化学治疗。如果外阴癌复发病灶经评价无手术切除机会,则考虑以局部放射治疗为主,设野大小应视肿瘤的大小而定,而且需考虑既往治疗时的放射治疗剂量及结束放射治疗时间等,剂量通常为 50 ~ 60Gy/(5 ~ 6)周,同时联合顺铂为主的化疗。如外阴癌已有远处转移,则以化学治疗+局部放射治疗为主。

十二、外阴癌的预防

外阴癌的预防主要在包括:

(1) 保持外阴的清洁卫生。

(2) 避免性传播疾病,及时治疗性传播疾病。

(3) 对于外阴白色病变等疾病及时治疗,加强随访。

(4) HPV 病毒疫苗可能对部分外阴癌有预防作用。

十三、外阴癌的预后

外阴癌的预后与外阴癌的分期、肿瘤的大小、有无淋巴结转移、有无脉管浸润、有无深肌层浸润、切缘及基底是否阳性、病理类型等都有关系,文献报道,其 5 年生存率为 67% ~ 85%。其中腹股沟淋巴结转移是最重要的预后因素,腹股沟淋巴结阴性患者的 5 年生存率可达 90%,腹股沟淋巴结阳性患者 5 年生存率仅 37% ~ 57%。淋巴结转移的数目也是重要的预后因素。研究表明,一个腹股沟淋巴结微小转移的 5 年生存率是 75%,3 ~ 4 个腹股沟淋巴结转移患者的 5 年生存率为 36%。原发病灶≤2cm,其腹股沟淋巴结转移率约 16%,原发病灶>2cm,其腹股沟淋巴结转移率达 33% ~ 53%。

十四、进　展

外阴癌近年来的进展主要在于手术和放射治疗方面,手术方面目前手术方式趋于保守,强调功能的保留、生活质量的提高,对于部分经严格筛选的患者提出不清扫腹股沟淋巴结或清扫单侧腹股沟浅淋巴结,手术范围较前明显缩小,在不降低疗效的同时,极大地提高了患者的生活质量。

同时外阴癌的前哨淋巴结研究也取得一些进展,对于前哨淋巴结的研究进展,将有可能进一步缩小外阴癌手术范围,为提高外阴癌患者的预后及生活质量有重要意义。另外近年有学者使用腹腔镜清扫腹股沟淋巴结,极大地改善了患者的生活质量,减少了手术并发症,但其远期疗效尚待进一步研究。随着放射治疗设备的改进,目前三维适形及调强放疗已广泛应用于临床,可以明显减少邻近正常组织受量,提高放射治疗的耐受性,其疗效也逐渐得到广泛的认可。

在外阴癌的预防方面,由于认识到外阴癌发生与 HPV 病毒感染可能有关,关于 HPV 病毒疫苗预防外阴癌发生的临床研究也在进行中。

随着科学技术的进步,人类健康意识的提高,外阴癌的发生必将得到控制,晚期外阴癌越来越少,因此外阴癌的预后将进一步改善。

(唐　郢　周　琦)

Summary

Cancer of the vulva accounts for 4.7% of malignant neoplasms in the genital tract. It is the fourth most frequent gynecologic cancer. Most vulvar carcinomas occur in older women, with more than 50% of the patients being 60 to 79 years of age. Invasive vulvar carcinomas are being seen with increasing frequency in younger patients, however, with 15% of vulvar cancers arising in women under the age of 40 years. This increased frequency in younger patients may be attributed to an increase in the number of sexual partners or venereal viral infections within the population. The prognosis of a patient with vulvar carcinoma relates to the stage of disease as well as to the nodal status. Therapy for Stages Ⅰ and Ⅱ and early Stage Ⅲ vulvar carcinoma is accomplished with radical vulvectomy and bilateral inguinal femoral node dissection. In a unilateral lesion less than 1 cm from the midline, radical wide local excision with possible postoperative radiation has been used. For midline lesions, standard management has varied from use of surgery as primary treatment to use of radiation with possible chemotherapy. The combination of chemotherapy and radiation therapy has been used to treat recurrent disease and some large, primary vulvar carcinomas.

第五节　阴　道　癌

一、概　述

阴道癌(ICD10 编码:C52.01)是罕见的妇科恶性肿瘤,分为原发性及继发性阴道癌,原发性阴道癌少见,以继发性阴道癌多见,继发性阴道癌常由子宫颈癌、子宫内膜癌、绒癌、膀胱癌、卵巢癌、直肠癌等直接浸润或转移而形成,治疗及预后与原发肿瘤相关,本节主要讨论原发性阴道癌的诊断及治疗。

二、流 行 病 学

原发性阴道癌是一种少见的妇科恶性肿瘤,占女性生殖系统恶性肿瘤的 1% ~ 2% ,国外文献报道其多发生于老年女性,国内资料表明其发病主要集中于 40 ~ 59 岁阶段。

三、病因学及发病机制

阴道癌的发病机理并不明确,但随着流行病学调查的深入及分子生物学的进展,目前认为以下因素可能与阴道癌的发生有关。

(1) HPV 病毒感染:目前已有多种 HPV 病毒亚型在阴道癌组织中检出。

(2) 阴道壁受到长期机械性刺激或慢性炎症刺激:如子宫脱垂患者使用子宫托或性传播疾病长期慢性刺激都与阴道癌发生有关。

(3) 雌激素作用:阴道腺癌,特别是透明细胞癌可能与母体妊娠期间服用雌激素有关。

(4) 放射治疗历史:有文献报道阴道癌患者中 20% 有放射治疗史,因此推测放射治疗与阴道癌发生有关。

四、病 理 学

(一) 大体病理类型

阴道癌最常见部位是阴道后壁及其上 1/3,早期病变为黏膜潮红,表面粗糙,接触性出血,然后发展为结节状或结节溃疡状,质硬,也可表现为菜花状,乳头状,个别病例表现为阴道狭窄,黏膜光滑,僵硬。其临床大体类型分为三种。

1. 外突型 表现为阴道结节或菜花,向阴道腔内生长,质脆,易出血,为最常见病理类型。

2. 溃疡性 肿瘤中心组织坏死,形成深浅不一、不规则的火山口样病灶,肿瘤常向阴道黏膜下及阴道旁浸润生长,易转移。

3. 浅表糜烂型 最少见,多发生于肿瘤早期,表现为阴道黏膜充血,呈糜烂状,部分患者病灶约高于阴道黏膜表面。

(二) 镜下病理学类型

原发阴道恶性肿瘤可发生于上皮组织、间叶组织和肌肉组织,以上皮组织最为多见。常见病理类型如下。

1. 鳞癌 为最常见的阴道原发性恶性肿瘤,占阴道恶性肿瘤的 85% ,与子宫颈及外阴的鳞癌高度相似,角化珠少见。

2. 腺癌 阴道黏膜本生无腺上皮,腺癌主要来源于中肾管及副中肾管残留或异位的子宫内膜癌变,占阴道癌的 5% ~ 10% 。阴道透明细胞腺癌是一种特殊类型的腺癌,占阴道癌的 1% ~ 5% ,易早期出现淋巴转移。

3. 恶性黑色素瘤 是一种罕见的阴道恶性肿瘤,来源于阴道上皮的黑色素细胞,瘤细胞可有或无色素,恶性程度极高,预后差,占所有阴道恶性肿瘤的 3% ~ 4% ,病变可单发或多发,好发于阴道下 1/3。

4. 阴道肉瘤　更为少见,包括平滑肌肉瘤、横纹肌肉瘤、纤维肉瘤等。

五、临床表现

阴道癌早期无明显自觉症状,随着病情进展,渐出现阴道不规则流血,接触性出血,白带增多,阴道排液,恶臭等症状,其中最常见为阴道流血,约 70% 的患者有阴道流血症状。当肿瘤压迫或侵及膀胱、直肠、尿道时,会出现相应症状,一般疾病已较晚期。

阴道癌的转移以直接浸润转移和淋巴转移为主,血行转移较少见,侵犯直肠及膀胱少见。阴道上 1/3 肿瘤淋巴转移途径类似子宫颈癌,下 1/3 病灶淋巴转移途径类似外阴癌,阴道中 1/3 病灶淋巴转移有双向转移的可能。

六、影像学及相关检查

阴道癌的病灶表浅,影像学检查主要用于辅助判断是否有盆腔淋巴结、腹股沟淋巴结转移及其他远处转移,有无骨质破坏等,常用的可选择磁共振、CT、PET-CT、骨扫描等。

阴道癌最重要的辅助检查是阴道病灶活检,对于可疑的阴道结节、溃疡、糜烂等,都需活检,明确诊断后再进行相应治疗,以避免漏诊给患者的预后带来不良影响。另外,对于可疑阴道恶性黑色素瘤的活检需特别慎重,最好进行整块病灶的切除活检,预留一定的无瘤边带,防止活检术后的迅速全身转移。

对于阴道前后壁的病灶,还需进行膀胱镜或纤维肠镜的检查,以明确是否有膀胱黏膜或直肠黏膜的侵犯。

七、诊断与鉴别诊断

(一)原发性阴道癌的诊断

阴道癌的病灶位于阴道黏膜,诊断容易,可以通过阴道活检迅速明确诊断。阴道癌的分期目前常采用 FIGO 分期(表 5-5-5-1)。

表 5-5-5-1　阴道癌 FIGO 分期

分期	表现
0 期	原位癌,上皮内癌
Ⅰ期	肿瘤局限于阴道壁
Ⅱ期	肿瘤侵及阴道旁组织,但未达到盆壁
ⅡA	肿瘤阴道旁浸润,未达盆壁
ⅡB	肿瘤宫旁旁浸润,未达盆壁
Ⅲ期	肿瘤浸润达盆壁
Ⅳ期	肿瘤超出真骨盆或侵犯膀胱、直肠黏膜,但膀胱黏膜泡样水肿不属于Ⅳ期
ⅣA	肿瘤扩散至邻近器官或转移浸润至真骨盆以外
ⅣB	远处转移

(二)原发性阴道癌的鉴别诊断

由于原发性阴道癌发病较少,以继发性阴道癌多见,故原发性阴道癌的诊断必须排除继发性阴道癌,其原则如下。

(1)肿瘤原发部位于阴道时,应除外来自女性生殖器官或生殖器官外的肿瘤转移至阴道可能,如子宫内膜癌、绒癌等转移可能。

(2)肿瘤侵犯到子宫颈阴道部并达子宫颈外口区域时,由于组织学上难以区分子宫颈鳞癌及阴道鳞癌,且子宫颈癌发病率远高于阴道癌,子宫颈癌阴道侵犯率远高于阴道癌子宫颈侵犯,故诊断应诊断为子宫颈癌。

(3)肿瘤局限于尿道者应诊断尿道癌。

八、手术与化学治疗

由于原发性阴道癌多为老年患者及解剖原因,绝大多数原发性阴道癌患者首选放射治疗,手术及化疗也可作为部分患者的治疗选择。其治疗原则应强调个体化,阴道上段病变处理可参照子宫颈癌,阴道下段病变处理可参照外阴癌。

(一)手术治疗

对于肿瘤病灶局限于阴道上 1/3 的 I 期阴道癌患者,常用术式为广泛性子宫切除+盆腔淋巴结清扫,手术中应适当向下延长手术切除阴道长度,保证阴道切缘距阴道肿瘤病灶2cm 以上。对于阴道下 1/3 的 I 期阴道癌患者,可行部分阴道切除+外阴广泛切除+腹股沟淋巴结清扫。对于部分阴道病灶小、表浅的患者,还可行扩大阴道部分切除,注意保留足够的无瘤边带,术后再行后装腔内放疗。如果阴道病变广泛、表浅,患者能耐受手术,年轻,可行全子宫或广泛子宫切除及阴道全切术+盆腔或(和)腹股沟淋巴结清扫+结肠代阴道成形术。

手术后如切缘阳性、脉管内瘤栓、盆腔淋巴结或腹股沟淋巴结、腹主动脉旁淋巴结阳性,则需补充术后放疗,方法为术后 1 个月补充体外照射,盆腔正中平面45Gy,阴道断端阴道黏膜予黏膜下 0.5cm 25Gy,具体根据术后病理决定。

(二)化学治疗

阴道癌的化疗常用于辅助放疗及有远处转移时的姑息治疗等,阴道癌常用的化疗药物有顺铂、博来霉素、5-氟尿嘧啶、阿霉素、长春新碱等,最常用的是顺铂。目前对于阴道癌的化学治疗方案并无统一的治疗方案,少数联合化疗方案均以顺铂为主,但相关报道较少,少数报道认为顺铂为主的联合化疗方案对于阴道癌有良好疗效,另有报道认为顺铂为基础的同步放化疗能提高阴道癌患者疗效。化疗方法也可采用动脉灌注化疗等。

九、放射治疗

阴道癌的放射治疗包括体外照射及后装腔内放疗或组织间插植放疗,以往治疗中以腔内治疗为主,体外照射为辅。随着放疗设备的不断改进,体外照射得到更多的重视,近年甚至有体外照射为主,腔内治疗为辅的主张。总体上,阴道癌的放射治疗强调体外放射与后装腔内治疗相结合,单纯的后装治疗只适用于 0 期或部分病灶小、浸润浅的 I 期阴道癌,阴道黏膜剂量为 60~70Gy/(7~8)周,其他各期的阴道癌单纯使用体外照射及后装治疗疗效均不好。阴道癌的放射治疗剂量总体上要求肿瘤基底剂量达到 70~80Gy/(6~8)周,III 期患者盆腔 B 点剂量 55~60Gy/(8~10)周,如设腹股沟野,腹股沟区剂量达到 60Gy/(6~8)周。

1. 体外照射　主要用于补充阴道旁组织及淋巴引流区的剂量。

（1）肿瘤位于阴道上 1/3，外照射参照子宫颈癌体外放射治疗，只是其野的下缘适当下移 1cm，可予盆腔垂直四野照射，两野间距 4cm，下界为耻骨联合上缘下 3～4cm，外界为真骨盆最宽处外 1～2cm，野的大小为 7×14cm 或 8×15cm，盆腔正中平面剂量为 40～50Gy/（4～5）周（30Gy 后中间挡铅）。

（2）肿瘤病灶位于中 1/3 时，体外照射野下移 1～2cm，盆腔中心剂量 40～50Gy/（4～5）周（30Gy 后中间挡铅）。

（3）肿瘤病灶位于阴道下 1/3 时，应设常规腹股沟照射野，面积（8～12）cm×（12～14）cm 的左右两个对称野，先采用 6～10MV X 线照射 40Gy/4 周，再用电子束予 20Gy/2 周。

（4）肿瘤病灶位于阴道下 1/3 且疑有盆腔淋巴结转移，可按子宫颈癌盆腔前后野照射，盆腔中心剂量 40～50Gy/（4～5）周（30Gy 后中间挡铅），然后设双侧腹股沟照射野，6～10MV X 线照射 20Gy/3 周。

（5）肿瘤侵犯几乎全阴道时，体外照射野应包括双侧腹股沟区及盆腔淋巴引流区，前野在腹股沟区向外延伸至髂前上棘，下缘延至阴道口，野中心剂量 40～50Gy/（4～5）周（30Gy 后中间挡铅），然后设双侧腹股沟常规野，面积约（8～12）cm×（12～14）cm 的左右两个对称野，增加腹股沟放射治疗剂量 15Gy，后野设置同常规盆腔外照射。

2. 腔内放射治疗　目前采用的多是高剂量率后装治疗，主要采用阴道塞及插植针进行后装治疗。采用步进式源照射，通过控制放射源驻留时间及位置来得到适宜的剂量分布曲线，布源长度一般超过肿瘤外边界 1cm，呈柱形剂量分布，对于无需照射的部位，可用半价层的铅皮防护（如 ^{192}Ir 的半价层的铅皮为 2.4mm 厚铅皮）。应特别保护直肠及膀胱黏膜。腔内治疗的剂量参考点选择随病灶的大小、浸润深度不同而改变，如病变表浅，可采用阴道黏膜下 0.5cm，如肿瘤突出明显或浸润较深，可采用阴道黏膜下 1～1.5cm，布源长度以超过肿瘤边界 1cm 为宜，腔内总剂量 30～40Gy/（5～6）周（肿瘤基底总剂量 70～80Gy），如果病灶位于阴道后壁或前壁，由于阴道直肠膈及膀胱阴道间隙都仅约 0.5cm 厚，参考点设置应特别小心，避免直肠及膀胱黏膜受到过量照射剂量，为减轻后装治疗不良反应，也可将后装治疗每周 1 次，每次 7Gy 改为 5Gy，以延长后装治疗时间，从而减轻不良反应。对于局限的巨块型病灶，单纯使用阴道塞难以达到理想的剂量分布，可先使用组织间插植 1～2 次，参考点可选择源旁 1cm，每次 10～20Gy 使肿瘤缩小后再使用阴道塞。

3. 阴道癌的放射并发症及处理　由于阴道解剖的特殊性，阴道病灶距膀胱、尿道、直肠的距离都很近，阴道中、下 1/3 段病灶的照射野常包括外阴，放射治疗的耐受性较差，因此，阴道癌放射治疗的常见并发症是放射性皮炎、放射性膀胱炎、放射性直肠炎，严重时可导致膀胱阴道瘘或直肠阴道瘘。为减少放射治疗并发症发生，平时需保持外阴干燥、清洁，食物避免辛辣。对于放射性皮炎发生不能耐受时，必要时可停放射治疗 2 周，待症状缓解后继续放疗。对于肠道并发症轻度者不需处理，中度以上者需消炎、止血、解痉药物治疗，必要时可以米汤+庆大霉素+蒙脱石散剂+阿片酊保留灌肠，如发生肠瘘或肠梗阻，需行横结肠造瘘。对于泌尿系并发症以放射性膀胱炎、尿道炎多见，一般不需特殊处理，必要时可予抗炎、止血对症处理，如发生膀胱阴道瘘，可行膀胱造瘘。

十、复发性阴道癌的治疗

阴道癌的复发率及转移率为 25%～75%，以盆腔及阴道局部复发为主，平均复发时间为治疗后 12 个月,复发后的 5 年生存率仅 29%,中位生存时间为 12 个月。对于复发性阴道癌或放射治疗后未控的阴道癌,治疗方式根据患者的病变部位、大小、前期接受的治疗、年龄、一般情况等来综合考虑,对于有手术机会者,患者能耐受手术,可选择手术治疗,对于不能耐受者可选择姑息放疗或化疗。

十一、阴道癌的预防

阴道癌的预防主要在于避免孕期使用雌激素,避免不必要的放射治疗,保持阴道的清洁卫生,避免性传播疾病,及时治疗性传播疾病,加强随访,另外 HPV 病毒疫苗是否对部分阴道癌有预防作用,尚待进一步研究。

十二、预　　后

阴道癌的预后与阴道癌的分期、肿瘤的大小、有无淋巴结转移、有无脉管浸润、有无深肌层浸润、切缘及基底是否阳性、病理类型及治疗手段等都有关系,文献报道其 5 年生存率为 24% ~ 74%,中位数为 47%。其中临床分期是最重要的独立预后因素,中国医学科学院肿瘤医院报道的阴道癌 I ~ IV 期的 5 年生存率分别为 71.43%,62.06%,42.62%,0。另外阴道受累长度也与患者预后密切相关,阴道受侵长度小于 1/3 的患者预后明显优于阴道受侵长度大于 1/3 的患者。阴道腺癌的预后明显差于鳞癌。

十三、进　　展

阴道癌近年来的进展主要在于手术和放射治疗方面,随着手术技巧的提高,目前对于阴道癌的手术适应证有扩大趋势,不少中心对于中、下 1/3 的早期阴道癌也开始实施手术治疗,特别是腹腔镜技术的使用,使手术打击减小,手术并发症也较前减少。随着放射治疗设备的改进,目前三维适形及调强放疗已广泛应用于阴道癌临床治疗,可以明显减少邻近正常组织受量,提高放射治疗的耐受性,其疗效也逐渐得到广泛的认可。

随着医学技术的进步,人类健康意识的提高,普查的进一步开展,阴道癌的预防及早期发现也将得到提高,因此阴道癌的预后将进一步得到改善。

(唐　郢)

Summary

Carcinoma of the vagina is defined as a primary carcinoma arising in the vagina and not involving the external os of the cervix superiorly or the vulva inferiorly. Squamous cellcarcinomas of the vagina may appear grossly as either ulcerated or fungating tumors, or they may be exophytic and protrude through the vaginal canal. They are the most common vaginal malignancy and account for 90% of primary vaginal cancers. The most common symptom of vaginal carcinoma is abnormal bleeding or discharge. With advanced tumors, pain or urinary frequency occasionally occurs, especially in cases of anterior wall tumors. Constipation or tenesmus has been seen with tumors involving the posterior vaginal wall. These tumors usually are diagnosed by direct biopsy of the tumor mass, and abnormal cytologic findings often will lead to diagnosis of a vaginal cancer. Optimal treatment has not been established. Treatment usually consists of radical surgery or wide excision of the vagina and dissection of the regional lymph nodes, depending on the location of the lesion. Because of the poor prognosis, adjunctive radiation and chemotherapy have been used as local recurrences and distant metastases with this disease are common.

第六节 妊娠滋养细胞肿瘤

一、概　　述

妊娠滋养细胞肿瘤(gestational trophoblastic neoplasia,GTN)是指胚胎的滋养细胞发生恶变形成的肿瘤,包括侵蚀性葡萄胎(invasive mole),绒毛膜上皮癌(choriocarcinoma,简称绒癌),胎盘部位滋养细胞肿瘤(placental site trophoblastic tumor,PSTT)。其中前两种多见,好发于生育年龄的妇女。

侵蚀性葡萄胎是指葡萄胎组织侵入子宫肌层引起组织破坏,或并发子宫外转移的恶性肿瘤。绒癌是指滋养细胞不形成绒毛或葡萄胎的结构,而分散地侵入子宫肌层,造成局部严重破坏,并由此转移至其他组织或器官,恶性程度高,病情发展极快。胎盘部位滋养细胞肿瘤是指起源于胎盘种植部位的一种特殊类型的妊娠滋养细胞肿瘤,三者既有区别又密切相关。侵蚀性葡萄胎和绒癌除在病理和预后方面有明显区别以外,其他如临床表现、分期、诊断和治疗方面基本相仿。

20世纪中叶,由于未发现有效的化疗药物,妊娠滋养细胞肿瘤的治疗效果极差,死亡率极高。侵蚀性葡萄胎的死亡率高达25%,病变可以侵入子宫肌层或转移至阴道、肺部甚至脑部,常常因出血、败血症、栓塞或术后并发症等而导致死亡。转移性绒癌几乎全部为致命性的,即使没有转移病灶,仍有60%的绒癌患者因局部病灶行子宫切除后死亡。但自一系列有效的化疗药物发现之后,妊娠滋养细胞肿瘤的治愈率可提高到80%~90%,即使是存在广泛转移的患者,且常能恢复生育功能,这种令人兴奋的变化得益于妊娠滋养细胞肿瘤对化疗药物的高度敏感性和有效应用特异性肿瘤标志物人绒毛膜促性腺激素(human chorionic gonadotropin,HCG)诊断疾病和监测治疗的结果。

二、流行病学

在过去的30年里,侵蚀性葡萄胎和绒癌的发病率均有所下降。侵蚀性葡萄胎的发病率直接依赖于良性葡萄胎的发病率和恶变率,而良性葡萄胎的发病率和恶变率又因种族和地域的不同而不同。文献报道,在北非、澳大利亚、新西兰及欧洲等国家和地区良性葡萄胎的发病率较低,为(0.57~1.1)/1000次妊娠;而在东南亚和日本葡萄胎发病率较高,为2/1000次妊娠。我国良性葡萄胎的发病率,根据全国26个省、市、自治区300余万妇女葡萄胎发病率调查结果,为1/1238次妊娠,侵蚀性葡萄胎的发生率占葡萄胎的5%~20%。侵蚀性葡萄胎多发生在良性葡萄胎排出后半年以内,故其发病年龄与良性葡萄胎相仿,根据北京协和医院的资料,我国良性葡萄胎的平均发病年龄为31.68±6.38岁,侵蚀性葡萄胎的发病年龄为31.03±8.10岁。

目前有关绒癌发病率的数据十分有限,因为绒癌和侵蚀性葡萄胎均可继发于良性葡萄胎。继发于葡萄胎排空后半年以内妊娠滋养细胞肿瘤的组织学诊断多数为侵蚀性葡萄胎，1 年以上者多数为绒癌，半年至 1 年者绒癌或侵蚀性葡萄胎均有可能。因此临床上有时很难区分继发于葡萄胎后的是绒癌还是侵蚀性葡萄胎。

据统计，在欧洲和北美，绒癌的发病率大约为 1/40 000 次妊娠和 1/40 次葡萄胎；在东南亚和日本绒癌发病率较高，分别为 9.2/40 000 次妊娠和 3.3/40 000 次妊娠。国内调查资料显示，平均 2882 次妊娠中有 1 次绒癌机会。

三、分类及演变

（一）侵蚀性葡萄胎

侵蚀性葡萄胎基本上起源于良性葡萄胎。据统计，10% ~ 20% 的葡萄胎会发展为侵蚀性葡萄胎，但临床上亦可因病史不详或流产标本未做仔细检查而未发现葡萄胎。与良性葡萄胎不同之处为，良性葡萄胎的病变局限于子宫腔内，而侵蚀性葡萄胎的病变则是良性病变侵入子宫肌层或转移至邻近及远处器官。出现子宫外转移者占 60% ~ 65%，转移部位以肺（52.2%）最常见，其次为阴道（15.9%）、子宫旁转移（11.8%），也可以出现脑、脊髓、肝等部位的转移。如果子宫肌层内的葡萄组织继续发展，可以穿破子宫壁，引起腹腔大出血；可以穿出子宫前壁侵犯膀胱；可以侵入阔韧带内形成宫旁肿物；可以转移至阴道、肺部甚至脑部导致患者死亡。大部分侵蚀性葡萄胎的临床诊断是基于葡萄胎清宫术后和多程化疗后持续高水平的 HCG，而没有病理组织学的诊断。

（二）绒癌

绒癌具有高度恶性行为，其特点是缺乏绒毛结构，表现为滋养细胞的异常增生和间变，伴有出血和坏死，直接侵入子宫肌层血管引起远处播散。常见的转移部位有肺、脑、肝、盆腔、阴道、肾、肠和脾等。绒癌可继发于任何妊娠事件后，继发于葡萄胎、流产或足月产后的发生比例为 2∶1∶1，也就是说大约 25% 的病例发生在流产后或输卵管妊娠后，大约 25% 的病例与足月孕或早产有关，剩下 50% 的病例直接继发于葡萄胎或有葡萄胎史，但只有 2% ~ 3% 的葡萄胎会进展为绒癌。根据北京协和医院的资料，绒癌患者中 69% 有葡萄胎史，其中 56.8% 直接继发于葡萄胎，12.2% 继发于正常妊娠、流产或足月产，但有葡萄胎史。换句话说，良性葡萄胎、侵蚀性葡萄胎及绒癌为滋养细胞肿瘤之不同发展阶段。

（三）胎盘部位滋养细胞肿瘤

胎盘部位滋养细胞肿瘤是一种特殊类型的滋养细胞肿瘤，起源于胎盘种植部位的中间型滋养细胞，具有恶变倾向。临床上非常少见，少数发生转移的病例，预后不良。80% ~ 90% 胎盘部位滋养细胞肿瘤继发于足月产后，少数可继发于流产引产后，仅 5% 到 8% 有完全性葡萄胎史，常见的转移部位为肺、盆腔和淋巴结，而肝、肾和中枢神经系统的转移相对较为少见。

四、诊断及分期

（一）临床诊断

凡葡萄胎排空后、流产、异位妊娠、早产或足月产后出现阴道流血和（或）转移灶及其相应症状和体征，伴有 HCG 升高，应考虑滋养细胞肿瘤的可能。临床诊断主要依靠检测葡萄胎清除后或妊娠后 HCG 的水平；影像学检查是否存在子宫及其他部位的转移病灶；组织学检查根据有无绒毛结构鉴别侵蚀性葡萄胎或绒癌。病理组织学结果为诊断的客观证据。

1. 血 HCG 的测定

（1）葡萄胎后滋养细胞肿瘤的诊断标准：2002 年国际妇产科联盟（International Federation of Gynecology and Obstetrics，FIGO）确定了葡萄胎后滋养细胞肿瘤的诊断标准，凡符合下列标准中的任何一项即可诊断为滋养细胞肿瘤：①葡萄胎排空后连续四次测定血清 HCG 呈平台且至少维持 3 周；②葡萄胎排空后连续三次测定血清 HCG 上升且维持 2 周或 2 周以上；③葡萄胎排空后 HCG 水平持续异常达 6 个月或更长；④组织学诊断。由于绝大多数滋养细胞肿瘤患者无法获得组织学的病理诊断，所以妊娠后血 HCG 水平持续升高和影像学检查伴或不伴有转移的病灶是最主要的诊断依据。

（2）非葡萄胎后滋养细胞肿瘤的诊断标准：目前国外尚无明确的非葡萄胎后滋养细胞肿瘤的诊断标准。北京协和医院提出了非葡萄胎后滋养细胞肿瘤的诊断标准包括：①主要为足月产、流产和异位妊娠后 4 周以上，血 HCG 水平持续在高水平，或一度下降后又上升，已排除妊娠物残留或再次妊娠；②组织学诊断。

2. 影像学诊断　B 型超声及彩色多普勒对子宫病灶有诊断价值，胸片、CT、MRI 等对肺、肝、脑、肾等处转移灶具有重要的诊断价值。在影像学检查中 MRI 明显优于 CT，特别是在判断子宫肌层有无受侵方面，MRI 为首选。但在鉴别滋养细胞肿瘤性质上，影像学无特异性。

3. 组织病理检查　根据有无绒毛结构鉴别绒癌或侵蚀性葡萄胎。只要在任何部位组织中见有绒毛结构，均诊断为侵蚀性葡萄胎。由于滋养细胞肿瘤生物行为的特殊性，组织学证据对于妊娠滋养细胞肿瘤的诊断并不是必需的。

（二）临床分期及预后评分

目前国内外普遍采用 FIGO 于 2002 年颁布的临床分期，该分期包括解剖学分期和预后评分系统两部分（表 5-5-6-1、表 5-5-6-2）。其中规定预后评分总分 ≤6 分为低危，≥7 分为高危。例如患者为妊娠滋养细胞肿瘤肺转移，预后评分为 6 分，此患者的诊断应为妊娠滋养细胞肿瘤。FIGO 分期是妊娠滋养细胞肿瘤治疗方案制定和预后评估的重要依据。

表 5-5-6-1　滋养细胞肿瘤 FIGO 分期

分期	描述
Ⅰ	滋养细胞肿瘤局限在子宫体
Ⅱ	病变转移至附件、阔韧带或阴道，但仍局限于生殖系统
Ⅲ	病变转移至肺，伴或不伴生殖系统受累
Ⅳ	病变转移至其他部位

表 5-5-6-2　改良 WHO 高危因素评分系统

危险因素	评分			
	0	1	2	4
年龄/岁	≤39	>39	–	–
先行妊娠	葡萄胎	流产	足月孕	–
潜伏期(/月，从妊娠开始)	<4	4~6	7~12	>12
治疗前 HCG 水平(U/L)	$<10^3$	$10^3 \sim 10^4$	$10^4 \sim 10^5$	$>10^5$

续表

危险因素	评分			
	0	1	2	4
最大病灶直接(包括子宫/cm)	<3	3~4	≥5	–
转移部位	–	脾、肾	胃肠道	脑、肝
转移灶数目	–	1~4	5~8	>8
以前化疗失败			单药	两药以上

注:≤6 分属低危,≥7 分属高危

五、治 疗

(一)治疗前的评估

初次治疗的患者在制定合理治疗方案前,应根据 FIGO 分期及评分标准充分评价患者的病情,确定临床期别及预后评分,根据评分将患者评定为低危无转移型、低危转移型和高危转移型,并结合年龄、生育要求等综合考虑,实施分层或个体化治疗。用于治疗前评估的手段和方法包括仔细询问病史,全面体格检查及一系列实验室检查,如血常规、凝血功能、肝肾功能、血 HCG 测定等,影像学检查包括盆腔超声,胸部 X 摄片,盆腔和(或)全身 CT 及 MRI。胸部 X 片检查阴性者需再行肺部 CT 检查以除外肺部转移。对肺部、阴道转移患者或绒癌患者应选择脑部及上腹部的 CT 或 MRI,以除外肝、脑部转移。肝功能检查异常的患者也应选择腹部超声或 CT 及 MRI 检查以除外肝转移。脑脊液中 HCG 的测定有助于进一步排除脑转移。如果体格检查和胸部 X 片均阴性且没有临床症状,滋养细胞肿瘤在其他部位的转移相对不常见,可根据症状和体征,选择有关辅助检查并作出评估。

(二)滋养细胞肿瘤的化学治疗

滋养细胞肿瘤的治疗原则是以化学治疗为主,手术、放疗及其他治疗手段作为辅助治疗方法。滋养细胞肿瘤是通过化疗能够完全治愈或缓解的恶性肿瘤。

1. 妊娠滋养细胞肿瘤化疗方案　用于妊娠滋养细胞肿瘤化疗的药物很多,目前常用的一线化疗药物有甲氨蝶呤(MTX)、放线菌素-D(Act-D)或国产更生霉素(KSM)、氟尿嘧啶(5-FU)、环磷酰胺(CTX)、长春新碱(VCR)、依托泊苷(VP-16)等。FIGO 临床分期为 I 期和 II/III 期评分≤6 分的低危型滋养细胞肿瘤患者,采用单药化疗即可,生存率可接近100%;临床分期为 II/III 期评分≥7 分或IV期的高危型滋养细胞肿瘤患者通常需采用多种药物联合化疗±辅助放疗或手术治疗,可获得 80%~90% 的治愈率。具体治疗方案见表 5-5-6-3 和表 5-5-6-4。

表 5-5-6-3　低危型滋养细胞肿瘤的化疗方案

化疗方案	初治缓解率/%
方案 1 MTX　0.4mg/(kg·d),肌内注射,qd×5d,每 14 天重复 1 次	87~93
方案 2 MTX　30~50mg/m²,肌内注射,1 次/周	49~74
方案 3 MTX　1mg/kg 第 1、3、5、7 天共 4 次肌内注射;甲酰四氢叶酸 0.1mg/kg 第 2、4、6、8 天肌内注射,每 15~18 天重复 1 次	74~90

续表

化疗方案	初治缓解率/%
方案 4　MTX　100mg/m^2,静脉注射,然后 200mg/m^2 加入 5% GS 500ml 静脉滴注 12h;甲酰四氢叶酸 15mg,肌内注射或口服,每 12h 一次,共 4 次(第 1 次从静脉注射 MTX 起 24h 给)	69～90
方案 5　Act-D　10～13μg/kg,静脉滴注,qd×5d,每 14 天重复 1 次	77～94
方案 6　Act-D　1.25mg/kg,静脉滴注,每 2 周 1 次	69～90
方案 7　交替采用方案 1 和方案 5	100

表 5-5-6-4　高危型滋养细胞肿瘤的化疗方案

方案 1　5-FU+KSM

5-FU 26～28mg/(kg·d),静脉滴注 8 天,KSM 6μg/(kg·d),静脉滴注 8 天,间隔 3 周

方案 2　EMA-CO

第一部分 EMA

第 1 天　Act-D 500μg 静脉滴注,VP16 100mg/m^2 静脉维持 30 分钟,MTX 100mg/m^2 1h 内静脉快速滴注完后,MTX 200mg/m^2 静脉滴注,维持 12h 以上

第 2 天　Act-D 500μg 静脉滴注,VP16 100mg/m^2 静脉维持 30 分钟,甲酰四氢叶酸 15mg,肌内注射或口服,每 12h 一次,共 4 次(第一次从静脉注射 MTX 起 24h 给)

第二部分 CO

第 8 天　VCR 1mg/m^2 静脉注射,CTX 600mg/m^2 静脉滴注,每 2 周重复(第 15,16,22 天)

目前治疗高危型滋养细胞肿瘤的联合化疗方案首推 EMA-CO 方案,其完全缓解率为71%～78%,生存率为 85%～94%。一般来说该方案耐受性好,不良反应小,最常见的毒性作用为骨髓抑制,其次为肝肾毒性。当滋养细胞肿瘤伴有脑转移病灶时,EMA-CO 方案中MTX 的剂量应增加到 1g/m^2,甲酰四氢叶酸增加至 30mg,从静脉注射 MTX 起 32 小时后每12 小时肌内注射一次,连续 3 天;另外还可脑内注射大剂量 MTX。

停药指征:临床症状、体征消失,原发病灶和转移灶病灶完全消失,血 HCG 每周测定 1次,连续 3 次以上,正常后再巩固化疗 2～3 个疗程,随访 5 年无复发者为治愈。

2. 耐药或复发滋养细胞肿瘤的化疗　虽然高危型滋养细胞肿瘤的治疗采用了多种一线化疗药物联合治疗,但因大部分患者有肺部、阴道等部位的转移,且在治疗过程中没有给予足够剂量,因此仍有 30% 的患者将产生耐药或再次复发。对这类患者的治疗是一大难题,故需特别强调治疗前准确评估临床分期的重要性,强调恰当的联合化疗方案以减少耐药和复发的可能。目前耐药或复发滋养细胞肿瘤病例的治疗策略为采用有效的二线化疗药物联合化疗,并根据不同个体,适时选用手术、放疗等联合治疗手段。化疗方案主要有VIP、EMA-EP(EMA-CO 中 CO 被 EP 取代)等(表 5-5-6-5),其中 EMA-EP 被认为是对 EMA-CO 产生耐药或复发病例最有效的治疗方法,即使有脑部、肝、胃肠道转移的患者仍可分别获得 75%、73%、50% 的生存率。

表 5-5-6-5　耐药或复发滋养细胞肿瘤的化疗方案

方案 1　VIP

VP16　100mg/m^2,静脉滴注,qd×5d

IFO　1.2/m^2,静脉滴注,qd×5d(合用 Mesna 0.4g 于注射 IFO 0h、4h、8h 各一次)

DDP　30mg/m^2,静脉滴注(水化),qd×5d

续表

方案2　EMA-EP

第一部分　EMA

第1天　Act-D　500μg,静脉滴注

VP16　100μg/m²,静脉维持30分钟

MTX　100mg/m²,1h内静脉快速滴注完后,MTX 200mg/m²静脉滴注维持12h以上

第2天　Act-D　500μg,静脉滴注

VP16　100ug/m²,静脉维持30分钟

甲酰四氢叶酸　15mg,肌内注射或口服,每12h一次,共4次(第一次从静脉注射MTX起24h给)

第二部分　EP

第8天　VP16　100mg/m²,静脉维持30分钟

DDP　50mg/m²,静脉滴注(水化)

每2周重复(第15、16、22天)

(三) 手术治疗

过去认为手术切除子宫对无转移性绒癌或侵蚀性葡萄胎有一定治疗效果,但该治疗效果对有宫外转移的滋养细胞肿瘤来说并不理想。直到Li首次报道用MTX完全治愈转移性绒癌后,手术治疗逐渐淡化。目前外科手术仅作为一种辅助治疗手段应用在滋养细胞肿瘤的治疗中,对控制原发灶或转移灶破溃引起的大出血、消除子宫或转移部位耐药病灶、减轻肿瘤负荷和缩短化疗疗程等方面起着一定作用。

1. 手术指征　①子宫原发灶或转移瘤发生大出血(子宫穿孔、脾破裂等);②化疗后子宫及肺内耐药病灶,久治不消;③为明确诊断和临床分期,必要时需手术探查;④各种脏器单个大的转移灶;⑤脑转移颅内高压危及生命者,需开颅减压或行病灶清除。

2. 手术方式　对年轻未育者尽可能行子宫病灶剜除术,以保留生育功能;必需切除子宫时,仍应保留卵巢;对无生育要求者,可行全子宫切除或次广泛子宫切除及卵巢动静脉高位结扎术。肺部的病灶可行肺叶切除。

(四) 胎盘部位滋养细胞肿瘤的治疗

胎盘部位滋养细胞肿瘤临床上非常罕见,治疗方法的选择只能根据仅有的文献报道积累。胎盘部位滋养细胞肿瘤对化学药物一般不敏感,故手术是其首选的治疗方法。经腹全子宫切除是绝大多数Ⅰ期患者采取的初治手段。

年轻妇女若病灶局限于子宫且卵巢外观正常,可保留双侧附件。由于Ⅰ期患者预后良好,对有生育要求的年轻患者可采用保守性手术,行锐性刮宫术或子宫病灶剜除,也有报道宫腔镜下病灶切除。有子宫外转移的患者,细胞减灭术起着十分重要的作用,手术包括经腹子宫切除及尽量切除子宫外的转移灶,术后需给予辅助性化疗。化疗方案主要有EMA-CO和EMA-EP,不少学者认为EMA-EP方案在治疗有转移的胎盘部位滋养细胞肿瘤时优于EMA-CO方案。

六、滋养液细胞肿瘤的放射治疗

滋养细胞肿瘤对放射线较为敏感,放射治疗作为综合治疗的手段之一,对于局部病灶

仍有积极治疗意义。然而随着化疗药物治疗的长足进展,放射治疗对该肿瘤的应用价值已日渐局限。

20 世纪中期曾有镭疗、深部 X 线及 ^{60}Co 治疗阴道、盆腔和肺部转移瘤的报道,取得了比较满意的疗效,但发现对直径>2cm 的肺转移瘤者疗效不佳。此外,还发现在治疗过程中,放疗极易促进扩散,放疗后也常易引起照射野的组织纤维化,若放射治疗后有癌细胞残存,则再次化疗时局部很难达到有效的化疗浓度,将来复发机会很高,治疗棘手。

在某些情况下,绒癌的放射治疗仍有一定作用,特别是对局部顽固性耐药病灶的治疗、预防转移灶出血及减轻疼痛等方面效果尚可。对脑转移及肝转移患者,采用全脑或全肝照射,约有50% 的患者可获痊愈。因此,绒癌放疗主要针对局部残留病灶或一些特殊部位的转移瘤。

(一) 放疗指征

(1) 外阴、阴道、宫颈等广泛转移灶的急性出血,可能立即危及生命者。

(2) 脑、肝等重要脏器转移,而急需解除症状。

(3) 盆腔病灶不能切除者。

(4) 化疗后的残余病灶或因手术部位不彻底有盆腔残留病灶者。

(5) 耐药绒癌的局限性病灶。

(6) 盆腔肿瘤广泛浸润,估计手术有困难者,可行术前照射以缩小病灶。

(二) 特殊部位的放射治疗

1. 阴道、尿道口、宫颈及外阴转移病灶

(1) 镭模:适于阴道转移灶,每周 1 次,分 2~3 次完成,肿瘤基底部组织量达 30~40Gy。

(2) X 线阴道筒照射:每日 2Gy,根治量 30~50Gy。

(3) ^{60}Co 或深部 X 线外照射:每日 2Gy,肿瘤组织量 30~40Gy。

2. 盆腔病灶(包括手术后残存肿瘤)　根据病灶范围设野,每日 1~2 野,每次 2Gy。术前照射在 2 周内给肿瘤组织量 20~25Gy,2 周后手术。根治量 30~40Gy,4~6 周。

3. 肺转移灶　在病灶局部设野,肿瘤组织量 20~30Gy,2~4 周完成。放射治疗对直径<2cm 的病灶效果好,>2cm 的病灶效果差。对直径>5cm 的巨大病灶,由于肿瘤中心缺血坏死,化疗药物很难达到肿瘤中心,患者又难以耐受长时期多疗程强烈化疗的毒副反应,容易导致治疗失败。有作者主张在化疗间期辅加局部放疗可以取得较好的疗效,可能改善预后。

4. 脑转移灶　Brace 首次报道了滋养细胞肿瘤脑转移的患者采用 20Gy 进行全脑放疗治疗,联合单药化疗,生存率达到24% (5 例/21 例)。随着剂量的提高,疗效有所增加。目前全脑的照射剂量推荐为 20~40Gy,分 2~4 周完成,同时联合化疗,部分患者还需缩野治疗,生存率可达到55%~75%。根据脑血管造影或 CT 定位方法进行设野,设两颞侧野对穿照射。其下缘穿过眼眶下缘、整个中耳通道,最后到达乳突顶端。在脑部放疗中,要用铅块保护两眼,同时采用脱水剂、止血剂及支持治疗,以利于放疗顺利进行。所引起的神经毒性是可以耐受的。对于脑转移的患者,在治疗过程中或在初始治疗完全缓解后复发的脑转移患者的预后往往比治疗前就有脑转移的患者预后差。另有报道,采用同步放化疗的方法与手术切除脑组织中转移病灶联合大剂量化疗的疗效相当。

5. 肝转移灶　在初次诊断的滋养细胞肿瘤中有 2%~8% 存在肝转移,Barnard 等报道15 例肝转移的滋养细胞肿瘤患者接受了全肝的放射治疗,同时联合化疗,只有 2 例(13%)存活。Bakri 等报道了 16 例肝转移的滋养细胞肿瘤患者,其中 8 例采用 MTX+Act-D+CTX化疗联合全肝放疗,存活率为 0。目前肝转移的照射剂量推荐为 20~30Gy,每日 2Gy。放射范围上界在右膈肌上缘 1~2cm,右外侧界线包括腹膜壁层。左侧界和下界取决于肝的边缘。正常的肝段可以不照射,目的是减少正常组织如心,肺或胃肠器官的放疗量。采用前后(AP)和后前(PA)对穿照射,或左前斜(LAO)和右后斜(RPO)的对穿照射的治疗方式,设计斜野来更好的保护正常组织如脊柱、脊髓、胃肠道。对耐药的肝转移瘤,采用 AP/PA野照射,既能保护相邻的椎体,又能使得局部剂量达到 40~50Gy。由于肝实质对放射线的耐受性较差,治疗过程中引起的放射性肝炎使放射治疗在肝的应用受到了限制。

6. 肾转移灶 对双肾均有转移的滋养细胞肿瘤患者,给予肾能够耐受的低剂量照射,很难控制病情,也有认为单侧的肾转移可以采用放射治疗。

七、预　后

在没有有效化疗方法以前,侵蚀性葡萄胎和绒癌的预后极差。侵蚀性葡萄胎的病死率在 25% 左右,而绒癌则除极早期无转移病例经手术能存活外,有转移的无一例可以幸免,且绝大多数在发病后半年内死亡。找到有效化疗方法后,妊娠滋养细胞肿瘤的预后有了极大的改观,侵蚀性葡萄胎的存活率几乎为 100%,绒癌的病死率亦由过去的 90% 以上,逐步下降至 20% 左右。目前经过规范治疗后,妊娠滋养细胞肿瘤的治愈率可达到 90% 以上,无转移者的治愈率接近 100%,仅个别病例死于远处转移。

（李　蓉）

Summary

Gestational trophoblastic disease (GTD) comprises a group of interrelated diseases that includes complete and partial molar pregnancy, invasive mole, placental site trophoblastic tumor (PSTT), and choriocarcinoma, which have varying propensities for invasion and spread. Gestational trophoblastic tumors (GTTs) are one of the rare human malignancies that arc highly curable, even with widespread metastases. Complete molar pregnancy is reliably diagnosed by ultrasonography. Ultrasonography may also contribute to the diagnosis of partial mole by demonstrating focal cystic spaces in the placenta or an increase in the transverse diameter of the gestational sac. However, suction curettage is the preferred method of evacuation, regardless of uterine size, in patients who desire to preserve fertility. Several investigators have reported that prophylactic chemotherapy at the time of molar evacuation reduces the frequency of postmolar tumor. Combination chemotherapy is administered as soon as toxicity permits until the patient attains three consecutive undetectable HCG levels. After undetectable HCG values are achieved, at least two additional courses of chemotherapy are administered to reduce the risk of relapse. Patients with GTT successfully treated with chemotherapy can also expect normal reproduction in the future. Importantly, the frequency of later major and minor congenital malformations is not increased.

第六章　淋巴系统恶性肿瘤

第一节　霍奇金淋巴瘤

一、概　　述

　　1832 年 Thomas Hodgkin 首次报道了原发于淋巴结的恶性病变,其后被命名为霍奇金淋巴瘤(hodgkin lymphoma,HL)。HL 是一种相对少见的恶性肿瘤,原发灶以淋巴结和胸腺最为常见,常表现为单个或一组淋巴结无痛性肿大,可伴有肝脾大、盗汗、乏力等症状。HL 的治愈率较高,随着诊疗技术的不断发展,即使是晚期病变仍有治愈可能。目前,HL 的 5 年生存率已达 80% 以上。足量、足疗程的治疗直接关系到患者的长期生存。PET-CT 检查可作为预后评估及疗效评价的手段。目前对于 HL 的临床治疗,一方面是提高晚期和复发难治患者的治愈率,另一方面则尽量减少远期并发症的发生。近年来,在 HL 的临床分期、放化疗策略及疗效判断等方面均取得了令人欣喜的进步,得到了较高的治愈率。

二、流行病学

　　霍奇金淋巴瘤在发病年龄上大多有 2 个高峰,在多数发达国家如美国,第一个高峰出现在 20 ~ 24 岁,为 4.8/100 000,第二个高峰出现在 75 ~ 84 岁,为 9.3/100 000。

　　我国 HL 的发病率明显低于欧美,且无年龄的双峰分布,发病者多为 40 岁左右,男性发病率显著高于女性。1983 年全国淋巴瘤协作组对 9009 例淋巴瘤回顾性资料分析结果显示,我国 HL 占 8% 与日本 7.6% 较接近。1983 年上海市统计材料显示,HL 男性及女性发病率分别为 0.35/100 000 和 0.26/100 000,标化后为 1.39/100 000 和 0.84/100 000,显著高于农村的发病率。1988 ~ 1992 年间及 1993 ~ 1997 年间几大城市中 HL 的发病率为(0.3 ~ 0.5)/100 000,约占全部恶性肿瘤的 0.2%,并且保持稳定。各年龄组的发病率没有类似欧美的双峰现象,而是随着年龄的增加逐渐升高。

三、病因和发病机制

　　HL 病因尚未阐明。可能与病毒感染、环境污染、免疫缺陷因素的增多(HIV,免疫抑制治疗)及诊疗水平的提高等有关。

　　病毒病因学是目前最受重视的。病毒病因学说认为 HL 是感染病毒后所发生的一种疾病,关系最密切的是 EB 病毒(EBV)、HIV 和麻疹病毒。有报道 HL 在学校与家庭成员中有群集发生现象,故推测 HL 与某种病原体传染有关,尤其是能引起传染性单核细胞增多症的EB 病毒(EBV),但目前尚缺乏直接有力的佐证。在美国和北美洲的其他国家和地区有30% 的 HL 患者 EBV 核酸和蛋白(+),在非洲、亚洲和拉丁美洲的一些发展中国家,EBV 核酸和蛋白的阳性率将近 100%。在感染 HIV 的患者中 HL 的发病率呈上升趋势。30% ~ 50% 的 HL 患者中可发现有 EBV 感染,某些既往患传染性单核细胞增多症的青年较易患HL,在 HL 患者中,血清抗 EBV 抗原的抗体滴度高,而这些抗体的存在提示 EBV 的活动。

以上这些事实均提示 HL 与 EBV 感染有关。

HL 的发病还与其他诸多因素有关,如:①免疫因素。各种原发性和继发性的免疫缺陷,器官移植后的免疫缺陷等均可使 HL 的危险性增加。②环境因素。流行病学提示接触某些有害物质,如化学制剂尤其是苯、辐射、药物(如烷化剂),某些职业(如木工、漆匠、橡胶工、石油提炼者、教师、医护人员)等,HL 的发病率增高。③某些疾病。如骨髓灰白质炎,多发性硬化、亚急性运动神经病变等与 HL 发病有关。④遗传因素。HL 在家庭成员中群集发生的现象已得到证实。近亲中如有 HL 患者,则其患病危险性比其他人高 3 倍;同卵双生患者的危险性为 9 倍,双卵双生或同胞兄妹为 5~7 倍,说明 HL 发病与遗传易感性有关。

四、病理和分类

HL 的病变部位淋巴结的正常淋巴组织结构全部或部分破坏,呈现多种非肿瘤性反应性细胞成分,多为淋巴细胞,并可见浆细胞、嗜酸粒细胞、中性粒细胞及组织细胞等,可发现数量不等的典型 RS 细胞及其变异型。经典型霍奇金淋巴瘤的 RS 细胞 CD15 及 CD30 抗原表达阳性,是识别 RS 细胞的重要免疫标记物。最新检测证明 RS 细胞来源于淋巴细胞,主要是 B 淋巴细胞。HL 病变往往从一个或一组淋巴结开始,逐级向邻近的淋巴结及远处扩散;HL 累及的肿大淋巴结,早期无粘连,可活动,如侵入邻近组织则不易推动。淋巴结互相粘连,形成结节状巨大肿块,切面呈白色鱼肉状,可有黄色的小灶性坏死。

HL 主要根据肿瘤细胞的形态、免疫表型以及反应细胞背景进行病理分类,经历了从1966 年 Rye 提出的分型标准,到 1994 年的 REAL 分类方案;以及此后 WHO 确认的 REAL病理分类(表 5-6-1-1)。

表 5-6-1-1　霍奇金淋巴瘤的病理分类

Rye 分类	REAL 分类	WHO 分类
淋巴细胞为主型	结节性淋巴细胞为主型	结节性淋巴细胞为主型
结节硬化型	富有淋巴细胞的经典 HL	富有淋巴细胞的经典 HL
混合细胞型	结节硬化型	结节硬化型
淋巴细胞削减型	混合细胞型	混合细胞型
	淋巴细胞削减型	淋巴细胞削减型
		未分类型

结节性淋巴细胞为主型 HL:占 HL 的 5%~6%,此型典型的 RS 细胞不常见,主要为变异的 RS 细胞,称"爆米花样细胞",表达 B 细胞抗原 CD20(+)。此型 HL 为成熟 B 淋巴细胞肿瘤,预后较好。临床特点:发病年龄轻,中位发病年龄 30 岁,男性多见,男女比例为 3∶1,肿瘤常侵犯周围淋巴结,纵隔淋巴结极少受侵。诊断时病期较早,80% 患者为 Ⅰ 期或者 Ⅱ期,患者常无全身症状,死亡率低,90% 患者生存期超过 10 年。免疫组化表型:CD20(+),CD79a(+),Pax-5(+),CD45(+),Bcl-2(−),CD3(−),CD43(−),CD30(−),CD15(−),EMA(+)/(−),CD57(+)。

经典型 HL:病变背景有经典的、诊断性的 RS 细胞,免疫表型 CD30(+),CD15(+),最常见的病理类型为结节硬化型。免疫组化表型:CD30(+),CD15(+),CD20(−),Pax-5(−),CD45(−),Bcl-2(−),CD3(−),CD43(−),EMA(−)。

五、临床分期

（1）目前常用的临床分期是 Ann Arbor 分期方案。

Ⅰ期：一个淋巴结区域或淋巴样结构（如脾、胸腺等）受侵（Ⅰ期）；或一个淋巴结外器官或部位受侵（$Ⅰ_E$ 期）。

Ⅱ期：横膈一侧两个或两个以上淋巴结区域受侵（Ⅱ期）；或者一个淋巴结外器官延续性受侵合并横膈同侧一个或多个区域淋巴结受侵（$Ⅱ_E$ 期）。

Ⅲ期：横膈两侧淋巴结区域受侵（Ⅲ期）；可合并局部结外器官或部位受侵（$Ⅲ_E$ 期）；或合并脾受侵（Ⅲs 期）。

Ⅳ期：同时伴有远处一个或多个结外器官广泛受侵。

（2）以下定义适用于各期：

A：无全身症状，B：有全身症状（为下列任何症状之一，连续 3 天不明原因发热超过 38℃、6 个月体重减轻>10%、盗汗），X：有大肿块（包括大纵隔或淋巴结大肿块>10cm），E：连续性的结外部位受侵。

六、临床表现

（一）局部表现

1. 经典 HL　HL 临床表现主要是无痛性淋巴结肿大，以颈部及锁骨上最为常见（占 60%~80%），其次为腋下淋巴结肿大，极少侵犯韦氏环、耳前、后纵隔及肠系膜淋巴结。肿大淋巴结可孤立或多个融合，表面光滑、质地中等，早期活动，当肿块增大且侵及临近组织时可固定。

深部淋巴结肿大可压迫邻近器官。部分患者可出现肺受压或肺受侵表现，如咳嗽、气促等。肿大的膈下淋巴结可导致椎体、腰部不适，腹膜后巨大病变则可引起输尿管阻塞、腹腔积液等。

HL 患者中结外受累者，最常见的是脾、肺、肝及骨髓。肝侵犯 3%~24% 继发于脾受侵。肝侵犯多为弥漫性，所以影像学检查如 CT、MRI、B 超等对诊断肝侵犯的意义不大。脾大不一定是肿瘤侵犯，脾大者经脾切除病理证实为脾受侵者仅 60%，而临床检查脾的大小正常者，经脾切除后发现 1/3 有脾侵犯。在晚期病例常见肝大，黄疸及其他部位受累，临床有其相应症状外，通常具有发热、贫血、体重减轻、食欲缺乏等表现，肝功能异常与肝受累之关系不密切。

2. 结节性淋巴细胞为主型 HL　此型约占 HL 的 5%，中位发病年龄 30 岁，男性多见。肿瘤常侵犯周围淋巴结，纵隔受侵少见。80% 病人为早期，常无 B 症状，死亡率较低。

（二）全身表现

1. 全身症状　发热、皮肤瘙痒、盗汗及消瘦等是 HL 的常见全身症状。一些 HL 患者在发现淋巴结肿大前或同时出现不明原因的持续性或周期性发热，在出现表浅淋巴结肿大后行病理检查方可确诊。这类患者一般年龄较大，男性居多，病变较为弥散。皮肤瘙痒多出现在确诊 HL 前的数月或数年，首发表现为局部皮肤瘙痒，可逐渐发展为表皮脱落、色素沉着等继发改变。持续发热、多汗、体重下降等提示疾病进展、机体免疫功能衰竭，预后不佳。

2. 贫血 一些 HL 患者在就诊时即有贫血,甚至发生于淋巴结肿大前几个月,晚期患者更常出现贫血。贫血的原因可能为多因素,可继发于骨髓受侵、溶血和脾功能亢进。进行性贫血和血沉加快是临床判断 HL 进展与否的一个重要指标,是 HL 的不良预后因素。

七、诊断与鉴别诊断

(一) 诊断

对慢性、进行性、无痛性的淋巴结肿大均需考虑 HL 可能,并结合影像学、血液学及病理学检查进行诊断。

1. 病史、症状和体征 凡无明显感染性的淋巴结肿大,应考虑到恶性淋巴瘤(ML),包括 HL 和非霍奇金淋巴瘤(NHL),如果肿大的淋巴结具有饱满、质韧等特点,就更应该考虑到 HL 和 NHL。再根据 HL 和 NHL 的不同临床特点、病理特征进一步区分之。有时肿大的淋巴结可以因抗炎等措施而暂时缩小,而后又恢复增大,有的患者浅表淋巴结不大,但较长期有发热、盗汗、体重下降等症状。一段时间后可出现表浅、纵隔或腹膜后淋巴结肿大等情况。

2. 病理检查 确定 HL 诊断必须取活检,经病理组织学证实,要注意以下几点:①要选择肿大并且丰满、质韧的淋巴结活检,最好完整切除肿大淋巴结,以便观察到淋巴结结构。除非不得已,一般不做部分淋巴结切除活检。②避免选择受炎症干扰的部位的淋巴结活检,如滑车上淋巴结、腋下淋巴结、锁骨上淋巴结、颏下淋巴结等,而颌下淋巴结肿大大多与口腔炎症有关,腹股沟淋巴结肿大则与下肢感染有关,如足癣感染。③纵隔淋巴结肿大,特别是无浅表淋巴结肿大的患者,也要在全面检查后,用纵隔镜或开胸取活检,因为纵隔淋巴结肿大,可为良性,也可为恶性。④活检术中需注意避免挤压组织,以免影响诊断结果。⑤针吸穿刺或针吸活检取到的淋巴结组织太少,既不能定性(或勉强可以定性),也多不能分型,不适合 HL 的诊断。

3. 血液学检查 转肽酶(γ-GT)升高,血沉(ESR)增高,均可作参考,血清乳酸脱氢酶(LDH)水平增高,可提示肿瘤负荷大小。常规行骨髓活检或穿刺检查。

4. 影像学检查

(1) X 线平片:简便易行的检查方法,通常可在双侧前、上纵隔内发现不对称结节影。

(2) CT:可显示多发的软组织肿块,其内无坏死、出血或囊性变,增强扫描后均匀强化。

(3) MRI:可显示低 T1WI 信号和高 T2WI 信号的均匀信号肿块影。

(4) PET-CT:PET-CT 在淋巴瘤诊断、鉴别、分期、疗效监测和预后评估上的重要价值,优于常规影像学检查作出的综合评价,其临床应用可改变部分淋巴瘤患者治疗方案,进而提高淋巴瘤的诊治水平。PET-CT 对于 HL 的阳性检出率较高,而对于边缘区淋巴瘤、外周 T 细胞淋巴瘤、黏膜相关性淋巴瘤、结外边缘区 B 细胞淋巴瘤和伯基特淋巴瘤等少见亚型的阳性检出率相对较低。

治疗前对病情的评估和准确分期是拟定治疗方案和预后判断的基础,特别是用于明确 HL 适合放疗的人群及放疗部位。治疗后和治疗中期行 PET-CT 扫描是预测患者预后的有效手段,能发现对化疗药物不敏感者,准确鉴别肿瘤治疗后残留肿块和复发,对于治疗计划的制订极有意义。Hutchings 等报道,PET 和 PET-CT 扫描分别提高了 19% 和 17% HL 患者的分期,但也有 5% 患者的分期因此而降低,最终约 9% 和 7% 的患者因疾病分期受到影响而改变了治疗方案。对于淋巴结病灶,PET 和 PET-CT 的敏感性为 92%,而 CT 为 83%;对于结外病灶,PET 和 PET-CT 的敏感性分别为 86% 和 73%,而 CT 为 37%。

(二) 鉴别诊断

HL 需与其他淋巴结肿大疾病相鉴别。临床上有 70%~80% HL 患者在初诊时被诊断为结核性淋巴结炎。结核性淋巴结炎以颈两侧多发,彼此可有融合,与周围组织粘连,晚期可破溃形成窦道。HL 还应与结节病、组织细胞性坏死性淋巴结炎等疾病鉴别。以发热为主要表现的 HL 还应与结核、败血症、结缔组织病等相鉴别。

八、治　疗

(一) 治疗方法的演进

姑息治疗是 20 世纪 50 年代恶性淋巴瘤的主要治疗方式。1901~1902 年 Pusey 和 Senn 用 X 线照射淋巴瘤,淋巴结明显缩小,直至 20 世纪 20 年代 X 线设备技术改善,疗效有所提高;1940 年 Craft 报道 52 例未治疗患者 5 年生存率 6%,放疗后 10 年生存率为 10%。20 世纪 50~70 年代后放疗设备改善和联合化疗,疗效大增,各期总生存率从 40% 上升到超过 70%;80~90 年代,治疗提高了无病生存率,改善了复发难治病例的挽救性治疗的疗效;90 年代以后的治疗,是以最小代价获得最大效益,改善生存质量。中晚期 HL 单纯放疗疗效不理想,因此仍以化疗为主,辅以放疗;而复发难治性 HL 的治疗已较多考虑造血干细胞移植,疗效大幅度提高。

(二) 治疗原则

(1) 规范的诊断与综合治疗是保证疗效、减少治疗并发症、提高生活质量的关键,目前化疗结合受累野照射的方法是治疗早期 HL 的标准治疗。

(2) 足量、足疗程的治疗直接关系到患者的长期生存。

(3) 早期、晚期的 HL 治疗方案各有不同。

1) 早期 HL(Ⅰ期、Ⅱ期):按预后好、坏分组采取综合治疗方针,逐步地缩小放疗范围、降低放疗剂量,探索疗效好、低毒化疗方案和最佳化疗周期数。

临床上将符合临床ⅠA 期、女性、年龄<40 岁、淋巴细胞为主型或结节硬化型、非大纵隔和大肿块等因素的 HL 归为预后极好的一类 HL,可考虑单纯放疗。

尽管最合适的放射野、放射剂量以及化疗方案、周期数仍在进一步的研究中,但综合大量的随机临床研究结果,目前早期预后良好型 HL 的最佳治疗模式为联合化疗结合受累野放疗。NCCN 建议预后好的早期 HL(临床Ⅰ~Ⅱ期,没有不良预后因素者)ABVD(表 5-6-1-2)方案化疗 4 周期联合受累野放疗(20~36Gy)。GELA 建议 ABVD 化疗 2~4 个周期联合受累野放疗(20~30Gy)。早期结节性淋巴细胞为主型 HL 手术后观察等待或单纯受累野照射。

化放疗联合是预后不良的Ⅰ/Ⅱ期 HL 患者(有以上一个或多个不良预后因素)公认的治疗原则,多数学者认为选择 ABVD、MOPP/ABVD 或 ABV(表 5-6-1-2)疗效接近的方案化疗 4~6 周期后联合受累野放疗(20~36Gy)是理想的治疗选择。对于多数伴有巨大纵隔肿块(尤其是ⅡB 期)的患者,其局部复发率高达 40%~50%,因此建议此类患者采用剂量增强的 BEACOPP 方案或 Standford V 方案联合受累野放疗(20~36Gy)。

表 5-6-1-2　HL 化疗方案表

方案名称	药物名称、组成、剂量及用法	
ABVD 方案	阿霉素	$25mg/m^2$,d1,15,IV
	博来霉素	$10mg/m^2$,d1,15,IV
	长春碱	$6mg/m^2$,d1,15,IV
	氮烯米胺	$375mg/m^2$,d1,15,IV
MOPP 方案	氮芥	$6mg/m^2$,d1,8,IV
	长春新碱	$1.4mg/m^2$,d1,8,IV
	盐酸丙卡巴肼	$80mg/m^2$,d1~14,PO
	泼尼松	$30~40mg/m^2$,d1~14,PO
MOPP/ABV 方案	氮芥	$6mg/m^2$,d1,8,IV
	盐酸丙卡巴肼	$100mg/m^2$,d1~7,PO
	泼尼松	$40mg/m^2$,d1~14,PO
	阿霉素	$35mg/m^2$,d8,IV
	博来霉素	$10mg/m^2$,d8,IV
	长春碱	$6mg/m^2$,d8,IV
ChIVPP 方案	苯丁酸氮芥	$6mg/m^2$,d1~14 PO
	长春碱	$6mg/m^2$,d1,8,IV
	盐酸丙卡巴肼	$100mg/m^2$,d1~14,PO
	泼尼松	$40mg/m^2$,d1~14,PO
Stanford V 方案	多柔比星	$25mg/m^2$,d1,15,IV
	长春碱	$6mg/m^2$,d1,15,IV
	氮芥	$6mg/m^2$,d1,IV
	长春新碱	$1.4mg/m^2$,d8,22,IV
	博来霉素	$5U/m^2$,d8,22,IV
	依托泊苷	$60mg/m^2$,d15,16,IV
	泼尼松	$40mg/m^2$,qod PO

2）晚期 HL 的治疗：晚期 HL 以联合化疗结合受累野照射为主，常用的化疗方案有 AB-VD、MOPP/ABV、BEACOPP 和 Standford V 等，一般进行 6~8 周期化疗，结合受累野照射（DT30~36Gy）。有观点认为，BEACOPP 强化 8 周期达 CR 者不必加放疗，PR 者应加放疗，PET 有助于判断是否有残留。

（4）原发性侵袭性 HL：高剂量化疗（high-dose chemotherapy，HDCT）和自体干细胞移植（autologous hematopoietic stem cell transplantation，ASCT）是目前最佳的治疗策略。

（三）化学治疗

1. 进展期 HL 标准一线治疗方案　在进展期 HL 的治疗方案选择中，增加剂量的 BEA-COPP 方案是唯一经大规模随机对照临床试验证实的总生存（OS）优于 ABVD 的方案。但该方案增加了血液学毒性和感染，且对生殖功能有影响，目前正在进行通过减少化疗周期数以降低其毒性的相关研究。ASCT 在一线治疗缓解后的应用对提高生存率无明显作用。一线治疗获 PR 的患者可能从巩固放疗中获益，但需要随机对照临床试验和长期随访验证及确定放疗相关毒性。ABVD、MOPP/ABVD 和 MOPP 方案比较，有利于提高无病生存率和总生存率。ABVD 与 MOPP 或 MOPP/ABVD 方案比较，毒性低，而其疗效接近，且更强的方案并未显示出更佳的疗效。对化疗周期的选择,化疗 6 周期并未显示出比 4 周期更好的疗效(表 5-6-1-2)。

2. 晚期 HL 的化学治疗　晚期 HL 应以化疗为主,不伴有巨大肿块的晚期 HL 患者在 ABVD 方案等有效的化疗达到 CR 后不需考虑辅助性放疗。化疗前肿块>5cm、伴有巨大纵隔肿块或化疗后仍有残存肿瘤者,应行 IFRT。NCCN 建议晚期 HL 可采用以下 3 种方案治疗:①ABVD 方案化疗 6~8 周期,在治疗 4~6 周期后复查,若达 CR/CRu 则再化疗 2 周期,伴有巨大肿块的患者需行巩固性放疗。②Stanford V 方案化疗,3 周期结束后全面复查。③增加剂量的 BEACOPP 方案,在 4 周期化疗后和完成全部 8 周期化疗后评价疗效,CR/CRu 者行原发肿块>5cm 处的巩固放疗。化疗或化放疗联合失败者,可采取 HDCT 联合 ASCT 方式。

3. 难治性和复发 HL 的治疗　难治性 HL 是指治疗中或治疗结束后 60 天内出现病情进展的霍奇金淋巴瘤。难治霍奇金淋巴瘤病例治疗疗效差,常规剂量挽救性化疗的 10 年生存率只有 10%。HL 患者经治疗达 CR 后约 1/3 将出现复发,复发患者的处理比初治者困难,对复发和难治性患者的解救治疗应依下列情况区别对待。

(1) 早期 HL 单纯放疗后复发的解救治疗:尽管经过有效的治疗,但最终仍有 30%~40% 的晚期 HL 患者复发。ASCT 是复发或耐药的 HL 的标准治疗方案。最佳的解救方案和大剂量化疗方案目前还不清楚。由于 HL 存在病理学转化的可能,因此,对于 HL 复发患者建议重取病理活检,诊断复发必须有病理诊断依据。病期是影响复发后解救治疗疗效的主要因素:复发后仍为 ⅠA 和 ⅡA 期的 HL 采取联合化疗就可以取得满意的疗效,但是强烈建议在其二线治疗方案中增加 C-MOPP 和 ChIVPP 方案,不需要采取 HDCT/ASCT。

(2) 难治性 HL 的解救治疗:难治性 HL 可分为 3 种情况,①原发耐药,初始化疗未获 CR;②联合化疗后虽获 CR,但缓解期<1 年;③联合化疗后获 CR,缓解期>1 年。原发耐药者,中位生存期<1.5 年,8 年 OS 为 0%;缓解期不足 1 年者复发后改用非交叉耐药的新方案,CR 率<30%,中位生存期 2.5 年,20 年 OS 为 11%;缓解期超过 1 年者复发后采用原来使用过的 MOPP 方案或交替方案治疗仍可获得>80% 的 CR 率,中位生存期>4 年,20 年 OS 为 22%。其他影响常规化疗后复发难治患者的不良预后因素为:①B 症状;②结外侵犯;③老年患者。化疗获得 CR,无病生存期>1 年的复发者,可用原来使用过的联合化疗方案进行解救治疗;无病生存期<1 年的复发者,则需要更换新的化疗方案进行解救治疗,以期改善疗效。

对于原发耐药和复发后对二线解救治疗敏感者,挽救性化疗和 ASCT 是复发 HL 的标准治疗。若考虑给予 ASCT,则应选择较少影响干细胞采集的挽救化疗方案。目前已报道的挽救化疗方案有 Dexa-BEAM、Mini-BEAM、ICE、DHAP、GDP、GVD、IEV、MINE 和 IV。这些方案的总有效率为 60%~87%,但血液学毒性较大,毒性相关死亡率达 2%~5%。

异基因造血干细胞移植:因为清髓性异基因造血干细胞移植的相关死亡率超过 50%,且移植后复发较常见,故限制了其应用。减低剂量的异基因造血干细胞移植安全性较高,但疾病的长期控制结果不佳,移植后 2 年的无进展生存率为 25%~30%,OS 率为 35%~60%。因此异基因造血干细胞移植在复发难治 HL 中的作用尚需进一步研究。

(3) 远期复发患者可能从标准二线化疗获长期缓解。一线治疗后更长时间复发的患者(如超过 5 年),或因年龄及并发症因素不能接受 ASCT 的患者可能获益于标准剂量化疗。既往只接受过放疗的患者复发后可能通过传统剂量化疗达到长期缓解。

4. 原发性侵袭性 HL　原发性侵袭性 HL 指诱导治疗过程中或治疗结束后 90 天内疾

病迅速恶化,预后极差。解救治疗包括解救化疗、解救放疗及 HDCT 联合 ASCT。通常此类患者对传统治疗的反应很差,故临床上将 HDCT+ASCT 作为一线治疗方法。但大多数原发性侵袭性 HL 患者对强烈治疗的反应时间较短,往往短期缓解后又再次复发,故尚需要重新探索新的有效的治疗策略。

5. 结节性淋巴细胞为主型 HL(NLPHD)治疗　此型仅占 HL 的 5%～6%,中位发病年龄 35 岁,男女比例 3∶1,初诊时大多数患者(≥75%)为 Ⅰ / Ⅱ 期,常仅累及一个外周淋巴结区,很少累及纵隔淋巴结,治疗效果好,CR 率>90%,绝大多数患者生存期 10 年以上,虽后期复发较多见,但不影响生存。早期 NLPHD 的治疗选择受累野的单独放疗,化疗很少用于早期 NLPHD 的一线治疗。美罗华可用于晚期或复发患者的治疗。

(四) 放射治疗

1. HL 放疗观念的演变　从发现 HL 到今天的 170 多年时间里,HL 的诊断和治疗方面已取得了巨大的进步。20 世纪 20～60 年代,因缺乏有效的化学治疗手段,HL 的治疗主要依靠局部放射治疗,疗效差,大大限制了 HL 患者治愈率的提高。随着放疗技术不断完善,Easson 和 Russel 撰文强调放射治疗可以治愈霍奇金淋巴瘤;Kaplan 和 Rosenberg 通过大量病例的临床观察,规范了早期 HL 的放疗技术。随着对 HL 转移的特点的更深入了解,HL 的淋巴结预防性照射得到认可。20 世纪 70 年代以后,随着放疗设备的快速发展,钴机和直线加速器开始普及,大面积不规则照射野开始应用于 HL 的治疗,成为早期 HL 的有效治疗方法,从而使得 HL 的治愈率显著提高。20 世纪 90 年代后,挪威、荷兰、法国等国家的学者相继发表文章肯定了大范围放疗对提高恶性淋巴瘤疗效的价值,使大多数 HL 患者可以得到长期生存。但是,随着 HL 患者的生存期的延长,远期(10～15 年后)严重并发症的增加也是一个不容回避的问题。大面积照射的远期严重并发症主要是放射性肺、心脏、血管损害以及与放射有关的第二肿瘤发生,如肺癌、乳腺癌等。近年来,化学治疗新药不断出现,通过多药联合化疗,有效提高了 HL 的治愈率,故此一些学者建议以综合治疗代替单纯放疗,减小放射野、降低放射剂量,从而降低放疗严重并发症,提高患者的生活质量。

2. HL 照射方法

(1) 扩大野照射:HL 扩大野(extended field,EF)照射包括全淋巴结照射(total node irradiation,TNI)和次全淋巴结照射(subtotal node irradiation,STNI)。全淋巴结照射包括斗篷野和倒 Y 野,后者由锄形野和盆腔野组成,次全淋巴结照射指斗篷野加锄形野照射。小斗篷野(mini-mantle field)指在斗篷野的基础上不做腋窝照射(图 5-6-1-1～图 5-6-1-4)。

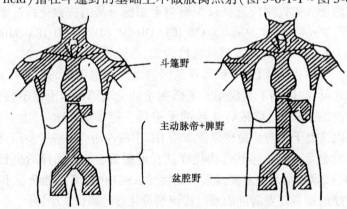

图 5-6-1-1　全淋巴结照射(TNI)示意图

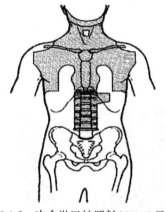 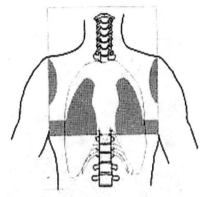

图 5-6-1-2　次全淋巴结照射(STNI)示意图　　　图 5-6-1-3　斗篷野(mantle field)照射示意图

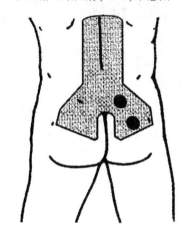 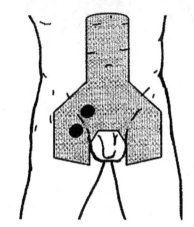

图 5-6-1-4　倒 Y 野照射示意图

　　(2) 受累野照射:受累野照射(involved field radiotherapy,IFRT)表示放疗野只包括临床上有肿瘤的区域。受累野照射范围尚没有明确的定义,受累野外扩边界一般为 5cm,但在纵隔或重要脏器周围为 2cm,大部分单位应用 1966 年 Ann Arbor 分期原则中淋巴结区域图解来确定区域淋巴结的定义。晚期 HL 化疗后的受累野照射应区别于早中期 HL 化疗后的受累野,晚期 HL 化疗后的受累野多指大肿块局部或残留病灶,为区别可叫做"局部野"。早期 HL 的经典治疗单纯放疗设野大,损伤大。受累野定义及设计的基本原则为:①累及野包括化疗前受累的所有淋巴区及部位,照射野的边界应以骨性标志为准,用模拟机定位。②照射一个淋巴区域,不是个别的淋巴结。主要受累野区域为单侧颈部、纵隔和肺门、腋窝(包括锁骨 上下淋巴结)、脾、腹主动脉旁和腹股沟淋巴结。③需明确化疗前和化疗后淋巴结部位和大小,应用 CT 检查肿瘤退缩后的淋巴结区域,以准确确认照射体积。④锁骨上淋巴结是颈淋巴结的一部分。单独受侵或伴有颈淋巴结受累,照射单侧全颈。如锁骨上淋巴结受累是纵隔病变扩展,颈部其他区域无受侵时同侧上颈部可不照射。⑤确定受侵器官照射野时,注意使用化疗前受侵部位和体积概念。⑥纵隔及腹主动脉旁淋巴结区域需有 CT 资料,按化疗后病变的大小来设计照射野。⑦受累野照射可单独用于结节型 LPHD 或早期低度恶性淋巴瘤。

　　1) 单颈野

　　肿瘤侵犯范围:一侧颈部和或锁骨上淋巴结。

上界:下颌骨体中线和乳突尖或耳垂连线。

下界:锁骨下缘下 2cm。

内界:如果锁骨上淋巴结未受侵,位于同侧横突;如果肿瘤位于中线或锁骨上淋巴结受侵,则包括对侧横突,无内侧淋巴结受侵的 I 期患者,喉及喉以上的椎体可以铅挡(图 5-6-1-5)。

外界:肱骨头内缘,包括锁骨内 2/3。

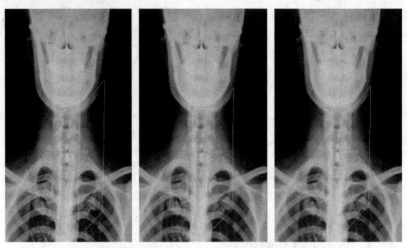

图 5-6-1-5 单颈野照射示意图(包或不包对侧横突、挡或不挡喉)

2)双颈野

肿瘤侵犯范围:双侧颈部和或锁骨上淋巴结。

上界:下颌骨体中线和乳突尖或耳垂连线。

下界:锁骨下缘下 2cm。

外界:肱骨头内缘,包括锁骨内 2/3。

如果肿瘤未侵犯喉周围组织,应常规挡铅;≤40Gy 不挡脊髓,>DT 40Gy 脊髓挡铅,前野挡喉(图 5-6-1-6)。

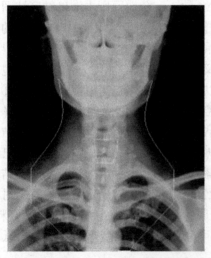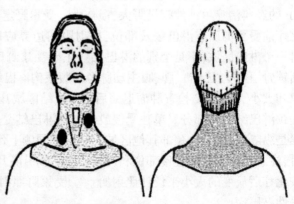

图 5-6-1-6 双颈野照射示意图(铅块挡喉)

3）纵隔野（纵隔肺门野）：纵隔和（或）肺门受侵时,射野包括纵隔和双侧肺门和双锁骨上区和下颈部。虽然无双锁骨上淋巴结受侵,但锁骨上淋巴引流区应常规包括在照射野内。

上界：C_6 上缘。

下界：隆突下 5cm 或 T_8 下缘或化疗前肿瘤下缘下 2cm。

外界：体中线左右旁开 4~5cm,双锁骨上外界肱骨头内缘,肺门包括 1cm 边缘,如果肺门受侵,则包括 1.5cm 边缘。

小纵隔时,为减少心脏照射,下界至 T_8 下缘。大纵隔时,下界可移至 T_{10} 下缘（图5-6-1-7）。

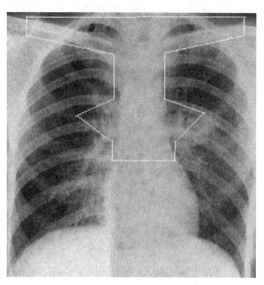

图 5-6-1-7　纵隔肺门野照射示意图

4）小斗篷野

肿瘤侵犯范围：双颈淋巴结和纵隔淋巴结和（或）肺门淋巴结（图 5-6-1-8）。

上界：下颌骨体中线和乳突尖或耳垂连线。

下界：隆突下 5cm 或 T_8 下缘或化疗前肿瘤下缘下 2cm。

外界：体中线左右旁开 4~5cm,双锁骨上外界肱骨头内缘。

肺门：包括 1cm 边缘,如果肺门受侵,则包括 1.5cm 边缘。

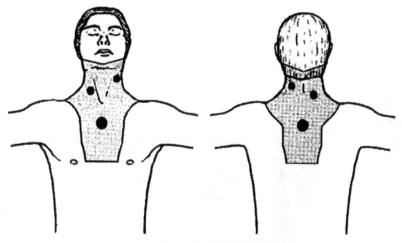

图 5-6-1-8　小斗篷野照射示意图

5）单侧纵隔野

肿瘤侵犯范围：一侧颈淋巴结和纵隔淋巴结和（或）肺门淋巴结。

上界：同侧上界为下颌骨体中线和乳突尖或耳垂连线,对侧上界位于 C_6 上缘。

下界：隆突下 5cm 或 T_8 下缘或化疗前肿瘤下缘下 2cm。

内界：颈部为体中线,保护未受侵的上颈部。

外界：体中线左右旁开 4~5cm,双锁骨上外界肱骨头内缘。

肺门:包括 1cm 边缘,如果肺门受侵,则包括 1.5cm 边缘(图 5-6-1-9)。

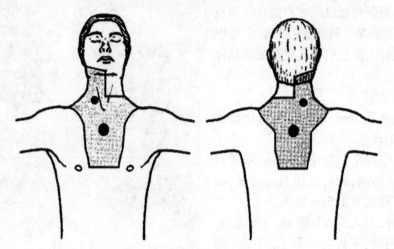

图 5-6-1-9　单侧纵隔野照射示意图

6) 腋锁野

肿瘤侵犯范围:同侧腋窝,包括同侧腋窝,锁骨上、下区(图 5-6-1-10)。

上界:C_6 上缘。

下界:T_8 下缘或最低的腋窝淋巴结下缘下 2cm。

内界:颈椎横突,骨性胸廓内 1cm。

外界:肱骨头内缘,沿肱骨内缘向下。

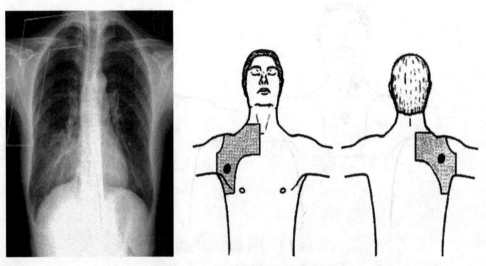

图 5-6-1-10　腋锁野照射示意图

7) 腹主动脉旁淋巴结野(图 5-6-1-11)。

侵犯部位:腹主动脉旁淋巴结。

上界:T_{11} 椎体上缘。

下界:L_4 下缘。

侧界:体中线左右旁开 4～5cm。

肝门区受侵时,用 CT 确定肝门区照射。

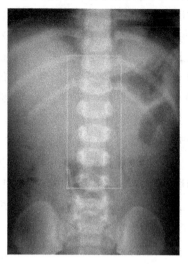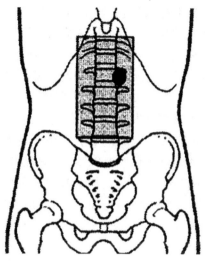

图 5-6-1-11　腹主动脉旁淋巴结野照射示意图

8）脾野:脾显像显示肿瘤受侵时,做脾照射。化疗后体积外放 1.5cm;在治疗计划或射野影像片上勾画左肾。应用 CT 确定脾照射范围。

9）单侧盆腔野

肿瘤侵犯范围:一侧腹股沟/股三角/髂外淋巴结,任何一组或多组淋巴结受侵均采用同一照射野(图 5-6-1-12)。

上界:骶髂关节中部,髂总淋巴结受侵时,射野上界为 $L_4 \sim L_5$ 间和受侵淋巴结上至少 2cm。

下界:股骨小转子下 5cm。

外界:股骨大转子垂直向下和受侵淋巴结上缘上 2cm。

内界:闭孔中线,耻骨联合上 2cm,直至体中线。

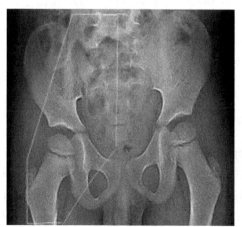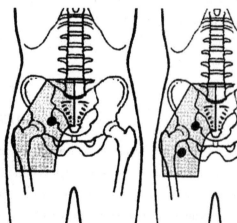

图 5-6-1-12　单侧盆腔野照射示意图

(五) 分子靶向治疗

分子靶向治疗在恶性肿瘤的药物治疗中具有巨大的发展和应用前景。伴随着近年来

HL 的病理学、生物学和免疫学的进展,许多新的靶向治疗药物已经进入临床前及临床研究中。其中两个代表性的复合物是 SGN-35 和 Panobinostat,目前都在进行关键的临床试验,有望获得 FDA 的批准。一旦循证试验的结果获得通过,这两个药物将迅速改变复发的经典型 HL 的标准治疗方案。SGN-35 联合 ABVD 方案可以提高具有不良预后因素患者的临床有效率。另外,对于预后较好或者早期的患者,化疗联合 SGN-35 作为一线治疗有可能减少化疗的周期数和(或)避免放射治疗,从而减少治疗引起的相关毒性。研究显示,硼替唑咪联合 ICE 方案治疗 12 例复发 HL 的总有效率为 75%。22 例复发 HL 患者接受利妥昔单抗单药治疗,5 例 PR/CR,8 例 SD。另外 32 例初治 HL 患者接受利妥昔单抗联合 ABVD 化疗,随访 32 个月时的无事件生存率为 82%,OS 率为 100%。来那度胺对复发 HL 有效,12 例可评价患者中有 4 例有效。此外,自体 LMP-2 特异性细胞毒性 T 淋巴细胞(LMP-2 CTL)对 EBV+ HD 有效,6 例患者在 ASCT 或化疗后接受 LMP2-CTL 治疗,随访 22 个月时 5 例患者仍处于缓解状态。

九、预　后

预后极好因素(very favorable):①女性;②年龄<40 岁;③临床分期 IA 期;④淋巴细胞为主型或结节硬化型;⑤非大纵隔、非大肿块无其他预后不良因素。

预后较好因素(favorable):①年龄≤50 岁;②≤3 个淋巴结区域受侵;③ESR≤50;④B 症状和 ESR≤30;⑤无大纵隔肿块。

不良预后因素(unfavorable)如下。

1. 主要预后不良因素(考虑有亚临床转移)　包括:①B 症状;②B 症状和 ESR≥30;③巨大肿块或大纵隔肿块(>胸腔横径 1/3)或最大纵隔肿瘤横径与 T5 和 T6 间胸廓横径之比≥0.35(PA);④病变受累>3 个病灶;⑤结外受累>2 个病灶。

2. 次要预后不良因素　包括:①男性;②混合细胞型或淋巴细胞削减型;③年龄≥50 岁等(考虑化疗耐受性低);④红细胞沉降率 ESR≥50mm(第 1h 末)。

3. Ⅲ～Ⅳ期 HL 的不良预后因素　包括:①年龄≥45 岁;②男性;③Ⅳ期;④白蛋白<40g/L、血红蛋白<105g/L、白细胞计数增高(>15.0×10^9/L)、淋巴细胞计数减少(绝对值<0.6×10^9/L 或者比值<白细胞总数的 8%)。

(李　兵)

Summary

Hodgkin's disease is characterized by the presence of Hodgkin's and Reed-Sternberg cells surrounded by predominantly CD4 + T-lymphocytes. These cells express a variety of activation markers but are incapable of mounting an effective immune response against tumor cells. Thomas Hodgkin's recognized that these patients had suffered from a disease that started in the lymph nodes located along the major vessels in the neck, chest, or abdomen. Standard care currently provides a number of treatment options for patients with early stage favorable prognosis. These options include combination chemotherapy and radiation therapy, often with a modified number of cycles of chemotherapy and some modification of radiation field sizes and doses(preferred option).

第二节　非霍奇金淋巴瘤

非霍奇金淋巴瘤(non-hodgkin lymphoma,NHL)是一组异质性的淋巴细胞异常增殖性疾病,起源于B淋巴细胞、T淋巴细胞或自然杀伤(natural killer,NK)细胞。非霍奇金淋巴瘤多数由B或T淋巴细胞恶变而来,很少由NK细胞发生,在发展中国家的发病率较高。该类疾病的组织类型、临床表现和预后都差异很大。男性病人多于女性,男女之比为1.5∶1。

一、好发部位

非霍奇金淋巴瘤多发生于表浅淋巴结,以颈部淋巴结最多见,其次为腋下和腹股沟淋巴结,并可累及纵隔、肠系膜和腹膜后等深部淋巴结。近1/3的淋巴瘤发生于淋巴结外的淋巴组织,如咽淋巴环、扁桃体、胃肠和皮肤等。病变可从一个或一组淋巴结开始,逐渐侵犯其他淋巴结,也可开始即为多发性。淋巴结和结外淋巴组织的淋巴瘤都有向其他淋巴结和全身其他组织和器官如脾、肝、骨髓等扩散的倾向。有时淋巴瘤广泛播散,瘤细胞侵入血流,全身多数淋巴结和骨髓内都可有瘤细胞浸润,很难与白血病侵犯淋巴结相区别。

二、病理分类

非霍奇金淋巴瘤的病理形态复杂多样。2001年,由世界各国100多位病理学家、血液病学家和肿瘤学家共同参与制订的WHO 2001淋巴瘤分型已被国内外广泛采用。但随着生物学、免疫学和分子遗传学的发展,病理和临床上发现部分病例不能用2001分型归类,应为新的亚型。2008年6月在瑞士Lugano会议上介绍了淋巴瘤WHO2008分型(表5-6-2-1)。按淋巴瘤WHO2008分型,NHL仍然分为B细胞性、T细胞性和NK细胞性三大类。B细胞性中弥漫性大B细胞性淋巴瘤(DLBCL)在原来已有的亚型的基础上,增加了包括浆母细胞性淋巴瘤、ALK阳性的DLBCL、非特定类型的DLBCL、富含T细胞/组织细胞的大B细胞淋巴瘤、伴相关慢性炎症的DLBCL、原发于CNS的DLBCL、EBV阳性的老年性DLBCL、原发性皮肤性DLBCL(腿型)、淋巴瘤样肉芽肿、起源于HHV8相关多中心性Castleman病的淋巴瘤等亚型。仍有部分特点介于DLBCL和伯基特淋巴瘤之间的未分类的B细胞淋巴瘤,特点介于DLBCL和经典霍奇金淋巴瘤之间的未分类的B细胞淋巴瘤需进一步研究。

表5-6-2-1　WHO分类(2008)

成熟B细胞淋巴瘤	淋巴浆细胞淋巴瘤
慢性淋巴细胞白血病/小淋巴细胞淋巴瘤	华氏巨球蛋白血症
前B淋巴细胞白血病	重链病
脾边缘带淋巴瘤	α重链病
毛细白血病	γ重链病
脾淋巴瘤/白血病*	μ重链病
脾弥漫性红髓小B细胞淋巴瘤*	浆细胞骨髓瘤
毛细淋巴瘤变异型*	孤立性骨浆细胞瘤

髓外浆细胞瘤	原发性皮肤侵袭性亲表皮 CD8 阳性细胞毒性 T 细胞淋巴瘤*
结外黏膜相关淋巴组织边缘带淋巴瘤(MALT 淋巴瘤)	
结内边缘带淋巴瘤	原发性皮肤小、中 CD4 阳性 T 细胞淋巴瘤*
儿童淋巴结边缘带淋巴瘤*	外周 T 细胞淋巴瘤,非特指性
滤泡性淋巴瘤	血管免疫母细胞 T 细胞淋巴瘤
儿童滤泡性淋巴瘤*	间变性大细胞淋巴瘤,ALK 阳性
原发性皮肤滤泡中心淋巴瘤	间变性大细胞淋巴瘤,ALK 阴性*
套细胞淋巴瘤	弥漫大 B 细胞淋巴瘤,非特指性(DLBCL,NOS)
成熟 T/NK 细胞淋巴瘤	富含 T 细胞/组织细胞的大 B 细胞淋巴瘤
前 T 淋巴细胞白血病	原发性中枢神经系统 DLBCL
T 大颗粒淋巴细胞白血病	原发性皮肤 DLBCL,腿型
慢性 NK 细胞淋巴增殖性疾病*	老年 EBV 阳性 DLBCL*
侵袭性 NK 细胞白血病	慢性炎症相关性 DLBCL
儿童系统性 EBV 阳性 T 细胞淋巴增殖性疾病	淋巴瘤样肉芽肿
水疱痘疮样淋巴瘤	原发性纵隔(胸腺)大 B 细胞淋巴瘤
成人 T 细胞白血病/淋巴瘤	血管内大 B 细胞淋巴瘤
结外 NK/T 细胞淋巴瘤,鼻型	ALK 阳性大 B 细胞淋巴瘤
肠病相关 T 细胞淋巴瘤	浆母细胞淋巴瘤
肝脾 T 细胞淋巴瘤	起源于 HHV8 阳性的多中心 Castleman 病的大
皮下脂膜炎样 T 细胞淋巴瘤	B 细胞淋巴瘤
蕈样肉芽肿	原发性渗出性淋巴瘤
Sezary 综合征	伯基特淋巴瘤
原发性皮肤 CD30 阳性 T 细胞淋巴增殖性疾病	介于弥漫大 B 细胞淋巴瘤和伯基特淋巴瘤之间的不能分类的 B 细胞淋巴瘤
淋巴瘤样丘疹病	
原发性皮肤间变性大细胞淋巴瘤	介于弥漫大 B 细胞淋巴瘤和经典霍奇金淋巴瘤之间的不能分类的 B 细胞淋巴瘤
原发性皮肤 γδT 淋巴瘤	

* 表示分类为暂定分类,目前 WHO 工作组尚未有充分依据认定该类型为一独立疾病

在 WHO 分类中可以将各型淋巴瘤按照其自然病程长短粗略地分为 3 组(表 5-6-2-2)①惰性淋巴瘤,又称隐袭性淋巴瘤,自然病程以年计;②侵袭性淋巴瘤,自然病程以月计;③高度侵袭性淋巴瘤,自然病程以周计。这种分组便于临床制定大致的治疗策略和评价预后。

表 5-6-2-2 WHO 淋巴瘤分类中各类型的侵袭性

类型	B 细胞肿瘤	T/NK 细胞肿瘤
惰性淋巴瘤	慢性淋巴细胞白血病/小淋巴细胞淋巴瘤	蕈样霉菌病/Sezary 综合征
淋巴浆细胞性淋巴瘤		成人 T 细胞白血病(慢性)
滤泡性淋巴瘤(Ⅰ、Ⅱ级)		T 细胞颗粒淋巴巴细胞白血病
ALT 型结外边缘区细胞淋巴瘤		

续表

类型	B 细胞肿瘤	T/NK 细胞肿瘤
毛细胞白血病		
侵袭性淋巴瘤	前 B 淋巴细胞白血病	外周 T 细胞淋巴瘤,非特指性
滤泡性淋巴瘤(Ⅲ级)		血管免疫母细胞性淋巴瘤
套细胞淋巴瘤		结外 NK/T 细胞淋巴瘤,鼻型
弥漫大 B 细胞淋巴瘤		间变性大细胞淋巴瘤(T,裸细胞)
浆细胞瘤/骨髓瘤		肠病相关 T 细胞淋巴瘤
皮下脂膜炎样 T 细胞淋巴瘤		
成人 T 细胞白血病/淋巴瘤		
高度侵袭性淋巴瘤	前 B 淋巴母细胞性淋巴瘤/白血病	前 T 淋巴母细胞性淋巴瘤/白血病
伯基特淋巴瘤		

三、抗原特征和免疫表型

NHL 来源于相应的淋巴细胞,大部分 B 细胞或 T 细胞淋巴瘤具有相应正常淋巴细胞不同分化阶段的免疫特征。不同病理类型的淋巴瘤具有相应正常淋巴细胞的抗原表达,免疫组化是鉴别诊断的重要依据,表 5-6-2-3 总结了 B 细胞和 T 细胞的抗原表达情况,也显示了部分淋巴瘤典型的抗原表达特征。

表 5-6-2-3　NHL 的抗原特征和免疫表型

淋巴瘤类型	CD 抗原特征
B 细胞抗原	CD19,CD20,CD22
T 细胞抗原	CD2,CD3,CD4,CD7,CD8
间变性大细胞淋巴瘤	CD30$^+$(Ki-1 抗原)
鼻型和鼻型 NK/T 细胞淋巴瘤	CD2$^+$,CD56$^+$,表面 CD3$^-$,CD3$^+$
小淋巴细胞淋巴瘤	CD5$^+$,CD10$^-$,CD23$^+$,B 细胞抗原+
(B 细胞慢性淋巴细胞白血病)	
滤泡淋巴瘤	CD5$^-$,CD10$^+$,CD23±,CD43$^-$,B 细胞抗原+
边缘带细胞淋巴瘤	CD5$^-$,CD10$^-$,CD23$^-$,B 细胞抗原+
套细胞淋巴瘤	CD5$^+$,CD10±,CD23$^-$,CD43$^+$,B 细胞抗原+

四、临床表现

NHL 随年龄增长而发病增多,男较女为多。NHL 有远处扩散和结外侵犯倾向,对各器官的侵犯较 HL 多见。除惰性淋巴瘤外,一般发展迅速。

1. 全身症状　发热、消瘦、盗汗等全身症状多见于晚期,全身瘙痒很少见。

2. 淋巴结肿大　无痛性颈和锁骨上淋巴结进行性肿大为首发表现者较 HL 少,一般以高热或各系统症状发病。与 HL 不同,其肿大的淋巴结一般不沿相邻区域发展,且较易累及滑车上淋巴结、口咽环病变、腹腔和腹膜后淋巴结(尤其是肠系膜和主动脉旁淋巴结),但纵隔病变较 HL 少见。淋巴结肿大亦可压迫邻近器官,引起相应症状。

3. 淋巴结外受累 NHL 的病变范围很少呈局限性,多见累及结外器官。据统计,咽淋巴环病变通常占 NHL 的 10% ~ 15% ,发生部位最多在软腭、扁桃体,其次为鼻腔及鼻窦,临床有吞咽困难、鼻塞、鼻出血及颌下淋巴结大。胸部以肺门及纵隔受累最多,半数有肺部浸润和(或)胸腔积液。尸检中近 1/3 可有心包及心脏受侵。结外累及以胃肠道、骨髓及中枢神经系统为多。NHL 累及胃肠道部位以小肠为多,其中半数以上为回肠,其次为胃,结肠很少受累。临床表现有腹痛、腹泻和腹块,症状可类似消化性溃疡、肠结核或脂肪泻等。常因肠梗阻或大量出血施行手术而确诊。活检证实 1/4 ~ 1/2 患者有肝受累,脾大仅见于较后期病例。原发于脾的 NHL 较少见。尸解 33.5% 有肾损害,但有临床表现者仅 23% ,主要为肾肿大、高血压、肾功能不全及肾病综合征。中枢神经系统病变多在疾病进展期,以累及脑膜及脊髓为主。骨骼损害以胸椎及腰椎最常见,股骨、肋骨、骨盆及头颅骨次之。骨髓累及者 1/3 ~ 2/3,约 20% NHL 患者在晚期发展成急性淋巴瘤细胞白血病。皮肤受累表现为肿块、皮下结节、浸润性斑块、溃疡等。

五、临床分期及国际预后指数

(一) 分期原则

NHL 仍然依据 Ann Arbor 分期和 Cotswolds 分期。

(二) 国际预后指数(IPI)

对制订治疗方案和预后评价具有指导意义,包括的预后因素有年龄、行为状态评分、临床分期、外周血乳酸脱氢酶 LDH 水平和结外器官受侵(表 5-6-2-4)。IPI 主要应用于中高度恶性的 NHL,惰性淋巴瘤可作为参考。

表 5-6-2-4　NHL 国际预后指数

指标	0 分	1 分
年龄	≤60 岁	>60 岁
行为状态	0 或 1	2,3,4
Ann Arbor 分期	Ⅰ 或 Ⅱ	Ⅲ 或 Ⅳ
血清 LDH	正常	高于正常
结外受侵部位数	<2 个部位	≥2 个部位

每一预后不良因素计数为 1 分,5 项指标评分的总和即为国际预后指数(IPI) ,0 ~ 1 分为低危,2 分为中低危,3 分为中高危,4 ~ 5 分为高危。通常认为,IPI ≤2 表示预后良好,IPI>2 表示预后不良。其中,行为状态采用 Zubrod 评分标准,此标准也为美国 ECOG 和 WHO 所采用,即:

0 分:正常活动,无症状。

1 分:有症状,但完全自由活动。

2 分:有症状,卧床时间每天达 1% ~49% 。

3 分:有症状,卧床时间每天达 50% ~99% 。

4 分:100% 卧床。

六、诊　　断

NHL 的诊断主要依靠症状、体格检查、实验室检查、影像学及病理学等辅助检查。

1. 常见症状 无痛性进行性淋巴结增大较为常见,多见于颈、腋下、纵隔、腹腔、盆腔、腹股沟等部位。可有发热、体重下降、盗汗等全身症状。腹痛、腹块较 HL 常见。易侵犯骨、骨髓,而出现相应症状,纵隔受侵或压迫的相应症状。

2. 体格检查　详细检查全身浅表淋巴结、咽淋巴环、肝脾、腹部肿块、皮肤和睾丸。

3. 实验室检查　全血计数、肝肾功能、血沉(ESR)、血清碱性磷酸酶、乳酸脱氢酶(LDH)、β微球蛋白、血清铁蛋白、骨髓穿刺或活检。胃黏膜相关淋巴瘤可做幽门螺杆菌检查。

4. 影像学检查　胸正侧位 X 线平片,如怀疑肺门或纵隔或肺受侵可作胸部 CT;消化道恶性淋巴瘤或咽淋巴环淋巴瘤,应作消化道造影或胃镜、肠镜检查;腹部 CT 或 B 超检查肝脾、腹腔淋巴结,双侧肾;骨骼放射性核素扫描。

5. 病理检查　淋巴结切除活检或其他病变组织病理检查及免疫组化分型是确诊的主要依据。

鉴别诊断参考霍奇金淋巴瘤。

七、治 疗 原 则

(一) 综合治疗

目前认为,放射治疗在早期 NHL 的治疗中起着非常重要的作用,放射治疗的局部控制明显优于化疗。化疗作为一种全身治疗,能够控制远处器官的扩散,应用化疗和放射治疗综合治疗,既能改善局部控制,又能很好控制远处转移。多项随机分组临床研究发现,Ⅰ~Ⅱ期和 I_E~II_E 期的中高度恶性 NHL 综合治疗的远期无病生存率和总生存率均优于单纯化疗,综合治疗还通过降低化、放疗各自的强度,减少了治疗毒性。

(二) 综合治疗原则

NHL 的综合治疗应根据病理分类和临床分期,并结合发病部位、IPI、分子生物学特征等因素,合理地、有计划地综合应用现有的治疗手段,以期较大幅度提高患者治愈率,延长生存期,改善生活质量。

1. 惰性淋巴瘤

(1) Ⅰ、Ⅱ期:累及野(或扩大野)放射治疗,局部控制率可大于95%,长期的无病生存率约50%,均明显高于单纯化疗。

(2) Ⅲ、Ⅳ期:大多采用化疗,但单纯常规化疗对惰性淋巴瘤的作用尚有争议。化疗方案常用 CVP,阿霉素(ADM)不一定提高生存率。若治疗前病灶大于 7~10cm 或化疗后病灶不能全消,宜加用局部放疗。

2. 侵袭性淋巴瘤　早期应综合治疗,化疗 3~4 周期后再行累及野照射。病理分期 Ⅰ期患者可单用放疗。Ⅱ期以上采用以阿霉素为主的化疗方案(CHOP)。Ⅰ、Ⅱ期患者综合治疗的治愈率可达 60%~80%。Ⅲ、Ⅳ期化疗为主,放射治疗主要作为局部残留病灶或疗前大肿块的巩固治疗及姑息减症治疗。

3. 高度侵袭性淋巴瘤　一般均用以阿霉素(ADM)为主的化疗方案,获得完全缓解后再用 2 个疗程。病灶若不能全消,可补充局部放射治疗。淋巴母细胞型淋巴瘤采用类似白血病的治疗方案。

八、治　　疗

1. 单纯放射治疗可治愈的 NHL　Ⅰ~Ⅱ期Ⅰ~Ⅱ级滤泡淋巴瘤、Ⅰ~Ⅱ期小淋巴细胞淋巴瘤、Ⅰ~Ⅱ期结外黏膜相关淋巴组织淋巴瘤,单纯放疗是标准的治疗方案。

2. 放疗为主要治疗手段的 NHL　鼻腔 NK/T 细胞淋巴瘤尽管是侵袭性淋巴瘤,但对化疗抗拒。放疗是早期鼻腔 NK/T 细胞淋巴瘤的主要治疗手段。

3. 放化疗综合治疗的 NHL 多数侵袭性淋巴瘤,如最具代表性的弥漫性大 B 细胞淋巴瘤(DLBCL),不仅要通过放疗有效地控制局部病变,而且要通过全身化疗有效地控制远处组织器官的亚临床转移,因此化放疗综合治疗是其标准治疗方案。但当肿瘤对化疗抗拒或患者不能耐受化疗时,需考虑选择根治性放疗。

4. 常见病理类型 NHL 的治疗

(1)弥漫性大 B 细胞淋巴瘤:弥漫性大 B 细胞淋巴瘤是最常见的 NHL,占全部 NHL 的 30%~40%。它可原发于淋巴结或结外器官和组织,也可以从惰性淋巴瘤转化而来。DLBCL 可发生于任何年龄段,中位发病年龄 50~60 岁,男性略多于女性,男女比为 1.4:1。DLBCL 的临床病程为侵袭性,可治愈,治疗后 CR 率达 67% 左右,5 年生存率约为 50%。

结外原发 DLBCL 常表现为不同的生物学行为和临床特征,原发睾丸或中枢神经系统 DLBCL 的预后明显低于结内 DLBCL,而皮肤 DLBCL 预后较好。原发纵隔 B 细胞淋巴瘤是一种独立的疾病,有独特的免疫表型和临床表现,预后和 DLBCL 相似。各种不同形态学变异型的预后无显著差别,但免疫母细胞型的预后较其他亚型差。

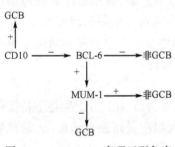

图 5-6-2-1 DLBCL 病理亚型免疫组化诊断标准

根据基因分析结果,DLBCL 可分为生发中心 B 细胞型(GCB)和非生发中心型。生发中心型的预后明显优于非生发中心型。*bcl*-6 和 *CD*10 是生发中心 B 细胞的标记物,而 *MUM*-1 主要表达于浆细胞和 B 细胞发育的晚期阶段,为非 GCB 的标记物。应用免疫组化方法检测 *CD*10、*bcl*-6 和 *MUM*-1 表达,可以诊断 DLBCL 的病理亚型。诊断生发中心型和非生发中心型具体流程见图 5-6-2-1。

美国癌症综合治疗网(NCCN)提出的 DLBCL 治疗指南如下。

Ⅰ、Ⅱ期非大肿块(肿瘤大小<10cm):CHOP±R 化疗 4 周期后局部区域放疗。Ⅰ、Ⅱ期大肿块(>10cm):CHOP±R 化疗 6 周期后再考虑局部放疗。Ⅲ、Ⅳ期,国际预后指数≤2(低中危):6 周期 R-CHOP 化疗,国际预后指数≥3(高危),预后差,建议优先考虑临床实验研究,或者 6 周期 R-CHOP 化疗。高剂量化疗加自体干细胞移植可能对中高危或高危患者首程治疗或复发后挽救治疗有益。

(2)滤泡淋巴瘤(FL):FL 主要发生于成人,男女发病比例相当。由于常常起病无明显症状,病程呈隐匿性进展,易导致诊治延误,确诊时 80% 病例为Ⅲ、Ⅳ期。FL 主要侵犯淋巴结,并常侵及脾和骨髓,结外器官受侵较少见。肿瘤进展缓慢,晚期 FL 认为不可治愈,但恶性程度低,病情进展缓慢,预后好。如出现明显的全身症状、结外侵犯,或病灶进展迅速,应复查病理活检。如发生向弥漫性大细胞淋巴瘤转化,则应调整治疗方案。

FL 病理分级(Berard 细胞计数法):Ⅰ级,0~5 个中心母细胞/高倍视野;Ⅱ级,6~15 个中心母细胞/高倍视野;Ⅲ级,>15 个中心母细胞/高倍视野。

FL 的治疗主要依据病理分级和临床分期,Ⅰ~Ⅱ级 FL 的治疗同Ⅲ级 FL 不同,后者的治疗原则和 DLBCL 相同。早期Ⅰ~Ⅱ级 FL 可被治愈,受累野或扩大野照射 30~36Gy 为标准治疗。可合并化疗,大部分患者可治愈。晚期滤泡淋巴瘤的治疗方法包括临床观察、口服烷化剂、嘌呤核苷酸类似物、联合化疗、干扰素和单克隆抗体治疗等。化疗基础上联合放射标记的单克隆抗体、干扰素和高剂量化疗加骨髓移植提高了无病生存率,但未改善总生存率。

(3) 黏膜相关淋巴组织(MALT)淋巴瘤：幽门螺杆菌(HP)感染和胃肠道黏膜相关淋巴瘤相关。干燥综合征和桥本甲状腺炎的患者容易发生腮腺和甲状腺黏膜相关淋巴瘤。

结外 MALT 淋巴瘤最常见原发部位为胃肠道，占全部 MALT 淋巴瘤的 45%~56%。其他较常见的部位包括肺、眼、结膜、甲状腺、腮腺、皮肤和乳腺等。66%~74% 的患者为Ⅰ~Ⅱ期。同时发生多部位 MALT 淋巴瘤 11%~23%。MALT 淋巴瘤可转移至远处淋巴结和其他血液系统如骨髓、肝、脾，但外周淋巴结转移相对少见。

结外 MALT 淋巴瘤中位年龄 60 岁，以女性多见。放疗是Ⅰ~Ⅱ期结外 MALT 淋巴瘤最重要的治疗手段，一般放疗 30~36Gy 后即可取得很好的疗效，又可保留器官功能，如 I_E/II_E 期胃 MALT 淋巴瘤放疗的 5 年生存率和无病生存率分别超过 90% 和 80%。I_E 期胃 MALT 淋巴瘤 Hp 阳性时，可以选择抗 Hp 治疗，其肿瘤完全缓解率为 60%~100%。

(4) 原发纵隔 B 细胞淋巴瘤(PMBL)：原发纵隔(胸腺)B 细胞淋巴瘤(primary mediastinal B-cell lymphoma,PMBL)是指来源于胸腺 B 细胞的淋巴瘤，约占进展型 NHL 的 5%。PMBL 是成人原发纵隔 NHL 最常见的病理类型，但需要与淋巴母细胞淋巴瘤、霍奇金淋巴瘤、Ki-1 阳性间变性大细胞淋巴瘤、原发纵隔生殖细胞瘤和胸腺瘤等相鉴别。

PMBL 具有弥漫大 B 细胞淋巴瘤的病理形态学特点，临床表现为肿瘤常局限于纵隔，较少侵犯外周淋巴结。PMBL 好发于年轻人，大部分患者年龄在 10~45 岁，中位年龄 30 岁。女性略多，男女之比约为 1:2。肿瘤位于前上纵隔，常为大肿块，50%~78% 的患者肿块超过 10cm，肿瘤常侵犯邻近器官或组织如肺、上腔静脉、胸膜、心包和胸壁等。肿瘤压迫邻近器官产生咳嗽、胸痛、气短、声音嘶哑、膈神经麻痹和呼吸困难等症状，30%~50% 的患者有上腔静脉压迫综合征，30% 的患者有心包或胸腔积液。骨髓或胸腔外结外器官受侵较少见。肿瘤复发时，易侵及实质性脏器如肝、肾、脑和肾上腺。大部分患者为临床Ⅰ~ⅡE 期，占 60%~80%。尤以ⅡE 期最常见，Ⅲ~Ⅳ期少见。

PMBL 治疗原则和弥漫大 B 细胞淋巴瘤相同，CHOP 是标准化疗方案，早期 PMBL 进行 4~6 周期 CHOP 化疗后行受累野照射。晚期 PMBL 应以化疗为主，对于大纵隔病变，应考虑局部放疗。

PMBL 预后与弥漫大 B 细胞淋巴瘤相似，主要预后不良因素包括一般状态差、心包受侵、化疗未达完全缓解、治疗后残存肿瘤镓显像阳性。也有报道认为年龄大、LDH 增高、大纵隔、晚期与预后不良有关。

(5) 鼻腔 NK/T 细胞淋巴瘤。

1) 概述：原发鼻腔 NHL 是亚洲、拉丁美洲和南美洲较常见的恶性淋巴瘤。在中国，鼻腔 NHL 是韦氏环以外最常见的结外 NHL，占全部恶性淋巴瘤的 2%~10%。

鼻腔 NK/T 细胞淋巴瘤以血管中心性病变为主要病理特征，肿瘤细胞侵犯小血管壁或血管周围组织，导致组织缺血和广泛坏死。与 EB 病毒感染有关，临床表现为鼻腔肿瘤坏死性改变、中年男性多见，诊断时病变常为局限性Ⅰ~Ⅱ期，较少有区域淋巴结，极少有远处转移。肿瘤对放疗敏感，对化疗抗拒，晚期预后极差。

2) 临床分期：临床分期检查应常规做头部 CT 和 MRI，判断原发肿瘤的侵犯范围。影像学 CT 表现为软组织肿块，鼻道及上颌窦消失，伴有骨侵袭的局部破坏，约 50% 的病变侵及邻近器官如上颌窦、筛窦、硬腭、眼眶、鼻咽。78% 的 NK/T 细胞淋巴瘤有骨质破坏，常见部位为上颌窦内壁、鼻中隔和纸样板。CT 表现无特异性。局部受累范围能为临床分期及治疗提供依据。

由于 Ann Arbor 分期不能正确地反映结外 NHL 原发肿瘤的侵犯程度,中国医学科学院肿瘤医院使用修正后的 Ann Arbor 分期原则,将 Ann Arbor 分期中的 I_E 期鼻腔 NHL 划分为局限 I_E 期和广泛 I_E 期(即超腔 I_E 期),Ⅱ ~ Ⅳ期仍采用 Ann Arbor 分期原则。局限 I_E 期指肿瘤局限于鼻腔,未侵及周围邻近器官;广泛 I_E 期指肿瘤超出原发结外部位直接侵犯周围器官,但均未合并淋巴结或远处转移。

3)临床表现:男性多见,男女比为(2 ~ 4):1,中位年龄约44岁。最常见的症状为鼻塞,局部广泛受侵时,出现眼球突出、面部肿胀、硬腭穿孔、脑神经麻痹、恶臭和发热等症状和体征。B 组症状常见,约30%。肿瘤常局限于鼻腔及邻近结构,邻近器官或结构受侵以同侧上颌窦和筛窦最常见,其他依次为鼻咽、局部皮肤、硬腭、软腭、眼球和口咽等。42% 的患者有多部位直接侵犯。

4)放射治疗:肿瘤局限于一侧鼻腔,未侵犯邻近器官或组织结构(局限 I_E 期),射野靶区应包括双侧鼻腔、双侧前组筛窦、硬腭和同侧上颌窦。肿瘤超出鼻腔时(广泛 I_E 期),靶区应扩大至受累的邻近器官或结构,如果前组筛窦受侵,应包括同侧后组筛窦。如果肿瘤邻近后鼻孔或侵犯鼻咽,照射野应包括鼻咽。Ⅱ$_E$ 期在原发病灶和受侵器官/结构照射时,需同时做双颈照射。Ⅲ ~ Ⅳ期化疗后放疗,照射野包括原发灶和区域淋巴引流区。鼻腔 NK/T 细胞淋巴瘤的根治性照射剂量为 50 ~ 55Gy。预防照射剂量40Gy。

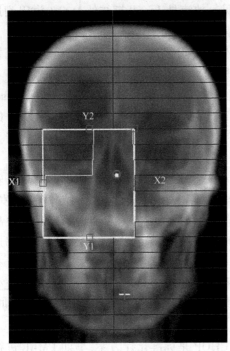

图 5-6-2-2　L 型野示意图

A. 常规照射野包括 L 型、凸字型和耳前野加筛窦野。

a. L 型野:肿瘤侵犯一侧鼻腔,位于鼻腔中前部,未侵犯后鼻孔及鼻咽(图 5-6-2-2)靶区包括双侧鼻腔、同侧上颌窦和同侧前组筛窦,如果前组筛窦受侵,则包括后组筛窦。6MV-X 线照射和 15 ~ 21Mev 电子线混合照射。

上界:眉弓水平,筛窦未受侵时,沿内眦向下。筛窦受侵时,需包括同侧前后组筛窦,眼向患侧看,沿瞳孔内缘(眶中线)向下,达眼眶下缘连线。

外界:患侧包括同侧上颌窦,外界达上颌窦外侧缘。对侧外界为内眦和鼻翼外侧。

下界:唇红缘以包括硬腭(即鼻腔底壁)。

凸字型野:肿瘤侵犯双侧鼻腔或侵犯鼻中隔,位于鼻腔中前部(图 5-6-2-3)靶区射野包括双侧鼻腔、双侧上颌窦和双侧前组筛窦,如果前组筛窦受侵,则包括后组筛窦。6MV-X 线照射。

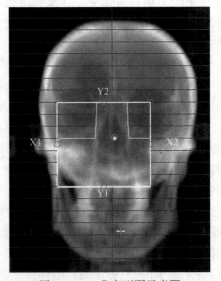

图 5-6-2-3　凸字型野示意图

上界、下界和 L 型野同。

外界:包括双侧上颌窦,上颌窦外缘。

b. 耳前野加筛窦野:肿瘤侵达鼻腔后 1/3 或鼻腔肿瘤直接侵犯鼻咽、口咽(图 5-6-2-4),射野靶区包括双鼻腔、上颌窦、筛窦和鼻咽或口咽。

上界:眉弓结节至外耳孔上缘连线。

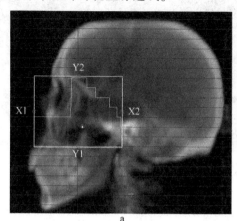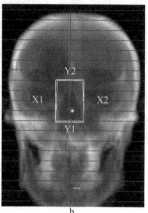

图 5-6-2-4　耳前野加筛窦野示意图

前界:眼眶水平在眶后缘向前至眶下缘,前界开放。

后界:外耳孔前缘。

下界:下颌角至唇红线或上牙根部。如果肿瘤侵犯口咽,下界应适当下移。

B. 面颈联合野和下颈切线野:原发肿瘤伴有颈淋巴结受侵时,多采用面颈联合野和下颈切线野照射。

C. 三维适形放疗或调强放疗:常规照射野不能很好地包括靶区,靶区剂量分布不均匀,病变广泛时,难以很好地保护正常组织。应用三维适形放疗或调强放疗能更好地包括肿瘤,使靶区剂量分布均匀,并更好地保护正常组织,如腮腺、脑干、晶状体等重要器官。

(6) 韦氏环淋巴瘤

1) 概述:韦氏环 NHL 定义为原发于咽淋巴环的淋巴瘤,包括鼻咽、扁桃体、舌根和口咽。韦氏环 NHL 在我国常见,占全部 NHL 的 23.5%,也是最常见的头颈部 NHL。病理类型以弥漫性大 B 细胞淋巴瘤为主,治疗原则主要根据病理类型和临床分期。

2) 临床表现:男性多见,男:女=(2~3):1,中位年龄为 43 岁,国外为 60~65 岁。原发部位以扁桃体最常见,约为 60%,其次为鼻咽、舌根、口咽。临床表现和原发部位有关,主要表现为鼻咽出血、耳鸣、扁桃体肿大、颈部肿物等。临床Ⅰ~Ⅱ期多见,占 77%,但Ⅰ期少见,约 15%,Ⅱ期 62%,Ⅲ~Ⅳ期占 33%,就诊时,多存在区域淋巴结转移和(或)远处转移,占 85%。

3) 诊断和分期:临床分期检查包括病史、体格检查、血常规、肝肾功、LDH、头颈部 CT、胸腹部 CT、盆腔 CT、骨髓活检或穿刺等。应用 Ann Arbor 分期作为临床分期标准。

4) 治疗:韦氏环 NHL 的治疗原则主要根据病理类型和临床分期,早期弥漫性大 B 细胞性淋巴瘤仍以 3~4 周期 CHOP 化疗加受累野照射为治疗手段,Ⅲ~Ⅳ期以化疗为主。早期低度恶性 NHL 建议放疗,晚期以化疗为主。

5) 放射治疗:韦氏环 NHL 照射采用面颈联合野和下颈切线野。面颈联合野包括鼻咽(颅底)、口咽、扁桃体、舌根和中上颈淋巴引流区。下颈切线照射,包括下颈和锁骨下淋巴结。面

颈联合野在 30～35Gy 分野,后颈采用 6～8MeV 电子线补量照射。根治性照射剂量为
DT50Gy。非大肿块、化疗后达 CR 的患者照射剂量为 DT40Gy,单次照射剂量 1.8～2.0Gy。下
颈切线野上界必须挡脊髓,以避免面颈联合野和下颈切线野照射剂量重叠(图 5-6-2-5)。

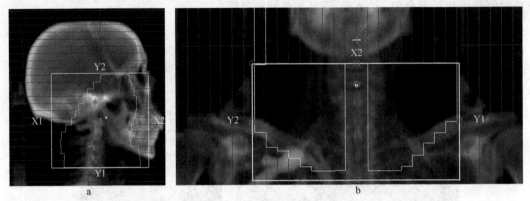

图 5-6-2-5　面颈联合野和下颈切线野示意图

(王　颖)

Summary

The malignant lymphomas are neoplastic transformations of cells that reside predominantly
within lymphoid tissues. Although Hodgkin's and non-Hodgkin's lymphomas (NHLs) both
infiltrate reticuloendothelial tissues, their biologic and clinical behaviors are distinct. They clearly
differ with regard to the neoplastic cell of origin, site of disease, presence of systemic symptomatol-
ogy, and response to treatment. Although both are among the most sensitive malignant neoplasms to
radiation and cytotoxic therapy, their cure rates markedly differ. More than two-thirds of patients
with NHL presents with persistent painless peripheral lymphadenopathy. There are striking differ-
ences in the agedependent incidence of NHL by histopathologic subtype. In children, Burkitt, lym-
phoblastic, and diffuse large B-cell lymphoma are the most common. Histopathologic subtypes
commonly diagnosed in adults, specifically the indolent lymphomas (small lymphocytic and
follicular lymphomas), are extremely rare in children. Diffuse large B-cell lymphomas are the most
common histologic subtype in young adults. With increasing age, the incidence of follicular lympho-
mas and other aggressive lymphomas continues to rise. Small lymphocytic and follicular lymphomas
are most commonly diagnosed in patients over age 60. Although NHLs are commonly observed in
young adults, most cases still occur in patients over the age of 50.

第七章　造血系统肿瘤

造血系统常见肿瘤包括急性白血病、慢性白血病及浆细胞增生性疾病等。

白血病(leukemia)是一类造血干细胞的克隆性恶性疾病。其克隆的白血病细胞失去进一步分化和成熟的能力,从而停滞在细胞发育的不同阶段。在骨髓和其他造血组织中白血病细胞大量增生积聚,并浸润其他器官和组织,抑制正常造血功能,产生相应的临床表现。根据白血病细胞的分化成熟程度及病程缓急,可分为急性白血病和慢性白血病两大类。急性白血病的细胞分化停滞较早,以原始细胞和早期幼稚细胞为主,病情发展较快。慢性白血病细胞分化停滞于较晚阶段,细胞类型以成熟幼稚细胞为主,病情发展亦较慢。根据主要受累细胞系可将急性白血病分为急性髓系白血病(acute myeloid leukemia,AML)和急性淋巴细胞白血病(acute lymphocytic leukemia,ALL),将慢性白血病分为慢性粒细胞白血病(chronic myelogenous leukemia,CML)和慢性淋巴细胞白血病(chronic lymphocytic leukemia,CLL)。

浆细胞增生性疾病是指浆细胞异常增生并伴有单克隆免疫球蛋白或其他多肽链亚单位异常增多的一组疾病,其特征是单克隆浆细胞异常增生,合成并分泌大量结构均一的免疫球蛋白,抑制正常多克隆浆细胞。

第一节　急性白血病

在我国,白血病发病率约为 2.76/100 000,分别居男性和女性恶性肿瘤死亡率第6位和第8位,而在儿童及青年人中位居第1位。我国急性白血病与慢性白血病的发病比例约为5.5:1,而以急性髓系白血病最为常见(1.62/100 000),其余依次是急性淋巴细胞白血病(0.69/100 000)、慢性粒细胞白血病(0.36/100 000)和慢性淋巴细胞白血病(0.05/100 000)。

急性白血病是造血干细胞的克隆性恶性疾病,其特点是在骨髓中出现大量增殖迅速的异常原始细胞,浸润各种组织器官,破坏正常造血功能。其主要表现为贫血、出血、发热、肝脾和淋巴结肿大以及继发感染等。

急性白血病包括急性髓系白血病和急性淋巴细胞白血病。这两类白血病还可各自分为许多亚型。

(1) 急性髓系白血病共分为 8 型

M_0:急性髓细胞白血病微分化型。

M_1:急性粒细胞白血病未分化型。

M_2:急性粒细胞白血病部分分化型。

M_3:急性早幼粒细胞白血病。

M_4:急性粒-单核细胞白血病。

M_5:急性单核细胞白血病。

M_6:急性红白血病。

M_7:急性巨核细胞白血病。

(2) 急性淋巴细胞白血病共分为 3 型

L_1：原始和幼淋巴细胞以小细胞为主（细胞直径≤12μm）。

L_2：原始和幼淋巴细胞以大细胞为主（细胞直径>12μm）。

L_3：原始和幼淋巴细胞以大细胞为主，大小较一致，细胞内有明显空泡，胞浆嗜碱性。

一、实验室检查

（一）血象

WBC>100×10⁹/L，称为高白细胞白血病，若 WBC<1.0×10⁹/L，称为白细胞不增多性白血病。血片分类检查原始和（或）幼稚细胞一般占30%～90%，约50%的患者血小板低于60×10⁹/L，晚期患者血小板常有严重下降。

（二）骨髓象

多数病例骨髓象有核细胞显著增多，主要是白血病性原始细胞，占非红系细胞的30%以上，而较成熟中间阶段细胞缺如，残留少量成熟粒细胞，即"裂孔"现象。白血病性原始细胞常发生形态异常改变，Auer 小体较常见于急性髓系白血病，不见于急性淋巴细胞白血病。

（三）细胞化学检查

通过过氧化物酶染色（POX）、糖原 PAS 反应及中性粒细胞碱性磷酸酶染色（NAP）等细胞化学检查，可对急性髓系白血病、急性淋巴细胞白血病、急性粒-单核细胞白血病等类型的白血病进行鉴别。

（四）免疫检查

通过对白血病细胞免疫标记物的检测，不仅可区别 AML 和 ALL，还可进一步区分 T 细胞 ALL 和 B 细胞 ALL。

（五）染色体改变

多数可有染色体异常，如 t(15;17)只见于 M_3；t(8;14)见于 B 细胞 ALL；16 号染色体结构异常最常见于 M_4 嗜酸型及 M_2。

二、诊断及鉴别诊断

根据临床表现、血象及骨髓象的实验室检查即可诊断白血病类型并分型。同时，还需与骨髓增生异常综合征、巨幼细胞性贫血、再生障碍性贫血、特发性血小板减少性紫癜及感染导致的白细胞异常等疾病鉴别。

三、临床表现

临床表现起病急缓不一，病人常有贫血、出血、感染、各种器官浸润等表现。

（一）贫血

贫血往往是首起表现，呈进行性发展，主要由于正常红细胞生成减少。

（二）发热

发热可以是低热，亦可高达39～40℃以上，伴有畏寒、出汗等。较高发热往往提示有继发感染。感染可发生在口腔、牙龈、咽峡等常见部位，肺部感染及肛旁脓肿亦常见。

（三）出血

全身各部均可能发生出血，以皮肤瘀点、瘀斑、鼻出血、牙龈出血、月经过多为常见症状。急性早幼粒白血病易并发弥散性血管内凝血（disseminated intravascular coagulation，DIC）。血小板减少是出血的最主要原因,颅内出血为白血病出血致死最主要原因。

(四) 器官和组织浸润的表现

(1) 淋巴结和肝脾大,以急淋白血病较多见。纵隔淋巴结肿大常见于 T 细胞急淋白血病。可有轻至中度肝脾大。

(2) 骨骼和关节疼痛,胸骨下端局部压痛常见。

(3) 髓系白血病可出现眼部绿色瘤,常累及骨膜及眼眶,引起眼球突出,复视或失明。

(4) 牙龈肿胀,常见于急单和急粒-单细胞白血病。

(5) 中枢神经系统白血病(central nervous system leukemia,CNSL),常发生在白血病缓解期,以儿童急性淋巴细胞白血病最常见,表现为头痛、头晕,严重者可有呕吐、抽搐甚至昏迷。

(6) 睾丸浸润,以一侧睾丸无痛性肿大为常见症状,多见于急淋白血病化疗缓解后的男性幼儿或青年。

四、治　疗

急性白血病的治疗是包括化疗、造血干细胞移植以及放疗在内的综合治疗。多种治疗手段的综合应用使得急性白血病的完全缓解率及 5 年生存率均得到显著提高。

(一) 化学治疗

化学治疗的目的是达到完全缓解并延长患者生存期。完全缓解的定义是:白血病症状及体征消失;血红蛋白≥100g/L(男)或 90g/L(女及儿童);中性粒细胞绝对值≥1.5×10⁹/L;血小板≥100×10⁹/L;外周血中无白血病细胞;骨髓象中原粒及早幼粒细胞≤5%;红细胞及巨核细胞系正常。急性白血病的化疗一般分为诱导缓解治疗、巩固强化治疗和维持治疗。

1. 诱导缓解治疗　基本原则是早期、足量、联合和个体化。

急性髓系白血病的诱导化疗的标准方案是 DA 方案(柔红霉素、阿糖胞苷),缓解率可达 85%。另外常用的还有 HOAP 方案,缓解率可达 60%。在 HOAP 方案中去掉长春新碱及泼尼松就是 HA 方案(高三尖杉酯碱、阿糖胞苷)。其中,维 A 酸用于 M₃ 型白血病的诱导化疗,缓解率可达 85%,配合其他化疗联合治疗或交替维持治疗可进一步降低复发率。

急性淋巴细胞白血病的诱导化疗常用 VP 方案(长春新碱、泼尼松),儿童完全缓解率可达 80%~90%,而在成人仅有 50% 左右,故成人患者常需采用 VLP 方案(VP 方案加用门冬酰胺酶)或 VLDP 方案(VLP 方案加用柔红霉素),可使缓解率提高至 75% 左右。

2. 巩固强化治疗　急性髓系白血病的巩固强化治疗主要有以下 4 种类型:①用原方案巩固化疗 4~6 周期。②以中剂量阿糖胞苷为主的早期强化治疗,阿糖胞苷可单用也可联合柔红霉素、米托蒽醌等药物。③合用一些原诱导方案中无交叉耐药的药物,如依托泊苷、米托蒽醌等,每 1~2 个月为一个化疗周期,疗程为 1~2 年。④前 3 种方式的组合化疗。

急性淋巴细胞白血病的巩固化疗在完全缓解后进行 6 个周期,第 1、4 周期用原诱导方案,第 2、5 周期用依托泊苷及阿糖胞苷;第 3、6 周期用大剂量甲氨蝶呤。急性淋巴细胞白血病需作中枢神经系统预防性治疗,以甲氨蝶呤单药或联合阿糖胞苷进行鞘内注射。

3. 维持治疗　近来研究发现,急性髓系白血病达完全缓解后进行长期治疗,并不能延长其无病生存期,故一般不需维持治疗。急性淋巴细胞白血病可采用环磷酰胺、6-巯基嘌呤和甲氨蝶呤维持治疗。

（二）造血干细胞移植

造血干细胞移植在白血病的治疗中占有重要的地位。治疗手段包括同种异基因骨髓移植、自体骨髓移植和造血干细胞移植。骨髓移植是白血病患者在疾病得到完全缓解后，经过大剂量的化疗或放疗，进行骨髓移植，从而恢复骨髓正常造血功能的治疗手段。根据移植骨髓的来源不同，可分为同种异基因骨髓移植和自体骨髓移植。同种异基因骨髓移植的骨髓来源是与患者人类白细胞抗原（HLA）相匹配的同胞兄弟、姐妹以及极少数的无亲缘关系的供髓者所提供的异体骨髓，而自体骨髓移植的骨髓则来自于急性白血病患者第一次缓解期后所采集冻存的自身骨髓。自体骨髓移植的并发症较少，不产生移植物抗宿主病（graft-versus-host disease，GVHD），但与异基因骨髓移植相比，复发率较高，且骨髓体外净化的问题尚未完全解决。

造血干细胞移植是先用药物动员患者干细胞加速释放于外周血，通过血细胞分离机分离干细胞并保存；在经过大剂量放化疗达到"骨髓廓清"后，将干细胞回输给患者。自体外周血干细胞移植减少了移植中肿瘤细胞的污染，且方法较自体骨髓移植简便，造血功能恢复较快。存在的问题是费用昂贵，风险较大。

（三）髓外白血病的治疗

1. 中枢神经系统白血病　中枢神经系统白血病是髓外白血病复发的根源，而其中尤以急性淋巴细胞白血病最为突出。因为急性白血病的化疗缓解率及生存期不断提高，而中枢神经系统白血病（CNSL）的发生率不断上升，经临床验证，放疗对急性白血病治疗的地位得到肯定。研究表明，放疗能杀灭颅内和脊髓内的白血病细胞，而不受脑脊液分布和流动的影响，对中枢神经系统白血病的治疗颇有成效（图 5-7-1-1）。

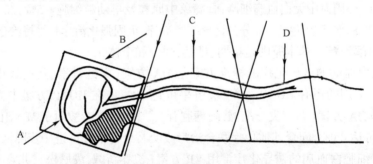

图 5-7-1-1　全脑全脊髓放疗照射示意图

（1）诊断标准：中枢神经系统的症状及体征，以颅内压增高为主要表现；脑脊液改变：脑脊液压力>0.02kPa，或滴速>60 滴/min；白细胞>10×10^6/L；涂片发现白血病细胞；蛋白>450mg/L 或潘氏试验阳性；排除其他原因造成的中枢神经系统或脑脊液相似的改变。

（2）鞘内注射治疗：预防性治疗通常在白血病缓解后开始，鞘内注射的常用药物是甲氨蝶呤（每次 10mg，每周 2 次，共 3 周）。因甲氨蝶呤鞘内注射可引起化学性蛛网膜炎，故注射时可加用地塞米松 5～10mg 以减轻发热、头痛和脑膜刺激征。若中枢神经系统白血病已经诊断，用 10～15mg 甲氨蝶呤鞘内注射，每周 2 次，直至脑脊液检查恢复正常再改甲氨蝶呤剂量为 5～10mg 鞘内注射，每 6～8 周一次。

（3）放射治疗：包括中枢神经系统预防性照射和治疗性照射。

1）中枢神经系统预防性照射：①照射时机。在化疗诱导缓解后，应及早进行放疗。一般在诱导缓解出现后一周即开始。②照射范围和方法。包括全脑和全脊髓放疗

（craniospinal irradiation，CSI），见本书第五篇第十章第四节。

为减轻对骨髓的抑制作用，目前标准治疗方式为全脑放疗加甲氨蝶呤鞘内注射化疗，而不再照射脊髓。方法为全脑照射 24Gy/（14～15）次·（17～18）天，在放疗第 2 天或第 3 天起进行甲氨蝶呤鞘内注射，剂量 12mg/m²，每周 2 次，共 5～6 次。

2）中枢神经系统治疗性照射：对于确诊 CNSL 的患者，常用的方法为鞘内注射加全脑全脊髓放疗。先每周或隔周行鞘内化疗以清除脑脊液中的白血病细胞，之后进行全脑全脊髓放疗。放疗体位及设野同预防性照射，放疗剂量 DT24～30Gy。对已经出现中枢神经系统白血病症状，放疗剂量达 4.5Gy 即有 75% 的患者出现症状缓解。应用鞘内注射联合全脑全脊髓放疗，可使 CNSL 的再次发生率降至 15%。

3）中枢神经系统照射的放疗反应：①脑脊髓的早期反应。放疗初期可发生一过性的脑和脊髓组织充血水肿，引起颅内或椎管内高压，严重情况下可能导致脑疝或截瘫。故放疗初期应密切观察患者有无颅内压增高症状，并在放疗同时配合皮质激素及利尿剂以减轻水肿。②脑脊髓早发延迟反应。在全脑全脊髓放疗结束后 2 个月左右，有约 10% 患者出现嗜睡综合征，同时出现低热、眩晕症状，脑脊液检查提示蛋白及淋巴细胞增高，持续 1～2 周后可自行缓解。可配合皮质激素以减轻症状。③其他反应。全脑全脊髓照射后可出现恶心、畏食等症状，可予以相应对症处理；对照射后出现的血象下降，可予以重组人粒细胞集落刺激因子、重组白细胞介素 11 等生物制剂纠正骨髓抑制。

2. 睾丸白血病的放疗　睾丸白血病（leukemia testicle，TL）是白血病细胞浸润睾丸所造成的临床病症，是常见的髓外白血病之一，发病率仅次于中枢神经系统白血病。其发生机制大多数认为是由于血-性腺屏障的存在，使化疗药物难以有效达到睾丸，或是白血病细胞长期静止状态潜伏，或因睾丸内温度较低而生长缓慢，致使对系统化疗相对不敏感。急性淋巴细胞白血病患者发生睾丸白血病的比率约 16%，放疗是治疗睾丸白血病的首选方法。

因单侧睾丸放疗后常导致对侧复发，故一般采用双侧睾丸放疗。照射范围上界达阴茎根部，下界至阴囊下缘，外界为阴囊外缘。患者取仰卧位，双腿外展，将阴茎牵至照射野外，照射野加 1cm 等效物。可采用 6MV-X 照射，根据睾丸大小照射 11～24Gy。

五、预　后

未经治疗的急性白血病患者平均生存期约 3 个月。通过化疗、骨髓移植、放疗等综合治疗手段的应用，疾病缓解率及生存时间得到明显增加。1～9 岁的急性白血病患儿预后较好，1 岁以下及 9 岁以上患者预后较差，老年患者预后更差。治疗前外周血 WBC>50×10⁹/L 和（或）PLT<30×10⁹/L 者预后较差；M₃ 型 AML 可通过维 A 酸诱导分化，预后较好；继发于放化疗后的白血病、化疗后白细胞减少缓慢或有多药耐药的患者预后较差。

Summary

The heterogeneous group of acute leukemic disorders of myeloid hematopoietic cells has been called a variety of names including acute myelogenous leukemia, acute myelocytic leukemia, acute myeloid leukemia, acute myeloblastic leukemia, acute granulocytic leukemia, and acute nonlymphocytic leukemia. Patients with AML generally present initially with symptoms related to complications of pancytopenia including combinations of weakness, easy fatigability, infections of variable severity or hemorrhagic findings such as gingival bleeding, ecchymoses, epistaxis, or menorrhagia. The therapy of AML has traditionally been divided into stages: induction, postremission therapy of varying intensity and duration, and postrelapse therapy. Chronic myeloid leukemia (CML) is a clonal myeloproliferative disorder of a pluripotent stem cell1 with a specific cytogenetic abnormality, the Philadelphia (Ph) chromosome, involving myeloid, erythroid, megakaryocytic, B, and sometimes T, lymphoid cclls, but not marrow fibroblasts. Symptoms and signs usually develop insidiously and include fatigue, anemia, progressive splenomegaly, and leukocytosis. It is generally agreed that marrow transplantation in accelerated and/or blast-phase disease is relatively unsatisfactory; nonetheless, 15% to 20% of patients may become long-term survivors. Certainly, this exceeds the results observed in patients treated with chemotherapy in blast-phase disease, as all patients eventually fail drug treatment, including those treated with imatinib mesylate.

第二节　慢性白血病

慢性白血病包括慢性髓系白血病和慢性淋巴细胞白血病。

一、慢性髓系白血病

慢性髓系白血病(CML)病程进展较缓慢,以骨髓髓系增生、外周血白细胞增多及脾大为主要特征,并可伴有乏力、低热、多汗等症状。血象表现为粒细胞显著增多并有不成熟性。90%的CML患者骨髓细胞系中存在Ph染色体和(或)bcr/abl融合基因。CML的临床过程可分为慢性期、加速期和急变期。中位生存期3~4年,急性变是本病主要的死亡原因。

(一)临床表现

以中年发病最常见,男性略多于女性。起病较缓慢,早期常无自觉症状,可出现贫血、乏力、脾区不适及体重减轻等非特异表现。90%患者脾大,可达肋下甚至巨脾,触诊脾质硬、平滑、无压痛。随病情缓解脾可有缩小,在进展阶段亦会再度增大。约半数患者有肝大。部分患者有胸骨中下段压痛。当白细胞显著增高时可发生"白细胞淤滞症",表现为呼吸窘迫、头晕、言语不清、中枢神经系统出血及阴茎异常勃起等表现,慢性期一般约1~4年。进入加速期的患者会出现不明原因的发热、脾进一步肿大,出现骨痛、出血及髓外肿物等浸润现象,并对原有效药物失效。加速期可持续数月至数年。急变期是CML终末期,临床表现与急性白血病类似。

(二)诊断及分期

1. 血象　白细胞数明显增高,常超过$50\times10^9/L$,甚至可达$500\times10^9/L$以上。血片中性粒细胞显著增多,以中性中幼、晚幼和杆状核粒细胞居多;原始细胞一般为1%~3%,不超过10%;嗜酸粒细胞、嗜碱粒细胞增多,后者有助于诊断。CML加速期外周血原始细胞>10%,嗜碱粒细胞>20%,除Ph染色体外又出现其他染色体异常,并可出现不明原因的血小板减少或增加。急变期外周血中,原粒+早幼粒细胞>30%。

2. 骨髓象　骨髓增生明显或极度活跃,以粒系为主,其中主要以中、晚幼粒细胞增生为主,原粒细胞不超过10%。嗜酸粒细胞及嗜碱粒细胞增多,红系细胞相对减少,粒红比可增至(10~20):1。中性粒细胞碱性磷酸酶(NAP)活性减低或呈阴性反应,是CML与类白血病反应相鉴别的重要指标。加速期骨髓原始细胞>10%。急变期骨髓中原始细胞或原淋+幼淋或原单+幼单≥20%,常为30%~80%,原粒+早幼粒细胞>50%,并出现髓外原始细胞浸润。

3. 染色体 约90%以上患者血细胞中存在 Ph 染色体,染色体分带为 t(9;22)(q34;q11)。9 号染色体长臂上 *C-abl* 原癌基因易位至 22 号染色体长臂的断裂点集中区(*bcr*),形成 *bcr/abl* 融合基因。其编码的 P210 蛋白具有增强酪氨酸激酶的活性,导致粒细胞转化和增殖,在 CML 发病中具有重要作用。

根据脾大、血液学改变,Ph 染色体阳性即可诊断慢性髓系白血病,对于临床症状符合 CML 而 Ph 染色体阴性者需进一步完善 *bcr/abl* 融合基因检测。不典型 CML 还需与类白血病反应、真性红细胞增多症、骨髓纤维化及血小板增多症等相鉴别。

二、慢性淋巴细胞白血病

慢性淋巴细胞白血病(CLL)是由于单克隆性小淋巴细胞扩增、蓄积浸润骨髓、血液、淋巴结和其他器官,最终导致正常造血功能衰竭的恶性疾病。CLL 以 B 细胞性为主,T 细胞性者较少。

(一)临床表现

慢性淋巴细胞白血病起病缓慢,早期症状不明显,以乏力、倦怠为主,后期可出现低热、贫血、消瘦等症状。约80%患者诊断时有无痛性淋巴结增大,以颈部、腋窝、锁骨上及腹股沟等淋巴结区常见。50%~70%患者有轻至中度脾大,晚期患者可出现贫血、血小板减少。T 细胞慢性淋巴细胞白血病可出现皮肤增厚、结节以至全身红皮病等。由于免疫功能减退,常易感染。约8%的患者可并发自身免疫性溶血性贫血,约2%的患者可合并免疫性血小板减少。

(二)诊断及分期

1. 血象 持续性淋巴细胞增多。白细胞>(15~100)×10^9/L,淋巴细胞>50%,绝对值≥5×10^9/L,形态以成熟淋巴细胞为主,可见少数幼淋巴细胞或不典型淋巴细胞。上述异常持续 3 个月以上。随病情发展,血小板减少,贫血逐渐明显。如有自身免疫性溶血性贫血,抗人球蛋白试验多呈阳性。

2. 骨髓象 增生活跃至极度活跃,以成熟淋巴细胞增生明显,占40%以上,原始及幼稚淋巴细胞<10%。红系、粒系及巨核系细胞均减少,有溶血时,幼红细胞可代偿性增生。

3. 免疫分型 淋巴细胞具有单克隆性。B 细胞性者轻链只有 κ 或 λ 链中的一种,SIg 弱阳性,CD5、CD19、CD20 阳性;CD10、CD22 阴性。T 细胞性者 CD2、CD3、CD8(或 CD4)阳性,CD5 阴性。

4. 染色体 约50%患者有染色体异常。以 12、14 号染色体异常多见,B 细胞慢性淋巴细胞白血病以 t(11、14)等常见,T 细胞慢性淋巴细胞白血病以 14 号染色体常见。

结合临床表现,外周血中持续性单克隆性淋巴细胞>5×10^9/L,骨髓中小淋巴细胞>40%以及免疫学表面标记物检测,即可做出诊断。

慢性淋巴细胞白血病分为 ABC 三期:①A 期。血液中淋巴细胞>15×10^9/L,骨髓中淋巴细胞>40%,无贫血或血小板减少。淋巴结增大少于 3 个区域(颈、腋下、腹股沟淋巴结不论一侧或两侧各作为一个区域,肝、脾各为一个区域)。②B 期。血液和骨髓象同 A

期。淋巴结增大累及 3 个或更多区域。③C 期。与 B 期相同外,还有贫血(血红蛋白男性<110g/L,女性<100g/L)或血小板<100×l0^9/L。

(三) 治疗

1. 化学治疗

(1) 慢性髓系白血病的化学治疗

1) 羟基脲:为周期特异性 DNA 合成抑制剂,起效快、持续时间较短,常规剂量3g/天,分两次口服,待白细胞降至 20×10^9/L 左右时剂量减半。不良反应较少,与烷化剂无交叉耐药性,但停药后很快回升,为当前首选化疗药物。

2) 白消安(马利兰):用药 2~3 周后外周血白细胞开始减少,停药后白细胞减少可持续 2~4 周。用药过量有较严重并发症,如严重骨髓抑制,还有促使急性变的可能,故应掌握剂量。

3) 其他药物:小剂量阿糖胞苷及干扰素 α 单独或联合应用,可使 Ph 阳性细胞减少。

(2) 慢性淋巴细胞白血病的化学治疗

化学治疗慢淋白血病细胞绝大多数处于休止期(G_0)期。因此,用细胞周期非特异性药物为佳。一般 A 期患者无需治疗,定期复查即可。B 及 C 期患者应予化学治疗。

1) 烷化剂,主要有:①苯丁酸氮芥。起始剂量 6~10mg/d,口服,1~2 周后减量至 2~6mg/d,每周检查血象并调整药物剂量,防止严重骨髓抑制的发生。对 C 期患者合用泼尼松,疗效较单用苯丁酸氮芥为好。②环磷酰胺。剂量 50~100mg/d,口服,疗效与苯丁酸氮芥相似。

2) 核苷酸类化合物:氟达拉滨,剂量 25~30mg/(m^2·d),静脉滴注 5 天,每 4 周一疗程,完全缓解率 50%~90%。

3) 联合化疗,方案有 COP、CHOP 等。

4) 生物治疗,主要有:①干扰素 α。早期 CLL 患者应用干扰素 α 可有 1/4~1/2 的部分缓解率,但完全缓解者少见。②白介素-2(Ⅱ-2)。近一半的 CLL 患者细胞表面表达 IL-2 受体,应用 IL-2 可暂时使淋巴细胞减少和脾缩小,但不良反应较大。

2. 放射治疗

(1) 脾照射:慢性髓系白血病和慢性淋巴细胞白血病照射巨脾可使脾缩小,降低外周血及骨髓中粒细胞总数,而分类显示成熟中性粒细胞增加,从而实现白血病缓解。脾照射的目的是实现长期缓解,而不是缩小脾,目前主要用于巨脾且化疗效果不理想的患者。

脾是放射线敏感器官,照射范围不一定包含全脾,照射中应随脾的缩小而缩小照射野。放疗分次剂量 25~100cGy,照射野越大,分次剂量应越小,总剂量不超过 1000cGy。放疗期间注意复查血常规,若外周血白细胞总数急剧下降,应在降至 40×10^9/L 时停止照射;若白细胞缓慢下降,则应在其降至(15~20)×10^9/L 时停止照射。

(2) 全身放疗

1) 大剂量全身照射(total body irradiation,TBI)联合骨髓移植,大剂量全身照射适用于慢性髓系白血病、高度恶性淋巴瘤骨髓移植前的预处理。在骨髓移植前采用全身放疗使白细胞极度降低接近于零,以彻底消除潜在于骨髓、脾中的隐蔽恶性肿瘤细胞,再在层流室将患者治疗前分离保存的骨髓干细胞输回体内,以达到治愈的目的。全身放疗是骨髓移植的必要辅助手段,具有重要的应用价值。

TBI 的目的为:①清除体内残留的白血病干细胞,尤其是在经过大剂量强烈化疗后体内白血病细胞已经被大量清除后,此时进行全身照射消除残存活动病灶的作用最强。②免疫抑制。骨髓移植失败的一个重要原因是机体对移植物的免疫排斥。全身放疗可以最大程度抑制机体的免疫反应,从而降低移植骨髓的失败率和排斥率。③杀灭骨髓细胞,使骨髓腔空虚,即"骨髓廓清",以利于移植骨髓的存活。

TBI 的技术要求:全身照射需要一个能包括人体全身范围大小的辐射场,将人体全身作为一个整体,对身体各部位进行均匀照射。常用的放射源为 X 线直线加速器或^{60}Co 治疗机,常用照射方式有双机照射法、ARC 照射法及射野移动法等。设野方面,目前长用单野照射,其优点是简便、直观,且剂量学容易把握。目前常用的治疗机射野宽度大多小于 40cm×40cm,故要进行全身照射需增加源皮距以扩大照射野面积。一般将治疗距离延长至 3～5m,旋转准直器使对角线与患者长轴平行,患者采用站立、平卧或侧卧体位,并对肺组织等重要器官挡铅。

TBI 治疗包括单次全身照射(STBI)和分次全身照射(FTBI)。对于单次照射,大多数放疗中心将处方剂量控制在 12Gy 以下,采用分次照射技术,处方剂量为 12～14Gy。在同等剂量情况下,单次 TBI 的临床症状及并发症发生率要高于分次 TBI。其中,肺部放射性损伤是 TBI 要考虑的重要因素,TBI 的剂量率及总剂量的设定均要以肺的耐受量为依据。剂量率为 0.5～4.0Gy/min,放射性肺炎的始发剂量为 7.5Gy,剂量达 9.3Gy 时发生率为 50%,而用 1～5cGy/min 剂量率照射时,放射性肺炎的始发剂量提高至 9.0Gy。在设野计划中,可通过挡铅技术降低肺部的受照剂量。

全身放疗时人体完全处于照射野内,故需要防止各种急性和迟发反应的发生。常见急性反应有放射性皮肤反应、胃肠道症状及腮腺炎等,全身放疗后半年内容易发生肠炎、肺炎等感染疾病。常见迟发反应有:①白内障,可发生于照射后 2～3 年;②性腺功能损伤,包括绝育、乳腺发育停止等;③儿童生长发育水平下降;④肾功能减退。

在进行骨髓移植时,应在输注前对血液制品给予 25Gy 左右的放射性照射。

2) 低剂量 TBI(LTBI):根据联合国原子辐射效应科学委员会 1986 年的报告,剂量在 0.2Gy 以下的低 LET 辐射或 0.05Gy/min 以下的高 LET 辐射叫做低剂量辐射。低剂量辐射的超敏感性辐射剂量一般低于 0.5Gy,低剂量辐射诱导的适应性反应一般低于 0.2Gy。

LTBI 的作用机制与低剂量辐射下肿瘤细胞的超敏感反应、机体免疫增强等因素有关,为多次照射,一般 5～20cGy/次,2～5 次/周,总剂量 150～300cGy,常用于慢性淋巴细胞白血病、低度恶性淋巴瘤等疾病的治疗。和 TBI 相比,LTBI 的放射不良反应较轻,且不需要在 LTBI 后行骨髓或干细移植。

LTBI 的早期反应是轻中度的骨髓抑制,大多不需治疗即可自行恢复。但需注意 LTBI 在与烷化剂联用治疗非霍奇金淋巴瘤时可能会增加白血病的发生率。

3. 白细胞单采　在慢性髓系白血病出现白细胞淤滞症时,可利用血细胞分离机除去外周血中的大量白细胞,减少体内白细胞数量。

(四) 预后

大量研究证实,年龄、脾大小、血小板计数及外周血或骨髓中原粒细胞数和嗜碱粒细胞数均与慢性髓系白血病预后有关。慢性髓系白血病中位生存期为 39～47 个月,5 年生存率 25%～50%,亦有生存 10～20 年的病例。Ph 染色体阴性者预后较差。慢性淋巴细胞白血病病程长短不一,可长达 10 余年,平均 3～4 年。主要死亡原因为骨髓衰竭导致严重贫血、出血或感染。

Summary

Adult acute lymphocytic leukemia (ALL) encompasses a heterogeneous group of lymphoid malignancies with distinct biologic and clinical characteristics. Prognosis in adult ALL depends on several host and disease associated features, including the patient's age, the leukemia cytogenetic-molecular profile, and its immunophenotype. ALL is divided into two different entities: precursor B lymphoblastic leukemia/lymphoma (herein BALL), and precursor T lymphoblastic, leukemia/lymphoma (herein T-ALL). Chronic lymphocytic leukemia (CLL) is characterized by a progressive accumulation of monoclonal B lymphocytes. CLL is part of a spectrum of diseases grouped as low-grade lymphoproliferative disorders. Defects in the functions of B and T lymphocytes and natural killer cells are considered to be the key elements. The most consistent abnormal finding on physical examination is lymphadenopathy. Characteristically, enlarged nodes in CLL are firm, rounded, discrete, nontender, and freely mobile upon palpation, although exceptions to these generalizations are encountered, particularly when nodes have grown rapidly.

第三节　少见类型白血病

少见类型白血病包括嗜酸粒细胞白血病、嗜碱粒细胞白血病及肥大细胞白血病等。

一、嗜酸粒细胞白血病

嗜酸粒细胞白血病(eosinophilic leukemia, EL)属于罕见白血病。主要特征是外周血和骨髓的异常嗜酸粒细胞增多,出现贫血和血小板减少症状,并可发生心脏、肺及神经系统的侵犯。

(一) 临床表现

嗜酸粒细胞白血病具有与急性白血病相似的病理和临床特点,但浸润各器官的细胞以嗜酸粒细胞为主,常见侵犯部位包括心脏、肺和神经系统,出现心功能不全、支气管痉挛、呼吸困难和意识障碍、精神异常等临床表现。

(二) 实验室检查

1. 血象　白细胞总数明显升高,嗜酸粒细胞比例可达60%以上,并常伴有形态异常。红细胞及血小板亦有不同程度减少。

2. 骨髓象　以各阶段嗜酸粒细胞为主,原始细胞>5% 。

(三) 诊断

国际上尚无统一的诊断标准,国内诊断标准是:临床有白血病症状;血象中嗜酸粒细胞增多,比例大于60% ;骨髓象中嗜酸粒细胞增多,形态异常,原始细胞>5% ;器官有嗜酸粒细胞浸润;排除其他原因导致的嗜酸粒细胞增多。

(四) 鉴别诊断

需与特发性高嗜酸粒细胞综合征(IHES)、急性粒单核细胞白血病伴嗜酸粒细胞增多(AML 的 $M4E_0$ 型)、ALL 及有嗜酸粒细胞增多的骨髓增生性疾病相鉴别。另外,寄生虫感染、变态反应及风湿性疾病亦可伴发嗜酸粒细胞增多,也需与 EL 鉴别。

（五）治疗

治疗原则上按急性髓系白血病（AML）方案治疗，但缓解率低。中枢神经系统累及者，按 AML 治疗原则行鞘内注射治疗。

二、嗜碱粒细胞白血病

嗜碱粒细胞白血病（basophilic leukemia, BL）是以外周血及骨髓中嗜碱粒细胞增多为特点的一类白血病，具有急性白血病的典型临床表现。因高组胺血症还可出现荨麻疹、皮肤潮红及胃肠道症状。BL 分为急性型和慢性型两类，急性型起病即为 BL，慢性型为 CML 晚期的嗜碱粒细胞变。临床上以慢性型常见，对化疗反应不佳，预后差。

（一）临床表现

BL 的临床表现与急性髓系白血病类似，浸润器官细胞以嗜碱粒细胞为主，可出现淋巴结增大和肝脾大。因为嗜碱粒细胞释放胞内颗粒物质，尤其是组胺，故临床常有高组胺血症表现，以顽固性荨麻疹、皮肤潮红、心动过速、发热为常见表现。胃肠道可因蠕动亢进和胃酸分泌增加出现恶心、呕吐及腹痛等症状。

（二）实验室检查

1. 血象　白细胞总数升高，嗜碱粒细胞比例一般大于 30%，并出现幼稚嗜碱粒细胞。

2. 骨髓象　骨髓增生活跃，嗜碱粒细胞>30%，原始细胞>5%，电镜下可见细胞内含有未成熟的嗜碱性颗粒。

（三）诊断

国内诊断标准：临床有白血病症状；血象中嗜碱粒细胞增多；骨髓象中嗜碱粒细胞增多，原始细胞>5%，胞质中有粗大的嗜碱性颗粒；器官有嗜碱粒细胞浸润；排除其他原因导致的嗜碱粒细胞增多。

（四）鉴别诊断

需与骨髓增生性疾病、肥大细胞疾病等相鉴别。

（五）治疗

急性型 BL 可按 AML 方案化疗，但效果差。慢性型已属于 CML 晚期，更缺乏有效的治疗措施，预后恶劣。由高组胺血症所导致的症状可用抗组胺药物对症治疗。

三、肥大细胞白血病

肥大细胞白血病（mast cell leukemia, MCL）又叫做组织嗜碱细胞白血病，属于肥大细胞恶性增生的克隆性疾病。本病极为罕见，病因未明。

（一）临床表现

MCL 具有与 AML 相似的临床特点，淋巴结、肝脾等组织增大，浸润各组织器官的细胞以肥大细胞为主。皮肤浸润常见，典型表现为色素性荨麻疹，可伴有结节生成，皮肤划痕实验阳性。肥大细胞分泌的组胺物质可引起高组胺血症表现，如发热、皮肤潮红、支气管痉挛、胃肠道反应等。

（二）实验室检查

1. 血象　白细胞明显升高，肥大细胞比例>10%，最高者可>90%，并可有轻中度红细胞和血小板减少。电镜下肥大细胞内颗粒呈卷纸样,为其鉴别特征。

2. 骨髓象 骨髓增生活跃,肥大细胞>30%,也可有嗜碱粒细胞轻度增加,其他各系细胞受抑。

3. 免疫学检查 CD33 阳性,CD2 和 CD4 亦可有阳性。

(三)诊断

国内诊断标准:淋巴结、肝或脾增大;高组胺血症引起的局部和全身症状;外周血发现肥大细胞;骨髓象肥大细胞增生明显,占有核细胞比例大于 30%;尿组胺升高;出现皮肤或器官浸润时取组织病检诊断。

(四)鉴别诊断

肥大细胞病和嗜碱粒细胞白血病也可有高组胺血症表现,若骨髓象中肥大细胞>30%,则可诊断 MCL。

(五)治疗

采用 AML 方案治疗,效果不佳,预后差。抗组胺药可暂时缓解症状。肝素过多引起的出血,可用硫酸鱼精蛋白中和。

Summary

Mast cell leukemia represents a rare and aggressive subtype of malignant mastocytosis characterized by the presence of large numbers of atypical mast cells in the peripheral blood. The majority of reported cases of mast cell leukemia arise in patients with preexisting malignant mast cell disease. Due in part to the rarity of this condition, no standard treatment approaches exists for those with mast cell leukemia. Immunotherapy with antihuman IgE raised in sheep resulted in a transient decrease in the numbers of circulating mast cells in one patient with mast cell leukemia. The several reported patients who received chemotherapeutic agents did poorly, perhaps, in part, because malignant mast cells overexpress the anti-apoptosis gene, *BCL*-2. Insofar as mast cell leukemia is presumably a clonal disorder of hematopoietic myeloid stem cells, therapy with agents proven successful in other forms of acute myeloid leukemia may be of benefit. Therefore, strong consideration should be given to the administration of an anthracycline in combination with cytosine arabinoside as initial therapy in patients with mast cell leukemia. If remission is achieved, depending on the precise clinical situation, additional therapy with curative intent involving intensive chemotherapy and/or bone marrow transplantation might be attempted.

第四节 浆细胞病

浆细胞病(plasma cell dyscrasia)系指浆细胞或产生免疫球蛋白的 B 淋巴细胞过度增殖所引起的一组疾病,血清或尿中出现过量的单克隆免疫球蛋白或其轻链或重链片段为其特征。其中,多发性骨髓瘤(multiple myeloma,MM)和浆细胞瘤是典型的浆细胞病。

一、多发性骨髓瘤

多发性骨髓瘤(MM)是浆细胞异常增生的恶性肿瘤。骨髓内有异常浆细胞(或称骨髓瘤细胞)的增殖,引起骨骼破坏,血清出现单克隆免疫球蛋白(M 蛋白),尿内出现 Bence

Jones 蛋白,最后导致贫血和肾功能损害。我国多发性骨髓瘤发病率约为 1/100 000,近年有增加趋势,多见于中老年人,平均发病年龄 50～60 岁,40 岁以下者少见,男性略多于女性。

(一) 病因及发病机制

C-myc 基因重组,部分有高水平的 *N-ras* 基因蛋白质产物,可能与本病发生有关。被激活的癌基因蛋白质产物可能促使浆细胞无节制地增殖。目前认为骨髓瘤细胞起源于前 B 细胞或更早阶段。白介素 6(IL-6)是 B 细胞的出生和分化因子,而进行性骨髓瘤患者骨髓中 IL-6 异常升高。目前认为 IL-6 等淋巴因子分泌的调节异常与骨髓瘤发病有关。近年来又有报道人类疱疹病毒 8(HHV-8)与 MM 发病有关,但需进一步研究证实。

(二) 临床表现

主要由浆细胞对骨骼和其他组织的浸润及血浆蛋白异常引起。

1. 骨痛 是最常见的临床表现,见于 70%～90% 患者,由骨髓瘤细胞产生的白介素、淋巴细胞毒素、肿瘤坏死因子等物质导致。疼痛程度轻重不一,早期多为轻度、暂时性疼痛。剧烈疼痛或疼痛突然加剧提示病理性骨折的可能。疼痛部位以腰骶部最常见,其次是胸廓和肢体。

骨髓瘤细胞显著浸润骨骼时,还可出现骨骼肿物,多见于红骨髓部位如肋骨、锁骨、胸骨及颅骨。胸、肋、锁骨连接处发生串珠结节者为本病特征。极少数病例仅有单个骨骼损害,称为孤立性骨髓瘤。

2. 贫血 常见,随病情进展而进行性加重。主要原因是骨髓中瘤细胞恶性增生、浸润,抑制骨髓造血。

3. 感染 以呼吸系统和泌尿系统的反复感染为主,也可发生败血症。多为细菌和病毒(带状疱疹)感染。

4. 出血倾向 以鼻出血和牙龈出血常见,亦可发生皮肤紫癜,晚期可发生内脏出血。主要原因是血小板减少、凝血功能障碍及血管壁损伤。

5. 高黏滞综合征 表现为头昏、眩晕、眼花、耳鸣,并可突然发生意识障碍、手指麻木、冠状动脉供血不足、慢性心力衰竭等症状。原因是血清中 M 蛋白增多,使血液黏滞性增高,引起血流缓慢,导致组织淤血和缺氧。

6. 肾功能损害 为本病重要表现之一。临床表现有蛋白尿、管型尿甚至肾功能衰竭,为仅次于感染的致死因素。

(三) 诊断及分期

诊断依据有:①血清中大量 M 蛋白;②溶骨性损害;③骨髓中浆细胞至少超过 15%,且形态不正常。以上三项中至少有两项阳性,结合临床可作出诊断。

鉴别诊断:①反应性浆细胞增多症,继发于感染、再生障碍性贫血、类风湿性关节炎、系统性红斑狼疮、转移癌等。骨髓中浆细胞数量一般<15% 且形态正常。原病控制后,浆细胞数量和免疫球蛋白水平也随之恢复。②良性单克隆丙种球蛋白血症,单克隆免疫球蛋白一般少于 10g/L,无骨损害、贫血、肾功能损害等。③单克隆丙种球蛋白也偶见于慢性肝炎、胶原病、淋巴瘤及白血病等;蛋白尿也偶见于淋巴瘤、白血病和恶性肿瘤患者。④本病的骨病变须与骨转移癌、老年性骨质疏松、肾小管酸中毒及甲状旁腺功能亢进相鉴别。

临床分期多采用 Durie-Salmon 标准。I期符合下列四项条件:①血红蛋白>100g/L;②血清钙正常或≤120mg/L;③骨骼 X 线检查正常;④M 蛋白水平:IgG<50g/L,IgA<30g/L,尿中轻链<4g/24h。瘤细胞数<0.6×10^{12}/m^2。II期介于I期和III期之间,瘤细胞数 0.6～1.2×10^{12}/m^2。III期

符合以下一项或一项以上:①血红蛋白<85g/L;②血清钙>120mg/L;③进展性溶骨损害;④M蛋白水平:IgG>70g/L,IgA>50g/L。瘤细胞数>$1.2\times10^{12}/m^2$。

同时每期又可分为 A、B 两组,A 组肾功能正常(血肌酐<2.0mg/dl),B 组肾功能不正常(血肌酐≥2.0mg/dl)。

(四) 治疗

1. 化学治疗 化疗是多发性骨髓瘤的基本治疗方式,是缓解病情、延长生存期的基本措施。年龄小于 65 岁的准备行外周血干细胞移植的患者应在首次化疗前收集外周血干细胞。多发性骨髓瘤的化疗分为诱导缓解和维持巩固两阶段。疗效标准以 M 蛋白减少 75%以上(浓度降至 25g/L 以下)或尿中凝溶蛋白排出量减少 90% 以上(尿凝溶蛋白<0.2g/24h)即认为治疗显著有效。初治病例可先选用 MP(美法仑、泼尼松)方案。如果 MP 无效或缓解后又复发者,应作为难治性病例,可使用 VAD(长春新碱、阿霉素、地塞米松)或 M_2(卡莫司汀、环磷酰胺、美法仑、长春新碱、地塞米松)方案。维持治疗采用 MP、M_2 或多种药物联合用于维持治疗。

近年来有报道,沙利度胺联合 MP 方案或沙利度胺联合泼尼松取得了较好的疗效。

东方肿瘤学合作组织(Eastern Cooperative Oncology Group,ECOG)在 ASCO 会议上公布了 Celgene 公司的Ⅲ期临床试验(代号为 E1A00)的临床效果,此试验对沙利度胺(thalidomide)与地塞米松联用治疗多发性骨髓瘤和单独使用地塞米松(多发性骨髓瘤的常规治疗复发)进行了比较,经过 4 个月的治疗后,响应率表现出统计学明显的不同,分别为 59% 和 41%(P=0.011)。

沙利度胺/地塞米松联合治疗组(A 组)给药剂量为:在第 1~4、9~12 和 17~20 天给予沙利度胺 200mg/d,地塞米松 40mg。地塞米松单独治疗组(B 组)的地塞米松给药剂量与 A 组相同。每个月重复进行治疗。

2008 年,美国食品和药品管理局(FDA)批准了来那度胺的一个新适应证,即合用地塞米松(dexamcthasone)治疗已经接受过至少一种疗法的多发性骨髓瘤患者。来那度胺属免疫调节剂。因来那度胺是沙利度胺的衍生物,故其仍具有导致生育缺陷的潜在危险。

2. 干扰素治疗 体外试验证实干扰素对骨髓瘤细胞集落的生成有抑制作用,且干扰素与 MP 方案合用不仅可以提高初治者显著有效率,也能延长中位生存期,疗效优于 MP 方案单独应用。此外干扰素作为化疗后的维持治疗能延长治疗有效期和缓解期。不良反应有发热、恶心、嗜睡及骨髓抑制。若用药后不良反应严重或持续治疗 8 周无效则需考虑停药。

3. 骨髓移植 对应用化疗及干扰素均不能治愈的患者,多采用大剂量美法仑和分次全身放射治疗。待治疗取得显著疗效后再行移植,效果较好,与性别、年龄无显著影响。为了减少移植物抗宿主病(GVHD)的发生率,应严格选择供髓者和对移植物作去 T 细胞处理。若无合适的供者可考虑做自身外周血干细胞移植。

4. 放射治疗 综合考虑治疗疗效及不良反应,放疗不用于初治和缓解后的巩固治疗。目前放疗多用于不宜手术切除的孤立性骨浆细胞瘤和髓外浆细胞瘤,同时也是减轻局部剧烈骨痛的有效治疗手段。骨髓瘤瘤细胞的放射敏感性属中等偏高,一般照射剂量为 30~40Gy/(3~4)周,累积照射剂量 20~30Gy 后疼痛可消失。

(1) 局部放疗:适应证为①病变局限的骨髓瘤。孤立性髓外骨髓瘤应尽可能手术切除根治,术后行放射治疗。②脊髓压迫综合征。多发性骨髓瘤侵犯椎体导致椎体骨质破坏,出现病理性骨折,除手术和激素治疗外还可用局部放疗。③止痛放疗。对骨破坏引起的骨痛患者,可行止痛放疗。一般照射剂量达 20～30Gy 后疼痛可明显减轻甚至消失。根据局部病变范围设定照射野,处方剂量为 30～40Gy/(3～4)周。

（2）半身放疗:经化疗后疗效欠佳,且全身疼痛症状较明显的患者,可采用半身放疗或两半身交替放疗。因化疗和放疗均可导致骨髓抑制,故应避免同时进行放疗和化疗,最好间隔 3 周左右以利于骨髓功能的恢复。半身放疗一般采用直线加速器 X 射线或⁶⁰Co 治疗机放疗,通常采用低剂量率放疗。上半身放疗从头顶至脐部,剂量率 5.5cGy/min,总剂量 7Gy;3 周后行自脐部至足的下半身放疗,剂量率 8.5cGy/min,总剂量 8Gy。放疗中需挡铅以减少肺的受照。此方法止痛率 80%～90%,但放疗面积较大,应注意骨髓抑制,此外主要不良反应还有消化道反应,如恶心、呕吐,放射性肺炎等。

（3）全身放疗:对于拟作骨髓移植或外周血干细胞移植的患者,需在移植前行全身放疗预处理,以提高移植成功率。具体参见本章第二节。

（五）预后

MP 方案是多发性骨髓瘤的首选治疗方案,经治疗可使病程从 6～12 个月延长至 3 年左右。经 MP 治疗,有大约 5% 的患者血液中不能查到 M 蛋白,骨髓功能恢复,达到完全缓解。但缓解期一般不超过 18 个月,生存期约 30～36 个月。约有 5% 的患者瘤负荷低且对 MP 方案反应性好,生存期可达 10～15 年。

二、浆细胞瘤

浆细胞瘤是指原发于骨髓外的浆细胞实体瘤和原发于骨骼的孤立性浆细胞实体瘤。

（一）孤立性浆细胞瘤

原发于骨骼的单个孤立的浆细胞瘤称为孤立性浆细胞瘤（solitary plasmacytoma,SP）,发病率占恶性浆细胞病的 3% 左右,男女发病率之比约为 3:1,发病年龄以 50 岁以上常见。

1. 临床表现　临床表现以局部骨骼肿物伴疼痛为主,常见侵犯部位为脊柱,并由于脊柱椎弓根受侵而出现神经根症状。其他好发部位包括骨盆、股骨、肱骨和肋骨等。除孤立的骨骼受侵外,其他骨骼及骨髓均正常,血象亦无异常。少数患者血和尿中可出现单克隆免疫球蛋白或轻链。

2. 诊断　诊断孤立性浆细胞瘤需满足以下四点:①X 线检查发现单个溶骨性病变,呈"多孔状"或"肥皂泡状"改变;②肿瘤组织活检证实为浆细胞瘤;③多部位骨髓穿刺均为正常骨髓象;④一般不伴有单克隆免疫球蛋白或其轻链增多,若有增多则应在治疗后消失。

3. 鉴别诊断

（1）多发性骨髓瘤:也可伴有骨痛、溶骨性损害及浆细胞的异常增生。但本病同时存在贫血、高钙血症和肾功能受损,血清单克隆免疫球蛋白含量多在 30g/L 以上,骨髓中浆细胞比例多大于 15%。X 线平片显示多处的骨损害,颅骨可见有"穿凿样"改变。因孤立性浆细胞瘤在 3～5 年内可进展为多发性骨髓瘤,故经过局部放疗后单克隆免疫球蛋白消失或其水平明显下降,应断为骨孤立性浆细胞瘤。而若局部治疗后无明显疗效,应将其视为多发性骨髓瘤的早期表现。

（2）骨肿瘤或骨转移瘤:骨巨细胞瘤以及某些骨转移瘤与骨孤立性浆细胞瘤的骨骼 X 线平片的表现有相似之处,但骨肿瘤进展较快,而骨孤立性浆细胞瘤是惰性肿瘤,进展较骨肿瘤和骨转移瘤缓慢,并可通过病理检查进一步鉴别诊断。

（3）脊椎结核：脊椎结核可有椎体结构破坏、病理性骨折以及神经根症状等表现，但本病常累及多个椎体，并伴有结核全身症状，通过结核菌素试验和病理检查可以鉴别。

4. 治疗 治疗以局部放射治疗为首选。放射总剂量不低于 40Gy，现多都采用 40 ~ 50Gy 的放射剂量常规分割照射。照射范围需包括 MRI 检查所显示的所有病灶，并超过病灶边缘外 2cm。如为肋骨病变，照射野应包括受累骨骼在内并与其相邻的肋骨的全部。

若病变局限且易于切除，可先行手术切除，再行术后放疗。放疗后约半数患者 X 线平片显示骨质硬化和新骨形成，但 MRI 检查仍可发现骨及其周围软组织的异常改变。放疗后 M 蛋白的水平下降迅速，但完全消失则需要半年以上甚至数年。本病原则上不行化疗，但当进展为多发性骨髓瘤时则可按多发性骨髓瘤治疗方案化疗。

5. 预后 本病预后好于多发性骨髓瘤，进展为多发性骨髓瘤后临床表现及预后与之相同。总的平均生存期为 10 年左右，少数患者可达 20 年。不良预后因素包括高龄、病灶大于 5cm 及 M 蛋白水平较高且在治疗后持续存在等。

（二）髓外浆细胞瘤

髓外浆细胞瘤（extramedullary plasmacytoma，EMP）是指原发于骨骼、骨髓之外的任何其他部位的浆细胞瘤，发病率约占浆细胞肿瘤的 4% ，发病年龄与多发性骨髓瘤相似，男性患者多于女性。

1. 临床表现 临床表现取决于髓外浆细胞瘤发生的部位。绝大多数髓外浆细胞瘤起源于头颈部，其中上呼吸道（尤其是鼻咽部和鼻窦）病变最为常见。本病还可累及全身任何部位，如睾丸、膀胱、乳腺、卵巢、肺、甲状腺、前列腺等。发生于鼻腔和鼻窦时，可出现鼻阻、鼻出血及局部隆起伴疼痛症状；上呼吸道受累时常有呼吸道阻塞表现；起源于胃肠道的髓外浆细胞瘤以胃浆细胞瘤多见，亦可发生肠道受累，引起相应临床症状；淋巴结浆细胞瘤以颈部多发增大淋巴结为主要变现；脾浆细胞瘤常为多发性，表现为脾大。

2. 诊断 本病一般不伴有异常免疫球蛋白增多。通过组织病理活检证实为髓外单克隆性浆细胞增生，且骨髓浆细胞比例小于 5% ，骨骼影像学检查无溶骨性损害，血清无或低水平的 M 成分即可诊断髓外浆细胞瘤。

3. 鉴别诊断 髓外浆细胞瘤的临床表现及影像学检查缺乏一定的特征性，易与其他肿瘤相混淆。通过针吸活检或组织病理活检可以鉴别。髓外浆细胞瘤需与反应性浆细胞增生相鉴别，后者往往有明确的病因，免疫球蛋白的增生为多克隆性。

4. 治疗 髓外浆细胞瘤放射敏感性较高，放疗是其主要治疗手段。大多数患者通过局部放疗可以得到缓解。常规照射剂量为 40 ~ 60Gy，低于 40Gy 疗效显著降低。对于有局部淋巴结累及的患者，放射野应包括局部淋巴引流区。

对于可以完整切除的病灶，手术也是很好的选择。手术治疗旨在切除病灶，并对局部引流淋巴结一并切除。复发髓外浆细胞瘤如能手术切除，也可以避免再次放疗可能带来的不良反应。

对已有广泛播散的病例，以及治疗后复发的病例，可采用联合化疗。化疗方案参照多发性骨髓瘤方案。本病对化疗的反应较多发性骨髓瘤好。

5. 预后 髓外浆细胞瘤预后优于孤立性浆细胞瘤和多发性骨髓瘤，60% ~ 70% 的患者可存活 10 年以上。其中原发于上呼吸道的和局限性髓外浆细胞瘤的预后最好，而头颈部以外的巨大髓外浆细胞瘤及多发性髓外浆细胞瘤预后较差。

小　　结

　　血液系统肿瘤的放射治疗主要针对白血病易于浸润的中枢神经系统及睾丸、脾等组织病变,以及作为急慢性白血病、骨髓瘤的骨髓或干细胞移植前的预处理治疗。浆细胞病的放射治疗主要适用于不宜手术切除的孤立性骨浆细胞瘤和髓外浆细胞瘤。对化疗无效、复发或耐药的多发性骨髓瘤患者亦可采用半身放疗技术。本章重点是中枢神经系统白血病的全脑全脊髓放疗以及移植前的全身放疗技术,包括照射野、照射剂量以及可能出现的放疗不良反应。

（罗　弋）

Summary

　　Mutiple myeloma(MM)is a malignant proliferation of plasma cells and plasmacytoid cells in the bone marrow(BM)characterized nearly always by the presence, in the serum and/or urine, of a monoclonal immunoglobulin(Ig)or Ig fragment. Both major and minor criteria for the diagnosis of MM have been defined. These include the presence of excess monotypic marrow plasma cells, monoclonal Ig in serum and/or urine, decreased normal serum Ig levels, and lytic bone disease. MM must be distinguished from other disorders characterized by monoclonal gammopathies, both malignant and otherwise. These include monoclonal gammopathy of unclear significance (MGUS), macroglobulinemia, non-Hodgkin lymphoma, primary amyloidosis, idiopathic cold agglutinin disease, essential cryoglobulinemia, and heavy chain disease. Symptoms of bone pain and anemia remain the most common presenting features. Laboratory evaluation identifies roentgenographic abnormalities in bone and monoclonal Ig in serum and/or urine in the majority of cases. In most series, 50% to 60% of patients with MM have both serum and urinary monoclonal protein; 20% to 30% of patients have serum without urinary protein; 15% to 20% of patients have monoclonal protein in urine only. Oral administration of melphalan and prednisone(MP)is a standard form of therapy that produces objective response in up to 50% to 60% of patients. Radiation therapy for MM is used for treatment of localized disease, including plasmacytoma or spinal cord compression syndrome, and is frequently used for palliation. Hemibody radiation therapy has been utilized, either as a consolidation following induction combination chemotherapy or as salvage therapy for chemotherapy-resistant MM. As is discussed below, total body irradiation(TBI)can be used as a component of ablative therapy prior to hematopoietic stem cell grafting.

第八章　软组织肿瘤

一、概述与流行病学

软组织是指除骨骼、淋巴造血组织、神经胶质以外的所有非上皮组织的统称,包括纤维组织、平滑肌组织、横纹肌组织、脂肪组织和脉管组织等。凡起源于上述软组织的肿瘤均定义为软组织肿瘤。外周神经系统来源的肿瘤因其表现为软组织肿块,其鉴别诊断和治疗也存在相似之处,故将其列入软组织范畴。凡起源于上述软组织的肿瘤均定义为软组织肿瘤。从胚胎学上讲,软组织主要从中胚层衍生而来,少部分来自神经外胚层。

软组织肿瘤具有高度异质性,种类繁多,分类十分复杂,至今尚未有统一标准。通常按其生物学特性分成良性和恶性两大类。也有人将介于良、恶之间的肿瘤分为中间性局部侵袭和中间性局部偶发转移。软组织来源的恶性肿瘤通称为"肉瘤"。但肉瘤一词不能提示转移的可能性和早晚,临床工作中对其分化程度和分级甚为重视。分化程度好坏属定性分析,是指肿瘤细胞相对于正常成熟组织细胞的成熟度,有一定主观性。分级是按组织学标准对分化程度进行定量分析,分化好的属低级别肿瘤,分化差的属高级别肿瘤。

软组织肿瘤发病率很难精确测定。尤其是良性肿瘤,如血管瘤、纤维瘤、脂肪瘤等一般不需活检,即使医院的数据也无法代表该地区或国家一般人群的发病率。故对良性软组织肿瘤的发病率目前尚无较可靠的报告。软组织肉瘤发病率较低,占所有恶性肿瘤的比例小于1%。流行病学显示,近年来软组织肉瘤发病率有上升的趋势。这可能与诊断水平提高和艾滋病相关的 Kaposi 肉瘤发病率上升有关。

软组织肿瘤可发生于任何年龄和身体的任何部位,但多见于老年患者,中位发病年龄为50岁。其发病率全球分布较一致。所有软组织肉瘤中男性略多见,但不同组织类型的软组织肉瘤存在与性别和年龄相关的发病率差异。如恶性纤维组织细胞瘤多见于老年患者,而胚胎型横纹肌肉瘤几乎只见于婴幼儿和青少年;腹膜后梭形细胞平滑肌肉瘤绝大部分发生于绝经期前后的中年妇女。总体来说,软组织肉瘤预后较差,与疾病分期、病理类型、组织学分级和治疗手段等相关。早期软组织肉瘤5年生存率为75%左右,而晚期则不足20%。

二、病　因　学

目前,软组织肉瘤的病因和发病机制不太明确,可能与以下因素有关。

(一) 先天性畸形

血管瘤多见于婴儿和儿童,目前被认定为先天性,但其具体发病机制尚不明确。

(二) 生物性因素

多数 Kaposi 肉瘤中可检测出人类疱疹病毒8(HHVS8),在 EBV 病毒相关性平滑肌肉瘤中检出 EB 病毒,提示 HHVS8 和 EB 病毒在上述肉瘤之间可能存在因果关系。

(三) 物理因素

1. 创伤　临床发现一些软组织肉瘤发生部位有明确的手术、外伤、烧伤病史,并观察到瘢痕组织旁发生软组织肉瘤比例增高。

2. 异物刺激　动物实验证实石棉能诱发间皮瘤。金属片、子弹头、炸弹片可诱发纤维肉瘤。

3. 射线与辐射　外照射放疗后其照射部位软组织肉瘤发病率增加 8~50 倍。如婴儿血管瘤和宫颈癌放疗后数年,在放疗治疗野内产生软组织肉瘤概率大幅度上升。

(四) 化学因素

流行病学发现,长期接触聚氯乙烯的人易产生肝血管肉瘤。苯氧乙酸类、氯酚类除草剂已证实是软组织肉瘤的高危发病因素。晚期效应研究协作组报告,美法仑、盐酸丙卡巴肼、苯丁酸氮芥等化疗药物的使用可增加软组织肉瘤发生的相对危险性,且此危险性与接触量的累积相关。

(五) 内分泌因素

有证据证明部分软组织肿瘤发生受内分泌支配。

(六) 免疫因素

机体免疫系统有识别和清除机体突变细胞的功能,当免疫监视功能缺陷或丧失时,可导致肿瘤发生。如乳腺癌根治术后出现慢性淋巴水肿,可在水肿的肢体上发生血管肉瘤或淋巴管肉瘤。

(七) 分子遗传因素

软组织肉瘤的发生与机体内在的遗传易感性有关,即与某些等位基因的丢失、点突变、染色体易位畸变等细胞遗传学缺陷相关。现已肯定神经纤维瘤病、Li-Fraumeni 综合征、Gardner 综合征、家族性视网膜母细胞瘤、结节性硬化症等与软组织肉瘤的发生相关。另外,在许多软组织肉瘤中可见癌基因激活和(或)肿瘤抑制基因的失活。如在黏液样脂肪肉瘤测到 *TLS-CHOP* 基因融合,横纹肌肉瘤、滑膜肉瘤测到基因重排等。在骨肉瘤或某些软组织肉瘤可见 *Rb* 基因突变或缺失;30%~60% 的软组织肉瘤患者中,可检测到突变的 *p*53 肿瘤抑制基因。

第一节　发生于躯干及四肢的软组织肿瘤

一、病　理　学

(一)脂肪肉瘤(liposarcoma)

脂肪母细胞可呈现不同的分化阶段,脂肪肉瘤特征主要由脂肪母细胞分化程度决定。肿瘤呈结节或分叶状,可伴出血、坏死、黏液及囊性样改变等。组织学上通常将脂肪肉瘤分为去分化型脂肪肉瘤、黏液性/圆形细胞脂肪肉瘤、多形性脂肪肉瘤、混合性脂肪肉瘤和脂肪肉瘤不能特殊分类者。

1. 去分化脂肪肉瘤　75% 发生于盆腔、腹膜后,15% 位于肢体,7% 位于躯干。大体形态:呈多结节状,脂肪肉瘤性区域为黄色或灰黄色,肉瘤区域为实性灰白色,质地韧硬。组织形态:由两种不同分化程度、结构各异的细胞组成。脂肪肉瘤性区域多为分化良好型脂肪肉瘤细胞,而肉瘤区域为去分化成分,主要含高度恶性的多形性未分化肉瘤和低度恶性的纤维样瘤样或黏液纤维肉瘤样细胞,去分化成分中常含异源性成分。脂肪肉瘤与去分化之间边界清楚,或呈镶嵌状,可有移行。

2. 黏液性/圆形细胞脂肪肉瘤 60%~70% 发生于下肢深部软组织,30% 发生于小腿。大体形态:肿瘤体积较大,可达 15cm 或更大,多结节状、切面胶冻状、黄色或灰黄色。也可呈褐色(出血)、灰白色(含圆形细胞)。组织形态:由圆形、卵圆形、短梭形原始间叶细胞、印戒样脂肪母细胞、毛细血管网和黏液样基质组成。其中间质内毛细血管网呈鸡爪样。在黏液性脂肪肉瘤中,可见到间充质细胞分化到接近成熟脂肪细胞的大体过程。圆形细胞脂肪肉瘤为一种分化差的黏液脂肪肉瘤,由增生性小圆细胞组成,细胞边界清呈颗粒状、嗜伊红色,可见单泡沫脂肪母细胞。依圆形细胞占所有细胞的比例可再划分为:圆形细胞脂肪肉瘤(圆形细胞比例>25%);混合性黏液性/圆形细胞性脂肪肉瘤(圆形细胞比例 10%~25%);黏液性脂肪肉瘤(圆形细胞比例<10%)。

3. 多形性脂肪肉瘤 好发于四肢,次为躯干、腹膜后等。大体形态:结节状、质坚实、直径平均常超过 10cm。切面灰色或灰黄色。组织形态:由多形性脂母细胞和高度异型的梭形细胞、多边形细胞、圆形细胞组成。多形性多空泡状脂母细胞核呈深染、有畸形。

4. 混合型脂肪肉瘤 好发于腹腔或腹膜后,下肢少有发生。其大体形态及组织学取决于混合类型如分化良好的脂肪肉瘤与黏液性/圆形细胞脂肪肉瘤等成分所占比例,各类型之间可见相对清晰的界限。

(二)纤维肉瘤(fibrosarcoma)

肿瘤边缘为分叶的球形肿块,直径大多在 3~10cm。细胞含量多,质地柔软,切面呈鱼肉样。若其中胶原含量多,则质地坚韧,切面成灰白色,且常有黏液及漩涡状结构。镜下主要由梭形成纤维细胞组成,其中含有网状纤维和胶原纤维,可发现星形细胞及黏液变性。分化好的纤维肉瘤异型性少,核细长呈梭形,瘤细胞与胶原纤维交织成束,排列成人字形或羽毛状结构,坏死出血少。分化差的纤维肉瘤异型性明显,纤维肉瘤细胞密集,细胞肥胖。细胞核粗短,核仁明显,核分裂象易见,坏死出血多。免疫组化检查示纤维肉瘤细胞对 Vimentin 和 I 型胶原呈明显阳性反应。

纤维肉瘤常见的类型有:成年型纤维肉瘤(adult fibrosarcoma, AFS)、黏液纤维肉瘤(myxofibrosarcoma, MFS)、硬化性上皮样纤维肉瘤(sclerosing epithelioid fibrosarcoma, SEF)和低度恶性纤维黏液样肉瘤(low-grade fibromyxoid sarcoma, LGFMS)。

(三)平滑肌肉瘤(leiomyosarcoma)

根据平滑肌肉瘤发生的部位、病理改变的差异,以及对 EBV 的检测结果,多数学者将其分为:腹膜后/腹腔平滑肌肉瘤,躯体软组织平滑肌肉瘤,外生殖区平滑肌肉瘤,黏液性平滑肌肉瘤,浅表性平滑肌肉瘤、血管源性平滑肌肉瘤、EBV 相关性平滑肌肉瘤等。

大体形态多为圆形或结节状肿块,边缘清楚,可有假包膜、质较坚实、呈浸润性生长,切面灰红色或灰棕色。可有出血、坏死、液化及囊性变。镜检视分化程度而定,分化较好的平滑肌肉瘤细胞,体积大、呈梭形,呈束状或棚状排列。胞质多染成深红色,可见肌原纤维。细胞核呈棒状,核周有透明晕,核染色较深,有一定异型性,可见核分裂象;分化较差的,瘤细胞大小形态不一,可为卵圆形、圆形、带状及多边形。个别有单核细胞及多核巨细胞。细胞核为棒状、圆形或不规则形。染色质粗,核仁和核分裂象易见。肿瘤间质可有玻璃样变、黏液样多、钙化及囊性变。常伴坏死病灶。免疫组织显示,在大多数平滑肌肉瘤中,可以检测到平滑肌肌动蛋白(SMA)和肌肉特异性肌动蛋白(HHF35)。结蛋白(desmin)变化大,从 50% 到接近 100% 的肿瘤可见表达。超微结构显示,平滑肌肉瘤细胞核呈明显的锯齿样形状,并有肌丝存在。

(四) 横纹肌肉瘤 (rhabdomyosarcoma)

大体形态:肿块边界明显或不清,质地较软或坚实,切面灰白色或灰红色,胶冻样或血肉样,瘤体内常见出血、坏死、囊样变。镜下肿瘤细胞形态呈多样性,可出现骨骼肌原始发育过程中各阶段的细胞。主要分为以下几种类型。

胚胎型横纹肌肉瘤:主要由横纹肌母细胞、原始间叶细胞、相互连接成网的星形细胞及小梭型细胞组成,内含丰富的黏液样基质;腺泡型横纹肌肉瘤:主要成分是原始间叶细胞和少量幼稚的横纹肌母细胞。细胞呈裂隙状条索状生长,也可排列成弥漫状或巢状;多形性横纹肌肉瘤:以出现多种发育阶段或不同异型程度的瘤细胞为主要表现。主要由较大的网球拍状、带状的多形细胞、多核瘤巨细胞及巨核大圆细胞构成。瘤细胞核染色深,不规则,核分裂象多见,免疫组化:以上三型对 desmin. MSA. MyoD1 均有表达,有一定诊断价值。

(五) 滑膜肉瘤 (synovial sarcoma)

肿瘤体积从可很小到巨大不等,直径通常 3~10cm。肿块球形或呈多叶状,常有假包膜形成。生长速度快慢不一,通常生长较慢者,肿瘤呈膨胀性生长且边界清楚;生长快的呈浸润性生长,边界不清楚。质地视胶原含量而定,可表现为柔软或较硬。切面颜色多样,可呈灰红色、灰白色、鱼肉状,常伴有出血、坏死及囊腔形成。镜下由类似于癌的上皮细胞和纤维肉瘤样梭形细胞组成。上皮细胞和梭形细胞之间存在关联,依据两种细胞成分比例与分化程度不同,可分为四型:①双相型滑膜肉瘤。由上皮样细胞和成纤维细胞样梭形细胞组成,两种细胞数量比例不等,细胞之间可有移行。②单相纤维型滑膜肉瘤。主要由梭形纤维母细胞组成,排列成短条束状或漩涡状。③单相上皮型。主要由腺样排列的上皮细胞组成。④差分化型。可见分化差的小圆形细胞、大圆形细胞、胖梭形细胞,三种瘤细胞具有明显的异型性,核分裂象易见。免疫组化:多数滑膜肉瘤角蛋白和上皮膜抗原免疫组化染色阳性。

(六) 血管肉瘤 (angiosarcoma)

早期外观为蓝色或紫色斑块,逐渐增大呈丘疹、圆形结节,最后表现为凹凸不平的肿块,直径从数毫米到十几厘米。瘤体有时以较薄的假膜为界,大部分质软,似脑样组织。镜下细胞较大,染色深,有轻度嗜碱性胞质,在合胞体中有空泡形成,其中大的球形空泡性核,含有较大的核仁,这些细胞近似成血管细胞。分化良好的类似良性血管瘤,分化差的与其他类型的梭形细胞肉瘤近似。

(七) 瘢痕疙瘩 (keloid)

瘢痕疙瘩又称瘢痕瘤,大体观察,病变处皮肤增厚隆起,呈卵圆形、圆形、形状不规则,皮肤薄、色红,表面光滑有光泽,边缘呈蟹足样。切面灰白,质坚韧而有弹性。镜下病理特征改变为真皮内纤维胶原增生,胶原纤维致密粗大、纵横交错,可有玻璃样变性而呈嗜伊红色。纤维母细胞稀疏分布于胶原纤维之间,基质多为黏多糖。早期病变血管多,后期血管减少,可有局灶性钙化或骨化生。

二、临 床 表 现

(一) 脂肪肉瘤 (liposarcoma)

位于躯干及四肢的脂肪肉瘤,男性稍多。多数类型脂肪肉瘤,发病年龄集中在 40~60 岁。但黏液脂肪肉瘤常见于年轻的成年人,婴儿偶有发病,极为罕见。

多数脂肪肉瘤生长缓慢,临床诊断时其体积较大,重量可达 10kg 以上。病变部位多集中在肢体近端深部软组织中,其次在小腿、肩部、腹膜后。手足部位很少发病。多数肿块位于深部软组织中,边界不清,很难早期发现。起自皮下者,易于暴露,常能早期发现,这类病例为数甚少。

多形性脂肪肉瘤,生长相对较快,具有肉瘤典型的生物学侵袭行为,常在臀部、大腿近侧、上臂部出现硬而固定的肿块,当肿瘤长到一定大小时,可出现疼痛、压痛、功能障碍。有时可压迫神经出现剧痛,压迫静脉和淋巴管而出现相应肢体水肿。

(二) 纤维肉瘤(fibrosarcoma)

纤维肉瘤约占软组织肉瘤的10%,临床上常无特异性症状,早期难以发现。发病年龄多为30~70岁,中位发病年龄为45岁,女性稍多于男性。发病部位可遍及全身,以大腿和膝部最为常见,其次是躯干与四肢近端。儿童好发部位为手足。

病程长短不一,短者数周,长者可达20年以上。主要表现为单发、分叶状肿块,生长较快,可伴有疼痛,当肿瘤压迫神经时疼痛加重。如肿瘤位于浅表部位,生长到较大体积时,其表面皮肤可继发溃烂、坏死,形成巨大的"蘑菇状"肿块。

纤维肉瘤的种类较多。多发生于下肢及下肢带的有黏液纤维肉瘤和硬化性上皮样纤维瘤;主要位于躯干大腿的有低度恶性纤维黏液样肉瘤;主要发生于四肢躯干的有成年型纤维瘤。

(三) 平滑肌肉瘤(leiomyosarcoma)

平滑肌肉瘤的临床表现因所在部位不同而有差异。分布于皮肤及皮下的平滑肌肉瘤多发生于50~70岁男性;分布于四肢伸侧,以大腿与膝部多见。

肿瘤体积较少,多不超过2cm。一般为单发结节,病灶较硬,最常见的症状为疼痛。位于表皮者其表面皮肤可凹陷,呈红色、褐色或灰黑色,形成溃伤;位于皮下者体积较大,生长较快,皮肤隆起,周界相对较清晰。

有些平滑肌肉瘤分布比较特殊,如黏液性平滑肌瘤多见于子宫;起自血管的平滑肌肉瘤多见于下腔静脉;EBV相关性平滑肌肉瘤多位于腹腔及胸腔。

(四) 横纹肌肉瘤(rhabdomyosarcoma)

横纹肌肉瘤约占软组织肉瘤中的20%。多局限在相关肌肉组织中,呈侵袭性生长且生长较快,对周围组织破坏性大。根据发病部位不同,肿块位置可深可浅。位置浅表者,肿块直径多为5~10cm,质地较硬,少数质地较软,呈束性。可伴疼痛、压痛,局部皮肤温度可升高和破溃出血,肿块压迫神经可造成剧痛及感觉异常;肿块位置较深者,边界不清,肿块增大到一定程度,可产生相应的压迫症状。肿瘤的发生部位、年龄及病理类型互有关联,发生于四肢的软组织肉瘤主要有腺泡型与胚胎性横纹肌肉瘤,胚胎性横纹肌肉瘤主要发生于10岁以下儿童,而10~25岁是腺泡型横纹肌肉瘤高发年龄。多形性横纹肌肉瘤主要发生在大腿,且主要集中在中老年人。

(五) 滑膜肉瘤(synovial sarcoma)

滑膜肉瘤发病率相对较高,占所有软组织肿瘤的5%~10%,居软组织肉瘤第2位。多发于青壮年,高发年龄20~40岁。男性多于女性,约3:2。

发病部位集中在四肢大关节附近,占90%左右,其中有65%集中在下肢膝关节、踝关节附近。其次为躯干、头颈等部位。无滑膜组织的部位,如肌肉、咽喉、腹膜后等也可发生。

起病隐匿,大多生长较快。早期可出现疼痛、压痛、肿块等。肿块边界清晰,质地较韧,可活动。疼痛随着肿块增大而加重,当增大到一定程度时,肿块边界变为不清,活动度下降。

本病病程数月至数年,平均 2 年。病程与恶性程度呈反比,病程越短,恶性程度越高。若病变侵犯骨质,可造成溶骨性破坏而产生相应的症状。

(六) 血管肉瘤(angiosarcoma)

血管肉瘤发病罕见,在所有肉瘤中的比例不足 1%。好发部位为大腿深部肌肉、头面皮肤、乳房,次为躯干、腹膜后及四肢皮肤。主要在成年发病,头颈部浅表层血管肉瘤以老年居多,发生于皮肤皮下者以男性居多。其他部位无年龄、性别差异。

浅表血管肉瘤,常以多个结节出现,生长迅速,形成凹凸不平的肿块,有时以极薄的假膜与正常组织分割,质地多较软,有时可破裂溃烂呈菜花状,四肢深层软组织肉瘤还可以侵及骨等附近组织。

(七) 瘢痕疙瘩(keloid)

瘢痕疙瘩是一种良性纤维组织过度增性病变,又称瘢痕瘤。有明确的外伤史,多数患者无症状或仅感觉皮肤轻度瘙痒,或伴轻微疼痛及触痛。全身各处均可发生,发病年龄多为 15~45 岁,女性多于男性。病灶孤立,也可多发,为圆形、卵圆形或不规则的线性皮肤隆起,其周边有多个突起并向外周延伸。早期色红质软,晚期质硬变白。

三、影像学与相关检查

(一) 脂肪肉瘤(liposarcoma)

脂肪肉瘤密度与肌肉密度近似,瘤体组织细胞分化程度与放射线存在着一定关系。分化程度越高,其放射线通透性就越强;分化程度低,密度高,通透性差。如瘤体组织同时存在不同分化程度的病变,该瘤体会同时出现不同的影像学特征。

X 线平片:病变区为低密度块影,边界清楚。软组织中可见透光区,瘤体内有高密度阴影和低密度阴影混合存在。瘤体四周可见肌肉挤压现象,少数可见斑点状钙化。

CT 检查:脂肪肉瘤实体区 CT 值为 50~80Hu,能显示肿瘤的确切部位和体积,区分脂肪性、实质性或液态性病灶。增强造影后显示瘤体强化不均匀。

MRI 检查:脂肪肉瘤 MRI 信号的差异,取决于瘤体组织成分和细胞的分化程度。T1WI、T2WI 呈中高信号,提示瘤体含脂肪成分较多;若出现 T1WI 中低信号,T2WI 等信号为主的不均匀混杂信号,则说明瘤体肉瘤成分较多,且伴有坏死、出血和囊性变。STIR 可出现高信号。注射 Gd-DTPA 瘤体呈不均匀强化。

血管造影检查:脂肪肉瘤血运丰富,注射造影剂后着色明显,中央坏死区可出现血运减少。黏液型、多形性和圆形细胞性脂肪肉瘤,能特别吸收造影剂,其影像可得到充分显示。对于瘤体内分化良好的变异型病灶,可出现典型的脂肪瘤样稀疏影像。

(二) 纤维肉瘤(fibrosarcoma)

超声影像学:病灶形态多不规则,边界清楚程度不定,病灶以低回声为主,也可有强回声或更低回声区,多无肿瘤增强效应。

X 线平片:肿瘤区域可出现软组织块影,边缘模糊,向四周呈浸润性生长。肿瘤内肌间隙消失,可伴有钙化与骨化病灶。当瘤体增大压迫皮下脂肪并使其移位时,其内可见到索条状、斑片状肌密度影。邻近骨骼可见骨膜与皮质肥厚、骨质受到侵蚀破坏等表现。

CT:多采用软组织窗显示,CT 平扫软组织多为肌密度,少数也可为低密度影,边缘模糊程度不定,瘤体内可见出血、坏死、钙化及囊变。肿瘤增大可使周围器官受压、移位、变形或侵蚀。瘤体 CT 增强扫描后常显示出不均匀强化。

MRI：平扫显示，T1WI 呈现均匀度不等的肌肉信号强度，或者出现均匀度不等的低信号强度；T2WI 出现均匀度不等的中等信号强度或者显示均匀度不等的高信号强度。肿瘤质子像为均匀或不均匀的稍高信号强度。瘤体在 MRI 增强扫描后，呈现不均匀强化。肿瘤侵袭邻近组织，可使骨质缺损、骨髓腔出现斑片状等信号或低信号影，局部表现出不规则肿块。

血管造影：瘤体供血丰富，供血动脉在瘤体四周形成抱球状之后，发出动脉分支进入瘤体内。注射血管造影剂后，肿瘤内血管染色明显，形成血管湖。

（三）平滑肌肉瘤（leiomyosarcoma）

超声波检查：超声波检查示肿块形态、边界变化不定，无特异性。一般而言，出现实性低回声肿块无增强效应者，多为深部软组织平滑肌肉瘤；而血管内实质性回声占位，无增强效应者，常提示血管源性平滑肌肉瘤。

X 线平片检查：软组织肿块在 X 线平片上表现无特异性，肿块边不清，偶见钙化。位于腹膜后区的平滑肌肉瘤可借助胃肠道及泌尿系造影，了解软组织肿块影与邻近器官间的关系，可出现器官移位、侵蚀、肾盂输尿管积水等征象。

CT 检查：CT 平扫示肿瘤形状不规则，边界模糊不清。肿瘤多呈密度不均匀的低密度或肌密度影。肿瘤增大时可使周围器官出现受压、移位、或发生不同形态的低密度转移病灶。

MRI 检查：深部软组织平滑肌肉瘤在 MRI 平扫时可出现不均匀的低信号强度；若动静血管受阻，流空的血管内出现高信号强度或等肌肉信号强度占位时，常提示为血管源性平滑肌肉瘤；若瘤体内发生均匀的高信号强度，多为肿瘤内出血。各型肿瘤 T2WI 显示的信号是一致的，呈均匀或不均匀的高信号强度。肿瘤在 MRI 增强扫描后可轻度强化，表现为边缘环状或不规则的中心性强化。

（四）横纹肌肉瘤（rhabdomyosarcoma）

超声波检查：超声波检查示腺泡型横纹肌肉瘤、梭形细胞横纹肌肉瘤、多形横纹肌肉瘤均表现形态不规则，边界模糊，多为实质低回声区。多形横纹肌肉瘤内还可见强回声条斑。

X 线平片检查：一般无典型影像学特征。通常可在受累部位见到软组织肿胀或肿块，密度较周围组织高，多无钙化，可侵蚀或破坏邻近骨质而出现相应的影像学改变。

CT 检查：CT 检查示肿块为等密度影或稍高密度影，形态不规则，结构及边缘不清。若肿块内合并出血或坏死，则可出现较高密度影或低密度影。肿块增大可压迫周围软组织使其移位，邻近骨也可受到侵犯造成缺损。CT 增强扫描肿块常呈现不均匀强化。

MRI 检查：横纹肌肉瘤 T1WI 为等、低信号，T2WI 为高信号。如出现混染信号，提示瘤体内有出血或坏死。水肿可使 T2MI 信号强度增高。腺泡状横纹肌肉瘤，MRI 增强扫描呈不均匀强化；梭形细胞性横纹肌肉瘤，MRI 增强扫描呈轻度均匀强化。

血管造影检查：腺泡状横纹肌肉瘤，供血丰富，动脉血管沿瘤体边缘环绕，发出分支进入肿瘤体内，染色较深，病变内可见到网状、絮状、棉絮状染色血管；多形性横纹肌肉瘤：血供丰富，肿瘤血管明显着色成网状。瘤栓可致静脉管腔密度不均。

（五）滑膜肉瘤（synovial sarcoma）

超声波检查：肿块形态不规则，边缘不整齐。B 超示肿块呈实质性低回声区，伴有混杂性回声。

X 线平片检查：X 线平片示软组织肿块，呈分叶状、结节状轮廓，其边缘视恶性程度而定。密度较高，约半数可见不透放射线矩形影，有时表现为云雾状或模糊阴影。瘤内可有钙化或骨化。滑膜肉瘤对骨组织的侵犯有两种:压迫性骨破坏,骨骼出现弧形局限性压迹、边缘清楚,可伴骨膜反应,进展慢,恶性程度较低;侵蚀性破坏,表现为溶骨性大片破坏,边缘模糊不清,进展快,恶性程度高。

CT 检查:表现为明显的密度均匀一致的软组织肿块,少数病例有斑点样钙化。若出现等、低密度影,则提示肿块内有出血、坏死及囊性病变。肿块邻近组织可出现压迫、移位、侵蚀、破坏等表现。增强 CT 可见病变区域有均匀或不均匀强化。

MRI 检查:在 T1WI 瘤体为低等信号强度,而 T2WI 则为高信号强度或为混杂信号,并可出现低信号强度分隔影。瘤体出现坏死,T1WI 为片状低信号,T2WI 为高信号;若 T1WI、T2WI 均为高信号,则提示瘤内有急性或亚急性出血。

(六) 血管肉瘤(angiosarcoma)

X 线平片检查:显示病变部位等密度肿块伴肿胀影,个别肿块内有钙化灶。

超声波检查:B 超检查表现为实质性回声,边缘不清,形态不规则,周围有软组织肿胀回声区。

CT 检查:肿块呈不均匀性低密度影,边界模糊不清。瘤体增大时,邻近组织可有受压、移位、破坏等相应影像学改变。增强扫描肿块呈不均匀强化。

MRI 检查:MRI 平扫肿块信号强度不均,表现为低或等信号,T2MI 为等高信号。在强化扫描中肿瘤呈现不均匀强化。

(七) 瘢痕疙瘩(keloid)

超声波检查:B 超示病灶表现为较强回声,形态不规则,边缘不光整。

X 线平片检查:位于四肢躯干病变表浅者,X 线平片表现为类同肌组织不规则肿块,肌间隙不清,皮下脂肪不规则且密度增高。

CT 检查:CT 平扫病灶为边界不清的肌密度影,周围组织可见到挤压移位,增强扫描,病变处轻度强化或无强化。

MRI 检查:平扫 T1WI、T2WI 呈均匀的低信号强度,MRI 强化扫描,病灶为轻度强化或无强化。

四、诊断与鉴别诊断

(一) 脂肪肉瘤(liposarcoma)

1. 诊断　软组织肉瘤诊断的基本原则是病史资料完善、强调病理学诊断,并结合临床、影像学与相关检查做出综合分析、判断。

脂肪肉瘤的确诊最终依靠组织病理检查。确认脂肪母细胞在其诊断和鉴别诊断中十分重要。在此应强调,因其他组织类型肉瘤中也含有脂肪组织成分,故脂肪组织染色检查仅有相对的诊断价值。与此相反,去分化的脂肪肉瘤中脂肪组织含量很少,其染色结果反而多为阴性。

2. 鉴别诊断　鉴别诊断包含许多有黏液样变的病变。黏液性脂肪肉瘤与成脂肪细胞瘤和成脂肪细胞瘤病在组织学上基本相似,年龄特征是其重要鉴别点,后者通常在儿童年龄段发病。黏液性脂肪肉瘤可因大量的黏液基质聚积形成黏液湖,这与脉管瘤近似,但能从黏液湖的间隔和湖周的实性区找到脂肪母细胞与脉管瘤鉴别。肌肉内的黏液瘤,有时与黏液性脂肪肉瘤相混淆,但前者瘤细胞和血管均稀少,而后者有丰富典型的丛状毛细血管网,还能见到印戒样脂肪母细胞,可与之鉴别。黏液样脂肪肉瘤中的黏液,经玻尿酵素处理后,不能被黏多糖酶染色,此项检查,可作为与黏液软骨肉瘤和软骨瘤的鉴别点。富含黏液物质和含有成脂肪细胞的隆凸性皮肤纤维瘤,应与深部组织中的黏液样肉瘤鉴别,前者病变相对表浅,缺乏脂母细胞分化是重要诊断线索。黏液纤维肉瘤/黏液性恶性纤维组织细胞瘤,因其含有少量的脂母样细胞和黏液样变性易被误诊为黏液样脂肪肉瘤,鉴别时较为困难,前者的两个特征:一是细胞的多形性,核分裂象易见,巨细胞多;二是在非黏液区的席纹状改变,假脂母细胞的胞质中查出的不是脂滴,而是黏液则可以鉴别。

圆形细胞性脂肪肉瘤,应与含有空泡的各种肿瘤区别:如含有空泡的胚胎性横纹肌肉瘤,可根据其特有的横纹肌母细胞作为鉴别依据。一些具有空泡细胞的恶性肿瘤,仔细检查可找到上皮样的特征,其细胞核均有刻痕,可作为鉴别诊断要点。

(二) 纤维肉瘤(fibrosarcoma)

1. 诊断 完善的病史资料、病理学检查结合临床表现、影像学检查等可做出正确的诊断。

2. 鉴别诊断 梭形细胞/肉瘤样癌:部分病例可见癌病变区与梭形细胞过渡。免疫组化检查,AE_1/AE_3,EMA 等上皮性标记表达有助于梭形细胞/肉瘤样癌的诊断。

结节性筋膜炎:本病细胞排列成短束状,其缺少瘤细胞、胞核深染可与纤维肉瘤区别。

恶性纤维组织细胞瘤:男性好发,老年多见,常有疼痛。瘤细胞呈车辐状排列,细胞形态表现为明显的多形性和异型性,生长无序,可见多核性怪异巨细胞及炎症细胞。但高级别的纤维肉瘤与恶性纤维组织细胞瘤相鉴别时较困难,常缺乏客观性指标。

恶性外周神经鞘病(MPNST):可出现一些与纤维肉瘤难以鉴别的区域。若病理检查发现呈波浪状或带扣状细胞,有大理石花纹状外观,无胶原纤维出现,细胞排列无纤维肉瘤长而连绵的束状特征,则支持 MPNST 诊断。虽然 S-100 蛋白表达支持 MPNST 诊断,但不具特异性。

单相纤维性滑膜肉瘤:本病在细胞形态学上与纤维肉瘤相似。但若仔细寻找,在滑膜肉瘤中总可见到数量不定的早期分化的上皮细胞。超微结构有双向分化,瘤细胞表面可见短绒毛特征,但纤维肉瘤不具上述特点。目前遗传学认为 t(x:18)是确诊滑膜肉瘤敏感而特异的方法。

(三) 平滑肌肉瘤(leiomyosarcoma)

1. 诊断 一般说来,根据临床表现、影像学检查结合病理学活检,不难做出准确的诊断。应该提出重视的是,在诊断躯体平滑肌肉瘤时,需要进行多部位取材切片。因为分化良好的平滑肌肉瘤,某些部位会出现核分裂不活跃,极易误诊为良性平滑肌瘤。

2. 鉴别诊断 主要应在病理学表现方面进行鉴别。位于腹膜后分化良好的平滑肌肉瘤,尤其是中年妇女,应行 ER 和 PR 标记,因为发生于腹膜后的平滑肌肉瘤多不表达 ER 和 PR。

平滑肌肉瘤与纤维肉瘤、恶性外周神经鞘瘤在低倍镜下表现相似,但是他们之间各具有一些特征可予以鉴别:恶性外周神经鞘瘤细胞呈波浪状、弯曲和明显不对称;纤维肉瘤细胞存在尖端变细倾向;而平滑肌肉瘤则较常看到细胞束纵横切面并存。

(四) 横纹肌肉瘤(rhabdomyosarcoma)

1. 诊断 应该注意的是,对年龄、肿瘤发生部位进行评价是诊断横纹肌肉瘤的基础。同时应广泛选取多个病灶部位进行组织学切片检查,寻找具有诊断价值的特殊结构如横纹、横纹肌母细胞菊形团、脉管分化、双相性细胞和胞内色素等。

2. 鉴别诊断　应重视分化不良的横纹肌肉瘤和一些含有异源性横纹肌母细胞成分的其他肿瘤相鉴别。

骨外尤文肉瘤:应与胚胎性横纹肌肉瘤相鉴别。本病发病部位和好发年龄与胚胎性横纹肌肉瘤存在差异。镜下由片状或分叶状分布的小圆细胞组成,可见菊形团。免疫组化表达 CD99。遗传学显示特征性 t(11;22)(q24;q12),可测出 $EWS\text{-}FL1\text{-}1$ 融合性基因。

平滑肌肉瘤:分化较好的平滑肌肉瘤应与梭形细胞横纹肌肉瘤相区别。两者在好发年龄、肿瘤发生部位及性别上存在差异。光镜下前者胞质内可见纵形的肌原纤维;后者胞质内可见横纹,有时还可见胚胎性横纹肌肉瘤区。免疫组化,平滑肌肉瘤表达 α-SMA 和 hcaldesmon;而梭形细胞横纹肌肉瘤可表达 desmin,MSA. MyoDI 和 myogenin.。电镜下平滑肌肉瘤可见肌微丝,梭形细胞横纹肌肉瘤可见横纹。

腺泡状软组织肉瘤:应与腺泡状横纹肌肉瘤鉴别,腺泡状软组织肉瘤因毛细血管网而形成特殊的"器官样"结构,PAS 染色可见到针状、棒状或菱形结晶,部分患者可有 MyoDI 表达。

未分化多形性肉瘤:与多形性横纹肌肉瘤区别主要在于前者瘤体内存在大嗜伊红细胞,胞质多为均细空泡状。另外还可出现破骨样多核巨细胞、泡沫样组织细胞和炎症细胞。瘤内 desmin 表达多为灶性或弱阳性。电镜可找到原始肌小节。

血管肉瘤:部分硬化性横纹肌肉瘤有血管样腔隙结构,类似血管肉瘤,但硬化性横纹肌肉瘤,大多数病例 MyoDI 表达强阳性,所有病例均不表达 CD31、CD34 和 F8 可予鉴别。

(五)滑膜肉瘤(synovial sarcoma)

1. 诊断　根据临床表现、影像学检查结合病理学活检,可做出准确的诊断。

2. 鉴别诊断　纤维肉瘤:与单相纤维型滑膜肉瘤相鉴别。绝大多数纤维肉瘤梭形细胞只表达 vimentin,细胞遗传学分析显示 2q14-22 异常。而单相纤维型滑膜肉瘤遗传学异常则表现在 t(x;18)。

恶性周围神经鞘膜瘤:有时在镜下与单相纤维型滑膜肉瘤难以区分。两者的鉴别点为:发生部位不同,恶性周围神经鞘膜瘤多来自良性神经肿瘤或起源于大神经,单相纤维型滑膜肉瘤则多发生于大关节附近。免疫表型:单相纤维型滑膜肉瘤表达 EMA、CK7 和(或)CK19,CD99 和 calponin。电镜显示:在分化良好的恶性周围神经鞘膜瘤中可寻到施万细胞分化。恶性周围神经鞘膜瘤细胞遗传学较复杂,不存在 t(x;18)。

上皮样肉瘤:好发于肢体,在免疫组化上与滑膜肉瘤单相纤维型有相似之处,两者常产生混淆。上皮样肉瘤的特征:瘤细胞呈地图状或结节样分布,还有深伊红染色的多边形或圆形的瘤细胞。CD34:滑膜肉瘤不表达,而 50%~70% 的上皮样肉瘤可表达。

所谓的血管外皮瘤:两者有相似的瘤组织细胞排列结构,易被误诊。与滑膜肉瘤不同的是,所谓的血管外皮瘤细胞排列的方式有多种,还含有粗大的绳索样胶原纤维。免疫组化表达 CD34 和 bc1-2。滑膜肉瘤不表达 CD34,而表达 t(x;18)。

分化差的滑膜肉瘤与骨外尤因肉瘤/外周原始神经外胚层瘤,两者免疫组化上如 CD99 有相同之处,但骨外尤因肉瘤/外周原始神经外胚层瘤可部分表达 NSE、SYP、CgA 等神经内分泌标记。分子遗传学检测两者截然不同:滑膜肉瘤含有 $SYT\text{-}SSX$ 融合性基因;而骨外尤因肉瘤/外周原始神经外胚层瘤含有 $EWS\text{-}FL1\text{-}1$ 融合性基因。

恶性横纹肌样瘤鉴别主要依赖于细胞和分子遗传学;与其他小圆细胞性恶性肿瘤的鉴

别,主要依赖于免疫组织化学标记。

(六) 血管肉瘤(angiosarcoma)

1. 诊断 临床表现和影像学检查常能确定肿瘤部位及性质,组织病理学检查可做出确诊。

2. 鉴别诊断 分化良好的血管肉瘤应与良性血管瘤鉴别,前者呈浸润性生长,内皮细胞较大,核深染可与之鉴别。分化差的深部软组织肉瘤多数可见上皮样瘤细胞,异型性明显,核分裂象易见,易与癌、上皮样肉瘤、纤维肉瘤等恶性肿瘤相混淆。免疫组化检测发现 von willebrand 因子(Ⅷ因子相关蛋白),CD31 标志物则有利于血管肉瘤诊断。

(七) 瘢痕疙瘩(keloid)

1. 诊断 根据病史、临床表现、真皮纤维胶原增生为特征的病理改变,不难确诊。

2. 鉴别诊断 与肥厚性瘢痕相鉴别,肥厚性瘢痕病变主要局限在创伤部位,其边缘呈推进性而不是浸润性生长。而胶原瘤表现为多个散在的、无自觉症状的小结节,表面皮肤色泽正常可予鉴别。

五、临 床 分 期

软组织肉瘤临床分期,主要依据临床表现、影像学、内镜及相关检查等资料而定。目前对软组织肉瘤有多种分期系统。例如,源于美国癌症联合会的 AJCC 分期系统,源于瑞典和法国的 SIN 分期系统(其中"S"代表肿瘤大小,"I"代表血管侵犯,"N"代表坏死)及国际抗癌联盟的 UICC 的分期系统等。其中 AJCC 与 UICC 分期基于共同的 TNM 系统:T 代表原发肿瘤的大小及范围;N 代表区域淋巴结是否受累;M 代表远处是否有转移。目前 AJCC/UICC 将反映肿瘤恶性程度的组织学分级($G_1 \sim G_4$)作为重要的分期依据纳入临床 TNM 分期系统。同时认为,原发肿瘤的解剖部位是决定肿瘤预后的重要因素,故将肿瘤原发病灶分为 a、b 两级:a 级代表尚未侵犯筋膜的浅表肿瘤;b 级表示位于筋膜下或已侵犯、穿破筋膜的深部肿瘤。纵隔、腹膜后,盆腔的软组织肉瘤列为深部肿瘤。经过修订后的软组织肉瘤的 AJCC/UICC 分期系统,对指导制定治疗计划、估计预后、判断疗效、学术经验交流等均具有十分重要的意义(表 5-8-1-1)。

表 5-8-1-1　软组织肉瘤的 AJCC/UICC 分期系统

T:原发肿瘤	N_x:区域淋巴结不能确定	G_3:分化差或未分化
T_x:原发肿瘤不能确定	N_0:无区域淋巴结转移	临床分期
T_0:无原发肿瘤的证据	N_1:有区域淋巴结转移	IA 期:$T_{1a}N_0M_0G_1$,$G_x T_{1b}N_0M_0G_1$,G_x
T_1:肿瘤最大径≤5cm	M:远处转移	IB 期:$T_{2a}N_0M_0G_1$,$G_x T_{2b}N_0M_0G_1$,G_x
T_{1a}:浅部肿瘤	M_0:无远处转移	IIA 期:$T_{1a}N_0M_0G_2$,$G_3 T_{1b}N_0M_0G_2$,G_3
T_{1b}:深部肿瘤	M_1:有远处转移	Ⅱ B 期:$T_{2a}N_0M_0G_2 T_{2b}N_0M_0G_2$
T_2:肿瘤最大径>5cm	G:组织学分级	Ⅲ期:T_{2a}, $T_{2b}N_0M_0G_3$ 任何 TN_1M_0,任
T_{2a}:浅部肿瘤	G_x:分级未能评价	何 G
T_{2b}:深部肿瘤	G_1:良好分化	Ⅳ期:任何 T,任何 NM_1,任何 G
N:淋巴结转移	G_2:中等分化	

六、治 疗

所有的恶性肿瘤必须遵循综合治疗原则。对于软组织肉瘤,主要根据分期和病理类型制订治疗方案。总的说来,横纹肌肉瘤对放疗、化疗敏感,可采用放化疗为主的综合治疗,必要时手术治疗。其他类型软组织肉瘤对放疗、化疗敏感性较差,对于ⅠA期患者采用单纯手术治疗,但必须保证做到有足够的手术切缘和R0切除。ⅠB~Ⅲ期患者多主张采用手术、放疗、化疗的综合治疗。对于Ⅳ期患者及复发者以姑息治疗为主。

(一) 手术治疗

大约90%的肿瘤患者需手术切除或经皮空芯针活检(core needle biopsy,CNB),以获取肿瘤病理学诊断及肿瘤分类、分级、分期的病理标本。约60%的肿瘤患者需要手术治疗。手术治疗的原则:获得满意的手术切缘,保留最大的功能,尽量降低致残率;如果不能保证根治,则考虑联合放疗和(或)化疗。

1. 根据治疗的目的大致分为以下几种手术类型

(1) 根治性手术:对于Ⅰ期及Ⅱ期患者,可予根治性手术治疗,对于Ⅲ期患者,如果经放疗、化疗后瘤体缩小,估计病变未超出手术治疗的有效界限,可结合全身情况综合考虑是否手术治疗。肿瘤经根治性切除,并获得阴性切缘,局部复发率为10%~30%。

(2) 姑息手术:用于失去了根治术时机的患者。此种手术不能给患者带来治愈希望,但能防止或减少因肿瘤产生的并发症,减轻疼痛等症状,提高生活质量,偶可获得较长时间的病情稳定,延长生存期。

(3) 预防性手术:肿瘤的形成要经历由正常细胞→癌前病变→原位癌→浸润癌→转移癌的演变过程,预防性手术就是将癌前病变适时切除。

(4) 诊断性手术:目前针吸活检常采用细针或空芯切割针,利用负压或切割原理获取病灶组织细胞以供组织或细胞学诊断。必要时也可采用手术直接切除病理检查。

(5) 截肢术:若影像学证实肿瘤已造成重要血管、神经、骨骼严重受损,保肢手术不能挽救其严重的功能丧失,或局部非转移性肿瘤无更佳选择者可考虑截肢手术。但如有确切的转移病灶,则不适合做截肢手术。

2. 综合治疗模式 从20世纪60年代起,对软组织肉瘤采取了以手术、放疗及化疗等为主的综合治疗,使截肢手术率大幅度下降到不足10%,并较大幅度提高治愈率及生存质量。

(1) 术后放化疗:用于病灶比较局限,肿块较小的肿瘤。先手术,然后加放疗和(或)化疗。

(2) 术前放化疗:适用于局部晚期或已有区域性转移者。

(3) 术中放疗:术中病灶切除后对肿瘤床及区域淋巴结作一次大剂量放疗,以减少局部复发,提高生存率。

(4) 术中化疗:手术过程中对肿瘤的挤压刺激可能会促进瘤细胞脱落进入血液或淋巴循环,术中化疗可减少复发转移风险。

3. 适应证与禁忌证 软组织肉瘤手术适应证较广泛。除早期原发性软组织肉瘤首选手术治疗外,部分原先手术切除困难、经综合治疗后病灶缩小、分期降低者,也可考虑手术切除。禁忌证包括肿瘤晚期有恶病质、严重贫血、严重营养代谢障碍,在短期内无法纠正;合并严重的心、肝、肾、肺疾病及较重感染,不能耐受手术;肿瘤已广泛扩散或手术切除有困难者。

（二）放射治疗

放射治疗是软组织肉瘤综合治疗的重要组成部分,它能显著提高软组织肉瘤的局部控制率。过去认为软组织肉瘤对放射线不敏感,近年来的临床资料证实,大部分软组肉瘤患者可获得不同程度的疗效,如胚胎性横纹肌肉瘤、纤维肉瘤、黏液性脂肪肉瘤等。值得注意的是,同一组织类型中,不同患者存在着不同的放射敏感性。选择放射治疗要综合考虑肿瘤原发部位、大小、性质、放射剂量、放射野以及并发症等因素,应强调个体化放射治疗。

1. 放射性治疗原则

（1）放疗前必须具备准确无误、完整无缺的临床资料,原则上要求要有病理分类及分级,同时对疾病应有明确的分期。

（2）采用模拟定位等技术准确定位肿瘤放射部位,并通过各种检查手段确定治疗范围。肿瘤靶区(GTV)指临床及影像学检查所确定的肿瘤范围;临床靶区(CTV)指除肿瘤靶区外还包括亚临床病灶和肿瘤可能侵犯的区域;计划靶区(PTV)包括临床靶区,考虑照射中患者器官移动及系统误差引起的扩大的照射范围。

（3）放疗计划力求符合临床剂量学原则,明确肿瘤类型对放射线是否敏感,同时还要考虑正常组织对放射线的耐受量。有条件者采用 TPS 治疗计划系统,利用计算机进行放射治疗计划设计,从照射剂量分布等方面优化治疗方案、提高治疗计划质量。

（4）为保证放射治疗顺利进行,放疗前控制感染、纠正贫血、改善患者全身状况是非常必要的。

2. 放射性治疗方式与适应证

（1）术前放疗:术前放疗可使瘤体缩小,利于手术进行;能减少手术野内瘤细胞数量,降低瘤细胞生命力,减少瘤体周围亚临床病灶;且放射治疗后局部纤维化导致周围脉管狭窄闭塞,削弱或失去循环能力,可减少手术操作造成的向外扩散,从而降低瘤体局部复发率,提高保存肢体手术率。适用于生长快、高分级的软组织肉瘤,瘤体较大、估计手术切除不彻底,分化差的局部复发或种植的软组织肿瘤。

（2）术中放疗:适合于手术切除困难,估计有肿瘤残存或术中切缘冰冻活检阳性者。原发软组织肉瘤的根治性手术中,为防止手术损伤有可能造成瘤细胞扩散,在术中对瘤体、瘤床、淋巴引流区进行预防照射。术中放疗与外照射结合较单纯外照射,可使肿瘤病灶得到更佳的剂量分布。已明确有远处转移或广泛扩散及全身情况太差不能耐受应列为禁忌证。

（3）术后放疗:术后放疗目的是消灭术后残留的瘤细胞。主要用于肿瘤未完全切除;手术切除范围小,切缘距离正常组织不到1cm;多次手术后复发,有明显的复发倾向者;因诊断为良性肿瘤而未做好充分术前准备,术后病理诊断为恶性肿瘤的患者。一般在伤口愈合后 1~2 周后进行。术后放疗较术前放疗的优点在于有了一个明确的病理分类、分级、分期诊断,利于制定个体化治疗方案,能更好地降低肿瘤复发率;其缺点在于手术造成了局部血液循环破坏,局部组织细胞处于乏氧状态,从而降低了肿瘤对放疗的敏感性。

（4）单纯放疗:用于对放疗高度敏感的、不可切除的软组织肉瘤亚型,且肿瘤处于局限期。或有手术禁忌证的姑息治疗和晚期软组织肉瘤的减症治疗。

（5）同期放化疗:即同时使用放疗和化疗对软组织肉瘤进行治疗,对瘤细胞的杀伤有相加作用,而且化疗药物对放射治疗还有增敏效应。

3. 放疗设野原则

（1）肢体软组织肉瘤多沿长轴生长扩散。若瘤体偏小、直径<5cm，肿瘤细胞分化良好，照射野以超出病灶边缘5cm为宜；如肿瘤体积偏大，直径>5cm，或肿瘤细胞分化较差，照射野则应超出瘤体边缘10cm或更多。

（2）对于肿瘤边缘不清或多次复发者，应适当扩大照射野，将瘤周亚临床病灶纳入治疗。如肿瘤特大、病理分级高达3级或以上，照射野还应包括整条肌肉的起止点。

（3）位于肢体的软组织肉瘤，早期瘤体不沿横向扩散，选用多野交叉，不必照射病灶肢体的全部周径部位，最好留1～2cm不照射，以预防肢体水肿和功能障碍。

（4）多次缩野技术：初期用大野照射，逐步缩小放射野。如当瘤体邻近或侵及关节时，按缩野技术要求，当剂量达50Gy即逐步缩野集中照射原发病灶。对于受累的正常皮肤给予适当厚度的补偿膜，可减少放疗后期并发症。

（5）成年人发生软组织肉瘤淋巴结转移的概率很低，一般不作淋巴区预防照射。但对于胚胎性/腺泡状横纹肌肉瘤、血管肉瘤、分化差或未分化的肉瘤，由于淋巴结转移风险高，照射范围应扩大到肌肉的起止点。淋巴结区与瘤体距离小于10cm，该淋巴结区应作预防性照射，40～50Gy/（4～5）周。

（6）照射躯干部位，角度要合适，选用楔形滤板及多野照射，以减少正常组织损伤。胸、腹壁病变，采用切线照射，可避免内脏损伤。

（7）设野要个体化，视具体病情采用不同技术，可用CT模拟定位、TPS制定治疗计划。定位的重复性和保证放射剂量的均匀性都具有重要意义。

4. 放射剂量

（1）术前放疗：一般计划50Gy/5周，1.8～2Gy/次，放疗结束2～3周后手术。对手术不彻底者术中应做好标记，以便术后补量。对手术切缘阳性者补至总量为65Gy，肉眼观有残瘤者，补至总量为75Gy。

（2）术中放疗：一般认为，术中冰冻切缘病理检查阳性者，采用电子束或组织间照射，一次性给予15Gy，对肉眼观有残留肿块者，一次给予25Gy放射剂量。

（3）术后放疗：一般计划为50～70Gy/（5～7）周，对高分化肿瘤细胞者以60Gy/（5～7）周为宜，而中、低分化肿瘤细胞者以70Gy/（5～7）周为宜。并根据手术切缘、患者机体状况等情况适当增加或减少剂量。

（4）单纯放疗：软组织肉瘤的SF2值平均为0.26，相当于中等低值。一般对软组织肉瘤不推荐单纯放疗。但瘤体较小，直径小于3～5cm、采用大剂量照射（放射总量达75～80Gy）时，肿瘤局部控制率可达90%，但同时带来的是远期局部组织损伤等并发症增加。为使瘤体内剂量分布更合理，可采用光子射线和电子束联合使用。软组织肉瘤放射剂量、分割方法及次数视病情而定，一般说来，根治性剂量为60～70Gy/（6～7）周，姑息性治疗剂量为50Gy/5周，每次以1.8～2Gy为宜。

5. 放疗技术

（1）外照射放疗（EBRT）：为治疗软组织肉瘤常规用的放疗技术，适用于任何病理级别的软组织肉瘤。可操作性强，门诊也可进行，每周治疗5天，每天剂量为1.8～2.0Gy。一般术后放疗总量为60～66Gy，术前放疗总量50Gy。

（2）近距放疗（BRT）：近距离治疗包括腔内或管内、组织间、术中、模照射。它的特点是局部剂量高，治疗时间短，受照射的组织少。对术后追加放疗或照射野局部复发病例更具优势。对瘤体过大、体积难以确定或瘤体界限不清已侵及骨者应列为禁忌证。

传统治疗方式多采用低剂量连续照射,目前多倾向于高、中剂量率照射。组织间照射现已较广泛用于肢体及腹膜后软组织肉瘤的治疗。

(3) 适形治疗、调强放疗(IMRT):适形和(或)调强放疗是一种新的放射治疗技术,对于形状复杂的软组织肉瘤,更有利于把射线集中于靶区,避免损伤正常组织。近年来,已有将适形和(或)调强放射治疗用于腹膜后肉瘤治疗。

(4) 快中子治疗:氧增强比小、相对生物效应较高是其特点,对放射抗拒、细胞分化良好的软组织肉瘤有较好疗效。

(5) 分割治疗:正常组织的修复、肿瘤细胞的再氧合和再增值是分割治疗的基础。过去经典的常规分割放疗(每天 1 次,每次 1.8~2Gy),对保护正常组织起了很好的作用。随着放射生物学的发展,人们为了更好的杀灭肿瘤,同时又能较好的保护正常组织,从时间剂量上对放射分割治疗作了改进,目前在临床上得到应用的有,超分割放疗(每天两次,每次 1.1~1.2Gy,间隔 4~6 小时),大分割治疗(每周 3 次,每次 3~4Gy)等。

6. 放射治疗策略

(1) 组织学低分级(LG)肉瘤,LG 细胞周期时间较长,速率明显低于组织学高分级(HG)肿瘤。BRT 治疗时间仅 4~6 天,难于捕捉到所有瘤细胞周期的敏感时相。因此,多认为 LG 肉瘤更宜于 EBRT,BRT 更适用于 HG 肉瘤。

(2) 对于组织学高分级、大肿瘤、手术切缘阳性等软组织肉瘤,应选择 BRI 与 EBRT 组合放疗。

(3) 参照肿瘤瘤体大小和组织学级别,制定合理的术后放疗设野范围和照射剂量十分重要,因为它关系到肿瘤的局部控制和预后。

(4) 中子照射对组织学低至中分级、病灶的内切缘或不能切除的软组织肉瘤,局部控制比光子更占优势,但必须重视有可能带来严重的组织损伤。

(5) 对于组织学中至高分级,直径>5cm,位于肢体和躯干尤其是位置较深的大部分软组织肉瘤,首推保肢局部扩大切除术辅以放射治疗的治疗模式。

(6) 对于大肿瘤(>10cm),组织学高分级(G3~G4)的ⅡB~Ⅲ期患者,目前倾向于手术前放疗,术前照射的生存优势显著优于术后照射。但术前照射将会影响术后的伤口愈合。

(7) 对腹膜后等特殊部位的软组织肉瘤,术后放疗对控制局部复发是有益的。

7. 注意事项

(1) 放疗的前提是病灶瘤细胞能被放射线杀灭,联合放疗可缩小手术根治范围。

(2) 若需要两个照射野,中间要有 1cm 间隔,每周移动 1 次间隔,使其不固定在一个地方,能预防交接处照射剂量过高或过低。

(3) 易摩擦、碰撞部位应回避或减少放射剂量。

(4) 对接受阿霉素化疗的,照射剂量可减少 10%。

(5) 位于躯干部位软组织肿瘤,为减少严重放疗并发症,可采取分段治疗方法。

(6) 软组织肉瘤局部控制率的提高,有赖于高剂量放疗。术中放疗结合外照射可提高放射剂量并有利于保护正常组织。

(7) 腹膜后软组织肉瘤放射治疗较为复杂。一方面肿瘤位置较深,软组织肉瘤又具备向四周广泛浸润发展的特征;另一方面腹膜后区结构复杂,又受到消化系统、泌尿系统、脊髓等正常组织的最大耐受剂量限制,故腹膜后区就很难给足放疗剂量,因此术中放疗配合外照射就具有一定意义。

（8）注意选择合适的放射线治疗。

（9）注意选择合适的放射治疗时间、剂量及分割照射方式。

8. 放疗不良反应及防治

（1）早期局部皮肤及软组织可出现红斑、坏死,后期可出现皮下肌肉纤维化、血管狭窄、肢体功能障碍等,个别还会造成外周神经损伤。

（2）大剂量照射后可有疼痛、水肿、皮肤溃疡坏死、伤口不愈,少数可致骨关节损伤、放射性骨髓炎、骨折、后期关节纤维化致关节活动障碍。

（3）关键在于预防。应精确制定放疗方案,消除照射野内的感染病灶,重视可能增加正常组织对放射敏感的因素,如动脉硬化、化疗、糖尿病等。

（4）对放疗不良反应,应以对症治疗为主的综合治疗原则。可视具体病情选用皮质激素、抗生素、维生素。皮肤溃疡坏死轻、范围小者可用维生素 B_{12} 局部湿敷,重症者可选择全层植皮。

（三）化学治疗

化学治疗是对软组织肉瘤一项十分重要的全身性治疗手段。在细胞生物学和细胞物理学理论指导下,化疗方案朝着提高疗效、降低毒性这两个方向,不断修饰更新。目前有资料显示,已从初始的姑息治疗进入根治性化疗阶段,化疗治愈率达 5% ,可以治愈的十余种恶性肿瘤中,胚胎性横纹肌肉瘤就是其中一种。

手术及放疗后的辅助化疗:主要是消灭进入血液循环的瘤细胞和手术及照射野外的亚临床病灶以减少转移,防止术后放疗后局部复发,提高手术和放疗的治疗效果。

手术及放疗前新辅助化疗:手术及放疗前化疗可使瘤体缩小,减少手术和照射范围。

同步放化疗:可增加瘤细胞对放射线的敏感性,提高疗效。

姑息性化疗:用于失去了手术、放疗机会的晚期肿瘤,或者对放疗不敏感、失去手术指征的远处转移肿瘤。姑息性化疗可望减轻症状、延长生存时间。

软组织肉瘤的组织类型不同,其对化疗的敏感性也不同。目前认为,对化疗较为敏感的是横纹肌肉瘤,而对平滑肌肉瘤、脂肪肉瘤、多形性未分化肉瘤等从化疗中获益较小。

软组织肉瘤的化疗以联合化疗为主,以下是软组织肉瘤的一些常用化疗方案。

1. AI 方案 多柔比星 $30mg/m^2$,静冲,第 1、2 天（或 $60 \sim 90mg/m^2$,持续静脉滴注 $3 \sim 4$ 天）;异环磷酰胺 $3750mg/m^2$,静脉滴注 4h,第 1、2 天（或 $2000 \sim 3000mg/m^2$,静脉滴注 4 天）;美司钠 $750mg/m^2$,每日 3 次。$21 \sim 28$ 天为 1 周期。用于术前化疗。

2. MAID 方案 多柔比星 $60mg/m^2$,缓慢静冲,第 1 天或静脉滴注 72h 以上;异环磷酰胺 $2000 \sim 2500/m^2$,静脉滴注,第 $1 \sim 3$ 天（加美司钠解救）;达卡巴嗪 $900 \sim 1000mg/m^2$,静脉滴注 72h 以上;$21 \sim 28$ 天为 1 周期。适用于转移患者。

3. Gem/Doc 方案 吉西他滨 $900mg/m^2$,静脉滴注,第 1、8 天;多西紫杉醇 $100mg/m^2$,第 8 天;21 天为 1 周期。尤其适用于平滑肌肉瘤。

4. AD 方案 多柔比星 $40 \sim 50mg/m^2$,静冲,第 1 天（或 $60 \sim 90mg/m^2$,持续静脉滴注 4 天）;达卡巴嗪 $200 \sim 400mg/m^2$,静脉滴注,第 $1 \sim 3$ 天或第 $1 \sim 5$ 天（$750 \sim 1000mg/m^2$,持续静脉滴注 4 天）。$21 \sim 28$ 天为 1 个周期。适用于晚期软组织肉瘤患者。

5. IE 方案 异环磷酰胺 $1.8g/m^2$,静脉滴注,第 $1 \sim 5$ 天;表柔比星 $60mg/m^2$,缓慢静脉

注射,第 1～2 天;21 天为 1 周期。适用于高度恶性、发生于肢体的肉瘤的辅助化疗。

第二节　腹膜后区软组织肿瘤

腹膜后区是指界定于横膈与盆膈之间,前方由壁腹膜所覆盖的躯干前的一个区域。发生于这个区域的肿瘤包括一大类病理组织学异质且临床行为差异显著的软组织肿瘤。腹膜后区肉瘤约占全身软组织肉瘤的 15% 和全部腹膜后肿瘤的 45%～55%。局部侵犯与复发是软组织肉瘤突出的临床特征,而且局部复发是致死的主要原因。资料显示,60%～70%的腹膜后区肿瘤确诊时已发生邻近组织器官的受累;即使行彻底根治性手术,其 2 年的局部复发率仍高达 40%。

手术是腹膜后区软组织肿瘤首选和最有效的治疗方式。但因原发部位的特殊性、肿瘤的异质性以及软组织肿瘤的生物学行为,使腹膜后区软组织肿瘤的治疗效果一直不甚理想。

一、病　理　学

腹膜后肿瘤的胚胎学发生源于中胚层、泌尿生殖嵴和神经嵴。成人来源于间充质组织的肿瘤多见。临床资料显示,脂肪瘤和脂肪肉瘤是最常见的组织学亚型。儿童常见的腹膜后肿瘤为横纹肌肉瘤、淋巴瘤和生殖细胞肿瘤。

腹膜后良性肿瘤和分化程度较高的肉瘤多表现为膨胀性扩展;分化不良的肉瘤、淋巴瘤或生殖细胞肿瘤则常见浸润性生长,影像学检查多见肿瘤侵犯或包绕重要的血管神经结构。神经细胞肿瘤和横纹肌肉瘤常可侵及椎间孔而在椎体两侧形成哑铃状病灶。

二、临　床　表　现

腹膜后区、腹腔的扩容性较强,以及腹膜后肿瘤易于向前浸润生长的特点,使腹膜后区肿瘤诊断时体积常比较大。因此,最常见的临床症状为大肿物导致的腹膜张力增大而出现的定位不明确的腹部不适和非特异性的胃肠道症状,约 50% 的患者表现有自觉的疼痛,多数患者伴有体重下降。当肿瘤累及或压迫腰骶神经丛或脊神经根部时,可出现远端神经症状和体征;当肿瘤累及腹腔内脏器时,可有胃肠道不全梗阻、出血、穿孔等症状。

腹膜后区软组织肿瘤常见转移部位为肺和肝,其发生概率基本相等。多数患者表现为肺和(或)肝多发转移灶。早期无特殊症状,晚期可有咳嗽、咯血、呼吸困难、食欲下降、黄疸等相关症状。

三、诊　　断

基于患者病史、体格检查、影像学及实验室检查,腹膜后肿瘤诊断较为明确,但仅有临床诊断是不够的,如无特殊的禁忌证,剖腹切除肿物取得病理组织学诊断是必要的。超声或 CT 引导下的细针穿刺活检有时难以提供足够的、准确的病理学信息协助诊断和指导临床治疗。如果术前判断可完全切除肿瘤,则活检无需进行;如临床诊断考虑为淋巴瘤或生殖细胞肿瘤,则可仅进行穿刺活检,明确诊断后给予根治性放化疗。

体格检查时,80%～90% 患者可扪及腹部肿块,多无压痛。对于男性患者,需注意睾丸的检查。实验室检查应包括 β-HCG 和 AFP 等血清肿瘤标志物的检测。

CT 和 MRI 是腹膜后肿瘤理想的影像学检查方式。CT 可详细描述肿瘤精确位置,与周围脏器的关系,肿瘤的质地(实性、囊性或液化坏死区)等。此外,CT 还可提供是否存在区域转移、肝转移、肺转移病灶情况,这对整个的治疗策略具有重大意义。MRI 则对病变侵犯的范围可做出更好的判断,T1 加权信号可显示肿瘤与周围实性器官的关系,T2 加权信号可很好地显示肿瘤对邻近肌肉组织的侵犯;而且冠状扫描还可较准确的描述肿瘤与重要血管的关系以及向椎间孔侵犯的可能。

美国 NCI 关于腹膜后软组织肉瘤的临床分期标准如表 5-8-2-1。

表 5-8-2-1　美国 NCI 腹膜后软组织肉瘤临床分期标准

T_1:肿瘤最大径 $\leqslant$ 5cm
T_2:肿瘤最大径 > 5cm
T_3:肿瘤侵犯大血管、神经和骨
G_1:组织学分化良好
G_2:组织学中度分化
G_3:分化差或未分化
Ⅰ期:$G_1 T_1 N_0 M_0$
Ⅱ期:$G_1 T_2 N_0 M_0 G_2 T_{1\sim2} N_0 M_0$
Ⅲ期:$G_3 T_{1\sim2} N_0 M_0 G_{1\sim3} T_{1\sim2} N_1 M_0$
Ⅳ期:$G_{1\sim3} T_3 N_{0\sim1} M_0 G_{1\sim3} T_{1\sim3} N_{0\sim1} M_1$

四、治　疗

(一) 手术治疗

手术切除腹膜后肿瘤是首选的治疗方式,而且是唯一可能获得治愈疗效的治疗方式,即使对于复发病灶,如有可能仍应考虑手术切除。当肿瘤累及腹膜后重要血管神经或侵及腹腔、腹膜后脏器时,部分切除或减载手术仍具有一定的价值。手术的疗效与腹膜后肿瘤的组织学分级、肿瘤体积、血管和神经是否受累、与周围脏器关系以及手术是否彻底切除有密切关系。有文献显示,完整切除患者的 2 年生存率达 81%,部分切除术为 34%,而仅取活检者则仅为 25%。

(二) 放射治疗

由于腹膜后肿瘤具有高度局部侵犯与复发风险,一般认为应给与术后辅助放射治疗,但术后放疗的价值存在争议。现有临床研究多认为,术后放疗可显著降低局部复发率。然而,这些研究均未得出能有效延长患者生存期的结论。因此,目前临床也无标准的放疗模式和方案可循。一般计划为 50 ~ 70Gy/(5 ~ 7) 周,并根据肿瘤组织学类型、分级、手术切缘、正常组织器官耐受、患者机体状况等情况适当增加或减少剂量。

肿瘤的局部控制与放疗剂量密切相关。因为受到胃肠道系统和泌尿器官的耐受限制,术后辅助放疗剂量难以提高。如何解决提高肿瘤局部的剂量是亟待解决的问题。术中放射治疗是在手术中通过屏蔽或使器官移位等手段保护正常组织,从而在直视下针对靶区给予较高剂量的照射。从理论上,术中放疗可与术后辅助外放疗相结合以弥补后者肿瘤靶区剂量不足的缺点。但目前临床研究的结果显示,术中放疗与术后外放疗结合只是在局部复发率方面较单纯的术后放疗有优势,两种治疗方式的远期生存时间无显著差异。一般认为,术中冰冻切缘病理检查阳性者,采用电子束或组织间照射,一次性给予 15Gy,对肉眼视有残留肿块者,一次给予 25Gy 放射剂量。

术前放疗的理论基础在于肿瘤缩小后手术的彻底性更好;部分肿瘤细胞受到照射后,可能减少局部种植和迁移着床的概率;术前放疗患者的耐受性较佳;术前肿瘤细胞的氧合状态较术后更好。但目前无术前放疗与术后放疗的比较性研究结果。术前放疗剂量一般

为 50Gy/5 周,1.8 ~ 2Gy/次,

(三) 化学治疗

应根据患者腹膜后肿瘤的组织学类型来决定是否进行术后化疗。对于大多数腹膜后软组织肉瘤而言,根治性手术后给予蒽环类为主的化疗,未能有效延长患者长期生存。因此,目前不推荐在根治性手术后常规应用化疗。但对于横纹肌肉瘤和生殖细胞肿瘤这些化疗敏感的腹膜后肿瘤,常首选化疗。化疗药物多应用长春新碱、环磷酰胺、依托泊苷、阿霉素等,化疗方案选用基本上与发生于肢体的软组织肉瘤相同。

五、预 后

影响软组织肉瘤预后的因素有肿瘤大小,位置深浅,组织学级别高低等。肿瘤越大,位置越深,组织学级别越高,预后越差;反之,预后则较好。

手术切缘状况与术后肿瘤复发关系密切,切缘阳性表示还残留肿瘤组织,复发率升高;相反,切缘阴性,复发率降低。另外,软组织肉瘤诊断治疗时间的早晚、手术方法的选择等与预后相关。

(项 颖)

Summary

Approximately one-third to one-half of all sarcomas of nonosseous tissues occur in the lower extremities, where the most common histopathologic subtypes have traditionally been noted to include liposarcomas as well as the vaguely defined entity "malignant fibrous histiocytoma." Physical examination should include an assessment of the size and mobility of the mass. Its relationship to the fascia (superficial vs deep) and nearby neurovascular and bony structures should be noted. A site-specific neurovascular examination and assessment of regional lymph nodes should also be performed. Surgical resection remains the cornerstone of therapy for localized primary soft-tissue sarcoma. The discussion that follows focuses on soft-tissue sarcomas in the limbs, the most common site of origin, but the principles is equally applicable to sarcomas at other anatomic sites. Visceral sarcomas are not ordinarily managed with radiotherapy(RT), in part because of the mobile nature of these structures within the pelvic, abdominal, or thoracic compartments. Fixed tumors in the pelvis or tumors attached to internal truncal walls may occasionally be suited to preoperative or postoperative RT. With the advances made with combinedmodality treatment of other solid tumors, there has been interest in combined-modality preoperative treatment(concurrent or sequential chemotherapy and RT)for patients with localized soft-tissue sarcomas.

第九章 骨 肿 瘤

第一节 概 论

一、骨肿瘤的流行病学和病因学

骨肿瘤在全身各系统肿瘤中发病率最低,大约占全部肿瘤的 2%。据美国的统计,每年每百万人口中,仅有 10 例骨原发性恶性肿瘤。SEER(Surveillance,Epidemiology and End Results Section of the National Cancer Institute)的研究统计数据显示,发生于骨的肉瘤仅占全部肿瘤的 0.2%。

骨肿瘤有原发和继发两类,其中又分为瘤样病变、良性肿瘤和恶性肿瘤。组织学分析的癌症登记数据表明,在瘤样病变中是以纤维异常增殖症、骨囊肿等多见;在良性骨肿瘤中,以骨软骨瘤、骨巨细胞瘤、软骨瘤等最为多见;在恶性骨肿瘤中,以骨肉瘤、软骨肉瘤、尤文肉瘤与纤维肉瘤等最多见。其中,骨肉瘤是最常见的骨原发性恶性肿瘤,约占骨原发性恶性肿瘤的 35%。继发性骨肿瘤是身体其他组织或器官的肿瘤转移到骨骼,其发生率可以达到骨原发性恶性肿瘤的 30~40 倍。

骨原发肿瘤的病因、发病过程尚未明确。但临床随访观察与实验室研究发现一些因素与骨肿瘤有关,包括既往局部接受过放射治疗、暴露在化学物质中(如砷剂、氯化烯等)、局部慢性炎症或严重创伤(如植入异体组织、淋巴水肿、烧伤等)、免疫缺陷性疾病、遗传因素(如遗传性视网膜母细胞瘤、Gardner 综合征等)、也可见于良性肿瘤恶性变以及继发于其他疾病(如多发性神经纤维瘤病、Paget 病等)。

二、骨肿瘤的发生生物学

经过多年的研究,我们认识到恶性肿瘤的形成是一个极其复杂的过程,它涉及许多基本的细胞生物学机制,包括遗传突变、凋亡、信号转导、细胞周期的调控、基因转录的调控以及血管形成等。任何肿瘤均同时存在多种生物学机制的改变,单个分子或基因不可能导致肿瘤。

目前骨原发恶性肿瘤发生的确切的分子病理学机制尚不清楚。只是在既往的研究发现,部分骨肿瘤存在恒定的基因变异,如 p53 基因、视网膜母细胞瘤基因、*EXT*1 基因、*NF*1 基因等。

*EXT*1 属于 *EXT* 家族,这个家族的基因被认为是肿瘤抑制基因。研究发现散发性骨软骨瘤及遗传性多发性外生性骨疣均存在 EXT1 蛋白水平的下降。

p53 是一个转录因子,能影响多个基因的表达,它属于肿瘤抑制基因。DNA 损伤、低氧、促分裂的癌基因等可诱导 p53 表达,后者在 p21 的介导下,使细胞周期停滞在 G_1 期。另一方面,在一定条件下 p53 突变能够使其诱导细胞凋亡的功能丧失。p53 变异在恶性肿瘤中非常常见,估计有超过 50% 的恶性肿瘤患者 p53 变异。研究发现,p53 对于成骨肉瘤、软组织肉瘤和高度恶性的软骨肉瘤具有重要意义。据统计,约有 45% 的骨肉瘤存在 p53 基因突变。

Rb 基因是一个重要的细胞周期调控基因,编码 105kD 的核磷酸蛋白。不完全磷酸化的 Rb 蛋白与转录因子 E2F 结合,阻止细胞通过 G₁ 期,从而导致细胞周期阻滞;在生长因子等增殖信号的刺激下,Rb 蛋白磷酸化,而后与其结合在一起的转录因子 E2F 被释放,后者会激活 DNA 合成所需的一系列基因表达过程。*Rb* 基因变异是视网膜母细胞瘤的病因。临床资料显示,视网膜母细胞瘤的患者常继发恶性肿瘤,其中最常见的是成骨肉瘤。在原发性骨肉瘤患者中有 60%~70% 的存在 *Rb* 基因变异。

这些基因的异常可能是骨肿瘤的形成机制之一,但其在骨肿瘤发展中的具体作用尚未确定。

三、骨肿瘤的诊断

对于骨肿瘤的诊断,人们很早就认识到不能仅仅局限于病理检查。病理检查常常针对的是小块组织标本,甚至是穿刺活检所得到的小粒标本,这使病理学家缺乏对病变部位、病灶周围骨质改变以及与周围软组织的关系等的认识。如果单凭组织的镜下改变而忽略了与临床表现和影像学检查的联系,常常会导致诊断错误,如骨化性肌炎误诊为骨旁骨肉瘤。另一方面,患者的年龄、性别、患病部位以及临床症状常为病理诊断提供线索,如对于小圆形细胞性肿瘤,可能诊断有尤文肉瘤、转移性神经母细胞瘤、恶性淋巴瘤或骨髓瘤,这就需要依靠患者的临床表现、影像学检查以及一些分子病理学检查来鉴别。因此,骨肿瘤的诊断须遵循临床表现、影像学资料与活组织检查三者相结合的原则。

(一) 临床特点

1. 一般情况 年龄对于骨肿瘤的诊断有一定的帮助,多数骨肿瘤都有其明显的好发年龄段,如儿童几乎不发生软骨肉瘤,骨巨细胞瘤很少发生在骨骺闭合之前,骨肉瘤的多发年龄是在 11~20 岁,骨巨细胞瘤以 20~40 岁多见,而脊索瘤、骨髓瘤却以 40~60 岁为发病高峰,转移性骨肿瘤多发生在 41~70 岁。

性别和一些骨肿瘤的发生有一定的关系。大多数骨肿瘤是以男性多见,只有少数是以女性较多,如骨巨细胞瘤、皮质旁骨肉瘤等。就全部骨肿瘤而言,男女发病之比为 1.6∶1,这种性别的偏向对诊断的帮助有限。

病变部位对于骨肿瘤的诊断很重要,不同骨肿瘤各有其好发部位。如骨肉瘤、骨巨细胞瘤、骨软骨瘤等是以四肢长骨为多发部位,其中,50% 以上的骨肉瘤是发生在膝关节周围。软骨瘤是以手骨为多发部位,而脊索瘤是以颅底、骶骨、脊椎为特发部位。在四肢长骨,骨巨细胞瘤主要位于骨端(骨骺板已闭合);骨肉瘤、骨软骨瘤等位于干骺端部位;尤文肉瘤则以干骺端、骨干部位最多发生。

2. 症状与体征 疼痛是恶性骨肿瘤的重要症状,也可见于良性肿瘤压迫重要器官或神经。疼痛程度、性质与肿瘤的性质、侵犯范围,是否伴有病理性骨折密切相关。病变早期时,疼痛多为间歇性,程度多为轻微,不影响患者工作生活;病情进展后,疼痛进行性加重,且多转为持续性,显著影响患者工作生活。疼痛的性质主要以钝痛、胀痛为主,伴有病理性骨折时,可以出现突发性剧痛或锐痛。发生夜间痛、静息痛、不规则痛是恶性骨肿瘤的重要特征。

局部肿胀与肿块是骨肿瘤的另一重要临床表现,大多数骨肿瘤会在病程的不同阶段出现局部肿胀或肿块。浅表部位骨肿瘤早期即可出现局部肿胀;骨盆内的骨肿瘤则因位置深,在出现压迫症状时才被发现局部大肿块;而转移性骨肿瘤则可没有肿胀。恶性骨肿瘤穿破骨皮质到骨外,形成大小不一的软组织肿块。其质地与原发肿瘤性质相关,或柔软,或坚硬,而且常伴有局部皮肤紧张发红,皮温升高,皮下静脉曲张等症状或体征。

良性肿瘤的肿块生长缓慢,对其周围的组织和关节活动影响不大。恶性骨肿瘤则由于局部疼痛,或病变位于脊椎、关节附近,或出现病理性骨折等原因,可影响患者局部功能活动,或致局部畸形。

病理性骨折是骨肿瘤常见的临床表现之一,多见于骨转移性癌和原发性骨肿瘤。在良性骨肿瘤中,病理性骨折常成为患者就诊的首发症状。病理性骨折的临床表现与外伤性骨折相同,具有疼痛、畸形、活动异常等症状和体征。

良性肿瘤和早期恶性肿瘤常没有全身症状,骨恶性肿瘤病情进展后可出现贫血、乏力、体重下降等恶病质表现。

(二)影像学检查

影像学检查对于骨肿瘤的诊断极为重要,是临床表现必不可少的进一步的重要检查方法。骨肿瘤的影像学检查方法有很多,包括 X 线平片、CT、MRI、超声、放射性核素显像以及数字血管造影(DSA)等。不同的检查方法有着各自不同的优点和不足,临床上需充分考虑各种方法的适用范围和局限性。

1. X 线平片 由于骨骼系统本身天然良好的密度对比,以及 X 线平片应用简便、经济、快捷的特点,X 线平片至今仍是骨关节疾病影像学检查的首选方法。骨肿瘤的 X 线表现是以所在骨对肿瘤生长的反应为基础的,具体表现为骨的破坏与反应性新生骨的形成。通过 X 线片,可确定是否为骨内病变;是单发还是多发病变;病变位于什么部位的骨和骨的什么部位;通过 X 线片,还可观察肿瘤的侵犯范围,观察并分析骨质破坏的性质。同时,X 线平片因自身成像的原理特点在某些方面也存在不足。首先,X 线平片是平面二维成像,存在结构重叠,对颅面骨、脊柱和骨盆等部位显示不佳。其次,X 线平片是密度成像,对于骨质破坏轻微的早期病变常不能显示,对血管、神经、肌肉等软组织间因缺乏密度对比而不能区分。

2. CT CT 是利用 X 线成像原理发展起来的计算机断层成像技术,目前临床常用 CT 作为 X 线平片的补充检查手段。相对于 X 线平片来说,CT 的优势在于密度分辨率的提高和横向容积数据扫描。通过窗宽、窗位的调节,CT 值的测定,以及三维重建技术和增强扫描的应用,CT 可确定骨肿瘤在髓腔内和骨皮质的病变范围;清楚地显示肿瘤及其周围结构的关系及肿瘤的血供。因 CT 仍属于 X 线范畴,其软组织的分辨率仍差于 MRI。

3. 磁共振(MRI) MRI 是利用人体组织内丰富的氢原子核成像。不同的组织结构,其MRI 信号不同。脂肪和黄骨髓为短 T1,长 T2 高信号;肌肉为中等 T1、短 T2 信号;肌腱或韧带为长 T1、短 T2 低信号;骨皮质为长 T1、短 T2 极低信号。骨肿瘤组织成分多样且瘤体内常伴有坏死、囊性变或出血,因此其 MRI 信号复杂多变,诊断时需遵循一般分析原则,全面观察、分析病变的特点。骨皮质破坏时,MRI 图像上可见在正常骨皮质的极低信号区连续性中断,内出现高于皮质的异常信号。骨膜反应的 MRI 信号因其所处的病理性阶段不同而有所差异。早期骨膜水肿和增生变厚时,MRI T2WI 呈线状或条状高信号;骨膜增生钙化后,MRI 各序列图像表现为线状或层状极低信号。肿瘤累及周围软组织时,MRI 表现为肿瘤与周围的界面模糊,可见 T1WI 上高信号的脂肪组织内出现肿瘤的低信号,在 T2WI 上低信号的肌肉组织中出现肿瘤组织的高信号。

MRI 现已成为临床诊断骨肿瘤不可缺少的辅助检查手段。MRI 的优点在于较 X 线平片能早期发现骨肿瘤病灶;而且 MRI 还能观察肿瘤对关节、骨骺的侵犯;放化疗后肿瘤出现的治疗反应变化。MRI 不足之处在于扫描时间较长、运动伪影较多和空间分辨率较低等。

(三) 活组织检查

对于肿瘤而言,病理诊断是临床治疗的基石。没有准确的病理诊断,正确、恰当的治疗都无从谈起。活组织检查是在治疗前利用外科手段获取组织标本,进行病理学和细胞遗传学检查,从而明确病变的性质,指导制定合理的治疗方案。

1. 活检方式 依据组织标本的采集方法分为穿刺活检与切开活检。每种方法都有其相对的优缺点,需要根据病变可能的诊断、解剖位置综合考虑。

(1) 穿刺活检:穿刺活检是通过特制的组织穿刺针抽取小条状或小粒状组织进行病理检查。具有创伤小,操作简便,感染、出血、病理性骨折等并发症发生率低等优点。适用于一些难以达到部位肿瘤的活检,如骨盆、脊柱;穿刺活检也可应用于靠近血管神经的巨大浅表软组织肿块。其缺点是获取标本量少,难以满足组织学检查、免疫组化和分子遗传学等方面的检查。这对于区分良恶性而言较容易,但在肿瘤具体分类时则常需要切开活检的标本;而且穿刺活检可能存在取样误差,从而导致误诊或漏诊。因此,穿刺活检要求,首先是穿刺部位必须准确,尽可能是经验丰富的医生在影像学技术的引导下进行;其次要求病理医生和技术员要有深厚的骨病理学诊断经验和娴熟的制作切片技术。

(2) 切开活检:切开活检是用一般手术的方法切取肿瘤组织送病理检查,包括切取活检和切除活检。切取活检是指直接进入肿瘤病灶,切取标本,而不切除整个肿瘤的方法。切除活检是指活检同时切除整个病灶的方法。切开活检与穿刺活检比较,优点是直视下取材准确,且可以获得较多的肿瘤组织。其缺点在于发生病理性骨折、局部血肿、感染的风险增加;且切开活检不可避免要破坏肿瘤周围包膜、假包膜或其他天然屏障,可导致肿瘤的播散。

2. 常规病理学检查 骨骼系统属于间充质来源,具有向多种组织分化的能力和现象,诊断时应辨别构成肿瘤成分的主次,做出适当的诊断。从组织学上讲,骨肿瘤分为低度恶性、中度恶性和高度恶性。分级的主要依据就是肿瘤细胞的形态(包括多形性、异型性、细胞有丝分裂和坏死的程度),骨肿瘤细胞与间质的相对含量之比,以及肿瘤细胞核的特点。

骨肿瘤的病理诊断,必须熟悉骨的胚胎发生,即膜内骨化与软骨内骨化的过程。在成骨性骨肿瘤诊断时,根据成骨细胞的分化与所形成的基质,作出骨样骨瘤、骨瘤以及骨肉瘤的鉴别;如果见到软骨内骨化,需根据肿瘤细胞的形状与功能的不同分化,作出软骨瘤、成软骨细胞瘤和软骨肉瘤的诊断。在各种骨肿瘤与瘤样病变中,时常见到多核巨细胞,须严格掌握骨巨细胞瘤的诊断标准,排除其他含有多核巨细胞的病变。

3. 免疫组化、分子遗传学检查 目前,免疫组化技术已广泛应用于骨肿瘤的诊断,尤其是骨肿瘤的病理学分类。如上皮组织的细胞角蛋白(cytokeratin,CK);间叶组织的波形蛋白(vimentin);神经组织的神经原丝(neurofilament,NF);神经原特异性烯醇化酶(neuron-specific enolase NSE);造血组织的白细胞共同抗原(leucocyte common antigen,LCA)等。这些免疫组化指标在鉴别不同组织来源肿瘤方面有着重要的作用。除此外,免疫组化还能了解肿瘤细胞的增殖活性,对肿瘤恶性程度的判定有一定的参考价值。

随着细胞遗传学和分子生物学技术的迅速发展,肿瘤发生发展过程中有关的原癌基因、抑癌基因的结构和功能不断被阐明,学者们发现越来越多的肿瘤存在着分子遗传学异常。应用细胞遗传学和分子生物学技术对肿瘤细胞染色体进行分析,不仅可借此探讨肿瘤的发生机制,而且对于肿瘤的诊断有重要的参考价值。如骨肉瘤中骨形态形成蛋白(bone morphogenic protein,BMP)的异常表达、*p53* 基因异常、*Rb* 基因突变和 *Rb* 等位基因缺失、Rb 蛋白表达的缺失;尤文肉瘤中 CD99 和 vimentin 阳性,具有 11 号和 22 号染色体的相互易位或 21 号和 22 号染色体的相互易位,这些易位导致了 *EWS* 基因与 *FLI*1 基因或 *ERG* 基因的重排。

4. 特殊染色的应用 作为骨肿瘤的辅助检查手段,特殊染色是利用肿瘤组织内和细胞中含有的各种物质,如网状纤维、胶原纤维、糖原等,用染料将这些物质显示出来。常用的特殊染色包括:网状纤维染色、弹力纤维染色、PAS(periodic acid Schiff's method)染色、黏液染色等。网状纤维染色主要用于:①鉴别癌与肉瘤。癌巢周围可见网状纤维包绕,癌细胞之间没有网状纤维;而肉瘤细胞之间可见网状纤维。②鉴别血管内皮肿瘤和血管外皮肿瘤。前者瘤细胞之间无网状纤维,后者网状纤维围绕瘤细胞,且呈放射状分布。弹力纤维染色则主要用于证实弹力纤维性肿瘤。而尤文肉瘤、软骨肉瘤横纹肌肉瘤、脊索瘤 PAS 染色呈阳性。

(四) 实验室检查

实验室检查是骨肿瘤的辅助诊断方法,主要包括血象、生化、血清酶学以及肿瘤标志物的检查。

1. 血常规与血沉 良性肿瘤和恶性肿瘤早期时,血常规和血沉一般均在正常范围。恶性肿瘤晚期时则可出现程度不同的贫血。血沉因可在恶性肿瘤生长加速、复发和转移时明显增高,临床常用作肿瘤进展的监测指标,虽然其不具特异性。

2. 血生化检查 血钙升高常见于原发性骨恶性肿瘤和骨转移性癌中,提示骨质迅速破坏并持续进行。溶骨性骨转移性癌常首先出现尿钙显著增高,继续进展则可出现血钙增高。

骨肉瘤患者可出现血清铜含量增高、血清锌含量下降,因此临床常用血清铜、锌以及铜锌比来对骨肉瘤患者作预后估计和疗效观察。

血白蛋白的降低常见于恶性肿瘤晚期患者。

3. 血清酶学检查

(1) 碱性磷酸酶:碱性磷酸酶是一种细胞表面的糖蛋白,其病理性增高主要见于成骨性肿瘤、成骨性骨转移、骨软化症、甲状旁腺功能亢进等疾病。良性骨肿瘤和恶性骨肿瘤早期时,碱性磷酸酶含量多在正常范围。当患者患成骨性肿瘤或出现成骨性骨转移时,碱性磷酸酶升高。手术完全切除肿瘤后,碱性磷酸酶多在 2 周内降至正常水平;如果不能降至正常,则需考虑肿瘤残存或发生转移;如果降至正常后再次升高,则应当考虑肿瘤复发或转移。但须注意的是,术后碱性磷酸酶不增高,并不能完全排除转移的可能。

(2) 乳酸脱氢酶:乳酸脱氢酶是一种主要的细胞代谢酶,可从正常细胞分泌,也可从破碎的细胞中释放。乳酸脱氢酶升高可见于恶性肿瘤中。既往的研究证实,治疗前乳酸脱氢酶增高的尤文肉瘤患者较正常的患者,其复发和转移风险高、总体生存率明显缩短。因此,认为治疗前乳酸脱氢酶的水平是尤文肉瘤独立的预后因子。

(3) 肿瘤标志物:肿瘤标志物是由肿瘤组织代谢和分泌的具有肿瘤特异性的分子产物。它可作为诊断和鉴别诊断的指标,也可用作监测肿瘤对治疗的反应和预测复发转移。肿瘤标志物常被分为肿瘤基因表型标志物和肿瘤基因标志物。骨肿瘤的基因表型标志物不多见;肿瘤基因标志物是目前骨肿瘤研究的热点。大量研究证实,*Rb*、*p53*、*nm23*、*erb*-2 等基因对预测骨肉瘤转移和判断预后有重要意义。

四、骨肿瘤的分类与分期

(一)骨肿瘤的分类

骨肿瘤分类较为复杂,至今国内外仍有多个分类应用于临床,它的发展是随着组织病理学、影像学和遗传学的发展而发展的。最早的骨肿瘤分类是 1865 年 Virchow 提出的,分类依据是光镜下的细胞形态;1939 年 Ewing 按照肿瘤的起源进行分类;1972 年世界卫生组织(WHO)做出了第一个 WHO 的关于原发性骨肿瘤和瘤样病变的组织学分型。随着对骨肿瘤认识的进一步深化,1993 年和 2002 年 WHO 对 1972 的第 1 版进行改进,推出第 2、第 3 版,这些分类各有优缺点。

(二)骨肿瘤的分期

骨肿瘤诊断明确后,其准确的临床分期则成为进一步治疗的关键。对肿瘤分期的描述包括肿瘤局部侵犯的解剖范围、肿瘤恶性程度和远地转移的具体情况等,这些信息可以帮助临床医师为患者制定适宜的、个体化的治疗方案,同时也对患者预后的判断提供依据。尽管骨肿瘤的分期主要是基于原发肿瘤的局部特征进行的,但它可用来预测肿瘤发生转移的风险。

Enneking 肌肉骨骼肿瘤的分期系统是 1980 年 Enneking 教授提出的,是目前最常用的分期方法。其基本内容是基于 3 个方面:①外科分级 G;②肿瘤的解剖学部位 T;③有无转移 M。其中,外科分级对肿瘤转移的风险可提供最好的评估,它将肿瘤组织学、影像学和临床分级综合在一起考虑。良性肿瘤是 G_0,几乎不会发生转移;低度恶性肿瘤 G_1 级,其发生转移的概率<15%。高度恶性肿瘤 G_2,其发生转移的概率>15%。每一类有各自的组织学、影像学和临床特征。

肿瘤解剖学部位就是肿瘤局部侵袭的解剖部位。肿瘤是否突破了原始的间室对于手术切除有重要意义,因为间室是防止肿瘤扩散的天然屏障。大多数骨的肿瘤原发于骨骼,随着肿瘤的进展,能够穿透骨皮质,此时发生转移的可能性大大增加。当肿瘤局限于骨膜内,此时被认为是肿瘤在间室内(T_1 期)。当肿瘤扩展到骨膜外,此时被认为是在间室外(T_2 期)。

随着 Enneking 分期的增加,肿瘤发生转移的风险也增加了。发生远处转移的患者不管肿瘤的外科分级以及间室受累情况如何,其临床分期即是Ⅲ期。

所有有潜在恶性的骨肿瘤患者都应该依据其全身骨扫描和胸部 CT 检查的结果作一个全身性的系统性的分期。骨原发性恶性肿瘤大多数转移发生在肺部,较少转移到淋巴结和内脏器官。尤文氏肉瘤和骨原发淋巴瘤患者需要进行骨髓穿刺活检以完成其分期。发生跳跃性及全身性转移的骨肉瘤患者预后都不好。跳跃式转移灶可以和原发肿瘤一样发生于同一骨骼内或者跨过关节发生在邻近的骨骼内。因此,进行原发性骨肉瘤的分期评估时范围应该包括受累骨的全部和邻近骨以及关节部分以发现跳跃性转移病灶。

五、骨肿瘤的治疗原则

骨肿瘤的治疗原则是,根据肿瘤的生物学行为、侵袭性和发展趋势,以及患者具体的身体状况,有计划地、合理地应用现有的多学科治疗手段,从而达到控制肿瘤、有效延长患者的生存期的目的,同时最大程度保障患者的生活质量。多学科治疗手段包括手术、放射治疗、化学治疗、介入治疗、生物治疗、基因治疗等。这些手段根据各自的特点分为局部和全身性质,而骨肿瘤的治疗必须遵循局部与全身并重的原则以及个体化治疗的原则。

（一）手术治疗

对于骨肿瘤的治疗而言,手术是最常用的方法。它包括病灶刮除术、病骨截除灭活再植术、病灶广泛切除术、根治性切除术、截肢术、关节离断术、保肢手术等方式。既往的资料显示,对于骨良性肿瘤,单纯的手术治疗即可达到良好的疗效。对于骨原发性恶性肿瘤,单纯手术后患者局部复发率高,远期生存率低,须结合化疗、放疗等其他治疗手段。

截肢手术是指在远离肿瘤部位的肢体近侧切除患肢,适用于不能保肢的 Enneking ⅡB、ⅢA、ⅢB 期骨原发性恶性肿瘤患者。截肢后可消除肿瘤所引起的临床症状,预防肿瘤破溃、出血和感染。截肢手术虽彻底地清除了原发病灶,但它并不能延长患者的远期生存时间。

化疗药物的发展以及新辅助化疗的介入,使保肢手术逐渐为成为骨原发性恶性肿瘤局部治疗的主流。文献报道,保肢手术的局部复发率为 5%~10% ,其生存率与截肢者相同。而患者肢体功能的保全,则极大地提高了患者的生活质量。

保肢手术的适应证有:①Enneking ⅡA 期,对化疗反应好的 ⅡB 期,并且主要神经血管未受累者;②全身及局部情况允许,可以达到广泛切除者;③无转移病灶或转移病灶已控制者;④患者有强烈保肢愿望;⑤患者能承受必要的化疗。

对于骨恶性肿瘤的单一转移灶,尤其是肺部转移灶,能够手术者应在全身化疗的基础上给予手术切除。文献报道,手术切除骨肉瘤肺转移可以有效提高患者的远期生存率。

（二）化学治疗

骨原发性恶性肿瘤的化疗,研究的最早、最多的是骨肉瘤。20 世纪 70 年代以前,骨肉瘤单纯截肢手术的 5 年生存率仅为 10%~20% 。1974 年开始,阿霉素、大剂量甲氨蝶呤以及以大剂量甲氨蝶呤为主的联合化疗方案的介入使骨肉瘤患者的 5 年生存率上升到 60%~70% 。这些临床研究证实,骨肉瘤术后单药或联合辅助化疗能显著改善患者的预后。

1979 年 Rosen 回顾性研究发现,骨肉瘤患者行术前化疗者的生存率较术后化疗者明显高,于是正式提出新辅助化疗的概念。新辅助化疗的优点在于:①通过化疗缩小原发肿瘤体积,使保留患肢成为可能;②早期全身治疗,可杀灭微小转移灶;③减少处于增殖期的肿瘤细胞数目,降低术中播散概率;④根据肿瘤对化疗的反应情况及时调整方案,且能指导术后或复发转移后的化疗方案的应用;⑤在一定程度上有利于判断预后。临床实践证实,新辅助化疗不仅在远期疗效上不差于术后化疗,而且还显著提高了保肢率,减少了复发率,有效地提高了患者的生存质量。因此,目前新辅助化疗+手术+术后化疗已成为骨肉瘤的标准治疗模式。

骨肉瘤化疗的常用药物包括阿霉素、大剂量甲氨蝶呤、顺铂、异环磷酰胺等。阿霉素的主要毒性作用:骨髓抑制、脱发、胃肠道反应、心脏毒性。大剂量甲氨蝶呤常见的毒性作用:黏膜损害、骨髓抑制、肝肾功能损害等。顺铂除了骨髓抑制、胃肠道反应外,还可引起肾毒性及耳毒性。异环磷酰胺的毒性作用包括骨髓抑制、脱发、胃肠道反应、出血性膀胱炎等。

因为肿瘤的异质性和耐药性,目前骨原发性恶性肿瘤的化疗常采用多个药物联合的方案,不再提倡单药化疗。

给药方式方面,有人认为局部动脉灌注化疗优于全身静脉化疗,因为前者可使肿瘤所在区域的药物浓度更高,能增加肿瘤坏死反应,提高保肢概率。但目前的临床资料显示,局部动脉灌注化疗并不比全身静脉化疗更能改善患者预后。所以,临床仍倾向较为方便的静脉给药方式。临床还有人采用高温隔离灌注化疗这种方式,但其应用价值未获得普遍认可。

(三) 放射治疗

放射治疗是肌肉骨骼系统肿瘤治疗的常用方法。放疗对于骨骼肿瘤的作用没有软组织肿瘤有效。骨源性肿瘤一般对放疗相对不敏感,因而放疗不作为基本的治疗方法。化学治疗和手术是最重要的治疗手段。个别情况下,对骨肉瘤患者应用 60Gy 以上的大剂量放疗可能有一定的效果。适形调强放疗技术将更准确地照射靶区组织,可以提高肿瘤靶区剂量的同时而又可避免周围正常组织损伤。当手术未能完整切除肿瘤或肿瘤边缘有微小病灶或大块病灶时应辅以放射治疗。放疗也可以缓解转移灶症状,已有全身转移预期生存期不长的患者,为提高患者生活质量可选择单纯放射治疗。

1. 骨肿瘤放射的敏感性 尤文肉瘤、骨原发性恶性淋巴瘤和骨髓瘤对放射线敏感,可首选为局部治疗的手段。其他骨肿瘤对放射线均不敏感,但可作为综合治疗的一部分,一般在手术后进行放疗;对于未能手术切除或术后复发者,放射治疗可作为姑息治疗以达到减轻症状的目的。对于不宜采取手术治疗的良性病变,如脊椎血管瘤、骶骨骨囊肿、嗜酸性肉芽肿等均可采用放射治疗。

2. 放射线对骨及肌肉的作用 射线可以杀死肿瘤细胞,也可以对正常的骨组织和肌肉造成损害。损害的程度与剂量、照射野的大小有关,同时和患者的年龄有关。一般来说,剂量越高、射野越大、年龄越小造成的损害越大。损伤的临床表现有:生长发育期的骨、软骨和肌肉发育受限,生长畸形,发育停止甚至萎缩,可出现脊柱侧弯、骨盆倾斜等;成年期的骨及软骨出现组织萎缩,自发性骨折,坏死,纤维化;骨髓失去造血功能而被纤维组织代替。这些损害多数是长期和终生的,一般在放射治疗后若干年后才出现。正常骨与软组织的耐受量见表 5-9-1-1。

表 5-9-1-1　正常骨与软组织的放射耐受量

名称	损伤	TD5/5	TD50/5	射野长度
生长期软骨	生长抑制	1000cGy	3000cGy	全器官
成人软骨	坏死	6000cGy	10000cGy	全器官
成人关节软骨	坏死	7500cGy		连接面
儿童骨	矮小畸形	1000cGy	5000cGy	10cm
成人骨	硬化骨折	6000cGy	10000cGy	10cm
儿童肌肉	萎缩	2000～3000cGy	4000～5000cGy	全肌肉
成人肌肉	纤维化	6000cGy	8000cGy	全肌肉

3. 治疗技术及方式 放射治疗的射线一般采用高能射线,临床常用的有 ^{60}Co、高能 X 线和电子线。放射治疗的方法有外照射和后装内照射。治疗的方式分单纯放射治疗、术前放射治疗和术后放射治疗,这是根据患者肿瘤病理分型、临床分期及患者的一般情况而决定的。单纯放射治疗主要用于姑息性放疗,不能手术的部位,部分对放疗非常敏感的肿瘤及部分的良性肿瘤。如多发性骨髓瘤、尤文肉瘤、骨血管瘤、骨巨细胞瘤、动脉瘤样骨囊肿

等。术前放疗主要目的是缩小肿瘤,以利于手术切除,但同时也会增加术后切口的愈合难度。术后放疗在临床中应用的是这3种方式中最多的一种,主要针对手术切除不能彻底或切除困难的某些部位,如头颈、脊柱、骨盆等。

临床常用的近距离放射治疗的方式主要包括:腔内后装放射治疗(intracavitary afterloading irradiation)、管道内后装放射治疗(interluminal afterloading irradiation)、组织间后装放射治疗(interstitial afterloading irradiation)、术中置管术后放射治疗(combined operative and radiotherapeutic treatment)和敷贴后装放射治疗(surface afterloading irradiation)。应用在骨和软组织肉瘤的近距离放射治疗技术主要是术中置管术后放射治疗。手术中对肿瘤组织进行切除要求有一定的安全边缘,但靠近重要器官、血管神经附近的肿瘤组织很难有足够的范围给予切除。临床应用这种放疗方式可将施源器放置在难以彻底切除干净的部位,预留手术后进行放疗。这种技术可以提高手术的切除率、提高保肢率、保留器官更多功能、提高局部控制率,并且对皮肤以及肢体的血液供应、淋巴回流没有太大的影响。在骨的恶性肿瘤保肢治疗中术中置管术后放疗有很重要的地位,它可以单独应用,也可以联合外照射共同治疗。

(四) 生物治疗

随着分子生物学技术的进步,以及对骨原发性恶性肿瘤发生、发展分子机制研究的不断深入,已经识别了一些特异性的遗传改变。这些发现为骨肿瘤的生物治疗提供了方向。骨肿瘤的生物治疗包括以免疫为基础的治疗、基因治疗、分子靶向治疗。免疫治疗和基因治疗尚处于研究阶段,虽然动物模型实验取得了良好的结果,但临床应用尚未达到预期效果。

分子靶向治疗包括酪氨酸激酶抑制剂、胰岛素样生长因子抑制剂、血管生成抑制剂等。这些分子靶向药物已在肺癌、乳腺癌、慢性粒细胞性白血病、胃癌等恶性肿瘤治疗中取得了令人瞩目的效果。在骨原发性恶性肿瘤的综合治疗中,分子靶向治疗目前处于大规模的临床试验阶段,其结果值得期待。

近40年临床治疗骨原发性恶性肿瘤研究的进展,使骨恶性肿瘤的治疗模式由单纯手术治疗转变为以手术为主的综合治疗。传统的综合治疗模式包括:手术+术后化疗,手术+术后放疗,手术+术后放化疗等。1982年,新辅助化疗概念提出后,临床产生治疗骨肿瘤的新模式:术前化疗+手术+术后化疗。目前,这是骨原发性恶性肿瘤的标准治疗模式。

第二节 尤 文 肉 瘤

一、概 述

尤文肉瘤(Ewing sarcoma,ES)因由 Ewing 于 1921 年首先报道而得名。尤文肉瘤是骨最常见的未分化肿瘤,也可发生在软组织,称为骨外尤文肉瘤。传统观念中,尤文肉瘤起源于骨髓间充质结缔组织,现在认为它是起源于神经外胚层的骨或软组织小圆细胞肿瘤。近年来逐渐将起源于原始神经组织的包括骨尤文肉瘤、骨外尤文肉瘤、周围原始神经外胚层肿瘤(peripheral primitive neuroectodermal tumor,PNET)以及 Askin 瘤统称为尤文肉瘤家族(tumour of the Ewing sarcoma family of tumors,ESFT)。这些肿瘤均属于低分化的小圆细胞肿瘤,与大多数其他恶性骨肿瘤的区别在于此类肿瘤为纯细胞的生长而不产生肿瘤基质。

尤文肉瘤临床较为常见,WHO 统计,其发生率占原发骨肿瘤的 5.0% ,占恶性骨肿瘤的 9.17% 。尤文肉瘤多发于男性,男女之比为(1.5 ~ 2)∶1。儿童和青少年多见,约 90% 的患者在 5 ~ 25 岁发病;以 10 ~ 20 岁发病率最高,约占所有患者的 60% 。尤文肉瘤的发病年龄较其他骨肿瘤患者更为年轻。白种人多见,西方国家发病率略高于东方。

二、分子生物学

95% 的尤文家族肿瘤具有 t(11∶22)或 t(21∶22)的易位。基因的重组包含了 22 号染色体上 *EWS* 基因的 N 端区和 11 号染色体或 21 号染色体上两个密切相关的基因(*FLI*1 和 *ERG*)中的一个基因的 C 端。*FLI*1 和 *ERG* 都是转录活化因子 *Ets* 的家族成员。大部分这些易位都涉及 *EWS*、*FLI*1 和 t(11∶22),进而影响到细胞的生长和转化。目前,*EWS-FLI*1 引起肿瘤发生的机制还不清楚,但已认为 *EWS-FLI*1 融合基因是尤文肉瘤家族诊断、治疗及预后的标志物。在关于 *EWS-FLI*1 的研究中证实,在重排基因中存在多种基因断裂点。融合转录的差异被认为导致了尤文肉瘤临床表现的不同。最常见的是 I 型重排,是 *EWS* 的前 7 个外显子和 *FLI*1 的第 6 到 9 个外显子的融合,这种融合基因约占所有病例的 2/3。另外,II 型重排是 *EWS* 与 *FLI*1 的外显子 5 融合,II 型重排所产生的融合产物似乎与预后差相关。

三、病　　理

(一)大体病理学特征

肿瘤源自管状骨的髓腔,并向周围浸润。肉眼观初期为髓腔灰色的肿瘤结节病灶,以后结节灶逐渐融合成片。肿瘤组织富于细胞而极少间质,因此质地极柔软,呈典型的脑髓样、灰白色。以后随着髓腔扩大,侵蚀骨皮质并穿破之,进一步侵及软组织,从而形成肿块。肿瘤内常可见出血、坏死,在其出血区域组织呈灰紫色。肿瘤周围可有不完整的假膜。

(二)组织病理学特征

尤文肉瘤的组织病理学以其具有相当多的细胞,非常少的基质为特征。光镜下典型的尤文肉瘤细胞为小圆细胞,呈卵圆形,致密而弥漫;大小约为淋巴细胞的 2 ~ 3 倍,排列成假菊花团状。瘤细胞包膜界限不清,细胞质少、淡染;细胞核圆形或卵圆形,核染色质成簇,核仁不明显,常见有丝分裂。瘤细胞富含糖原,PAS 染色阳性。在光镜下尤文肉瘤细胞需要与神经母细胞瘤、横纹肌肉瘤和非霍奇金淋巴瘤等鉴别。应用荧光原位杂交法可以迅速发现冷冻切片组织的 *EWS* 基因重排,从而鉴别尤文肉瘤与其他小圆细胞肿瘤。免疫组化方面,尤文肉瘤细胞突触素、神经元特异性烯醇化酶、S-100 蛋白等神经标记多为阴性,但细胞膜上高表达 CD99(*MIC*2 基因产物)。

四、临床特点

(一)好发部位

一般来说任何部位骨骼均可发病,管状骨较为常见,管状骨中好发于股骨、胫骨、肱骨、腓骨,其中股骨是尤文肉瘤最常见的原发部位,占所有病例的 20% ~ 25% 。在管状骨,肿瘤最好发的部位在骨的干骺端或骨干,很少累及骨骺部。盆腔是尤文肉瘤第 2 常见的原发部位,占新发病例的20%。盆腔尤文肉瘤可以发生在髂骨、坐骨、耻骨或骶骨。另外,尤文肉瘤还可发生于椎骨、肩胛骨、肋骨、锁骨、下颌骨和颅骨等。文献报道,有约67%的尤文肉瘤发生在下肢或骨盆。

(二)症状与体征

疼痛和肿胀是主要的临床症状,其中局限性骨痛是最常见的首发症状,可见于90%的患者。开始时疼痛常呈间歇性,活动时加剧,病程中症状逐渐加重变为持续性疼痛。约有60%患者的局部可发现肿胀,肿胀部位有一定张力和弹性,病变处有压痛及皮温升高,局部血管怒张,肢体活动受限。严重时全身情况较差,常伴有发热、贫血、白细胞计数增高、血沉加快、体重下降等,这些症状的出现提示患者预后不佳。

根据肿瘤所在部位的不同,患者还可以出现相关的临床表现。发生在脊柱者常伴有剧烈的神经根性疼痛,可以出现脊髓压迫症状甚至截瘫;发生在骨盆者有腹股沟、腰骶部疼痛和神经源性膀胱症状。

(三)转移方式

尤文肉瘤的转移大多为血行转移,早期即可发生全身广泛转移,诊断时即有20%～25%的患者出现远地转移。最常见的转移部位是双肺和骨,软组织、内脏和中枢神经系统转移少见。淋巴结转移不常见。

五、辅助检查

(一)实验室检查

实验室检查包括全血细胞计数、血沉、肝肾功能和骨髓检查等。白细胞增多提示肿瘤负荷大或者病变广泛。另外,白细胞增多时肿瘤复发的危险性可能增加。治疗前基线水平的血清乳酸脱氢酶(LDH)是判断预后的指标之一,LDH的升高程度与肿瘤负荷有关。在影像学检查没有发现骨转移的尤文肉瘤患者中仍有可能出现骨髓的侵犯,因此需进行骨髓检查。

(二)影像学检查

1. X线平片 尤文肉瘤在X线平片上表现差异很大,最常见的X线表现为受累骨的溶骨性改变,边界欠清。发生在长骨者可在骨干、干骺端,或两者同时受累。发生在长骨干骺端者,早期受侵的干骺端松质骨中有小斑点状密度减低区,骨小梁不清晰,骨皮质的髓腔面模糊,呈虫蚀样或筛孔样破坏。继之骨皮质出现同样改变,边缘模糊不清,骨皮质不同程度变薄。骨质破坏的同时,骨膜新生骨越加明显广泛,可见葱皮样或放射状骨膜新生骨或增生骨膜被突破后形成的Codman三角,并可在肿瘤突破骨皮质处出现梭形软组织肿胀或软组织肿块。发生在扁骨的尤文肉瘤的X线表现以溶骨性破坏、不规则骨硬化或骨破坏和硬化混合存在为特点,有时也可出现放射状骨针。发生在椎体的尤文肉瘤,其特征性的变化是发生病理性骨折所致的楔形变形。椎体的破坏常不对称,进展迅速,可侵及附件和邻近椎体,但椎间隙正常,可出现椎旁软组织影(图5-9-2-1)。

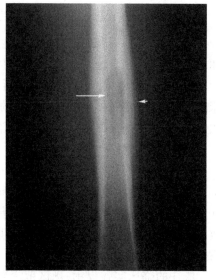

图5-9-2-1 尤文肉瘤X线平片影像

2. CT 与 MRI CT、MRI 检查可以清晰地显示原发肿瘤的特征、周围软组织肿物的范围以及肿瘤与周围血管、神经和器官的关系。因此,CT 或 MRI 检查对于大多数患者是必需的。CT 扫描可显示骨髓腔或骨松质内灶性的骨破坏伴有软组织肿瘤形成,髓腔内脂肪密度被肿瘤取代,软组织肿瘤的密度和肌肉差不多,造影呈中等密度,无钙化。病变部位的骨髓呈均一性,比脂肪密度高。CT 也可以清晰地显示早期的骨皮质断裂或侵蚀。MRI 可明确显示肿瘤对骨内和骨外侵犯的范围,其显示髓内浸润的范围明显优于 X 线平片。在 X 线平片出现皮质破坏、骨膜反应之前 MRI 即可出现异常。另外,MRI 有助于显示尤文肉瘤中的跳跃性转移,在骨髓内跳跃性转移的信号强度与原发病灶相同。

3. 放射性核素检查 放射性核素^{99m}Tc-MDP 扫描显示:反应性成骨和病理性骨折一般显示出中等、轻度不规则浓聚;病变骨骼周围软组织肿瘤常无核素浓聚;骨膜反应区可显示核素浓聚。另外,还可显示骨内多发病灶或骨转移。

六、诊断与鉴别诊断

(一) 诊断

尤文肉瘤早期诊断比较困难,需要在临床症状、体征,以及影像学表现的基础上,结合活组织检查、免疫组织化学、分子病理、电镜等方法,才能明确诊断。有时因活组织检查取材不准确或不足,可能导致误诊或漏诊。免疫组化检查可见多数瘤细胞 PAS 染色呈阳性。在基因诊断方面,应用反转录聚合酶链反应、荧光原位杂交等方法可检测出 90% 的尤文肉瘤有 *EWS-FLI*1 融合基因,这对诊断有重要意义。

(二) 鉴别诊断

尤文肉瘤需与多种良性病变,以及恶性肿瘤进行鉴别。若从临床和影像学方面考虑,其诊断需排除骨关节结核、骨髓炎、嗜酸性肉芽肿、骨肉瘤等疾病;若仅根据组织病理学结果进行诊断,则需与神经母细胞瘤、小细胞骨肉瘤、间充质软骨肉瘤,转移性成神经细胞瘤以及转移性胚胎性横纹肌肉瘤等进行鉴别。

七、治 疗

尤文肉瘤是一种全身性疾病,恶性程度高,病程短,转移快。其治疗目标是提高生存率和局部控制率,尽可能保全功能和减少治疗相关并发症。既往单纯手术、放疗和化疗疗效均很不理想,5 年生存率低于 10%。近年来,化疗药物、方案的改进以及综合治疗原则在临床的广泛应用,使局限期的尤文肉瘤的 5 年无瘤生存率超过了 75%。临床实践证实,全身化疗与局部手术或放疗相结合的综合治疗是目前最佳的治疗选择。

(一) 放射治疗

尤文氏肉瘤对放射线极为敏感,因此既往放射治疗曾一度作为治疗本病的唯一手段。小剂量照射就能使肿瘤迅速缩小,局部疼痛症状明显减轻或消失,但单独应用放疗的远期疗效很差。尤文氏肉瘤的单纯放疗局部控制率为 50%~73%,远期生存率仅有 9%,治疗失败的主要原因是肺和骨转移。目前放射治疗的适应证是:手术不能切除的肿瘤,手术切除不彻底、切缘阳性或近切缘的肿瘤。

既往的临床实践提示,靶区范围要包括受累骨的全部骨髓腔以及肿瘤邻近的软组织,且在此基础上再对原发肿瘤局部进行缩野加量。为了降低放疗引起的并发症,小儿肿瘤组前瞻性地比较了全骨照射和受累野照射的疗效,结果两种射野放疗后的无疾病生存率没有差异。因此,不再考虑全骨照射。根据现有的文献,放疗靶区的确定原则是:手术或化疗前MRI 中所见的肿瘤病灶与软组织肿块作为大体肿瘤靶区(gross tumor volume,GTV),外放1.5~2.0cm 包括亚临床病灶形成临床靶区(clinical tumor volume,CTV),再根据摆位误差和患者的移动度进一步确定计划靶区(planning target volume,PTV)。术后外放疗放射范围包括瘤床并外放足够的边界。肿瘤切除不彻底者射野包括整个手术切口是必要的。

早期的放射治疗采用缩野的方式进行,全骨照射 45Gy 后缩野到肿瘤(包括软组织肿块)外放 5cm 和 1cm 各加量 5Gy,总量给予 55Gy。目前,根据现在的研究结果,推荐的处方剂量:肉眼可见肿瘤 55Gy,显微镜下残留病灶 50Gy,常规分割 1.8~2.0Gy/d。即使对于体积较小的肿瘤病灶也不推荐降低放疗剂量。

放疗技术的应用原则是,根据原发肿瘤所在部位和大小选择不同的治疗技术,要求在最大限度地控制肿瘤的同时尽量减少与治疗相关的并发症。对于肿瘤位于四肢者,常采用前后对穿照射,必要时也可以采用斜野对穿或应用楔形板补偿技术。射野设计时注意保护肢体的皮肤,避免全周性照射,以便淋巴回流,否则会出现严重的肢体水肿和功能障碍。如果肿瘤位于长骨骨端或接近骨端时,另一端的干骺板应受到保护而在照射野外,目的是减少放疗对骨生长的抑制。对于原发于表浅部位的肿瘤,如手足部肿瘤,可采用高能 X 线和电子线混合照射。对于原发于盆腔的肿瘤,可采用适形调强放疗技术,以保护直肠、膀胱等正常组织。对于原发于椎体的肿瘤,则需着重保护脊髓。此外,还需要应用适形或调强技术使整个椎体的照射剂量尽可能均匀,以减少畸形的发生。

应用术中置管术后放疗的方法进行治疗,步骤和骨肉瘤一样,但是治疗的剂量需要减少一些,单纯应用近距离放疗的总量给予 30~35Gy。联合外放疗时,近距离放疗的剂量需要相应地降低。

(二)手术治疗

尤文肉瘤的局部控制通过放疗或手术切除来达到。既往的多数临床研究结果显示手术的局部控制率优于放疗,但均为回顾性分析,至今没有前瞻性的随机对照临床试验来比较两者的优劣性。过去的观点认为手术治疗尤文肉瘤的指征是手术不会导致严重的功能障碍以及术后不需特别的重建者。在功能保护方面手术与放疗相似时,对于较小的、发生在四肢便于手术的、腓骨、肋骨等非重要部位的,以及患者年龄较小的,局部治疗手段推荐手术。目前认为肿瘤能够切除的均应实施手术。其原因首先是手术技术的进步以及化学治疗的介入,尤其是化疗的进展,使保留肢体和器官的功能成为可能;其次,放射治疗后的局部失败率介于 9%~25%,而且放疗还可引起生长时期肢体短缩、关节僵硬畸形、第二原发恶性肿瘤等不良反应。

(三)化学治疗

多数尤文肉瘤患者最终的死亡原因是远地转移,这提示在尤文肉瘤的治疗中应包括全身化疗。临床实践也证实,由于全身化疗的介入,尤文肉瘤的疗效有了显著地提高。单药化疗最早出现在 20 世纪 60 年代,单药有效率较高的药物包括:环磷酰胺、异环磷酰胺、依托泊苷、大剂量的美法仑等。文献报道,大剂量美法仑单药有效率可达 80%。肿瘤的异质性和耐药性的存在,使单药化疗疗效低于联合化疗。因此,目前临床常用联合化疗方案。早期常用联合化疗方案为 VAC 方案(长春新碱、放线菌素 D、环磷酰胺);而后在此方案基础上加上阿霉素构成 VACA 方案。IESS-1 临床试验证实 VACA 方案将 VAC 方案 24% 的 5 年无瘤生存率提升到60%，其总生存率达到75%。因此，VACA方案成为目前最常用的方案。近年，有研究证实在VACA基础上加入异环磷酰胺可进一步提高疗效。

(四) 综合治疗模式

1. 术前新辅助化疗　新辅助化疗可通过使原发肿瘤体积缩小；杀灭亚临床转移灶；减少处于增殖期的肿瘤细胞数目，降低术中播散概率，从而使减少局部放疗的面积和剂量，或手术保留患肢成为可能。主要应用依托泊苷(VP16)和异环磷酰胺。

2. 手术加术后辅助放化疗　手术切除原发肿瘤后，给予原发肿瘤所在骨的放疗，再辅以化疗。但出于尤文肉瘤早期就可能出现转移这一临床特性的考虑，以及保留患肢功能的要求，目前有学者主张术前给予新辅助化疗，待肿瘤明显缩小后给予保留患肢功能的手术，而后再行放化疗。

3. 放疗加化疗　主要用于晚期患者或并发症多且重，不能耐受手术的患者。根据患者的一般情况，以及肿瘤负荷大小，放化疗可同步或序贯进行。对于已播散的患者，可在支持治疗的同时，给予原发灶和转移灶进行放化疗。肺部单发转移灶多采用手术方式，放射治疗也有一定的疗效。

八、预 后 因 素

尤文肉瘤预后与多种因素有关。目前认为，患者年龄>14岁、肿瘤体积较大(直径>8cm或体积>100ml)、原发肿瘤位于盆腔、原发肿瘤周围软组织受累以及确诊时即有远地转移和血清乳酸脱氢酶增高的均是预后不良因素；发热、失血性贫血等全身情况越差者，预后也越差。有研究证实，肿瘤对术前新辅助化疗的反应能够预测患者预后。肿瘤完全缓解或接近完全缓解者的预后明显好于部分缓解者，其5年无瘤生存率可达84%~95%。

第三节　骨 肉 瘤

一、概 述

骨肉瘤(osteosarcoma)又称成骨肉瘤(osteogenic sarcoma)，是来源于间叶组织，瘤细胞具有形成骨质或肿瘤样类骨质能力的恶性肿瘤。2002年，WHO骨与软组织肿瘤分类中经典骨肉瘤被定义为高度恶性的梭形细胞肉瘤并可产生骨样基质。骨肉瘤组织中常可见肿瘤细胞向纤维或软骨方向分化，或两者兼有。但只要见到肉瘤基质细胞直接产生类骨样组织，无论数量多少，就决定了肿瘤的性质为骨肉瘤。

由于骨肉瘤发生部位的不同，瘤细胞分化的多样性及其形成骨或骨样组织在形态和数量上的差异，骨肉瘤的临床表现、影像学表现和生物学行为呈明显的异质性。因此，骨肉瘤的分型也是较为复杂的。既往临床上有多种分型标准，如基于细胞和组织的分化程度不同，或基于细胞和组织的分化方向不同，或基于病灶的多少等。这些分型方法均未能完整反映各个亚型间肿瘤性质、生物学行为的差异。目前，绝大多数学者均认为WHO1993年对于骨肉瘤的分型是比较合理的。这个分类系统首先是根据起源部位的不同将骨肉瘤分为中心性和表面两种。前者起源于骨髓腔，瘤体位于骨内；后者起源于皮质旁成骨性结缔组织或骨膜，瘤体位于骨旁。而后按照临床病理特征将中心性骨肉瘤分为普通型骨肉瘤、低度恶性中央型骨肉瘤、小圆细胞骨肉瘤和毛细血管扩张性骨肉瘤；将表面骨肉瘤分为骨旁骨肉瘤、骨膜骨肉瘤和高度恶性表面型骨肉瘤。这种分类方法,既能够反映临床病理的特点,将各种亚型从低度到高度不同的恶性性质区分开来又与临床治疗和预后有着密切的关系。

骨肉瘤多为原发性,是指没有先前的病变直接发生者;少部分为继发性,是指继发于其他已经存在的病变或放射治疗后。骨母细胞瘤、骨软骨瘤、软骨瘤、动脉瘤样骨囊肿以及慢性骨髓炎、骨 Paget 病等均可继发骨肉瘤;多种骨肿瘤放射治疗后也可继发骨肉瘤。

骨肉瘤的发病率约为3/1 000 000,是最常见的非造血系统的原发性骨肿瘤。我国骨肉瘤的好发年龄为 11～20 岁,30 岁以后发病率逐渐下降,与此期骨骼生长发育旺盛有关。从性别上看,男性与女性发病率之比为 1.6∶1。

本节主要介绍普通型骨肉瘤。普通型骨肉瘤占所有骨肉瘤的 75%～85%,是骨肉瘤中最常见的类型。

二、病 理

(一)大体病理学检查

一般骨肉瘤体积常较大,其外观表现不一,取决于肿瘤发生的部位、大小和成分。一般致密的肿瘤组织呈灰白色,实质性,质地软;在新生骨样组织和骨骼存在区域,则质地坚硬,其颜色由于骨化增加,血液供应减少而呈灰白色,此硬化区以象牙质样硬固为特征。肉眼直视下常见起源于肿瘤骨的骨小梁结构呈现带状、束状或厚密的网状;肿瘤组织穿透骨皮质;有时可见肿瘤被骨膜所包容,或可见骨膜受累。肿瘤组织中常可见出血区、黄色干燥坏死区及囊腔。部分病理标本可由于其含有软骨肉瘤成分而见到白色透明区或黏液区。

(二)镜下特征

骨肉瘤由产生骨质和类骨质的肉瘤组织细胞组成。在病理切片中首先要查究肉瘤组织的特性,而后确定其肿瘤性成骨现象。肿瘤细胞外形不规则,大小不一;胞质丰富;细胞核大小与形状各异,染色深,常可见多形性核、巨核、多核与核分裂,部分细胞可见粗大核仁。在肿瘤细胞间可见呈片状或条索状、灰红色而均匀的骨样组织或编织骨,基质钙化不均。部分病例可见新生骨肿瘤组织长入残存的正常骨小梁之间。肿瘤组织中常可见出血、坏死。

(三)特殊检查

骨肉瘤的碱性磷酸酶呈强阳性反应,尤以肿瘤外围生长区活性最高。免疫组化染色中,vimentin 强阳性,在软骨分化区内 S-100 蛋白阳性。骨形态形成蛋白(BMP)、骨桥蛋白、骨黏蛋白等可呈阳性。在染色体水平上,骨肉瘤多存在明显的多发染色体结构异常和多倍体数目异常。骨肉瘤中常见的染色体畸变是 13p14 和 17p13 的杂合性缺失,它们分别是抑癌基因 *Rb* 和 *p53* 的相近位点。

分子生物学检查中,骨肉瘤中既存在多个原癌基因的不同程度的过表达,又可见抑癌基因的缺失。现有的文献资料证实,骨肉瘤中抑癌基因 *Rb* 的缺失率为 43%～67%,P53 蛋白的阳性率为 58%～72%。

三、临床特点

(一)好发部位

骨肉瘤虽无固定的发病部位,但也有很高的好发部位。其好发部位依次为:股骨远端、胫骨近端、肱骨近端,其次为股骨近端、股骨干和骨盆。脊柱、肩胛骨、锁骨、肋骨、胸骨等也可发生骨肉瘤,但发生率很低。资料统计,小于 20 岁患者,原发病灶有约 80% 位于四肢长骨。随着年龄的增长,肢带骨发病率呈下降倾向,60 岁以上患者只有 50% 发生于四肢,而骨盆和头面部各占 20% 。长骨的干骺端是骨肉瘤的主要起源部,其次是骨干。

(二)症状与体征

最常见的临床症状是疼痛和局部软组织肿块。病程早期多无典型的症状,仅有间歇性和不规则性的疼痛,中等程度,活动后加重,病情进展后转为持续性剧痛,疼痛常难以忍受,尤以夜间和休息时为甚,一般止痛剂无效。因原发肿瘤所在部位的深浅以及肿瘤侵及软组织范围不同,局部软组织肿块体积差别很大。患肢活动明显受限。肿瘤局部常有明显的压痛,其硬度根据肿瘤组织内所含的骨组织多少而不同,一般呈中等度的硬度,质韧。局部皮温升高,皮肤发红,瘤体较大时可出现皮肤表面静脉充盈或怒张;后期皮肤紧张发亮,体表红肿,色泽变为紫铜色。部分病例可出现病理性骨折。

就诊时多数患者全身情况良好,但病情进展迅速,病程短,病期进展到后期常常有低热、全身不适、精神萎靡、贫血以及进行性消瘦等全身症状,如出现肺转移,可出现咯血、气促等症状。

四、辅 助 检 查

(一)影像学检查

1. X 线平片 普通型骨肉瘤 X 线平片的表现为:①溶骨性骨质破坏。早期骨松质和骨皮质内出现斑片状或虫蚀样骨质破坏,边界不清,随病变进展可融合成大片的骨质破坏区。②肿瘤骨形成。肿瘤细胞形成的类骨组织,多呈云絮状、斑片状或针状,边界模糊,见于骨质破坏区或软组织肿块内,是 X 线诊断骨肉瘤的主要依据。临床上 X 线平片检查常可见高密度的成骨区与低密度的溶骨区混合存在。③病理性骨膜反应。骨肉瘤可见多种骨膜反应,如"Codman 三角"、"葱皮样改变"、"日光放线征"等。肿瘤向骨皮质外生长,骨外膜被掀起,并因受刺激而形成新骨,新生骨质在肿瘤的上、下端堆积,形成三角形突起即"Codman 三角",这是骨肉瘤的特征性 X 线表现。"日光放线征"是指随着骨外膜被掀起,原来由骨外膜供应骨皮质的血管受到牵拉而延伸,其与骨表面垂直,X 线平片上呈放射状的横纹影。这也是骨肉瘤的特征性 X 线表现。而"葱皮样改变"则还可在其他骨疾病中见到。它是和骨纵轴平行的分层状骨膜反应。④软组织肿块。边界清楚或模糊,范围较大,肿块可见不同程度的瘤骨和钙化。此外,还可能出现骨内跳跃性病灶和病理性骨折等征象。

根据 X 线平片上骨质破坏的程度和肿瘤骨形成的数量比例不同,可分为成骨型、溶骨型和混合型 3 种。成骨型以肿瘤新生骨为主,骨质破坏很少;溶骨型以骨质破坏为主,瘤骨较少;混合型则介于两型之间,成骨型与溶骨型的 X 线征象并存(图 5-9-3-1)。

2. CT 和 MRI CT 图像常显示骨肉瘤瘤内密度不均,可见各种形态的瘤骨、钙化及坏死囊变区。CT 在骨肉瘤早期诊断方面较 X 线平片更敏感,因它可以发现微小的骨质破坏和瘤骨;三维重建技术的应用可清楚地显示肿瘤侵犯范围,有时可见与骨干表面平行的骨膜反应;而增强扫描还可显示瘤体和重要血管神经束的关系,虽然这方面它不如 MRI。

MRI 也可早期发现微小的骨质破坏和瘤骨,明确肿瘤的边界和血供,以及显示骨髓腔内跳跃性病灶、邻近关节的受累情况、肿瘤与重要血管神经的关系。大多数骨肉瘤组织在 T1WI 上呈以低信号为主的混杂信号,T2WI 上呈以高信号为主的混杂信号,常伴有肿瘤内

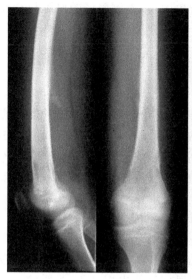
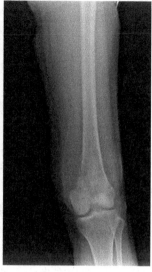

图 5-9-3-1　骨肉瘤 X 线平片影像

灶状长 T1、长 T2 坏死信号和(或)囊变信号。在 T2WI 上,骨肉瘤瘤骨、病理性骨膜反应和瘤软骨钙化呈低信号,与肿瘤实质有明显差异(图 5-9-3-2,图 5-9-3-3)。

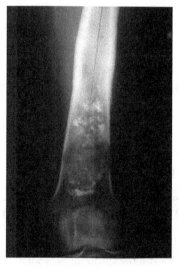

图 5-9-3-2　软骨肉瘤 X 线
平片影像

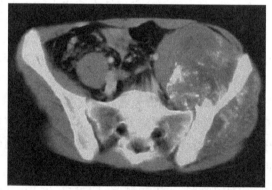

图 5-9-3-3　软骨肉瘤 CT 影像

(二)实验室检查

　　患者治疗前应作全面的实验室检查以作为诊断和治疗的参考。这包括血常规、碱性磷酸酶、乳酸脱氢酶、血沉、C-反应蛋白、肝肾功能和心电图检查等,尤其是碱性磷酸酶和乳酸脱氢酶的检测。前者主要有体内成骨细胞产生,骨肉瘤患者肿瘤样类骨形成时,血清碱性磷酸酶增高。经过大剂量化疗或手术后,大部分患者的碱性磷酸酶可能出现降低,而如果肿瘤复发或转移,则碱性磷酸酶会再度升高。因此临床常将碱性磷酸酶作为化疗和手术前后的动态观察指标。乳酸脱氢酶是机体内糖酵解的限速酶,肿瘤组织的活力增强导致血液内乳酸脱氢酶的异常升高。在近年的文献研究中,乳酸脱氢酶被认为与骨肉瘤患者预后相关,且作为预后指标的特异性要高于碱性磷酸酶。骨肉瘤患者的血沉和 C-反应蛋白会出现不同程度的升高,但都是非特异性的。

五、诊断与鉴别诊断

(一) 诊断

骨肉瘤的诊断要遵循临床表现与体征、影像学和病理学资料三者相结合的原则。既要重视病理检查,又不能忽视临床和影像学所见,这样才能有效减少误诊与漏诊。对于部分分化程度差、恶性程度高而又无肿瘤性骨样组织的骨肉瘤,单纯组织活检也难以明确诊断,此时就需结合患者的临床特点和影像学资料来综合考虑。另外,要着重保证取材的准确和充分。

(二) 鉴别诊断

骨肉瘤主要需与慢性化脓性骨髓炎、骨关节结核、尤文肉瘤等相鉴别。慢性化脓性骨髓炎 X 线平片表现与骨肉瘤相似,但骨髓炎的 X 线表现有一定的时间规律:早期骨破坏模糊,新生骨密度低,骨膜反应轻微;晚期骨质破坏清楚,新生骨密度高,骨膜反应广泛。而且骨髓炎无软组织肿块形成,即使在炎症早期局部可能出现肿胀,骨质破坏后其肿胀反而消退。骨关节结核疼痛不剧烈,局部肿胀显著,多数患者有邻近关节的破坏;而骨肉瘤相反。尤文肉瘤的瘤细胞没有直接生成骨质或类骨质的能力,这是与骨肉瘤最重要的差别。免疫组化 vimentin 和 CD99 阳性也是尤文肉瘤的特点。

六、治　疗

(一) 手术及手术与化疗

1970 年以前,骨肉瘤的主要治疗手段是单纯手术,手术方式为截肢术,但其治疗效果却很差。文献报道,较为彻底的截肢术后 5 年生存率仅为 19.7% ,几乎所有患者在接受手术后 2 年内出现远地转移,其中,80%~90% 的患者出现肺转移。1970 年以后,为改善骨肉瘤的远期生存,出现多个关于截肢术后给予辅助化疗的临床研究。研究结果令人欣喜,患者 5 年生存率提高至 48%~52% ,甚至有报道 12 年生存率达到 42% 。1979 年,Rosen 等鉴于术前化疗的良好效果,以及保留患者肢体的考虑,正式提出了"新辅助化疗"的概念,即手术之前采用有效的化疗可以达到降低临床分期的目的,使原本不能保肢的手术得以进行;而且还可能杀死微小的转移灶,降低远地转移的风险。随着新辅助化疗的广泛应用,现已成为骨肉瘤的标准治疗方案。

最常用的化疗药物是甲氨蝶呤、阿霉素、顺铂、异环磷酰胺及长春新碱。其中,大剂量甲氨蝶呤被认为是单药有效率最高的抗骨肉瘤药物。它属于细胞周期特异性药物,主要作用于 S 期。阿霉素属于细胞周期非特异性药物,主要作用于 S 早期和 M 期。

目前临床已不提倡单药化疗。常用的联合化疗方案包括 GPO-COSS 86、GPO-COSS 96 等。GPO-COSS 86 的具体方案为:大剂量 MTX($12g/m^2$)+ADM($90mg/m^2$)+IFO($6g/m^2$)+CDDP($120mg/m^2$)。文献报道,GPO-COSS 86 的 6 年无转移生存率可达 66% 。GPO-COSS 96 则是在 GPO-COSS 86 方案的基本药物加用卡铂和依托泊苷。此方案根据患者复发转移的风险度不同而选用不同的药物组合。

(二) 放射治疗

骨肉瘤一般对放射治疗不敏感,单纯放射治疗的疗效很差,必须和其他治疗手段结合进行才会有较好的疗效。骨肉瘤根治手术中可能遇到肿瘤组织与重要血管和神经,或重要结构、器官关系密切,这可导致肿瘤残留或手术切缘阳性。此类患者术后复发、转移的风险极高,必须给予瘤床区域局部放疗。对于不能手术或拒绝手术的患者,放疗可作为姑息治疗手段,以达到止痛、缩小肿瘤、延长生存期的目的。

术中放置施源器,术后进行近距离放射治疗是较为常用的方法。它可将手术瘤床残留的肿瘤细胞杀死,从而达到保肢又保存生命的目的。手术中放置施源器有一定要求:①不能离皮肤太近,一般置于皮下1.5cm以上;②离开血管和神经也要有一定的距离,一般要有1cm的间隔;③为遵循剂量学原则,管与管之间的放置要尽量平行,而且间距不要超过1.5cm。术后3~5天开始进行近距离放疗,每天1~2次,每次5~10Gy。如果联合外放疗,近距离放疗总量给予30Gy,近距离放疗后给予外照射50Gy。如果单独近距离放疗,则给予45~50Gy。

肺部转移是骨肉瘤最常见的转移部位。明确诊断时有80%以上患者已经存在肺部微小转移。对于肺部转移单发病灶可考虑手术治疗或放射治疗。有报道采用大剂量甲氨蝶呤(MTX)和放射治疗对肺部转移灶进行治疗,肺部病灶一般给予15Gy即可使病灶消失。

七、预 后

普通型骨肉瘤的病程短,病情进展快,其自然病程很少超过10个月,肿瘤甚至可在数日内明显增大膨出。单纯截肢手术的5年生存率仅为10%~20%;以手术为主的综合治疗已能达到60%~70%。文献资料显示,发病年龄小、血清碱性磷酸酶高、肿瘤体积大、组织学类型差、对化疗反应差、术前存在远地转移、术后肿瘤残留或切缘阳性均是骨肉瘤预后不佳的因素。多数研究者认为最重要的预后因素在于肿瘤对化疗的反应如何。

第四节 骨巨细胞瘤

一、概 述

骨巨细胞瘤(giant cell tumor,GCT)传统上是骨的良性肿瘤,但具有明显的局部侵袭性。由于此疾病病理切片常见肿瘤细胞含有多核巨细胞及瘤样改变,因而被称为骨巨细胞瘤或破骨细胞瘤。1940年,Jaffe等使用光学显微镜将这些富含巨细胞的肿瘤或者瘤样病变明确分类,其中包括真正良性的骨巨细胞瘤、成骨细胞瘤、成软骨细胞瘤和动脉瘤样骨囊肿。1961年,Schajowicz应用组织化学染色法来区分所有的巨细胞病变,包括肿瘤和非瘤性病变。经过100多年的研究,目前对骨巨细胞瘤的病理学特点已有了相当的了解,其临床表现与病理组织学形态之间有同一般肿瘤很不一样的关系。多数学者认为本疾病有潜在恶性,手术切除后局部复发率高,并有远地转移的恶性行为。

二、病 理

(一)大体病理

骨巨细胞瘤常在骨干骺端的中心见到,并可侵袭穿透周围的骨皮质;它常常会掀起周围的骨膜。它总是与相邻关节的软骨下骨联系密切,常导致关节内骨折。因常伴有出血性囊性变,骨巨细胞瘤大体标本常常呈质地松软的灰红色或红褐色外观;在一些侵袭能力较弱的肿瘤中,常有纤维结构组织和胆固醇沉积,这时肿瘤大体观为黄色的斑块状。

(二)镜下特征

显微镜下显示肿瘤由一群稠密的、大小不一的单核基质细胞组成,大量的多核巨细胞散布其中。单核基质细胞呈圆形、卵圆形或梭形,大小不一。细胞核呈圆形、卵圆形,核染色质少,可见 1～2 个核仁。多核巨细胞含有丰富的胞质,边缘不规则,内含空泡。大量的细胞核聚集在细胞中央,常常有 50～100 个细胞核。在肿瘤组织中,可以看见小的骨样组织形成,特别是在发生病理性骨折和进行穿刺活检后,当肿瘤累及软组织或者转移到肺时,其组织学特征与原发病灶类似,肿瘤周围常常存在反应骨。在大约 1/3 的患者标本中,可以看到肿瘤累及血管,特别是在肿瘤周围。肿瘤中存在坏死病变组织很常见,特别是在大的病灶中。

三、临床特点

骨巨细胞瘤是临床常见骨肿瘤,发病率较高。大多数患者的发病年龄在 20～45 岁之间,10%～15% 的病例发生在 10～20 岁之间,10 岁以下的儿童罕见,约有 10% 的患者超过65 岁以上。国内统计资料显示男性患者略多于女性患者,国外资料则是女性多于男性。

骨巨细胞瘤以四肢长骨为最常见的发生部位,依次是股骨远端、胫骨近端、股骨近端、桡骨远端。此外,腓骨近端、骨盆也常发生。脊柱骨巨细胞瘤临床少见,一般见于椎体。多中心骨巨细胞瘤常出现在手部和足部。

在骨巨细胞瘤的早期,疼痛是常见症状。病程数月后则可观察到受累关节的肿胀、活动受限。浅表部位患者局部触诊可有捏乒乓球感。如果没有早期诊断,邻近关节的病理性骨折常不可避免。

四、影像学和分期

X 线平片对于骨巨细胞瘤的诊断非常有用,X 线常表现为在长骨骨骺端的一个偏心性溶骨性病变。病灶常是纯粹的溶骨性改变。在松质骨中表现为"肥皂泡样"改变,或呈多房状改变;没有钙化、骨化的表现,没有不规则的骨膜反应;肿瘤穿透周围骨皮质后可形成软组织肿块。

Campanacci 根据 X 线表现,将骨巨细胞瘤分为 3 型。Ⅰ型(静止型):表现为一个静息的病灶,常发生在松质骨中,边界清楚,边界有一薄层硬化带,保持皮质完整。这一型很少见,可以无任何临床症状,预后好。Ⅱ型(活动型):表现为一个活跃的病灶,其相邻皮质骨变薄、膨胀,边界清楚,边界硬化带缺乏,以骨膜为界。临床最常见。Ⅲ型(侵袭型):相邻骨皮质消失,肿瘤侵及软组织,边界不清楚,常伴有骨皮质破坏和软组织肿块。

骨巨细胞瘤 CT 扫描可提供比 X 线平片更加精确的骨皮质变薄和侵袭情况。MRI 扫描对确定肿瘤的骨外扩张、软组织和关节受累范围非常有用(图 5-9-4-1)。

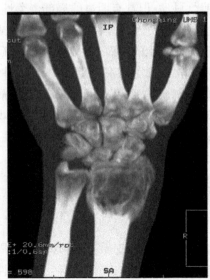

图 5-9-4-1　骨巨细胞瘤 CT 影像

五、诊断与鉴别诊断

临床表现与放射线检查对骨巨细胞瘤的诊断具有重要意义,尤其是患者的发病年龄和肿瘤所在部位。虽然如此,明确诊断仍需结合组织病理学检查。

如果对骨巨细胞瘤仅进行影像学诊断时,需与多种溶骨性病变相鉴别。如成软骨细胞瘤、软骨肉瘤、溶骨性骨肉瘤、慢性骨脓肿、纤维肉瘤等。鉴别方法多依靠组织病理学检查和临床特点的差异。组织病理学诊断时需注意与甲状旁腺功能亢进症所致的棕色瘤相鉴别,后者的 X 线平片常可见在肿瘤周围的骨骼表现为典型的腔隙性骨质疏松。

六、治 疗

骨巨细胞瘤治疗应以彻底手术为主或病灶广泛刮除与术后放疗。肿瘤在髓腔内可蔓延 1 ~ 5cm,清除应达到这个范围。另外,被侵犯的软组织也应彻底清除。1989 年之前,骨巨细胞瘤的手术治疗主要采取病灶刮除和植骨。随着骨水泥和苯酚、过氧化氢等辅助治疗因素的使用,其局部复发率大大降低。目前,广泛性病灶刮除和骨水泥的应用已成为骨巨细胞瘤治疗的标准治疗手段。也有一些研究者在病灶刮除后局部应用液氮进行冷冻治疗,取得了一定的临床效果。病灶刮除加局部化疗药物的具体方式则还有待进一步完善,其疗效还有待长期随访。

单纯的瘤段切除主要应用于那些手术影响功能轻微部位的肿瘤,如髂骨翼、腓骨等。整块截除术主要应用于局部破坏广泛,侵及关节、韧带、关节腔等结构者或有局部软组织复发者。它可显著降低局部复发率,但必须施行复杂的重建术,以修复严重的功能缺陷。若肿瘤累及主要神经、血管时,应考虑截肢技术的可能。

放射治疗对骨巨细胞瘤可产生抑制作用,具有中度敏感性。既往侵袭性骨巨细胞瘤的治疗主要依靠放射治疗,但有 15% 的患者出现局部继发性肿瘤或恶性变。因此,现在放疗主要应用于因解剖位置复杂,肿瘤切除不彻底或不能手术者,以及手术后复发患者。照射范围应包括肿瘤外 2cm 与邻近肿胀的软组织、皮肤以及经皮闭合的穿刺点。照射总量 45 ~ 55Gy,疗效评价以症状缓解及肿瘤消退为主。目前,临床不提倡常规应用外照射作为骨巨细胞瘤的辅助治疗方法。

化疗对于骨巨细胞瘤的疗效不理想。

七、预 后

骨巨细胞瘤具有显著的局部侵袭性,并且偶尔会发生远地转移。在对病灶进行刮除术后,复发率可达 40% 。在手术的基础上辅以骨水泥、骨移植、局部冷冻等疗法,局部复发率在 25% 左右。复发多在术后 3 年内,很少在 3 年以上。文献报道约 2% 患者中可见肺转移,一般在原发灶诊断明确后 3 ~ 4 年出现。转移灶可以是单发的,也可以是多发的,转移瘤的组织学表现和原发肿瘤相似。转移瘤一般进展很慢,部分还会自发地消退,很少一部分会侵袭性发展并最终致患者死亡。

第五节 骨原发性恶性淋巴瘤

一、概 述

骨恶性淋巴瘤可分为原发性和继发性两种。骨原发性恶性淋巴瘤源自骨髓淋巴细胞,属于结外淋巴瘤。绝大多数骨原发性恶性淋巴瘤为非霍奇金淋巴瘤,霍奇金淋巴瘤极为罕见。

骨原发性恶性淋巴瘤临床少见,占恶性骨肿瘤的 3%~6%。骨原发性恶性淋巴瘤好发于男性,男女比例约为 3:1。各年龄段均可发病,大多数病例在 25~30 岁以后发病,20 岁前少见。

二、病 理

(一) 大体病理

骨原发性恶性淋巴瘤的组织学形态因肿瘤的大小和破坏骨皮质的程度不同有明显的差异。肿瘤组织多呈脑髓样组织,常局限于骨髓腔内,伴有骨皮质破坏。肿瘤进展穿破骨皮质,可致骨旁软组织受累,形成较大的肿块,同时可发生病理性骨折。肿瘤切面呈灰红色,质软,常伴有点状出血、坏死灶和液化。

(二) 镜下特征

大多数骨原发恶性淋巴瘤细胞弥漫性生长,侵犯局部骨髓腔,破坏骨小梁和骨皮质。肿瘤组织内没有淋巴滤泡样结构,常散布众多的成淋巴细胞和淋巴细胞。肿瘤细胞有丰富的胞质,细胞核呈多形性,大小不一,多呈囊皮包状,常有一个或多个核仁,核仁和染色质非常明显。嗜银染色时瘤细胞间可见有微细的网状纤维。骨原发性霍奇金淋巴瘤镜下可见典型的 RS 细胞,背景则是各种炎症细胞,且可见肿瘤有明显的坏死。

(三) 免疫组化染色

免疫组化对骨原发性恶性淋巴瘤的诊断有很重要的意义。骨原发性恶性淋巴瘤与原发于淋巴结的恶性淋巴瘤的表型相同,CD45 均为阳性,MAC387 均为阴性。B 细胞来源者 CD20 阳性,T 细胞来源者 UCHL-1 阳性。

三、临 床 特 点

(一) 好发部位

骨原发性恶性淋巴瘤的好发部位主要在躯干和颅骨、颜面骨(约占病例总数的 1/2),其次是长骨,长骨中主要是股骨、胫骨和肱骨。在长骨发病时骨干和骨干骺端发病的机会大致相等。恶性淋巴瘤累及两个或更多邻近或远处骨骼的情况并不少见。

(二) 症状与体征

骨原发性恶性淋巴瘤的主要症状为长期存在的轻微和间断的局部疼痛,另一些可能的症状为局部肿胀,病理性骨折。一般情况下,无发热、贫血、体重下降、血沉增快等全身症状,局部骨质破坏明显而全身症状轻是骨恶性淋巴瘤的重要临床特征,其出现区域淋巴结增大的情况并不少见。继发性骨恶性淋巴瘤则表现为多骨发病,伴有全身多处淋巴结增大,且全身症状明显。尽管有相当大的变异,但淋巴瘤通常生长缓慢,一般从出现首发症状到确诊时间在 6 个月至 1 年以上,甚至可达数年之久。病程总是经常变化不定而难以预知。

(三) 转移方式

多数病例局限于骨,部分病例可能出现局部淋巴结转移,但经治疗可能痊愈;还有很少部分病例可侵犯全身淋巴结、肝、脾和其他内脏器官,但肺转移少见。

四、影像学检查

(一) X 线平片

骨原发性恶性淋巴瘤各期的 X 线表现如下。

1. 骨髓浸润期 处于早期阶段,肿瘤组织爬行在骨小梁间隙内,吸收侵蚀骨小梁使之变细、模糊。X 线平片无异常表现。

2. 骨质破坏期 处于进展期阶段,X 线平片上表现为虫蚀样骨质破坏,继而出现骨质缺损区。原发于四肢长骨的肿瘤可通过哈氏管沿骨纵轴蔓延,也可通过佛氏管横穿出骨皮质,在皮质内形成筛孔状骨质破坏。原发于脊柱的恶性淋巴瘤主要表现为单一椎体呈"融冰状"改变,边界不清。椎体楔形改变,椎弓根可受累,相邻椎间隙正常,

3. 软组织肿块形成期 处于晚期阶段,X 线平片上可见软组织肿块影,也可能见到骨膜新生骨,甚至可见病理性骨折(图 5-9-5-1)。

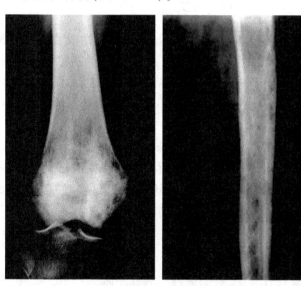

图 5-9-5-1 骨淋巴瘤 X 线平片影像

(二) MRI

MRI 对骨髓浸润十分敏感。在 T1WI 上肿瘤浸润表现为对称性的、均匀的、弥漫性低信号;在 T2WI 上表现为高信号,与脂肪的信号相似;在脂肪抑制 T2WI 和 STIR 序列时,病变呈广泛的高信号。

五、诊断与鉴别诊断

(一) 诊断标准

Cooley 等于 1950 年提出骨原发性恶性淋巴瘤的诊断标准。标准规定应同时符合以下

条件:首发部位或症状单必须在骨骼;病理学确诊为恶性淋巴瘤;无淋巴结、内脏转移或转移仅限于区域淋巴结,或发现骨质破坏后至少6个月后才出现其他部位恶性淋巴瘤的症状和体征。

（二）分型与分期

1986年,Ostrowski将骨原发性恶性淋巴瘤进行分型。单一骨受累的淋巴瘤为Ⅰ型;多骨受累且无淋巴结侵犯为Ⅱ型;多骨受累伴有淋巴结受累为Ⅲ型;出现内脏侵犯则为Ⅳ型。目前,根据病程进展可将骨原发性恶性淋巴瘤大致分为3期:骨髓浸润期,骨质破坏期和软组织肿块形成期。

（三）鉴别诊断

骨原发性恶性淋巴瘤首先需与骨外淋巴瘤累及骨髓象鉴别。骨原发性恶性淋巴瘤极少转移到淋巴结,因此当骨出现单个病灶,伴有内脏或多部位多个淋巴结受累时,或多部位骨受累时,临床多认为骨外淋巴瘤扩散至骨。其次,骨原发性恶性淋巴瘤还需与骨尤文肉瘤、骨嗜酸性肉芽肿、骨纤维肉瘤等相鉴别,这主要依靠各自的特征性组织学表现和免疫组化染色的差异。如尤文肉瘤糖原染色可见瘤细胞内有糖原颗粒,骨原发性恶性淋巴瘤则无;免疫组化染色LCA、CD20或CD45RO骨原发性恶性淋巴瘤呈阳性,而尤文肉瘤为阴性。

六、治　疗

目前推荐的治疗骨原发恶性淋巴瘤的方法是采用广泛性根治手术与放疗或化疗相结合的综合治疗。手术适应证:发生病理性骨折者,放化疗不敏感者,局部复发且病灶易于切除者。一线化疗的标准方案根据原发恶性淋巴瘤的病理类型不同分别为非霍奇金淋巴瘤的CHOP(环磷酰胺、阿霉素、泼尼松、长春新碱)以及霍奇金淋巴瘤的ABVD(阿霉素、博来霉素、长春新碱、达卡巴嗪)。

骨原发性恶性淋巴瘤对放射线敏感。对于临床Ⅰ、Ⅱ患者,放射治疗是优先选择的治疗方法。照射方法:选用高能X线,照射范围包括受累骨在内的整块骨与邻近软组织。肿瘤总量55~60Gy,采用2次缩野法,全骨照射45Gy后缩野至肿瘤(包括软组织肿块)外放5cm和外放1cm各加量5Gy,区域淋巴结常规行预防性照射45Gy。

七、预　后

骨原发性恶性淋巴瘤具有多变,进展缓慢和病程隐蔽的特点。因此,对其预后难以肯定。文献报道,本病单纯放射治疗后5年生存率可达45%~50%,但10年生存率仅为30%。联合化疗后10年生存率可上升达60%~80%。导致预后不佳的因素有:骨骼的淋巴瘤广泛播散,骨盆及躯干骨发病,以及放射治疗后的治疗区域复发。

第六节　脊索瘤

一、概　述

脊索瘤(chordoma)是一种较为少见的肿瘤,属于低度恶性,生长缓慢。它起源于错位或残余的胚胎性脊索组织。脊索是人体脊柱的原基,在胚胎3个月时脊索开始退化,仅椎间盘的髓核为残余的脊索组织,因此沿脑脊髓神经轴的任何部位残留有脊索组织,均可发展成为脊索瘤。

尽管脊索瘤不是骨组织,而且仅局限在骨的表面,但因其常侵袭和累计骨骼,因此将其归属与骨肿瘤的范畴。

脊髓瘤发病占原发性骨肿瘤的 1%~4%,可发生于任何年龄,以 40~60 岁多见。原发于颅底部的脊索瘤较骶尾部者起病早。脊索瘤好发于男性,男女之比为(2~3):1。

二、病 理

(一) 大体肿瘤

脊索瘤瘤体灰色或蓝白色,呈典型半透明的胶冻状,有不完整的假包膜,包膜很薄,紧贴于肿瘤表面。肿瘤切面质软,易碎,常伴有出血、坏死和囊性变。出血后表现为暗红色的坏死区。

(二) 镜下特征

脊索瘤组织学图像因脊索细胞分化阶段的不同和细胞恶性程度的不等而差异明显。光镜下肿瘤组织结构为小叶和分隔小叶的纤维束。小叶由星形细胞与黏液细胞组成,排列成束状或片状,细胞间为黏液基质。星形细胞位于小叶的边缘,细胞中无明显的胞液,细胞质呈嗜酸性。黏液细胞位于小叶的中央,细胞中有大量的胞液,有时将细胞核挤至细胞的边缘。肿瘤分化较差时,瘤细胞有明显的异形性及核分裂现象。

三、临 床 特 点

(一) 好发部位

好发于骶、尾骨和颅底蝶、枕软骨结合处。原发病灶在颅底者占所有病例的 35%,骶尾部者占 55%,原发脊椎者少见,约为 10%。其临床特点以溶骨性破坏为主。

(二) 症状与体征

根据肿瘤所在位置不同,症状表现各异。早期症状均不明显。疼痛常是最早出现的症状,是由局部骨质破坏所致。

肿瘤原发于骶尾部者多在肿瘤相当大时才出现症状,临床症状主要为腰痛或骶尾部疼痛。如肿瘤向前、后方生长可压迫膀胱或直肠引起相应器官刺激症状,如便秘、痔疮、排尿困难等。当肿瘤累及腰骶神经干时,可出现髋、膝、踝部疼痛,或是感觉迟钝、括约肌麻痹等症状。

肿瘤原发于颅底的患者,早期即可出现头痛、脑神经受压症状,尤其以视神经和动眼神经受累所致症状最多见,如视力下降或间歇性复视;肿瘤向颅内生长可压迫垂体产生垂体功能障碍,如嗜睡、多饮、多尿等;向侧下方生长可阻塞鼻腔。

原发于脊椎的肿瘤可引起局部疼痛,以及相应节段的脊髓、神经压迫症状。如颈椎脊索瘤出现进行性吞咽困难、言语不清等。

(三) 转移

脊髓瘤生长较慢,较少发生远处转移,且较迟。原发于颅底的脊索瘤几乎不转移;原发于骶尾部脊索瘤的转移率为 10%,可转移至肝、肺、淋巴结,但很少通过血循环发生全身性的弥漫性转移。

四、影像学检查

(一) X 线表现

大多数脊索瘤在出现临床症状的同时,在 X 线平片中即可见病变处的溶骨性改变。颅底脊索瘤多见于斜坡,X 线表现为边缘不清的溶骨性骨质破坏,伴有轻中度膨胀和分叶状软组织肿块。骨破坏区或软组织肿块内可见不规则形的斑点状或斑片状钙化和残留小骨片。

骶尾部脊索瘤 X 线平片表现为溶骨性或膨胀性骨质破坏,边缘不规则,正常的骨纹理结构消失,呈磨玻璃样阴影,其中可见大小不等的透亮区。肿瘤多向前突破骨皮质形成分叶状软组织肿块。瘤体内可见斑点状或斑片状钙化和残留小骨片。骨破坏区内可见长 1~2cm,厚 1~2mm 的横行板状致密影,称为"横板征",此征具有诊断特征性,是由于肿瘤破坏骶骨后残留在软组织内的椎间盘钙化影。

脊椎脊索瘤的 X 线平片表现,早期骨内结构改变,呈磨玻璃样阴影;晚期主要是多个椎体前方的分叶状软组织肿块,肿块内可见不规则钙化斑点或残留的小骨片,邻近椎体多存在局限性侵蚀性骨质破坏。

(二) CT 与 MRI

CT 与 MRI 均可清晰地显示骨破坏的范围以及周围软组织影,而 MRI 多断面成像可清晰显示肿瘤及其与周围组织结构关系的特点使其在脊索瘤诊断及鉴别诊断的价值高于 CT 和 X 平片。CT 影像可见脊索瘤略呈高密度,肿瘤周边区域可见钙化斑;而脊索瘤在 MRI 的 T1WI 呈均匀低信号或混杂信号,在 T2WI 上呈明显高信号,死骨和钙化部分无信号(图 5-9-6-1)。

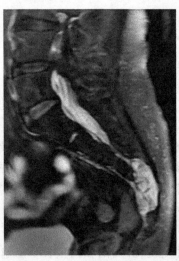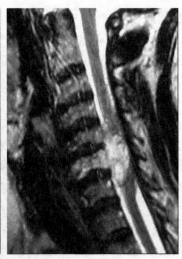

图 5-9-6-1 脊索瘤 MRI 影像

五、诊断与鉴别诊断

脊索瘤不能通过 X 线平片、CT 和 MRI 等影像学表现而确诊,需结合临床症状、组织病理学才能明确。原发于颅底部的脊索瘤需与颅内或咽喉部的其他肿瘤相鉴别;而原发于骶尾部的脊索瘤则常与骨巨细胞瘤和神经源性肿瘤相混淆。骨巨细胞瘤多见于青壮年,好发于上位骶骨,肿瘤呈明显的偏心性生长,X 线平片骨呈皂泡样改变。神经源性肿瘤的 X 线平片可见肿瘤的破坏区围绕神经孔,神经孔可变大或消失。原发于脊柱的脊索瘤,则需与结核性脊柱炎、嗜酸性肉芽肿、骨转移癌等病鉴别。

六、治 疗

脊索瘤肿瘤发展缓慢,较少出现转移,治疗失败模式主要以局部复发为主,因此手术是脊索瘤的首选治疗手段。手术治疗的原则为:彻底切除肿瘤、恢复和重建脊柱的稳定性。手术的方式为扩大切除或完整切除。但脊索瘤原发部位较特殊,以蝶枕骨、骶尾部、脊柱等部位为多,手术难度大,难以彻底切除,能完整切除的肿瘤不超过总数的一半,因此术后放疗很有必要。

尽管脊索瘤对放射线不敏感,但放射治疗显示对肿瘤有一定的抑制作用,临床表现放射治疗对减少患者神经系统症状和控制肿瘤疼痛有一定的效果。文献报道证实,与单纯手术相比,术后辅以放射治疗可以提高局部治疗疗效,延长术后局部复发时间。

放射治疗适应证:①手术后残留病灶;②复发病灶;③手术不能切除的巨大肿瘤。照射范围包括肿瘤所在的整块骨。应用传统放疗方式时尽量采用多野等中心照射;适形调强放疗能在高剂量准确投照同时避开周围正常的器官或结构,在脊索瘤的放疗中应有很大的应用前景。肿瘤总量在常规分割情况下为 60~70Gy。有学者建议应用质子束进行治疗;近距离放疗或组织间插植也有助于病灶缩小或稳定。

至于放射治疗介入的时机,目前仍有争论,是首次手术后即开始放疗还是保留到局部复发时。现有文献报道表明,当手术切缘阳性时,放疗早期介入有较好的预后和较长的无瘤时间。

一般认为化疗疗效不佳。目前国际、国内关于脊索瘤化疗的报道不多见。

七、预 后

骶尾部脊索瘤经手术切除加辅助放疗预后最佳。美国流行病学调查显示:5 年生存率达67.7% ,20 年生存率则降至 13.1%。发生在活动节段脊椎的脊索瘤易发生转移,有3%~60% 的发生率,转移部位有淋巴结、皮肤、肺、肝。但转移不影响患者预后,患者常死于局部治疗失败后的并发症。

小 结

骨肿瘤在全身各系统肿瘤中发病率最低。良性骨肿瘤以骨软骨瘤、骨巨细胞瘤、软骨瘤等最为多见;恶性骨肿瘤以骨肉瘤、软骨肉瘤、尤文肉瘤与纤维肉瘤等最多见。目前骨原发性肿瘤发生的确切的分子病理学机制尚不清楚。骨肿瘤的诊断须遵循临床表现、影像学资料与活组织检查 3 者相结合的原则。诊断明确后的临床分期是进一步治疗的关键。En-neking 肌肉骨骼肿瘤的分期系统是目前最常用的分期方法,它对肿瘤分期的描述包括肿瘤局部侵犯的解剖范围、肿瘤恶性程度和远地转移的具体情况等。骨肿瘤的治疗必须根据肿瘤的生物学行为、侵袭性和发展趋势,以及患者具体的身体状况,有计划地、合理地应用现有的多学科治疗手段,从而达到控制肿瘤,有效延长患者生存期的目的;同时最大程度保障患者的生活质量。多学科治疗手段包括手术、放射治疗、化疗、介入治疗、生物治疗等。而骨肿瘤的治疗必须遵循局部与全身并重的原则以及个体化治疗的原则。各论部分则分别介绍了临床常见的骨肉瘤、尤文肉瘤、软骨肉瘤、骨淋巴瘤、骨巨细胞瘤以及脊索瘤等各自的临床特点和诊治方式。

（张　涛）

Summary

Bone tumors can be benign or malignant. They arise from the mesenchymal cells normally present in the skeleton. The classification of these tumors is defined with the assumed cell of origin based on the histologic examination. Often it is the matrix of the tumor that indicates the cell type. The treatment of benign bone tumors depends on their growth behavior. Often the behavior of an individual tumor in a specific patient will need to be determined before the proper treatment is chosen. Most primary malignant bone tumors should be surgically resected. Myeloma and lymphoma of bone are exceptions. Patients with a primary malignant bone tumor that has a high prevalence of micrometastatic disease at presentation (eg, classic osteosarcoma, Ewing sarcoma) should be treated with adjuvant chemotherapy. Irradiation for bone tumors is routine for myeloma and lymphoma but otherwise is a secondary treatment option used when an adequate surgical re-section would produce unacceptable morbidity or is not technically possible.

第十章 中枢神经系统肿瘤

第一节 星形胶质细胞瘤

一、概　述

星形胶质细胞瘤主要包括:①星形细胞瘤(低度恶性);②间变性星形细胞瘤(恶性星形细胞瘤);③胶质母细胞瘤。在临床上通常将后两者称为恶性胶质瘤。本节主要介绍以上 3 种肿瘤的相关知识。

二、流行病学

星形胶质细胞瘤占全身恶性肿瘤的 1%～3%,其发病率约为 3/100 000。星形胶质细胞瘤是最常见的神经上皮来源的肿瘤,其发病率占整个颅内肿瘤的比例约为 40%。恶性胶质瘤发病率占原发性脑瘤的 35%～45%,其中约 85% 为胶质母细胞瘤。对于儿童,中枢神经的肿瘤发病率占全部儿童恶性肿瘤的 20% 左右,其中,低度恶性星形细胞瘤发病率占整个中枢神经肿瘤的 40%,恶性星形细胞瘤占全部中枢神经肿瘤的 10%～15%。

恶性星形细胞瘤发病率在 10 岁前的儿童有个发病高峰,在后面的年龄段则均可发病。胶质母细胞瘤一般都发生于 20 岁后,此后有随着年龄增大发病率不断增加的趋势,特别是在 60 岁以后发病率至少成 2 倍增加。

三、病因学与发病机制

目前认为星形胶质细胞瘤的发生和发展可能与一系列的基因事件有关,可分为两条途径:其一称为渐进途径或称为继发途径(progression/secondary pathway),另一条称为从头途径(de novo pathway)。尽管这两种途径所导致的星形胶质细胞瘤在病理上无法区分,但从基因水平观察却是有显著区别的。从头途径无前驱的恶性病变,与表皮生长因子受体(epithelium growth factor receptor,EGFR)基因拷贝的过度扩增关系密切,也与 INK4A 缺失、PTEN 缺失及 HDM2 过度扩增有关。渐进途径所导致的星形胶质细胞瘤主要与 p53 基因突变,也与 PDGF 及 FGF2 基因的过度扩增有关。具体途径如图 5-10-1-1 所示。

四、病　理　学

星形胶质细胞瘤有多形性、核分裂多见、血管增生、坏死四大病理学特征。肿瘤的恶性程度与具备上述特征的多少正相关。以下是不同机构的病理分类及对应关系(表 5-10-1-1)。

这里重点介绍 WHO 的病理分级。WHO 将星形胶质细胞按恶性程度由低到高分为Ⅰ～Ⅳ级,Ⅰ级为毛细胞星形细胞瘤;Ⅱ级为弥漫性星形细胞瘤;Ⅲ级为恶性(间变性)星形细胞瘤;Ⅳ级为胶质母细胞瘤(胶质肉瘤)。一般认为Ⅰ级和Ⅱ级星形胶质细胞瘤为低度恶性,而Ⅲ级和Ⅳ级星形胶质细胞瘤则为高度恶性。需要注意的是,这种分级不是固定不变

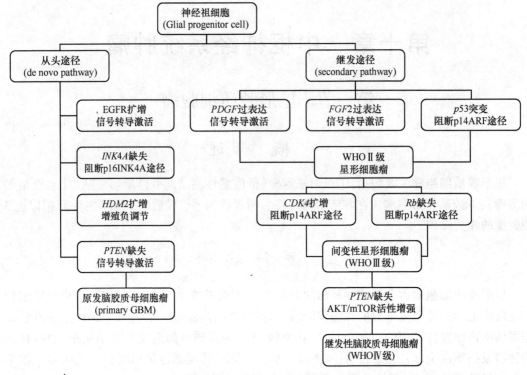

图 5-10-1-1　两种导致星形胶质细胞瘤的途径

表 5-10-1-1　星形细胞瘤的几种病理分类、比较

Mayo	WHO	Kernohan
I 级	I 级毛细胞星形细胞瘤	I 级
II 级具有 1 个特征*	II 级弥漫性星形细胞瘤	II 级、III 级
III 级具有 2 个特征	III 级恶性星形细胞瘤	II 级、III 级
IV 级具有 3 个特征	IV 级胶质母细胞瘤	III 级、IV 级

*指多形性、核分裂多见、血管增生、坏死 4 个特征

的,约有 80% 的低度恶性星形细胞瘤将会最终转变为高度恶性胶质瘤,并且即使是同一肿瘤,因取材部位不同,病理分级也可能不同。

低度恶性的星形细胞瘤是一种分化好的肿瘤,但多数也呈浸润生长,细胞核轻中度分裂象,可见囊变。毛细胞星形细胞瘤对应 WHO I 级,好发于青少年,病程长,很少向恶性转化。对应 WHO II 级的低度恶性的星形细胞瘤分为 3 个亚型:纤维型、原浆型和肥胖细胞型,前两者被视为典型的星形细胞,后者通常转变成间变性(恶性)星形细胞瘤,治疗上也同间变性(恶性)星形细胞瘤。

恶性胶质瘤好发于大脑白质,呈浸润性生长,可侵犯 2 个甚至以上的脑叶,偶可侵犯对侧大脑,多灶性起病的恶性胶质瘤较为少见。肿瘤边界不清,周围水肿明显,细胞核分裂多见,血管丰富,出血坏死常见,肿瘤囊性变也很常见。在一些 10 岁左右儿童小脑恶性胶质瘤中,囊性变较为常见。另外,由于肿瘤细胞分化程度不一致,因此必须要进行全面组织学检查才能获得正确的病理学诊断。

五、临床表现

低度恶性星形细胞瘤的患者多较年轻,多数有癫痫发作病史,其他的表现可有进行性头痛,恶心呕吐,肌力减退,感觉丧失等。也有患者表现为语言障碍,情绪性格改变。病史一般长达数月甚至数年。

恶性胶质瘤由于生长快,起病较急,占位效应明显,很快引起颅内高压相关症状:头痛,呕吐,视物模糊,严重时可能出现脑疝。如肿瘤侵犯相关脑功能区则引起相应的症状。主要为两大类症状:兴奋和抑制。前者有癫痫发作,情绪亢奋等,后者主要有感觉丧失,肌力减退甚至偏瘫,表情淡漠等。一般情况下,肿瘤位于额叶,则易出现癫痫大发作,位于中央区及顶叶多为局灶性发作,位于颞叶则为精神运动性发作。

六、影像学与相关检查

星形胶质细胞瘤的临床诊断主要依赖脑部磁共振(平扫+增强)和计算机断层扫描(CT,直接增强),同时结合临床表现和体格检查,特别是神经系统检查。

低度恶性的星形细胞瘤 MRI 显示增强信号弱,水肿范围较小,边缘清楚,肿瘤内一般无出血、坏死。CT 一般为低密度影,造影后强化不明显,边缘清晰。恶性胶质瘤 T1 加权 MRI 上显示肿瘤为低密度影,在 T2 加权 MRI 显示为高强度信号,在使用造影剂增强后,肿瘤显示清楚,占位表现明显,周围水肿明显,瘤内可见出血、坏死、囊变。肿瘤边缘一般不规则。

对于星形胶质细胞瘤的诊断,MRI 优于 CT,原因在于 MRI 能同时在轴位、矢状位和冠状位成像,全方位提供肿瘤的形态及肿瘤与周边结构的关系。另外,MRI 通过不同加权像提供的信息也更丰富,更利于肿瘤性质的判断。MRI 显示的病变范围要大于 CT,特别是对于肿瘤内部,边缘及周围的水肿显示更加良好,且常能发现 CT 扫描所不能发现的微小病灶。但不论是 CT 还是 MRI 均无法区分肿瘤病理类型和分级。正电子发射计算机断层显像(PET/CT)作为一种全新的检查方法现在也逐渐被用来帮助诊断肿瘤术后残留或治疗后的复发。

对病期较晚的星形胶质细胞瘤,特别是有脑室侵犯的脑胶质瘤,应当行脑脊液穿刺检查,约有 10% 在晚期经脑脊液播散。对脑脊液腹腔引流的患者应注意定期腹水细胞学检查和腹腔超声检查。

七、诊断与鉴别诊断

一般通过临床表现,体格检查特别是神经系统检查,结合颅脑 MRI 或 CT 即可作出临床诊断,但确诊及病理分级依赖手术或者立体定向活检。立体定向活检的适应证包括:因手术风险不宜行开颅手术者;肿瘤位于胼胝体、脑干、丘脑或下丘脑部;区别放射性坏死还是肿瘤复发;影像学怀疑肿瘤进展者。

鉴别诊断:①其他原发于颅内的肿瘤,如少枝胶质细胞瘤、脑部恶性淋巴瘤、颅咽管瘤、脑膜瘤、颅内生殖细胞瘤、脊索瘤、髓母细胞瘤、室管膜瘤等;②颅内转移瘤,常继发于肺癌、乳腺癌等已有肿瘤;③某些颅内非肿瘤性病变,如脑梗死、脑出血、脑孢子病等。

八、临床分期

1997 年 UICC TNM 分期法(表 5-10-1-2)。

表 5-10-1-2　1997 年 UICC TNM 分期法

T　原发肿瘤	G_x：分化程度不能确定
T_x：原发肿瘤不能确定	G_1：高分化
T_0：未发现原发肿瘤	G_2：中分化
幕上肿瘤：	G_3：低分化
T_1：肿瘤<5cm，限于一侧	G_4：未分化
T_2：肿瘤>5cm，限于一侧	R 分类　用 R 表示治疗后有无残留肿瘤
T_3：侵及脑室系统	R_x：残留肿瘤有无不能确定
T_4：超越中线至对侧半球或侵至幕下	R_0：无残留肿瘤
幕下肿瘤：	R_1：显微镜下有残留肿瘤
T_1：肿瘤<3cm，限于一侧	R_2：肉眼下可见残留肿瘤
T_2：肿瘤>3cm，限于一侧	临床分期
T_3：侵及脑室系统	Ⅰ A 期：$G_1 T_1 M_0$
T_4：超越中线至对侧半球或侵至幕下	Ⅰ B 期：$G_1 T_{2\sim3} M_0$
M　远处转移	Ⅱ A 期：$G_2 T_1 M_0$
M_x：远处转移不能确定	Ⅱ B 期：$G_2 T_{2\sim3} M_0$
M_0：无远处转移	Ⅲ A 期：$G_3 T_1 M_0$
M_1：有远处转移	Ⅲ B 期：$G_3 T_{3\sim3} M_0$
G　组织病理分级	Ⅳ期：$G_{1\sim3} T_4 M_0$，G_4 任何 TM_0，任何 G 任何 TM_1

九、治　　疗

在保证安全的前提下尽可能完整切除肿瘤是星形胶质细胞瘤的治疗原则，手术不但可以获得病理诊断，而且还可以直接减低肿瘤负荷，降低颅内压。术后需否放疗和（或）化疗，应综合考虑以下几个方面。

（1）完整切除的毛细胞星形细胞瘤（WHO Ⅰ 级）不作术后放疗。次全切除或部分切除或仅做活检术的应在术后立即开始放疗。

（2）成人低度恶性星形细胞瘤（WHO Ⅱ 级）全切后，多数学者建议行术后放射治疗。

（3）对于 WHO Ⅲ ～ Ⅳ级的胶质瘤，不论手术后有否残留，术后放射治疗是常规。

（4）如患者拒绝手术或有手术禁忌也可行单纯放疗，或者同步放化疗。

（5）可根据肿瘤的体外药物敏感性试验和基因缺陷检测来帮助决定是否行化疗或者同步化疗。

十、放　射　治　疗

（一）靶区的确定

首先根据 ICRU50 号报告，定义 GTV（gross tumor volume，检查所见肿瘤范围），CTV（clinical target volume，临床靶区，指 GTV+亚临床病变），PTV（planning target volume，计划靶区，用于保证 CTV 在各个可能的偏移方向上都获得可靠剂量）。对于星形胶质细胞瘤，GTV 即为 MRI 上所显示的肿瘤体积，CTV 则包括肿瘤及周围的亚临床病灶。放疗前为了获得

GTV 的准确范围,最好术前就行增强 MRI 检查,对于术后患者也应查增强 MRI,以明确手术范围及有无肿瘤残留。

对低度恶性的星形细胞瘤予小野照射,PTV 定义为 GTV+2cm,即 MRI 上可见的肿瘤在各个方向上外放 2cm。PTV1 处方剂量 DT50Gy/5 周,完成后缩野加量,予 PTV2 = GTV + 1cm,即对于 MRI 上所显示的肿瘤及周围 1cm 的范围予总剂量 Dt54 ~ 60Gy。对于脑恶性胶质瘤,第一阶段定义 CTV = GTV+2.5 ~ 3cm,PTV = CTV+0.3 ~ 0.5cm。第一阶段先予 PTV1 DT50Gy/5 周,第二阶段将 CTV 缩至 GTV+1cm,为 CTV_{new},予 PTV2 = CTV_{new} + 0.3 ~ 0.5cm 加量至 DT60Gy/6 周。如肿瘤邻近重要结构如脑干、视交叉等,靶区剂量应作适当调整。

(二)放射治疗技术

1. 常规放射治疗　在不具备三维适形(3-dimensional conformal radiotherapy,3DCRT)和调强放射治疗(intensity modulated radiotherapy,IMRT)技术的单位,常规放疗仍是可选的。当病变累及两侧大脑(即穿越中线),可采用左右平行对穿野,当肿瘤仅累及一侧大脑时可采用90°成角+楔形滤板的照射技术,以减少健侧大脑的受照剂量。当肿瘤位于中线附近时,可选用三野照射技术。普通放射治疗中也可根据肿瘤在投照方向上的形态(根据 MRI)制作适当的合金铅挡块,以保护周围正常脑组织。

2. 精确放疗　这里指的精确放疗包括三维适形(3DCRT)和调强(IMRT)放射治疗,有条件的单位还可开展更为先进的图像引导下放疗(image-guided radiotherapy,IGRT)和断层放射治疗(tomotherapy)。使用精确放疗技术可提高靶区的剂量均匀性和等剂量曲线的适形性,同时可有效降低周围正常组织的剂量,从而提高治疗增益比。特别是一些形状不规则的肿瘤或者对于多灶性的肿瘤,或者肿瘤邻近脑干等重要器官,精确放疗更能显示其优越性。星形胶质细胞瘤精确放疗的一般流程:采用热塑面膜固定头部,在 X 线模拟机下选择合理参考点并在面膜上画出固定体位用的激光线,然后行 CT 模拟并将断层图片发送至治疗计划系统(treatment planning system,TPS)。由医师勾画靶区和周围剂量限制器官并确定靶区处方剂量和限制器官剂量。由物理师设计治疗计划,计算和优化,并对剂量分布进行验证。放射治疗科医师对治疗计划进行评估,符合靶区剂量和重要器官剂量限制要求后在模拟机或者加速器复核体位的一致性,若有偏差,可予骨标配准,满足误差要求后交由放疗技术员执行。由上可见精确放疗环节较多,较为复杂,在各个环节上,质量保证(quality assurance,QA)和质量控制(quality control,QC)极其重要。对于三维适形和调强放疗,要求95% 的等剂量曲线包括 100% PTV,如靶区邻近重要器官,则应兼顾重要器官的耐受剂量。表 5-10-1-3 是相关结构的放疗剂量耐受值,应当注意的是组织耐受剂量与其受照体积大小有关,一般受照体积越大,组织耐受剂量越低。

表5-10-1-3　头颈部不同组织的剂量限制值

器官	损伤	TD5/5	TD50/5	照射面积或长度
脑	梗死,坏死	60Gy	70Gy	全脑
	梗死,坏死	70Gy	80Gy	25%
脊髓	梗死,坏死	45Gy	55Gy	10cm
眼	全眼炎,出血	55Gy	100Gy	全眼
角膜	角膜炎	50Gy	>60Gy	整个角膜

器官	损伤	TD5/5	TD50/5	照射面积或长度
晶状体	白内障	5Gy	12Gy	整个或部分晶状体
垂体	功能低下	45Gy	200～300Gy	整个垂体
视交叉	梗死,坏死	54Gy	–	整个视交叉
脑干	梗死,坏死	54Gy	–	部分脑干

注:TD5/5为最小耐受剂量,指在标准条件下治疗后5年内,小于或等于5%的病例发生严重并发症的剂量,TD50/5为最大耐受剂量,指在标准条件下治疗后5年内,有50%的病例发生严重并发症的剂量。这里的标准治疗条件指:超高压放疗1～6Mev,10Gy/周,每天一次照射,治疗5次,休息2天,总剂量在2～8周内完成

3. 立体定向放射治疗　立体定向放射治疗(stereotactic radiotherapy,SRT)的适应证包括:①作为常规放疗后残存病灶缩野推量手段;②常规手术或放射治疗后复发的病灶,且病灶较小(一般直径<4cm);③肿瘤位于关键部位,手术无法完整切除者。

作为常规放射治疗后的残存病灶缩野推量,立体定向放射治疗外科(stereotactic radiosurgery,SRS)可以安排在放疗结束后的8周左右,SRS剂量10Gy左右。对于常规放疗后复发病例,有研究表明分次立体定向放疗(fractionated stereotactic radiotherapy,FSRT)30Gy/10次或者35Gy/10次是一个可选的治疗手段,治疗后中位生存期为10个月左右。

十一、化　学　治　疗

一些研究表明,恶性胶质瘤术后放疗+亚硝脲类(如卡莫司丁BCNU,洛莫司丁CCNU,尼莫司丁ACNU)与单纯放疗相比可延长患者生存期。

近来报道替莫唑胺(temozolomide,TMZ)+放疗能提高恶性胶质瘤的治疗疗效。一般的用法是这样的,同步放化疗时,每次放疗前口服75mg/m² 然后行放射治疗,配合放疗共服6周。放疗结束后休息4周开始巩固治疗,每天150mg/m²,连用5天,休息23天,后开始下一个疗程,巩固化疗共6个疗程。治疗期间应密切监视血象和肝肾功能,并按要求对替莫唑胺的剂量作调整。

十二、复发恶性胶质瘤的挽救性治疗

对于常规放射治疗后复发的恶性胶质瘤患者,一般不再考虑行第2次常规放疗,但可考虑行分次立体定向放疗,或者调强放射治疗。如患者复发肿瘤体积大,占位效应明显,患者症状明显,可考虑再次手术治疗,以达到减瘤缓解症状的目的。复发后的化疗可采用PCV方案或采用替莫唑胺单药化疗,疗效有限。

十三、放射治疗的并发症和后遗症

放疗中的并发症包括颅内压增高导致的恶心、呕吐、视物模糊、尿潴留、便秘、腹泻等一系列症状。局部放疗也可导致脱发、放射性皮炎、放射性中耳炎。放射治疗期间也可合并出现感染、糖尿病、高血压等基础疾病加重等,需加以重视。

放疗结束后1～2个月的患者易出现嗜睡、疲劳感。此时应当注意MRI复查对比,以便区分放疗反应和疾病进展。

放射性晚期毒性包括放射性脑病,主要由局部脑组织放射性坏死所导致,其特点为脑

组织水肿坏死区与放射治疗计划的高剂量区一致,患者可有头痛、记忆力减退、情绪障碍等表现。特别是合并使用 MTX 化疗时更易导致脑白质损伤。其他脑部放疗的毒性包括放射性视神经损害、垂体功能损害、脑干功能损害等。需要注意的是,一旦放射性脑坏死形成,损伤难以逆转。因此,一方面需严格控制危险器官的剂量,另一方面需密切随访,一旦发现放射性脑水肿应当予以积极对症处理,减少其发展为脑坏死的机会。

十四、预　　防

星形胶质细胞瘤目前无特殊的预防方法。

十五、预　　后

星形胶质细胞瘤的预后因素包括:年龄、肿瘤类型、组织病理学分级、有无癫痫症状、症状持续时间、一般功能状况、手术切除范围、术后放射治疗剂量。

根据国外的研究资料,对于低度恶性星形细胞瘤,手术+放射治疗的 5 年生存率可达50%~79%,10 年生存率也可达 30%~67%。对于恶性胶质瘤,其预后与多种预后因素密切相关,由于各个研究入选病例的不同,报道的 2 年生存率差异很大,在小于 5% 到大于 70% 均可见。在此介绍 Curran 等人提出的一种回顾性评价恶性胶质瘤预后因素的分级方法。这种按预后好(Ⅰ和Ⅱ约占 12%)、中(Ⅲ和Ⅳ约占 43%)、差(Ⅴ和Ⅵ约占 45%)的方法简便易行(表 5-10-1-4)。

表 5-10-1-4　Curran 预后评价

分级	病理	年龄/岁	患者状况	中位生存/月	2 年生存率/%
Ⅰ级	AAF	<50	神志、思维正常	58.6	76
Ⅱ级	AAF	≥50	KPS70~100,首发症状 3 个月内	37.4	68
Ⅲ级	AAF	<50	神志、思维正常		
	GBM	<50	KPS90~100	17.9	35
Ⅳ级	GBM	<50	KPS<90		
	AAF	≤50	首发症状到就诊在 3 个月内	11.1	15
	GBM		KPS70~100 部分或大部切除,神志思维能维持工作		
Ⅴ级	GBM	≥50	KPS70~100 部分或大部切除,在家休息或住院	8.9	6
	GBM	≥50	KPS70~100 仅活检,放疗大于 54.4Gy		
	GBM	≥50	神志、思维正常		
Ⅵ级	GBM	≥50	KPS70~100 仅活检,放疗≤54.4Gy	4.6	4
	GBM	≥50	KPS<70,神志思维正常		

注:AAF 为恶性星形胶质细胞瘤Ⅲ和Ⅳ级;GBM 为多形胶质母细胞瘤

另外在临床上也观察到了一个有趣的现象:有癫痫症状者往往伴有较好的生存期,而有功能丧失者常常提示较差的预后。

十六、进　　展

星形胶质细胞瘤放射治疗的难点就在于:①确定肿瘤的边界;②术后残留与否的判断;③肿瘤复发的判断。以上几点与放射治疗的靶区确定和处方剂量密切相关。近来一些研究表明磁共振波谱(MRS)技术可能有助于判断肿瘤残存与否和肿瘤边界。已经有多个商业化的计划系统提供多种影像融合技术,这种技术可以将 CT、MRI、PET/CT 中的任意两种图像融合,融合后的图像兼有形态学和功能成像的优点,可以使得靶区的勾画更加准确。由于 IGRT 和 Tomotherapy 等先进放疗设备的出现,使得剂量投照更为精确,正常组织的保护更为理想。

传统观点上认为,由于血-脑屏障的存在,对脑部肿瘤有效的化疗药物较少,但近些年出现了一些被认为可能可以提高胶质瘤治疗疗效的药物。研究表明,每次放疗前口服替莫唑胺 $75 mg/m^2$ 然后行放射治疗,放疗完成后采用替莫唑胺巩固化疗可以提高脑胶质瘤的局部控制率和生存率。一些抗表皮生长因子受体(epithelium growth factor receptor,EGFR)的分子靶向药物在临床试验中表现出与放射治疗有协同作用。另外,抗血管生成的药物贝伐单抗在星形胶质细胞瘤的治疗中也初步显示出一定作用。

图 5-10-1-2 (见彩图)动态显示了 CT 图像与 MRI 图像的融合过程。图 5-10-1-3(见彩图)显示了融合图像上的肿瘤病灶的等剂量曲线分布,其适形度和对周围正常组织的保护都非常理想。

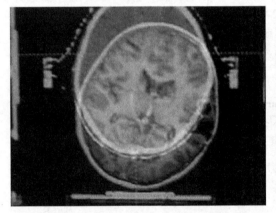

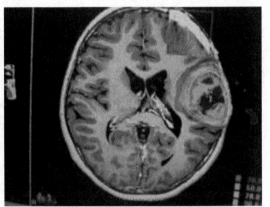

图 5-10-1-2　CT 与 MRI 图像融合　　　　　图 5-10-1-3　融合图像上的剂量分布

(许建华　张宜勤)

第二节　垂　体　瘤

一、概　　述

正常情况下,垂体位于蝶鞍上面的垂体窝中,由腺垂体(前叶)和神经垂体(后叶)两部分组成。本节所指的垂体瘤(pituitary adenoma)是指发生在腺垂体(垂体前叶)的肿瘤。垂体相邻结构下方是蝶骨的鞍底,前上方是视交叉,两侧是海绵窦,前方是蝶窦后壁,后方是鞍背。

Racudot 将垂体瘤分为分泌性腺瘤和非分泌性腺瘤两大类。分泌性腺瘤约占垂体瘤的70%,包括:①泌乳素(PRL)腺瘤,PRL>200μg/L,约占垂体瘤的40%;②生长激素(GH)腺瘤,GH>20μg/L,约占10%;③促肾上腺皮质激素(ACTH)腺瘤,约占垂体瘤的10%;④促甲状腺激素(TSH)腺瘤,占垂体瘤的1%;⑤促性腺激素(GNH)腺瘤,发病率更低。在临床上也可见到垂体混合性泌乳-生长激素瘤。

二、流 行 病 学

我国缺乏垂体瘤的流行病学调查资料,根据一份美国的流行病学调查,垂体瘤的发病率在(7.5~15)/100 000。垂体瘤占中枢神经系统肿瘤的10%~15%,其中约70%有分泌激素功能,其余则无分泌激素功能。在有分泌功能的垂体瘤中,泌乳素瘤最为常见。肿瘤直径≤1cm,生长局限于鞍内者被称为垂体微小腺瘤,多见于泌乳素瘤和肾上腺促皮质激素瘤,一般无症状,而其他有分泌功能的或非分泌性腺瘤,在诊断时,多数为肿瘤直径大于1cm的大垂体瘤。一项调查发现,10%正常成年人MRI检查可发现垂体异常。

三、病因学与发病机制

尚不明确。

四、病 理 学

以往脑垂体腺瘤的分类是根据光镜及苏木精-伊红染色附加PAS和橘黄G染色所证实的主要细胞的类型而定,有嫌色细胞瘤、嗜酸性细胞瘤、嗜碱性细胞瘤和混合细胞瘤,但这种分类不能反映垂体瘤真正的生物学特点。Racudot等提出的分类如下。

1. 分泌性腺瘤

(1) 营养激素腺瘤:①泌乳素(PRL)腺瘤;②生长激素(GH)腺瘤。

(2) 促激素性激素腺瘤:①促肾上腺皮质激素(ACTH)腺瘤;②促甲状腺激素(TSH)腺瘤;③促性腺激素(GNH)腺瘤。

2. 非分泌性腺瘤 垂体瘤根据其生物学行为分为良性、侵袭性和垂体癌,仅依据病理学特征无法区分良恶性。90%以上的垂体瘤为良性垂体瘤。

五、临 床 表 现

垂体瘤的临床表现主要有两大类,第一类根据垂体瘤的占位效应,占位效应主要包括:头痛、视野缺失、海绵窦内走行的脑神经(主要为第Ⅱ、Ⅲ、Ⅳ、Ⅵ脑神经,第Ⅴ脑神经位于海绵窦底部,一般不会受压)受压而表现出的相应症状。第二类则根据其产生激素的不同临床表现各异。泌乳素瘤在女性表现为停经、溢乳;在男性则表现为性欲减退、脱毛发、乳房发育、皮肤变细腻等。生长激素腺瘤在骨骺未闭的青少年表现为巨人症,成年后则表现为肢端肥大症,少数患者合并有血糖异常。促肾上腺皮质激素瘤产生ACTH,表现为库欣综合征(满月脸,水牛背,脂肪向心分布,继发性高血压,电解质紊乱,性功能障碍等)。促甲状腺激素腺瘤患者呈甲亢表现:甲状腺肿大、心率快、突眼、女性还有闭经或不育。TSH、T_3、T_4 均升高。

另外,当腺垂体肿瘤累及神经垂体后可能导致神经垂体激素分泌异常,导致尿崩症的出现。

六、影像学与相关检查

对于较大的垂体瘤,普通X线颅侧位片就可诊断,表现为蝶鞍增大,伴或不伴局部骨质破坏。对于垂体微腺瘤则需 MRI 增强扫描,MRI 在矢状位,冠状位,轴位三维上可以清晰地显示肿瘤的位置及与周边结构的关系。CT 骨窗薄层扫描对判断蝶骨破坏很有价值。CT 血管造影是一种非创伤性的成像技术,对于侵袭性垂体瘤,CT 血管造影可清楚地显示肿瘤、血管和蝶鞍之间的关系。

七、诊断与鉴别诊断

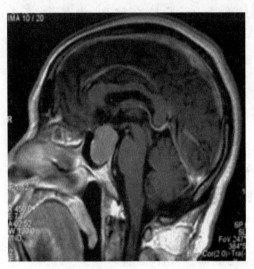

图 5-10-2-1　MRI 矢状位示垂体瘤

依据临床症状和体征,结合 MRI(或 CT、颅侧位 X 线平片)及血液中相关激素水平临床诊断垂体瘤并不困难。病理学的诊断则有赖于手术。鉴别诊断包括:鞍区其他类型肿瘤,如颅咽管瘤、生殖细胞瘤、星形细胞瘤、脑膜瘤、动脉瘤、畸胎瘤以及颅内转移瘤等,罕见情况下可见神经垂体肿瘤和垂体转移瘤。另外,有一些鞍区良性疾病也要鉴别如垂体炎症、垂体脓肿、嗜酸性肉芽肿。甲状腺或肾上腺皮质功能减退也可能反馈性的导致垂体增生,当补充相应激素后,这种垂体增生会明显好转。

图 5-10-2-1 为 MRI　T1W 增强脂肪抑制矢状位图像,垂体肿瘤巨大,向下突入蝶窦,向上压迫视交叉、视神经。瘤体有增强,但边界光滑。

八、临 床 分 期

垂体瘤的分级和分期见表 5-10-2-1,由 Wilson 在 Hardy 和 Vizini 分期上修改而成。

表 5-10-2-1　垂体瘤的分级和分期

鞍底完整	Ⅰ级:蝶鞍正常,局灶性膨胀,肿瘤小于10mm		0 期:局限于蝶鞍内
	Ⅱ级:蝶鞍增大,肿瘤≥10mm	蝶鞍上侵犯	A 期:占据视交叉池
			B 型:第三脑室隐窝消失
鞍底不完整	Ⅲ级:蝶鞍底局部穿孔		C 型:第三脑室大的占位
	Ⅳ级:底壁广泛侵蚀破坏	蝶鞍旁扩展	D 型:硬脑膜内扩展侵入前、中、后颅窝
	Ⅴ级:经脑脊液或血液远处播散		E 型:侵入或紧邻海绵窦

由表 5-10-2-1 可见,Ⅰ级和Ⅱ级垂体瘤较为局限,Ⅲ级和Ⅳ级则有侵袭性。这个以影像学表现为基础的分期系统强调肿瘤向下侵犯的重要性,认为肿瘤侵犯鞍底比肿瘤向上扩展更为重要。如果垂体瘤通过脑脊液甚至血液远处播散或转移,则被认为病期更晚。

九、治　　疗

垂体瘤的治疗目标:①在保护好正常组织的情况下尽可能清除肿瘤,并使垂体瘤的生长停止或萎缩;②消除或缓解由内分泌紊乱导致的临床症状;③血浆内分泌激素的基础值恢复正常,垂体分泌动力学也恢复正常。

偶然发现的无症状的垂体微腺瘤可不做治疗,但需终身观察,以免肿瘤增大导致不可逆损害的发生。

无论垂体肿瘤的内分泌功能是否活跃,手术和术后放射治疗都是标准的治疗安排。单纯放疗仅用于手术有禁忌或拒绝手术的患者。长效多巴胺激动剂溴隐亭可单用或联合放疗治疗泌乳素瘤。奥曲肽也可联合放疗暂时控制或者缓解生长激素肿瘤的分泌功能。

放射治疗一般安排在手术后的 4 周左右。因肿瘤对视神经和视交叉的长期压迫所导致的损害及术后的视神经水肿在术后需有一段恢复期,此时术后不宜立即放疗,应休息 1 个月以上。

1. 手术治疗 对于微腺瘤可采用经蝶窦或经额入路进行肿瘤切除术。对较大的肿瘤可进行部分切除、减压术。单纯手术的复发率高,部分切除不进行放疗者,复发率高达 50%,肉眼全切不进行放疗复发率达 21%;而部分切除加放疗复发率也有 10% 左右。

2. 放射治疗 垂体瘤术后放射治疗的适应证包括:①持续的内分泌功能过度,临床症状不缓解;②手术切除不完全;③垂体瘤术后复发再次手术者。

(1)靶区的确定:一般而言,肿瘤放射科医生面临的绝大多数垂体瘤患者是手术后患者,均有明确的病理诊断。对于我们重要的是明确手术前的肿瘤范围和手术后的肿瘤残存情况。因此手术前的 MRI 检查和手术后的 MRI 复查至关重要。对于经蝶窦入路的显微手术,术后蝶窦内的肿瘤残存和蝶窦内充填脂肪可经 3 个月左右的观察得以区别,充填的脂肪在一定的时间内可吸收,从影像学上消失。

垂体瘤放射治疗的靶区包括全部肿瘤、垂体窝及蝶窦。同时可根据肿瘤的外侵情况和摆位误差来确定外放大小。

(2)常规放疗:照射源:采用^{60}Co 或者 4 ~ 8MV X 线。头颅固定装置:热塑成型面罩固定。照射野设计:采用一前野加两侧野的三野同心照射技术。靶区确定:参考术前 MRI 或者 CT,一般野大小为 4cm×4cm 到 5cm×5cm。注意两侧野应包全肿瘤、垂体窝及蝶窦,前野不能过宽以保护两侧角膜。如肿瘤在冠状位上横径较大,则采用两水平对穿野照射而不使用前野,以避免照射角膜。剂量:45 ~ 50Gy/(25 ~ 28)次·(5 ~ 6)周。

(3)精确放射治疗:这里的精确放疗指三维适形(3DCRT)或者调强放射治疗(IMRT)。步骤为:采用热塑面膜固定头部,在 X 线模拟机下选择合理参考点并在面膜上画出固定体位用的激光线,然后行 CT 模拟并将断层图片发送至治疗计划系统(treatment planning system,TPS),由医师勾画靶区并确定处方剂量和周围重要器官限制剂量,由物理师设计治疗计划,计算和优化,并对剂量分布进行验证。医师对治疗计划并作评估,符合处方要求后在模拟机或者加速器复核体位的一致性,如有偏差,可以骨标配准,满足误差要求后交由放疗技术员执行。放疗中定期体位复核。剂量要求:95% 等剂量曲线包围 100% PTV。对于局限性的垂体瘤外放安全边界应较小(一般 3mm),对侵袭性垂体瘤,安全边界则应适当放宽。剂量:1.8Gy/次,总剂量:45 ~ 50.4Gy/(25 ~ 28)次。

(4)立体定向放射治疗:在严格掌握适应证和禁忌证的情况下,立体定向放射治疗(stereotactic radiotherapy,SRT)是安全有效的。SRT 的靶区等剂量曲线明显优于常规放射治疗,且靶区周边剂量跌落快,有利于周围正常组织特别是视神经、视交叉的保护。对于分次立体定向放疗(FSRT):一般分次剂量仍为 1.8 ~ 2.0Gy/次,总剂量 45 ~ 50Gy/(25 ~ 28)次。对于立体定向放射治疗外科(stereotactic radiosurgery,SRS),即 X 刀或 γ 刀,通常认为 SRS

定位更准确,高剂量集中于靶区,周边剂量跌落更为迅速,其肿瘤边缘剂量一般仅在 16~25Gy,更有利于保护周围正常组织,但在实践中,需强调定位的准确性,特别是当肿瘤邻近视路的情况下,否则单次大剂量的照射也易导致视路的放射损伤。一般而言 FSRT 在临床更为常用。立体定向放射治疗外科适应证:①有症状的垂体微腺瘤,但肿瘤边缘距离视通路至少5mm;②拒绝或者禁忌开颅的患者;③蝶窦内残留,复发的肿瘤。禁忌证:①在 CT、MRI 上肿瘤显示不清楚的,肿瘤内出血或囊性变者;②浸润性大腺瘤周围骨破坏;③肿瘤压迫视交叉发生视力、视野损伤;④肿瘤侵犯海绵窦;⑤肿瘤压迫第三脑室后部,有下视丘功能障碍者。

(5)放射治疗的并发症和后遗症:一般认为放射损伤更易发生在照射总剂量超过50Gy,单次剂量大于 2.0Gy 的患者。

放疗的并发症和后遗症包括:垂体肿瘤出血、耳炎、垂体分泌激素功能减退、颞叶损害和视神经损害;其他较轻微的包括脱发、放射性皮炎等。长期随访发现有 1.5%~2.3% 的患者发生继发性的视力丧失。对于儿童垂体瘤患者,放疗可能导致发育迟缓,应予密切随访,必要时应给予内分泌替代,以保证其生长发育所需。据报道,立体定向放射治疗外科治疗垂体瘤后,0.3% 的患者发生继发失明,0.7% 继发视野受损,0.9% 继发眼球运动障碍。

十、预　　防

无有效预防措施。

十一、预　　后

总体而言,放射治疗对于控制垂体肿瘤激素分泌亢进,解决肿瘤压迫邻近结构和防止肿瘤复发有着较好的疗效,可以从影像学、血清学和临床症状 3 方面来评价治疗疗效。垂体瘤的预后因素包括:腺瘤的类型、出现症状到诊断的时间间隔、临床症状的可逆性的程度、内分泌功能恢复情况,压迫症状的缓解情况及治疗疗效的持久性。

泌乳素瘤约有 1/3 在治疗后数年显效,泌乳素水平恢复正常,在 10 年时为 50%~93%。生长激素瘤约有 3/4 在治疗后的数月到 1 年内显效,放疗后 5 年,约有 30% 激素水平恢复正常,10 年无瘤生存率达 69%~76%。促肾上腺皮质激素瘤放疗后 1~3 年,症状缓解率56%~70%,放疗后 10 年,无瘤生存率为 59%。外放疗对激素水平的影响依次为:促甲状腺素>生长激素>促肾上腺皮质激素。非功能性的垂体瘤手术+术后放疗,10 年病变稳定率89%~91%,10 年无瘤生存率为 79.6%~89.9%,但约有 50% 的患者出现垂体功能减退。立体定向放射治疗外科治疗功能性垂体瘤,在经过长达 10~20 年的随访后,可取得 85%~95% 的局部控制率。

十二、进　　展

近来出现的 CT 血管造影是一种非创伤性的成像技术,对于侵袭性垂体瘤,CT 血管造影可清楚地显示肿瘤、血管和蝶鞍 3 者之间的关系,用这种方法可以更好地指导微创手术,对术后放疗的范围确定也有帮助。

国外研究报道,采用质子适形放射治疗后可取得较普通放疗更好的疗效,且除垂体功能减退外,严重的并发症少见,但需要严格掌握适应证。

(许建华 张宜勤)

第三节 生殖细胞瘤

一、概 述

颅内生殖细胞瘤(germ cell tumor,GCT)是生殖腺外生殖细胞肿瘤的一部分,在组织学上与睾丸的精原细胞瘤及卵巢的恶性胚胎瘤极为相似,发生在颅内由类似个体发育的胚胎期细胞组成的一组恶性肿瘤。WHO 将其分为生殖细胞瘤和非生殖细胞瘤(non-geminomatous gem cell tumor,NGCT)。据组织成分和分化程度不同,将 GCT 分为 6 个亚型:生殖细胞瘤、畸胎瘤、胚胎癌、绒毛上皮癌、内胚窦瘤(又名卵黄囊瘤)、混合性生殖细胞瘤。

颅内生殖细胞瘤占原发性中枢神经系统肿瘤 1%~3%,生殖细胞瘤约占 GCT 的 50%~70%,伴有合体滋养层巨细胞的生殖细胞瘤占 13%~20%。除 GCT 外的肿瘤总称 NGCT。

任何年龄均可发病,但 90% 发生于 21 岁以下的青少年,发病高峰年龄 12~14 岁,男性高于女性,(2~3.2):1,亚洲地区发病率高于欧美国家。GCT 几乎全部发生在中线结构,常见部位是松果体区,其次是鞍上区,约为 2:1。男性患者多发生在松果体区,女性患者多发生于鞍上区,少数的患者两个部位同时发生。其他好发部位包括基底节区、小脑、下丘脑和延髓。

二、病因及发病机制

颅内生殖细胞肿瘤的病因不明确,少数有家族倾向。存在许多假说,如胎芽移行异常学说、胚胎细胞剩余说、错构瘤学说和发育不良学说等。目前,更倾向于胎芽移行异常学说,认为胚胎早期原始细胞移行异常残留在松果体区和鞍上区等,原始生殖细胞在胚胎发育至 3cm 时才出现,此后从卵黄囊原始系膜向生殖泌嵴迁移,沿途残留细胞巢,即成为生殖细胞肿瘤的来源。多数认为原始生殖细胞异常增殖即形成生殖细胞瘤,原始的未分化细胞向上皮分化则构成错构瘤,向卵黄囊分化则构成卵黄囊瘤或内胚窦瘤,向绒毛膜细胞方向分化则构成绒癌,向 3 个胚层分化则构成畸胎瘤,上述未分化或各种分化成分混合则构成混合性生殖细胞瘤。

三、临床表现

(一) 松果体生殖细胞瘤主要临床表现

(1) 颅内压增高,主要表现为头痛、呕吐、视神经乳头水肿、视力减退或双侧展神经麻痹等。

(2) 四叠体受压综合征,患者表现为眼球垂直方向运动障碍,瞳孔散大或不等大,或眼睑下垂、眼球上下运动障碍等。

(3) 内分泌症状,主要表现为性早熟(男性儿童外生殖器提前发育,女性儿童双乳发育提前)和内分泌紊乱,也可有尿崩症(多饮、多尿、尿比重降低)。

（4）小脑体征,肿瘤向后发展可压迫上蚓部和小脑上脚,出现躯干性共济失调性眼球震颤,表现为走路不稳。

（5）少数患者有癫痫发作,会有单侧或双侧锥体束征甚至昏迷,为颅内压增高、颅内肿瘤播散或中脑受压所致。

（二）鞍上生殖细胞瘤有"三联征"表现

（1）尿崩症,此部位肿瘤早期浸润和破坏神经垂体引起。

（2）视力减退,肿瘤浸润和压迫视神经及视交叉引起,多为双颞侧偏盲和视野缩小。

（3）腺垂体功能低下,儿童表现为发育停滞,成人性欲减退、阳痿或闭经等。

（三）基底核生殖细胞瘤

在儿童基底核肿瘤中,50% 为生殖细胞瘤。基底核生殖细胞瘤基本上发生于男孩,女孩偶见。本病主要表现为进行性轻度偏瘫,晚期有头痛、呕吐等颅压增高症状,偶有强迫症、局限性癫痫等症状。

四、诊 断

（一）影像学检查

以 CT 和 MRI 检查最有诊断价值。CT 平扫肿瘤呈低密度或均一稍高密度病灶,无出血、坏死及囊性变,可分叶,边界清楚,瘤体本身钙化少见。

松果体生殖细胞瘤典型表现为第三脑室后部边缘清楚、稍不规则、不甚均匀的略高密度肿块,湮没或移位的原有松果体钙化灶常见,同时并有梗阻性脑积水;增强扫描呈中等或明显的均匀强化,边缘清楚,脑室壁可出现带状或结节状强化影。

鞍上区生殖细胞瘤呈边界清楚的稍高密度灶,强化显著。放疗后肿块可出现低密度囊性变。

MRI 检查 T1WI 为略低信号或等信号,T2WI 呈高信号,增强后呈明显均匀一致强化,并能沿脑脊液或室管膜转移。不同部位的生殖细胞肿瘤 MRI 表现有所不同,大致分为松果体区型、鞍区型、基底核区型及其他型。①松果体区型:多为圆形或类圆形,边界较清楚,或呈分叶状,边界不清楚。T1WI 多为稍低信号;T2WI 稍高信号,无或轻度瘤周水肿及占位效应,伴有侧脑室、第三脑室扩张、积水,增强扫描后明显强化,坏死、囊变很少见。若有钙化则多源于松果体,肿瘤可伴有出血。②鞍区型:侵占整个鞍上池或其前方大部分,信号特点与松果体区型类似,但囊变较多见,常沿脑脊液通路播散。③基底核区型:可侵及颞叶深部和丘脑,形态为类圆形,边缘规则,边界清楚,或呈分叶状,边缘不规则,肿瘤周围无水肿或轻中度水肿。部分压迫侧脑室和第三脑室有轻中度占位效应或明显占位效应致中线结构移位。脑室系统可伴轻度扩张、积水、出血和囊变。增强扫描后肿瘤呈花环样或不规则明显强化。④其他型:生殖细胞肿瘤也可发生于脑室或大脑、小脑半球,也可表现为多发,这一类型罕见。

（二）病理诊断

颅内不同部位的生殖细胞瘤的组织病理结构基本一致。生殖细胞瘤高度恶性肿瘤,浸润性生长,并可沿脑脊液播散性种植。

1. 大体观察 肿瘤大小不一,肿瘤表面呈灰红色,呈浸润性生长,与周围脑组织分界不清,可有假性包膜;肿瘤质软而脆,呈细颗粒状,部分有囊变,可有出血、坏死。松果体区肿瘤表现为钙斑,尸体解剖表明,肿瘤向周围脑组织以直接蔓延的方式生长,沿脑室壁扩展。

在光镜和电镜下观察:肿瘤细胞由一种胞质丰富、呈多边形、细胞核位于胞质中央的大型细胞和胞质极少、圆形、染色质丰富的小型细胞组成。

2. 免疫组化 可根据肿瘤的相关抗原来识别。

（1）生殖细胞对胎盘碱性磷酸酶(placental alkaline phosphatase PLAP)反应呈阳性。

（2）50%生殖细胞瘤患者对人绒毛膜促性腺激素(HCG)表达阳性。

（3）胎甲球蛋白(α-fetoprotein,AFP)为阴性,但血清和脑脊液中水平有时增高。

（三）实验室检查

1. 脑脊液检查 多数患者压力增高,部分患者脑脊液蛋白含量轻中度增高,脑脊液中HCG或AFP可明显增高。细胞学检查可发现瘤细胞,但检出率低,如在脑脊液中检出脱落的肿瘤细胞对于诊断具有重要意义。

2. 肿瘤标志物检查 生殖细胞瘤相关标志物有PLAP、血管紧张素、血管紧张素Ⅰ转换酶、HCG、AFP和癌胚抗原等。

（1）仅PLAP升高,应考虑为生殖细胞瘤。

（2）如果HCG和AFP水平都高,则应考虑为胚胎癌或混合性生殖细胞瘤。

（3）AFP升高明显,提示可能为内胚窦瘤或有内胚窦瘤成分的混合性生殖细胞瘤。

（4）HCG轻、中度升高,表明可能为含有合体滋养层巨细胞的生殖细胞瘤。而HCG如大于1000mIU/mL,则应考虑为绒癌或含有绒癌成分的混合性生殖细胞瘤。

（四）诊断性放疗

以前由于手术风险很高,给予诊断性放疗,如果肿瘤对放疗反应很好,则可以诊断为生殖细胞瘤,并继续完成放疗。若反应不好则考虑为NGGCT或其他肿瘤。当诊断性放疗剂量达15Gy,肿瘤若缩小,几乎可确诊为生殖细胞瘤,继续放射治疗至总剂量45~50Gy。若放疗剂量达15Gy,甚至25Gy后肿瘤无明显缩小,可排除生殖细胞瘤,应终止放射治疗,采用手术切除肿瘤。现在随着对GCT认识的加深和显微外科的进步,这种方法渐渐被舍弃。

综上所述,颅内GCT的诊断主要依靠临床症状和体征、肿瘤标志物、脑神经影像学改变,脑脊液细胞学检查和组织学检查。最终确诊则依赖于活检和(或)脑脊液肿瘤标志物水平。MRI可以提供一些诊断线索,如生殖细胞瘤在MRI上多表现为均一强化,而NGGCT由于可能伴随瘤内出血,信号较混杂;若肿瘤同时累计鞍上和松果体区则提示为生殖细胞瘤。但单纯影像学检查并不能区分GCT和其他肿瘤,也不能区分生殖细胞瘤和NGGCT。除了有血清或脑脊液出现特征性的肿瘤标志物改变,通常需要肿瘤组织活检才能明确诊断。

总之,怀疑颅内GCT的患者需要进行全脑脊髓的强化MRI检查、检测血清和脑脊液的AFP和HCG水平,脑脊液细胞学检查,垂体及下丘脑功能检查,视野检查及神经精神评估。

五、治 疗

生殖细胞瘤治疗多采用手术切除、化疗、放疗等综合治疗。

1. 手术治疗 松果体肿瘤早期梗阻致脑积水、脑室扩大、颅内压增高等应先行脑室腹腔分流术(V-P),若考虑生殖细胞瘤,使颅内压增高缓解后再行诊断性放疗;若考虑畸胎瘤可能性大,V-P分流后7~10d开颅手术切除肿瘤。若V-P分流后症状加重,应立即采用手术切除肿瘤。近年来由于显微神经外科技术的发展,内镜下三脑室造瘘术(endoscopic third ventriculostomy,ETV)逐渐取代脑室腹腔分流术。最近也采用立体定向活检方法取得病理诊断,但此种方法获得标本量较少,容易致诊断错误。由于显微神经外科技术的发展,开颅手术的风险大大降低,目前多倾向于开颅手术取病理诊断。

2. 化疗　常用的药物有顺铂(PDD)、长春新碱(VCR)、环磷酰胺(CTX)、足叶乙苷(Vp-16)、放线菌素 D、甲氨蝶呤、博来霉素等。常采用方案有 PVB(PDD+VCR+Ble)、EP(PDD+Vp-16)、CE(carboplatin+Vp-16)、ICE(IFO+ PDD+Vp-16)等。

3. 放疗及放射技术　颅内生殖细胞瘤单纯放疗,全脑+全脊髓预防照射(CSI)+局部肿瘤区域推量放射(后颅窝补量照射 PS)是常用的放射技术,全脑全脊髓为预防区,后颅窝为治疗区。该技术可采用常规照射技术(参阅本书髓母细胞瘤的放疗),也可以采用三维适形放疗技术。

(1) 三维适形放疗技术

1) 体位和固定。普通模拟定位机下确定体位,俯卧位,真空袋固定,头枕船形枕,调整下颌和额部位置,使外眦外耳孔连线垂直于治疗床面,模拟机调整体位,使体正中线呈直线,并在后背皮肤标记,面罩固定头部,同时在体部与真空袋的相应位置作出定位和摆位标记。在治疗前 CT 扫描全脑全脊髓,层厚 3 ~ 5cm,将数据传输到计划工作站进行靶区勾画和确认、处方剂量确定、治疗计划设计和评估、验证和实施。

2) 靶区。全脑全脊髓预防照射的 GTV:CT 扫描获得的整个全脑和全脊髓范围,包括蛛网膜下腔和前颅窝区。肿瘤推量照射区的 GTV:治疗前大体肿瘤区外放 1.5 ~ 2cm。CTV:GTV 外放 2cm。PTV:CTV 外放 0.5cm。

(2) 放疗剂量:全脑全脊髓照射预防照射通常给予全脑 30 ~ 36Gy,全脊髓 24 ~ 30Gy(小于 6 岁儿童给予 18 ~ 24Gy)。肿瘤区域推量放射剂量 50 ~ 54Gy,必要时可推至 60Gy。

颅内生殖细胞瘤单纯放疗的 5 年生存率在 90% 以上,国内放疗的方案多采用先病变局部放疗 20Gy,再全脑加全脊髓放疗,总剂量 50 ~ 60Gy,5 年存活率为 95% ,大部分患者长期无瘤生存,生存质量得到显著改善。但由于全脑加全脊髓放疗治疗周期长,对神经系统损伤大,尤其生殖细胞瘤多见于儿童,放疗对生长发育的影响引起广泛关注。近年来多项研究表明,对于局限性的单纯生殖细胞瘤,降低病变局部放疗剂量或改全脑脊髓放疗为全脑放疗或全脑室放疗,复发率并没有明显上升,这些结果表明局限性的单纯生殖细胞瘤,全脑脊髓放疗并不是必须的,但理想的全脑室照射剂量和肿瘤原发部位加量剂量并没有定论。多数学者同意肿瘤原发部位加量有助于减少局部复发。一些数据建议肿瘤局部总剂量应在 45Gy 以下,目前北美地区和国际上有多个临床研究计划以探讨最佳的放疗剂量和策略。目前的趋势是,对于病理证实的单发颅内单纯生殖细胞瘤,全脑或脑室照射(30 ~ 36Gy)+局部肿瘤推量照射(14 ~ 20Gy)是适合的选择。

4. 放化疗综合治疗　放化疗综合治疗是颅内生殖细胞瘤治疗趋势,化疗是放疗的有益补充,可以减少放疗的剂量,减少放射体积,但目前无统一标准。Sawamura 等用先化疗 3 ~ 5个疗程,而后在肿瘤局灶追加放射治疗 24Gy 治疗颅内生殖细胞瘤 17 例,取得较好的疗效。目前美国正在进行的一项临床实验研究,比较单纯放疗与新辅助化疗加放疗治疗颅内生殖细胞瘤的总生存时间(OS)与无瘤生存率(EFS)。单纯放疗组:全脑室放疗 24Gy 加瘤床推量放疗 21Gy;化疗加放疗组:先接受 2 ~ 4 周期化疗,若病变明显缩小,不行全脑放疗,只对局限性生殖细胞瘤患者病变局部放疗 30Gy。对于多中心或弥散性生殖细胞瘤患者则进行21Gy 的全脑放疗并局部加量 9Gy,目前试验还在进行。也有学者报道放化疗综合治疗中,照射剂量全脑全脊髓 25 ~ 28Gy,脑室系统小于 40Gy,鞍区单发性肿瘤小于 35Gy,松果体区单发可稍高也小于 40Gy,儿童以 35Gy 为宜。

5. 颅内生殖细胞肿瘤复发时的治疗 颅内生殖细胞多是原发部位复发,但也有蛛网膜下腔转移者,约 30% 左右。解救治疗包括手术,局部或全脑全脊髓放疗,大剂量化疗加自体干细胞移植等,但总体治疗效果差。

6. 非生殖细胞瘤性生殖细胞肿瘤(NGGCT)的治疗 NGGCT 的治疗方法仍是手术、放疗、化疗等综合治疗。单纯全脑全脊髓放疗的 5 年生存率仅有 30% ~ 50%,但容易复发。化疗能提高生存率。Calaminus 报道了德国儿童肿瘤协作组的治疗结果,NGGCT 患者术后接受 2 周期化疗,然后 36Gy 的全脑脊髓放疗,14Gy 局部加量,然后再进行 2 周期化疗,5 年生存率达到 67%。尤其是大剂量化疗加自体造血干细胞移植(AuHCR)的方法能进一步提高生存率。但是否用全脑室放疗加局部推量放疗取代全脊髓放疗,仍存在争论。

(1)畸胎瘤:单纯成熟期的畸胎瘤患者若能完整切除,则不需任何辅助治疗;不能完整切除者,术后则需行放疗,剂量常超过 50Gy,最好选择立体定向放疗。未成熟畸胎瘤,因有可能通过脑室系统发生全脑全脊髓种植转移,建议给予全脑全脊髓放疗和化疗,对于局部放疗可选适形放疗或调强放疗。畸胎瘤恶变,属于高度恶性,预后极差。建议给予大范围手术切除加高剂量的局部和脑脊髓放疗,化疗可降低放疗的剂量和照射范围。

(2)高度恶性 NGGCT 的治疗:这类疾病包括胚胎癌、绒毛上皮癌、内胚窦瘤(又名卵黄囊瘤)。手术结合放化疗综合治疗是有效的方法。由于该类疾病容易发生蛛网膜、脊髓等转移,因此全脑全脊髓放疗是必要的,为了提高照射剂量和精确性,建议给予适形放疗或调强放疗。

(3)混合性生殖细胞肿瘤的治疗:这类肿瘤是生殖细胞瘤混有 NGGCT 成分者。应根据含有组织学类型的不同,采用手术、放疗、化疗等综合治疗。

7. 放疗的不良反应

(1)消化道症状:厌食、恶心、呕吐、腹泻最常见,特别是鞍区肿瘤压迫下视丘导致垂体轴功能紊乱。

(2)电解质紊乱:鞍区肿瘤患者多合并低钠、低钾血症。少数合并高钠高氯血症。

(3)血液系统:如白细胞下降,血小板和红细胞下降。

(4)放射性损伤:中枢神经系统的放射损伤是一个复杂过程,主要以照射体积、分次量、照射总量有关,其损伤是不可逆的,如放射性坏死。对青少年患者生长、发育的影响,如智力障碍、生长缓慢、甲状腺功能障碍、性腺功能障碍以及对唾液腺的损伤和牙槽骨、听力等的损伤,放疗致第二肿瘤发生。

(任洪波 李少林)

第四节 髓母细胞瘤

一、概 述

髓母细胞瘤(medulloblastoma, MB)是一种原始神经外胚叶的恶性肿瘤。由 Bailey 与 Cushing 于 1925 年首先报道。占颅内原发肿瘤的 1.5%,占儿童颅内肿瘤的 20% ~ 30%,占成人颅内肿瘤的 3%,占整个后颅窝肿瘤的 40% 以上。

在髓母细胞瘤患者中儿童约占 80%,发病年龄高峰在 10 岁以前。成人患者(>15 岁)

中以 26～30 岁多见,占成人患者的43%。男性多见,男女之比在(1.5～2)∶1。好发于第四脑室或小脑。

二、病因及发病机制

近年研究认为髓母细胞瘤由原始神经干细胞演化而成,此类细胞有向神经元及神经胶质细胞等多种细胞分化的潜能,原始神经外胚叶肿瘤(PNET)是一种神经母细胞瘤,位于后颅窝者称为髓母细胞瘤。后颅窝中线外的髓母细胞瘤多来源于小脑后髓帆中向外颗粒层分化的室管膜增殖中心的原始细胞,这类细胞可能在出生后数年仍然存在。而偏于一侧生长的髓母细胞瘤则发生于小脑皮质的胚胎颗粒层,此层细胞在正常情况下于出生后 1 年内消失,这可能是髓母细胞瘤多见于儿童的原因之一。因此有研究者认为在大龄儿童及成人肿瘤主要来源于前者,而小龄儿童髓母细胞瘤则来源于后者。

发病机制不明确,目前有如下几种学说。

(1) 遗传学说:在神经外科领域中如视网膜母细胞瘤、血管网织细胞瘤、多发性神经纤维瘤等具有明显的家族倾向性,均为常染色体显性遗传。分子生物学研究表明最常发生17p、8p 和 11p 染色体的缺失,和 7q、17q 和 18q 染色体的增加,在多项研究中发现肿瘤细胞17q 上的等位基因和 N-mye 或 L-mye 基因的大量扩增。

(2) 病毒学说:实验研究表明一些病毒包括 DNA 病毒和 RNA 病毒,若接种于动物脑内可诱发脑瘤。

(3) 理化学说:放射线是最具有致肿瘤的物理因素。一些化学药物在动物实验中诱发脑瘤。

(4) 免疫抑制学说:器官移植免疫抑制剂的应用,会增加颅内或外周肿瘤发生的风险。

(5) 胚胎残余学说:颅咽管瘤上皮样及皮样囊肿、畸胎瘤脊索瘤明显发生于残留于脑内的胚胎组织这些残余组织具有增殖分化的潜力在一定条件下可发展为肿瘤。

三、病 理

髓母细胞瘤多为实质性,呈灰紫色,质地较软,多有假包膜。肿瘤多位于小脑的蚓部,常长入第四脑室,但也有部分生长于一侧小脑半球。约7% 患儿肿瘤偏于一侧小脑半球,30% 的成人患者肿瘤生长于一侧小脑半球。

WHO(2007)中枢神经系统肿瘤分类中将髓母细胞瘤分为促纤维增生型/结节性髓母细胞瘤、伴有广泛结节形成的髓母细胞瘤、间变性髓母细胞瘤、大细胞髓母细胞瘤。

四、临床表现

髓母细胞瘤典型的临床表现主要为肿瘤占据后颅窝,堵塞第四脑室或中导管水管引起的颅内压增高相关症状,如头痛、呕吐和眼底、视神经乳头水肿。

小脑损害征。肿瘤压迫小脑引起平衡功能障碍。表现为步态蹒跚,步行足间距离增宽,甚至站坐不稳,肿瘤侵犯小脑上蚓部时向前倾倒,侵犯小脑下蚓部向后倾倒。肿瘤偏一侧发展表现为患侧肢体共济运动障碍。原发于小脑半球者表现小脑性语言障碍,水平性眼震。肿瘤压迫延髓时可有吞咽发呛和锥体束征,肌张力及腱反射低下。

其他表现包括:

(1)复视:颅内压增高导致双侧展神经不全麻痹,表现为双眼球内斜视、外展运动受限。

(2)面瘫:肿瘤直接侵犯第四脑室底面神经丘所致,较为少见。

(3)强迫头位:当肿瘤增大压迫颈神经根造成患者的保护性位置反应。

(4)头颅增大:多见于年龄较小的患者,因颅内压增高,颅缝分离所致。

(5)锥体束征:由于肿瘤体积增大向前压迫推挤脑干所致,双下肢病理反射为多见。

(6)呛咳:肿瘤压迫脑干和(或)第Ⅸ、Ⅹ对脑神经时出现,临床检查呈咽反射减弱或消失。

(7)小脑危象:由于脑脊液循环障碍或肿瘤直接对脑干压迫的加重造成意识丧失、呼吸变慢和血压升高伴有双侧病理反射阳性,甚至去大脑强直等。可在短时间内呼吸迅速停止而死亡。

(8)蛛网膜下腔出血:髓母细胞瘤的肿瘤出血是儿童非创伤性后颅凹蛛网膜下腔出血的主要出血来源之一

转移症状。肿瘤转移是髓母细胞瘤的主要特征。髓母细胞瘤常通过脑脊液循环沿蛛网膜下腔发生播散性种植,马尾神经、前颅凹底是常见受累部位。少数转移至大脑各部位。极少数可发生腹腔种植。远处转移的常见部位是肺和骨骼。

五、影像学表现

1. 头颅 X 线平片 头颅 X 线可见有颅缝增宽等颅内高压症,肿瘤钙化极为罕见。脑血管造影为少血管性肿瘤,仅显示颅后窝中线区占位征象。小脑后下动脉向下移位。

2. CT 可见小脑蚓部或四脑室内均匀一致的等密度或稍高密度占位,多与四脑室底有分界,将脑干向前推移。肿瘤周边环绕有薄的低密度水肿带明显均匀强化,肿瘤钙化囊变少见。增强扫描,肿瘤呈均匀显著强化,密度上升快,下降也快。肿瘤阻塞第四脑室时第三脑室及侧脑室扩大。

3. MRI 肿瘤在 T1WI 上为低信号,T2WI 为等信号或高信号。增强表现及其他征象与 CT 显示相似。

六、诊断和鉴别诊断

(一)诊断及依据
(1)颅内高压和平衡功能障碍及其他临床表现。
(2)头颅 MRI/CT 表现。
(3)术后病理诊断是金标准。
(4)术后48h 头颅 MRI 检查明确病灶残存情况。
(5)术中或术后两周进行脑脊液细胞学检查。

(二)鉴别诊断
髓母细胞主要应与引起颅内压增高和共济失调性疾病相鉴别,可借助临床表现和实验室辅助检查确诊。

1. 室管膜瘤 肿瘤与第四脑室底边界不清,可沿脑室侧孔向脑桥小脑角生长,经枕大孔向椎管内伸延甚至可环绕延髓和颈髓,因此脑干受压症状较早出现。早期因刺激第四脑室而引起呕吐,小脑的实质性损害不如髓母细胞瘤严重,部分病例甚至无明显的小脑体征。

2. 小脑星形细胞瘤 见于小脑半球,病程可以很长。主要表现为颅内压增高及肢体共济运动障碍。颅骨 X 线平片钙化者较多见,在较小的儿童可有肿瘤侧的枕骨部隆起和骨质变薄;肿瘤多为囊性,壁上有肿瘤结节,第四脑室向侧方移位。

3. 脉络从乳突状瘤 位于第四脑室及侧脑室。年龄在 50 岁以下,10 岁以下儿童约占 1/3。病程长短不一。临床表现主要是颅内压增高,后期可出现共济运动障碍,眼球震颤及强迫头位。CT 显示高密度的边缘不规则的肿块多见钙化,增强明显。

七、临 床 分 期

1. 颅内肿瘤目前通常采用 Chang 等的 TM 分期

(1) T:原发灶

T_1:肿瘤<3cm,局限于小脑蚓或第四脑室顶部,很少累及小脑半球。

T_2:肿瘤>3cm,累及一个相邻的结构,或部分进入第四脑室。

T_3:肿瘤累及两个相邻的结构,或完全占据第四脑室并扩展至中脑导水管,第四脑室正中孔,Luschka 孔,有脑水肿。

T_4:肿瘤经中脑导水管侵入第三脑室、中脑或向下侵及上颈髓。

(2) M:远处转移

M_0:无蛛网膜下腔和血源性转移。

M_1:脑脊液内有肿瘤细胞。

M_2:大脑组织内、小脑蛛网膜下腔、第三或第四脑室内有大结节种植。

M_3:脊髓蛛网膜下腔有大结节种植。

M_4:有中枢神经系统外的转移。

2. 风险分组

(1) 低危组:年龄>3 岁;术后局部残存<$1.5cm^2$;病变局限于后颅窝无远处转移。

(2) 高危组:年龄<3 岁;术后局部残存>$1.5cm^2$;chang 分期为 $M_1 \sim M_4$。

八、治 疗

髓母细胞瘤的治疗应该根据患者的临床分期和风险分期,选择手术、放疗、化疗等综合治疗。

(一)手术

手术治疗是治疗此病的主要方法。目的是尽可能切除肿瘤,且不影响周围重要的神经组织,同时获得病理诊断和解决颅内高压症状。由于肿瘤位于后颅凹,离脑干较近,因此手术全切存在一定的风险。过多的肿瘤残余将导致预后较差。

肿瘤全切:外科医师肉眼判断+术后影像学检查证实无残留肿瘤;近全切:大于 90% 的肿瘤切除和术后影像学检查证实残留肿瘤最大面积小于 $1.5cm^2$;次全切除:切除 51% ~ 90%;部分切除:切除 11% ~ 50%;活检术。肿瘤全切和近全切较次全切、部分切除、切除等预后好。

（二）手术+放疗

手术+放疗是治疗髓母细胞瘤患者的标准治疗,放射治疗靶区是全脑全脊髓,照射剂量是影响患者生存和局部控制的主要因素之一。

（三）手术+放疗+化疗

放疗对患者不可避免地带来后遗症,尤其是对儿童患者致生长迟缓,神经发育不良。且与手术联合治疗,总的生存率为50%左右,对于有预后不良的高危患者,生存率更低。因此,手术+放疗+化疗是高风险髓母细胞瘤患者的标准治疗。联合化疗,也能降低放疗的照射剂量(放疗剂量见后述)。

由于大脑的特殊结构血-脑屏障的存在,选择高脂溶性、分子量小、非离子化、作用时间短、能通过该屏障并且在脑组织中能达到有效治疗浓度的药物对正常脑组织毒性小的药物组成治疗方案,高敏感药物有亚硝基脲类药物、烷化剂和铂类制剂。目前替莫唑胺(temozolomide,TMZ)是第二代烷化剂,能口服,能通过血-脑屏障、耐受性好与其他药物无叠加毒性,与放疗有协同疗效,目前用于颅内肿瘤。有效的化疗方案有:

（1）CE(carboplatin+Vp16)卡铂+Vp16。

（2）CVP:洛莫司汀(CCNU)+长春新碱(VCR)+甲基泼尼松龙(PRED)。

（3）MOPP:氮芥(NM)+长春新碱(VCR)+盐酸丙卡巴肼(PCZ)+甲基泼尼松龙(PRED)。

（4）长春新碱(VCR)+顺铂(DDP)+洛莫司汀(CCNU),CCNU 75mg/m^2　po d1;VCR 1.5mg/m^2　iv d2,d8,d15;DDP 70mg/m^2　iv d2。

九、放射治疗技术

1. 髓母细胞瘤的放射治疗靶区范围　全脑全脊髓(CSI)+后颅窝补量照射(PF)是髓母细胞瘤的放射治疗靶区,后颅窝是治疗区,全脑全脊髓是预防区,在设计治疗野时一定包括前颅底,防止出现靶区遗漏而致复发。

2. 常规照射技术

（1）体位和体位固定:患者取俯卧位,身下垫10cm厚的泡沫,头面部垫"船形枕"(根据每位患者的具体情况,调整前后垫块位置和角度,使患者的头处于下颌内收保持体位舒适,后颈过伸尽可能将颈髓拉直),模拟机调整体位,使体正中线呈直线,水平透视时,两侧外耳孔重叠,热塑体膜固定。

（2）照射野:全脑照射野时采用两侧水平野等中心照射技术,下界在C$_4$水平,上界开放到颅骨外3cm,拍全脑两侧位片,勾画出需挡的正常组织和器官(全脑照射野设计中,前颅窝挡块至少在眶上缘下0.5cm,中颅窝挡块位置在颞叶下1cm,挡块后下界在椎体前0.5cm)见图5-10-4-1。

每照射10Gy缩一次野,同时与全脊髓照射相互配合缩野,全脑照射野在Y轴方向上、下各缩小1cm,脊髓野同时向头侧移动1cm,并保持与全脑照射野有1cm的间隙,图5-10-4-2A为最后一次缩野后全脑照射野上、下界位置。图5-10-4-2B为后颅窝补量照射的照射范围。

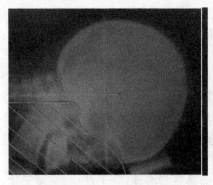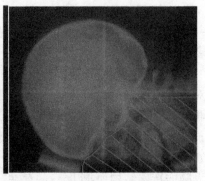

图 5-10-4-1　模拟定位显示全脑照射范围及正常组织挡块范围

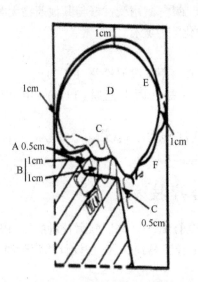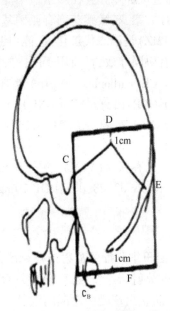

图 5-10-4-2A　全脑照射与全脊髓照射最后　　　图 5-10-4-2B　后颅窝补量时照射范围
一次缩野上下界位置

脊髓野照射由于脊髓在椎管内各处深度不一,分为胸髓野、腰髓野、骶孔野,每野间间隔 1cm。对于脊髓深度在 4 ~5cm 以内患者采用电子线垂直照射。若脊髓深度不宜用电子线或没有电子线设备也可采用两后斜野正负 45°交角 X 线照射。骶骨区域下界应包括 MRI 显示的硬膜囊下界,多在 S_2 水平或以下铲形野放疗。对于儿童患者,应包全照射内的骨骼,避免生长不对称。对于女性需保护卵巢功能者,骶骨区通常采用两侧野照射,保护卵巢(图 5-10-4-3)。

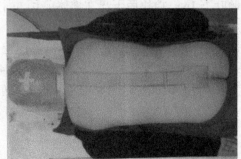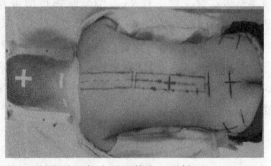

图 5-10-4-3　脊髓照射野的体表标志和女性骶孔两侧水平野等中心照射

（3）照射能量：全脑照射野采用^{60}Co 或 2~6MV X 线可以提供均匀分布的剂量；脊髓照射野采用^{60}Co 或 4~6MV X 线，也可以用 14~18MeV 电子束照射，或采用 X 线与电子束混合照射。

（4）放疗剂量：髓母细胞瘤患者术后全脑全脊髓放疗剂量根据风险分组，与是否化疗联合治疗有关。

后颅窝：年龄<3 岁者，给予 45Gy；年龄>3 岁，不论是否接受化疗联合治疗，放疗给予 50~55Gy。

全脑全脊髓：低风险组给予 30Gy；联合化疗，放疗剂量可降低至 23.4Gy。高风险组标准剂量是 36Gy。

（5）放疗的顺序：先全脑全脊髓放疗，后给予后颅窝补量。若由于神经或血液方面原因，不能先进行全脑全脊髓放疗者，先行后颅窝照射。

3. 三维适形放疗技术

（1）体位和固定。普通模拟定位机下确定体位，俯卧位，真空袋固定，头枕船形枕，调整下颌和额部位置，使外眦外耳孔连线垂直于治疗床面，模拟机调整体位，使体正中线呈直线，并在后背皮肤标记，面罩固定头部，同时在体部与真空袋的相应位置作出定位和摆位标记。在治疗前 CT 扫描全脑全脊髓，层厚 3~5cm，将数据传输到计划工作站进行靶区勾画和确认、处方剂量确定、治疗计划设计和评估、验证和实施。

（2）靶区。全脑全脊髓预防照射的 GTV：CT 扫描获得的整个全脑和全脊髓范围，包括蛛网膜下腔和前颅窝区。肿瘤推量照射区的 GTV：治疗前大体肿瘤区外放 1.5~2cm。CTV：GTV 外放 2cm。PTV：CTV 外放 0.5cm。

在设计靶区时一定对周围重要器官，如脑干、脊髓、角膜、晶状体、视神经等进行勾画，并设定安全剂量。

4. 其他放疗技术

（1）立体定向放射治疗，如采用单次大剂量治疗的立体定向放射外科（stereotactic radiosurgery，SRS）也称γ刀和采用分次治疗的立体定向放射治疗（stereotactic radiotherapy SRT）X 刀。

（2）调强放射治疗（intensity modulated radiation therapy，IMRT）。

（3）图像引导放射治疗（image-guided radiation therapy，IGRT）。

（4）质子放射治疗。

十、影响预后的因素

影响髓母细胞瘤患者预后主要的因素有如下几方面。

（1）年龄。多数学者认为年龄愈小疗效愈差，生存年限符合 Collins 定律的危险期，即 90% 的患儿生存年限为在患儿的发病年龄上加 9 个月之内，极少数超过此危险期者有可能获得长期生存。

（2）术后接受照射时间、照射剂量、照射范围。术后 1 个月内接受照射，给予足够剂量的放疗（肿瘤量>50Gy）和标准照射范围者，远期存活率显著高于术后 1 个月以后接受照射，未达到足够放疗剂量和不标准照射范围者。

（3）手术切除肿瘤程度。

（4）是否有远处转移。

（5）是否接受综合治疗。

（6）风险分组情况。

十一、其他辅助治疗

包括免疫治疗、加热治疗、光动力学治疗、基因治疗、中医中药等方法也在研究探索之中。

（任洪波　李少林）

第五节　神经系统其他肿瘤

一、脑　膜　瘤

（一）概述

脑膜瘤（meningiomas）是起源于脑膜及脑膜间隙的衍生物，发病率占颅内肿瘤的20%，居第2位，女男比例为3:2~2:1，发病高峰年龄在45岁左右，儿童少见。良性占90%，恶性占10%。好发于矢状窦旁，大脑凸面，大脑镰旁者多见，其次为蝶骨嵴、鞍结节、嗅沟、小脑脑桥角与小脑幕等部位。也可见于硬膜外，脑室内者很少。其他部位偶见。

（二）病因病理

脑膜瘤的发生可能与内环境改变和基因变异有关，最常见是非22号染色体缺失。侵袭性肿瘤多见染色体1、3、6变异。该病发生可能与颅脑外伤、放射性照射、病毒感染合并双侧听神经瘤、性激素改变等因素有关。

脑膜瘤呈球形，有包膜，与脑组织边界清楚大小差别很大，可由直径1~10cm甚至以上。瘤体剖面呈致密的灰色或暗红色的组织，有时瘤内含砂粒体。恶性脑膜瘤可见瘤内坏死。脑膜瘤有时可使其临近的颅骨受侵而增厚或变薄。病理分为6型：纤维型、内皮型、血管型、砂粒型、骨软骨型、脑膜肉瘤。

（三）临床表现

良性脑膜瘤生长慢，病程长，平均约为2.5年，长者可达6年之久出现早期症状。因肿瘤膨胀性生长，压迫中枢神经系统出现头痛、性格反常改变、癫痫、神经麻痹症状、肢体运动障碍、语言障碍、意识改变、视力听力改变等。老年患者多以癫痫为首发症状。

（四）诊断

（1）临床表现。

（2）CT和MRI检查：CT平扫肿瘤75%左右为略高密度，15%左右为等密度，均匀一致，边界清楚。伴有脑水肿，可伴有钙化。增强显示均匀显著强化，边缘锐利。MRI检查时在T1WI上为等信号，在T2WI为高信号、等信号或低信号，内部信号不均匀，可显示肿瘤和硬脑膜窦通畅情况，增强后可见硬脑膜尾征。

（五）治疗

1. 手术　大多数脑膜瘤首选手术全切。然而1/3患者由于肿瘤部位、大小和相邻重要组织不能全切，有15%~20%的患者即使完全切除后，亦可复发。

2. 放疗

（1）术前放疗：适用于以脑实质动脉供血，局部骨质破坏而无骨质增生者。

（2）术后放疗：良性脑膜瘤完全切除后不行术后放疗。术后放疗的适应证：良性脑膜瘤术后残留病灶；恶性脑膜瘤术后；术后复发不能手术者；既往未接受放疗的复发患者在二次手术后。

（3）单纯放疗：无法手术的患者，既往未接受放疗的复发患者不能手术者。

放射治疗技术：术前放射靶区包括肿瘤及周围蛛网膜间隙、供瘤血管、硬脑膜尾征及局部异常信号的骨质。设野常用两侧野、额枕野或额颞野等局部野为主。放疗剂量为40Gy/4周左右。放疗后休息1~6个月行手术。

术后放射包括瘤床和残存肿瘤。良性脑膜瘤计划靶区为肿瘤外放1cm，恶性为外放2cm；对于位于一侧的病变采用两野夹角加楔形野照射；对于视神经鞘脑膜瘤采用三维适形放疗；对于位于中线的病变用旋转照射。

放疗剂量：良性为54Gy，恶性为60Gy。有条件者可用外放疗+X线立体定向放射外科技术推量放疗。

3. 立体定向放疗　X刀、γ刀治疗主要适用于手术难度大、不易切除、致残率高者；直径<0.3cm病变者；恶性脑膜瘤者；不能耐受手术者。

4. 介入栓塞治疗　选择对供血丰富的脑膜瘤术前栓塞有助于术中止血，并也取代术前放疗在这方面的作用。物理栓塞是阻塞肿瘤供血动脉和促使血栓形成，化学性栓塞是作用于血管内皮细胞诱发血栓形成。

（六）预后

影响预后因素有组织学类型，年龄、手术切除范围、肿瘤大小、部位和术后的治疗等。有调查结果显示：全切术后5年、10年、15年生存率分别是85%、75%、70%，次全切除术后肿瘤5年、10年、15年无复发生存率分别是60%、45%、10%。术后平均生存期9年。

二、脑干肿瘤

（一）概述

脑干肿瘤占颅内肿瘤的1.4%~2.4%，占儿童中枢神经系统肿瘤10%~15%，肿瘤可发生于各年龄段，但儿童和青少年多见。不同性质的脑干肿瘤病程长短不一，胶质细胞瘤平均病程为19.4个月，海绵状血管瘤为25.2个月，血管网织细胞瘤20.2个月，转移瘤为7.5个月。

肿瘤可位于脑干的不同部位，以脑桥居多，其次为中脑和延髓，肿瘤可侵犯该两个部位或全脑干或向脑干外生长，如星形细胞瘤和多形性胶质母细胞瘤。海绵状血管瘤多发生在脑桥，血管网织细胞瘤多发生在脑干背侧。

（二）病理

最常见肿瘤类型为胶质细胞瘤、海绵状血管瘤和血管网织细胞瘤，转移瘤较少见。肉眼所见肿瘤所在部位的脑干呈对称性或不对称性肿大，表面有灰白色或粉红色胶样组织及异常血管，肿瘤切面亦呈灰白色或粉红色，有时可见囊性改变，有的见出血及坏死。显微镜观察肿瘤细胞以星形细胞瘤为主。恶性肿瘤可见单核或多核巨细胞。

（三）临床表现

脑干肿瘤的临床表现有一般症状和脑干症状。

1. 一般症状　早期可有头痛和性格及行为的变化，但颅内压增高的症状不明显。早期出现脑神经损害症状，可出现病变侧脑神经瘫痪及病变对侧肢体的运动和感觉障碍。

2. 肿瘤在脑干内所处部位不同而出现不同的定位症状

（1）中脑肿瘤：中脑肿瘤压迫或阻塞中脑导水管时致脑脊液循环障碍，引起脑积水，出现颅内压增高症状，伴精神症状和智力减退。当肿瘤位于大脑脚底时出现动眼神经交叉性偏瘫综合征，即损害动眼神经及锥体束，病侧动眼神经麻痹，病变对侧偏瘫；当肿瘤位于被盖，可出现眼睑下垂、上视麻痹、瞳孔调节功能障碍，称为四叠体综合征或 Parinaud 综合征。

（2）脑桥肿瘤：在脑干肿瘤中占半数以上，多见于儿童。儿童以复视、易跌跤，成人以眩晕、共济失调为首发症状。伴展神经、面神经和三叉神经瘫痪和肢体运动感觉障碍。

（3）延髓肿瘤：主要出现吞咽困难、进食呛咳、不能伸舌、讲话鼻音等后组脑神经瘫痪症状。延髓双侧损害时，出现双侧第Ⅸ、Ⅹ、Ⅺ及Ⅻ对脑神经麻痹，即真性延髓麻痹症候群。伴双侧肢体运动、感觉障碍和痉挛性截瘫。延髓半侧损伤，主要有舌下神经交叉瘫、舌咽迷走交叉瘫。

（四）诊断

（1）出现"二偏"、"三偏"症状及精神障碍时，不论有无颅内高压，都应考虑丘脑肿瘤的可能。进行性一侧脑神经麻痹和对侧肢体运动、感觉障碍，并发展至双侧肢体功能障碍时，不论有无伴随症状，均应考虑脑干肿瘤可能。

（2）CT 和 MRI 检查。CT 扫描诊断脑干肿瘤较为困难。由于枕骨大孔区的骨伪影干扰，脑干结构与肿瘤的密度很难鉴别，因此只有 1/3 患者 CT 扫描早期可发现脑干肿瘤。对浸润性生长的肿瘤，CT 扫描可见脑干膨胀，肿瘤内部为低密度或等密度。增强 CT30% 病灶有强化，70% 病灶可有不同程度的强化。脑干附近的结构的变形是脑干肿瘤的重要诊断依据。

MRI 检查是诊断脑干肿瘤的最佳检查方法，MRI 检查不受颅骨伪影影响，可清楚显示脑干肿瘤，典型的脑干胶质细胞瘤可表现为 T1WI 为低信号，T2WI 可显示为高信号，增强扫描多数病灶有明显强化，但少数病灶无明显增强，脑干肿瘤边界清楚，周围脑组织水肿较轻。

（五）治疗

1. 手术 一般首先手术治疗。近几年随着神经影像学和显微神经外科的迅速发展，对脑干肿瘤的手术适应证与禁忌证有不同的认识。目前认为手术适应证有：①脑干各部位的局限性肿瘤；②脑干囊性或结节状肿瘤；③长入第四脑室、枕大池、小脑脑桥角和斜坡外生性脑干肿瘤；④CT 扫描或 MRI 检查显示肿瘤为局限性，边界清楚，有占位效应；⑤肿瘤病程缓慢，患者神经系统稳定；⑥海绵状血管瘤瘤内出血。

禁忌证为：①弥漫型脑干肿瘤；②CT 扫描或 MRI 检查显示肿瘤弥漫，无占位效应；③颅内压增高，已有意识和呼吸障碍；④患者全身已衰竭。

2. 放疗 放射治疗有常规放疗、超分割放疗、三维适形放疗、调强放疗和立体定向放疗（SRT）。立体定向放疗或放射外科（SRS）能够在增加靶区照射剂量，而不增加正常组织受照量，可作为肿瘤推量照射和低度恶性脑干肿瘤的单纯治疗和挽救治疗。

放疗的适应证为：①适应于恶性病变或有恶变倾向的患者手术治疗后；②对低度恶性脑干脑胶质瘤术后残存者；③对毛细胞性星形细胞瘤术后残存可待病变进展后再放疗；④对于术后复发二次手术或不能二次手术者，给予放疗；⑤弥漫性病变不能手术者。

放疗设野：多采用两侧平行对穿野照射（局限野），放疗大小通常为（5~7）cm×（6~8）cm，局部外照射的剂量为 40~50Gy，行 SRT 治疗时可达到 55~60Gy。

（六）预后

脑干弥漫性实质性肿瘤预后差,死亡时间通常在诊断后18个月,不足10%的患者生存期超过24个月。延髓和下脑桥肿瘤预后也差,术后病死率最高。

三、室管膜瘤及室管膜母细胞瘤

（一）概述

室管膜瘤(ependymal tumor)是一种起源于脑室表面室管膜上皮细胞的神经上皮性肿瘤,多发生于脑室系统,也可出现在脊髓、马尾和脑实质内。可通过脑脊髓蛛网膜下腔种植转移。年发病率为2/1 000 000,多发生于儿童,是儿童脑肿瘤的第3位。男性多于女性,发病高峰分别在5岁和34岁。第四脑室最为多见,75%位于幕下,25%位于幕上。80%是良性为室管膜瘤,20%是恶性为室管膜母细胞瘤和间性室管膜。在儿童室管膜肿瘤中90%发生在颅内,10%发生在脊髓,成人室管膜肿瘤40%发生在颅内,60%发生在脊髓或尾丝。

（二）病理

肿瘤外观多呈紫红色结节状、分叶状或绒毛状,似胎盘或菜花,切面呈淡红色或灰白色。镜下大部分肿瘤包括胶质细胞成分和上皮细胞成分:瘤细胞镶嵌排列,由两个以上的相邻细胞形成微菊形团,内腔表面有大量微绒毛和纤毛,纤毛外周为胞膜,内为胞浆,中含微管。

2007年WHO肿瘤组织学分类将室管膜肿瘤分为4个主要类型:①室管膜瘤(WHO Ⅱ级),其亚型为富于细胞型、乳头型、透明细胞型和伸展细胞型;②间变性(恶性)室管膜瘤(WHO Ⅲ级);③黏液乳头状室管膜瘤(WHO Ⅰ级);④室管膜下瘤(WHO Ⅰ级)。

（三）临床表现

头痛为首发症状,伴头晕、呕吐,可有强迫头位。肿瘤部位不同,产生症状也不同。肿瘤累及上颈部时可伴有颈部疼痛及颈部抵抗。肿瘤累及小脑蚓部时出现平衡障碍。可见眼球震颤和眼底水肿,晚期偶有强直性发作及枕大孔疝症状,对侧偏瘫、偏侧感觉障碍、偏盲。

幕上室管膜瘤可引起颅内高压症状和局灶性神经功能障碍等,约1/3的患者伴有癫痫。

幕下室管膜瘤可以归纳为3个相对固定的位置:①后颅凹室管膜瘤60%发生在第四脑室底,有颅内压增高和共济失调;②幕下室管膜瘤30%发生在侧隐窝。有听力损害、构音不良、吞咽困难以及辨距不良等脑神经症状;③后颅窝室管膜瘤10%发生在第四脑室顶,出现共济失调。

脊髓室管膜肿瘤可出现脊髓受压症状。圆锥部病灶常可在早期出现肠和膀胱功能障碍,会阴和大腿内侧感觉缺失。

（四）诊断

(1)根据临床表现和局部定位体征,颅内高压症,结合影像学检查可准确诊断。

(2)CT和MRI检查:CT检查无论室管膜肿瘤位置如何,平扫表现等密度或稍高密度或伴有低密度囊变区和环壁高密度钙化。增强扫描,80%的肿瘤发生强化,实性肿瘤强化均匀,囊区不强化。肿瘤边界清楚。MRI检查肿瘤境界清楚,呈分叶状,T1WI加权像呈不均匀低信号或等信号,T2WI加权像呈不均匀高信号,肿瘤血管显示为低信号。增强后肿瘤有明显强化,囊变区无强化。常伴有脑积水。

（五）治疗

主要以手术治疗为主,术后给予放疗。

1. 手术治疗 室管膜肿瘤的手术目的是明确病理诊断、全切肿瘤、削减占位效应和建立脑脊液循环通路。外科技术的发展(如导航、超声吸引和神经电生理监测等)使其致残率降低,同时提高了肿瘤的切除程度。根治性的手术可使患者获得治愈的希望。肿瘤切除的越多,生存时间越长。

2. 放疗 放射治疗的目的是杀灭脑脊液中的瘤细胞防止蛛网膜下腔的播散,杀灭术后残留的肿瘤防止复发和可能出现的转移。

放疗的策略应基于患者的年龄、肿瘤的位置、病理级别及蛛网膜下腔和脑脊液的情况。

（1）对没有播散种植证据的幕上室管膜肿瘤建议行全脑照射,当病理或影像证实有脊髓种植时行全脑全脊髓放疗。

（2）对幕上低级别室管膜肿瘤多建议行瘤床区照射或结合全脑照射。

（3）对于间变性室管膜瘤或不完全切除,术后给予局部野放疗。若全切或良性室管膜瘤,是否需作放疗有争议。

（4）室管膜母细胞瘤或有中枢轴转移者应作全脑全脊髓放疗。

（5）低度恶性室管膜瘤术后是否作全脑全脊髓放疗仍有争议。

放射剂量:标准剂量是 45 ~ 54Gy,常规分割局部病变推量 10Gy,儿童可为成人剂量的80% 。

全中枢轴线 30 ~ 36Gy,脊髓病变局部补量 4 ~ 9Gy。对脑内原发或残留部位病灶,推量至 50 ~ 60Gy。

对于颅内病变可采用三维适形放疗的调强放疗立体定向放射治疗。根据肿瘤恶性度和有无残留病灶决定 GTV 外放范围。

3. 化疗 室管膜肿瘤是对化疗不敏感的肿瘤。室管膜肿瘤的治疗中用于辅助手术和放疗时可采用化疗。幼儿的室管膜肿瘤初次术后因放疗可影响脑发育、内分泌紊乱等,同时此时对环磷酰胺、长春新碱、顺铂、依托泊苷等治疗有效,故为延缓放疗而以化疗作为辅助治疗。

（六）预后

手术是否完全切除,病理恶性程度,脑脊液有无转移等是影响预后的主要因素。

四、颅咽管瘤

（一）概述

颅咽管瘤(craniopharyngiom)是一种生长缓慢的先天性表皮源性肿瘤。临床表现出侵袭性生长的生物学行为,常伴有颅内高压,治疗效果不佳,并发症多,容易复发。多位于鞍区。颅咽管瘤是颅内最常见的先天性肿瘤之一。年发病率为(0.13 ~ 3)/100 000,以 5 ~ 14岁和50 ~ 74 岁为两个高峰期,约占颅内原发性肿瘤的2% ~ 5% ,占儿童颅内肿瘤的5.6% ~ 15% 。是儿童最常见的鞍区肿瘤(60% 是 16 岁以下的儿童)和最常见的颅内非胶质细胞源性肿瘤。

（二）病因及组织学分型

WHO 将颅咽管瘤按组织学特征分为釉质上皮型(adamantine epithelioma, AE)和鳞状乳头型(squamous papilary craniopharyngioma,SPCP)两种。病因尚不清楚,比较认可的假说有两种:一种观点认为其起源于颅咽管的胚胎残余组织的鳞状上皮;另一种观点认为它是由垂体柄或者垂体中间叶的鳞状上皮化生而来。而染色体分析提示颅咽管瘤的发生与 DNA 复制过程中存在碱基的错位、缺失或增加有关。胚胎来源理论解释釉质上皮型颅咽管瘤,鳞状上皮化生理论解释鳞状乳头型颅咽管瘤。镜下可见囊实性变、坏死组织、纤维组织和钙化。

(三) 临床表现

1. 颅内压增高症状 儿童多见,最常见的表现为头痛、呕吐、耳鸣、眩晕、畏光、复视、视神经乳头水肿等。

2. 视力、视野改变及眼底变化 肿瘤压迫视神经或视交叉时出现视野障碍。位于鞍上为双颞侧偏盲,象限缺损、一侧偏盲等。位于第三脑室视神经乳头萎缩或视神经乳头水肿。

3. 垂体和下丘脑症状 儿童期发病,表现为发育障碍、肥胖、性器官发育不全。青春发病,表现为性早熟、性欲消失、妇女停经、泌乳障碍、第二性征消失,肢端肥大症、皮肤色素加深、皮质醇增多症,体温调节失常,尿崩症,乏力,嗜睡等。

4. 其他症状 肿瘤可向四周生长,如向两侧生长,侵入颞叶,可引起颞叶癫痫。肿瘤向下扩展,侵及脑脚,可产生痉挛性偏瘫,甚至出现去大脑强直状态。部分患者可出现记忆力减退甚至丧失、情感淡漠,严重者神志模糊或痴呆。如向鞍旁生长可引起Ⅲ、Ⅳ、Ⅵ对脑神经功能障碍等;向蝶窦、筛窦生长者可致鼻出血、脑脊液鼻漏等;向颅前窝生长者可产生精神症状,如记忆力减退、定向力差、大小便不能自理,以及癫痫、嗅觉障碍等;向颅中窝生长者可产生颞叶癫痫和幻嗅、幻味等精神症状;向后生长而产生脑干症状,甚至长到颅后窝引起小脑症状等。

(四) 诊断

(1) 根据本病的发病年龄、典型临床症状及影像学检查,诊断该病较容易。

(2) CT 和 MRI 检查。CT 平扫肿瘤呈类圆形或圆形,少数可有分叶,以囊性或部分囊性为多见。实体部分与囊壁可见钙化,形态不一。一般无脑水肿,室间孔阻塞则出现脑积水。增强后可见病实质部分均匀或囊壁环状强化。MRI 检查时信号强度复杂:T1WI 可以是高、等、低或混杂信号;T2WI 以高信号多见,但钙化以低信号。增强后 T1WI 肿瘤实质部分呈现均匀或不均匀强化,囊壁呈壳状增强。

(3) 内分泌检查:T_3,T_4,FSH 等增高。

(五) 治疗

主要是手术治疗和放射治疗。

1. 手术治疗 手术是该病首选和主要的治疗方法。因肿瘤所处位置,不能完全切除肿瘤。一般根据肿瘤位置和临床症状选择手术方式。目前临床上多选择经蝶入路、经翼点入路、额-眶-颧入路、经额底入路、经眶-额下入路、经胼胝体入路等手术方式以达到全切除或近全切除肿瘤。

目前,随着显微外科的发展,尤其是内镜激光技术在手术中的运用,肿瘤全切除术逐渐增多。

2. 放射治疗 放射治疗有常规放疗、超分割放疗、三维适形放疗、调强放疗和立体定向放疗。绝大多数病例术后均需行放疗,对于有手术禁忌或拒绝手术者和肿瘤较小者可采用单纯放疗。

放射治疗方法多采用两颞侧野,野大小(5~7)cm×(5~7)cm,剂量 DT180cGy/次,总剂量 50～70Gy/(5～7)周。

立体定向放疗,适合于实性、位置安全、小于 3cm 的肿瘤。可使肿瘤靶区得到高剂量分布,同时使重要器官组织在安全范围内。该方法主要用于常规放疗 30～40Gy 后,改用 SRT 治疗,使肿瘤达到治疗剂量。也可给予 SRS 方法治疗,或对病变区直接行 SRT 或 SRS 治疗。

立体定向内放射治疗是利用立体定向技术穿刺并抽吸囊液后注入放射性同位素,使比普通放射治疗更高放射剂量的射线作用于囊壁,破坏其分泌囊液的功能。如磷-32 和钇-90,碘-125 等,对周围正常脑组织的损害较小,但同时对实性肿瘤和肿瘤实性部分的治疗也受到限制,故一般用于囊性颅咽管瘤和颅咽管瘤的囊性部分。若肿瘤囊液生成较快可植入 ommaya 囊反复抽吸囊液以提高放疗效果。

3. 化疗　化疗分为全身化疗和立体定向内化疗,近来立体定向内化疗已逐步取代全身化疗。该法是利用立体定向技术穿刺抽吸囊液后注入化疗药物以破坏囊液的分泌,而避免了全身应用化疗药物的不良反应。博来霉素内化疗效果较好。

五、原发性中枢神经系统恶性淋巴瘤

(一) 概述

原发性中枢神经系统恶性淋巴瘤(primary central nervous system lymphoma,PCNSL)是指发生并局限在脑或脊髓,不伴有其他淋巴系统疾病的结外淋巴瘤,是非霍奇金淋巴瘤中的一种特殊类型。

PCNSL 多与胶原性血管病和获得性免疫缺陷综合征有关。占颅脑各种肿瘤的 1%～6%,在非霍奇金淋巴瘤中不足 1%。以男性发病为主,男女比为(3～2)∶1,多见于中老年人,发病年龄多在 55～70 岁。在免疫功能低下的患者中,多在 30～40 岁发病。病灶大多位于幕上,脑室旁、小脑和脑干也可见,幕上下比例约为 3∶1。

(二) 病理

主要以 B 细胞来源为主,占 96.4%。主要是高度恶性大细胞和小无裂细胞、弥漫大细胞。大细胞免疫母淋巴瘤是最常见的亚型。

(三) 临床表现

主要是颅内占位和脑实质或软脑膜局部浸润引发的神经精神障碍症状:头痛、恶心、呕吐、颅内压升高、冷漠、意识障碍,颈背部疼痛等,20% 患者可累及眼部,患者出现暗视、雾视或视力模糊。约 15% 的患者在出现神经系统症状之前有发热、上呼吸道感染或胃肠道疾病。

(四) 诊断

1. 立体定向活检　如果怀疑是 PCNSL,最佳选择是立体定向穿刺病理明确诊断,因此临床上作一般辅助检查仍难以确诊的情况下,立体定向活检术作为创伤小而逐步代替颅骨切开术,对患者的诊断和治疗起着决定性的作用,而且并发症少。

2. 影像学检查　CT 表现为单发或多发的等密度或低密度灶,90% 可强化,病灶周围有水肿。MRI 表现为 T1WI 为低信号,多发的强化病灶,T2WI 表现为高信号,周围伴有水肿区。而 MRI 是主要的影像学诊断方法和依据。

3. 脑脊液检查　PCNSL 累及脑脊髓或脑室周围常引起脑脊液成分变化,或致瘤细胞脱落入脑脊液。85% 的患者脑脊液蛋白升高,约 50% 的患者能检出肿瘤细胞,与 AIDS 相关的 PCNSL 79%～83% 的脑脊液中表达 EB 病毒的决定族核心抗原。

（五）治疗

1. 手术治疗　手术治疗既可能致生存率低,又有加大术后功能障碍的危险。多建议给予立体定向穿刺以明确病理诊断。

2. 激素治疗　PCNSL 诊断一旦明确,可即采用皮质类固醇减轻脑水肿,缩小肿瘤体积,此作用快,24～48h 症状缓解。若未明确病理诊断暂不使用激素治疗,使用后可能使 CT 或 MRI 上所显示肿瘤消失。

3. 化学治疗　目前公认的治疗方案是先行大剂量甲氨蝶呤为主的化疗加或不加放疗(特别是 60 岁以上的老人)。这种治疗有效率达 80%,使平均生存率提高到 3 年以上,5 年生存率达到 25%～40%。但存在 10% 与毒性相关的死亡率。

由于大脑的特殊结构血-脑屏障的存在,选择高脂溶性、分子量小、非离子化、作用时间短、能通过该屏障并且在脑组织中能达到有效治疗浓度的药物对正常脑组织毒性小的药物组成治疗方案,高敏感药物有亚硝基脲类药物、烷化剂和铂类制剂。目前替莫唑胺是第二代烷化剂,能口服,能通过血-脑屏障、耐受性好与其他药物无叠加毒性。

关于放疗合并化疗临床研究少。同时进行全脑放疗和 MTX 化疗增加脑白质病的发生,因此现多主张先化疗后放疗。June Corry 推荐的方法是:MTX 1g/m² 静脉滴注,第 1、8 天,第 15 天开始给予全脑放疗 45Gy,常规放疗,然后对肿瘤原发部位推量放疗 5.4Gy/3 次。

（六）放射治疗

主要采用全脑照射+局部推量照射。

剂量:目前推荐,全脑照射 40Gy,局部推量照射到 60Gy。

（1）若诊断 PCNSL 时,发现合并眼部淋巴瘤,眼部也应同脑部一起照射至 36Gy(眼部照射剂量不宜>50Gy)。

（2）推量照射时可采用三维适形放疗或 SRT。对于眼部,要充分考虑视神经的耐受剂量而决定单次剂量和总剂量。

（3）对于脊髓 MRI(+),脑脊液检查(+)者脊髓转移诊断明确均应行全中枢轴照射。

（七）预后

影响 PCNSL 的预后因素有:年龄、一般状态,血清 LDH、CSF 蛋白水平,深部病灶及病灶多少,脑干脊髓病变,CSF 中有无 NHL 细胞等。

六、椎管内肿瘤

（一）概述

椎管内肿瘤包括发生于脊髓、神经根、脊膜和椎管壁组织的原发和继发肿瘤,统称椎管内肿瘤。发病率低,为(0.9～2.5)/100 000,占原发性中枢神经系统肿瘤的 15%。多发生于青少年儿童。本节仅介绍原发于椎管内的肿瘤,10% 发生在脊椎骨,65% 发生在椎管内,25% 发生在脊髓内。

根据肿瘤与脊髓、硬脊膜的关系分为髓内肿瘤(intramedullary spinal cord tumor)、髓外硬脊膜下肿瘤(intradural extramedullary spinal cord tumor)和硬脊膜外肿瘤(extradural spinal cord tumor)三大类。

临床发现既往接受放射治疗可能与椎管脊膜瘤、软组织肉瘤、椎体肉瘤有关,但具体原因不明。

(二) 病理

髓内肿瘤:约占椎管内肿瘤24%,好发于颈胸段。包括低度恶性星形细胞瘤、恶性星形细胞瘤、多形胶母室管膜瘤、室管母细胞瘤、血管网状细胞瘤、海绵状血管瘤、皮样和表皮样囊肿、脂肪瘤、畸胎瘤等。恶性者多经 CSF 转移。

髓外硬脊膜下肿瘤:约占椎管内肿瘤51%,多为良性,好发于胸段。包括神经鞘瘤、神经纤维瘤、恶性神经鞘瘤、脊膜瘤,少数为皮样囊肿、表皮样囊肿、畸胎瘤和由髓外向髓内侵入的脂肪瘤。恶性者多经血液转移至肺部。

硬脊膜外肿瘤:约占椎管内肿瘤25%,多为恶性。包括肉瘤、转移癌侵入瘤等。多经血液转移至肺部。

(三) 临床表现

根据肿瘤压迫脊髓情况病程分为:根性痛期、脊髓半侧损害期、不全截瘫期、截瘫期。而临床表现根据肿瘤所在部位、脊髓节段、椎体平面以及肿瘤性质表现相应症状、体征。

主要症状和体征有如下几方面。

(1) 神经根痛是椎管内肿瘤最常见的首发症状。

(2) 感觉障碍。多表现为感觉不良和感觉错乱。髓外肿瘤多表现肿瘤平面以下同侧瘫痪和深感觉消失,对侧痛温觉缺失。其感觉异常的最高界多提示肿瘤下界。

(3) 运动障碍。肿瘤压迫平面以下上位神经元损伤,表现为反射亢进和无力。肿瘤平面反射减弱或消失。圆锥及马尾部肿瘤表现为下运动神经元瘫痪、无力。

(4) 自主神经功能障碍。最常见是膀胱和直肠功能障碍出现尿潴留和大小便失禁。

(四) 诊断

上述肿瘤首选手术治疗,术后均取得病理诊断。术前、术后的 MRI 检查很重要,能通过 MRI 检查了解术前肿瘤病变范围和术后残留病灶。

(五) 治疗

1. 手术 手术既能减压也能获得病理诊断。除外患者全身情况差、不能耐受手术者或已有广泛转移者,所有椎管内肿瘤均应及早手术。

2. 放射治疗

(1) 脊椎成骨肉瘤、软骨肉瘤等术后应行放疗。

射野:肿瘤边缘上下各放 3~5cm,常规分割,放射剂量 60~66Gy。三维适形放疗,使脊髓受量低于45Gy。

(2) 椎管内脊膜瘤和低度恶性肉瘤,完全切除术后不需放疗。次全切除或部分切除术后,椎管内恶性脊膜瘤和恶性神经鞘瘤、恶性神经纤维瘤术后需行放疗。

射野:根据术前病变范围外放 1.5~2.5cm。常规分割,放射剂量 50~54Gy,DT180cGy,或 DT100cGy 2 次/d,放射剂量54Gy。

(3) 脊髓内的低度恶性胶质瘤次全切除术后。射野:局部野,病变上下各放 3~5cm,射野宽 7~8cm,常规分割,放射剂量 50Gy/28f·(5~6)周,DT180cGy/次。

(4) 脊髓内恶性星形细胞瘤术后给予局部放疗(不行全中枢轴放疗)。射野:包括肿瘤区,镜下肿瘤区外放 3~5cm,常规分割,放射剂量 54Gy/(30f·6)周,DT180cGy/次。

(5) 脊髓内恶性室管膜瘤和良性多发灶室管膜瘤,需行全中枢放疗,常规分割,放射剂量45Gy,DT180cGy/次。局部推量至 50~54Gy。

3. 化疗 对于恶性度高的骨和软组织肉瘤主张行化疗(有关化疗方案参考有关章节)。

BCUN 可能对恶性星形细胞瘤和多形性胶母细胞瘤有效,CCNU、PCV 等对恶性脑脊膜瘤有效。

(任洪波 李少林)

Summary

Tumors of the central nervous system(CNS) represent a unique, heterogeneous population of both benign and malignant neoplasms. Patients with tumors of glial origin often present with general, non-focal signs and symptoms or with focal manifestations related to the specific area of the brain occupied by the tumor. General signs include headache, nausea, vomiting, generalized seizures, and/or changes in level of consciousness. Patients with signs and symptoms suggestive of an intracranial mass should undergo neuroimaging studies and receive a histologic diagnosis. The neuroimaging modality of choice for CNS tumors is the MRI. Tissue analysis is necessary to establish a precise tumor diagnosis and to effectively plan therapy. Neurosurgical morbidity and mortality rates have been improved to such a degree over the past several decades that a decision not to operate is rare. At present, virtually the only reason not to operate on a brain tumor patient is in the setting of a diffuse intrinsic brainstem tumor. After surgery, patients with GBM or AA are treated with radiation therapy, and in some cases, with chemotherapy. Irradiation is an effective adjuvant to surgery for malignant gliomas, and in prospective trials has afforded better survival than either surgery alone or surgery plus chemotherapy. Indeed, after surgical resection, radiation therapy is the single most effective treatment for both of these tumor types. Chemotherapy is used adjuvantly with surgery and radiation therapy.

第十一章 皮肤癌及恶性黑色素瘤

第一节 皮 肤 癌

皮肤(skin)是人体最大的器官,被覆于身体表面,在口、鼻、肛门、尿道口、阴道口等处与体内管腔黏膜相移行。皮肤由表皮、真皮和皮下组织三层组成。表皮(epidermis)由外胚层分化而来,为分层排列的鳞状上皮细胞,厚0.05~0.15mm,在表皮基底层的细胞能有序进行有丝分裂替代表皮丢失的鳞状细胞。真皮(dermis)从中胚层分化而来,由胶原纤维、网状纤维、弹力纤维以及细胞和基质构成,真皮分乳头层和网状层。靠近表皮下部的称乳头层,此层较薄,形成乳头状隆起并突向表皮。其内有丰富的毛细血管和毛细淋巴管,并常有游离神经末梢和(或)触觉小体。其下为网状层,两层互相移行,无截然界限。网状层除含有较大血管、淋巴管和神经外,尚有肌肉和皮肤附属器等结构。皮下组织(subcutaneous tissue)位于真皮下方,由疏松结缔组织和脂肪小叶构成,又称皮下脂肪层。此层还有汗腺、毛根、血管、淋巴管和神经等。

随着心血管疾病与癌症治疗疗效的改善以及人们寿命的延长,暴露紫外线照射的机会增多,导致非黑色素瘤皮肤肿瘤发生明显增加。虽然,其转移率和死亡率非常低,治愈率达94%以上,但是病期发展到晚期时,易毁容和破坏大面积的软组织、软骨及骨。据估计,在美国每年花费超过4亿美金用于治疗基底细胞癌与鳞状细胞癌。因此,确定哪些人有高危发病机会,哪些患者有高危死亡率是非常有价值的,这有利于进行早期诊断和治疗,从而提高治疗疗效和生活质量。

一、病因与流行病学

皮肤恶性肿瘤常见的组织类型为基底细胞癌(约60%)与鳞状细胞癌(约30%),两者统称为皮肤非黑色素恶性肿瘤(nonmelanoma skin cancers,NMSC),其次为恶性黑色素瘤,还有其他皮肤恶性肿瘤,如隆突性皮肤纤维肉瘤、汗腺癌以及 Merkel 细胞癌。

皮肤癌中基底细胞癌与鳞状细胞癌的发病率因地理纬度和易感人群的不同而差异较大,澳大利亚和新西兰发病率较高,约占皮肤恶性肿瘤的一半,在我国的发病率较低。澳大利亚发病率最高。发病率还随时间的推移在增加,从1985~1990年,有些地区皮肤基底细胞癌与皮肤鳞状细胞癌的发病率分别增加了11%与51%。美国发病率不到澳大利亚的一半,以德克萨斯州为最高,占全部肿瘤的35%,在夏威夷为729/10万,在美国北部为195/10万。在美国,白人中发生基底细胞癌的危险性是28%~33%,鳞状细胞癌为7%~11%。据估计,2010年在美国诊断为基底细胞癌和鳞状细胞癌的病例超过200万例,超过所有其他癌症发生率的总和,其中基底细胞癌发病率是鳞状细胞癌的4~5倍。在北京地区的皮肤癌发病率1993~1997年男性为1.2/10万,女性为1.1/10万,80岁时达到13.1/10万,比30岁时高40倍,与上海地区没有明显的差别。

光线性角化病(actinic keratosis)是太阳引起的癌前损伤;Bowen病是主要发生在老年人群中的皮肤鳞状细胞癌的原位癌损伤。以上两种损伤若不治疗,能发展为具有侵袭性的鳞状细胞癌,且具有潜在转移能力。着色性干皮病是皮肤鳞癌的先兆病变,不治疗迟早将发生皮肤癌;白化病患者也易发生皮肤癌。紫外线、电离辐射是导致皮肤癌的因素;经常接触砷、沥青,慢性皮肤炎症也可能是发病的病因,而大多数为紫外线所致,照射波长为290~320nm。人种也与发病有比较明确的关系,皮肤白皙、蓝眼睛、金发等浅皮肤颜色的人群易患皮肤癌,白种人的发病率是非白种人的45倍多,在黑皮肤人种中,患皮肤癌罕见。日光照射是公认的导致皮肤鳞状细胞癌的环境因素,浅色皮肤的人接受过多的日光照射患皮肤癌危险性更高,特别是易受太阳照射的头颈部。因此专家们认为对大众进行皮肤防癌教育应该大力推进,皮肤不应接受太多的太阳曝晒,应减少紫外线照射。

二、病理学与临床表现

(一)鳞状细胞癌(squamous cell carcinoma)

又称表皮样癌或棘细胞癌,是表皮角质细胞的恶性肿瘤。紫外线、放射线、砷剂、烃类、热力、瘢痕、病毒、免疫抑制及煤焦油等化学致癌剂均可成为诱因。本病亦常发生于某些慢性皮肤病的基础上,如烫伤瘢痕、慢性放射性皮炎、寻常狼疮、老年角化病、黏膜白斑和慢性溃疡等。皮肤鳞状细胞癌多见于50~60岁,发病率男性高于女性,好发部位以颞颊耳前、头皮和手背等部位为主。头面部为第一位,占65%,其次为上肢,占25%。早期病变为疣状斑或淡黄色结节,继之出现中心溃疡的皮肤结节。一般生长慢,但较之基底细胞癌生长快,病变以局部浸润扩散为主,偶有淋巴结转移,血行转移罕见,其转移率为1%~10%。当出现淋巴结转移时,提示局部病变较晚,累及皮下的周围组织,提示预后较差。头面部的皮肤鳞状细胞癌出现淋巴结转移时,主要在腮腺区和颈部,单侧的转移者的生存率要比双侧者优。

(二)基底细胞癌(basal cell carcinoma)

又称基底细胞上皮瘤。是一种起源于表皮及其附属基底细胞的恶性上皮细胞瘤,极少发生转移。长期日晒是明显的诱因,放射线、外伤、应用砷剂等均可诱发本病。一般发生于30~40岁个体,男性比女性更易患基底细胞癌,以颜面部多见,占基底细胞癌的85%,而以眼眶周与颧颞部为高发部位,在躯干四肢仅约占15%。基底细胞癌可根据不同生物学行为、组织学、分化度以及临床特征分为:溃疡性结节、纤维上皮瘤型、扁平的溃疡性病变、红斑性、鳞性斑块和硬斑病样。病变的中心易破溃,溃疡面清楚,中央区扁平;当病变较大时,边缘翻卷不整齐,甚至向外扩展或深浸润,形成大溃疡,除掉溃疡面的痂皮易出血。病程长,以直接浸润扩散为主及极少发生转移为其特征。

(三)Paget 病(Paget disease)

又称湿疹样癌。是一种表皮内存在异常细胞的湿疹样疾病,许多病例具有潜在的导管腺癌。乳房 Paget 病主要发生在中年(平均年龄55岁)的女性乳房部位,多为单侧,最初在乳头或乳晕处出现小片状鳞屑性红斑,可有少许渗液,损害渐扩大超出乳晕,并出现糜烂、结痂或溃疡,类似湿疹的皮损,但边界清楚,触之有肥厚感。有时为暗红色浸润斑块,可发生糜烂或溃疡。常有不同程度的痒痛感。病程慢性,可持续多年而无明显变化。常合并乳腺导管癌。乳房 Paget 病宜采用根治术或采用乳房切除术加放射治疗。乳房外 Paget 病与乳房 Paget 病的皮损相同,易发生在大汗腺分布处,若发生在肛周或外阴处的皮损,可出现乳头瘤样增殖。发生在阴茎阴囊的 Paget 病为乳晕湿疹样癌,手术后易复发(31%~61%),Mohs 化学手术疗法效果较好,复发率为23%。

(四)Bowen 病

Bowen 病是皮肤鳞状细胞癌的原位癌或表皮内鳞状细胞癌,在 TNM 分期中标记为 T_{is},

可发生在任何部位,但通常易发生在头颈部,约20%~30%的病变在5~10年后发展为浸润癌,2%的患者可能发生淋巴结转移。可选用外科切除、放射治疗、局部5-FU和Mohs病理监控手术方法进行治疗。

(五) Merkel 细胞癌

Merkel细胞癌是一种浸润癌、具有神经内分泌功能的皮肤癌,发病率低,老年者多见,中位年龄75岁,性别差别不明显。然而,尽管给予积极的治疗,它仍有较高的局部复发和远处转移率。有研究显示,术后辅以放射治疗能减少局部复发,从而提高疗效。

三、诊断与分期

根据病史、病变生长特点、速度及转移情况,可给予初步诊断,病理检查是必要的。对于光线性角化病、角化棘皮瘤、基底细胞癌和鳞状细胞癌,肉眼的区别是困难的,需要通过病理活检才能鉴别。

对于经久不愈或有少量出血的皮肤溃疡,光线性角化病出现溃疡流血,往日的慢性皮肤病变出现溃疡或结节性隆起,经久不消的红色瘢痕并出现表浅糜烂等,应警惕早期恶性病变可能,给予病理活检。

皮肤鳞状细胞癌的恶性程度与肿瘤异型性的程度密切相关,低度恶性肿瘤表现为分化良好,细胞大小一致,核分裂象和核异型性较少,细胞间桥无改变。高度恶性肿瘤表现为细胞几乎未分化,多为梭形,有坏死,核分裂和侵袭性较深。

AJCC(American Joint Committee on Cancer)组织学分级为: G_X 为无法评估, G_1 为高分化, G_2 为中分化, G_3 为低分化, G_4 未分化。

基底细胞和鳞状细胞皮肤癌AJCC的TNM分期见表5-11-1-1、表5-11-1-2。

表5-11-1-1　基底细胞和鳞状细胞皮肤癌 AJCC 的 TNM 分期

原发肿瘤(T) *		分化	低分化或未分化
T_x:原发肿瘤无法评估		区域淋巴结(N)	
T_0:无原发肿瘤证据		N_x:区域淋巴结无法评价	
T_{is}:原位癌		N_0:无区域淋巴结转移	
T_1:肿瘤最大直径≤2cm且少于2个高危特征 **		N_1:单个同侧淋巴结转移,最大径≤3cm	
T_2:肿瘤最大直径>2cm或任意大小的肿瘤但有2个或更多的高危特征 *		N_2:单个同侧淋巴结转移,3cm<最大径≤6cm;多个同侧淋巴结转移但最大径≤6cm;双侧或者对侧有淋巴结转移但最大径≤6cm	
T_3:肿瘤侵及上颌骨、下颌骨、眼眶或颞骨		N_{2a}:单个同侧淋巴结转移,3cm<最大径≤6cm	
T_4:肿瘤侵犯骨骼或颅底周围神经		N_{2b}:多个同侧淋巴结转移但最大径≤6cm	
注:同时多个原发病灶,依据最高的肿瘤分类,并在括号中表明肿瘤数量,如 $T_3(5)$		N_{2c}:双侧或者对侧有淋巴结转移但最大径≤6cm	
深度/侵袭	>2mm 厚度	N_3:淋巴结转移,且最大径>6cm	
Clark level≥Ⅳ		M:远处转移	
周围神经受侵		M_0:无远处转移	
解剖部位	原发于耳	M_1:远处转移	
位置	无毛发的口唇部		

*眼睑鳞状细胞癌除外, **原发肿瘤(T)分期高危特征

表 5-11-1-2　基底细胞和鳞状细胞皮肤癌 AJCC 的 TNM 分期

分期	T	N	M	分期	T	N	M
0 期：	T_{is}	N_0	M_0	IV期：	T_1	N_2	M_0
I 期：	T_1	N_0	M_0		T_2	N_2	M_0
II 期：	T_2	N_0	M_0		T_3	N_2	M_0
III 期：	T_3	N_0	M_0		任何 T	N_3	M_0
	T_1	N_1	M_0		T_4	任何 N	M_0
	T_2	N_1	M_0		任何 T	任何 N	M_1
	T_3	N_1	M_0				

四、治　疗

皮肤癌的治疗方式有手术、放疗、药物、冷冻、激光以及电干燥法等,决定哪种方式与病变的位置、范围、病理类型、一般情况以及既往治疗史有关,其治疗原则见表 5-11-1-3。

表 5-11-1-3　皮肤鳞癌与基底细胞癌的治疗原则

肿瘤类型	治疗原则
鳞癌	
原位癌	刮除术+电干燥法,冷冻疗法,手术切除,放射治疗,Mohs 病理监控手术,激光治疗
浸润型	手术切除,放射治疗,Mohs 病理监控手术
基底细胞癌	
结节性	刮除术+电干燥法,冷冻疗法,手术切除,放射治疗,Mohs 病理监控手术
表浅型	刮除术+电干燥法,冷冻疗法,手术切除,放射治疗,激光治疗与局部化疗
硬斑病/浸润型	手术治疗,Mohs 病理监控手术
多发癌	Mohs 病理监控手术
嗜碱性鳞状细胞分化	手术

(一) 手术治疗

手术治疗包括刮除术、传统手术、Mohs 手术、POMA 手术等。

皮肤鳞状细胞癌和基底细胞癌诊断后,可根据病变的部位、大小和对治疗后的美容效果的要求等选择治疗方法。如果进行手术切除,在术前精确估计病变部位和浸润深度,评估手术后的美容和器官功能效果,这样才能既达到满意的切除病变,又不出现明显损容。皮肤鳞状细胞癌和基底细胞癌手术效果好,治愈率可高达 97%。

对于放射治疗及其他治疗后的复发未控者,或已有淋巴结转移、病变侵犯骨、软骨、反复复发以及发生在瘢痕基础上的病变,手术治疗应该为首选。

手术方式以 Mohs 病理监控手术(microscopically controlled excision)优,它能在较小的切除范围,更完整切除病变。首程治疗的基底细胞癌,Mohs 病理监控手术后的 5 年复发率仅为 1%,而其他手术治疗为 7%~10%。其他手术治疗方式与其他非手术治疗的复发率相近,放射治疗为 8.7%,局部化疗为 7.5%。对于复发的基底细胞癌和鳞状细胞癌的再程治疗,Mohs 病理监控手术治疗仍优于其他治疗方法,治疗后的复发率为 5.6%,其他手术切除为 17.4%,而放射治疗为 9.8%。因此,对于肿瘤体积大、硬斑型、复发病变或位于危险区域的病变,用 Mohs 病理监控外科切除病变较好,而对于小结节状、浅表型的病变外科切除仍可作为首选。

对于头颈部皮肤鳞癌,少数可能发生淋巴结转移,第一站淋巴结转移为腮腺部位,第二站为颈部淋巴结。Barzilai 报道 22 例伴有淋巴结转移的头部皮肤鳞癌,其中腮腺部位转移占 50%,而颈部为 59%,病理转移分别为 68% 与 46%,单部位转移分别为 36% 与 20%。治疗疗效在单个部位转移的生存率好,分别为 60% 与 100%,而多发部位转移无长期生存。Hong 报道在 102 例发生腮腺区淋巴结转移的头颈部肿瘤中,20 例为头面部皮肤鳞癌所致,给予手术(30%)或手术加放疗(70%),30% 出现了面神经损伤,有 3 例(15%)出现局部复发,其中 2 例为单纯手术者。尽管皮肤癌出现淋巴结转移表示病变较晚,但手术后给予放射治疗仍能有效控制病变,取得比较满意的效果。

Merkel 细胞癌疗效差。有报道 86 例的治疗结果,中位年龄 75 岁,无明显的性别差别,其中 59% 诊断时无转移,22% 伴有淋巴结转移,有 19% 不能找到原发病灶,仅有转移病灶。总的生存率与无病生存率分别为 47% 与 25%,约 30% 的患者死于此病,因此,它的治疗效果要明显差于皮肤鳞癌和基底细胞癌。手术后加放疗比单纯手术有更好的无病生存率(10.5 个月与 4 个月)。55% 出现区域复发,单纯手术和手术加放射治疗的复发率相似,分别为 14% 与 12%,但结节性复发在手术加放射治疗要低于单纯手术者,分别为 14% 与 37%,说明 Merkel 细胞癌的疗效较差,以手术加放射治疗的综合治疗为主。

(二) 放射治疗

基底细胞和鳞状细胞皮肤癌最常用的治疗方法是手术和放射治疗,回顾文献,通过手术,得到了很好的治疗结果。然而考虑到器官功能保存、美容和患者优先选择等,为了得到最佳的、全面的效果,可能把放射治疗选择为主要治疗手段。合理应用放射治疗,病员能获得高治愈率和极好的美容效果,但对放射治疗技术细节把握是非常重要的,因此,足够的放射治疗技术培训在治疗非黑色素恶性皮肤肿瘤(鳞状细胞癌和基底细胞癌)是非常必要的,否则治愈率和美容效果将打折扣。

1. 适应证

(1) 皮肤癌多发生在头颈部,而头面部血运丰富、对放射耐受性好,治疗后并发症少,疗后多数可保存其功能与面容。因此,对于位于鼻及眼睑周围等头面部,而无淋巴结转移、无骨及软骨侵犯的皮肤癌,放射治疗应作为首选。

(2) 因年龄、内科疾患等不能耐受手术或拒绝手术者。

(3) 对基底部固定的疾病,宜行术前放疗,以增加完整切除的几率,减少复发。对病变巨大的肿瘤,单纯手术范围大,术前放射治疗可使肿瘤变小,使手术范围变小,这样容貌能保持更好。

(4) 对于手术后或其他治疗后复发者又不能进行手术者的晚期病变,可采用放射治疗或综合治疗,放疗仍能取得较好的效果,5 年生存率可达 39%。

(5) 术后辅助放疗,减少高危患者的复发率。术后放疗的价值已被广泛接受,建议有严重神经周累及的任何非黑色素恶性皮肤肿瘤(NMSC)应进行术后辅助放疗。另外,手术切缘阳性的皮肤癌也应考虑术后辅助放疗。对于那些躯干和四肢有局部性疾病,已经进行淋巴结切除,特别是淋巴结有包膜外侵或多个淋巴结累及的患者都应考虑术后辅助放疗。对于头颈部淋巴结有累及的所有病例都建议进行术后放疗。当然,临床观察对于只有一个淋巴结和没有包膜外侵的患者也是一个合理的选择。

2. 禁忌证

(1) 诱发皮肤癌的遗传条件,比如基底细胞痣综合征、着色性干皮病。

（2）结缔组织疾病,比如狼疮、硬皮病。

（3）有疣的癌不宜放疗,因为有若干文献报道放疗后增加了转移风险。

3. 放射技术

（1）放疗前要明确病理类型,并给予抗感染治疗控制病变感染、减轻水肿,这有利于了解病变范围、浸润深度和提高肿瘤的放射敏感性。另外,在颌面部的病变,应给予疗前洁齿,防止发生放射性骨坏死。

（2）根据病变范围和浸润深度设计放射野　Epstein 等（1973）报道 125 例基底细胞癌小肿瘤,手术切缘为 2mm,122 例切缘无癌。因此,在病变小者,肿瘤外 3 mm 为安全照射边界。随肿瘤病灶增大,照射边界应加大,当剂量在 30～40Gy 时,应根据肿瘤缩小情况调整射野,缩至 1cm 边距,这样可更好的保护正常器官和组织。当有区域淋巴结转移时,应同时设野进行照射。NCCN（National Comprehensive Cancer Network）指南建议如下（表 5-11-1-4、表 5-11-1-5）。

表 5-11-1-4　鳞状细胞皮肤癌放射治疗原则

原发肿瘤*	剂量时间分次模式	原发肿瘤*	剂量时间分次模式
肿瘤直径	剂量分次和完成治疗时间	淋巴结去除后	
<2cm	64Gy/32 次×(6～6.4)周	头颈部有包膜外侵	60～66Gy/(6～6.6)周
	55Gy/20 次×4 周	头颈部无包膜外侵	56Gy/5.6 周
	50Gy/15 次×3 周	腋窝、腹股沟有包膜外侵	60Gy/6 周
	35Gy/5 次×5 天	腋窝、腹股沟无包膜外侵	54Gy/5.4 周
≥2cm	66Gy/33 次×(6～6.6)周	无淋巴结去除	
	55Gy/20 次×4 周	临床(−)但具亚临床危险	50Gy/5 周
术后辅助放疗	50Gy/20 次×4 周	具临床证据腺病(头颈部)	66～70Gy/(6.6～7)周
	60Gy/30 次×6 周	具临床证据腺病(腋窝,腹股沟)	66Gy/6.6 周
区域病变-所有放射剂量采用 2Gy/次并且采用缩小野技术			

*鳞状细胞皮肤癌原发肿瘤<2cm,射野边界为 1～1.5 cm;原发肿瘤>2cm,射野边界为 1.5～2cm。当电子束靠近危机器官（比如眼眶）,要使用铅皮准直器,射野外放边界应收紧。使用电子束时,为了得到充足的皮肤剂量,必须加组织填充物。电子束能量选择原则,不但要保证肿瘤表面获得充足的剂量,同时至少保证远端 90% 等剂量线包括肿瘤后沿。电子束剂量被指定在最大深度处剂量的 90% 的点上。考虑到两种辐射类型相对生物学行为差异,深部 X 射线剂量被指定在最大吸收剂量点上（皮肤表面）

表 5-11-1-5　基底细胞皮肤癌放射治疗原则

肿瘤直径	外放边界	电子束照射剂量和分次	肿瘤直径	外放边界	电子束照射剂量和分次
<2cm	1～1.5cm*	64Gy/32 次×(6～6.4)周**	≥2cm	1.5～2cm*	66Gy/33 次×(6～6.6)周
		55Gy/20 次×4 周			55Gy/20 次×4 周
		50Gy/15 次×3 周	术后辅助放疗		50Gy/20 次×4 周
		35Gy/5 次×5 天			60Gy/30 次×6 周

*基底细胞皮肤癌放射治疗时,当用电子束照射时射野外放边界要比常规 X 射线照射时要扩宽,因为电子线束半影更大。当电子束靠近危机器官（比如眼眶）,要使用铅皮准直器,射野外放边界应收紧。使用电子束时,为了得到充足的皮肤剂量,必须加组织填充物。电子束能量选择原则,不但要保证肿瘤表面获得充足的剂量,同时至少保证远端 90% 等剂量线包括肿瘤后沿。

**电子束剂量被指定在最大深度处剂量的 90% 的点上。考虑到两种辐射类型相对生物学行为差异,深部 X 射线剂量被指定在最大吸收剂量点上（皮肤表面）

（3）放疗剂量与能量：如上表，通常选用深部 X 射线与低能 β 射线（15MeV 以下），根据病变范围和浸润深度选择射线能量。当用电子线照射时，考虑电子线剂量分布规律，射野边界相对于深部 X 射线治疗而言要适当放宽。在 30～40Gy 时，除根据肿瘤缩小情况适当调整放射野外，应适当调整射线能量，能量过低易导致复发，而能量过高又不能很好地保护正常组织。用 β 射线照射时，宜在肿瘤表面加 0.5cm 厚的填充物提高肿瘤表面的剂量。Halpern 等对深部 X 射线与 β 射线治疗皮肤癌的疗效进行对比，发现 β 射线治疗的局控率为 90% 以上，而且在保持容貌以及功能保护方面优于深部 X 射线治疗者。放射治疗时间拖长与提高美容效果有关。

（4）调强放射治疗（IMRT）：近年来调强放射治疗获得广泛应用，但当把 IMRT 作为治疗皮肤癌的主要治疗方式时，一定要得到物理师的支持和培训，特别要注意病变区获得充足的表面剂量。

（5）近距离放射治疗（brachytherapy）：近来，近距离放射治疗被推荐为处理鳞状细胞癌的手段之一。过去的一些研究显示了近距离放射治疗的有效性，特别是对于那些解剖结构具有挑战性的位置，比如鼻部。一些单位开始用近距离放射疗法治疗不可切除的病例，但这项技术需要特殊的装备和专业技能，因此现还未广泛开展。

（6）放射治疗疗效：Petit 等对 174 例放射治疗与手术治疗后的面部基底细胞癌的面容保持效果进行了比较，发现手术者的并发症发生率较放射治疗高，而在 4 年后的面容保持效果好者分别为 87% 与 69%。然而，随时间推移，外科面容保持效果改善，而放疗者为稳定或恶化。Caccialanza 等报道 2002 例进行放射治疗的皮肤肿瘤结果，病变完全消除者为98.7%，5 年生存率为 90.73%，保持面容好或可以者占 84.01%，急、慢性并发症发生率分别为 1.94% 与 0.34%，无放射引起的肿瘤发生。Caccialanza 等还报道了 229 例复发皮肤癌的放射治疗结果，剂量 45～70Gy，5 年治愈率为 83.62%，疗后保持面容效果好或可接受占92.62%。认为放射治疗是安全有效的，对不能进行广泛切除、复发的病变，特别是 60 岁以上的不能手术的老人，首选放射治疗。对于有较大面积或多处损伤而又拒绝手术的 Bowen's 病患者，放射治疗是有效的治疗选择。

4. 其他治疗 皮肤非黑色素恶性肿瘤（鳞癌和基底细胞癌）的治疗除手术和放射治疗外，在早期病变还可以冷冻疗法、激光疗法、局部化疗和局部放射性核素治疗。Moskalik 等报道激光治疗 I 期、II 期皮肤鳞癌和基底细胞癌的结果，发现其复发率小于 4%，比同期进行放射治疗和手术者的复发要低。

5. 影响预后的因素 肿瘤细胞的侵袭力与肿瘤大小、存在时间、部位、起源以及渐变的程度密切相关。大的肿瘤往往提示存在时间长或生长迅速，长期存在的肿瘤会蔓延生长并侵犯周围其他结构，如局部脉管系统、神经组织或软组织。头面部肿瘤会很快侵犯皮下组织，有较高的亚临床播散的危险。间变的鳞状细胞癌比分化好者，无论生长在任何部位，容易侵犯局部结构和具早期转移的可能。大溃疡或复发肿瘤，有发生转移的危险。而基底细胞癌通常只破坏局部组织，极少扩散。NCCN 指南复发危险因子（表 5-11-1-6、表 5-11-1-7）。其中，Area L=躯干和四肢；Area M=面颊，前额，头皮和颈部；Area H=面具覆盖区（面中部，眼睑，眉区，眶周，鼻部，嘴唇，下颌，耳前和耳后，颞部，耳），外生殖器，手和脚。

表 5-11-1-6　基底细胞复发危险因子

项目	低危	高危	项目	低危	高危
部位/大小	Area L<20mm	Area L≥20mm	免疫抑制	(−)	(+)
	Area M<10mm	Area M≥10mm	以前放疗位置	(−)	(+)
	Area H<6mm*	Area H≥6mm*	病理		
边界	清楚	不清楚	亚型	淋巴结**,浅表	侵袭性生长***
原发或复发	原发	复发	周围神经累及	(−)	(+)

　　*在一定的临床环境不管尺寸大小,病灶位置可构成高危因素。

　　**低危组织亚型包括结节型、表浅型和其他诸如角化病、Pinkus 纤维上皮瘤等非侵袭性生长类型。

　　***有局部硬块,硬化性的、混合浸润或在肿瘤任何部位微结节特征

表 5-11-1-7　鳞状细胞皮肤癌复发危险因子

项目	低危	高危
位置/尺寸*	Area L<20mm	Area L≥20mm
	Area M<10mm	Area M≥10mm
	Area H<6mm***	Area H≥6mm***
边界	清楚	不清楚
原发或复发	原发	复发
免疫抑制	(−)	(+)
以前放疗位置或长期炎症过程	(−)	(+)
神经系统症状	(−)	(+)
迅速生长肿瘤	(−)	(+)
病理		
分化程度	高分化	中等分化或分化差
腺样的,腺鳞样,或促结缔组织增生亚型	(−)	(+)
深度:厚度**或 Clark 分级	<2mm 或 Ⅰ期,Ⅱ期,Ⅲ期	≥2mm 或 Ⅳ期,Ⅴ期
周围神经或血管卷入	(−)	(+)

　　*必须包括红斑外周边缘。

　　**测量时,去除角化不全或硬壳/痂部分,如果有溃疡应从溃疡底部算起。

　　***在一定的临床环境不管尺寸大小,病灶位置可构成高危因素

　　具有高危复发因素的病员应加强培训,内容包括个人危险评估、防晒等自我保护的意识和方法。建议每月进行全身皮肤表面的自我检查,学会自己检查淋巴结,一旦发现有发病,立即进医院接受检查、治疗。

五、小　　结

　　皮肤癌中基底细胞癌和鳞状细胞癌在浅色人种中发生率高,且发生率上升,但治疗效果好。发病原因很多,最被认同的环境致癌物是紫外线。治疗疗效与肿瘤细胞的侵袭力有关,而肿瘤细胞的侵袭力与肿瘤大小、存在时间、部位、起源以及间变的程度密切相关。因此,掌握病理类型、病变范围、浸润深度等对选择治疗方法非常重要。头面部是好发区,手术、放疗以及局部化疗的治疗效果相近。在选择治疗方法时既要考虑控制病变,还要考虑

保持好的面容效果,治疗后容貌保持得好坏成为选择治疗方法的重要依据。放射治疗能获得很好的治愈率和极好的美容效果,但放射治疗技术必须要合理应用,只有把握好放射治疗技术细节,患者才能得到满意的治疗效果。因此,应加强放射治疗技术方面的培训。放射治疗中,要注意射线类型(深部 X 射线和电子线)、射线能量的选择、外放边界的确定、组织填充物的应用等。对于具有高危复发因素患者应加强自我检查,一旦发现皮肤癌发病,立即到医院接受检查和治疗。

(李贤富)

Summary

The skin is a heterogeneous organ, consisting of elements of ectodermal, endodermal, and mesodermal origin. Such a diverse group of tissues gives rise to a wide variety of benign and malignant tumors. Surgical excision with primary closure or repair with skin graft or flap is the treatment of choice for relatively small lesions with distinct borders. There should be an adequate margin of clearance of 3 to 5 mm to minimize the risk of recurrence. Tumor arising in late radiation dermatitis or X-ray keratosis should also be surgically excised rather than treated with more radiation. Likewise, tumor previously treated with radiation should be excised with the entire radiation scar, if possible, because tumor may exist in multiple foci within the irradiated field. The risk factors correlated with local recurrence and metastatic rates include treatment modality, prior treatment, location, size, depth, histological differentiation, histological evidence of perineural involvement, precipitating factors other than ultraviolet light, and host immunosuppression.

第二节　恶性黑色素瘤

一、概　　述

恶性黑色素瘤(malignant melanoma,MM)是由皮肤和其他器官黑色素细胞产生的肿瘤,可发生于皮肤、眼球、消化道、生殖系统等部位。多见于背部、胸腹部和腿部,其次为足底、指趾、甲下、头皮等部位,少数发生于外阴、消化道和眼内。其中以皮肤恶性黑色素瘤(cutaneous malignant melanoma)最常见,占皮肤恶性肿瘤的第三位,在所有原发于皮肤的恶性肿瘤中,皮肤恶性黑色素瘤只占4%,但其致死率却高达79%,是最危险的皮肤恶性肿瘤。其生物学行为有很大异质性,病变可以静止多年,也可以很快增大,并在短期内转移,一旦进入快速生长期,则预后差、死亡率高。

二、流行病学

皮肤恶性黑色素瘤的发病率占全部恶性肿瘤的1%~3%,恶性黑色素瘤是所有恶性肿瘤中发病率增长最快的肿瘤之一,年增长率3%~5%。美国男性恶性黑色素瘤发病率排名第6位,在所有恶性肿瘤中增长最快。美国女性恶性黑色素瘤发病率排名第7位,增长仅次于肺癌。澳大利亚昆士兰和美国的南亚利桑那州为恶性黑色素瘤的高发地区,发病率分别为40/10万和30/10万。白种人发病率高于其他肤色人种。亚洲国家发病率低,但是增长迅猛。北京市八城区统计资料显示 2000 年恶性黑色素瘤发病率为 0.2/10 万,2004 年其发病率已达 1/10 万。

三、病因学与发病机制

恶性黑色素瘤的病因研究在白种人中较多,主要认为与过度日照相关。日光中的紫外线(ultraviolet,UV)灼伤皮肤诱导 DNA 突变。紫外线中的 UVA 和 UVB 都能诱导恶性黑色素瘤的发生,但 UVB 是对黑色素细胞中某种基因起破坏作用并诱导发病的主要原因。研究已证实位于 9 号染色体短臂的 *P16* 或 *CDKN2A* 的基因突变是黑色素瘤高遗传易感性的主要原因。然而黑色素瘤也发生于其他肤色人种和未接受过大量阳光曝晒的人群。亚洲和非洲地区恶性黑色素瘤患者的原发病灶多位于足底、手掌、指趾和甲下等接触紫外线极少的地方,其病因尚不明确。

阳光暴晒也可能对黑色素瘤的发生发展起推动作用。皮肤容易被晒伤且皮肤白皙个体的患病风险更高。红发、金发、蓝眼睛或绿眼睛的个体风险较高。黑色素瘤家族史、黑色素瘤既往史、发育不良痣、外伤或免疫功能低下等也是本病的高危因素。

四、病　理　学

恶性黑色素瘤常见病理类型有浅表扩散型(superficial spreading melanoma,SSM)、结节型(nodular melanoma,NM)、雀斑型(lentigo malignant melanoma,LMM)、肢端雀斑样痣型(acral lentiginous melanoma,ALM)。少见类型有上皮样黑色素瘤、促纤维增生性黑色素瘤、恶性无色素痣、气球样细胞黑色素瘤、梭形细胞黑色素瘤、巨大色素痣、恶性黑色素瘤、儿童黑色素瘤、黏膜黑色素瘤、甲下黑色素瘤等。白种人中浅表扩散型最多见,黄色人种和黑色人种以肢端雀斑样黑色素瘤多见。

皮肤恶性黑色素瘤最初的分期体系由 Clark 于 1969 年建立,它根据病变浸润的皮肤层次将恶性黑色素瘤分为 5 级,分级越高预后越差。

Ⅰ级:瘤细胞限于基底膜以上的表皮内。

Ⅱ级:瘤细胞突破基底膜侵犯到真皮乳头层。

Ⅲ级:瘤细胞充满真皮乳头层,并进一步向下侵犯,但未到真皮网状层。

Ⅳ级:瘤细胞已侵犯到真皮网状层。

Ⅴ级:瘤细胞已穿过真皮网状层,侵犯到皮下脂肪层。

但该分类法有局限之处,如在鉴别Ⅱ级与Ⅲ级病变时缺乏客观标准,且不能反应肿瘤厚度这一目前公认最重要的预后指标。

Breslow 于 1970 研究了黑色素瘤垂直厚度与预后的关系,根据目镜测微器测量的恶性黑色素瘤最厚部分(从颗粒层或溃疡底部到恶性黑色素瘤浸润最深处的厚度),将恶性黑色素瘤分为 5 级:≤0.75mm,0.76~1.50mm,1.51~3.00mm,3.01~4.50mm 和>4.50mm。发现厚度越大预后越差。这一显微分级法后来被广泛采用,并被证实对判断预后具有重要价值。目前采用的第 7 版 AJCC 恶性黑色素瘤 TNM 分期在肿瘤 T 分期上进一步作了调整。

真皮层有丝分裂率(mitotic rate,MR)是肿瘤增殖的指标,记为每平方毫米有丝分裂的细胞数。John 等分析 13296 例Ⅰ期和Ⅱ期黑色素瘤患者的 MR 数据,发现 MR 为 $0/mm^2$ 的患者 10 年生存率为 93%,MR≥$20/mm^2$ 的患者 10 年生存率为 48%(P<0.001)。伴溃疡的

患者 MR≥5/mm² 者占 59%，无溃疡的患者 MR≥5/mm² 者占 16%（P<0.001）。在 10 233 例局限期恶性黑色素瘤患者的多因素分析中，MR 是仅次于肿瘤厚度生存率的独立预后因素。第 7 版 AJCC 恶性黑色素瘤 T_1 分期中增加 MR 为分期指标。

恶性黑色素瘤的病理学报告应包括以下几个内容。①通用的病理学诊断要素：肿瘤部位，病理组织学诊断，组织学类型，分化程度，肿瘤大小。②形态学预后指标：肿瘤厚度（mm），有无溃疡，真皮层有丝分裂率和活检边缘及深度（切缘是否累及）。如有微卫星灶，须写入报告，因为卫星灶的出现预示着局部或全身转移的风险极高。预后与Ⅲ期患者相仿。有无淋巴细胞浸润、淋巴管血管浸润。③免疫组化及基因突变情况：根据实际情况选择性检测，并加以报告。

五、临床表现

恶性黑色素瘤早期可以没有任何症状，少数时伴出血、瘙痒或疼痛。现将常见的 4 种恶性黑色素瘤的临床表现介绍如下。

1. 浅表扩散型 白种人中最常见，约占 70%。男性好发于躯干，女性好发于下肢。以水平生长期为特点，表现为大的肿瘤性色素细胞在鳞状上皮之间呈铅弹样或派杰样播散。肿瘤呈侧向型生长，由于上皮增生，病灶比雀斑型有更明显的隆起。其边缘呈锯齿状，并使皮肤纹理消失。发生于垂直浸润期之前，预后相对较好。通常由痣或皮肤的色素斑发展而来，一般外观不规则，颜色各异，可呈棕黑色、桃红色、蓝色、灰色甚至脱色素，边缘可伴瘙痒。

2. 结节型黑色素瘤 是恶性程度最高的一种，约占 12%。好发于背部，垂直生长为其唯一生长方式。常表现为快速生长的色素性结节，呈半球形，有的像血性水疱。可以出血或形成溃疡，较早发生淋巴结转移。可发生任何年龄，但大于 60 岁的老年人和男性更多见。诊断时一般浸润皮肤厚度较深，预后较差。

3. 雀斑样黑色素瘤 为 4 型中恶性程度最低的一种，约占 10%。好发于头、颈、手背等暴露部位。多见于中老年人，女性居多。增生的黑色素瘤细胞沿真皮表皮交界处呈线状或巢状增生，下延至毛囊壁和汗腺导管，并伴有严重的日光性损伤，同时有真皮内非典型性黑色素细胞浸润。表现为较大、较平或略高出皮面的棕色病灶。该类型并不是由痣发展而来的，往往经多年曝晒后发病，早期表现为深色不规则的皮肤斑点，可被误认为"老年斑"或"灼伤斑"。

4. 肢端雀斑样黑色素瘤 为主要发生于手掌、足底或甲下这些无毛发被覆部位的皮肤黑色素瘤，常发现较晚，是有色人种最常见的黑色素瘤类型。在白种人发病率低，约占 5%，与紫外线关系不大。黄色人种和黑色人种以该类型最为多见，近期北京大学肿瘤医院报道占 41.8%，预后差。

除了皮肤以外，约有 10% 的恶性黑色素瘤发生于皮肤以外的部位，其中常见的部位包括眼球的色素膜、脑膜的脉络膜丛、消化道黏膜以及女性生殖器等。其中色素膜黑色素瘤是眼内最常见的恶性肿瘤，根据发生的部位可以分为虹膜、睫状体和脉络膜黑色素瘤，一般生长缓慢、恶性程度较低、预后优于皮肤黑色素瘤。消化道黏膜黑色素瘤发生率不高，主要发生于肛门区，临床无特异性症状，淋巴结常受累，预后较差，还可发生于口腔黏膜或食管黏膜。女性外阴、阴道、宫颈及卵巢也可见少量恶性黑色素瘤。

恶性黑色素瘤卫星灶指原发灶周围直径 2cm 内发生的转移结节。淋巴结是恶性黑色素瘤最常见的转移部位,主要表现为区域淋巴结转移,指原发病灶发生转移后累积的首站或二级淋巴结。一般认为下肢的区域淋巴结为同侧腹股沟淋巴结,上肢的区域淋巴结为同侧腋窝淋巴结。移行转移指在原发病灶及其周围 2cm 范围与区域淋巴结之间,通过淋巴管转移的皮肤、皮下或软组织转移结节。远处转移常见的部位包括皮肤及软组织、肺、脑、肝等。

六、影像学与相关检查

ⅠB 期和Ⅱ期患者,作为基线检查的胸片可以选做,因为胸片对于检测肺部微小转移灶不敏感。Ⅰ期患者不推荐常规影像学检查如 CT、PET、MRI。Ⅱ期患者如有临床特异症状和体征,可进一步行 CT、PET 或 MRI 检查明确病变范围。

Ⅲ期患者临床判断淋巴结阳性者,为证实可疑转移灶,可行细针穿刺活检或切除肿大淋巴结活检。推荐腹股沟淋巴结转移的患者做盆腔 CT,检查有无盆腔淋巴结转移及后腹膜的淋巴结转移。对于小部分表现为移行转移的Ⅲ期患者,检查项目与其他Ⅲ期患者相同,包括活检病理证实转移。

Ⅳ期远处转移患者需经细针活检或切除活检可疑转移灶以明确诊断。行胸片或胸部 CT。可考虑做腹部、盆腔 CT 加或不加 PET。转移性黑色素瘤发生脑转移概率高,当提示有中枢神经系统轻微症状或查体阳性时,应该做头部增强 MRI 或 CT,如果结果阳性将影响治疗。典型的黑色素性黑色素瘤因具有顺磁性,表现为 T1W 高信号,T2W 低信号。这一信号特点与上皮性脑膜瘤和其他颅内肿瘤均不一样,较为特殊。因此 MRI 是颅内黑色素瘤的最佳影像学诊断方法,只要临床拟诊黑色素瘤,应首选 MRI 检查。尽管 LDH 对于预测是否转移不是敏感指标,但能指导预后,Ⅳ期的患者需进行血清 LDH 检测。

七、诊断与鉴别诊断

恶性黑色素瘤可发生于任何部位,当皮肤病变出现可疑变化时应给予进一步检查。美国国立癌症研究所推荐的"ABCDE"检查法,有助于皮肤恶性黑色素瘤的早期诊断。A(asymmetry)代表不对称性,B(border irregularity)代表边缘不规则,C(colour variation)代表颜色变化,D(diameter)代表直径大于 6mm,E(evolve)代表病变大小、形状、颜色较前发展变化。出现上述改变常提示恶性黑色素瘤的可能。

英国皮肤科医师协会(British Association of Dermatologists)推荐的 7 点检查法,也有助于发现早期病变。具体内容为:①病变增大,特别是快速增大者;②病变形状改变,原斑块病变出现表面隆起;③病变颜色改变;④炎症表现;⑤结痂或出血;⑥感觉异常;⑦病变直径 >7mm。其中前三项为主要特征,后四项为次要特征。当皮肤的色素损坏伴有任何一项主要特征或任意三项次要特征时,应高度怀疑为皮肤恶性黑色素瘤。

如果发现痣或色素斑有恶变倾向时,切除活检(圆形、钻孔或削取)为首选方式,应立即完整切除可疑病灶送病理,切缘一般 1~3mm。随着前哨淋巴结活检(sentinel lymph node biopsy,SLNB)开展的日益增多,初始诊断取活检时,切缘不宜过大,以保证随后准确的前哨淋巴结活检,避免干扰后续治疗。应有计划地注意切除活检的方向(如四肢取长轴方向)。病灶应沿深度全部切开,或取临床病灶最厚的部位活检,尤其特殊解剖部位的病灶(如手掌、足底、指趾、脸或耳朵)或巨大病灶。当黑色素瘤可能性低时,应行深切活检。对特殊部位或过大的病变,可采取切取活检,避免出现毁容或致残。根据病理报告可以决定扩大切除的范围并估计预后及是否行前哨淋巴结活检。

SLNB 一般在扩大切除术前实施,在原发病灶周围注射放射性物质或亚甲蓝等可以确定前哨淋巴结。对 IA 和 IB 期的低危患者,比如病变厚度≤0.5mm,有丝分裂≤2/mm²,SLNB 常规不做推荐,除非有特殊的临床适应证。I A 期如有不良指标包括厚度≥0.75mm、切缘阳性、切缘深、淋巴血管侵犯或 Clark Ⅳ ~ Ⅴ 级,考虑行前哨淋巴结活检。对于建议行 SLNB 的患者,是否进行 SLNB 要根据患者是否有明显的伴随疾病及患者的意愿来决定。如果前哨淋巴结阴性,不需要行局部淋巴结清扫。Murali 等研究 409 例 SLN 阳性的患者,认为 SLNB 有助于准确地预测恶性黑色素瘤患者的预后及优化治疗方案。

临床诊断为 I ~ Ⅱ 期的患者应做 SLNB 明确病理分期,约 5% ~ 30% 的患者行 SLNB 后被发现淋巴结转移,重新诊断为 Ⅲ 期。但这些患者的预后好于临床发现淋巴结转移的患者。

确诊恶性黑色素瘤后,有发育不良痣的患者,应该详细询问个人或家族史(既往是否切除过发育不良痣)。行全面体检和全身皮肤检查,查体时需特别注意区域淋巴结及相关引流区域,原发病灶在下肢的一定要注意检查盆腹腔淋巴结。进行局部、区域及易转移的远隔部位影像学检查,确定肿瘤分期。体检时一定要特别注意皮肤和淋巴结。分期检查应包括肺、肝、骨、脑和远处皮肤淋巴结等容易转移的部位。

无色素性黑色素瘤较少见,多发生于中年女性,部位多为皮肤和黏膜的交界处。镜下多为小细胞性恶性肿瘤,往往与低分化腺癌、未分化癌和淋巴瘤难以区分,部分上皮样瘤细胞还需与鳞状细胞癌或生殖细胞癌鉴别。可结合免疫组织化学检查进一步诊断。HBM-45 被认为是一种黑色素性肿瘤的生化标志物,具有较高的特异性,但在某些转移性黑色素瘤中呈阴性。86% ~ 97% 的文献有阳性报道,它虽不参与黑色素的合成,但可提示黑色素产生活跃,目前已成为诊断黑色素性肿瘤的常规手段。S100 蛋白作为神经损伤的生化标志物之一,已越来越多地应用于神经系统疾病的临床诊断和预后评估,在恶性黑色素瘤的免疫组织化学检查中为阳性。因部分脑血管病、中枢神经系统炎症、多发性硬化等疾病均有 S100 蛋白的表达,临床上应结合其他生化指标以及影像学资料进行综合分析。临床上恶性黑色素瘤还要注意与各种痣、硬化性血管瘤、角化病、甲下血肿、色素性基底细胞癌、鳞状细胞癌等良恶性疾病进行鉴别。

八、临床分期

目前常采用美国癌症联合会 2009 年修订的皮肤恶性黑色素瘤分期方法(第 7 版)。临床分期包括原发灶病理分期和临床及影像学所确认的转移灶。一般应在原发灶切除和分期检查完成后确定分期。病理分期包括原发灶,部分或全部区域淋巴结切除的病理情况。

原发肿瘤(T)

T_x 原发灶无法评价(如黑色素瘤退化或薄片活检)。

T_0 无肿瘤证据。

T_{is} 原位癌。

T_1 厚度≤1.0mm 伴或不伴溃疡。

T_{1a} 厚度≤1.0mm,不伴溃疡,有丝分裂比例<1/mm²。

T_{1b} 厚度≤1.0mm,伴溃疡,有丝分裂比例≥1/mm^2。

T_2 厚度 1.01~2.0mm 伴或不伴溃疡。

T_{2a} 1.01~2.0mm 不伴溃疡。

T_{2b} 1.01~2.0mm 伴溃疡。

T_3 厚度 2.01~4.0mm 伴或不伴溃疡。

T_{3a} 2.01~4.0mm 不伴溃疡。

T_{3b} 2.01~4.0mm 伴溃疡。

T_4 厚度 >4.0mm 伴或不伴溃疡。

T_{4a} >4.0mm 不伴溃疡。

T_{4b} >4.0mm 伴溃疡。

区域淋巴结(N)

N_x 区域淋巴结无法评价。

N_0 无淋巴结转移。

N_1 一个淋巴结转移。

N_{1a} 隐性转移(病理检查发现转移)。

N_{1b} 显性转移(影像学或查体可明确判断的转移)。

N_2 2~3 个淋巴结转移或移行转移(经淋巴道转移)但无淋巴结转移。

N_{2a} 隐性转移(病理检查发现转移)。

N_{2b} 显性转移(影像学或查体可明确判断的转移)。

N_{2c} 卫星灶或移行转移无淋巴结转移。

N_3 4 个或更多淋巴结转移或簇样转移结节或移行转移合并区域淋巴结转移或卫星灶合并区域淋巴结转移。

远处转移(M)

M_x 远处转移无法评价。

M_0 无远处转移。

M_1 远处转移。

M_{1a} 皮肤、皮下组织或远处淋巴结转移。

M_{1b} 肺转移。

M_{1c} 其他内脏转移或任何远处转移伴血清乳酸脱氢酶(lactate dehydrogenases,LDH)升高。

1. 临床分期

0 期

$T_{is} N_0 M_0$

ⅠA 期

$T_{1a} N_0 M_0$

ⅠB 期

$T_{1b} N_0 M_0$　$T_{2a} N_0 M_0$

ⅡA 期

$T_{2b} N_0 M_0$　$T_{3a} N_0 M_0$

ⅡB 期

$T_{3b} N_0 M_0$　$T_{4a} N_0 M_0$

ⅡC 期

$T_{4b} N_0 M_0$

Ⅲ期

任何 T　$N>N_0$　M_0

Ⅳ期

任何 T　任何 N　M_1

2. 病理分期

0 期

$T_{is} N_0 M_0$

ⅠA 期

$T_{1a} N_0 M_0$

ⅠB 期

$T_{1b} N_0 M_0$　$T_{2a} N_0 M_0$

ⅡA 期

$T_{2b} N_0 M_0$　$T_{3a} N_0 M_0$

ⅡB 期

$T_{3b} N_0 M_0$　$T_{4a} N_0 M_0$

ⅡC 期

$T_{4b} N_0 M_0$

ⅢA 期

$T_{1\sim4a} N_{1a} M_0$　$T_{1\sim4a} N_{2a} M_0$

ⅢB 期

$T_{1\sim4b} N_{1a} M_0$　$T_{1\sim4b} N_{2a} M_0$　$T_{1\sim4a} N_{1b} M_0$　$T_{1\sim4a} N_{2b} M_0$　$T_{1\sim4a} N_{2c} M_0$

ⅢC 期

$T_{1\sim4b} N_{1b} M_0$　$T_{1\sim4b} N_{2b} M_0$　$T_{1\sim4b} N_{2c} M_0$　任何 T $N_3 M_0$

Ⅳ期

任何 T　任何 N　M_1

根据 AJCC 黑色素瘤数据库收集的 38 918 例患者完整的临床病理信息资料的统计分析,AJCC 皮肤恶性黑色素瘤分期第 7 版做出了以下调整:局限期皮肤恶性黑色素瘤的肿瘤厚度、MR 和溃疡是最显著的独立预后因素;MR 代替 Clark 浸润深度作为定义 T_{1b} 的标准;包括病理检查发现的淋巴结转移,不考虑淋巴结转移的肿瘤负荷程度,都归入Ⅲ期;远处转移的部位或 LDH 都是独立的预后因素。

九、治　疗

(一) 手术治疗

手术对于恶性黑色素瘤的治疗意义重大,不管是对早期黑色素瘤患者,还是局部进展期,甚至远处转移患者,如通过手术有可能完全切除所有病灶,应该尽量手术。手术包括活检、扩大切除、前哨淋巴结清扫、淋巴结清扫及转移灶的切除。

Ⅰ期和Ⅱ期应根据病理报告中肿瘤的最大厚度决定扩大切除范围。曾行肿瘤活检术或边缘切除术者应行扩大切除术,并考虑前哨淋巴结活检。特殊部位的黑色素瘤应在按要求扩大切除肿瘤的前提下,再考虑美容及功能的需求,如位于肢端型的较大病灶,外科切缘>5cm 才能达到病理切缘净。在扩大切除充分的前提下,手术时应尽量避免植皮。推荐恶性黑色素瘤肿瘤厚度和切除边缘关系如下:原位癌切除边缘 0.5cm,肿瘤厚度≤1.0mm 切除边缘 1.0cm,肿瘤厚度 1.01~2mm 切除边缘 1~2cm,肿瘤厚度 2.01~4mm 切除边缘 2.0cm,肿瘤厚度>4mm 切除边缘 2.0cm。扩大切除的切缘计算应以手术当时实际切除为准,而非病理学家依据大体标本或镜下测量的切缘。

Ⅲ期原发病灶扩大切除同时行区域淋巴结清扫术。SLNB 或浅表淋巴结彩超证实有淋巴结转移的患者应行区域淋巴结清扫,区域淋巴结充分切除。受累淋巴结基底部须完全切除。送检淋巴结数反映了局部淋巴结清扫的程度和病理评价的准确性。腹股沟淋巴结清扫数应该不少于 10 个;腋窝淋巴结清扫数不少于 15 个;颈部淋巴结清扫数不少于 15 个;如腹股沟区转移性淋巴结≥3 个,应选择性行髂血管区域和闭孔区域淋巴结清扫。如果盆腔 CT 提示或 Cloquet 淋巴结阳性也应行髂血管区域和闭孔区域淋巴结清扫。如盆腔 CT 显示髂血管区域和(或)闭孔区域淋巴结转移或术中发现 Cloquet 淋巴结转移,推荐行腹股沟淋巴结深切除深部清扫。同时为确保淋巴结清扫的质量,手术记录中应详细描述淋巴结清除的解剖边界。

Ⅳ期转移者,转移灶如果可行细针穿刺或淋巴结活检尽量明确其病理诊断。根据临床资料判断其为局限或弥漫性疾病。针对局限性病变,大量的回顾性研究和一些前瞻性研究已经证实,在转移性黑色素瘤患者中对原发灶及转移灶进行完全手术切除可获得优于预期的生存率。黑色素瘤脑转移外科手术适应证包括:孤立、表浅转移灶,体能状态评分较高,无脑外转移,无病生存期在 2 年以上,青壮年及脑转移灶数目 1~3 处。Shawn 等总结了有可能手术获益的Ⅳ期患者的特征:①预计生存期长的,如非内脏转移的;②转移灶局限、有可能完整切除的;③体能状况好的,PS 为 0~1;④既往对放、化疗和生物治疗效果好的。

(二)隔离肢体热灌注化学治疗

Ⅲ期中的移行转移患者常表现为一侧肢体原发灶及其周围 2cm 的范围和区域淋巴结之间的皮肤、皮下和软组织内的肿瘤多发广泛转移。若其得不到有效控制,发展结果往往是局部病灶越来越多、越来越大,且多数病灶破溃、出血甚至感染,可严重影响患者生活质量并很快出现远处转移。局部手术难以切除干净。过去主要采取手术截肢或全身化疗的方法治疗。但有充足的循证医学证据表明,截肢并不能改善患者生存质量,反而会使其遭受身体与精神的双重打击,全身化疗的有效率也仅为 10% 左右。

此类型的转移目前推荐采用肢体隔离热灌注化疗(isolated limb perfusion,ILP)或者肢体隔离热输注化疗(isolated limb infusion,ILI)。ILP 是由美国的 Creech 教授于 1958 年创立,治疗局部不可手术的肢体黑色素瘤和肉瘤的方法。其治疗原理是通过手术分离出患肢动、静脉,将其与体循环阻断并连接到体外循环系统,从而建立患肢的局部血液循环。在加热的同时,使化疗药物在患肢内循环,并使药物在循环过程中充分氧和。治疗优势是局部化疗药物浓度高,无严重全身不良反应且有效率高。多数中心报道有效率为 80%~90%,CR 达 50%,有效率高于其他局部或全身治疗,但是 ILP 操作复杂且创伤较大,对患者自身条件的要求也较高,不适于老年人和有全身转移且合并其他内科慢性病者,仅适用于一般状况较好的年轻患者。ILI 于 1992 年由澳大利亚的 Thompson 教授将 ILP 技术简化并使其转变为一种微创治疗方法,ILI 的治疗原理是通过介入手段皮下放置动、静脉导管,将其与体循环阻断,建立患肢的局部血液循环,将化疗药物输入局部循环内同时加热,是一种在乏氧情况下建立的低流量化疗药物灌注。其局部药物浓度也高,同时可避免严重的全身不良反应且无需手术,疗效与 ILP 相似。悉尼黑色素瘤中心自 1992 年始 10 年间完成 300 余例 ILI,Ⅲ期恶性黑色素瘤,有效率约 80%,无相关截肢病例和相关死亡。>70 岁老年患者的有效率明显高于<70 岁患者(91% vs 78%,$P<0.05$)。澳大利亚悉尼黑色素瘤中心对 185 例接受 ILI 治疗者资料的统计表明,总有效率可达 84%,CR 率为 38%,PR 率为 46%。疗效持续的中位时间为 13 个月,其中达到 CR 者为 22 个月。中位总生存时间为 28 个月,其中达到 CR 者为 53 个月。美国纪念 Sloan-Kettering 医院 Brady 报告,22 例接受 ILI 治疗者的总有效率为 50%,CR 率为 23%,PR 率为 27%。CR 者和 PR 者疗效持续的中位时间分别为 12 个月和 11 个月。ILI 的全身毒性反应如胃肠道反应轻微,几乎没有严重的骨髓抑制。主要毒性反应为局部肢体的毒性反应,且多为轻度至中度。

ILP 与 ILI 的共同之处在于:两者都进行血管的隔离;对患肢都灌注化疗药物;肢体局部的化疗药物浓度都高(可达全身最大可耐受浓度的 10 倍);由于应用了充气止血带使肢体的局部循环与全身体循环分离,并且在治疗结束时将肢体含化疗药物的血清洗出来并废弃,因此避免了发生严重的全身不良反应。不同之处在于:ILP 需借助外科手段来实现,但因为操作和设备复杂,需要体外循环机来进行加温、氧合等,重复性差。故近年来 ILI 得到了广泛应用,有取代 ILP 的趋势。

(三) 化疗

达卡巴嗪是目前最常用且最有效的治疗恶性黑色素瘤的药物,有效率为 16%~20%,CR 率<5%,中位缓解期 4 个月,不延长总生存期。可在术后或放疗后单独静脉应用,如果为脑脊液播散性转移,可行鞘内注射。替莫唑胺是一种细胞生长抑制剂,是新型的口服烷化剂,生物吸收性高,易通过血-脑屏障,与达卡巴嗪作用机制相同,对恶性黑色素瘤及其他系统性转移瘤有效率为 25%,可降低转移,提高恶性黑色素瘤临床前期抗肿瘤活性。对晚期转移者应用替莫唑胺,与达卡巴嗪对照,发现替莫唑胺组中枢神经系统复发率明显减低($P=0.03$),可以代替达卡巴嗪进行恶性黑色素瘤的系统性治疗。新的化疗药物如替莫唑胺和福莫斯汀,虽然在疗效上并未明显超越达卡巴嗪,但两者能透过血-脑屏障,对脑转移有治疗和预防作用,且不良反应低,有较好的治疗前景。以达卡巴嗪为主的联合化疗方案有效率为 20%~30%,缓解期 6 个月左右。加入干扰素 α-2b,白介素-2 等组成生物化学治疗方案,有效率可达 40%~50%,但毒性较大,而且在生存期方面也未取得优势。

(四) 生物治疗

多个Ⅲ期随机对照临床试验都证明了高剂量干扰素 β(IFNβ)、干扰素 α(IFNα)可提高疾病控制率和生存时间。但其剂量有争议,不易耐受。临床试验证实辅助应用高剂量干扰素(High-Dose Interferon,HDI)可以延长高危患者的无复发生存期(relapse free survival,RFS)($P=0.006$),但在 HDI 组发生了严重的和(或)不可逆的不良反应,这些不良反应影响了患者的生活质量。2007 年 ASCO 报道的一项Ⅲ期临床随机试验显示了 4 周大剂量 IFNα-2b 与 1 年 IFNα-2b 治疗结果相当,这一结果不仅改写了恶性黑色素瘤辅助治疗的模式,而且使患者明显获益。该试验比较 IFNα-2b 1500 万 IU/m² iv gtt d1~5 Qw×4w 和 IFNα-2b 1500 万 IU/m² iv gtt d1~5 QW×4w 续贯 IFNα-2b 1000 万 IU/m² tiw×48w 的疗效。中位观察时间为 51m,中位 DFS 分别为 32m vs 31m($P=0.836$),OS 为 61m vs 63m($P=0.44$)。两者中断治疗人数分别为 11 人 vs 54 人,后者的 3/4 度血液学毒性、神经毒性明显多于前者。故 4 周大剂量 IFNα-2b 也可作为首选方案。

高剂量白介素-2(IL-2)仍是Ⅳ期黑色素患者的较佳选择之一。大多数公开发表的有关高剂量 IL-2 临床试验(600 000~720 000IU/kg 静脉注射 15 分钟。每 8 小时 1 次,共 14 次,休息 6~9 天后重复,重复 14 次。)的研究数据均报道其在治疗期间具有较大的毒性作用,如毛细血管渗漏综合征,需要住院治疗。不能用于器官功能不全、一般情况差、未治疗或有症状的脑转移患者,因其对脑转移效果较差,并可能加重转移病灶周围水肿。按照这样的剂量强度水平治疗后,客观有效率可以达到 20%,同时约半数的有效患者能够持续完全缓解最长达 5 年。

2005 年 2 月 FDA 批准了树突状细胞疫苗 DC-MelVac 用于Ⅳ期恶性黑色素瘤患者的治疗。

(五) 放射治疗

人们曾经认为恶性黑色素瘤细胞存在相当放射抗拒性,也许是由于继发于皮肤的正常黑色素细胞反复受到 DNA 损伤而产生有效的 DNA 修复机制所致。放射生物学研究发现恶性黑色素瘤细胞照射后的细胞存活曲线具有较宽的"肩区",提示亚致死性损伤的修复能力较强,故多年来常用较大分割剂量照射。但是近年来就总体而言,恶性黑色素瘤的放射敏感性与相当一部分恶性肿瘤并无特殊差异。恶性黑色素瘤的放射生物学特点为固有放射敏感性的异质性非常明显,其范围可能超过某些其他类型的恶性肿瘤,其主要放射效应参数如 D0、α/β 值、照射 2Gy 时细胞存活率(surviving fraction at 2.0Gy,SF2)等的平均值与大多数肿瘤并无系统的差别。van den Aardweg GJ 等离体研究 4 例眼色素层恶性黑色素瘤患者原发瘤和 4 例远处转移灶的放射敏感性,通过单次照射获得细胞存活曲线得到的克隆细胞株 α/β 值为一个较宽的范围,表明眼色素层恶性黑色素瘤原发瘤和转移瘤放射敏感性存在差异。Rofstad 离体研究 10 例恶性黑色素瘤患者原发瘤和 1~3 个远处转移灶的放射敏感性,以 D0 值为效应观察指标。结果第 1 组 4 例,原发瘤和转移灶均为放射抗拒性;第 2 组 3 例,原发瘤和转移灶均为放射敏感性;第 3 组 3 例,原发瘤放射敏感,转移瘤中的最不敏感者为放射抗拒性(D0 值分别为 0.94Gy、1.51Gy,P<0.05)。未发现转移瘤较原发瘤对放射敏感者。其 α/β 值为 1.0±0.2Gy 到 33.0±6.7Gy。7 个细胞株的 α/β 值接近或高于早反应组织。余下的 3 个细胞株的 α/β 值接近或低于晚反应组织。研究认为恶性黑色素瘤是一个放射敏感性方面存在较大异质性的肿瘤。其他的一些研究也表明恶性黑色素瘤在 LQ 模式剂量效应存活曲线的 α/β 比值范围很宽,视实验动物、方法和黑色素瘤的类型而定,为 6~18Gy。另有报道为 2.5~15.0Gy,以及其低值为 0.57Gy(95% 可信区间为 1.07~2.5Gy)者。目前大体上不再认为其是放射抗拒的肿瘤。由于体内 α/β 值和体外 α/β 值及 SF2 有显著的相关性,体内高的 α/β 值对应体外低的 SF2 值。由此建议对恶性黑色素瘤的放射治疗方案应该个体化。

离体细胞的实验数据不一定完全适用于活体病变细胞。恶性黑色素瘤大分割照射能否提高疗效,为解决这一问题,美国肿瘤放射治疗协作组(RTOG)于 1983 年~1988 年进行了 RTOG83-05 前瞻性随机研究。对软组织、皮肤和淋巴结等恶性黑色素瘤病变准确测量病灶大小,分为<5cm 和>5cm 两种,再随机分组。62 例分次量为 8Gy,照射 4 次(第 1 天、7 天、14 天、21 天)。64 例分次量为 2.5Gy,照射 20 次(5 次/周)。结果总有效率相似,分别为 60% 和 58%;两组 CR 和 PR 率也相似。值得注意的是大分割少分次放疗将引起较严重的并发症,说明大分割少分次放疗并无益处。恶性黑色素瘤放疗有效率近 60%,而标准化疗方案很少超过 20%。该研究结果也证实恶性黑色素瘤并非放射抗拒肿瘤。

一方面重视恶性黑色素瘤固有放射敏感性,另一方面还应该关注影响恶性黑色素瘤放射治疗疗效的其他因素,如肿瘤细胞的生长比、肿瘤乏氧、再氧合的能力、接触修复能力、周期内细胞的再分布等。由此可见:①恶性黑色素瘤具有很明显的放射敏感异质性,可存在于恶性黑色素瘤患者的不同个体之间和同一患者的不同病灶之间;②针对恶性黑色素瘤明显的放射敏感异质性,有条件的单位可以开展恶性黑色素瘤放射治疗个体化的研究;③针对不同的病变部位和不同的治疗目的,可以采用合适的不同分割方案进行放射治疗。

恶性黑色素瘤的放疗分为辅助放疗和姑息性放疗。通常选用深部 X 线或低能量 β 线进行照射,射线能量依病变厚度而定,深部病灶可选用高能 X 线行适形放疗、调强放疗或立体定向放射治疗。肿瘤靶区剂量不能小于90%,必要时加填充物改善表面剂量。照射边界原位癌在瘤外1cm,浸润性病变与外科切缘要求相同。分割剂量以 2.5～5Gy/F,每周 3～5 次,总剂量为 70～80Gy。

辅助放疗适用于原发灶位置特殊无法手术或手术切净、淋巴结囊外侵犯、淋巴结直径≥3cm、淋巴结受累>3 个和淋巴结清扫后局部再次复发的患者。近期的多中心/随机Ⅲ期临床研究中,Ⅲ期术后患者随机接受术后辅助放疗或观察,前者淋巴结复发明显减少,但总生存期未延长。对于多个淋巴结阳性,淋巴结周围软组织侵犯,特别原发于头颈部ⅢC 患者推荐术后受累淋巴区域低分割放疗。多项回顾性研究和Ⅱ期临床研究发现选择性/辅助性放疗可以提高头颈部恶性黑色素瘤局部控制率。MD Anderson 的一项Ⅱ期临床研究从 1983～1992 年共入组了 174 例头颈部高危复发的恶性黑色素瘤患者,放疗剂量 DT30Gy/6f/2.5w,中位随访 35 个月,结果显示 5 年局部控制率为 88%,既往文献报道仅 50%,总生存期也高于文献报道。

姑息性放疗适用于骨转移的止痛、预防病理性骨折及脑单发或多发转移灶。对于黑色素瘤脑转移的患者来说,推荐首选立体定向放疗和(或)手术,全脑放疗效果不佳,剂量通常为30Gy/10f/2w,中位生存期仅为 3.6～4.8 个月。立体定向放疗 X 刀或 γ 刀治疗局控率较好,可延长患者生存期。立体定向放疗 X 刀或 γ 刀治疗多用于 1～3 个病灶的治疗,一般不超过 5 个,5 个以上可考虑全脑放疗联合立体定向放疗。但也有少数文献报道过更多病灶的治疗。Radbill 对 51 名患者的 188 个病灶进行了 γ 刀治疗,颅内病灶的局部控制率为81%,仅有孤立病灶的生存期为 17.7 个月,而多发病灶的生存期为 4.6 个月。

十、预　防

减少暴露在紫外线下可降低恶性黑色素瘤的发生风险。尽量避免9 点～15 点在阳光下直晒,可通过戴帽子、穿长袖衣物、戴太阳镜以及使用高防晒指数的防晒霜来减少紫外线受照量。

有高危风险的人群可通过每月自查全身皮肤及定期到医院检查,做到早发现,早诊断,早治疗,提高治愈率。

十一、预　后

黑色素瘤的预后依赖于初始诊断时的分期。82%～85% 的黑色素瘤患者表现为局限性疾病(Ⅰ或Ⅱ期),10%～13% 患者表现为区域转移(Ⅲ期),2%～5% 发生远处转移(Ⅳ期)。根据AJCC 黑色素瘤数据库收集的 17600 例患者完整的临床病理信息,分析发现各期患者间生存率存在显著差别。其 5 年生存率在Ⅰ期患者约为90%,Ⅱ期约为 70%,Ⅲ期约为 50%,Ⅳ期约为10%。Zhihong Chi 等分析 522 例中国患者总的五年生存率41.6%,中位生存时间 3.92 年。Ⅰ期、Ⅱ期、Ⅲ期和Ⅳ期患者的五年生存率分别为94.1%,44.0%,38.4%,和 4.6%。

John 等分析 10233 例局限期黑色素瘤患者数据,生存率的独立预后因素排序如下:肿瘤厚度,MR,年龄,溃疡,病变部位,性别。浸润厚度<1mm 的 10 年生存率>90%,浸润厚度>4.5mm 的 10 年生存率为 30%;淋巴结有 1 个转移的 5 年生存率为 75%,有 3 个转移的为15%;通常来说女性预后好于男性;年轻患者预后好于老年患者;四肢预后最好,头颈部次之,躯干预后最差,原发性颅内黑色素瘤的预后明显好于继发性颅内黑色素瘤,其生存期可长达 5~10 年,而后者仅为 4~6 个月。

Ⅳ期的患者中,转移灶的位置是最重要的预后因素。分析 7972 例Ⅳ期患者的 1 年生存率分别是 M_{1a}62%,M_{1b}53%,M_{1c}33%($P<0.0001$)。LDH 升高也是预后差的独立预后因素,据 2008AJCC 恶性黑色素瘤分期数据库中Ⅳ期患者数据分析,LDH 正常者 1 年或 2 年生存率分别为 65% 和 40%,LDH 升高者 1 年或 2 年生存率分别为 32% 和 18%($P<0.0001$)。据统计 M_{1a} 患者中位生存为 15 个月,M_{1b} 为 8 个月,肝、脑转移为 4 个月,骨转移为 6 个月。总体中位生存时间 7.5 个月,2 年生存率 15%。

十二、进 展

恶性黑色素瘤是高度恶性的肿瘤,值的庆幸的是早期患者经手术治疗可获得长期生存。Zhihong Chi 等分析 522 例中国患者,临床分期比率分别为Ⅰ期 6.1%,Ⅱ期 55.9%,Ⅲ期 25.1%,和Ⅳ期 12.8%。晚期患者比例较大,疗效欠佳。通过提高对恶性黑色素瘤的认识,做到早诊早治,患者的疗效可得到很大的提高。肿瘤血清标志物尤其标志物联合检查有希望用于监测疾病的复发及评估预后。

针对晚期患者疗效不佳,以基因变异分析为基础的靶向治疗是目前研究的主要方向,并已取得一定疗效。联合索拉非尼一线治疗晚期黑色素瘤,在结合细胞免疫治疗研究成果后可使部分患者获益。伊马替尼用于治疗 c-kit 突变黑色素瘤。用于治疗 BRAF V600 突变患者的PLX4032 和 Yervoy 都显示出对晚期恶性黑色素瘤较好的疗效。其中 Yervoy 是一种人源化抗细胞毒 T 淋巴细胞相关抗原 4 单克隆抗体,是第一种被证明能延长晚期黑色素瘤患者生存的药物,已被美国食品与药品管理局批准用于进展期或转移性黑色素瘤患者。可以预见将来有更多、更好的靶向治疗药物应用于恶性黑色素瘤患者,改善生活质量,提高治愈率。

(谢 悦)

Summary

Once an uncommon cancer, cutaneous melanoma is rapidly increasing in incidence throughout the world. The reasons for this rapidly increasing incidence are not entirely understood but appear related to changes in sun exposure patterns and perhaps to the reduction in the ozone layer. The prognosis for patients with melanoma is directly related to the depth of invasion of the primary lesion and, in part, to initial treatment. When diagnosed early in the biologic course of the disease, melanoma is readily cured by simple wide surgical excision. However, once melanoma metastasizes, no treatment currently available reliably affects the course of disease. For this reason, physicians must be cognizant of the classic clinical signs associated with melanoma(change in color, recent enlargement, nodularity, pruritus, ulceration, or bleeding) and recognize the more subtle clinical characteristics, such as irregular or angular borders or variations in color. These characteristics often signal minimally invasive, early, and curable melanomas.

第十二章 儿童肿瘤

第一节 肾母细胞瘤

肾母细胞瘤(nephroblastoma)又称威尔姆斯瘤(Wilms' tumor, WT),是儿童最常见的肾脏原发性恶性肿瘤。发病高峰年龄为3岁,发病率约万分之一,是一种混合性胚胎瘤,来源于胚胎性肾组织,瘤体内含有多种成分,主要是未分化的上皮和间皮组织如腺体、肌肉、上皮细胞等20余种成分。多数报告中男性略多于女性。它是应用现代综合治疗方案(化疗、手术、放疗等)最早且疗效最好的恶性实体瘤之一。美国国家肾母细胞瘤协作组(NWTS)认为,肾母细胞瘤是可治愈的肿瘤。

一、病因学及发病机制

肾母细胞瘤的发病机制尚未完全阐明。

Knudson通过对单侧和双侧肾母细胞瘤病例的始发年龄进行统计学分析,认为在视网膜母细胞瘤研究中提出的"二次突变"学说也适用于肾母细胞瘤。该假说认为肿瘤是由于细胞发生两次突变所致。第一次突变可以发生在生殖细胞和体细胞,如果发生在生殖细胞,那么只需任一细胞发生第二次突变即可发生肿瘤,从而使肿瘤发生率高且发生多个肿瘤的风险较大,肿瘤具有潜在的遗传倾向;如果第一次突变发生在胚胎的体细胞,则两次突变均发生在同一体细胞的概率极少,这就是散发型肾母细胞瘤多为单侧且发病年龄较迟的原因。

Beckwith等通过研究NWTS多年积累的资料及总结长期以来人们在肾母细胞瘤病理学研究中的发现,提出了"肾源性剩余"(nephrogenic rest, NR)的概念,认为肾源性剩余是肾母细胞瘤的前期病变。Charles等通过研究发现如果肾源性剩余中存在杂合性丢失(LOH),则其伴发的肾母细胞瘤中也同时存在LOH,也提示肾源性剩余是肾母细胞瘤的前期病变。

二、病理学

(一) 大体形态

肾母细胞瘤外观呈类球形实质性肿块,大小不一,切面似脑组织,灰白或淡红色,除少数以间质成分为主的肿瘤质地较坚实外,大多数肾母细胞瘤质软而脆,这一特点使得该肿瘤易于术前或术中破裂而导致局部播散。常有灶性出血坏死和囊性变,偶见广泛的囊性变。瘤周常挤压肾组织而形成一层较明显的薄而脆的假被膜,与正常肾组织边界较清楚。这一特点有助于鉴别中胚叶肾瘤、透明细胞肉瘤、横纹肌样瘤以及肾淋巴瘤。

(二) 播散方式

肾母细胞瘤的播散方式主要为局部播散和远处转移。局部播散最早和最常见的部位为穿过假被膜播散到肾窦或肾内血管和淋巴管。局部播散的另一常见方式是穿透肾被膜浸润到肾外组织、血管或邻近器官;少数情况下肿瘤侵入肾盂,并向输尿管发展,可引起血尿和梗阻。

肾母细胞瘤远处转移主要通过淋巴和血行转移途径。淋巴转移最常见的部位是肾门和主动脉旁淋巴结;血行转移至肺最常见,其次为肝、骨,也可转移至脑。

(三) 组织学形态与分型

肾母细胞瘤主要含有胚基、间质和上皮三种成分。每种成分在肿瘤中占的比例不同,就可能形成某一种临床病理类型,在病理标本上某种成分占 65% ,就可确诊为这种优势成分的亚型。如果 3 种成分均未达到 65% ,则称为混合型。据此将肾母细胞瘤分为胚胎型、间质型、上皮型和混合型四种类型。最常见的依次是混合型和胚胎型,上皮型较少,间质型只占 1% 。

NWTS 经过一系列研究将肾母细胞瘤分为两种组织学类型,即良好组织学类型 (favorable histology,FH)和不良组织学类型(unfavorable histology,UH)。前者占绝大多数,预后较好;后者虽然只占肾母细胞瘤的 10% ,却占该病死亡病例数的 60% 以上,预后差。这种分型方法实际上涵盖了多种小儿肾肿瘤而不仅限于肾母细胞瘤。

1. 不良组织学类型 不良组织学类型包括间变型肾母细胞瘤、肾透明细胞肉瘤(clear cell sarcoma of kidney,CCSK)和恶性肾横纹肌样瘤(rhabdoid tumor of kidney)。间变型肾母细胞瘤根据范围可分为局灶性间变和弥漫性间变。弥漫性间变多发生于年龄较大的儿童,预后尤差。恶性肾横纹肌样瘤发病年龄多在 1 岁以内,浸润性很强,早期易发生转移,脑转移常见,预后很差,常伴有神经系统肿瘤和高钙血症。肾透明细胞肉瘤早期常广泛转移至骨、脑、软组织,复发率及病死率高。

2. 良好组织学类型 除无间变的肾母细胞瘤外,此型还包括多种小儿肾肿瘤。小儿期任何具有高级分化的肾脏肿瘤,都倾向于较好的预后而归类于良好组织学类型。

(1) 肾多房性囊肿和囊性部分分化性肾母细胞瘤:肾多房性囊肿本身呈良性病程,但其分隔中常有胚基细胞,具有最终发展为肾母细胞瘤的潜能。囊性部分分化性肾母细胞瘤特点为囊肿分隔中含有肾母细胞瘤的典型组织成分,因此当进行部分肾切除时,应该先进行冷冻切片检查。

(2) 肾横纹肌肉瘤:这是一种罕见的变异型肾母细胞瘤,特征是存在胚胎性横纹肌成分,预后倾向于 FH。

(3) 先天性中胚叶肾瘤:先天性中胚叶肾瘤(congenital mesoblastic nephroma)组织和正常肾组织之间没有明显界限,一般呈良性过程,完全切除后罕见复发或转移。但是"非典型性"先天性中胚叶肾瘤较特殊,其肿瘤细胞中可见有丝分裂象,出生 3 个月以上患儿中较为常见,且有复发和转移的报道,因而应作为潜在恶性肿瘤对待。

三、临 床 表 现

肾母细胞瘤患者最常见的临床表现为无症状性腹部包块,大多数患者以无意或查体时发现腹部包块而就诊。包块一般位于上腹季肋部一侧,表面光滑呈实质性,多无明显压痛,偶可见肿瘤巨大超过中线,引起下肢水肿、腹壁静脉曲张等一系列压迫症状。

肿瘤迅速增大时,可有腹部不适、烦躁不安、气促等表现,还可出现季肋部隐痛或胀痛、发热、血尿、高血压、贫血等症状。急性腹痛伴有发热、腹部肿块、贫血和高血压提示肾母细胞瘤突发被膜下出血,偶有因肿瘤破溃引起急腹症。发热多为肿瘤释放致热源所致,多为低热,提示肿瘤进展较快。肿瘤浸润肾盂、肾盏时发生血尿,10% ~ 15% 患儿有肉眼血尿,25% 患儿有镜下血尿。约 60% 患儿因肿瘤压迫造成肾组织缺血后肾素分泌增加或肿瘤自分泌肾素,而出现不同程度高血压。贫血多为肿瘤内出血、肿瘤消耗所致。可出现红细胞增多症,多为肿瘤自身分泌促红细胞生成素所致。有 15% 病例伴有其他先天畸形,如无肛症、虹膜缺如、偏身肥胖、脐疝-巨舌-巨体综合征(Beckwith-Wiedemann 综合征)等,最多见的是泌尿生殖系统畸形,如马蹄肾等。

肾母细胞瘤患儿全身一般情况多较好,晚期病例可有消瘦和出现恶病质。

四、影像学与相关检查

(一)影像学检查

1. B 超　常作为肾母细胞瘤首选的检查方法。为评价术前化疗疗效、长期随访及监测复发的检查手段。

2. 泌尿系平片和静脉肾盂造影　X 线平片上钙化少见,若有钙化,通常表现为颇具特征性的肿瘤周边"蛋壳状"钙化影。

静脉肾盂造影可见肾影增大,肾盂、肾盏受压而变形、拉长、移位,可了解双侧肾脏的形态和功能状况,约 10% 的病例因肿瘤侵犯肾组织及肾静脉而不显影。

3. CT　增强 CT 可明确肿瘤起源于肾内,并能明确肿瘤的大小、范围、内部结构及与周围组织器官的关系,是否为双侧病变以及有无转移瘤等,同时还能查明肾静脉和下腔静脉内有无瘤栓以及腹膜后有无肿大的淋巴结,对肿瘤临床分期具有重要的参考价值。胸部 CT 增强扫描可发现转移的小肿瘤。受肿瘤压迫的肾实质强化明显,与肿瘤对比形成"新月形"典型征象,有助于鉴别肾外肿瘤侵蚀肾脏。

4. 磁共振　MRI 有水平面、冠状面和矢状面多种层面的影像,可以清晰而精确地显示肿瘤与肾脏、肾上腺以及下腔静脉的关系,容易确定肿瘤的来源,对评估肿瘤临床分期和手术切除的可能性及手术方案具有重要参考价值,同时特别适用于肿瘤脑转移的判断。

5. 逆行肾盂造影和肾动脉造影　这两种检查手段目前均已很少采用,仅用于通过其他手段不能帮助诊断时。

6. 放射性核素扫描　有利于肾母细胞瘤骨转移的判断。

7. 胸部 X 线平片　主要用于肾母细胞瘤肺转移的初步筛查判断。

(二)实验室检查

肾母细胞瘤极少浸润骨髓,一般不必行骨髓穿刺检查。血常规、尿常规、肝肾功能等常规实验室检查,可帮助了解患者重要器官功能状态。

五、诊断与鉴别诊断

(一)诊断

肾母细胞瘤越早发现和诊断,治疗及预后的意义越大。肾母细胞瘤根据临床表现和腹部 B 超、X 线平片、腹部增强 CT、静脉肾盂造影、胸部 CT、MRI 和放射性核素骨扫描等影像学检查可初步诊断。

当患儿有持续性骨痛或怀疑为肾透明细胞肉瘤、恶性肾横纹肌样瘤时,应行骨和骨髓穿刺检查。

组织病理学检查对确定诊断和组织分型并指导治疗及评估预后非常重要。

(二)鉴别诊断

肾母细胞瘤需要与腹部恶性肿块进行鉴别诊断,主要包括肾细胞癌、神经母细胞瘤、肝母细胞瘤和非霍奇金淋巴瘤等;需鉴别的腹部良性病变包括畸胎瘤、肾积水、肾脓肿、肠系膜囊肿、胆总管囊肿和脾肿大等。据统计,神经母细胞瘤和肾囊性疾病的术前误诊最常见。

六 、 临 床 分 期

肾母细胞瘤的临床病理分期对其预后和诊治至关重要,合理的分期方案能更好地指导临床治疗。

在 NWTS-3 的基础上,NWTS-5 对临床病理分期作了更为详细的补充界定(表 5-12-1-1)。

表 5-12-1-1　肾母细胞瘤 NWTS-5 分期

分期	定义
Ⅰ期	肿瘤局限于肾内,被完全切除;肾包膜未受侵犯;肿瘤被切除前无破溃或未做活检(细针穿刺除外);肾窦的血管未受侵犯;切除边缘未见肿瘤残留
Ⅱ期	肿瘤已扩散到肾外但被完全切除。肿瘤有局部扩散如浸润穿透肾包膜达周围软组织或肾窦受广泛侵犯;肾外(包括肾窦)的血管内有肿瘤;曾做过活检(细针穿刺除外),或术前、术中有肿瘤逸出但仅限于胁腹部而未污染腹腔;切除边缘未见肿瘤残留
Ⅲ期	腹部有非血源性肿瘤残留。可有以下任何情况之一:①活检发现肾门、主动脉旁或盆腔淋巴结有肿瘤累及;②腹腔内有弥散性肿瘤污染,如术前或术中肿瘤逸出到胁腹部以外;③腹膜表面有肿瘤种植;④肉眼或镜检可见切除边缘有肿瘤残留;⑤肿瘤浸润局部重要结构,未能完全切除;⑥肿瘤浸润穿透腹膜
Ⅳ期	血源性肿瘤转移如肺、肝、骨、脑转移等;腹部和盆腔以外的淋巴结有转移
Ⅴ期	诊断为双肾肾母细胞瘤时,应按上述标准对每一侧进行分期

七 、 治 　 疗

采用手术切除配合化疗和放疗的综合疗法,已是公认的治疗原则。但如何组合各种方法和药物以及应用剂量和疗程,以达到损害最小而疗效最高的目的,仍然值得深入研究。目前最广泛和最常采用的是 NWTS 和 SIOP 的为肾母细胞瘤的治疗研究制定的标准。NWTS 的目标为:组织类型的分级,尽可能的不用放疗,联合化疗和确定危险度。SIOP 的目标为:降低肿瘤的分级和根据术中结果选择最佳治疗手段。

目前推荐的肾母细胞瘤的治疗的顺序依次为:对于能手术切除的病例:手术→化疗→伴或不伴放疗;对于不能手术切除的病例:术前化疗→手术→放疗和化疗;对于Ⅳ期和Ⅴ期的病例,应该给予个体化治疗。

(一)化学治疗

腹腔内广泛病变而不能手术切除的病例应先给予诱导化疗。放疗与化疗主要依据肾母细胞瘤的分期和组织学。FH 型肿瘤对放、化疗均较敏感,有较好的反应,UH 型对任何一种治疗反应都不好,一般治疗用多种方式的加强综合治疗方法。

NWTS-5 推荐的治疗方案为:Ⅰ期/预后良好或间变型、Ⅱ期/预后良好型,两者均采用 EE-4A 方案(放线菌素+长春新碱,持续 18 周);Ⅲ期和Ⅳ期/预后良好型、Ⅱ～Ⅳ期/局灶间变型,两者均选用 DD-4A 方案(放线菌素+长春新碱+阿霉素,持续 24 周,加放疗);Ⅱ～Ⅳ期/弥漫间变型、Ⅰ～Ⅳ期/肾透明细胞肉瘤,两者均应用 I 方案(环磷酰胺+长春新碱+阿霉素+依托泊苷,持续 24 周,加放疗)。

Ⅱ～Ⅳ期/弥漫间变和Ⅰ～Ⅳ期/肾透明细胞肉瘤:肾切除术,10.80Gy 腹部放疗,肺转移的患者加全肺放疗。

Ⅴ期:首次双侧肿瘤活检和化疗,5 周后再次评估,二次剖腹探查术,如果发现肿瘤仍然难于切除,继续治疗 27 周后重新评估;二次剖腹探查术,如果有切除可能,则行肿瘤切除,肾组织保留术。

(二) 手术治疗

手术对肾母细胞瘤的作用首先是活检帮助确诊,然后,是在尽可能避免肿瘤破碎的情况下,切除全部肿瘤。手术治疗包括常规手术和保存肾实质手术。

1. 常规手术 目前普遍采用的手术方式为根治性肾切除和改良的根治性肾切除。对Ⅰ、Ⅱ期肿瘤应完全切除;Ⅲ、Ⅳ期肿瘤应首先评估是否能完全切除,若不能,则先行新辅助化疗,待肿瘤缩小后再手术完全切除。晚期肿瘤切除不完全者,术后化疗和放疗可清除残余瘤组织。以下情况是公认的术前治疗和延期手术指征:①肿瘤巨大,累及周围重要脏器;②患者全身情况较差,难以耐受手术;③腔静脉内瘤栓达肝静脉水平或以上。应给予化疗后再进行"二次探查"手术。肿瘤累及肝、横膈、腰部肌肉时,在不增加手术并发症的情况下尽可能采用整块肿瘤切除,有血栓者需进行静脉取栓治疗。

值得注意的是如果术前仅凭影像学检查,对Ⅰ期不能手术切除的肾母细胞瘤,不进行组织病理活检,直接术前化疗,就具有以下潜在的缺点:①肾母细胞瘤有大约 5% 的术前误诊率,术前治疗可能造成错误治疗;②术前治疗影响肿瘤真正的临床病理分期,还可能改变肿瘤的组织结构,影响病理诊断和组织学分型,其结果是影响术后化疗方案及整体治疗方案的确定。

2. 保存肾实质的手术 可减少术后肾功能不全的发生,但可增加术后复发的危险,以及引起漏尿和血管阻断导致的局部缺血损伤等并发症。常规适用于孤立肾、双侧肾母细胞瘤患儿。单侧肾母细胞瘤应用保存肾实质手术方法有严格的指征:①肿瘤小于肾实质的 1/3;②肿瘤、肾及肾周围组织之间有明确的界限;③在没有肾血管和集合系统侵犯的情况下,必须保证切除的边缘为正常组织,避免术后局部复发。

(三) 放射治疗

由于放疗对患儿生长发育,特别是对照射野内脊柱、软组织和性腺器官发育有严重的远期影响,使远期生活质量下降,所以它的应用有严格指征,年龄在六个月以内的肾母细胞瘤患儿各种情况下均不适于放疗。

目前采用最多的有术前及术后照射两种方式。

1. 适应证

(1) 单侧肾母细胞瘤放疗的指征。

1) Ⅱ、Ⅲ、Ⅳ期 UH 型。

2) Ⅲ、Ⅳ期 FH 型。

3) 转移病灶。

4) 任何一期肾透明细胞肉瘤。

(2) 双侧肾母细胞瘤放疗的指征。手术病检发现有一个或两个原发肿瘤为:Ⅲ期 FH型;Ⅱ期或Ⅲ期间变型;Ⅰ期~Ⅲ期肾透明细胞肉瘤或恶性肾横纹肌样瘤。当术前化疗和一到两次手术没有达到完全切除肿瘤,术前增加 12~16Gy 低剂量照射可能使肿瘤体积缩小从而达到肿瘤的完全切除。

对于Ⅳ期有肺转移,做了肾切除术的病例,NWTS 实施的方案为:术后化疗、必要时的腹部照射和整个肺部照射。横膈以下的照射由腹部疾病的分期决定。胸片检查有肺转移的患者,增加肺部照射是标准方案。胸片未见而胸部 CT 发现的肺部小病灶不要求做整个肺部的放射治疗。

2. 照射野　肿瘤照射野取决于 CT 所示肿瘤大小及病变范围、手术切除情况、病检结果和临床诊断。

（1）局部区域照射野:照射野包括瘤床。

上缘:左边随横膈膜或右边随肝的部位而变化,只有证实肿瘤有膈肌受侵时才将上界放在膈顶的水平。当右肾肾母细胞瘤有肝受侵时也需将肝受侵的区域包括在射野内。

下缘:依据术前 CT 描述,超出肿瘤边缘的 1~2cm,要保护髋臼和股骨头。

内侧缘:靶区要包括整个椎体,要包括对侧的腹主动脉旁淋巴链。

外侧缘:腹膜返折处外 1~2cm。

（2）全腹腔照射:适应证为术前有腹腔内肿瘤破裂,术中肿瘤破裂并有广泛的肿瘤播散,广泛的腹腔肿瘤种植或巨大的腹腔内病变、肉眼肿瘤弥漫性残存。靶区要包括所有腹膜。由于全腹腔照射,受照面积较大,应慎重选择剂量和保护重要器官。

全腹腔照射野。

上缘:横膈膜。

下缘:闭孔的下缘,注意保护髋臼和股骨头。

外侧缘:腹膜返折处外 1~2cm。

（3）全肺照射野:全肺照射一定要充分包括双侧肺尖和肺的后下部分。射野一般上界到锁骨上区域,下界到腰 1 水平。双侧肩部应在射野之外。特别注意下界勿将未受累的肾包括在射野内。由于全肺照射,受照面积较大,应慎重选择剂量和保护重要器官。

3. 剂量　根据 NWTS Ⅰ~Ⅴ 的研究方案,目前治疗 WT 的方案中,有关照射剂量推荐列于下（表 5-12-1-2）。

表 5-12-1-2　肾母细胞瘤推荐照射剂量

分期	照射剂量	分期	照射剂量
Ⅰ期:		肝	良好组织类型:全肝 19.8Gy/11 次在 2 周半时间内给予,病灶处由放射医师决定可加量 5.4~10.8Gy
良好组织学类型	不放疗		
间变肾母细胞瘤	不放疗		间变肾母细胞瘤和透明细胞肉瘤:全肝 1.8Gy/天总达 19.8Gy 在 3 周半时间内给予,病灶及外扩 2cm 区域可由放射肿瘤专家酌情决定加量至总剂量达 30.6Gy
肾透明细胞肉瘤	10.8Gy/6 次,1.8Gy/次		
Ⅱ期:		肺	12Gy/8 次,之后持续存在的肺部局部病灶可以给予切除术,或者补充给予 7.5Gy 的剂量(1.5Gy/d,5d)
良好组织学类型	不放疗		
间变肾母细胞瘤	10.8Gy/6 次,1.8Gy/次		<18 个月患儿只用化疗,如无效再放疗 9Gy/6 次
肾透明细胞肉瘤	10.8Gy/6 次,1.8Gy/次		
Ⅲ期(所有类型):	10.8Gy/6 次,1.8Gy/次	淋巴结	19.8Gy/11 次
Ⅳ期:		脑	30.6Gy/(1.8Gy/d,17d)
原发病灶	照射剂量对应以上 Ⅰ、Ⅱ、Ⅲ期	骨	30.6Gy/17 次,病灶并向外扩 3cm。不需要放疗全骨
转移病灶			

在 NWTS-5 中建议的腹部放疗剂量是 10.8Gy,对于残留病变较大,直径>3cm 的病灶再追加剂量 10.8Gy。肺部放疗总剂量 12Gy,对残留病变可以加量至 30Gy。

对于间变型肾母细胞瘤患儿,有些学者推荐依据年龄调整剂量:<12 个月 12 ~ 18Gy,13 ~ 18 个月 18 ~ 24Gy,19 ~ 30 个月 24 ~ 30Gy,31 ~ 40 个月 30 ~ 35Gy,41 个月以上 35 ~ 40Gy。

4. 放射技术 外照射放疗实施的首要条件是制动和短期麻醉(氯胺酮或异丙酚),5 岁以上配合的儿童可以不用麻醉。NWTS 的多次研究均表明,术后放疗时机的选择至关重要。接受放疗的患者,若术后放疗被延迟 10 天或更长时间,则腹部复发的机会明显增加,尤其是 Wilms 瘤 UH 型。局限于手术部位的肿瘤,即便有肿瘤的遗漏,也只需行半侧腹部放疗,采用平行对穿照射野,4 ~ 6MV X 线为佳。

5. 放疗的不良反应 除了早期皮肤和黏膜等的反应外,放疗的晚期毒性反应对于能获得长期生存的 WT 患者更受关注。放疗的晚期主要不良反应如下。

全腹放疗几乎包括了所有的腹腔内脏。肝的照射剂量(整个器官)应该限制在 25Gy。SIOP 通过对德国儿科肿瘤血液组收集的 58 例接受化疗联合腹部放疗的病例进行了回顾性研究分析,58 例患儿中有 11 例出现了肝毒性表现,肿瘤位于右侧时易出现肝损伤,可能归因于放疗右侧肿瘤时肝脏接受了大剂量的照射。

肾脏的照射剂量(整个器官)通过防护应该限制在 15Gy 以内。在给予 12Gy 剂量后 19% 的患者出现肾萎缩和肌酐清除率的改变,对于那些接受了部分肾切除的患者,可以加速慢性肾衰竭的发生。单侧肾母细胞瘤肾切除后接受了局部照射治疗和化疗的患儿可能出现蛋白尿和高血压,甚至在 10 ~ 20 年后也可能发生。

在肾母细胞瘤长期生存者中,接受过放疗的患者比没有接受放疗的患者更容易出现脊柱侧弯和肌肉骨骼异常。接受了光子照射的患儿最常发生的骨骼异常是肋骨发育不全和轻度脊柱侧凸。另一方面,那些接受了常电压放射疗法的患儿最常发生的骨骼畸形是肋骨发育不全(50%)、轻度脊柱侧凸(40%)、严重脊柱侧凸(40%)和肢体长度不等(20%)。腹部放疗也可引起坐高和站高不同程度的降低,以坐高降低更为显著。美国密苏里州圣路易斯华盛顿大学的临床资料证实脊柱侧突的发生率较高(14/26),但功能性致残很少。

这些不良反应在较年幼的患儿接受放疗时报道得较多,侧腹和腹部照射 20 ~ 30Gy,可产生一个与年龄相关的身高损失:1 岁的儿童放疗导致身高降低 9cm,5 岁的儿童降低 7cm,10 岁的儿童降低 5.5cm。

二次恶性肿瘤可以在肾母细胞瘤幸存者中发生,NWTS 组织的队列研究中显示发生二次恶性肿瘤相关的危险因素是放射治疗。根据最近的一份报告,进行观察评估发现二次恶性肿瘤发生有显著的增加:预期相对风险比(8.4),患者接受阿霉素和高剂量照射(35Gy)其相对危险度达到最高(36.3)。

八、预 后

肾母细胞瘤的预后与年龄、肿瘤分期、肿瘤组织结构类型、肿瘤大小及转移情况、累及区域淋巴结情况等因素有关。

随着综合治疗水平的不断提高和完善,肾母细胞瘤患者的长期生存者越来越多。目前 NWTS-4 资料显示 10 年总存活率(OS):组织良好型 I 期 96%,II 期 93%,III 期 89%,IV 期 81%,V 期 78%;间变型 II ~ III 期 49%,IV 期 18%。10 年无事件生存率(EFS):组织良好型

Ⅰ期91%，Ⅱ期85%，Ⅲ期84%，Ⅳ期75%，Ⅴ期65%；间变型Ⅱ~Ⅲ期43%，Ⅳ期18%。

九、进　　展

近年分子遗传学的研究发现肾母细胞瘤的发生与位于11q13的WT-1基因(Wilms' tumor-associated gene)及WT-2基因的丢失或突变有关，使其病因研究有所进展。NWTS-5研究报道，预后不良的患儿，其中20%有16p的缺失；Ⅲ期、Ⅳ期的患者若有16p或1q杂合性缺失，复发和死亡的风险增大。恶性肾横纹肌样瘤常有22q11.2LOH。

关于肾母细胞瘤的组织学分类，近年多数学者认为肾透明细胞肉瘤与恶性肾横纹肌样瘤不是来自后肾胚基，不属于肾母细胞瘤范畴。这两种肿瘤在NWTS登记的肾肿瘤中分别占2%和3%，但预后很差，病死率高。

关于肾母细胞瘤的治疗，近些年，放疗的使用减少了，是由于人们意识到且有相关文献报道放疗对生长发育期患儿可以产生后期不良反应(如生长抑制、畸形和二次肿瘤的发生)。NWTS对放疗的作用进行了重新定义，并提供了专门的建议，以至于最小的可能的放疗剂量被给予。研究显示，年龄小于2岁，肿瘤小于550g的肾母细胞瘤，单独采用手术治疗存活率可达85%；肾母细胞瘤肺转移的患者，选用阿霉素，不用放疗，无事件生存率可达80%。

近年来，有学者报道应用肾动脉化疗栓塞术作为术前准备或姑息治疗方法，具有适应性广、创伤小、疗效显著、并发症少、可提高肿瘤切除率等优点，已逐渐为临床所接受。

关于双侧肾母细胞瘤的治疗，根据具体情况采用保留肾脏手术、放疗、大剂量化疗加自体骨髓移植、肾移植等综合治疗方法，注意保护肾功能，其预后与每侧肾肿瘤分期、年龄有关。

十、小　　结

肾母细胞瘤是儿童最常见的肾脏原发性恶性肿瘤，是应用现代综合治疗技术最早且疗效最好的恶性实体瘤之一。肾母细胞瘤患者最常见的临床表现为无症状性腹部包块，大多数患者以无意或查体时发现腹部包块而就诊。偶可见肿瘤巨大超过中线，引起下肢水肿、腹壁静脉曲张等一系列压迫症状。治疗方法包括手术、化疗、放疗等综合治疗措施。化疗方案的更新，阿霉素等药物的应用，强化了化疗在综合治疗中的效果，近年来发展的肾动脉化疗栓塞术对于不易切除的巨大肿瘤或者晚期患儿亦是一种良好的术前辅助化疗和姑息治疗方法。放疗的慎重及最小放疗治疗剂量的探讨，使肾母细胞瘤总体生存率提高，放化疗不良反应减小，生存质量同步提高。

(王　珊)

Summary

Nephroblastoma, also called Wilms tumor, is the most common primary malignant renal tumor of childhood and the paradigm for multimodal treatment of a pediatric malignant solid tumor. Most children with Wilms tumor come to medical attention because of abdominal swelling or because an abdominal mass is felt, often first by a family member. Abdominal pain, gross or microscopic hematuria, hypertension, and fever are other frequent findings at diagnosis. During the physical examination, it is important to note the location and size of the abdominal mass and its movement with respiration, to help differentiate Wilms tumor from splenomegaly or from neuroblastoma. Developments in surgical techniques and postoperative care, recognition of the sensitivity of Wilms tumor to irradiation, and the availability of several active chemotherapeutic agents have led to dramatic improvements in prognosis.

第二节　视网膜母细胞瘤

视网膜母细胞瘤(retinoblastoma, RB)是原发于视网膜有核细胞的、婴幼儿最常见的眼内恶性肿瘤,发病率为 1/18 000 ~ 1/15 000,其发生发展与 Rb 基因失活密切相关。RB 以其特有的遗传规律、多方向分化潜力和较高的退变率,受到医学界广泛关注。RB 患儿可以单眼或双眼发病(平均诊断年龄,单眼患儿为 24 个月,双眼患儿为 10 个月),对眼内组织的侵袭破坏力极强,容易发生眼球外侵袭和转移,严重威胁患儿的视力和生命,最终可导致患儿死亡。长期以来,保护患儿的生命是治疗 RB 的最主要目标。

遗传型 RB 通常为双侧或单眼多发性,10% 的 RB 患者有家族史。非遗传型则以单侧、散发型多见。

一、病因学及发病机制

视网膜母细胞瘤的发病机制与其他恶性肿瘤明显不同,它不是由于基因的突变或扩增造成的基因产物过度所致,而是由于基因的缺失或突变造成的基因产物失活诱导发生。检测 Rb 基因突变将对视网膜母细胞瘤家族成员的筛选、产前诊断及婴幼儿早期诊断都具有重要意义。

视网膜母细胞瘤基因(Rb 基因)的突变是 RB 发生的关键原因,20 世纪 80 年代中期已将 Rb 基因定位于 13 号染色体长臂 1 区 4 带,并成功地从分子水平分离和克隆到 Rb 基因。另外,Knudson 根据统计分析,提出二次突变假说来解释遗传型和非遗传型视网膜母细胞瘤。在遗传型中,一次突变发生于生殖细胞,从亲代遗传一份有缺陷的 Rb 拷贝本身并不足以激发肿瘤的发生,而发生在体细胞的第二次突变,导致剩下的那份正常的 Rb 等位基因变化,引发视网膜母细胞瘤;而在非遗传型中,两次突变均发生在同一体细胞内,使两份正常的 Rb 等位基因均突变而失活产生视网膜母细胞瘤,这种概率很小,所以发病较迟且单发。

二、病　理　学

视网膜母细胞瘤大体呈白色带灰似脑组织,布以黄白色或棕色斑点。光镜下通常将其分为两型:分化型和未分化型。

分化型瘤细胞为长形或低柱状,细胞核偏心,相对较小,胞质较多,核分裂象较少。围绕一个中央腔隙形成 Wintersteiner-Flexner 菊花形(具有这一特征的细胞有向感光细胞分化的能力),或围绕纤维为中心形成 Homer-Wright 菊花团。

未分化型由小圆形或梭形母细胞组成,瘤细胞排列不规则,细胞形态差异很大,大小不均,胞质少,核大深染,核分裂象较多,恶性程度高,但对化疗敏感。

由于肿瘤细胞有脱离血管生长的特点,且肿瘤生长迅速,故瘤体内常见坏死、钙化。观察病理切片时应注意巩膜导水管、房角、筛板、视神经断端有无瘤细胞,有无虹膜新生血管等。并注意肿瘤是否已突破 Bruch 包膜。

电子显微镜可以观察视网膜母细胞瘤有无光感受器分化成分。免疫组织化学可显示肿瘤具有神经元分化的特点。

三、临床表现

首诊症状最常见的是白瞳症,即瞳孔区有黄色或白色反光,统称"猫眼"样反光,在夜晚或暗处更明显,任何大小的视网膜母细胞瘤均可产生白瞳,大肿瘤更常呈现白瞳,这种反光是源于晶状体后部白色肿块的光反射或全脱离的视网膜的外观影像。也有患儿出现斜视或眼球震颤而就诊,由融合反射引起。瘤体侵犯或遮盖黄斑时,患儿可丧失中心视力前来就诊。少数患儿首诊症状为发热、眼痛等眼眶炎症表现,多意味着脉络膜已有广泛浸润。白瞳、斜视和眼底肿物往往在患儿 6 ~ 24 个月时被发现,是视网膜母细胞瘤常见的症状和体征。

肿瘤易坏死脱落,引起玻璃体浑浊;也可种植于虹膜,形成虹膜结节;或散落于前房,表现为假性前房积脓。严重的病例可因巨大瘤体推挤虹膜根部或虹膜红变而产生青光眼,造成眼球扩大,葡萄肿形成。少数病例可由于肿瘤坏死引起眼内炎或全眼球炎,引起误诊。

由于双眼患病患儿占就诊的 20% ~ 30% ,故每一例疑为视网膜母细胞瘤的患儿,均应彻底检查双眼眼底。

四、影像学与相关检查

(一)影像学检查

1. 超声检查 适用于早期诊断,超声可显示肿瘤的位置和大小,有无钙化斑,特别是对屈光间质浑浊或合并视网膜脱离的病例更具有诊断价值。早期病变呈玻璃体腔内形态不规则的实质性肿块,内回声强弱不均,较晚期病变由于肿瘤组织坏死空腔形成,呈囊性型肿块回声。

2. X 线检查 X 线检查常可显示球内钙化灶以及眼眶骨壁破坏,晚期患儿可显示视神经孔扩大。

3. CT 扫描 可见球内密度增高的块影,部分病例有眼环扩大,约 80% 的病例可见钙化。还能显示晚期增粗的视神经、显著的球外侵犯以及三侧型视网膜母细胞瘤松果体占位。

4. MRI 对评估视神经、眼眶和脑内是否有浸润转移极具价值。

(二)其他检查

研究显示视网膜母细胞瘤患者房水乳酸脱氢酶滴度升高仅具有参考价值,且前房穿刺有癌细胞散落球外的危险,应慎重使用。除非有症状和体征提示有眼球外扩散,否则不建议常规进行脑脊液和骨髓检查。荧光素眼底血管造影肿瘤早期可显血管形态而晚期因渗漏而呈强荧光。

五、诊断与鉴别诊断

临床上发现患儿有"猫眼"时应警惕视网膜母细胞瘤,给予超声、X 线、CT、MRI 等影像学检查,了解肿块的部位、大小、性质及视神经等情况,眼底检查并注意与白瞳症的其他眼病(Coats 病、早产儿视网膜病变、永存原始玻璃体增生症、特发性眼内炎、钩蛔虫病等)相鉴别以确定诊断。不能明确时,需病理活检。

六、临床分级分期

临床为预测保留眼球的可能性已建立了一些 RB 的分级方法,其中最常用的是传统的 Reese-Ellsworth 分级法(表 5-12-2-1),以判定患眼是否适合保守治疗,但其仅用于预测保留患眼眼球的概率而非全身预后。

表 5-12-2-1　Reese-Ellsworth 分级

Ⅰ级(非常适合)	单个肿瘤,直径>10DD,位于赤道后
单个肿瘤,最大直径<4DD,位于赤道或赤道后	Ⅳ级(不适合)
多个肿瘤,直径均<4DD,均位于赤道或赤道后	多个肿瘤,有些直径>10DD
Ⅱ级(适合)	肿瘤的任意病损累及锯齿缘以前
单个肿瘤,直径 4～10DD,位于赤道或赤道后	Ⅴ级(绝对不适合)
多个肿瘤,直径均 4～10DD,位于赤道后	巨大肿瘤累及视网膜>1/2
Ⅲ级(可能不适合)	肿瘤细胞种植于玻璃体
肿瘤的任意病损累及赤道部以前	

注:DD 为视盘直径

针对局部和全身整体情况,St. jude 儿童研究中心对视网膜母细胞瘤的分期标准是:Ⅰ期肿瘤局限于视网膜;Ⅱ期肿瘤局限于眼球内,但已超越视网膜;Ⅲ期肿瘤有局限性的球外蔓延;Ⅳ期远处转移。

七、治　　疗

(一) 治疗原则

治疗目的为既要治愈肿瘤,又要尽可能保存视力,首要目标是保存患者生命。治疗方法的选择应全面综合的考虑每个病例的个体情况,包括肿瘤的大小和位置、肿瘤累及单眼或双眼、患者全身状况、发生转移的危险,同时评估视力及预后。

目前已经在临床上应用的治疗方法包括眼球摘除术、眼眶内容剜除术、化学疗法、局部治疗(包括冷冻疗法、光凝固疗法、激光热疗、巩膜敷贴放疗等)及外照射放疗。

对单眼患者,处于 Reese-Ellsworth Ⅴ级的患眼多行眼球摘除术,而处于Ⅰ～Ⅳ级的患眼常首先采用化学减容法治疗后再联合局部治疗;若为双眼患者,尽量保存病情较轻的一侧眼球,以期保存一定的视功能;对于已有球外侵犯的病例,应考虑眼球摘除联合放疗和化疗。

(二) 手术治疗

外科手术是最早用于视网膜母细胞瘤的治疗方式。目前,治疗方案趋于保守,但在不可能保存有用的视功能或技术设备缺乏的情况下,眼球摘除依然是最主要的治疗手段。眼球摘除对患儿的额面部发育影响重大,故应慎重对待。

手术的主要方式为摘除术和剜除术。

眼球摘除术以下情况应考虑:①肿瘤局限于球内,但已无挽救视功能的可能,如 Reese-Ellsworth Ⅳ ~ Ⅴ级;②新生血管性青光眼;③保守治疗无法控制肿瘤生长;④保守治疗后无法定期随访检查。眼球摘除时,操作尽可能减少对眼球的挤压,必要时可行外眦切开。视神经从靠近眼窝发出的地方被切断,视神经的剪除应尽量长一些,不少于 10mm,并送病检。

眶内容物剜除术包括切除眼球、眼外肌、眼睑、神经和眼窝部的脂肪。在西方国家很少需要剜除眼窝。指征为局部肿瘤广泛的破坏眼球和摘除术后眼眶内肿瘤复发,术后应联合放疗和化疗。

(三) 化学疗法

全身化学疗法可用于两种情况:一是与光凝、冷冻或放射治疗合并应用,以治疗早期小肿瘤;二是应用于已作眼球摘除术或眶内容物剜除术的晚期病例或已有转移的病例。近年 COG 协作组推荐使用的化疗药物有环磷酰胺、顺铂、卡铂、依托泊苷、长春新碱等。

化学减容治疗是在化学治疗基础上提出的一种新的治疗理念,通过全身或局部给药以减少肿瘤的容积,并联合局部治疗,是近年来国际上推荐采用的保守治疗方案。Kingston 等对化学减容法疗效的随访观察表明该治疗使 85% 处于 Reese-Ellsworth Ⅰ ~ Ⅳ级和 47% 处于 Ⅴ级的患眼得以保留眼球。

(四) 肿瘤局部治疗

常应用于体积较小的肿瘤或放疗后复发的病例。局部治疗常常需要在化疗的各个疗程前或后反复运用。

1. 激光光凝疗法 为最常用的局部治疗方法,主要通过激光的热凝固作用,直接杀死肿瘤细胞并使血管凝固闭塞,一般需治疗 3 个疗程,各疗程间相隔 1 个月。较大的肿瘤可进行多次光凝,治疗数周后肿瘤可消退成扁平瘢痕。

2. 经瞳孔温热疗法 是用红外激光系统加热肿瘤达 45 ~ 60℃ 而对瘤体造成损伤。温热疗法与化学减容法治疗具有协同效应,常被作为化学减容法后的主要的局部治疗方法。

3. 冷冻疗法 使局部冻结及融化相交,利用这种物理变化达到破坏肿瘤组织的目的。冷冻疗法一般用于治疗周边的小肿瘤。

(五) 放射治疗

目前视网膜母细胞瘤常用的放射治疗方法为外照射放疗(external beam radiotherapy,EBRT)及巩膜敷贴放疗,后者为局部治疗。

眼窝是圆锥形的,成人眼窝的容积大小为高 3.4cm,宽 4.1cm,长 5.7cm,容量为 30cc。儿童期眼球的直径为 1.6 ~ 2.3cm。晶状体的直径为 7mm,厚度为 3 ~ 4mm。从角膜到晶状体的前表面的距离为 2 ~ 3mm,和视网膜锯齿缘中间的距离为 17mm,这些是平均的测量尺寸。每例患儿的精确测量可以通过眼窝超声和 CT 确定。这些测量在放疗计划中非常重要,因为在外照射放疗期间如果外侧野的前界保持在外眼角的 1.5mm 处,则放疗就会达到晶状体的后面。

1. 外照射放疗的适应证

(1) 多灶性病变。

(2) 病变范围接近肌肉或视神经,且需要保留视力的患者。

(3) 大的肿瘤有玻璃体的播散但有视功能。

(4) 对于不能手术的患者作为使肿瘤缩小的一种方式,随后为手术做评估。

(5) 单纯作为进展期肿瘤的姑息疗法防止肿瘤破裂和出血。

（6）骨、脑、脊柱和肺转移病灶。

2. 外照射放疗的原则

（1）在周围正常组织耐受范围内,给予视网膜病变均质的破坏肿瘤的剂量。

（2）由于以下原因,需要给予增加的治疗量:①视网膜母细胞瘤的所有视网膜细胞有遗传性发生肿瘤的潜力,需要整个视网膜的治疗;②视网膜母细胞瘤可能会发生玻璃体的播散;③多灶性卫星肿瘤可以起源于原发视网膜母细胞瘤;④肿瘤可以通过视网膜下腔播散;⑤视网膜分化的过程是从后到前,从上级到下级,亚临床疾病可能存在于未成熟的视网膜且必须包括在治疗的范围内。

（3）在适当的短时间全身麻醉(氯胺酮和异丙酚)下进行制动后实施放疗剂量的给予。氯胺酮麻醉可以引起摆动性眼颤,如果所选方案需要依赖眼球的固定保持放疗野,那么氯胺酮就不能作为麻醉的药物。

（4）当熟石膏或热塑形塑料头部固定器和麻醉气体面罩准备好之后,必须使眼睛保持自出视野,这样射野才能被正确的设置。

（5）避免未病变的对侧眼的照射。

3. 外照射放疗技术 在现有的可取的设备和专业知识水平情况下,治疗需要个体化以实现以下提到的方案。

（1）外侧光子照射野:这项技术的前界设定在外侧眼眶,当对侧眼眶被摘除后,一个直接的外侧区域可使用,相反,如果对侧眼球尚存在,那么照射就要向后呈 $10° \sim 15°$,使对侧的晶状体不会受到射出剂量的辐射,因而对包括视网膜锯齿缘边缘的整个视网膜放疗是达不到的。视网膜锯齿缘或邻近的部位易出现早期肿瘤复发,除非病灶不在视网膜锯齿缘或旁边,选择以上照射方式效果才会比较好。

（2）直接前光子照射野:在这项技术中,^{60}Co 或者直线加速器治疗整个眼避开对侧眼。晶状体不能幸免导致不可避免的白内障的发生,同侧泪腺被照射导致泪液分泌受损,且有射出剂量穿过大脑。其优点为照射野容易被划定,且可重复和均匀地照射整个玻璃体和视网膜。

（3）半束侧野:在这项技术中,外侧束被阻挡一半,减至半影,加强放射野的边缘。可以采用单独光子照射或混合的光子/电子外侧直野或外侧斜野的治疗方式。放射野的边缘可以设定在眼眶或在骨和角膜缘之间。如果前缘被设定在位于角膜缘和眼眶骨之间的位点上,那么锯齿缘就会被覆盖在内。对于单侧眼疾病的儿童,外侧直野被斜野取代。斜野的照射野不包括未受累的眼睛,斜野的劣势为射出剂量穿过了大脑的额叶,斜野的优势是射出剂量穿过了上颌窦和口腔。

（4）晶状体悬挂挡板的两个区域照射技术:这项技术中,外侧和前面区域都用了一个悬挂的晶状体挡板试图避开晶状体从而达到均匀的照射野。这是目前为止应用最普遍的技术。这个区域占了外侧部的 $75\% \sim 80\%$,前侧的 $20\% \sim 25\%$,预定的剂量分布可以通过两次修正后实现。

外侧区域继续照射而前光子照射野被带着晶状体铅挡板的前电子野替代,注意晶状体挡板的小移位将会显著的改变前野的剂量。第二次修正用前光子野照射,前光子照射不带可保护后面肿瘤的眼挡板。

（5）Schipper 技术:这种技术运用精确的侧面技术,这项技术需要安装一个专门设计的仪器,这个仪器可以通过测量的方式,设计一个前野缘恰好在晶状体的后面。这个技术对后极部的病变尤其合适,这项技术带有光束分裂和扩散的瞄校准系统的直线加速调节器,提供一个非发散性和几乎半影的自由的前光束缘。在这项技术中,必须运用超声测量一些眼内距离,特别是晶状体的后缘。

(6) McCormick 调节系统下的 Schipper 技术:对有单侧眼肿瘤的患者,Schipper 技术调节了单独的斜野,通过 3 个放射野形成的复合阵列避开不患病的眼睛。对于治疗的前 2/3,一对上面和前斜楔形 D 形野被应用,这个上斜野的优势可以避免严重的射出剂量到达额叶,对于治疗的后 1/3,前缘设置在角膜缘后 2~3mm 的 D 形侧电子束照射被应用。

4. 放疗的剂量 建议外照射放疗用从 2~3.8Gy/次达到 30~60Gy 的总量。在 Rath 等的报道中小于 4 岁的儿童在氯胺酮麻醉或短效镇静剂下,放疗分为 3 次/周,35~45Gy 的剂量在 3~5 周内被给予。

对有明显前扩展病变的患者,增加前面的照射野且侧野倾斜 5°~15°,以避免照到对侧眼。对于双侧的疾病采用平行相对颞部入路放疗,在晶状体后同时用规定的等剂量水平的照射。

对于有摘除眼球的患者,为了使对侧眼不被照射,在侧野照射的基础上增加前野照射。

大的眼外受累或直接延伸到眼底的病变采用姑息放疗。当病变扩展到上颌窦和颅内时,前野和侧野通常被计划采用。明显颅内扩散的患者,一般情况良好,除了原发肿瘤的治疗外,接受 20~25Gy 的全颅照射。转移部位(骨、肺和淋巴结)选择给予 5Gy/次或 15Gy 分为 5 次的剂量照射。

值得注意的总结。

(1) 每次高剂量的放疗与后期不良反应增加的危险度相关,当剂量≥2.5Gy/次时,视网膜病变会增加。

(2) 随着儿童麻醉的发展,麻醉在放疗实施中的普及应用,推荐每次高剂量的放疗是不妥当的。视网膜母细胞瘤患儿应该给予≤2Gy/次的剂量,每周 5 天。

(3) 总剂量应该 40~45Gy 之间变化,每次 1.8~2Gy,每周 5 天。对于巨大的肿瘤和(或)玻璃体转移病例,达到 50Gy 的高剂量是被推荐的。

5. 转归模式 对于外照射放疗,患儿应该间隔固定的时间,随访检查眼底镜和超声。许多视网膜母细胞瘤放疗后会有残余包块。5 种转归模式被通过眼底镜方式观察。

(1) 0 型转归:没有肿瘤或肿瘤直径<5mm。

(2) Ⅰ型转归:肿瘤呈现为白干酪样的外观(发光的白色),很少活化。

(3) Ⅱ型转归:鲜鱼样外观(均质的灰色,半透明),很难与活化的肿瘤鉴别。

(4) Ⅲ型转归:Ⅰ型转归和Ⅱ型转归的混合,经常活化。

(5) Ⅳ型转归:通常见于近距离贴片放射治疗后有完全的肿瘤破坏、扁平化和瘢痕。

6. 放射治疗的并发症 放疗的目标是以破坏为目的均匀的照射肿瘤,同时避免放射相关的并发症和保存视力。

(1) 放射性血管炎:放射性血管炎可导致视网膜内和视网膜前的纤维化。视网膜的阈剂量是 55Gy 分为 25 次在大于 5 周的时间给予。照射剂量超过 60Gy 后会发生视网膜血管系统的损害和视力的丧失。

(2) 白内障:即使低至 4Gy/次的单照射或多次 12Gy 的总剂量,晶状体也极易受影响而形成白内障,没有保护的直接前野给予超过 25Gy 的剂量,可导致白内障在 18 个月内形成。

（3）角膜炎和角膜结膜炎：为放疗的急性反应，当应用侧野或当小于总剂量的 35% 被通过前野传送时，角膜炎和角膜结膜炎是很不常见的。

（4）视神经炎：在大于 68Gy 的剂量的外照射放疗后，会导致视神经萎缩。

（5）眼窝的发育不良：儿童视网膜母细胞瘤摘除术后没有安装合适的假体和（或）外照射放疗后，眼窝和中脸随生长发育而迟延。外照射放疗可以导致面中部骨和软组织的生长迟缓（眼窝、筛骨、鼻梁）、器官增宽、眼球内陷、颧骨的抑制、颞肌的萎缩、眼窝变得狭窄和加深及鼻根的抑制。如果放疗用于小于 6 个月儿童和剂量大于 35Gy，这些反应就会被加强。

（6）泪腺：一些视网膜母细胞瘤的长期生存者将会出现泪液的减少和泪膜的稳定性降低，易患角膜病变。

（7）第二肿瘤：双侧视网膜母细胞瘤患者中第二恶性肿瘤引起死亡的相关危险（RR = 60）比单侧视网膜母细胞瘤患者（RR = 3.8）更高。最常见的二次恶性肿瘤是骨肉瘤、软组织肉瘤等。

八、预　后

（一）生命预后

视网膜母细胞瘤患儿的生命预后与肿瘤大小、部位、治疗措施是否得当有关。近年来，视网膜母细胞瘤的治愈率不断提高，在发达国家 5 年生存率已超过 90%。三侧性视网膜母细胞瘤及有远处转移者生命预后极差。存活 5 年以上遗传型视网膜母细胞瘤患者易患第二种恶性肿瘤，其死亡率随时间推移而增加，可达 30% ~ 50%。

（二）视力预后

视力预后有赖于肿瘤部位，若已侵及黄斑或视神经乳头，中心视力较差。

Stanford 和 Utrecht 两大医学中心对 Reese-Ellsworth 分类 Ⅰ ~ Ⅳ级患者行高能外部放射疗法，补充光凝或冷冻，分别达到 58% 和 81% 的眼球保存率。Ⅰ ~ Ⅲ级眼球保存率达 85% 以上，Ⅴ级的肿瘤部分病例治愈并保留视力。但是，也有一些病例因放疗后肿瘤残存或继发青光眼而摘除眼球。

近年来的研究发现，对于双侧视网膜母细胞瘤、难治性视网膜母细胞瘤、进展性视网膜母细胞瘤、复发性视网膜母细胞瘤的患者，年龄在半岁至 10 岁的患者可采用眼动脉介入化疗，化疗药物为美法仑、拓扑替康。根据患者的药物代谢来进行个体化药物剂量治疗。

放射技术的增加和改进（^{106}Ru 放射，近距离 ^{125}I 放射治疗）、眼球摘除后的整复、新型抗癌药物的研制包括针对信号传导通路如 EGFR 旁路和针对特殊突变基因进行靶向治疗，将是视网膜母细胞瘤治疗中的热点。

Rb 基因为抑癌基因。实验研究表明，正常 *Rb* 基因置换肿瘤细胞中 *Rb* 缺陷基因可抑制肿瘤细胞对免疫缺陷型小鼠的致癌性，这一结果预示了基因治疗肿瘤的前景。Rb 蛋白（pRb）在细胞周期中发挥着抑制细胞生长的关键作用，pRb 若被证明能有选择的诱导肿瘤细胞凋亡则有望从根本上治疗 RB。

中文小结：视网膜母细胞瘤为婴幼儿最常见的眼内恶性肿瘤，其发生发展与 *Rb* 基因失活密切相关。其发病机制目前尚不明确，目前"二次突变"学说及基因突变较为被广泛认可。临床上患儿出现"白瞳症"应警惕该病。视网膜母细胞瘤的治疗为包括手术、化疗、放疗及局部治疗在内的综合治疗，在发达国家 5 年生存率已超过 90%。随着分子遗传学等学科的发展,包括基因治疗在内的新的治疗方法正在探索,希望能从根本上治疗视网膜母细胞瘤。

(王 珊)

Summary

Retinoblastoma is the most frequent neoplasm of the eye in childhood, representing 3% of all pediatric cancers. The successful management of retinoblastoma depends on detecting the disease while it is still intraocular. Differential diagnosis must be made to exclude other childhood disease that can present with leukocoria, such as persistent hyperplastic primary vitreous, retrolental fibrodysplasia, Coats disease, congenital cataracts, toxocariasis, and toxoplasmosis. Retinoblastoma is a very radiosensitive tumor. However, with the increasing success of chemoreduction in conjunction with intensive focal therapies, external-beam megavoltage radiation therapy is usually reserved for tumors that have failed to respond to more conservative approaches (usually because of progression of the tumor by vitreous and subretinal seeding) and for tumors adjacent to the optic nerve.

第三节 神经母细胞瘤

神经母细胞瘤(neuroblastoma,NB)是儿童时期最常见的颅外实体胚源性肿瘤之一,占小儿恶性肿瘤的 7%~10%,在美国 15 岁以下小儿中,年发病率为 1/10 万。其起源于原始神经嵴,可发生于交感神经系统的任何部位,好发于肾上腺髓质、腹膜后的交感神经节和链,其次为纵隔,病因及病程不清,具有自行消退的特征。早期易转移及耐药,治疗方法繁多,预后较差。发病年龄多见于 1~5 岁,男性略多于女性。

一、病因学及发病机制

神经母细胞瘤的发病机制目前尚不清楚,Knudson 的"二次突变"学说被较为广泛认同。若第一次突变发生在生殖细胞,此个体很容易于胎儿期或出生后发生第二次突变而发生遗传倾向性神经母细胞瘤,可呈常染色体显性遗传,占神经母细胞瘤患儿的 1%~22%;若第一次突变发生在体细胞,则两次突变均发生于同一体细胞的概率极少,这就是非遗传倾向性神经母细胞瘤。近年来有学者认为神经母细胞瘤的发生除了二次突变,还可能存在三次或三次以上的突变。也有学者认为在神经母细胞瘤的发生中遗传事件极少发生。

二、病 理 学

(一)神经母细胞瘤病理分类

依据肿瘤分化的不同程度神经母细胞瘤分为三种类型。

神经节细胞瘤由成熟的神经节细胞、施万细胞和神经纤维束组成,质地硬、有包膜、常有钙化,可视为成熟的神经母细胞瘤。

神经节母细胞瘤是介于神经节细胞瘤和神经母细胞瘤之间的中间类型,成熟的神经节细胞和未分化的神经母细胞均可见到。

神经母细胞瘤是在超微结构水平上最容易诊断的小圆细胞肿瘤,细胞核轮廓清晰,核内染色质细腻,核仁小,胞质较少,仅有少量细胞器,突出的特点是形成胞质的突起。典型的改变是肿瘤细胞呈放射状排列,突起在中央区相互缠绕,形成菊花团状结构。坏死、出血和钙化在镜下常见。

电镜下细胞质内可见较多小圆形的神经分泌颗粒。

免疫组化染色特点为:Syn 阳性,CD57、CD56、NSE、CgA、S-100 常为阳性,NeuN、CD3、CD2、CD45、LCA、Vim、Des、MyoD、MyoG、CK 等常作为鉴别诊断指标。

(二)组织学分型

美国病理学家 Shimada 根据基质施万细胞多少、神经母细胞瘤细胞分化程度、有丝分裂/核破裂指数(MKI)和年龄,将神经母细胞瘤分为组织良好型和组织不良型,也称为 Shimada 分型(表 5-12-3-1),被大家公认。

表 5-12-3-1　Shimada 组织学分型表

	组织良好型(FH)	组织不良型(UFH)		组织良好型(FH)	组织不良型(UFH)
神经母细胞瘤	<1.5 岁	<1.5 岁	(混合型)		
(基质少)	低分化或分化	未分化	(基质丰富)		
和低或中 MKI*	高 MKI	神经节细胞瘤	所有情况		
1.5~5 岁 分化	1.5~5 岁 未分化或低 分化	(分化成熟和成熟) (基质占优势)			
和低 MKI	中或高 MKI	神经节神经母细胞瘤 (结节型)	良好亚型**	不良亚型**	
≥5 岁		(基质丰富/基质占优			
所有情况		势和少基质,混合)			
神经节神经母细胞瘤	所有情况				

*有丝分裂-核破裂指数(MKI):神经母细胞瘤的 MKI 分 3 类,①低 MKI,<2%(100/5000)有丝分裂和核破裂细胞数;②中等 MKI,2%~4%[(100~200)/5000]有丝分裂和核破裂细胞数;③高 MKI,>4%(>200/5000)有丝分裂和核破裂细胞数。

**依赖于年龄相关的结节成分的组织病理学评估

三、临床表现

(一)一般症状与体征

神经母细胞瘤恶性程度高、进展快,早期易发生肝、骨髓、皮肤等部位转移。在初发时常表现为不明原因的发热,伴有面色苍白、贫血、食欲缺乏,部分患儿有长骨(以下肢为主)、髋部、臀部疼痛。也有不少患儿全身情况较好,无疼痛,因偶然发现的腹部包块而就诊,肿块坚硬伴有结节状,边界尚清,不活动。年龄及疾病分期和肿瘤所在的部位不同而有不同的表现。

(1)不同部位神经母细胞瘤的临床表现。

1)腹膜后神经母细胞瘤多来源于肾上腺和交感神经链,早期不易扪及,晚期因腹部巨大或发热、骨痛检查时发现。

2)纵隔神经母细胞瘤多位于后纵隔脊柱旁,上纵隔多于下纵隔。常于上感、呼吸障碍做胸片检查时发现。

3）颈部神经母细胞瘤可引起颈交感神经麻痹综合征（Horner 综合征）。

4）盆腔神经母细胞瘤发生于直肠后骶骨前，因压迫膀胱、直肠引起机械性梗阻，导致排尿、排便困难而发现。

5）哑铃状神经母细胞瘤指体腔椎旁的神经母细胞瘤经椎间隙延伸进入脊椎椎管硬膜外。纵隔、腹腔、骶前均可发生，并出现相应压迫脊神经及脊髓症状，能引起截瘫或大小便障碍。

（2）婴儿筛查可发现在肾上腺或脊椎旁交感神经节区的小包块，或少数患儿同时伴发多发性肝转移灶，肝的转移灶通常引起肝显著增大而就诊。

肾上腺区神经母细胞瘤在儿童比婴儿多见。1 岁以上的神经母细胞瘤常转移至淋巴结、骨及骨髓。神经母细胞瘤骨转移好发于颅骨、眼眶、颌骨和长骨。眼眶的转移发生单侧或双侧的眶周瘀斑和眼球突出，肺和脑转移罕见。

（二）副瘤综合征

高血压、腹泻和斜视眼肌阵挛综合征是重要的神经母细胞瘤副瘤综合征。肾上腺原发的神经母细胞瘤可以出现肾血管性高血压，若血清肾素水平正常，要考虑中型动脉畸形综合征。神经母细胞瘤可产生血管活性肠缩氨酸（vasoactive intestinal peptide，VIP）引起难治性腹泻。有趣的是，产生 VIP 的肿瘤是成熟的神经节神经母细胞瘤或神经节瘤。斜视眼肌阵挛综合征发生机制不清，可以用大剂量皮质类固醇缓解。

四、影像学与相关检查

（一）儿茶酚胺代谢物测定及其诊断意义

1975 年 Mason 首先报道纵隔神经母细胞瘤患儿尿中儿茶酚胺增高，大量研究已证实神经母细胞瘤虽由胚胎细胞组成，但具有合成、分泌、排泄儿茶酚胺的功能。进入血液循环的儿茶酚胺大多已代谢失活，很少有儿茶酚胺分泌过多导致的临床表现，但尿中 VMA、HVA 及前体物质 MHPG 常有异常升高，是神经母细胞瘤的诊断、分期、疾病进程、治疗效果、复发和预后评估的重要的临床指标。

（二）影像学检查

神经母细胞瘤的影像学检查对确定原发肿瘤的大小、部位、与邻近组织器官的关系及肿瘤转移情况有很大的临床价值。

1. 超声检查 B 超作为无创的简便的诊断方法常首选或用于初筛。

2. X 线平片 约 50% 肿瘤部位可见散在、细砂样钙化。骨转移者可见溶骨变化，有时可有骨膜增生、病理性骨折。椎管哑铃状肿瘤常有椎体侧面骨质蚀损，椎弓根间隙及椎间孔增宽。

3. CT 和磁共振检查 所有病例包块部位均应常规增强 CT 检查，有条件者最好三维成像 CTA 检查，可在多个层面上了解肿块的部位、大小、浸润情况，与周围脏器的关系，重要血管、周围淋巴结累及情况也可清晰显示。胸部 CT 检查肺部转移情况较 X 线平片更精细。

磁共振对神经系统受累，尤其是椎管哑铃状神经母细胞瘤有特殊的指导价值。

4. 静脉肾盂造影和血管造影 静脉肾盂造影可清楚显示腹膜后和盆腔神经母细胞瘤与泌尿系统的关系。血管造影可明确肿瘤的血供情况。

5. 放射性核素骨扫描 放射性核素骨扫描被认为对早期骨转移较 X 线平片、CT 更为敏感。

6. PET/CT 是将 PET(正电子发射计算机断层扫描)和 CT(电子计算机断层扫描)两种先进的影像技术融为一体的新型影像设备。其能在显示病灶的精确解剖定位的基础上,从分子水平上反映肿瘤的代谢、血流、增殖能力等生物学特性,肿瘤部位核素浓聚,一目了然的了解肿瘤局部病灶和全身转移情况。

(三)组织学检查

组织学诊断为神经母细胞瘤最可靠的病理诊断手段,神经母细胞瘤的骨髓穿刺和(或)骨髓活检作为常规检查。肿瘤组织可采用穿刺、内镜等微创活组织检查,开放手术活检优势为可获取大块的组织。

(四)其他实验室检查

包括 *MYCN* 基因、DNA 倍体及特异性神经烯醇化酶(NSE),血清的铁蛋白、乳酸脱氢酶(LDH)、C 反应蛋白等。

五、诊断与鉴别诊断

(一)诊断

根据临床表现、体检和超声、X 线平片(胸片若异常加胸部 CT)、病灶增强 CT、MRI 和骨扫描等影像学检查方法,骨髓 2 次穿刺和活检及尿 VMA、HVA 检测,临床诊断并不困难。组织病理诊断为最可靠的方式。

神经母细胞瘤的诊断标准如下,大多数小儿肿瘤协作组都倾向于符合以下两个标准之一者即可确诊为神经母细胞瘤。

(1)肿瘤组织活检有明确的神经母细胞瘤病理诊断,无论有或无免疫组化,无论有或无血清及尿儿茶酚胺及其代谢产物增高。

(2)骨髓穿刺或骨髓活检找到明确的肿瘤细胞(如菊花团状细胞、细胞免疫组化染色阳性),同时必须伴有尿或血清的儿茶酚胺及其代谢产物增高。

MYCN 基因、DNA 倍体检测是危险度分组的必备生物学指标。1p LOH、血清 Trk-A、神经亲和受体或神经肽检测等均有临床评估价值,但尚未纳入必备的临床诊断指标。另外 NSE、血清铁蛋白、乳酸脱氢酶、C 反应蛋白等实验室检查不作为诊断指标,但对神经母细胞瘤的预后评估、进展情况有一定提示意义。

(二)鉴别诊断

神经母细胞瘤由于肿瘤部位隐匿,临床上常由于全身症状或转移症状而被误诊为内科疾病,需要与白血病、恶性组织细胞增生症、骨髓炎及骨肿瘤鉴别;腹膜后神经母细胞瘤要注意鉴别于肾母细胞瘤、畸胎瘤、肾积水;右腹膜后神经母细胞瘤还包括与原发性肝肿瘤相鉴别;贫血、腹泻和高血压的患儿诊断时应提高对神经母细胞瘤的警觉;颈部神经母细胞瘤易被误诊为淋巴结炎或恶性淋巴瘤,应作鉴别诊断。

六、临床分期

神经母细胞瘤的临床分期对其预后和诊治有重要意义,最常用的依次为国际神经母细胞瘤分期系统(INSS)、美国儿童肿瘤协作组分期系统(COG)等(表 5-12-3-2,表 5-12-3-3)。神经母细胞瘤的危险度分组(表 5-12-3-4)。

表 5-12-3-2 INSS 神经母细胞瘤的临床分期

分期	定义
Ⅰ期	肿瘤局限于原发组织和器官,肉眼完整切除肿瘤,同侧的淋巴结镜检阴性(与原发肿瘤整块切除的淋巴结可以是阳性的)
ⅡA期	局部的肿瘤肉眼观察切除不完全;同侧非黏附性淋巴结镜检阴性
ⅡB期	局部的肿瘤肉眼观察完全或不完全切除,同侧非黏附性淋巴结阳性;增大的对侧淋巴结镜检阴性
Ⅲ期	单侧超越中线的不能切除的肿瘤,伴或不伴局部淋巴结浸润;或局限于单侧的肿瘤伴对侧区域淋巴结浸润;或中线部位肿瘤伴双侧浸润延伸不能切除或伴淋巴结浸润
Ⅳ期	任何原发肿瘤伴远处淋巴结、骨、骨髓、肝、皮肤和(或)其他脏器转移
Ⅳ~S期	局部原发肿瘤Ⅰ、Ⅱ期,仅有肝、皮肤和(或)骨髓转移(<1岁)

表 5-12-3-3 COG 神经母细胞瘤的分期系统

分期	定义
Ⅰ期	肿瘤限于原发组织或器官
Ⅱ期	肿瘤扩散超越原发组织或器官,但不超越中线,伴同侧区域淋巴结转移
Ⅲ期	肿瘤超越中线,有双侧区域淋巴结转移
Ⅳ期	有骨、骨髓、皮肤、软组织及远处淋巴结等转移
Ⅳ~S期	原发肿瘤属Ⅰ或Ⅱ期,仅局限于肝、皮肤或骨髓转移(<1岁)

表 5-12-3-4 COG 神经母细胞瘤的危险度分组标准

INSS 分期	年龄/岁	MYCN	组织学	DNA	危险度分组	Shimada 倍体数
Ⅰ	0~21	任何	任何	任何	低危	
ⅡA/ⅡB	<1	任何	任何	任何	低危	
	1~21	未扩增	任何	–	低危	
	1~21	扩增	良好	–	低危	
	1~21	扩增	不良	–	高危	
Ⅲ	<1	未扩增	任何	任何	中危	
	<1	扩增	任何	任何	高危	
	1~21	未扩增	良好	–	中危	
	1~21	未扩增	不良	–	高危	
	1~21	扩增	任何	–	高危	
Ⅳ	<1	未扩增	任何	任何	中危	
	<1	扩增	任何	任何	高危	
	1~21	任何	任何	–	高危	
Ⅳ-S	<1	未扩增	良好	DI>1	低危	
	<1	未扩增	任何	DI=1	中危	
	<1	未扩增	不良	任何	中危	
	<1	扩增	任何	任何	高危	

注:DI 即 DNA 指数

七、治　疗

(一) 治疗原则

神经母细胞瘤目前采用的治疗方案为化疗、手术、放疗、介入、生物靶向治疗、自体外周血造血干细胞移植、维 A 酸的诱导分化、免疫治疗、基因治疗等方法联合应用的综合治疗原则。

(二) 化学治疗

1. 化疗方式　包括术前化疗(新辅助化疗)、术后化疗及姑息化疗。术前化疗可使原发肿瘤毛细血管闭塞,缺血坏死吸收而瘤体缩小,包膜增厚,有利于完整切除肿瘤,同时可减少肿瘤细胞的术中播散,在神经母细胞瘤的应用已得到充分肯定。关于术后化疗,由于单纯的手术切除不能达到根治目的,多数神经母细胞瘤患儿均有骨髓、血液、远处淋巴结的转移,手术后早期应常规全身化疗。中高危组常规术前化疗 3 ~ 5 疗程(少数 8 疗程),术后据情继续化疗 4 或 8 或 12 疗程(少十 18 疗程)。

2. 常用化疗方案

(1) 国内外常见报道的化疗方案。

1) OPEC 方案:VCR+CPM+CDDP+VM-26 或 VP16。

2) OPAC 方案:VCR+CPM+CDDP+DOX。

3) CE 方案:CDDP+VP-16。

4) IE 方案:IF0+VP-16。

5) 五药方案用于晚期肿瘤:VCR+CPM+DOX+5-Fu+Ara-C 等。

(2) COG 目前常用的化疗方案。

1) 中危组 8 个周期的用药方案如下:①CDBCA+VP-16;②CDBCA+CPM+DOX;③CPM+VP-16;④CDBCA+VP-16+DOX;⑤CPM+VP-16;⑥CDBCA+CPM+DOX;⑦CDBCA+VP-16;⑧CPM+DOX。

2) 高危组化疗方案如下。

先诱导化疗:①②周期采用环磷酰胺+拓扑替康,后行外周血骨髓采集保存,③和⑤采用顺铂+依托泊苷方案,④和⑥周期采用环磷酰胺+阿霉素+长春新碱方案。第⑤化疗周期结束后行手术治疗。术后维持化疗,方案为卡铂+依托泊苷+美法仑+放疗或噻替派+环磷酰胺或卡铂+依托泊苷+美法仑滚动治疗。维持化疗结束后,给予 6 个周期的 13 顺式维 A 酸进行后续治疗。

3. 强化疗辅以骨髓或干细胞移植　近年开展的强化诱导化疗辅以自体或异体骨髓移植及干细胞移植对晚期神经母细胞瘤的肿瘤细胞杀灭、预防骨髓抑制、继发感染等致命性化疗并发症具有积极意义。一般均在化疗前制备自体或异体骨髓或干细胞,应用大剂量顺铂、VM-26、VP16、美法仑辅以 CPM、DOX、DTIC 进行强化化疗,然后进行骨髓或干细胞移植,可获得理想疗效。其适应证为Ⅲ、Ⅳ期患者。美国 COG 资料显示自体骨髓移植与异基因骨髓移植其远期疗效是一致的。原因是自体移植复发率高但移植相关并发症少,异基因移植复发率低但移植相关并发症多。

4. NB 疗效判断

(1) CR 完全缓解:原发部位 CT 或 MRI 无肿瘤;骨穿无肿瘤细胞;骨 X 片和骨扫描无损害;肝部影像学无肿瘤;胸片无肿瘤;体检无肿瘤;尿 HVA 和 VMA 正常。

（2）VGPR 非常好的部分缓解：原发病灶三径体积缩小>90%；骨穿无肿瘤细胞；骨 X 片和骨扫描损害改善；无新病灶；肝部影像学无肿瘤；胸片无肿瘤；体检无肿瘤；尿 HVA 和 VMA 正常或两者均降低>90%。

（3）PR 部分缓解：原发病灶三径体积缩小 50%~90%；骨穿无肿瘤细胞或仅 1 份标本有肿瘤细胞；骨 X 片和骨扫描所有损害改善；无新病灶；肝部影像学肿瘤缩小 50%~90%；胸片肿瘤缩小 50%~90%；体检肿瘤缩小 50%~90%；尿 HVA 和 VMA 两者下降 50%~90%。

（4）MR 微缓解：原发或转移病灶缩小 50%~90%；无新病灶；任一病灶损害增加<25%，骨髓不纳入评价。

（5）SD 疾病稳定：无新病灶；任一病灶损害增加<25%；骨髓不纳入评价。

（6）PD 疾病进展：任何新发病灶；任一病损增加>25%；骨髓从阴性转阳性。

（7）外科手术前后原发病灶疗效必须被评估，CR、VGPR 和 PR 有外科手术指征。注意若原发病灶是 CR，转移病灶是 PR，肿瘤标志物是 VGPR，这例患儿总的疗效是 PR。

（三）手术治疗

临床判断原发肿瘤可切除且全身情况允许者均应争取一期完整切除肿瘤；临床判断原发肿瘤与重要血管及脏器粘连明显和（或）有转移，估计不能完全切除者，应先明确诊断后新辅助化疗再延期手术；而临床表现不典型、诊断不确定者，均应手术探查，病理活检明确诊断。

肿瘤与重要血管及脏器粘连明显者，不必强调为追求肿瘤完整切除而强行剥离，更不主张广泛切除周围累及脏器，即使残留部分肿瘤，可在术后化疗后再行二次手术。

椎旁及椎管内哑铃状神经母细胞瘤出现肌张力改变、括约肌失禁等神经症状时，应急诊行椎板切除术，并仔细清除椎管内肿瘤，而椎管外肿瘤，多数在椎管内肿瘤切除后即行化疗，待神经症状缓解、椎管外肿瘤缩小后再行二期手术；瘤栓应在明视下血管阻断后切开取栓，较长血栓或暴露困难者均应在体外循环下切开取栓，以防术中血栓脱落。

（四）其他治疗

1. 诱导分化治疗 目前，维 A 酸对神经母细胞瘤的诱导分化作用较为肯定，主要将诱导分化剂应用于神经母细胞瘤缓解后的维持治疗。除维 A 酸外，常用的还有神经生长因子、环单磷酸腺苷等，但其疗效也因人而异，作为单独用于治疗神经母细胞瘤的疗效还有待评价。

2. 免疫治疗 神经母细胞瘤常用的免疫治疗药物为干扰素、白细胞介素、集落刺激因子等细胞因子和淋巴因子激活的杀伤细胞（LAK 细胞）。目前临床以前三者应用较为广泛。

（五）放射治疗

1. 放射治疗适应证 预后不良的Ⅱ期神经母细胞瘤、Ⅲ期和Ⅳ期神经母细胞瘤、骨、肝转移等患儿、纵隔巨大肿瘤、脊椎旁哑铃状肿瘤、肿瘤未完全切除的病例或有淋巴结浸润应做放疗。1 岁以下的婴儿尽量避免放疗。

（1）低危组病例：仅有极少数病例，手术或化疗均可能影响其功能时，如肝大影响呼吸功能或脊髓压迫时可考虑放疗。

（2）中危组病例：仅限于以下情况：化疗和（或）手术后，病情进展；8 次化疗疗程后，活性病灶稳固且生物学指标不良；第二次手术后肿瘤仍有残存；病灶局部复发>3 个月。

（3）高危组病例：高危的神经母细胞瘤患者接受清髓性化疗、全身放疗（TBI）及净化的自体骨髓移植可显著改善预后。

（4）转移病灶姑息治疗：对继发骨或软组织的转移灶，放射治疗有姑息治疗的效果，可减轻症状，提高生存质量。

（5）INSS-Ⅳ~S 期，当疾病进展危及重要器官功能时可考虑放疗。肝大伴症状的患儿可以直接给放疗，但一些学者认为当化疗不缓解时才给放疗。

2. 放射治疗方式 围绕手术有以下三种方式。

（1）术前放疗：顾忌到射线对神经母细胞瘤患儿的长期影响，术前放疗应慎重使用。

（2）术中放疗：（IORT）比传统外放疗更先进在于所需剂量全部一次性照射到瘤床。然而，术中放疗对放疗手术室及高剂量率设备具有一定的具体要求，其应用领域通常比传统外放疗小。IORT 主要考虑应用于 >1 岁的Ⅲ、Ⅳ期伴有巨大的原发病灶的患儿。IORT 放射野覆盖整个肿瘤床和初诊时转移的淋巴结，如果术中放疗不能覆盖所有病灶，则必须术后继续给予体外放疗。采用 10~15Gy 和 12MeV 的电子束直接通过手术切口到达已切除肿瘤的瘤床。超过 15Gy 的术中放疗可以引发严重的肠系膜血循环及淋巴循环的紊乱。因此，目前推荐应用 10Gy 或以下的剂量。

手术切除患儿的原发肿瘤病灶和清除从腹主动脉根部至髂血管分叉处下方 2cm 范围的腹膜后转移的淋巴结，保护伤口，患儿转移到放疗间，将丙烯酸管插入伤口内已设计好的瘤床照射野，肾、输尿管等重要器官置于丙烯酸管外或用铅板保护，放疗仪上的金属管再插入丙烯酸管内并且金属管的顶端距放射野组织 10cm 距离，再次确认照射野，12Mev 电子束顺着丙烯酸管射入完成术中放疗。

术中放疗各种迟发并发症发生率 33.3%，包括肾血管障碍、致命性感染和涉及干细胞移植的血栓形成性微血管病，心脏功能紊乱和肺的问题。另外，骨生长紊乱包括脊柱侧弯等问题。因此，选择治疗方式时，治疗的风险和剂量应该充分评估。

（3）术后放疗：能够减少因残留肿瘤细胞再增殖而发生肉眼可见的肿瘤复发，术后放疗对残留的亚临床病灶效果远比临床可检出的复发肿瘤为佳。

3. 放射治疗技术

（1）常规放疗：在两维技术条件下，包括肿瘤亚临床病灶及淋巴引流区的常规分割照射技术。

（2）适形放疗：按照肿瘤形状在计划系统支持下设计治疗方案的技术。调强放射治疗 IMRT 技术在三维适形放疗的基础上，进一步提高了设计及治疗精度。可以在极少干扰邻近敏感器官的情况下提高靶区剂量，对于神经母细胞瘤患者的残留或复发病灶具有重要的临床意义。

（3）影像引导放射治疗：在三维放疗技术的基础上加入了时间因数的概念。可对器官移动进行监控，尤其是当神经母细胞瘤组织对放射高度敏感的情况下，放疗导致的形态学变化需要及时给予设计纠正，这一点对神经母细胞瘤患者及其重要。

4. 放射治疗设计 全身放疗可用在自体骨髓移植前。

术前放疗用于减瘤，照射野可以取斜行、横行、侧腹以保护肾。当患儿有大块的残余肿瘤组织或患儿有浸润的腹膜腔内病灶，采用前后对穿野的全腹照射。纵隔和骨盆位置采用平行对穿野。脊柱治疗直接采用后野或带楔形板的两个斜野。骨转移直接照射病灶。

术后放疗围绕着瘤床及外扩 2cm 边界采用侧腹或半腹方式给予。照射野边界应该包进脊椎，肾和生殖腺应该被保护。通常采用前后对穿野照射，并计算分割总剂量。

神经母细胞瘤可原发或转移至全身多个部位，放疗体积可以通过影像学系统和手术描述所确定,在方案设计时靶区勾画最重要的是尽量使周围重要组织器官的受照射剂量在限度之内。如50%~80%的神经母细胞瘤原发灶发生在腹部肾上腺或脊柱旁,在计划靶区(PTV)内肾、脊髓和肠道就是重要的受限器官。预防性照射及淋巴引流区照射的使用越来越慎重,如果已经证明有淋巴结转移或怀疑淋巴结转移,设计广泛的照射野,以覆盖原发肿瘤和淋巴结引流区。是否应当包括引流区域的下一站淋巴结,如放疗上腹部原发灶时是否要预防放疗纵隔淋巴结,目前仍有争议。如果放疗照射野必须包括椎体,就应包括全部椎骨的宽度,目的是覆盖全部腹主动脉周围淋巴结和避免晚期脊柱侧弯并发症。如果肿瘤穿过脊柱进入髓内形成哑铃状病灶,放疗照射野应把肿瘤全部包括在内。

Ⅳ-S期肝大病例需做放疗时,不必放疗全肝,设计放疗野时注意保护肾和女童的卵巢。可以用前后两个平行相对野,或成角度的前野,如果用右腹壁侧野,照射范围的后缘应在椎体前缘。避免卵巢受到照射,一般是使下界不超过髂嵴上缘。婴儿肾比儿童肾对放射性更敏感。Ⅳ-S期有很高的生存率,所以必须重视避免晚期损伤。如果Ⅳ-S期肝弥漫性肿大,必须给予姑息治疗时,放疗照射野覆盖全肝,用前后平行相对野。

如果骨和软组织出现转移灶,可以放疗姑息,放疗照射病灶局部,外扩适度边界。

5. 放射治疗剂量　实验室资料表明,神经母细胞瘤对放射线高度敏感,但确切的放射致死剂量至今尚不十分明确。有推荐剂量:单纯放疗时,2岁以下8~12Gy,2岁以上30~40Gy;术前放疗时,14~20Gy;术后放疗时20~40Gy;姑息止痛时,每次3Gy,共计5次。

Mallinckrodt研究所对放疗的剂量处方按年龄规定(表5-12-3-5)。骨和软组织转移的放疗每天1次,每次2~8.5Gy,总剂量4~32Gy。

表5-12-3-5　放疗处方剂量

就诊时年龄/月	肿瘤残余病灶/Gy	镜下或亚临床病灶/Gy
0~12	9~12	–
13~30	24	18
31~48	30	24
>48	36	30

Ⅳ-S期肝姑息放疗,一般用全肝放疗3~6Gy,分2~4次,就可能有效,肝大可能消退,但消退较慢。如果没有明显缓解,可在2~3周后再予3~6Gy,总量达12Gy,注意保护肾。另有报道单用≤6Gy的放疗能引起迅速的反应,肝也可以用4.5Gy的中等剂量放疗,4.5Gy连续3天并联合化疗。

骨髓移植时用全身照射,总剂量7.5~12Gy,一般在1~5天内分1~6次给予。但全身照射之后,病灶局部还可适当补充剂量达总剂量20~30Gy。

哑铃型肿瘤造成的纵隔淋巴结肿大和脊髓压迫采用15~20Gy分割为5~10次照射能迅速缓解压迫症状。

6. 放射治疗并发症　放疗的不良反应与放疗的部位、放疗化疗的总剂量及患儿年龄有密切关系。

放疗的早期不良反应:一般低剂量放疗不会有急性反应。但给予较大剂量,特别是如果同时用化疗和超分割放疗时,皮肤和黏膜的反应可能较大。

放疗的晚期不良反应:放疗时的年龄可能影响骨骼畸形的严重程度,包括脊柱后突、脊柱侧突或肢体变短,相关因素主要包括,非常低龄的患儿,不对称的脊柱放疗,椎板切除术等。除肌肉骨骼系统的并发症以外,如果超过耐受剂量,放疗还会引起肺、肝、肾、小肠、卵巢和睾丸等器官功能的损伤。儿童肾脏较成人耐受剂量更低,肾区照射应尽量避免全肾照射。大于或等于33Gy的大剂量放疗不良反应包括多发肋软骨瘤,胸廓和骨盆发育不良,放射性肾炎伴肝脏纤维化可以致死。

八、预　　后

神经母细胞瘤的预后与诊断时年龄、分期、组织病理分类、DNA 倍体、*MYCN* 拷贝数、NSE 水平、血清铁蛋白水平等有关。制定合理的综合治疗方案，生存率大大提高，<1 岁的Ⅰ、Ⅱ、Ⅲ、Ⅳ-S 期患儿 4 年生存率为 98.5% ，<1 岁的Ⅳ期患儿 4 年生存率为 73.1% 。但大年龄、晚期患儿预后仍十分恶劣，5 年无病生存率不足 30% ，相信将来随着生物疗法基因治疗等新的治疗方法的成熟，该病的存活率会进一步提高。

九、进　　展

细胞凋亡蛋白酶 Caspase-1 和半胱天冬酶 *Caspase-3*、*Ha-ras* 基因和 *Trk-A* 基因在 NB 细胞高表达为良好的预后特征。均不伴 *MYCN* 扩增下，*MDR*1 基因或 *MRP* 基因高表达提示预后不良。ALK1 与 *PHOX*2B 基因突变，在神经母细胞瘤分子生物学分期中受到关注。

骨髓找到明确的 NB 细胞，同时结合 CT 或 MRI 等影像学也可考虑 NB 诊断（在肿瘤组织取材困难，VMA 阴性情况下）。

神经母细胞瘤治疗的新观点如下。

1. POG 治疗策略　根据 INSS 分期、年龄、*MYCN* 基因扩增状态、DNA 倍体和 shimada 分型决定：低危组给予手术切除、2 疗程的化疗或不化疗，存活率可达 98% 。

中危组给予 4 或 8 个疗程的中等强度的化疗+手术，存活率可达 90%～95% 。

高危组给予 8 个疗程化疗或给予大剂量化疗，手术，原发肿瘤部位和耐受的转移部位外放疗；大剂量化疗+自体造血干细胞移植；异维 A 酸和抗 GD2 免疫治疗，生存率达 40%～50% 。

Ⅳ-S 期给予支持治疗。生存率可达 90% 。

2. 靶向治疗　目前，针对异常基因或蛋白质等的靶向治疗具有特异性高，不良反应小的优势，成为神经母细胞瘤治疗研究的热点，包括 *MYCN* 基因抑制剂、*BCL*-2 抑制剂、*GD*2 抗体、癌症疫苗等，为神经母细胞瘤的治疗效果的提高带来了希望。

3. 导向治疗　导向治疗是利用高度特异的亲肿瘤物质作为载体，以放射性核素、化疗药物、毒素等作为弹头，定点对肿瘤进行攻击而起到杀灭肿瘤的作用。

（1）^{131}I-MIBG 的治疗：是一种器官靶向治疗。神经母细胞瘤细胞可高度选择性摄取^{131}I-MIBG，而^{131}I 对全身和其他重要脏器的辐射剂量就相对较少，达到靶向治疗神经母细胞瘤的目的）。

（2）近年也有应用化疗弹头，即借助细胞毒性药物分子上的氨基、羟基、巯基等特殊功能基团与单抗相连，具有选择性强、毒副作用小的良好疗效。常用药物为放射菌素 D、表柔比星、长春新碱等。

十、小　　结

神经母细胞瘤是儿童时期最常见的颅外实体胚源性肿瘤之一，其起源于原始神经嵴，可发生于交感神经系统的任何部位，具有自行消退的特征，进展快，早期易转移及耐药，治疗方法繁多，预后较差。年龄及疾病分期和肿瘤所在的部位不同而有不同的临床表现。诊断需要包括骨扫描在内的完整的影像学检查、骨穿刺、骨活检、尿 VMA、HVA 检测和（或）肿瘤组织免疫组化病理检查及 *MYCN* 基因、DNA 倍体检测等是分型分期分组完善诊断的必备指标,1pLOH、血清 Trk-A、神经肽检测等均有临床评估价值。目前采用的治疗方案为化疗、手术、放疗(包括 MIBG)、介入、骨髓移植、诱导治疗、生物靶向治疗等方法联合应用的综合治疗,取得了一定效果。新的不良反应小,特异性高的治疗方法正在探索,例如新药及靶向新药的不断临床试验,高强度聚焦超声 HIFU 无创手术消融肿瘤,近距离粒子置入放疗,基因治疗等,希望能有效的提高神经母细胞瘤的临床治疗效果。

(王　珊)

Summary

Neuroblastoma is the most common solid malignancy of childhood and remains responsible for significant childhood cancer-related morbidity and mortality. It is an embryonal malignancy of the postganglionic sympathetic nervous system and has remarkably diverse clinical and biologic characteristics and behavior. Some tumors undergo spontaneous regression or differentiation to a benign neoplasm, while others exhibit an extremely malignant phenotype with regional or disseminated disease that is resistant to intensive therapy. Because neuroblastoma can arise from any site along the sympathetic nervous system chain, the locations of primary tumors at the time of diagnosis are varied and change with age. Most primary tumors occur within the abdomen(65%). The frequency of adrenal tumors is slightly higher in children

(40%) than in infants(25%), while infants have more thoracic and cervical primary tumors. Infrequently, a primary tumor cannot be found. The treatment modalities traditionally employed in the management of neuroblastoma are surgery, hemotherapy, and radiotherapy. The role of each is determined by the anticipated clinical behavior of the tumor in individual cases considering age, stage, and biologic features.

第十三章　转移癌的治疗

第一节　脑转移瘤的治疗

一、流 行 病 学

脑转移瘤是指原发于中枢神经系统以外的肿瘤转移到脑组织引起的恶性继发性肿瘤，占成人颅内恶性肿瘤的 10% 左右。常见的原发肿瘤为肺癌、乳腺癌、恶性黑色素瘤、消化道肿瘤及肾癌，其中肺癌最为多见，约占脑转移瘤原发肿瘤的一半。脑转移瘤发生部位以脑实质多见，其中大脑半球占 80%，小脑占 15%，脑干占 5%，其次为脑膜。

二、临 床 表 现

根据脑转移瘤转移部位的不同，临床表现有略微的区别。常见的症状有头痛、恶心、呕吐、癫痫和神经功能障碍等。大约 10% 的脑转移瘤患者以癫痫为首发症状，癫痫可以是局限性癫痫或癫痫大发作。幕上脑转移瘤以偏瘫最常见，幕下转移瘤以共济失调、眼球震颤多见；而多发性脑转移瘤、肿瘤累及额颞叶或伴有广泛脑水肿可出现明显的精神症状。这些症状与肿瘤压迫和侵犯脑组织引起占位效应和颅内压增高有关。

三、影 像 学 检 查

增强 MRI 和 CT 检查是目前诊断脑转移瘤的主要手段，MRI 相较于 CT 敏感性更高。

MRI 检查：一般情况下，转移瘤的 T1 加权像为多为低信号，也可出现等信号和混杂信号，T2 加权像为多为高信号。当肿瘤出血时，还可有出血各期 MRI 影像。增强 MRI 检查敏感性高，转移瘤的检出率明显提高。增强 MRI 也有助于癌性脑膜炎的诊断，造影剂可使软脑膜影像明显强化。

CT 检查：CT 检查中病变常呈圆形或类圆形，多为高密度或混杂密度，中心时有坏死，囊变；增强后，多数呈团块状或环状强化，周围水肿明显，相邻结构出现受压移位。由于骨伪影和部分容积效应，后颅窝近颅底处的病变容易漏诊。对于癌性脑膜炎患者，增强 CT 检查仅在不足一半的病例中见到脑膜强化及脑室扩大。

PET-CT 检查：由于正常脑组织代谢摄取的干扰，常用的 18FDG PET-CT 显像敏感度不高，一般不作为脑转移瘤诊断的主要手段。但在脑膜转移诊断或脑转移瘤治疗后评估中有一定价值。随着新探针的出现，PET-CT 在肿瘤的诊断及疗效评估上的作用值得关注。

四、诊断与鉴别诊断

(一) 诊断

对于既往有原发肿瘤史的患者，如出现头痛、恶心、呕吐和局限性神经定位体征，应首先考虑脑转移瘤。如无恶性肿瘤病史，但年龄在 50 ~ 70 岁的患者，急性或亚急性发病，出现以上症状且在短期内病情进行性加重,也应考虑脑转移瘤。对于以上情况的患者,如果 CT 和 MRI 等影像学检查提示脑实质内类圆形占位,强化后明显增强,周围脑组织水肿,特别是多发占位者,支持转移瘤的诊断。

(二)鉴别诊断

1. 胶质瘤　胶质瘤特别是胶质母细胞瘤在病史和影像上均与转移瘤有相似之处,但胶质瘤以单发为主,瘤周水肿多呈片状,且无原发肿瘤病史。

2. 脑膜瘤　幕下脑膜瘤与单发结节型脑转移瘤在影像上需鉴别,脑膜瘤一般无脑外原发瘤病史,且病灶强化明显,与小脑幕关系密切。

3. 脑脓肿　脑脓肿和囊性转移瘤在影像上难以区分,对于脑脓肿患者,一般多有感染病史,心脏病病史,中耳炎病史等。

4. 脑出血　当转移瘤卒中出血时,需与脑出血相鉴别,一般行强化 CT 和 MRI 检查,在转移瘤的患者可见肿瘤结节。另外,还可根据出血的部位,形态,有无高血压病史来判断。

五、治　疗

脑转移瘤患者预后较差,若不进行治疗中位生存时间仅为 4 周。目前脑转移瘤最常用的治疗手段为放射治疗,其他治疗包括手术、对症支持治疗及化疗。

(一)放射治疗

放射治疗是目前脑转移瘤的主要治疗手段。主要包括全脑放疗(WBRT),立体定向放射外科(SRS)和立体定向放射治疗(SRT)。下面分别介绍这些技术目前应用情况及疗效。

1. 全脑放疗　全脑放疗的放疗靶区为全部脑组织,曾被认为是脑转移瘤的标准治疗方式,目前常用于多发脑转移瘤治疗,尤其是对于放疗敏感的细胞,如小细胞肺癌、淋巴瘤等具有很好的控制效果。目前临床研究结果显示,全脑放疗总剂量在 20～50Gy,分次在 5～25 次之间,对患者生存时间和肿瘤完全消除率方面无明显差异。一般临床常用的治疗模式为每次 3Gy,每周 5 次,共 10 次,总剂量为 30Gy,或每次 2Gy,每周 5 次,共 20 次,总剂量为 40Gy,对于 PS 评分较差的患者,也可以考虑采用每次 4Gy,共 5 次,总剂量为 20Gy 的剂量模式。对于多发脑转移瘤患者,全脑放疗的作用已得到普遍认可,可使患者平均生存期提高至 3～6 个月。1 年以上的常见神经系统不良反应是脑白质病变。

2. 立体定向放射治疗　立体定向放射治疗的概念最早由瑞典著名神经外科专家 Lars Lsksell 提出,立体定向放射治疗的剂量分布具有剂量分布集中、靶区周边剂量梯度变化较大、靶区周围正常组织剂量很小等特点。根据放射剂量学特点分为以单次大剂量治疗为特征的 SRS 和分次治疗的 SRT。一般通过有创的颅骨-头架方式或无创面网等方式进行头部固定,并以此为基础建立治疗三维坐标系统。治疗靶区勾画建议以增强 MRI 或 CT 为基础,一般采用 GTV 边界外放 1～2mm 作为 CTV。γ 刀的处方线通常为 50% 等剂量线,X 刀处方线多为 80%～90% 等剂量线包括 CTV。

目前脑转移瘤的立体定向放射治疗的剂量模式一般遵循以下的原则。γ 刀为主的 SRS,一般针对 31～40mm,21～30mm 和 ≤20mm 的不同体积肿瘤分别选用单次为 15Gy,18Gy,和 21～24Gy 的照射剂量。对于 X 刀为主的 SRT,一般选用的剂量模式为:①对于 <10mm 的病灶,每次 12Gy,隔日 1 次,共 3 次,总剂量为 36Gy;②对于 11～20mm 的病灶,可以采用每次 12Gy,隔日 1 次,共 3 次,总剂量为 36Gy,或者每次 10Gy,隔日 1 次,共 4 次,总剂量为 40Gy 的剂量模式;③对于 21～30mm 的病灶,可以采用每次 12Gy,隔日 1 次,共 3

次,总剂量为 36Gy,或者每次 10Gy,隔日 1 次,共 4 次,总剂量为 40Gy,或者每次 8Gy,隔日 1 次,共 5 次,总剂量为 40Gy 的剂量模式;④对于 31 ~ 40mm 的病灶,采用每次 3 ~ 4Gy,每日 1 次,共 10 次,总剂量为 30 ~ 40Gy 的剂量模式;⑤对于 41 ~ 50mm 的病灶,采用每次 3Gy,每日 1 次,共 10 次,总剂量为 30Gy,观察 2 个月,待肿瘤缩小后酌情减量。

(二) 其他治疗手段

对于单发的脑转移瘤,如果身体一般条件较好,且位置易于切除的患者,可以行手术切除。手术治疗可以明显减轻脑转移瘤的占位效应,对于体积较大的颅内转移病灶可以明显改善患者症状。对于多发脑转移瘤患者,一般不宜手术治疗。

对于脑转移瘤周围脑水肿比较严重,引起颅内高压症状的患者,应给予肾上腺皮质激素及脱水治疗,尤其是对于病情危重或快速恶化的患者首先给予肾上腺皮质激素治疗及对症脱水药物,可以有效且迅速缓解脑水肿的症状,为后续其他治疗创造条件。

系统化疗目前不作为脑转移瘤的主要治疗方式。尽管有一些报道提示替莫唑胺联合放疗可以延长无进展生存和有效率,但随机研究没有明确其结果。

六、预　后

目前研究显示,除了治疗方式以外,影响患者预后的主要因素有:Karnofsky 功能状态评分(KPS),年龄,原发肿瘤控制情况,有无颅外转移。Gaspar 等人在根据 RTOG9508 的研究中各种因素对预后的影响,采用分级回归方法(RPA)将患者分为 3 级,RPA 1 级:KPS 评分大于 70,年龄小于 65 岁,原发肿瘤消失或控制,转移灶仅局限于颅内;RPA 2 级:KPS 评分大于 70,年龄大于 65 岁,原发肿瘤未控,颅外存在转移;RPA 3 级:KPS 评分小于 70。研究显示 RPA 可以作为生存期的独立预后因子。

总的来说,脑转移瘤预后较差,故在临床过程中,应综合评估患者的身体条件、全身肿瘤进展情况及病理类型等多种因素,采取综合治疗的手段,以达到缓解症状、改善机体功能和尽可能延长生存的目标。相信随着诊断技术及综合治疗模式的进步,脑转移瘤治疗将达到更好的效果。

(王　轩　夏廷毅　王颖杰)

Summary

Metastasis is the most common tumor affecting the brain. Autopsy studies find intracranial metastases in approximately 25% of patients who die of cancer. Between two-thirds and three-quarters of such patients had symptoms from the intracranial metastasis during life. Most brain metastases present late during the course of which is usually a widely metastatic cancer. In a smaller percentage of patients(perhaps about 10% of patients with lung cancer), a brain metastasis may be the first evidence that the patient suffers from cancer. The therapeutic approach to patients with brain metastases depends on the number and location of metastases, on the biology of the primary tumor, and on the extent of systemic disease. Treatment is divided into supportive and definitive Measures. Radiosurgery is increasingly employed instead of surgery for the treatment of single or even multiple brain metastases. Chemotherapy is increasingly being recognized as efficacious for brain metastases from chemosensitive systemic cancers.

第二节 肺转移瘤的放射治疗

一、流 行 病 学

肺是恶性肿瘤好发生转移的器官。癌和肉瘤均可发生肺转移。临床常见的原发恶性肿瘤为乳腺癌、女性绒癌、恶性软组织肿瘤、骨肉瘤、尤文肉瘤、甲状腺癌、恶性黑色素瘤、Wilms瘤、食管癌等。临床亦常见支气管肺癌肺内转移。一般而言,肺转移瘤为多发病灶,孤立性转移灶少见。转移部位多见于双肺外周,多数累及胸膜。左右肺出现转移的机会均等,下肺较上肺更为常见。

肺转移瘤好发的机制在于:①肺是血循环必须通过的一道滤过器;②肺接受肺动脉和支气管动脉的双重血液供应;③肺循环内血流较为缓慢;④肺内血液中的凝固纤维溶解活性高,利于肿瘤细胞停滞与着床。

二、转 移 途 径

(一) 血行转移

最为常见的转移途径。原发于不同部位的恶性肿瘤,其血行转移途径有所不同。主要通过上腔、下腔静脉入右心至肺,或是通过肺静脉入左心,由支气管动脉至肺,或是经过Batson静脉丛入支气管静脉、肋间静脉,然后到肺和胸膜。

(二) 淋巴转移

主要的淋巴转移途径是由淋巴管进入胸导管,经上腔静脉到肺。常见的途径还有:①纵隔、肺门淋巴结转移后逆行转移;②淋巴管播散致双侧肺门区癌性淋巴管炎;③腹腔动脉干淋巴结转移向上侵犯,经后纵隔、食管旁淋巴结,逆行播散至肺门或纵隔淋巴结,累及肺周围淋巴管。

(三) 支气管播散

多见于细支气管肺泡癌,临床少见。

(四) 直接侵犯

多见于食管癌、乳腺癌、肝癌和纵隔恶性肿瘤。

三、临 床 表 现

临床症状轻重与原发肿瘤的组织类型、转移途径、受累范围有密切关系。多数病例有原发癌的症状。肺转移瘤早期呼吸道症状多较轻或无,特别是血行性转移。只有在转移灶累及支气管内膜时,早期可出现咳嗽和痰中带血症状。病情进展后症状和体征与原发性肺癌相似。咳嗽、痰中带血、胸闷、胸痛、气促等为常见症状,肺部病变广泛则可出现气促、呼吸困难,尤其并发癌性淋巴性炎或胸腔积液时更为明显。胸膜转移时,有胸闷或胸痛。若同时伴有纵隔淋巴结转移,可有声音嘶哑、上腔静脉压迫综合征、膈麻痹症状。肺转移瘤通常起病潜隐而进展较快,在数周内迅速加重。

四、辅 助 检 查

(一) X 线检查

肺转移瘤的 X 线平片表现为结节状阴影,一般呈球形,边缘整齐,质地均匀,密度不等,大小不一。数目可单发,多数为多发。可位于单侧肺或双侧肺,多见于各肺叶的基底部,尤其是周围区。肺转移瘤可出现空洞,空洞壁厚薄不等,其形态与原发肿瘤有关。鳞癌空洞以不规则形厚壁者居多,薄壁空洞多见于肉瘤肺转移。气胸可继发于空洞。肺转移瘤中出现气胸者多见于骨源性肉瘤。部分肺转移瘤的 X 线平片可见结节钙化影,原发灶多见于骨肉瘤、滑膜肉瘤、任何转移性黏液腺癌等肿瘤。

癌性淋巴管病的 X 线平片主要表现为自肺门向肺周围放射的树枝状或线条样阴影,或者呈现为异常紊乱增强的肺纹理,且以叶型或段型分布。此外还可能伴有其他 X 线征,如双下肺网状结节状阴影、肺门淋巴结肿大、胸腔积液征等。

(二) CT 与 MRI 扫描

CT 扫描是目前临床最常用、最有效的检查手段。CT 扫描检查肺转移瘤的灵敏度明显高于 X 线平片,尤其对于发现小的病灶以及评价纵隔淋巴结转移。而且 CT 对于纵隔后方病灶的检出能力是 X 线平片所不能比拟的。MRI 一般较少用于肺转移瘤的诊断。但它与 CT 比较,具有以下优点:①能更好地显示肿大淋巴结与周围的脂肪组织、大血管;②能区分肺内肿块、肺不张和肺炎;③判断肿瘤侵犯胸壁及侵犯范围;④能区分肿瘤放疗后的复发或纤维化。

五、诊断与鉴别诊断

(一) 诊断

对于既往有原发肿瘤史的患者,如出现咳嗽、痰中带血、胸痛、呼吸困难等症状时,应首先考虑肺转移瘤。如无恶性肿瘤病史,但年龄在 50～70 岁的患者,急性或亚急性发病,出现以上症状且在短期内病情进行性加重,也应考虑肺转移瘤。对于以上情况的患者,如果 CT 和 MRI 等影像学检查提示肺内类圆形占位,特别是多发占位者,则支持转移瘤的诊断。

(二) 鉴别诊断

1. 结核球 常发生于上叶尖后段或下叶背段,病灶多为单发、空洞,多呈厚壁裂隙样,可见局限弧形、环形或弥漫性斑点状钙化。与肺门间常有索条状阴影相连,附近肺野有卫星灶。结合患者结核病史、结核毒血症状、结核菌素试验、痰脱落细胞检查以及活组织检查可鉴别。

2. 肺霉菌病 临床症状和影像学表现与转移瘤鉴别较难,需结合临床病史或痰检确诊,或采用纤维支气管镜在病变部位直接进行抽吸分泌物或灌洗液培养,对定性诊断有帮助。

3. 肺结节病 为一种慢性肉芽肿病。X 线表现最具特征性,90%～95% 表现为肺门两侧对称性肿大,部分病例可伴两侧气管旁淋巴结肿大。肿大的淋巴结境界可以清晰地区分出圆形或马铃薯形。纤维支气管镜检查对鉴别肺结节病和肺转移瘤有重要作用,肺结节病纤支镜可见支气管外压性狭窄。活组织检查是可靠的鉴别手段。

六、治 疗

(一) 手术治疗

对于肺部仅有单个转移结节,或虽有几个转移灶但均属限于一个肺叶或一侧肺内,如原发肿瘤经治疗后已得到控制,经全身检查又未发现其他部位另有转移病灶,全身情况可以承受肺切除术者,应考虑手术治疗。肺切除术的范围应尽量保守,一般仅作楔形或肺段肺叶切除术。两侧肺出现广泛转移的病例没有手术治疗的适应证。

(二)化学治疗

对于无手术指征的双肺转移瘤,或除肺转移外,身体其他部位另有转移灶者,且原发肿瘤对于化疗敏感者,可考虑给予化疗,以期达到姑息治疗效果。

(三)放射治疗

对于因患者因素拒绝手术治疗的单发肺转移瘤可行根治性放射治疗。对于有明显压迫症状的多发病灶可行姑息性放射治疗。既往常规放疗因为正常组织的耐受限制了肿瘤靶区剂量的提高,一般仅用于原发肿瘤为放射敏感的肺转移瘤。随着体部立体定向放射治疗在临床的广泛应用,其在肺转移瘤治疗中的作用已得到国内外医学界的认同,主要技术有体部 γ 刀、X 刀、射波刀等,疗效的差别在于适应证掌握、剂量分割模式、治疗过程的质量控制和质量保证以及治疗后并发症处理及随访观察。

目前认为肺转移瘤放射治疗适应证是:①肺转移瘤的原发诊断明确;②肺转移瘤患者的原发肿瘤已控制或有其他部位转移已控制或稳定;③肺转移瘤化疗后未控、不宜化疗或拒绝化疗;④肺转移瘤为单发,病灶直径≤8cm 或一侧肺多发,≤3 个,每病灶直径≤2cm;⑤肺转移瘤为多发,双肺病灶≤10 个,每病灶直径>1cm,肺功能正常;⑥肺转移瘤发展速度快或引起继发症(如咳嗽、咯血以及呼吸困难)时适应证可适当放宽。除上述明确适应证外,还应该权衡患者的肺功能状态和全身状态以及肺转移灶治疗与不治疗对肺功能及全身状态的影响等诸多因素。因此,在面对肺转移瘤的治疗时,必须个别情况个别对待。

肺转移瘤的靶区范围就是转移瘤本身,不考虑肺门和纵隔淋巴结的预防照射,但要适当考虑 CTV 和 PTV。一般 CTV 在 GTV 外扩 3～5mm,PTV 要根据患者的呼吸动度大小和肿瘤的位置而定,上肺 8mm 左右,下肺 10mm 左右。另外,在设计放疗计划时,根据病灶大小分别可采用单靶点或多靶点照射。①单病灶治疗:病灶≤3cm 时,70%～80% 剂量线覆盖100% PTV,8～10Gy/次,40～50Gy/(4～5)次,1 周完成;当单病灶>3cm,且≤5cm 时,可用50%～70% 剂量线覆盖 100% PTV,5～7Gy/次,50～56Gy/(8～10)次,2 周完成;当病灶>5cm 时,应当适当降低分次剂量,增加总剂量,一般以 3～5Gy/次为宜;②多病灶治疗:病灶越多,对肺功能影响越大,治疗后对肺功能影响的判断越难,治疗后是否获益很难判定,因此,对肺内过多转移瘤的治疗应慎重。

七、预 后

目前研究显示,除了治疗方式以外,影响患者预后的主要因素有:Karnofsky 功能状态评分(KPS)、年龄、原发肿瘤控制情况、有无肺外其他转移、原发肿瘤的病理类型、转移瘤的数目、转移是单侧肺还是双侧肺等。总的来说,肺转移瘤预后较差,故在临床过程中,应综合评估患者的身体条件及肿瘤进展情况,采取综合治疗的手段,以达到缓解症状、改善机体功能和尽可能延长生存期的目标。

(李宏奇 夏廷毅 王颖杰)

Summary

Pulmonary metastases are the most frequent neoplasms of the lung, appearing at autopsy in approximately 20% to 30% of all patients presenting with malignant neoplastic disease. In 15% to 25% of these cases, depending on the histologic type of primary neoplasm, no other metastatic foci are found. Certain cancers metastasize preferentially to the lungs. In up to 50% of patients with osteogenic and soft-tissue sarcomas, metastatic tumors appear in the lungs before any other visceral organs. The oncologist has four possible treatment modalities for pulmonary metastases: chemotherapy, immunotherapy, radiation therapy, and surgery.

第三节 肝转移瘤的治疗

肝转移瘤(liver metastases),又称继发性肝癌(secondary liver carcinoma)或肝转移癌(metastatic liver carcinoma),系由肝之外全身其他部位恶性肿瘤转移至肝,并在肝形成单个或多个的癌灶,属于恶性肿瘤的晚期表现。未经治疗的肝转移瘤预后很差,中位生存时间少于2年,少有超过5年者。近年研究结果表明,肝转移瘤若能早期诊断并采取积极有效的治疗措施,仍可获得良好疗效。

一、流 行 病 学

肝血流异常丰富,是恶性肿瘤最常见的转移器官之一,几乎全身各部位的恶性肿瘤都可以转移到肝。据尸检及临床病理资料分析,恶性肿瘤死亡的患者41%~75%有肝转移。转移至肝最多见的原发肿瘤来源于结直肠、胃、食管等消化系统肿瘤,约60%的胃肠道恶性肿瘤可发生肝转移;其次是肺癌、乳腺癌、肾癌、鼻咽癌等。在西方国家,转移性肝癌的发病率是原发性肝癌的20~64.5倍,而在我国,由于原发性肝癌的发病率较高,两者发生率相近。

二、转 移 途 径

肿瘤转移至肝的途径主要经门静脉、肝动脉、淋巴道和直接浸润。

1. 血行转移

(1) 经门静脉:食管下端、胃、小肠、结肠、直肠、胰腺、胆囊、脾等的血流汇入门静脉系统,所有来自上述器官的恶性肿瘤细胞均可经门静脉转移至肝,这是肝转移癌的主要途径。来自子宫、卵巢、前列腺、膀胱和腹膜后的恶性肿瘤,亦可以通过门静脉与体循环之间的吻合支经门静脉转移至肝。

(2) 经肝动脉:所有血行播散的恶性肿瘤细胞均可循肝动脉转移至肝,如肺、乳腺、甲状腺、肾、肾上腺的恶性肿瘤及恶性黑色素瘤等。

2. 淋巴转移 消化系统肿瘤可经肝门淋巴结循淋巴管逆行转移至肝;盆腔或腹膜后的恶性肿瘤可经淋巴管至主动脉旁和腹膜后淋巴结,然后进入肝;乳腺癌和肺癌则可经纵隔淋巴管转移至肝;胆囊癌可沿胆囊窝的淋巴管转移至肝。

第五篇 第十三章 转移癌的治疗 ·663·

3. 直接侵犯 肝脏邻近器官的恶性肿瘤,如胆囊癌、胃癌、结肠癌、胰腺癌、右肾和肾上腺恶性肿瘤均可直接浸润肝脏。

三、临床表现

肝转移瘤的症状和体征与原发性肝癌很相似,但在病程的进展方面往往比原发性肝癌缓慢,症状也相对较轻。

临床表现主要为以下两方面。

(1) 多数原发性肿瘤先于肝转移瘤出现特征性临床表现,如结直肠癌出现血便,肺癌出现咳嗽、咯血等。少数患者原发性肿瘤临床表现不突出或晚于肝转移瘤。

(2) 由于肝转移瘤患者多无病毒性肝炎及肝硬化病史,早期多无明显症状和体征,多数在影像检查中发现。一旦有临床表现出现,转移瘤常体积较大或数目较多。主要临床表现有:上腹部或肝区疼痛、乏力、发热、消瘦、腹胀、纳差、腹块、肝区触痛、体重减轻等。晚期患者可出现黄疸、腹水、恶病质等表现,除肿瘤压迫肝胆管引起梗阻性黄疸外,也可合并肝细胞性黄疸。

四、辅助检查

(一) 实验室检查

1. 肝功能 肝转移瘤在初期肝功能往往正常,碱性磷酸酶和乳酸脱氢酶可有升高。在无黄疸或骨转移时,碱性磷酸酶升高对诊断肝转移癌有参考价值。随着肿瘤的发展,肝功能受到不同程度损害,表现为血清胆红素、γ-谷氨酰转肽酶等升高。

2. 肿瘤标志物

(1) 甲胎蛋白:90% 以上的肝转移瘤患者血中 AFP 不高,少数来自胃、食管、胰腺及卵巢的肝转移癌 AFP 可升高,但绝大多数 <100ng/ml。

(2) 癌胚抗原:来源于消化道肿瘤及肺腺癌、胰腺癌等部位的肝转移瘤患者中常有 CEA 和(或)CA19-9 升高,虽然其特异性不强,但对于疗效和预后的判断有很大价值。

(二) 影像学检查

1. 超声检查 超声检查是最为常用的检查方法,具有费用低廉、操作简单,无创等特点,但特异性与灵敏性受操作者经验及仪器性能等因素影响较大,其诊断价值逊于增强 CT 或 MRI。

2. CT CT 是发现肝转移瘤有效的检查方法之一,检出率高达 80%~100%。目前 CT 可以发现直径小于 1cm 的癌灶。

3. 磁共振 MRI 在肝转移瘤的定性方面,尤其是对血管瘤的鉴别优于 CT。

4. PET/CT 检查 PET 诊断肝多发转移的敏感性优于 CT,其敏感性为 89%,而 CT 为 71%;两者特异性相似,分别为 98% 和 92%。PET/CT 结合了 PET 及 CT 优势,敏感性可达 96.3%。PET/CT 对肝外转移灶检查是其优点之一,相对于 CT、MRI,PET/CT 检查更能清楚、直观地了解肿瘤部位、淋巴结甚至远处转移的范围。PET/CT 显像不仅可通过 CT 解剖影像学变化评价肿瘤治疗疗效,而且可通过肿瘤细胞代谢的变化来区分肿瘤的残存、复发与瘢痕、纤维化。

五、治　　疗

肝转移瘤的治疗必须根据肝脏病变范围、患者的全身情况、原发肿瘤的控制情况及肿瘤的生物学特性全面考虑,采用合理的综合治疗方案,才可能获得良好效果。随着新的影像学技术、手术方法、化疗药物以及放疗技术的临床应用,肝转移瘤的治疗在近 20 年里得到很大的改善。

目前,手术切除被认为是首选治疗方法,适用于患者一般情况好,经全身检查肝转移属于孤立性病灶或局限于肝脏一叶,其余部位无转移者。尤其是对来源于结直肠癌的肝转移瘤,应持积极的手术治疗观点。孤立的结直肠癌肝转移手术切除的 5 年生存率达 30% ~ 60% 。

大多数肝转移瘤患者就诊时即为多发性病灶,已丧失手术机会。此类患者须考虑非手术治疗方法,这包括化疗、放疗、射频消融、经肝动脉化疗栓塞、无水酒精瘤内注射、冷冻治疗等。本节仅就肝转移瘤的放射治疗作一简介。

(一)肝转移瘤放射治疗的历史

国内关于肝癌放疗的研究始于 20 世纪 50 ~ 60 年代,先后经历了全肝照射、局部照射、全肝移动条照射、超分割照射等。这个阶段因照射技术条件所限,正常肝脏受到了较大体积的照射,正常肝组织的耐受量限制了肿瘤靶区剂量的提高。研究证实,全肝放射剂量超过 23Gy,则放射性肝炎的发生率就会增加,而此时无法达到杀灭肿瘤所需的根治性放射剂量。因此,临床在治疗肝转移瘤时较少应用放射治疗。

(二)现代放射治疗技术

20 世纪 90 年代后期,由于医学影像和计算机技术的进步,使得三维适形放疗技术得以在临床应用中逐步推广,并开始尝试应用于原发性肝癌的治疗。近年来,立体定向体部放射治疗、调强适形放射治疗及螺旋断层放射治疗在体部肿瘤的治疗上疗效显著,目前尤以立体定向体部放射治疗在单发/多发肝转移瘤的治疗上应用较为普遍。

1. 三维适形放射治疗　三维适形放射治疗是目前临床最常用的放疗方法,根据肿瘤位置和周围重要器官耐受剂量,给予 3 ~ 5 个共面或非共面照射野,每个不同方向的射野形状与肿瘤形状一致。相对于二维放疗来讲,能对重要器官起到一定的保护作用(图 5-13-3-1,图 5-13-3-2,见彩图)。该方法计划设计和治疗所需时间短,操作简便,经济实惠。但由于加速器适形治疗时的高能线束是均匀出束的,对于形状不规则的肿瘤,其剂量曲线的适形度比 IMRT 差许多,对于肝多发转移瘤,多靶区计划错综复杂,难以实现。

2. 立体定向体部放射治疗(stereotactic body radiation therapy,SBRT)　立体定向体部放射治疗因采用的放射源不同而分为体部 X 刀和体部 γ 刀。X 刀是通过在直线加速器上采用三级准直系统或特殊限束装置或专用小型高能 X 线机,通过共面或非共面的多野或多弧照射,产生高度聚焦的剂量分布区。体部 γ 刀采用旋转聚焦原理,使装在旋转式源体上的多个 ^{60}Co 放射源围绕病灶中心做锥面旋转聚焦运动,以非共面方式从不同方向穿射正常组织而将焦点聚焦至肿瘤。立体定向体部放射治疗的剂量学特点即是高剂量集中在肿瘤靶区,靶区外剂量递减陡峭,靶区周边正常组织受照剂量降低,因此,体部 X 刀和 γ 刀治疗能大大减少正常组织受量,提高肿瘤组织剂量,即提高治疗增益比,从而提高肿瘤的局部控制率,尤其在多发肝转移瘤的治疗上更具剂量学优势(图 5-13-3-3,见彩图,图 5-13-3-4)。

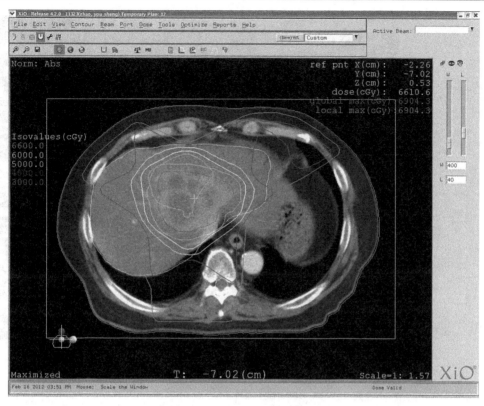

图 5-13-3-1 单病灶肝转移瘤 3D-CRT 计划等剂量曲线图及 DVH 图(三野)

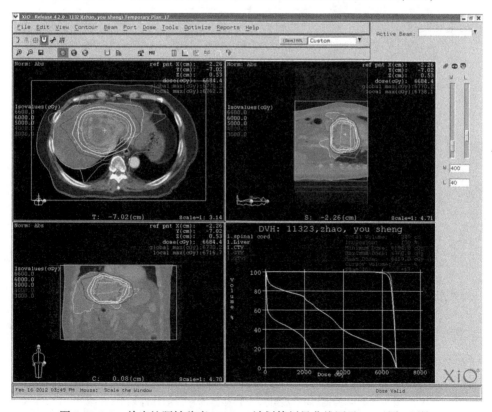

图 5-13-3-2 单病灶肝转移瘤 3D-CRT 计划等剂量曲线图及 DVH 图(八野)

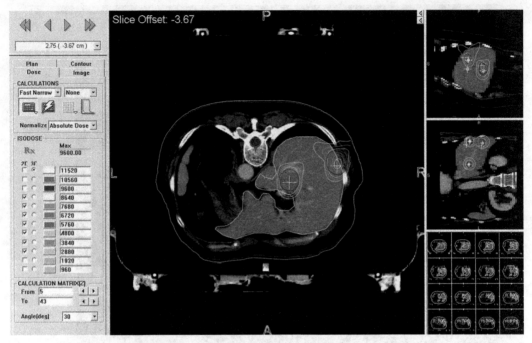

图 5-13-3-3　乳腺癌术后肝多发转移体部 γ 刀治疗计划等剂量曲线图

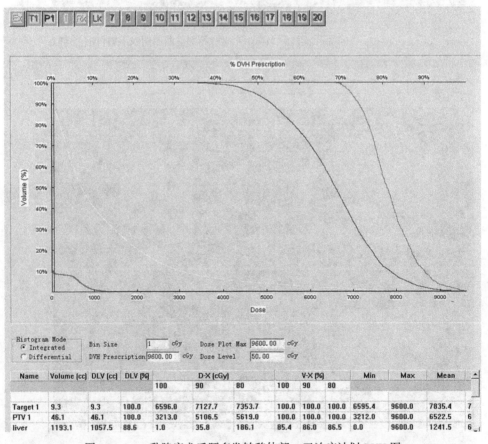

Name	Volume [cc]	DLV [cc]	DLV [%]	D-X [cGy]			V-X [%]			Min	Max	Mean	
				100	90	80	100	90	80				
Target 1	9.3	9.3	100.0	6596.0	7127.7	7353.7	100.0	100.0	100.0	6595.4	9600.0	7835.4	7
PTV 1	46.1	46.1	100.0	3213.0	5106.5	5619.0	100.0	100.0	100.0	3212.0	9600.0	6522.5	6
liver	1193.1	1057.5	88.6	1.0	35.8	186.1	85.4	86.0	86.5	0.0	9600.0	1241.5	6

图 5-13-3-4　乳腺癌术后肝多发转移体部 γ 刀治疗计划 DVH 图

3. 调强适形放射治疗(intensity modulated radiation therapy,IMRT) 调强适形放射治疗是通过照射野的高度适形和射野内强度的调节,使放射线在体内形成高剂量区剂量分布的形状在三维方向上与肿瘤的形状一致,不仅保证了 3D CRT 技术,而且依据医生提出的目标剂量要求(即肿瘤边缘致死剂量和周围正常组织保护剂量),进行自动逆向优化设计,经二次线束改变原先医用直线加速器出束剂量率分布,大幅度提高肿瘤局部剂量,而周围正常组织剂量仍处于安全线之内,有效地提高了放射治疗增益比,明显提高肿瘤控制率和治愈率,并避免了对周围重要器官的过量照射(图 5-13-3-5,彩图)。

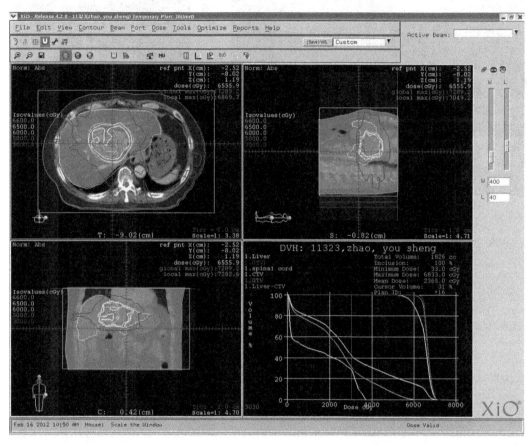

图 5-13-3-5 单病灶肝转移瘤 IMRT 计划等剂量曲线图及 DVH 图

4. 螺旋断层放射治疗(Tomo Therapy) 螺旋断层放射治疗系统是一种全新的调强放射治疗设备,是以螺旋的非共面射野实现 IMRT 和图像引导放射治疗(image guided radiation therapy,IGRT)技术,即 IG-IMRT,借助于图像引导提高肿瘤放射治疗的精确性。螺旋断层放射治疗的剂量学相比于传统立体定向放射治疗技术相似或者有所改善。应用图像配准和安全照射的新技术,Tomo Therapy 的极大优势在于:确保靶区剂量的均匀性,射线路径有效地避让危及器官,可同时治疗多个靶区,而且再治疗时可以准确避让已经治疗过的区域及危及器官(图 5-13-3-6~图 5-13-3-9,见彩图)。

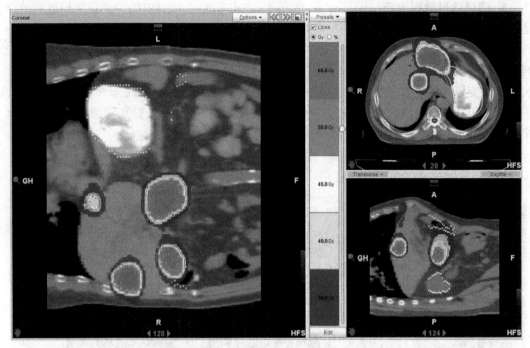

图 5-13-3-6　胰腺癌肝多发转移患者 Tomo Therapy 计划等剂量曲线图

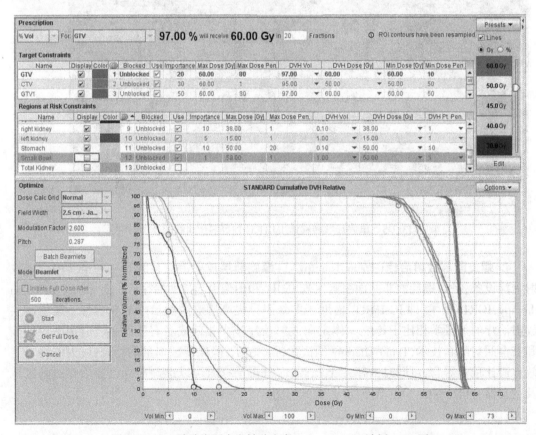

图 5-13-3-7　胰腺癌肝多发转移患者 Tomo Therapy 计划 DVH 图

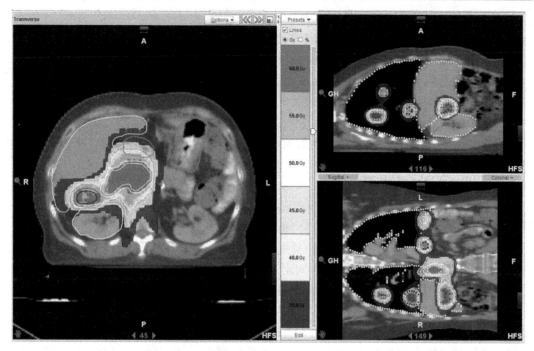

图 5-13-3-8　卵巢癌术后肝、肺多发转移患者 Tomo Therapy 计划等剂量曲线图

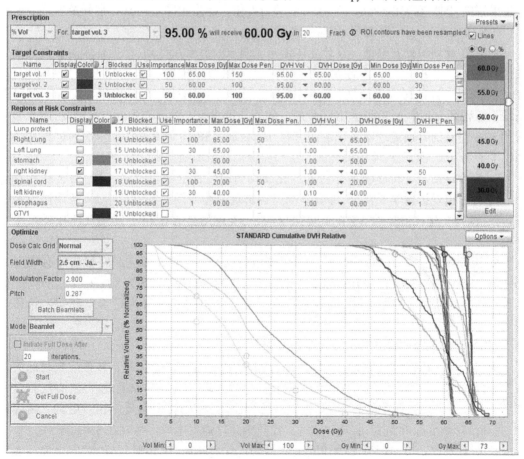

图 5-13-3-9　卵巢癌术后肝、肺多发转移患者 Tomo Therapy 计划 DVH 图

(三) 肝转移瘤放疗的适应证

(1) 肝转移瘤诊断明确,原发灶得到控制或相对肝转移瘤稳定。

(2) 全身化疗或介入化疗未控,不宜化疗或拒绝化疗。

(3) 肝功能基本正常,或 Child-Pugh B 级以上。

(4) 多发转移病灶 2～4 个,病灶直径<3cm;多发转移病灶 5～7 个,病灶直径<2cm。

(5) 单发病灶最大径≤8cm。

除以上比较具体条件外,肝转移瘤的治疗还需考虑肝转移以外的全身状况以及治疗对肝功能的影响和治疗后患者获益多少等,个别情况个别对待。

(四) 治疗步骤

1. 定位方法 定位前 10 分钟口服造影剂 150～200ml;根据所采取的技术不同,应用不同的定位方式。采用专用真空负压袋/体网/体模固定体位。

2. 影像扫描 一般采用增强 CT 扫描进行定位,扫描范围包括全肝,层厚 5mm,层间距 5mm。对小病灶也可采用层厚 3mm,层间距 3mm 扫描。肝转移瘤的影像表现比原发性肝癌多样化,常为多发。因此,清楚显示转移灶是关键,可采用多种影像融合技术,如 CT/MRI 图像融合或采用 PET-CT 定位+检查一体化,对临床进一步分期和靶区勾画会更有帮助。

3. 靶区勾画 肝转移瘤的 CTV 理论上比原发性肝癌的 CTV 要小,边界更清楚。因此,在勾画肝转移瘤的治疗范围时 CTV 应比原发性肝癌要小,一般在 GTV 外放 3mm,根据呼吸动度的影响,PTV 在 CTV 外放 10～15mm 的边界作为治疗靶区。勾画正常肝及邻近重要器官(如胃、十二指肠、肾、脊髓等)以进行剂量评估。

4. 治疗计划和处方剂量 设计立体定向或调强放射治疗计划,根据临床需要对剂量分布进行调整及优化。目前,因各放射治疗中心所采取的放射治疗技术不同,处方剂量不一。SBRT 多采用 50%～80% 等剂量线作为处方剂量参考点,计划要求至少 50% 或 80% 的等剂量线覆盖靶区。其中 X 刀多采用 80% 左右的等剂量线覆盖靶区作为处方剂量线,而 γ 刀多采用 50% 左右的等剂量线覆盖靶区作为处方剂量线。SBRT 通常采用的单次剂量较大(5～15Gy),治疗分次较少,具体根据靶区大小和周围正常组织剂量耐受性而定。

5. 治疗评估 肝转移瘤治疗后的变化规律与原发性肝癌治疗后一样,通常在治疗后 1～3 个月才出现影像学变化,有部分病例还会出现肿瘤周围的水肿反应,常被误认为是肿瘤进展,这种变化在治疗后 3～6 个月完全消失,表现为转移瘤缩小或囊性坏死或纤维化瘢痕。

6. 治疗结果 从近期疗效看,立体定向放射治疗 3～5cm 孤立肝转移瘤的有效率为 80% 以上;治疗 1～3cm 多发肝转移瘤也是安全有效的,近期有效率为 80% 以上。长期疗效不仅与转移灶的局部控制有关,还与全身有无其他部位转移及肝内是否出现新发转移灶有关。

(五) 肝转移瘤放疗的不良反应及并发症

放射治疗肝转移瘤只要适应证掌握得当,剂量分割与肝功能状态和转移灶数目的关系应用合理,多数是安全、可耐受的。治疗中和治疗后出现的反应和原发性肝癌一样,只是由于肝转移瘤患者多数肝功能较好,肝组织对放疗的耐受更高,不良反应相对更轻。精确计划、提高治疗精度和准确度,肝转移瘤的放疗严重并发症发生率可控制在 3% 以下。

1. 全身反应 可出现恶心、呕吐、厌食、乏力、食欲减退,但相对较轻,对症处理后多可较快恢复,不影响放疗的进行。若放疗后出现明显的不良反应且不易改善时,应停止放疗。

2. 血液系统反应 放疗后外周血象常出现白细胞和血小板计数下降,及时给予升血治疗,可不中断放疗;重者可停止放疗。

3. 放射性肝病 肝照射后最严重的并发症为放射性肝病(radiation induced liver disease,RILD),临床表现为放疗后 3 个月后无黄疸性肝大、腹水及转氨酶升高。其发生与下列因素有关:①照射体积及剂量偏大;②合并肝硬化使肝储备功能变差、耐受性降低;③同时合用化疗药物对肝损害加重;④处于生长发育期。

肝的耐受剂量与照射体积明显相关,根据 RTOG62 号文件规定,全肝的平均剂量<30Gy、肝 V35<50%、肝 V30<60% 不会发生放射性肝炎。若增加单次分割剂量、伴有肝硬化或曾接受过化疗的患者,耐受剂量明显低于上述剂量。国内对放射治疗肝癌的相关研究结论是:对肝功能分级为 Child-Pugh A 级的患者,肝平均耐受剂量为≤23Gy,Child-Pugh B 级的患者,肝的平均耐受剂量可能为 6Gy。

放射性肝病的治疗重点在于预防,正确合理地给予单次处方剂量和总剂量,治疗期间及治疗后都要配合保肝治疗。

4. 放射性胃炎/十二指肠炎 如肝转移瘤邻近胃壁或十二指肠,则胃壁或十二指肠壁不可避免地受到一定剂量照射,放射性胃炎/十二指肠炎、胃/十二指肠溃疡多在治疗后 2 ~ 6 个月发生,表现为胃区疼痛,应用抑酸剂及胃肠黏膜保护剂治疗有效。二程放疗或多个邻近病灶治疗导致剂量叠加时,则不良反应的发生率明显增加,严重者出现穿孔、出血等并发症,甚至危及生命。

综上所述,肝转移瘤的预后取决于原发肿瘤的部位、恶性程度、肝受累范围、有无肝外部位转移灶和患者的全身情况。合理应用多学科综合治疗,以达到最佳治疗效果。目前,外科手术依然是可切除病灶的标准治疗,但如何提高手术切除率仍是目前临床面临的难题。由于肿瘤切除后仍可有全身性微转移灶存在,故综合性的全身辅助治疗是有意义的。对于难以行手术切除或拒绝行手术切除的患者,采用非手术治疗手段如放疗、射频消融治疗等,仍能够提高肿瘤局部控制、延长生存期。体部 γ 刀和 Tomo Therapy 在肝转移瘤尤其是肝多发转移瘤的放射治疗中更具有剂量学优势。

(李 平 夏廷毅 王颖杰)

Summary

The liver is a frequent site for metastases from cancers arising at other sites. Although it is recognized that liver metastases play a major role in the morbidity and mortality associated with many cancers, until recently, the approach to the patient with hepatic metastasis has been nihilistic. In the last two decades, therapies have been developed for hepatic metastases that offer not only effective palliation, but in many cases, cure. Improved imaging modalities such as ultrasonography, computed tomography (CT), magnetic resonance imaging (MRI), and positron emission tomography (PET) have allowed detection of metastases at a sufficiently early stage for effective therapy. Improvements in surgical and anesthetic techniques now allow for hepatic resection with perioperative mortality of less than 4%, making these potentially curative resections acceptable from the standpoint of risk. In addition, developments of other palliative techniques, such as regional chemotherapy and cryoablation, offer effective palliative options in cases in which curative resections are not possible.

第四节　骨转移瘤的放射治疗

骨组织是恶性肿瘤远处转移的第三好发器官,仅次于肺和肝。转移瘤可累及全身骨骼,中轴骨(脊柱、骨盆等)及长骨近端是骨转移瘤的好发部位。骨转移瘤通常为多发,单发转移者约占9%。癌和肉瘤都可发生骨转移,癌转移多见。引起骨转移常见的恶性肿瘤有乳腺癌、前列腺癌、甲状腺癌、膀胱癌、肺癌、肾癌和恶性黑色素瘤等。对于乳腺癌和前列腺癌,有70%的患者会发生骨转移。

肿瘤骨转移按其对骨的影响及形态表现可以分成三类,即溶骨性转移、成骨性转移及混合性转移,其中以溶骨性转移最为常见。一般说来,乳腺癌和肺癌的骨转移以溶骨性转移为主,前列腺癌则以成骨性转移为主。

一、骨转移瘤的发病机制

癌细胞的转移并非随机,不同类型肿瘤转移的靶器官不同,不同器官提供的生长环境适合不同特性的癌细胞生长。肿瘤细胞和骨微环境之间的相互关系促进了骨转移的恶性循环。

溶骨性转移中骨组织的破坏吸收是由破骨细胞作用,而不是肿瘤细胞直接作用的结果。肿瘤细胞产生的因子直接或间接地作用于破骨细胞,破骨细胞对骨的破坏吸收释放出原本结合于骨基质的大量生长因子,刺激肿瘤细胞进一步生长。肿瘤细胞-破骨细胞间的相互作用形成恶性循环,导致溶骨过程不断推进。而成骨性转移中,新生骨呈编织样,不具备正常骨的功能,破坏了骨的正常结构,影响骨的正常功能,病理性成骨的形成是肿瘤细胞与成骨细胞相互作用的结果,也不能忽视破骨细胞的作用。肿瘤细胞在骨局部通过破骨细胞破坏骨组织的同时,可释放出骨组织中储存的生长因子,加上肿瘤细胞自身分泌的因子,可刺激成骨细胞的增殖。当成骨细胞活性增高,成骨过程大于破骨过程时,就出现了肿瘤性成骨。

二、骨转移瘤的临床表现

疼痛是骨转移瘤患者的主要症状,患者多因转移灶局部或相关联部位的疼痛、麻木和酸胀就诊。疼痛呈多部位性,多以胸部、腰背部及骨盆为主。疼痛发生时间距离确诊骨转移数天至数月不等。疼痛的性质多样,有酸痛、钝痛、胀痛、刺痛、撕裂样疼痛等,而持续性钝痛多见。

疼痛发生的机制主要为:一方面,在肿瘤骨转移时,恶性肿瘤细胞可产生破骨细胞刺激因子,刺激破骨细胞使其活性增加,骨质吸收增强,导致骨质破坏;另一方面,肿瘤细胞的浸润以及所产生的前列腺素等致痛性介质,刺激末梢神经,引起疼痛。

病理性骨折、功能障碍、肿物、截瘫等症状亦较常见。恶性肿瘤骨转移时伴有功能障碍及局部肿块。严重的脊柱转移瘤可伴有脊髓和神经根的压迫出现截瘫。

三、骨转移瘤的诊断

(一) 临床诊断

包括原发肿瘤的诊断和转移部位的诊断。因此,恶性肿瘤诊断一经确定,应进一步检查有无骨转移。有10%的骨转移瘤甚至找不到原发灶。

(二) 影像学诊断

影像学检查对骨转移瘤的早期发现有决定性的意义。影像学检查包括骨 X 线、ECT、CT、MRI、PET-CT 等。

1. X 线平片　对于早期和小病灶发现困难,溶骨性转移病灶较容易发现。当骨质破坏到30%~50%且病灶>1cm 时才可达到致 X 线平片异常程度,故 X 线平片并不作为常规检查手段。

2. 放射性核素骨扫描　骨扫描较 X 线早3~6个月,对骨转移瘤的检出率达94%,而 X 线仅为60%。放射性核素骨扫描可一次全身成像,只要骨代谢发生异常,便能显示病灶,具有敏感性高、无创、经济等特点。它可同时发现不同部位的多个病灶,更准确地反映骨转移灶的真实数目。其解剖图像不佳,特异性较低的特点使其不能作为确诊骨转移依据。现临床主要用于骨转移的筛查和帮助确认转移范围。

3. CT 和 MRI 扫描　CT 扫描可显示骨破坏和软组织肿块病灶,敏感性较 X 线片高。CT 密度分辨率较 X 线高,能清楚地显示骨质破坏的范围、破坏区有无软组织样肿瘤组织的形成和肿瘤对周围组织的侵犯程度,特别是对脊柱、骨盆和颅底的病变。

MRI 扫描可三维成像,定位准确,可早期发现和准确诊断四肢、骨盆、脊柱的转移瘤。MRI 扫描还是骨转移导致的脊髓压迫症最佳的诊断手段,不仅能确定肿瘤病变范围、位置,还能了解肿瘤压迫脊髓的程度。对脊柱椎体骨转移和椎管内改变的诊断,MRI 也是最好的选择。MRI 在早期诊断骨转移方面要优于 CT,而且敏感性高,能更好地了解肿瘤范围。

4. PET 和 PET-CT 检查　研究表明,PET 在检测单纯溶骨性病灶以及仅限于骨髓内的转移灶方面较 ECT 灵敏,具有较高的特异性。

(三) 生化检查

实验室检查在肿瘤骨转移的诊断中对于监测病情变化、预测治疗效果和预后等更具价值。碱性磷酸酶(ALP)在成骨型骨转移中升高更为明显。溶骨性骨吸收过程中伴有钙、磷的释放,血清钙水平可增高。ALP 及血钙的检测对诊断肿瘤骨转移有一定参考价值。

四、骨转移瘤的治疗

恶性肿瘤患者发生骨转移即属晚期,骨转移瘤的治疗原则应以缓解和控制骨痛、恢复器官功能、提高患者的生活质量、延长生存时间为目的。通常以姑息治疗为主,同时结合原发肿瘤的综合治疗。可选用放射治疗、手术治疗、双膦酸盐治疗、放射性核素治疗、化疗、内分泌治疗等,以及多种方法有机的联合治疗。

(一) 放射治疗

放射治疗是骨转移癌主要的局部治疗手段,目的是消除或缓解症状,改善生活质量和延长生存时间,对少数单发或放疗敏感的肿瘤达到治愈的目的。放射治疗对局部骨转移的镇痛作用非常有效,可达到80%以上的疼痛缓解率。其中约50%为疼痛完全消失,50%以上的疼痛在治疗开始后的 1~2 周内出现缓解,90% 的患者疼痛将在 3 个月内缓解。放射治疗对减少病理性骨折的发生及减轻肿瘤对脊髓的压迫等亦有明显效果,即使原发肿瘤为放射抗拒性肿瘤或放疗不能达到局部控制者,对其骨转移引起的疼痛或骨质侵犯,放射治疗仍有效,能显著改善骨转移癌患者的生存质量,但对延长总生存时间作用不大。

放射治疗缓解疼痛的机制一般认为与以下因素有关:①放疗使肿瘤缩小,减轻肿瘤在骨组织内转移、压迫、浸润所致的疼痛;②抑制正常骨组织释放化学性疼痛介质,或释放化学性止痛介质参与止痛作用;③抑制或杀死肿瘤细胞,使胶原蛋白增加,血管纤维基质大量产生,成骨细胞活性增加而形成新骨。溶骨病变产生再钙化,一般在放射治疗后 3~6 周开始,高峰在放疗后 2~3 个月。

目前对于骨转移癌的放疗技术和剂量与分割方式进行了许多临床研究。根据治疗时间-剂量分割模式的研究,在不造成正常组织严重损伤的前提下,尽可能提高肿瘤的局部放射剂量;在不造成正常组织的严重急性放射反应的前提下,尽可能保证疗效且缩短总治疗时间。欧美和我国常用分割方式为单次 8Gy 照射或多次分割 30Gy/10 次、20Gy/5 次照射。

近年的资料显示,在有疼痛症状的骨转移癌放疗中,8Gy 单次大剂量照射可以获得与多次分割 30Gy/10 次照射相同的疗效,包括在生存率、疼痛缓解率和止痛药的使用等方面两种分割方式放疗无显著性差异。但是,单次大剂量照射时正常组织的治疗反应重,再次放疗者多,而且单次放疗后的病理性骨折发生率可能更高。因此,骨转移放疗的最佳剂量与分割尽管不明确,但对估计有较长生存期且患者一般状况好者,宜给予 DT30Gy/10 次或 40Gy/20 次,不仅不良反应较小,而且疼痛缓解维持稍好。单次大剂量照射更适于预计生存时间短,无并发症的骨转移疼痛的治疗。

骨转移癌放疗并发症较少,但脊柱转移性肿瘤放疗时应注意脊髓的放射性损伤,肋骨转移性肿瘤放疗时应避免放射性肺损伤。

随着放疗技术的进步,图像引导(image guide radiotherapy,IGRT)的调强放射治疗(IM-RT)、容积弧形调强放疗(VMAT、Rapid Arc)、螺旋断层放射治疗(Tomo therapy)等新技术的不断进展,在不超过脊髓等正常组织耐受剂量同时提高了肿瘤的控制剂量,使椎体转移瘤患者获得了根治性放疗的机会,减轻患者的痛苦,改善生活质量,进而延长患者的生存时间。

(二)手术治疗

手术治疗在骨转移瘤的综合治疗中占有特殊的地位,目的是减少体内肿瘤细胞负荷,减轻症状,使骨骼系统得以强化固定。对于骨转移瘤引起的病理性骨折、脊柱不稳、脊髓压迫和疼痛,非手术治疗往往难以达到确切的疗效。手术方法包括骨损伤固定术、置换术和神经松解术等。对于脊髓压迫症(SCC)的治疗中,如果压迫症状明显,病情发展快,对有手术条件者,应先行肿瘤切除减压和固定后再行放射治疗,可获得比单纯放射治疗更好的疗效和更好的生存质量。对于骨折或有骨折风险者进行内固定是有效的镇痛方法,对于孤立性骨转移的骨折,行手术切除后给予内固定,而后给予放射治疗可取得比较满意的结果。

(三)双膦酸盐类药物治疗

在正常生理状态下,人体骨骼的完整借助于破骨细胞进行骨溶解和成骨细胞诱导新骨形成维持其动态平衡。骨转移瘤破坏骨骼的途径有:①肿瘤细胞直接破坏骨的矿物性基质;②间接刺激破骨细胞,增强骨溶解,使骨代谢的动态平衡受到破坏。因此,能抑制破骨细胞活性的药物,如双膦酸盐和降钙素等在骨转移瘤的治疗中,起到了一定的作用。

双膦酸盐类药物,用于治疗伴有或不伴有骨转移的恶性肿瘤引起的高钙血症、骨质疏松症、骨更新代谢异常加快等。双膦酸盐药物治疗骨转移癌的机制主要是抑制羟磷灰石的溶解,抑制破骨细胞的活性,阻止骨质吸收,缓解骨痛,从而延缓骨并发症的发生。目前常用药物有帕米膦酸二钠、依班膦酸钠和唑来膦酸等。降钙素为矿物质及骨代谢的主要调节因子,有抑制破骨细胞、抗骨溶解、抑制骨吸收的作用,能抑制骨转移瘤引起的高钙血症,阻止疼痛诱导因子的释放,抑制新转移灶的形成。以上两种药物不具备直接的抗癌作用,不能改善骨转移的预后,只能作为晚期骨转移瘤的一种止痛措施。

(四) 放射性核素治疗

放射性核素治疗骨转移瘤的药物研制和临床应用已成为国内外核医学研究的热点。静脉注入亲骨性放射性药物后,在骨转移病灶内出现较高的放射性浓集,放射性药物发射的 β 射线可对肿瘤进行局部照射。其缓解疼痛的主要机制:高剂量的辐射效应抑制引起疼痛的化学物质的分泌,使体液中的前列腺素缓激肽减少,使机体免疫力增强,抑制癌细胞,从而使骨痛减轻。目前已用于临床的有: ^{153}Sm、^{89}Sr、^{186}Re、^{188}Re、^{32}P 等。

(五) 化疗、内分泌治疗和分子靶向药物治疗

根据原发肿瘤的生物学特征,针对原发病采取不同的化学治疗、内分泌治疗和分子靶向药物治疗。对化学治疗敏感的原发病灶进行化疗,如小细胞肺癌、恶性淋巴瘤、生殖细胞肿瘤、乳腺癌、鼻咽癌等多种肿瘤所致的骨转移有效。对激素类药物治疗有效的肿瘤应用内分泌治疗,如乳腺癌、前列腺癌、甲状腺癌等肿瘤所致的骨转移有效。在原发病控制的情况下,对骨转移灶也有一定疗效。分子靶向治疗为控制晚期恶性肿瘤的疾病进展、延长患者的生存期提供了更多机会,尤其是对年龄较大、一般状况差、难以承受化疗的患者。

综上所述,在治疗或制定治疗计划时,必须依据患者的一般情况、病理类型、原发病变控制如何、原发病变范围、转移病变的范围以及既往治疗情况等,科学合理地综合运用多学科手段,制定个体化的治疗方案,才能在临床工作中为骨转移瘤患者提供安全、有效、经济的治疗方案,才能最大限度地减轻患者的痛苦,缓解疼痛,预防骨折,预防脊髓压迫症的发生,提高生存质量,延长生存期。

(常冬姝　夏廷毅　王颖杰)

Summary

Virtually every cancer has the potential to metastasize. Following metastases to nodes, lung, and liver, the skeleton is the fourth most common site for metastases. Skeletal metastases represent the major orthopedic complication of failed cancer treatment and are commonly associated with disabling pain and pathologic fracture. Over the past several decades, an increase in the survival of patients with bone metastases has been achieved through earlier detection using improved diagnostic modalities and radiographic imaging techniques and through treatment advances in chemotherapy regimens and radiation therapy combined with better surgical approaches.

第十四章 肿瘤急症

第一节 上腔静脉压迫综合征

一、概 述

上腔静脉压迫综合征(superior vena cana syndrome,SVCS)是上腔静脉或两侧无名静脉受压显著狭窄阻塞,导致血液流回右心房受阻而引起的症候群。肿瘤引起的上腔静脉压迫综合征最主要的原因为肿瘤直接浸润和压迫。该综合征以面颈部及上肢发绀、水肿、躯干上部浅表静脉怒张及上腔静脉压升高等为临床特征。上腔静脉压迫综合征多是一种亚急性症候群,但也有急性发作者,是临床常见的肿瘤急诊之一。

二、解 剖

上腔静脉位于狭窄的右前上纵隔、胸骨后方,紧贴右主支气管及升主动脉,前有右前纵隔淋巴结,后为右侧气管旁淋巴结,整个右侧胸腔和左下胸腔的淋巴液流经以上淋巴链。上腔静脉自左、右无名静脉汇合处至右心房,长6~8cm,宽1.5~2cm,位于心包囊内,在心包返折部位有一腔静脉相对固定点。奇静脉是主要的附属血管,在心包返折上方从后面进入上腔静脉。由于上腔静脉在纵隔内的特殊解剖位置,周围为相对较硬的组织,如胸骨、气管、右侧支气管、主动脉、肺动脉、肺门和气管旁淋巴结,膨胀空间小;加上上腔静脉管壁薄、内压低、易受肿瘤或肿大淋巴结压迫,导致阻塞而引起循环障碍。上腔静脉内的低压力血液流动也容易导致管腔内血栓形成。

上腔静脉在缓慢的受阻过程中可形成侧支循环,侧支循环有以下四条途径:乳房内静脉路径、椎静脉路径、奇静脉路径、胸外侧静脉路径。侧支循环的建立与上腔静脉阻塞的部位有关,如奇静脉入口上方阻塞,见奇静脉、右上肋间静脉、椎静脉丛及上纵隔静脉明显怒张,浅表侧支循环的血流方向正常。奇静脉入口处阻塞,使引流入奇静脉的血液,包括乳房内静脉与椎静脉以及半奇静脉与副奇静脉的血液由腰静脉流入下腔静脉,胸腹壁、腹壁上静脉、腹壁浅静脉等显著扩张,血流方向倒转。这些是临床上最为重要的体征。

奇静脉是上腔静脉的主要分支静脉,上腔静脉阻塞的程度与压迫或梗阻的部位关系密切。当上腔静脉被压迫的部位位于奇静脉会合以上时,由于奇静脉引流系统的分流,可缓解上腔静脉被压迫或梗阻所导致的症状与体征,比位于奇静脉会合以下时有更好的耐受性。另外,还与发生压迫或梗阻的快慢有关,当梗阻发生慢时,因血管增生和交通支代偿,症状和体征出现慢,程度相对较轻。

三、病 因

引起上腔静脉压迫综合征的病因主要为胸内静脉腔外肿瘤的压迫和(或)直接浸润,从致病形式上看,68%为肿瘤直接侵犯静脉,32%为压迫静脉所致。胸内恶性肿瘤包括支气管肺癌、恶性淋巴瘤、纵隔原发肿瘤(如恶性胸腺瘤、恶性畸胎瘤、胸内甲状腺癌等)、纵隔转移性肿瘤等。在引起上腔静脉压迫综合征的各种原因中恶性肿瘤占78%～86%。上腔静脉良性疾病也并非少见,如结核、良性胸腺瘤、原发性上腔静脉血栓、心腔狭窄、胸骨后甲状腺肿、支气管囊肿、特发性硬化性纵隔炎、纵隔纤维化等。

(一)恶性病变

1. 支气管肺癌　支气管肺癌是导致上腔静脉压迫综合征的主要病因,52%～81%的上腔静脉压迫综合征由支气管肺癌引起。2.4%～4.2%的支气管肺癌并发上腔静脉压迫综合征,其中80%为右肺肿瘤。右肺肿瘤易合并上腔静脉压迫综合征的原因从解剖学角度来看,是由于上腔静脉汇集头颈、胸和上肢的静脉血注入右心房,上腔静脉在升主动脉的右侧垂直下降,位于中线偏右,气管及右主支气管之前及胸骨之后的缘故。在所有统计中都证明小细胞肺癌最易引起上腔静脉压迫综合征(41%),其次为鳞癌(27%)、腺癌(14%)、大细胞癌(13%)、未定型癌(6%),其原因与小细胞肺癌多为中心型、纵隔淋巴结转移率高和肿瘤生长快有关。

2. 恶性淋巴瘤　恶性淋巴瘤是引起上腔静脉压迫综合征的第二大病因,占2%～20%。其中以弥漫性大细胞和淋巴母细胞瘤最为常见。

3. 其他恶性肿瘤　如乳腺癌、生殖细胞恶性肿瘤与消化道肿瘤所引起的纵隔转移癌及胸腺瘤也可导致上腔静脉压迫综合征。

(二)良性病变

非肿瘤病因占12%,尚有5%的上腔静脉压迫综合征原因不明。非肿瘤病因通常为支气管囊肿、结节病、上腔静脉周围炎症性组织牵拉、炎性淋巴结、升主动脉瘤压迫、纵隔炎性纤维压迫或牵拉、充血性心衰等导致的慢性纵隔炎、甲状腺肿与结核等。纵隔的其他结构如食管、脊柱的病变也可引起上腔静脉压迫综合征。此外上腔静脉炎、血栓形成等也可使上腔静脉血液回流受阻。医源性引起的血栓如起搏器安装及中心静脉插管留置等。

四、临床表现

上腔静脉压迫综合征的临床表现多为亚急性或急性。如短期内上腔静脉完全阻塞,尚未建立侧支循环,则可致上腔静脉压急剧升高,引起颅内压增高,甚至造成颅内静脉破裂而死亡。急性发病者,出现严重头痛、头晕、头胀,嗜睡和憋气等。慢性渐进性的上腔静脉阻塞则可通过建立侧支循环而缓慢发病。多数病例发病缓慢,卧位、低头、弯腰时头胀、头晕,睡眠时鼾声很大,颈部变粗。上腔静脉压可达4kPa(30mmHg)以上。

上腔静脉压迫综合征病因繁多,虽然原发疾病的临床表现各异,但上腔静脉部分或完全阻塞的临床症状及体征类似,取决于上腔静脉压迫综合征的阻塞部位、程度、范围、发生速度及侧支循环是否迅速建立。上腔静脉综合征的临床表现面部水肿、躯干和上肢水肿、头皮、颈部、胸壁静脉怒张、仰卧或前倾时呼吸困难加重、面部潮红。如继发颅内压升高,可出现中枢神经系统症状,伴有意识改变、视力下降或头痛,但临床较少见。如出现背痛,应考虑可能有椎弓根压迫。还可以出现胸痛、头痛、咳嗽及吞咽困难等。最常见的体征是胸颈静脉怒张,颜面水肿,呼吸急促,也可见 Horner 综合征。极少数患者可无临床症状。

五、诊　　断

根据临床症状和体征,上腔静脉压迫综合征一般很容易诊断。影像学检查、痰细胞学检查、淋巴结活检、支气管镜检、经皮穿刺活检、胸腔镜检查等病理学检查有助于诊断。

（一）影像学检查

影像学依靠胸片、胸部 CT、MRI 不难作出诊断，CT 和 MRI 对上腔静脉压迫综合征诊断具有较大意义。

1. 胸部摄片 可发现纵隔增宽，上纵隔肿块，特别是右上纵隔较多见。如为上腔静脉炎或其周围炎症性病变，则 X 线平片常无阳性发现。

2. CT 增强扫描 常用的诊断方法，能够明确病变范围、判断梗阻位置、确定肿瘤与血管的关系，了解是否有血管受压、受侵以及血栓形成等，对指导纵隔镜、支气管镜及经皮细针穿刺活检具有一定意义。

3. 磁共振（MRI）检查 磁共振检查在观察肿瘤与上腔静脉的关系、是否有静脉内血栓以及判断梗阻压迫的部位具有一定优越性。

4. 上腔静脉造影 是一项有创性检查，有增加血栓形成的风险，目前已被放射性核医学检查所取代，临床应用较少。但在预期手术患者中起着重要作用，可显示两侧锁骨下静脉、上腔静脉梗阻的起始部位，也可显示近心端正常的上腔静脉。

5. 核医学检查 可判断侧支循环的建立，其中 SPECT 在恶性病变的诊断、明确病变范围及有无全身转移方面起着重要作用。

6. 多普勒超声图 可测得上腔静脉梗阻的部位、程度及与周围组织的关系。

（二）病因学诊断

上腔静脉压迫综合征的病因诊断对于制定合理的治疗计划非常重要。目前发现，除少数症状发展快、伴有严重呼吸困难或多次取病理未果者外，上腔静脉压迫综合征通常不需要急诊放疗或化疗，有时间允许得到组织学诊断。约70%的患者可获取病因学诊断。

（1）不明原因时，取深咳痰3次行细胞学检查。

（2）有胸腔积液时，可行胸腔积液引流、脱落细胞、生化常规、肿瘤标志物检查。

（3）有淋巴结增大时，行穿刺活检。

（4）上述检查结果不明时可行支气管镜检查（活检或刷检）以及骨髓活检。

（5）还可在 B 超或 CT 引导下经皮行肿块或淋巴结针吸活检。

（6）在条件允许的情况下，可行纵隔镜检查或开胸探查术，但应在术前正确评估麻醉的风险。

六、治 疗

上腔静脉压迫综合征是较为常见的肿瘤危象，也是临床常见的肿瘤急诊之一，发生时病情急剧危险，临床上必须紧急处理，应给予有效的治疗迅速缓解症状。有的可不等病理细胞学结果即开始治疗，主要原因是患者可有颅内压增高及一系列神经系统症状，加重时可威胁患者的生命，且有些检查往往会增加静脉压甚至导致出血，故应谨慎或在症状缓解后再做。但部分恶性肿瘤引起的上腔静脉阻塞，因为过早地应用了较为有效的治疗措施，如放化疗，延误了诊断，因为放化疗后活检的阳性率很低。由于上腔静脉阻塞的预后差，所以也有许多学者提出在上腔静脉阻塞开始治疗前，应尽早做出病因诊断，有利于对原发疾病的治疗。

上腔静脉压迫综合征的治疗目标是缩小肿块，缓解阻塞，恢复正常的静脉血流。恶性肿瘤引起的上腔静脉综合征的治疗方法有非手术治疗和手术治疗两大类。非手术治疗分为放疗、化疗和放化联合治疗；手术治疗包括各种分流术、肿瘤切除加上腔静脉重建或松解术、微创血管内支架植入术等。虽然上腔静脉压迫综合征的治疗方案一直存在较大的争议，但是如果患者出现严重的气道压迫症状和神经系统并发症危及生命时，应迅速采取行之有效的治疗方法尽快缓解压迫症状，为下一步治疗创造条件。

（一）一般处理

上腔静脉阻塞一旦出现即可应用，同时抓紧时间做必要的检查以明确诊断。患者应卧床，取头高脚低位及吸氧，这样可增加静脉回流血量，减轻心脏输出，降低静脉压，减轻颜面及上部躯体水肿，吸氧可缓解暂时性呼吸困难。限制钠盐摄入和液体摄入，以减少循环血量，能使水肿减轻。利尿剂的使用可以减轻阻塞所致的上部躯体水肿，缓解症状，如脑水肿。常用呋塞米和20%甘露醇快速静脉滴注，氢氯噻嗪和安体舒通可配合应用，但一般不鼓励采取脱水以避免引起血栓形成。镇静剂和止痛剂有助于减轻因呼吸困难和疼痛所引起的焦虑和不适。应用激素能抑制正常组织内的炎性反应从而减轻压迫，可控制喉、脑水肿，治疗颅内压升高。由于患者常处于高凝状态，必要时可给一定的抗凝、抗栓治疗。患者应通过下肢静脉输液，以避免加重症状及导致静脉炎。

（二）放射治疗

放射治疗有良好的疗效，尤以原发肿瘤对射线敏感者疗效更佳，放射线可以在72小时内使肿瘤坏死。除小细胞肺癌和恶性淋巴瘤外，对大多数恶性病因所致的上腔静脉综合征，放射治疗仍是首选的治疗方法。前程大剂量放射治疗症状缓解较快，3~4天症状即有不同程度的改善，一周内90%的病例自觉症状好转，2/3的患者出现客观疗效，如果疗效不显著应注意有无血栓形成。采用加强支持及对症治疗可控制其毒性作用。应该注意，放疗后可引起上腔静脉水肿，可并发上腔静脉穿孔和后纵隔纤维化，但这在临床中较少见。

放疗前及开始时，限制钠盐的摄入，同时给予抗炎、激素以及利尿剂和（或）脱水剂的治疗，可缩短缓解时间，提高缓解率。射线种类可应用^{60}Co或6~8MV X射线。照射剂量目前多采用先给予大剂量冲击放疗，每天3Gy或4Gy的大剂量的放疗或大野（2Gy）套小野（1Gy）；亦可用超分割照射，每天两次，间隔6~8h，每次1.5~2Gy，放射4~5d后改为常规放疗至根治剂量。这些剂量分割方法与传统方法相比，能够在2周内较快减轻症状；在放射总剂量相同时，这些方法比传统方法完全缓解率高，不增加毒性作用，且两组长期生存率无明显差异。既往从小剂量照射开始逐步加量放疗方法已被弃用。值得注意的是开始缓解时间、缓解率与不同的分割方式（每次照射剂量、每天照射次数）、累加剂量和疗程、肿瘤细胞的放射敏感性等诸多因素有关。

放疗剂量取决于病变范围、病理类型、患者一般状况、症状进展以及是否联合化疗等因素。一般病灶区肿瘤剂量为40~50Gy，恶性淋巴瘤等敏感性肿瘤剂量30~50Gy，小细胞肺癌肿瘤剂量50~60Gy，非小细胞肺癌应在60Gy以上。综合治疗时，放疗剂量可适当减少，姑息治疗者，剂量应进一步减少。大剂量冲击放化疗（放疗第1日照射4~5Gy，化疗第1日给药），24小时内上腔静脉综合征可迅速缓解，且止痛效果明显。需要指出的是，如果放疗失败，除肿瘤本身的原因外，还应考虑静脉内有血栓阻塞的可能，此时需溶栓治疗。

常规放疗照射野根据病变范围确定，应包括原发肿瘤、纵隔、肺门，必要时包括两侧锁骨上区。大野套小野照射，小野主要包括上腔静脉周围的肿瘤。射野应尽量保护正常组织。传统的常规放疗技术照射野大，对正常组织放射损伤重，在放射早期可发生局部水肿而使上腔静脉压迫加重，因而近年来三维适形放疗在上腔静脉压迫综合征的治疗方面已呈现其特有优势。三维适形放疗定位精确,对周围危及器官和正常组织保护效果好,且具有靶区重建、剂量分布均匀、可采用多野照射等优势,既可以较好地保护肿瘤周围的正常组织,又可以使肿瘤受到较高剂量的照射,具有症状缓解快、相关并发症发生率低的良好效果。与以往常规放疗或化疗相比,疗效高,缓解期长,目前已成为上腔静脉压迫综合征放射治疗的常规方法。

目前治疗非小细胞肺癌的上腔静脉压迫综合征首选放疗。多项研究表明,先放疗的缓解率要高于先化疗者,临床完全缓解的患者生存率要好于部分缓解者。而对小细胞肺癌、非霍奇金淋巴瘤、纵隔精原细胞瘤等化疗敏感肿瘤,可首选化疗。对于病理诊断不明的上腔静脉压迫综合征,若发病急骤,来势凶险,急诊放疗是治疗上腔静脉压迫综合征的重要手段,应在短时间内大剂量冲击放疗达到缓解症状的目的。

(三) 化学治疗

上腔静脉综合征继发于小细胞肺癌、恶性淋巴瘤及生殖细胞瘤时,具有显著的化疗效果,可先作化学治疗。其优点是避免放射治疗开始时引起的暂时性水肿导致病情一过性加重。因上腔静脉压迫综合征发现时多数病期较晚,局部肿块较大,且多数病例已有远处转移,选择敏感药物先冲击化疗,不仅能使肿瘤短时间内发生退缩,减少肿瘤负荷,快速缓解症状和体征,增加放射敏感性,而且对原发灶和转移灶都可起到控制的作用。对肿块太大的淋巴瘤或小细胞肺癌的上腔静脉综合征患者,先化疗使症状减轻,肿块缩小后再放疗,可缩小放疗照射野,以保护更多的正常肺组织。化疗往往在数天内即可解除压迫,缓解症状。若用化疗,一般必须有明确的组织学诊断,才能根据肿瘤类型制订出较为有效的化疗方案。对合并上腔静脉压迫综合征的肺癌患者新辅助化疗作用有限,上腔静脉梗阻症状很难缓解。

化疗方案可选对该原发肿瘤有效的多药联合,也可单独应用某一种药物。例如,在紧急情况下用环磷酰胺 $1g/m^2$ 经中央静脉或下肢静脉冲入,可使肿瘤在短时间内发生退缩。应用化疗前应制定合适的联合化疗计划,并考虑而后的局部放疗方案,以加强控制。需强调的是,恶性肿瘤导致的上腔静脉压迫综合征治疗后很容易复发。如在非小细胞肺癌中,60% 的上腔静脉压迫综合征患者化疗和(或)放疗后症状缓解,但其中19% 的患者出现上腔静脉压迫综合征复发;对于非霍奇金淋巴瘤,无论采用单纯放疗、化疗,还是放疗加化疗,均可在 2 周内使症状缓解,但无论应用何种方法,其复发率均超过50% ,复发多发生于原发灶以外。

化疗时应避免从上肢静脉注射,特别是右上肢静脉,药液缓慢流经不够通畅的静脉,容易刺激其内膜,促进静脉血栓形成,甚至出现静脉炎及不稳定的药物分布等情况,不利病情恢复,故宜选用下肢小静脉。

(四) 手术治疗

外科手术对上腔静脉阻塞所致的急性发作如脑水肿和气道阻塞的病例最有效。对于其他恶性病因者则避免手术治疗,因为绝大多数上腔静脉压迫综合征可用放疗或化疗缓解,上腔静脉的移植分流术难度比较大,并发症和死亡率均较高。手术治疗一般用于病因为良性病变者,或应用放、化疗未获满意效果,而估计生存将超过 6 个月者,或血栓治疗效果差者。对于侵犯上腔静脉的胸内恶性肿瘤手术应严格掌握手术适应证:①术前胸、腹、头颅CT 及全身同位素扫描(PET-CT) 等,确定肿瘤局限在患侧胸腔和纵隔内,对侧胸腔及肺正常,且无远处转移者;②患者内脏功能尤其是心肺功能和全身情况能耐受一侧全肺切除及心血管手术者;③预计可实施扩大切除达到临床根治目的者可选择手术治疗。

手术治疗上腔静脉压迫综合征的方法很多,迄今尚无一种适合各种情况的手术方法。但根据上腔静脉压迫综合征的病因、病变范围及患者的一般情况决定手术方式已成为共识。

1. 单纯上腔静脉病变切除术　主要适用于上腔静脉外病变压迫而上腔静脉未受累者,包括上腔静脉血栓摘除术。对于恶性病因所致的上腔静脉压迫综合征,单纯肿瘤切除不能改善患者的生存期且创伤大而应避免。

2. 分流术　手术的目的是提供一条能替代上腔静脉使头颈部、上肢的血液回流至右心房的通道,以缓解上腔静脉压迫综合征症状,因此主要适用于预后不良的上腔静脉压迫综合征。各种分流术可概括为两大类:胸内分流术和胸外分流术。对于恶性疾病所致的上腔静脉压迫综合征,因原发疾病的进展使分流手术效果难以确定,因此此类患者目前更多地采用肺切除加上腔静脉重建术。

3. 原发病灶切除加上腔静脉重建术　随着外科技术的进展,近年来,肺癌并发上腔静脉压迫综合征越来越多地主张在进行根治性肺癌切除的同时,施行受累上腔静脉切除、人工血管重建术。该手术不仅可迅速缓解上腔静脉阻塞症状、提高生存质量,而且存在较好的远期疗效,尤其适用于无淋巴结转移的上腔静脉压迫综合征患者。

(五) 介入治疗

针对原发病理不明的恶性肿瘤所致的上腔静脉压迫综合征病例,于放化疗前行血管内支架成形术有助于迅速缓解临床症状,争取机会接受进一步相关检查,且能有效防止冲击放化疗对原发疾病病理诊断所造成的干扰,是一种及时、安全、有效的治疗选择。另外对于病理提示对放化疗不敏感或既往应用过放、化疗效果欠佳的患者,往往由于对治疗反应差、局部水肿等原因,造成临床症状加重、一般状况恶化而失去进一步治疗机会。对于这部分病例,上腔静脉支架成形术可以作为首选的治疗方法,能够及时开通上腔静脉,迅速改善临床症状,为进一步的检查及治疗争取机会。上腔静脉支架植入术联合导管定向溶栓治疗恶性肿瘤导致的上腔静脉压迫综合征能够获得良好疗效,具有安全、创伤小、恢复快、疗效显著、易耐受、并发症少等特点,适用于一般状况较差的患者,有助于改善患者的生存质量。血管内支架可以在短时间内缓解肿瘤引起的上腔静脉压迫综合征,根据肿瘤生物学特征和肿瘤临床特点及对放疗和化疗的敏感性,再给予放疗或化疗或放化疗结合。这样做不但能提高患者对治疗的耐受程度及改善治疗后的生活质量,还有利于顺铂化疗的水化治疗,使顺铂能达到治疗所需的化疗剂量。因此,对有条件和有经济能力者,在进行放疗或化疗或放化疗之前,可先进行血管内支架置入术。其主要并发症包括支架移位、穿孔、假性动脉瘤、血栓脱落致肺栓塞和肺水肿、感染、抗凝或溶栓所致的出血等,发生率在10%以下。由于原发疾病的影响,在生存期内症状复发的主要原因是早期支架内血栓形成及肿瘤进展引起的管腔阻塞,前者可通过溶栓来改善,后者往往需再置入支架而取得再通。血管内支架置入后是否继发支架内血栓形成,能否保持支架内壁光滑、管腔通畅,是能否维持长久疗效的关键。因此,支架置入后抗凝治疗已成为共识。

七、上腔静脉压迫综合征疗效及预后

无论放疗或化疗,症状缓解的快慢与病理分型有关。从病理分型来看,小细胞未分化肺癌敏感,鳞癌次之,肺腺癌最差。而巩固疗效常需采用综合治疗,故上腔静脉压迫综合征病因诊断十分重要。予以适当治疗大多数上腔静脉压迫综合征病例能够获得确切、显著的近期疗效,较好地缓解其临床症状,但仅10%~15%的病例的生存期超过2年,上腔静脉压迫综合征患者的中位生存时间为46周。

　　73%的小细胞未分化肺癌患者经诱导化疗后症状缓解,其中34%患者症状消失后复发,中位生存时间为103天。放疗冲击疗法优于常规分割治疗;大剂量分割放疗(3Gy/天)效果要优于常规分割放疗(2Gy/天),且大剂量分割放疗的急性不良反应多可耐受,其中57%的患者表现吞咽困难。恶性淋巴瘤导致的上腔静脉压迫综合征患者临床症状缓解率要好于小细胞未分化肺癌患者,2年生存率(40%)优于小细胞未分化肺癌患者(2%)。Anderson癌症中心研究结果显示恶性淋巴瘤合并上腔静脉压迫综合征均在治疗的第二周出现缓解,其中弥漫性大细胞淋巴瘤患者完全缓解率81.8%,部分缓解率18.2%,中位生存21个月;淋巴母细胞瘤完全缓解率100%,中位生存19个月。胸腺瘤合并上腔静脉压迫综合征给予放化疗后完全缓解率47.8%,部分缓解率39.1%,中位生存25个月。转移瘤所致上腔静脉压迫综合征,治疗后缓解率为77%,中位生存13个月。

　　治疗上腔静脉压迫综合征应遵循个体化原则。小细胞未分化肺癌和恶性淋巴瘤应首选多药联合化疗;放疗可明显改善大多数患者的症状;中心静脉留置导管或安装心脏起搏器的患者具有高度血栓形成的风险,需要抗凝治疗;外科手术的实行要进行严格的术前评估,遵循手术适应证。

　　对肿瘤引起的上腔静脉压迫综合征的研究,今后应集中在以下几个方面:①探索最佳综合治疗方法,尽量做到低毒高效;②放疗方面积极探索先进的放疗技术及更为有效、毒性作用低的分割剂量;③化疗方面主要是寻找疗效更确切的药物及其组合;④手术、介入等治疗是否会有治疗及疗效上的突破。这都是以后需要认真研究的内容。

(李　光　乔　俏)

Summary

Superior vena cava(SVC)syndrome refers to a constellation of signs and symptoms resulting from partial or complete obstruction of blood flow through the SVC to the right atrium. The obstruction may be caused by compression,invasion,thrombosis,or fibrosis of this vessel. Although SVC syndrome is traditionally considered a medical emergency and continues to be discussed as such,it is also well recognized that SVC syndrome rarely causes immediate,life-threatening complications. Lung cancer is the leading cause of SVC syndrome,followed by non-Hodgkin's lymphomas. Common symptoms are head fullness and pressure sensation,cough,dyspnea,chest pain and dysphagia. Chemotherapy is the preferred initial treatment of SVC syndrome caused by tumors sensitive to chemotherapy,such as small-cell lung cancer and lymphoma. Although SVC obstruction occurs again in approximately 25% of cases,salvage chemotherapy and/or radiotherapy can achieve prompt resolution of symptoms in most patients.

第二节　脊髓压迫症

一、概　　述

　　脊髓压迫症(spinal cord compression,SCC)是神经系统常见疾患,它是一组具有占位性特征的椎管内病变。指脊椎或椎管内占位性病变引起的脊髓、脊神经根及供应脊髓的血管受压迫,造成脊髓功能障碍(水肿、变性、坏死等病理变化,最终将导致脊髓功能的丧失)的临床综合征。常出现受压平面以下的肢体运动、反射、感觉、括约肌功能以及皮肤营养障碍。早期诊断和及时治疗是保留神经系统功能、缓解症状的关键。约 1/3 的脊髓压迫症是由肿瘤引起的,所以也是较常见的放疗急诊。

二、病因及病理学

(一)病因

引起脊髓压迫症最常见的病因为肿瘤,约占总数的 1/3 以上。因恶性肿瘤(转移或原发)引起的脊髓压迫称为恶性脊髓压迫症(malignant spinal cord compression, MSCC),其中 80% 以上是由肿瘤转移引起,如肺癌、乳腺癌、前列腺癌、肾癌、多发性骨髓瘤、肉瘤等。肿瘤椎体转移占 85%,椎体旁结构转移占 10%,脊髓内或硬膜外转移占 5%。硬脊膜下脊髓外的良性神经鞘膜瘤最为多见,其次为神经纤维瘤、室管膜瘤。脊髓内肿瘤则以神经胶质细胞瘤为常见。

其他引起脊髓压迫症的病因还有良性脊柱病变、先天性畸形、炎症和脊髓血管性病变等。

(二)恶性脊髓压迫症的病理

1. 肿瘤直接压迫、破坏脊髓和脊神经根 通常肿瘤先转移至脊柱,然后突入椎管;或肿瘤转移至椎旁引起椎间隙狭窄,椎间盘突出进入椎管;或经血循环或淋巴管直接进入椎管。

2. 肿瘤压迫动静脉,引起脊髓变性 若静脉受压可以使受压平面以下的血液回流受阻,引起脊髓水肿;动脉受压可使相应部位缺血、水肿、神经细胞及白质变性和软化。

病理检查所见可因急、慢性压迫而略有不同。急性压迫肉眼下可见脊髓显著水肿、体积增大、静脉充血,镜下可见神经细胞的溶解、破坏。慢性压迫因脊髓有一定代偿能力,或建立起侧支循环,或因局部骨质吸收椎管扩大而减少对脊髓的压迫,故脊髓可无明显水肿及肿大,但脊髓可被压向对侧呈凹陷变形,有些病例可发生蛛网膜粘连。无论急性或慢性压迫,镜下均可见神经细胞和神经纤维不同程度的变性及髓鞘脱失。压迫时间愈长,其破坏程度愈甚。慢性压迫常常先损害锥体束,其次为脊髓丘脑束和后束。肿瘤压迫脊髓后可使脊髓蛛网膜下腔梗阻,使梗阻平面以下的脑脊液循环障碍,并引起脑脊液成分的异常。

三、临床表现

临床表现因病变性质的不同和病灶所在部位、进展速度、波及范围的不同而异。急性脊髓压迫症病情进展迅速,临床表现之一为后背疼痛。95% 以上的患者首先出现中央背部疼痛,随体位改变而加剧,疼痛部位通常与受累脊髓的部位一致。随着病变的继续发展,可出现运动障碍、感觉障碍、膀胱直肠括约肌功能障碍,症状可迅速加剧以致截瘫。慢性脊髓压迫起病隐袭,进展缓慢。典型临床症状的发展过程为以下几方面。

1. 神经根痛 常为脊髓压迫症的早期症状,由病变压迫神经根所引起。表现为针刺、刀割、撕裂或电击样疼痛,屏气、咳嗽、打喷嚏时疼痛加重。疼痛在站立时及白天减轻,平卧或睡眠时加重。疼痛沿脊神经支配范围放射且伴相应节段皮肤感觉减退或过敏,胸 7～12 节段的神经根疼痛可误诊为急腹痛。

2. 脊髓部分受压 病变常压迫病侧的锥体束和对侧的脊髓丘脑束,即出现病侧肢体无力和对侧肢体的传导束型感觉障碍,称为脊髓半切综合征(Brown-Sequard 综合征)。脊髓半切综合征表现为病灶水平以下,同侧以上运动神经元麻痹,关节肌肉的振动觉缺失,对侧痛觉和温度觉消失;在病灶侧与病灶节段相当,有节段性下运动神经元麻痹和感觉障碍。由于切断后索,病灶节段以下,同侧的本体感觉和两点辨别觉消失。由于切断锥体束,病灶节段水平以下,同侧出现上运动神经元瘫痪;由于锥体外系统的抑制作用被阻断,而脊髓后根传入冲动的作用明显,因而肌张力增强,深反射亢进,趾反射变为趾背屈。由于切断脊髓丘脑束,在对侧,相当于病灶节段以下 $1 \sim 2$ 脊髓节段水平以下,痛觉和温度觉消失。由于切断节段的后根受累,同侧出现节段性感觉消失;而由于对上位节段产生刺激,于感觉消失区的上方,有节段性感觉过敏。由于侧角受累,可以出现交感神经症状,如在颈 8 节段受损害,同侧颜面、头颈部皮肤可有血管运动失调征象和霍纳综合征(瞳孔缩小、眼裂狭小和眼球内陷)。

3. 脊髓完全受压 出现脊髓截断的共同症状和体征,即运动障碍、感觉障碍和自主神经功能障碍。其特点:

(1) 除急性脊髓压迫症外,一般无脊髓休克期,表现为瘫痪肢体肌张力增高,腱反射亢进,一侧或两侧 Babinski 征阳性,且不伴肌肉萎缩。

(2) 感觉减退从远端向近端发展,有逐步上升的趋势,但感觉水平不整齐而且低于实际病变节段 $2 \sim 3$ 节,而这 $2 \sim 3$ 节中常为感觉减退或过敏区。若为髓内压迫者则呈分离性感觉障碍(痛触觉分离),相应节段肢体或躯干酸胀,感觉水平由近端向远端扩散。

(3) 自主神经功能障碍:大便秘结和排便困难较常见,排尿困难或尿潴留均在晚期出现。髓内压迫症患者排尿障碍出现较早,以尿潴留或排尿不畅为多见。各个时期的表现并非各自独立存在,常可相互重叠。

不同脊髓水平病变症状也存在差异。上颈段($C_{1 \sim 3}$)受压可有后枕、颈部疼痛,四肢瘫痪、呃逆、呕吐、呼吸困难、颅内压增高和眼底水肿。颈中段($C_{4 \sim 6}$)受压则有四肢瘫痪、肩胛部疼痛、二头肌腱反射消失、三头肌反射亢进等特点。下颈段($C_{7,8} \sim T_1$)受压则为手臂部疼痛、手肌无力萎缩而下肢腱反射亢进。胸段病变($T_{2 \sim 12}$)受压为典型的运动、感觉和膀胱直肠功能障碍。腰段脊髓受压则按节段出现屈髋和股内收困难($L_{1 \sim 2}$)、小腿外侧和大腿外侧疼痛、膝踝反射消失者当为下腰段($L_{3 \sim 5}$,$S_{1 \sim 2}$)病变。出现鞍区疼痛、感觉障碍、性功能障碍和二便障碍而下肢运动功能受累较少者是圆锥马尾受压的特点。

四、诊断及鉴别诊断

影响预后的最重要因素是治疗前的神经功能状态,尤其是行走能力。因此早期识别脊髓压迫症的症状、早期诊断极为重要。

(一)诊断

1. 临床诊断 脑脊液常规检查、生化及动力学变化对确定脊髓压迫症和程度有一定价值。如果病变造成脊髓蛛网膜下腔完全阻塞时,在阻塞水平以下测压力很低或测不出;部分性梗阻或未阻塞者压力正常甚至升高。压颈试验可证明椎管梗阻,但试验正常并不能排除梗阻。如压颈后压力上升很快,解除后压力下降缓慢,或上升慢下降更慢提示不完全梗阻。椎管严重梗阻时 CSF 蛋白-细胞分离,蛋白含量超过 $10g/L$ 时黄色的 CSF 流出后自动凝结,称为 Froin 征。通常梗阻越完全、时间越长、梗阻平面越低时,蛋白含量越高。在梗阻平面以下腰穿放出 CSF 和压颈试验可能造成占位病灶移位使症状加重。怀疑硬脊膜外脓肿时切忌在脊柱压痛处腰穿,防止导致蛛网膜下腔感染。

2. 影像学检查

(1) 脊柱 X 线平片:可发现脊柱骨折、脱位、错位、结核、骨质破坏及椎管狭窄,椎弓根变形或间距增宽、椎间孔扩大、椎体后缘凹陷或骨质破坏等提示肿瘤转移。转移性肿瘤常见骨质破坏。

(2) CT、MRI:可显示脊髓受压。MRI 检查不仅能显示受累的椎体、附件、软组织肿块以及脊髓受压的节段、范围,而且能了解肿瘤压迫脊髓的程度,对脊髓压迫症有很高的定位、定性价值。因此,MRI 应作为首选检查方法,其次为 CT 扫描。

(3) 脊髓造影:可显示脊髓梗阻界面,椎管完全梗阻时上行造影只显示压迫性病变下界,下行造影可显示病变上界。随着 CT、MRI 的应用,这种方法已很少应用。

(4) 放射性核素扫描。

(二) 鉴别诊断

1. 非压迫性病变　脊髓压迫症刺激期应与以疼痛为主要表现的疾病鉴别,如心绞痛、肾结石、胆囊炎、胸膜炎等,从疼痛规律、特征及伴随症状不难鉴别。

2. 髓内与髓外病变鉴别　髓内病变较早出现脊髓功能破坏症状而脊神经根刺激症状少见,椎管阻塞程度轻,脑脊液改变不明显,MRI 可明确病变部位及性质。髓外硬膜内病变对脊神经根的刺激或压迫明显,出现典型神经根疼痛症状,椎管阻塞严重时脑脊液蛋白含量明显升高,脊髓造影可见脊髓移向病变对侧;髓外硬膜外病变有神经根及脊膜刺激表现,脊髓损害相对出现较晚,程度较轻,CT 可发现硬脊膜囊移位。

五、治　疗

恶性肿瘤导致的脊髓压迫症治疗的目的是控制局部肿瘤发展、保持脊柱的稳定性、缓解疼痛和恢复神经功能,能否取得较好的生存质量是判断治疗是否成功的标准之一。脊髓压迫症的治疗原则是尽快去除脊髓受压的病因。脊髓压迫症的治疗手段可视情况选择放疗、手术、大剂量激素治疗和化疗。

及早采取干预措施至为重要。在肢体无力症状还未达到严重程度之前及时治疗,大多数患者神经运动功能可获得完全的恢复;一旦发生肢体完全性截瘫或自主神经功能明显障碍,则治疗后神经运动功能很少能得到恢复。因而早期诊断、早期治疗为该病治疗的关键所在。

(一) 放射治疗

放疗是目前临床上普遍采用的治疗方法,该方法对治疗脊髓压迫症的疗效确切、作用肯定。首先放疗是消除骨转移所引起的疼痛最行之有效的方法,约80%的患者疼痛能得到不同程度的缓解率,生存质量得到明显的改善,生存期得到延长。另外,放疗可以控制肿瘤生长,减少肿瘤对骨质的破坏和对脊髓的压迫,单纯放疗的有效率达到45%~81%。大剂量低分割短疗程放疗能在较短的时间内最大限度杀灭肿瘤细胞,缩小肿瘤,减轻对脊髓和神经根以及根血管的压迫,改善血供以利于神经细胞的修复。治疗早期,同时给予激素治疗可以减轻脊髓放疗反应,激素联合甘露醇治疗对疼痛的缓解率高达95.8%,轻瘫的缓解率为70.4%,对感觉障碍和括约肌障碍的缓解率分别为66.1%和60.4%。由于压迫时间较长导致神经细胞变性,放疗对截瘫疗效不理想。

放疗适应证:①对射线高、中度敏感的肿瘤,无脊椎不稳定者;②虽已累及脊椎及附件,但无脊椎不稳定性或有神经损伤但已手术固定脊椎者;③为了获得更好的治疗效果,对于已有病理性骨折、脊椎不稳定并有脊髓压迫的患者及不敏感的肿瘤合并神经损伤和未确诊者,可先考虑手术,再给予术后放疗。

射线种类可选用^{60}Co、4~6MV X 线或适当能量电子线。照射野范围根据病变部位确定:椎管内肿瘤,射野应为病灶椎弓根外 1cm;如因骨转移所引起,射野应包括横突。射野长度根据病灶上下各放 1~2 个椎体,可用一个后野或两斜野加楔形滤过板照射。照射剂量一般采用 3Gy/次,5 次/周,共 10 次;或 2.5Gy/次,5 次/周,共 14 次,总剂量 30~35Gy;亦可用常规分割照射,总剂量 40~50Gy。

(二) 化学治疗

化疗对上皮源性肿瘤疗效不理想,但对一些化疗非常敏感的恶性肿瘤,如小细胞未分化肺癌、恶性淋巴瘤等,特别是儿童和青少年的恶性肿瘤,如神经母细胞瘤、生殖细胞瘤等有较好的疗效。对于化疗敏感的肿瘤导致的脊髓压迫症,而且无明显神经损伤的患者可先化疗,对于放疗后复发而化疗敏感的肿瘤也可给予化疗。

(三) 手术治疗

手术是解除脊髓压迫有效的治疗方法之一,如切除椎管内占位性病变、椎板减压术及硬脊膜囊切开术等。单纯椎板切除的有效率为 31%。切除椎体病变解除压迫症状并进行固定,手术后还应给予放疗才能达到较好疗效。手术与放疗联合应用的适应证为:Harrington 分级为 4、5 级的患者;在放疗中出现明显疼痛和神经系统症状,积极对症处理后无效者;治疗后再出现明显疼痛和神经系统症状,而移动骨片有可能压迫脊髓者;脊髓已经达到放疗耐受剂量时,估计手术处理后能延长生存者,应考虑手术治疗。通过减压手术能使患者得到较好的生活质量,并有可能延长生存期的患者,在条件容许的情况下,提倡先进行减压手术,再结合术后放疗。

(四) 激素治疗

放疗过程中应用脱水剂和激素治疗可减轻或预防脊髓水肿,改善临床症状,减少放疗产生的毒性作用,缩短疗程,提高疗效,帮助功能恢复。地塞米松有稳定溶酶体膜,降低毛细血管渗透压的作用,促使水肿消散,防止水肿发生,同时还有利于肿瘤细胞再氧合以利于再杀灭,对部分肿瘤还有溶解作用。甘露醇可提高血浆渗透压使因压迫或放射引起水肿的脊髓脱水,减轻对脊髓的压迫。维生素 C、维生素 B$_1$ 能降低毛细血管脆性,增加抗感染能力,维持神经细胞的正常代谢。但随着放疗和手术对脊髓压迫的缓解,要尽快减少激素的用量,以免引起相关不良反应。

(五) 对症治疗

保持皮肤干燥,避免发生褥疮,保持大小便通畅,防止尿路感染,对瘫痪的肢体进行按摩、锻炼。如为高位瘫痪,注意保护呼吸机能和预防肺部感染。

六、预　后

手术、放疗、化疗及其他治疗均为姑息性治疗,目的是缓解症状和延长生存期。肿瘤所致的脊髓压迫症的预后取决于以下几个因素。

1. 导致压迫的病因性质及其可能解除的程度　髓外硬脊膜下肿瘤一般均属良性,能完全切除,其预后比髓内肿瘤和不能完全切除的其他类型肿瘤为好,脊髓功能可望完全恢复。对大多数可能切除的髓内肿瘤病例,手术后神经功能可以获得相当满意的恢复。但转移性肿瘤预后较差。

2. 脊髓功能障碍的程度 在解除压迫之前脊髓功能尚未完全丧失者综合治疗效果大多良好,反之则不佳。普遍认为脊髓功能完全障碍时间较长者,即使压迫病变能完全解除,其功能恢复亦不满意。

3. 脊髓受压平面的高低 一般而言,高位受压迫者的预后比低位压迫者差。

4. 压迫病因解除的早晚 愈早解除压迫,预后愈好。

5. 急性压迫与慢性压迫 急性压迫时脊髓的代偿功能来不及发挥,因此比慢性压迫者预后为差。

6. 解除压迫后脊髓功能恢复程度 一般浅感觉恢复较快,少数病例当压迫解除后,痛觉即有一定程度恢复或感到原有的束紧感消失。感觉恢复总是自上而下,而运动障碍的恢复往往从指(趾)端开始,括约肌功能障碍的恢复出现最晚。若治疗后 1 个月以上脊髓功能不见恢复者提示预后不良。

七、预 防

主要是预防各种原发病对脊髓的压迫损伤。提倡早期诊断并采取行之有效的方法尽早解除脊髓压迫。如果延误诊断治疗,即使进行了减压手术,瘫痪可能是唯一的发展方向。在治疗中,应尽早选用神经营养代谢药,如维生素 B 族、维生素 E、胞磷胆碱、ATP 辅酶 A、神经生长因子等药物,可部分改善脊髓的功能。

(李 光 乔 俏)

Summary

Spinal cord compression occurs in 1% to 5% of cancer patients and should be considered an emergency. Spinal cord compression occurs more frequently in patients with lung, breast, unknown-primary, prostate and renal cell cancer. Pain is often an early sign of spinal cord compression and may be present for months prior to the diagnosis. Treatment aims of spinal cord compression are to maintain normal neurologic function or to improve neurologic function if symptoms are present, to provide local tumor control, to stabilize the spine and to provide appropriate pain control. For most patients with spinal cord compression and a radiosensitive malignancy, radiation therapy alone is the initial standard treatment. Chemotherapy may be effective in patients with a chemosensitive malignancy.

索　引

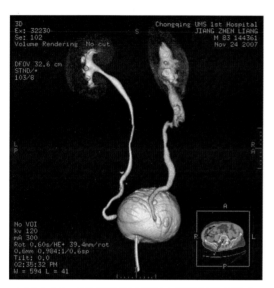

图 4-2-3-1　CT 尿路造影显示右侧输尿管上段癌

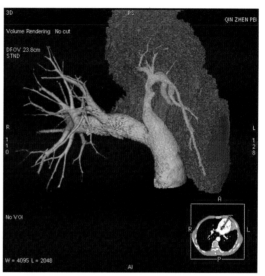

图 4-2-3-2　CT 重建显示肺癌对血管侵犯

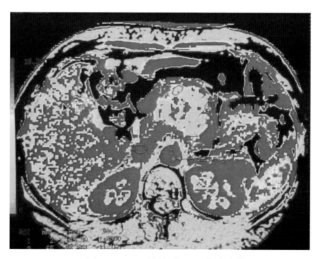

图 4-2-3-3　胰腺癌 CT 灌注成像

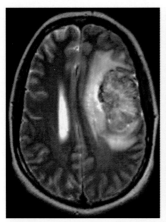
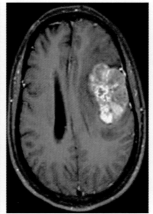
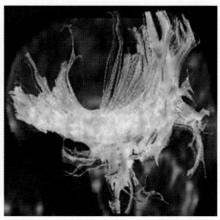

图 4-2-4-2　MRI 弥散张量成像

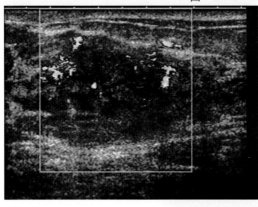

图 4-2-5-1　原发性乳腺恶性淋巴瘤彩超声像图

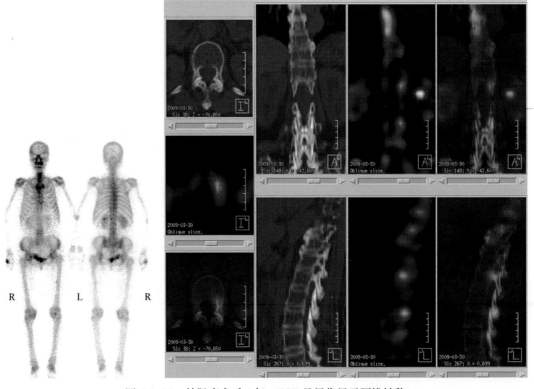

图 4-2-6-1　结肠癌术后 6 年，ECT 骨显像显示腰椎转移

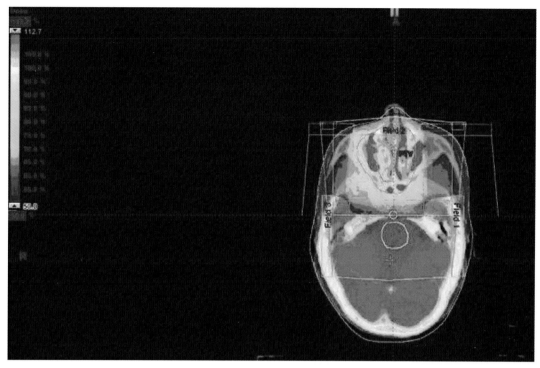

图 5-1-2-2　品字形野剂量分布曲线图

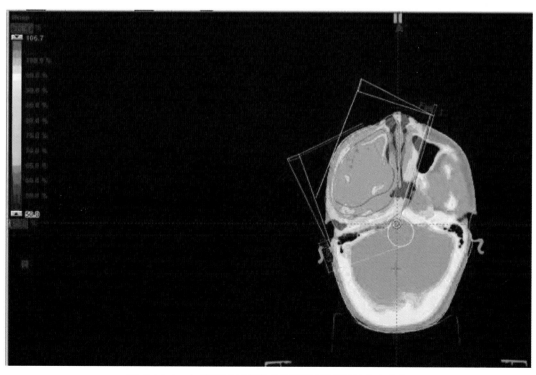

图 5-1-2-3　加楔形滤过板的双额侧矩形野剂量分布曲线

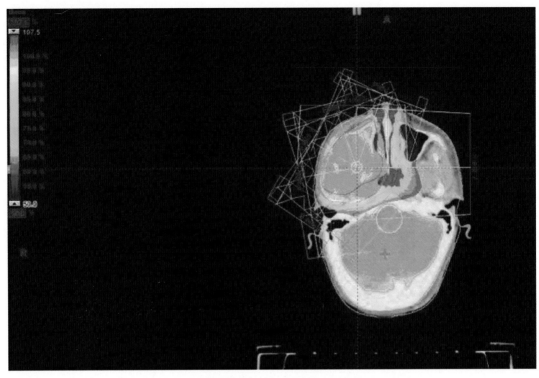

图 5-1-2-4　上颌窦肿瘤适形调强放射治疗剂量分布曲线

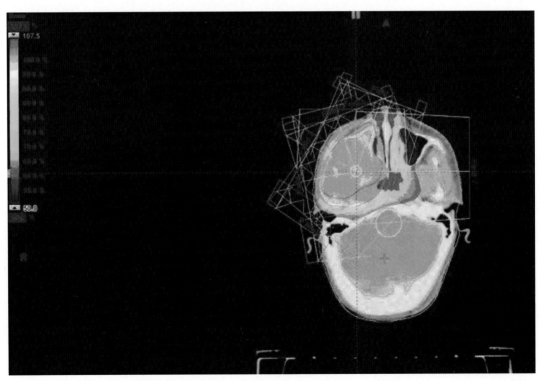

图 5-1-2-5　鼻腔肿瘤适形调强放射治疗剂量分布曲线

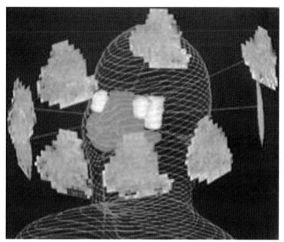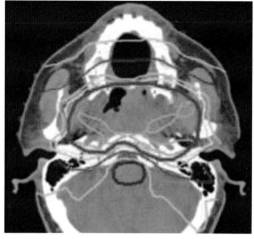

图 5-1-1-13　鼻咽癌 IMRT 示意图

右图中各种颜色的线条分别代表的是：100%、90%、80%、70%、60%、40% 的等剂量曲线

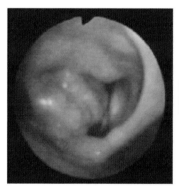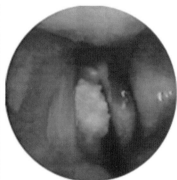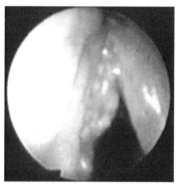

a　　　　　　　　　　　　b　　　　　　　　　　　　c

图 5-1-3-4　声门上型、声门型、声门下型喉癌的内镜表现

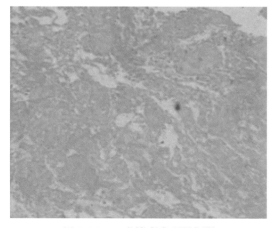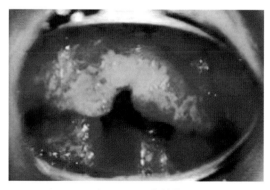

图 5-1-3-6　喉鳞癌病理组织学　　　　　　　　图 5-1-3-7　喉结核

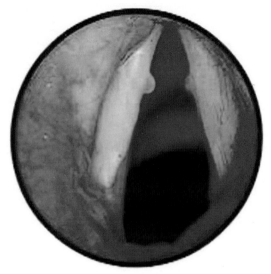

图 5-1-3-8　声带息肉

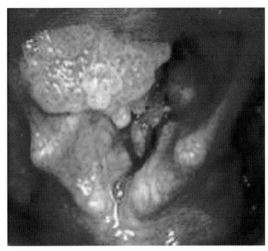

图 5-1-3-9　喉乳头状瘤

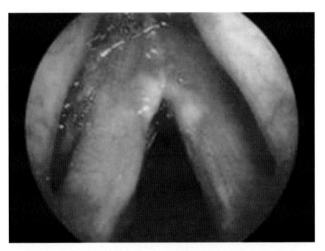

图 5-1-3-10　喉黏膜白斑

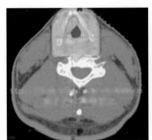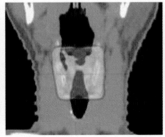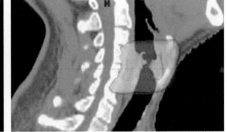

图 5-1-3-13　声门区早期喉癌的调强放疗射野

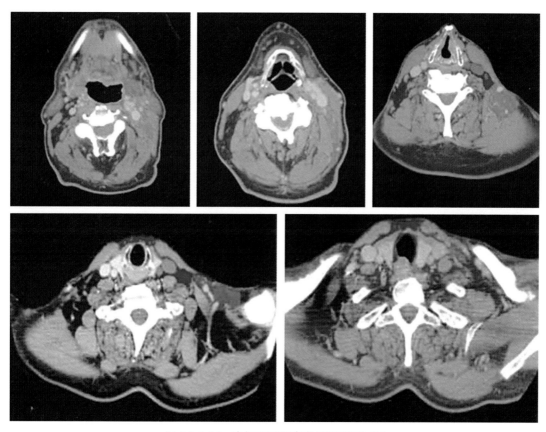

图 5-1-3-14　声门下区喉癌淋巴引流区勾画

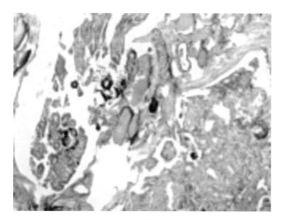

图 5-1-4-3　甲状腺乳头状癌

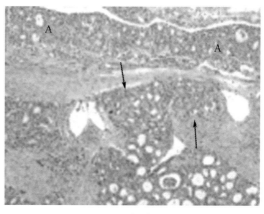

图 5-1-4-4　甲状腺滤泡状癌

A.示侵犯；↑示癌栓

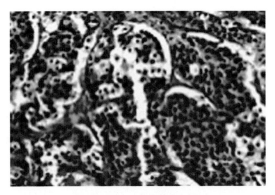

图 5-1-4-5　甲状腺髓样癌

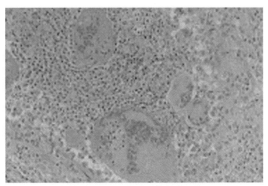

图 5-1-4-6　甲状腺未分化癌

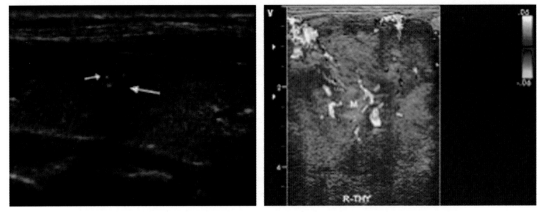

图 5-1-4-7　甲状腺超声特征：边界不清、结节内微钙化及中央血供丰富

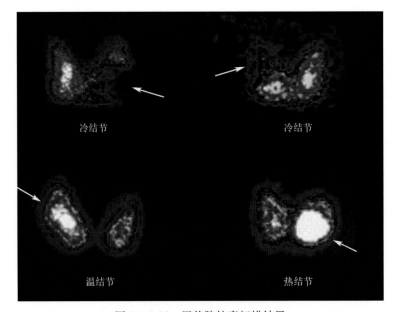

冷结节　　　　　　　　　冷结节

温结节　　　　　　　　　热结节

图 5-1-4-10　甲状腺核素扫描结果

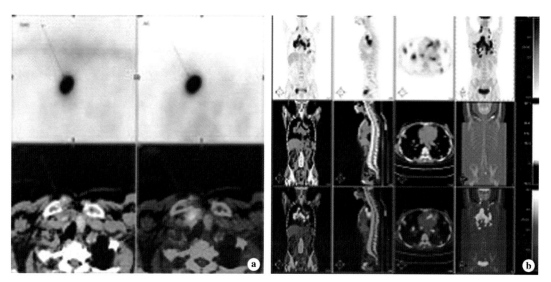

图 5-1-4-11　a.PET-CT（显示原发病灶）；b.PET-CT（显示全身转移情况）

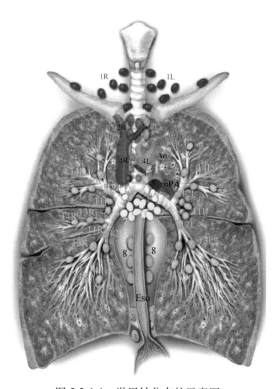

图 5-2-1-1　淋巴结分布的示意图

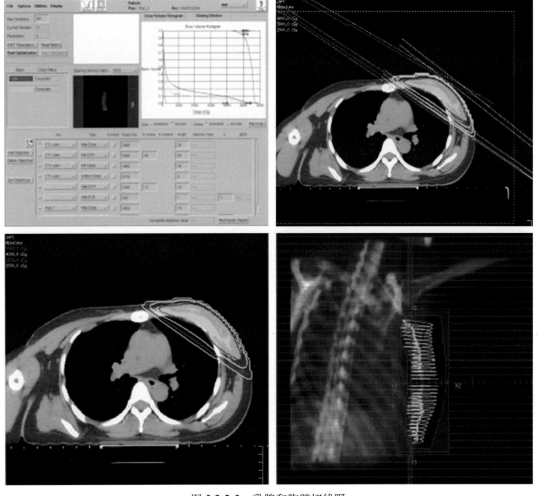

图 5-2-2-3 乳腺和胸壁切线野

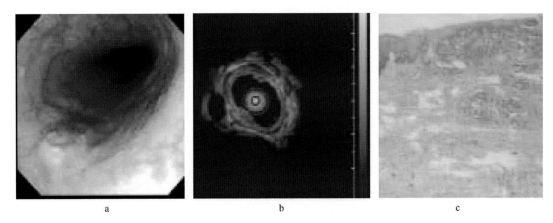

图 5-2-3-8 a. 普通内镜见黏膜片状充血；b. 超声小探头显示黏膜层、黏膜下层；c. 病理显示黏膜下层癌增厚、融合，3 层分界不清

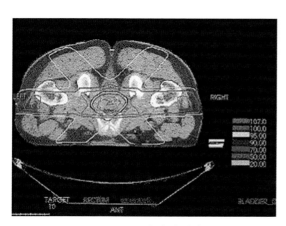
图 5-4-3-4　全盆腔放疗

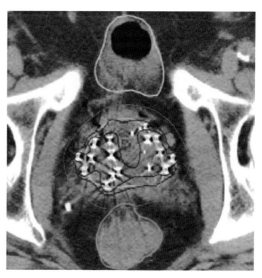
图 5-4-3-5　近距离放射治疗

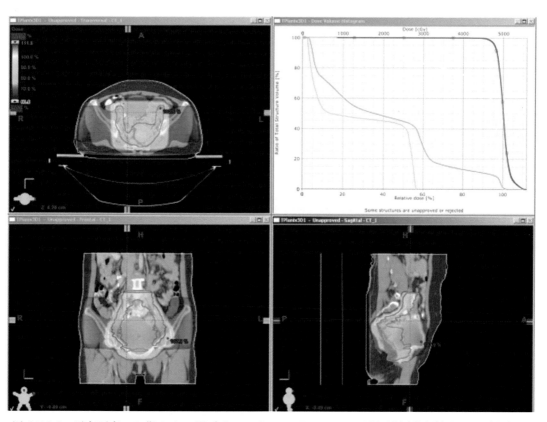

图 5-5-1-2　子宫颈癌Ⅲ B 期 3Dbox 野（0°，90°，180°，270°四野）计划处方剂量 60% 以上剂量
图及 DVH（剂量体积直方图）

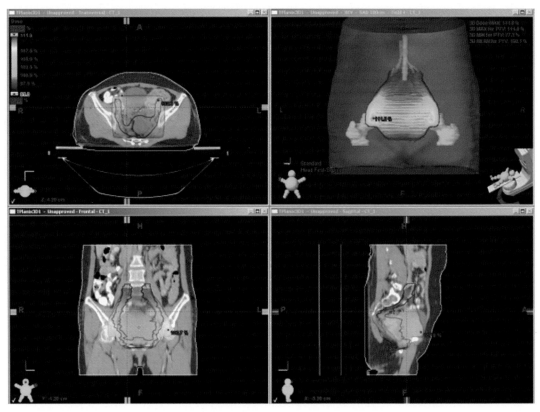

图 5-5-1-3　子宫颈癌Ⅲ B 期 3Dbox 野（0°，90°，180°，270°四野）计划处方剂量 95% 以上剂量
图及重建后的模型图示

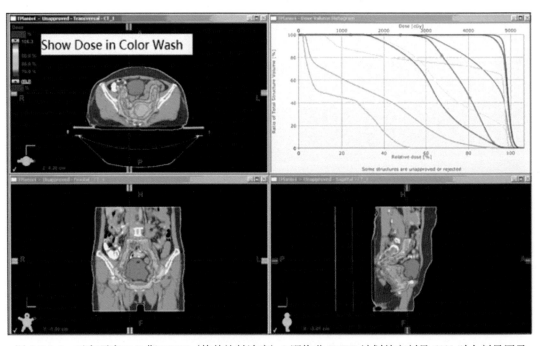

图 5-5-1-4　子宫颈癌Ⅲ B 期 EBRT（体外放射治疗）9 野均分 IMRT 计划处方剂量 60% 以上剂量图及
DVH（剂量体积直方图）

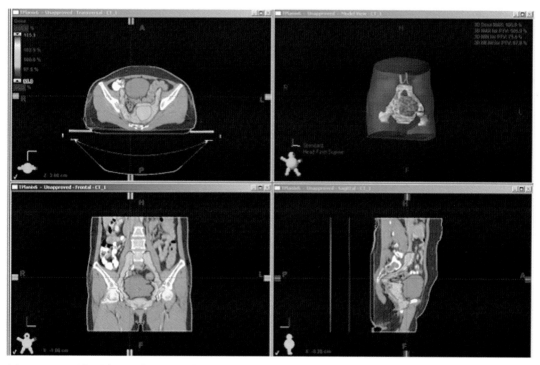

图 5-5-1-5　子宫颈癌Ⅲ B 期 EBRT（体外放射治疗）9 野均分 IMRT 计划处方剂量 95% 以上剂量图及重建后的模型图示

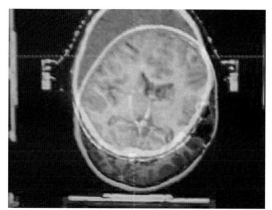

图 5-10-1-2　CT 与 MRI 图像融合

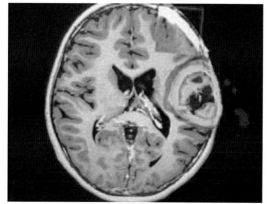

图 5-10-1-3　融合图像上的剂量分布

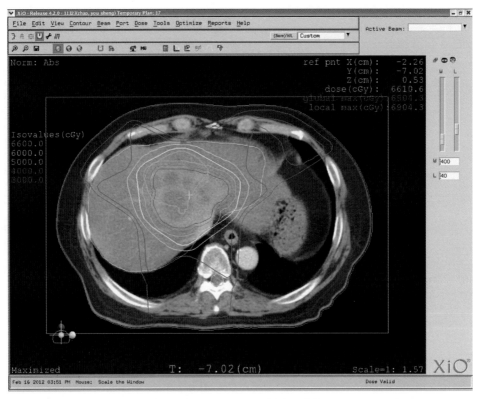

图 5-13-3-1　单病灶肝转移瘤 3D-CRT 计划等剂量曲线图及 DVH 图（三野）

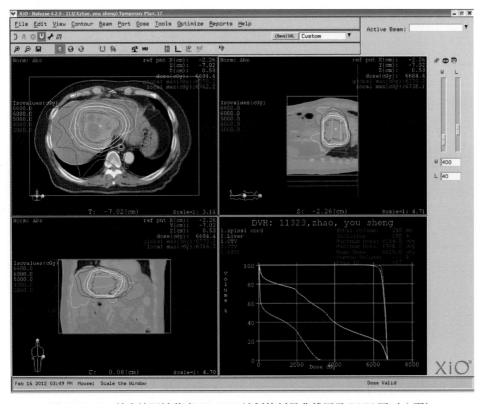

图 5-13-3-2　单病灶肝转移瘤 3D-CRT 计划等剂量曲线图及 DVH 图（八野）

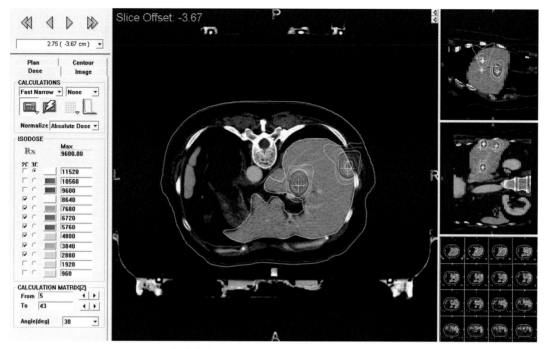

图 5-13-3-3　乳腺癌术后肝多发转移体部γ刀治疗计划等剂量曲线图

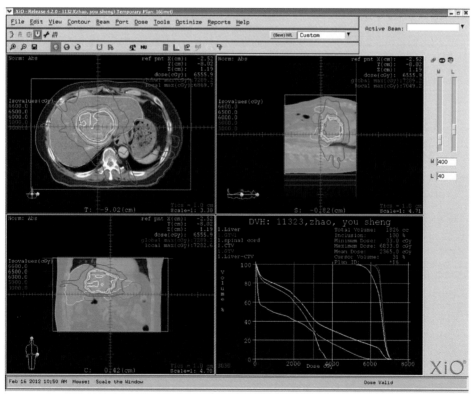

图 5-13-3-5　单病灶肝转移瘤 IMRT 计划等剂量曲线图及 DVH 图

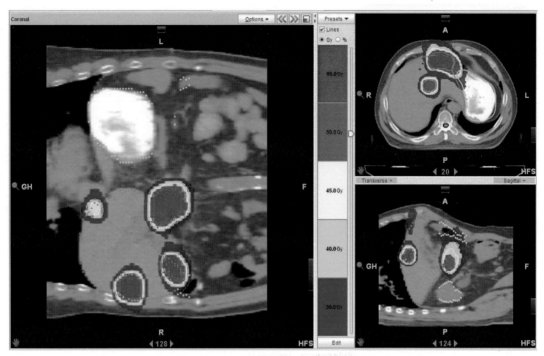

图 5-13-3-6　胰腺癌肝多发转移患者 Tomo Therapy 计划等剂量曲线图

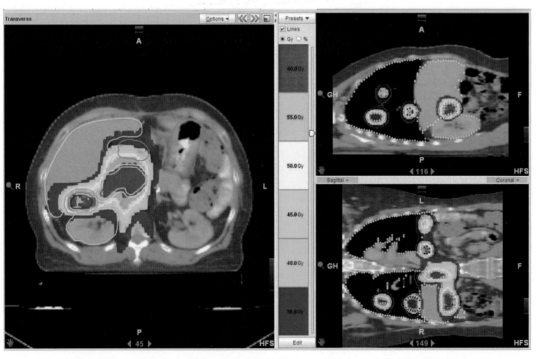

图 5-13-3-8　卵巢癌术后肝、肺多发转移患者 Tomo Therapy 计划等剂量曲线图